Erfolgskonzepte Praxis- & Krankenhaus-Management

Ihre Erfolgs-Konzepte für Klinik und Praxis Als Arzt sind Sie auch Führungskraft und Manager: Teamführung, Qualitätsmanagement, Kodier- und Abrechnungsfragen, Erfüllung gesetzlicher Vorgaben, patientengerechtes Leistungsspektrum, effiziente Abläufe, leistungsgerechte Kostensteuerung ... Zusätzliche Kompetenzen sind entscheidend für Ihren Erfolg.

Agieren statt reagieren Gestalten Sie zielgerichtet die Zukunft Ihres Unternehmens – als Organisator, Stratege und Vermarkter.

Alexander Euteneier
(Hrsg.)

Handbuch Klinisches Risikomanagement

Grundlagen, Konzepte, Lösungen –
medizinisch, ökonomisch, juristisch

Springer

Herausgeber
Alexander Euteneier
Euteneier Consulting GmbH
Herrsching am Ammersee

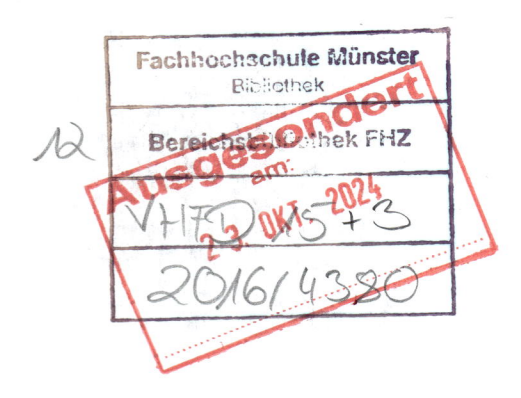

Aus Gründen der besseren Lesbarkeit wird auf die gleichzeitige Verwendung männlicher und weiblicher Sprachformen verzichtet. Sämtliche Personenbezeichnungen gelten gleichwohl für beiderlei Geschlecht.

ISBN 978-3-662-45149-6   ISBN 978-3-662-45150-2 (eBook)
DOI 10.1007/978-3-662-45150-2

Die Deutsche Nationalbibliothek verzeichnet diese Publikation in der Deutschen Nationalbibliografie; detaillierte bibliografische Daten sind im Internet über ► http://dnb.d-nb.de abrufbar.

Springer Medizin
© Springer-Verlag Berlin Heidelberg 2015
Das Werk einschließlich aller seiner Teile ist urheberrechtlich geschützt. Jede Verwertung, die nicht ausdrücklich vom Urheberrechtsgesetz zugelassen ist, bedarf der vorherigen Zustimmung des Verlags. Das gilt insbesondere für Vervielfältigungen, Bearbeitungen, Übersetzungen, Mikroverfilmungen und die Einspeicherung und Verarbeitung in elektronischen Systemen.
Die Wiedergabe von Gebrauchsnamen, Handelsnamen, Warenbezeichnungen usw. in diesem Werk berechtigt auch ohne besondere Kennzeichnung nicht zu der Annahme, dass solche Namen im Sinne der Warenzeichen- und Markenschutz-Gesetzgebung als frei zu betrachten wären und daher von jedermann benutzt werden dürften.
Der Verlag, die Autoren und die Herausgeber gehen davon aus, dass die Angaben und Informationen in diesem Werk zum Zeitpunkt der Veröffentlichung vollständig und korrekt sind. Weder der Verlag noch die Autoren oder die Herausgeber übernehmen, ausdrücklich oder implizit, Gewähr für den Inhalt des Werkes, etwaige Fehler oder Äußerungen.

Umschlaggestaltung: deblik Berlin
Fotonachweis Umschlag: ©Thinkstock/delta_art
Satz: Crest Premedia Solutions (P) Ltd., Pune, India
Grafische Bearbeitung der Abbildungen: Satzwerkstatt, Stadtbergen, Deutschland

Gedruckt auf säurefreiem und chlorfrei gebleichtem Papier

Springer-Verlag ist Teil der Fachverlagsgruppe Springer Science+Business Media
(www.springer.com)

Geleitwort

Alle, die mit klinischen Risiken, ihrer Kontrolle und den damit einhergehenden Schwierigkeiten zu tun haben, stellen sich die zentrale Frage: »Wie können wir die Sicherheit unserer Patienten noch weiter verbessern?«.

Das »Handbuch Klinisches Risikomanagement« liefert umfassende Antworten auf die vielen Fragen, die sich Mitarbeiter, aber auch Patientinnen und Patienten im Gesundheitswesen stellen. Alle Aspekte und Facetten der Patientenversorgung werden dabei berücksichtigt. Dazu gehört neben der zentralen Aufgabe der unmittelbaren Prozessverbesserung in der Patientenversorgung auch die Vermittlung wesentlicher Kenntnisse im Management und in der Führung von Mitarbeitern. Risikomanagement ist zu allererst ein Führungsthema. Ohne wirksame und praxistaugliche Werkzeuge für das Management und die Mitarbeiter im Qualitäts- und Risikomanagement ist die Arbeit nicht erfolgreich zu bewältigen. Hier werden derzeit viele innovative Ansätze, seien es Patientensicherheitsindikatoren, Meldesysteme oder Schulungsmaßnahmen wie Crew-Ressource-Management und Simulationen, auf ihren alltagstauglichen Nutzen hin evaluiert.

Das Aktionsbündnis Patientensicherheit, welches 2005 gegründet wurde, ist in Deutschland die führende überparteiliche Institution, die sich für eine sichere Patientenversorgung einsetzt und der Erforschung, Entwicklung und Verbreitung von dazu geeigneten Methoden widmet. Es unterstützt die Ansätze eines klinischen Risikomanagements, um so methodisch und strukturiert die komplexen Abläufe in der Patientenversorgung sicherer zu gestalten. Mit ihren Handlungsempfehlungen, die im Handbuch an vielen Stellen aufgegriffen werden, bietet es Mitarbeitern und Führungskräften in klinischen Einrichtungen eine hilfreiche Unterstützung.

Das vorliegende Handbuch hat einen hohen Praxisbezug, der durch die verschiedenen Perspektiven der unterschiedlichen Autoren und deren Erfahrungshintergründe in ihrem jeweiligen Spezialgebiet wirkungsvoll verstärkt wird.

Der Herausgeber und Autor Alexander Euteneier sowie die weiteren 34 Autoren geben in diesem Handbuch in umfassender Weise einen breiten Einblick in die Besonderheiten des klinischen Risikomanagements. Dabei werden sowohl aktuelle wissenschaftliche Erkenntnisse anhand umfassender Studienbelege vorgebracht als auch veranschaulichende Beispiele aus der täglichen Praxis angeführt, die das komplexe Thema leicht verständlich machen. Es werden Trends und Best-practice-Beispiele aus den USA und anderen Ländern aufgezeigt und in engen Bezug mit der Situation in Deutschland, der Schweiz und Österreich gesetzt.

Dem Herausgeber ist es hervorragend gelungen, ein aufeinander abgestimmtes Gesamtwerk zum klinischen Risikomanagement zu erstellen. Es dient sowohl als hochspezifisches Nachschlagewerk als auch als Lehrbuch, mit dem die Leser einen systematischen Zugang in das Thema klinisches Risikomanagement finden. Besonderer Wert wird im Handbuch auf die Darstellung der verschiedenen Perspektiven von Medizin, Management und Organisation sowie auf die aktuelle Rechtslage gelegt, was den renommierten Autoren umfassend und anschaulich und zugleich mit einem hohen Maß an wissenschaftlicher Güte gelungen ist.

Mit dem »Handbuch Klinisches Risikomanagement« wurde eine wissenschaftliche Aufarbeitung des komplexen Stoffgebietes erfolgreich begonnen. Durch die Möglichkeit, einzelne aktualisierte Kapitel des Handbuchs online zu erhalten, wird der allgemeinen, hochdynamischen Entwicklung in der Medizin und der speziellen Entwicklung im klinischen Risikomanagement Rechnung getragen. Wichtige Neuerungen oder Veränderungen werden stets zeitnah in regelmäßigen Abständen online in die Kapitel eingearbeitet und in weiteren geplanten Auflagen des Handbuchs auch im Print erscheinen.

Herausgeber und Autoren haben hier ein Standardwerk für das klinische Risikomanagement geschaffen und geben Ihnen als Leser die Möglichkeit, sich aus erster Hand zu informieren. Im Gesamten dient das Handbuch der Professionalisierung des klinischen Risikomanagements. Das Aktionsbündnis für Patientensicherheit wünscht Ihnen als Leser viele nutzenstiftende Erkenntnisse, um dem Anspruch einer noch sichereren Patientenversorgung auch über die Vermittlung des Wissens in diesem Handbuch, ein wenig näher zu kommen. Ich wünsche Ihnen viele anregende und inspirierende Momente bei der Lektüre des gelungenen Buches.

Berlin, im Juli 2015
Hedi François-Kettner
Vorsitzende des Aktionsbündnis Patientensicherheit

Vorwort

Liebe Leserin, lieber Leser

Die Frage, wie Sicherheit für Patienten (und Mitarbeiter) im Gesundheitswesen am besten zu erzielen sei, ist hochaktuell. Sie wird von den beteiligten Gruppen stark emotionalisiert und beschäftigt regelmäßig Politik und Medien. Patienten und ihre Angehörigen, Ärzte, Pflegekräfte, Wissenschaftler, Gesundheitsorganisationen, Medizintechnikunternehmen, Health-IT-Hersteller, Pharmaunternehmen und nicht zuletzt jeder einzelne Bürger sind davon betroffen.

Es ist deshalb dringender denn je, ein umfassendes »Handbuch Klinisches Risikomanagement« zu haben, welches jedem, der täglich mit der Patientenversorgung zu tun hat, hilfreiches Wissen an die Hand gibt, um eine sichere Patientenversorgung zu gewährleisten und die damit verbundenen medizinischen und organisatorischen Aufgaben bestmöglich zu lösen.

Das klinische Risikomanagement ist mit seinem system- und managementorientierten Ansatz eine sehr junge Disziplin. Viele Entwicklungen und Ansätze befinden sich noch in der Erprobung. Nimmt man den IOM-Report aus dem Jahre 1999 des US-amerikanischen Kongresses als Startpunkt einer internationalen Bewegung für mehr Patientensicherheit, so erkennt man im Rückblick der letzten 15 Jahre wesentliche Fortschritte, jedoch auch eine immer noch bestehende Unsicherheit in der Bewertung der diskutierten Methoden und Verfahren.

Das Handbuch dient hier in erster Linie zur Orientierung, schafft Überblick und liefert Impulse. Entsprechend umfassend sind die verschiedenen Themen dargestellt. Das wichtigste Ziel des Handbuchs ist es, das klinische Risikomanagement ganzheitlich vorzustellen. Das breite Spektrum an medizinischen, managementbezogenen, ökonomischen und juristischen Themen, die im Buch behandelt werden, geben Ihnen als Leser alles an die Hand, was notwendig ist, um ein zeitgemäßes und effizientes Risikomanagement – zugeschnitten auf ihre Bedürfnisse vor Ort – zu implementieren.

Auch Ministerien und Körperschaften des öffentlichen Rechts im Gesundheitswesens, darunter die Ärztekammern in Deutschland, Österreich und der Schweiz, der Gemeinsame Bundesausschuss, Krankenkassen, Krankenhausgesellschaften und Qualitätsnetzwerke sowie Organisationen zur Verbesserung der Patientensicherheit, wie das Aktionsbündnis Patientensicherheit und die Stiftung Patientensicherheit in der Schweiz, können Anregungen aus dem Handbuch aufnehmen oder auf deren Grundlage einen konstruktiven Dialog führen.

Die Zukunft gehört den Studierenden der Medizin und Pflegewissenschaften sowie den Auszubildenden in den medizinischen Pflege- und Fachberufen. An ihnen wird es liegen, den jetzt begonnenen Diskurs weiter zu führen, die Themen in die Universitäten, Akademien und Schulungseinrichtungen zu tragen, damit klinisches Risikomanagement und Patientensicherheit reguläre Bestandteile in diesen Lehrplänen werden. Dieses Buch soll auch hierzu einen Beitrag leisten.

Als Herausgeber, Chirurg und langjähriger Berater im klinischen Risikomanagement ist es mein vorrangiges und persönliches Ziel, das hier aufgezeigte Expertenwissen in die klinischen Betriebe und Organisationen hineinzutragen, um so zu einer Verbesserung der Patientensicherheit und an einem langfristigen Wandel der Sicherheitskultur in Krankenhäusern und Praxen beizutragen. Dabei ist es mir wichtig, das dringend erforderliche Managementwissen in den klinischen Kontext einer heute sehr komplexen Patientenversorgung zu setzen und mit praktischen Anwendungsmöglichkeiten zu veranschaulichen.

Die Zielgruppen dieses Buches sind Führungskräfte und Manager, eben die vielen Entscheidungsträger in Kliniken, wie kaufmännische und ärztliche Direktoren, Chefärzte, Oberärzte, Pflegedienstleitungen und Stationsleitungen. Spezifisches Wissen für ihre Arbeit finden Risikomanager, Qualitätsmanager und -Beauftragte, Personalmanager, Hygienemanager und -Beauftragte, IT-Spezialisten, Apotheker, Medizintechniker, Krisenmanager und nicht zuletzt Juristen. Auch klinisch tätige Mitarbeiter mit nebenamtlichen Aufgaben im Qualitäts- und Risikomanagement können von diesem Buch profitieren.

Was können Sie als Leser von dem »Handbuch Klinisches Risikomanagement« erwarten?

In diesem Handbuch wird ein umfassendes Spektrum an Aspekten, Verfahren und Methoden des klinischen Risikomanagements aufgezeigt und anhand zahlreicher Beispiele illustriert. Das Handbuch liefert in diesem Zusammenhang neueste Forschungsergebnisse und beschreibt mögliche Zukunftstrends.

In den Abschnitten I und II werden vertiefend die theoretischen Grundlagen zu allen relevanten Aspekten des klinischen Risikomanagements nach aktuellem Stand der Wissenschaft besprochen. Im dritten Abschnitt werden schwerpunktmäßig managementorientierte Aspekte des klinischen Risikomanagements behandelt, die besonders für die konkrete Identifizierung klinischer Risiken, ihrer Bewertung und für die Umsetzung von risikoreduzierenden Maßnahmen von entscheidender Bedeutung sind. Im vierten Abschnitt findet der Leser ausgewählte Lösungsbeispiele zu typischen und wichtigen Frage- und Problemstellungen des klinischen Risikomanagements. Diese Lösungsbeispiele werden durch theoretische Grundlagen untermauert und anhand konkreter Fallbespiele verdeutlicht. Dementsprechend sind diese Ausführungen auch als praktische Handlungsempfehlungen und, wo angebracht, als Richt- bzw. Leitlinien des ärztlichen, pflegerischen und betriebswirtschaftlichen Handelns zu verstehen.

Die einzelnen Beiträge stellen sich auch der kritischen Diskussion bezüglich der verschiedenen, teils neuen Methoden, Verfahren und Werkzeuge, deren Nutzenbewertung und angestrebte Vorteile noch nicht endgültig gesichert sind.

Es ist mir ein zentrales Anliegen beim Leser nicht die falsche Erwartung zu wecken, dass klinisches Risikomanagement eine mehr oder weniger administrativ gesteuerte totale Kontrolle über klinische Prozesse ist, die es lediglich genau zu überwachen, zu vermessen und zu adjustieren gilt. Daraus resultiert meines Erachtens nur ein überbordender Bürokratismus, der zu einer reinen Risikoverwaltung ohne spürbare Verbesserungen für die Patienten führt. Ich bin der Überzeugung, ein übertriebener Bürokratieansatz schwächt die Patientenversorgung durch Verschleiß wertvoller Ressourcen und Demotivierung der Mitarbeiter. Es ist vielmehr wichtig, sich kritisch – jedoch zugleich auch aufgeschlossen – mit der Komplexität des klinischen Risikomanagements auseinanderzusetzen und dabei verschiedene

Standpunkte kennenzulernen bzw. diese auch zu hinterfragen. Das Handbuch bietet Ihnen als Leser hierfür alle wichtigen Grundlagen. Sie stehen dabei aber auch in der Verantwortung, die für ihre eigenen spezifischen Bedürfnisse richtigen Schlüsse zu ziehen und auf die eigene Organisation zu übertragen.

Großer Dank gebührt allen Autoren, ohne deren wertvollen Beiträge das Handbuch in dieser gelungenen Form nicht zustande gekommen wäre. Ich möchte mich an dieser Stelle noch einmal für all die zahlreichen Ratschläge und Hinweise einzelner Kollegen und Mitwirkender bedanken, ebenso für die professionelle Beratung und Unterstützung seitens des Verlags.

Mein allergrößter Dank gilt meiner Frau Regina, die nicht nur aus der professionellen Perspektive einer Arbeits- und Organisationspsychologin drei Beiträge als Autorin zum Handbuch beisteuerte, sondern auch meine eigenen Texte einer kritischen Betrachtung unterzog und mir viele hilfreiche Anregungen lieferte.

Ich wünsche allen Lesern viele erkenntnisreiche Stunden bei der Lektüre dieses Handbuchs und hoffe, dass die Beiträge des Handbuchs zu mehr Sicherheit in ihrem täglichen Handeln führen. Nicht zuletzt soll dieses Werk auch dazu beitragen, Ihnen die Freude daran zu erhalten, in der Patientenversorgung tätig zu sein und einen sehr verantwortungsvollen und erfüllenden Beruf auszuüben.

Herrsching am Ammersee, Sommer 2015
Alexander Euteneier

Über den Herausgeber

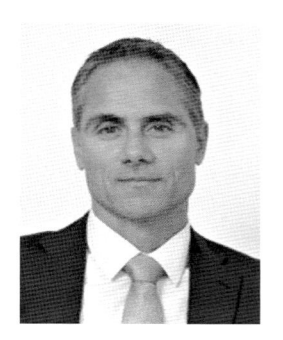

Dr. Alexander Euteneier MBA

Hat nach 17 Jahren klinischer Tätigkeit den Fokus seiner Arbeit auf den Bereich klinisches Risikomanagement verlagert. Seit vielen Jahren Beratungstätigkeit für unterschiedliche Kliniken und Unternehmen im Gesundheitsbereich. Dozent an der Hochschule für Wirtschaft und Recht in Berlin zu den Themen Prozessmanagement und klinisches Risikomanagement.

Engagiert im Aktionsbündnis Patientensicherheit und für diverse Fachverbände.

Als Chirurg, Notfallmediziner und Master of Business Administration in Healthcare Management ist es ihm ein persönliches Anliegen, erforderliches Managementwissen in den klinischen Kontext zu setzen.

Inhaltsverzeichnis

I   Einführung

1   Einführung – Was bedeutet klinisches Risikomanagement? 3
Alexander Euteneier
1.1   Allgemeines Verständnis 4
1.2   Interaktionsraum des klinischen Risikomanagements 4
1.3   Transparenz 7
1.4   Management des Risikos 7
      Literatur 8

2   Historie und Entwicklung 11
Alexander Euteneier und David Schwappach
2.1   Entwicklung des klinischen Risikomanagements 12
2.2   Mitarbeitererwartungen der jüngeren Generation 14
2.3   Die neue Rolle des Patienten 15
      Literatur 17

3   Rahmenfaktoren des deutschen Gesundheitssystems 19
Alexander Euteneier
3.1   Einführung 21
3.2   Das deutsche Gesundheitssystem 21
3.2.1   Auftrag der Patientenversorgung 22
3.2.2   Sektorale Patientenversorgung 22
3.2.3   Versicherungssystem 23
3.2.4   Mitarbeiter im Gesundheitssystem 23
3.3   Interessensvertreter im deutschen Gesundheitssystem 25
3.3.1   Der gemeinsame Bundesausschuss (G-BA) 25
3.3.2   Deutsche Krankenhausgesellschaft e.V. (DKG) 25
3.3.3   Krankenkassen 25
3.3.4   Haftpflichtversicherer 26
3.3.5   Aktionsbündnis Patientensicherheit (APS) und Institut für Patientensicherheit (IfPS) 26
3.3.6   Institut für angewandte Qualitätsförderung und Forschung im Gesundheitswesen GmbH (AQUA-Institut) 27
3.3.7   Institut für Qualität und Wirtschaftlichkeit im Gesundheitswesen (IQWIG) 27
3.3.8   Institut für Qualitätssicherung und Transparenz im Gesundheitswesen (IQTIG) 27
3.3.9   Bundesinstitut für Arzneimittel und Medizinprodukte (BfArM) 27
3.4   Finanzierung von Krankenhäusern 28
3.5   Bewertung der Qualität und Patientensicherheit aus der Patientenperspektive 29
3.6   Wettbewerbseffekte im Gesundheitssystem 30
3.7   Herausforderungen an das deutsche Gesundheitssystem 33
      Literatur 34

4   Rahmenfaktoren des österreichischen Gesundheitssystems 37
Silvia Türk
4.1   Allgemeine Rahmenbedingungen 38
4.1.1   Gesundheitsreform 2013 38

4.2	**Finanzierung**	38
4.3	**Qualitätsstrategie**	39
4.3.1	Bundeseinheitliche Ergebnisqualitätsmessung aus Routinedaten	41
4.3.2	Qualitätsindikatoren	41
4.3.3	Peer-Review-Verfahren	42
4.3.4	Organisation des A-IQI	42
4.3.5	Schwerpunkte und Ergebnisse der Peer-Review-Verfahren	42
4.3.6	Monitoring der Verbesserungsvorschläge aus Peer-Review-Verfahren	44
4.3.7	Ambulante Ergebnisqualitätsmessung	44
4.4	**Weitere Umsetzung der Qualitätsstrategie**	44
4.4.1	Patientensicherheitsstrategie	45
4.4.2	Qualitätsberichterstattung	45
4.4.3	Bundesqualitätsstandards	45
4.4.4	Mindestanforderungen an Qualitätsmanagementsysteme	46
4.4.5	Sektorenübergreifende Patientenbefragung	46
4.5	**Zusammenfassung und Ausblick**	46
	Literatur	46
5	**Rahmenfaktoren des schweizerischen Gesundheitssystems**	49
	Margrit Leuthold	
5.1	**Einführung**	50
5.2	**Allgemeine Rahmenbedingungen, Kennzahlen und Besonderheiten**	50
5.3	**Finanzierung und Tarifsysteme**	50
5.3.1	Finanzierung	51
5.4	**Medizinische Versorgung**	52
5.4.1	Organisation	52
5.4.2	Personal	53
5.4.3	Qualität	54
5.5	**Anstehende Herausforderungen – Ausblick**	55
	Literatur	56

II Konzeptionelle Grundlagen des klinischen Risikomanagements

6	**Grundsätzliche Aspekte des klinischen Risikomanagements**	59
	Alexander Euteneier und Hartwig Bauer	
6.1	**Sicherheitskultur und Patientensicherheit**	60
6.1.1	Wie kann die bestehende Sicherheitskultur erfasst werden?	63
6.2	**Eigenschaften von Hochrisikoorganisationen**	63
6.3	**Fehlermodelle**	65
6.4	**Verantwortlichkeit und Werte**	67
6.4.1	Fehler produzierende Bedingungen und Fehlerverständnis	68
6.4.2	Unerwünschtes Ereignis, Komplikation und Behandlungsfehler	68
6.4.3	Abwehrhaltung und Defensivmedizin	69
6.4.4	Verantwortungsethische Gesichtspunkte	70
6.4.5	Selbstbestimmung und Mitverantwortung: Der Patient als Partner	71
6.4.6	Die ärztliche Rolle im multiprofessionellen Team	72
6.4.7	Patientensicherheit – eine multiprofessionelle Aufgabe	73

6.5	Schnittmengen von Qualitäts-, Risiko- und Compliancemanagement	73
6.6	Qualität, Patientensicherheit und Werthaftigkeit	74
6.7	Risiko und Entscheiden in Unsicherheit	77
6.8	Etablierung einer gerechten Betriebskultur	78
	Literatur	81

7	**Messmethoden und Daten zur Erfassung der Patientensicherheit**	83
	Constanze Lessing	
7.1	Einführung	84
7.2	Häufigkeiten von unerwünschten Ereignissen im internationalen Vergleich	84
7.3	Daten und Statistiken für Deutschland	87
7.4	Messung von Patientensicherheit im Krankenhaus - Methoden zur Durchführung eigener Studien	90
	Literatur	91

8	**Management komplexer Systeme**	93
	Alexander Euteneier	
8.1	Einführung	94
8.2	Systemtheorien	94
8.3	Kausalität und Komplexität	95
8.4	Management der Komplexität	96
	Literatur	98

9	**Das Team – Kooperation und Kommunikation**	99
	Regina Euteneier	
9.1	Einführung	100
9.2	**Kooperationsmodelle**	100
9.2.1	Besonderheiten und Herausforderungen der Teamarbeit in Krankenhäusern	100
9.2.2	Team-Phasenmodell von Tuckman (1965)	100
9.2.3	Hindernisse für erfolgreiche Teamarbeit	104
9.3	**Kommunikationsmodelle**	104
9.3.1	Shannon-Weaver-Modell	105
9.3.2	Die 5 Axiome der menschlichen Kommunikation nach Watzlawick	106
9.3.3	Das Vier-Seiten-Modell nach Schulz von Thun	107
	Literatur	108

10	**Führung und Risikomanagement**	109
	Alexander Euteneier	
10.1	**Ausgangssituation**	110
10.1.1	Chefarzt – Teamplayer, Arzt oder Manager?	110
10.1.2	Steile Hierarchien in der Medizin	111
10.1.3	Flache Hierarchien	112
10.1.4	Ausbildung von Führungskräften	112
10.2	Allgemeine Aspekte von Führung und Führungsaufgaben	113
10.3	Persönlichkeitseigenschaften erfolgreicher Führungskräfte	114
10.4	Aufgaben von Führungskräften	114
10.5	Kompetenzmodell	115
10.6	Kompetenzen von Führungskräfte	116

10.7	**Authentizität und Vorbild**	118
10.8	**Förderung der Zusammenarbeit von Teams und interdisziplinären Netzwerken**	118
10.9	**Selbstmanagement**	119
10.10	**Managementmodelle und Führungsstile**	119
10.10.1	Managementmodelle	120
10.10.2	Führungsstile	120
	Literatur	123
11	**Motivation und Verhalten**	125
	Regina Euteneier	
11.1	**Einführung**	126
11.2	**Motivationstheorie**	126
11.2.1	Überblick über die wesentlichen Theorien zur Motivation	126
11.3	**Motivatoren und Demotivatoren**	129
11.3.1	Motivation	129
11.3.2	Faktoren, die als Demotivatoren wirken	131
	Literatur	132
12	**Human Factor**	133
	Hans-Jürgen Hörmann	
12.1	**Einführung**	134
12.2	**Grundlagenmodelle**	135
12.3	**Limitationen der menschlichen Leistungsfähigkeit**	137
12.4	**Mensch-Maschinen-Interaktion**	140
12.5	**Threat-and-error-Management**	141
12.6	**Fazit**	143
	Literatur	144
13	**Regelverstöße**	147
	Euteneier Alexander	
13.1	**Einführung**	148
13.2	**Was ist ein Regelverstoß?**	149
13.3	**Besitzen Regeln und Regelverstöße eine moralische Komponente?**	151
13.4	**Regelvorgaben und Delegation von Verantwortung**	152
13.5	**Detektion von Regelverstößen und Aufwandsökonomie**	153
13.6	**Ursachen von Regelverstößen**	154
13.6.1	Regelverstöße aufgrund individueller Ursachen	155
13.6.2	Überforderung und Regelverstöße	157
13.6.3	Angst und Risikoverhalten	158
13.6.4	Regelverstöße aufgrund organisationaler Vorgaben	159
	Literatur	161
14	**Informationstechnologie und Risikomanagement**	163
	Peter Langkafel	
14.1	**Bedeutung der Informationstechnologie in der Medizin**	164
14.2	**Medizinische Informatik**	164
14.3	**Software-Fehler**	164

14.4	Software in Medizinprodukten	165
14.5	Malware – Schadprogramme	165
14.6	Datenschutz und IT	166
14.7	Sicherheit in der Medizin	167
14.8	Status quo: IT und Qualität	167
14.9	E-Iatrogenesis?	167
14.10	Informationstechnologie und Risikomanagement	169
14.11	Evidence-based IT	170
	Literatur	171

15 Aufgaben der Medizintechnik ... 173
Kurt Kruber

15.1	Einführung	174
15.2	Regularien und Implikationen aus dem MPG und der MPBetreibV	174
15.3	Aufgabenbereiche und risikorelevante Aufgaben der Medizintechnik	175
15.3.1	Betreiber aktiver Medizinprodukte	175
15.3.2	Aktives Medizinprodukt	176
15.3.3	Aufgaben der Medizintechnik	176
15.4	Medizinprodukteeinweisungen	176
15.4.1	Medizingeräte-Anwender	176
15.4.2	Medizinprodukte-Verantwortlicher	177
15.4.3	Dokumentation	177
15.5	Management der Medizingeräte	177
15.5.1	Messtechnische Kontrollen	178
15.5.2	Sicherheitstechnische Kontrollen	178
15.5.3	Personalqualifikation	178
15.5.4	Verwaltung des Gerätebestandes	179
15.5.5	Übergabe der Geräte vom Anwender zur Medizintechnik	179
15.5.6	Vorkommnisse und unerwünschte Ereignisse mit Geräten	180
15.5.7	Zusammenspiel Ticket-Meldesystem, CIRS und BfArM-Meldung	180
15.6	Abgrenzung zu anderen Funktionsabteilungen	181
	Literatur	182

16 Aufgaben des Medikamentenmanagements ... 185
Hanna M. Seidling, Marion Stützle und Walter E. Haefeli

16.1	Definition des Medikamentenmanagements	186
16.2	Schritte und Aufgaben des Medikamentenmanagements	186
16.2.1	Die richtige Arzneimittelbeschaffung	186
16.2.2	Die richtige Distribution von Arzneimitteln	188
16.2.3	Die richtige Lagerung von Arzneimitteln	189
16.2.4	Der richtige Patient	189
16.2.5	Das richtige Arzneimittel/die richtige Darreichungsform	189
16.2.6	Die richtige Dosis	189
16.2.7	Der richtige Verabreichungsweg	190
16.2.8	Der richtige Zeitpunkt	190
16.2.9	Die richtige Applikationstechnik	190
16.2.10	Der richtige Effekt/Monitoring	191

16.2.11	Die richtige Dokumentation	191
16.2.12	Die richtige Übergabe von Informationen (Kommunikation)	191
16.3	Fazit	192
	Literatur	192

17 Aufgaben des Hygienemanagements ... 195
Petra Gastmeier

17.1	Einführung	196
17.2	Was ist eine nosokomiale Infektion und was sind die wichtigsten Konsequenzen?	196
17.3	Gesetzliche Rahmenbedingungen	197
17.4	Die personellen Voraussetzungen	198
17.4.1	Hygienefachpersonal	198
17.5	Zusammenwirken von Krankenhaushygiene, antibiotic stewardship und Mikrobiologie	201
17.6	Risikomanagement bei der Infektionsprävention	202
17.6.1	Identifikation von Infektionsproblemen	202
17.6.2	Analyse von Infektionsproblemen	204
17.6.3	Intervention	204
17.6.4	Evaluation	205
	Literatur	205

18 Compliance in der Medizin ... 207
Marc Deffland

18.1	Einführung	208
18.2	Notwendigkeit und Ausgestaltungsgrundsätze	208
18.3	Konzeption eines CMS	208
18.3.1	Compliance-Kultur	209
18.3.2	Compliance-Ziele	209
18.3.3	Compliance-Organisation	210
18.3.4	Compliance-Risiken	212
18.3.5	Compliance-Programme	213
18.3.6	Compliance-Kommunikation	213
18.3.7	Compliance-Überwachung und Verbesserung	214
18.4	Relevante Compliance-Risiken im Krankenhaus	214
18.5	Compliance-Themen im Universitätsklinikum	215
18.5.1	Compliance in der Forschung	215
18.5.2	Compliance in der Lehre	215
18.6	Fazit	215
	Literatur	216

19 Juristische Aspekte des klinischen Risikomanagements ... 217
Rolf-Werner Bock

19.1	Einführung	218
19.2	Materiell-rechtliche Zusammenhänge	218
19.2.1	Forensisches Risiko	218
19.2.2	Rechtsgrundlagen	219
19.2.3	Juristisch relevante Fehlerquellen im Behandlungsablauf	220
19.3	Behandlungsstandard und Facharztqualität	220

19.4	**Arbeitsteilung und Delegation**	221
19.4.1	Horizontale und vertikale Arbeitsteilung	221
19.4.2	Delegation ärztlicher Aufgaben	221
19.5	**Patientenaufklärung**	222
19.5.1	Rechtssystematik	223
19.5.2	Anforderungen an adäquate Patientenaufklärung	223
19.6	**Organisationsverschulden**	223
19.7	**Juristisches Zwischenfallmanagement**	224
19.8	**Fazit**	225
	Literatur	225

20	**Bedeutung der Haftpflichtversicherung**	227
	Peter Graß, Marco Lonsing und Sarah Meckling-Geis	
20.1	**Grundlagen**	228
20.2	**Formen der Absicherung**	228
20.3	**Funktion und Inhalt der Betriebshaftpflichtversicherung**	228
20.3.1	Freistellungsanspruch	228
20.3.2	Abwehranspruch	229
20.3.3	Risikobegrenzungen (Ausschlüsse)	230
20.4	**Grundlagen der Bewertung des versicherten Risikos**	230
20.4.1	Bewertung aufgrund des Tätigkeitsfeldes	230
20.4.2	Bewertung aufgrund des Umfangs der Tätigkeit	231
20.4.3	Bewertung aufgrund der Schadenshistorie des Krankenhauses	232
20.4.4	Bewertung aufgrund »weicher Kriterien« und individueller Einschätzung	232
20.5	**Gestaltungsmöglichkeiten beim Versicherungsschutz**	232
20.6	**Schadensgeschehen in der Haftpflichtversicherung**	233
20.6.1	Verteilung der Schadenshöhen	233
20.6.2	Bedeutung der verschiedenen Schadenspositionen	234
20.6.3	Schadensinflation	235
20.6.4	Schadensabwicklung	237
20.7	**Fazit**	239
	Literatur	239

III Management des klinischen Risikos

21	**Wahl der Risikomanagementstrategie**	243
	Nils Löber	
21.1	**Einführung**	244
21.2	**Mission und Vision als Grundlage der Risikomanagementstrategie**	244
21.3	**Methoden zur Strategieentwicklung**	246
21.4	**Entwicklung eines Risikomanagementsystems**	248
21.5	**Bewertung und Verbesserung des Risikomanagementsystems**	252
	Literatur	253

22	**Elemente des klinischen Risikomanagements**	255
	Alexander Euteneier	
22.1	**Einführung in das klinische Risikomanagement**	257
22.1.1	Sicherheitsraum	257
22.1.2	Methodische Limitationen	259

22.1.3	Risikoassessment als Chance	261
22.1.4	ISO-Philosophie	261
22.1.5	ISO-Familie	262
22.1.6	PDCA-Zyklus als Regelkreislauf des Risikomanagement	263
22.1.7	Integration risikorelevanter Daten aus dem Qualitätsmanagement	263
22.1.8	Entscheidungen in Unsicherheit und die Gefahr einer Kontrollillusion	263
22.1.9	Parameterauswahl und Datenqualität	264
22.1.10	Harte versus weiche Daten	265
22.1.11	Handlungs- und ergebnisorientiertes Risikomanagement	267
22.1.12	Methodikfehler	268
22.2	**Risikoassessment**	269
22.2.1	Clinical Governance, Risk und Compliance (cGRC)	269
22.2.2	ISO-31000-Rahmenwerk für das Risikomanagement	270
22.2.3	Risikoassessment nach der ISO 31000	271
22.2.4	Risikoidentifizierung	271
22.2.5	Taxonomie der Risiken	273
22.2.6	Schadensklassen	275
22.2.7	NCC-MERP-Einteilung von Patientenschäden	277
22.2.8	Risikoanalyse	278
22.2.9	Risikobewertung	280
22.2.10	Kognitive Bias	283
22.3	**Risikobewältigung**	284
22.3.1	Prinzipien der Risikobewältigung	284
22.3.2	Handlungsebenen für risikoreduzierende Maßnahmen	285
22.3.3	Maßnahmen zur Stärkung der Clinical Governance, Risk und Compliance	286
22.3.4	Maßnahmen zur Verbesserung der Sicherheitskultur	287
22.3.5	Kommunikation und Reporting von Risikopolitik und Risiken	287
22.4	**Risikocontrolling**	289
	Literatur	291
23	**Changemanagement – Organisation des Wandels**	**293**
	Alexander Euteneier	
23.1	**Einführung**	294
23.1.1	Wandel und Fortschritt	294
23.1.2	Psychologie des Wandels	294
23.1.3	Das Prinzip der Autonomie und Partizipation	294
23.2	**Changemanagement und Risikomanagement**	295
23.2.1	Changemanagement ist Risikomanagement	296
23.2.2	Vorreiter Luftfahrt	296
23.3	**Ebenen des Veränderungsprozesses**	297
23.4	**Veränderbare und unveränderbare Welten**	298
23.5	**Erfolgsfördernde Faktoren des Wandels**	299
23.6	**Modelle des Changemanagement**	300
23.6.1	Greiner-Modell der 6 Phasen	300
23.6.2	8-Stufen-Modell nach Kotter	300
23.6.3	CUSP und TeamSTEPPS	301
23.7	**Management des Wandels**	302
23.7.1	Organisatorischer Wandel als Spezialistensache	303
23.7.2	Organisatorischer Wandel als Einzelprojekt	303

23.7.3	Organisatorischer Wandel als stetiger Prozess	304
23.7.4	Organisatorischer Wandel als Ausnahme	304
23.8	**Praktische Tipps für Veränderungsprozesse**	304
	Literatur	305

24 Implementierung von Risikomanagementprojekten ... 307
Anne Hinrichs und Hans-Joachim Standke

24.1	**Schaffen geeigneter Rahmenfaktoren**	308
24.1.1	Projektauftrag	308
24.1.2	Projektstatusbericht	309
24.1.3	Projektabschlussbericht	309
24.2	**Roll-out von Projekten**	311
24.2.1	Roll-out-Strategien	312
24.2.2	Begleitende Schulungsmaßnahmen und Informationsweitergabe	314
24.3	**Evaluation der Projektergebnisse**	315
24.4	**Fazit**	318

25 Krisenmanagement ... 319
Jan Steffen Jürgensen und Nils Löber

25.1	**Einführung**	320
25.2	**Organisation des Krisenmanagements**	321
25.2.1	Planung des Krisenmanagements	322
25.2.2	Krisenbewältigung im Rahmen des Krisenmanagements	325
25.2.3	Evaluation des Krisenmanagements	325
25.3	**Zusammenfassung und Fazit**	326
	Literatur	326

26 Schadensmanagement ... 329
Beate Wolter

26.1	**Einführung**	330
26.2	**Festlegung der Rahmenbedingungen und Verantwortlichkeiten**	330
26.3	**Werkzeuge und Methoden**	332
26.3.1	Szenarioanalyse	332
26.3.2	Einrichtung eines Krisenstabs	332
26.3.3	Gespräch mit dem betroffenen Patienten und Angehörigen	333
26.3.4	Dokumentationspflichten	334
26.3.5	Zusammenarbeit mit Haftpflichtversicherer und Versicherungsmakler	335
26.3.6	Unterstützung für die beteiligten Mitarbeiter	335
26.3.7	Einrichtung eines Analyseteams	336
26.3.8	Umgang mit den Medien	336
26.3.9	Schadensmanagementkonzept	337
26.4	**Schadensfallanalysen**	341
26.5	**Zusammenfassung**	341
	Literatur	342

27 Risikocontrolling ... 343
Alexander Euteneier

27.1	**Definition**	344
27.2	**Ziele und Aufgaben des Risikocontrollings**	344

27.2.1	Aufbau von IKS-Strukturen zur Datenerfassung und -verarbeitung	345
27.2.2	Daten-Reporting	346
27.2.3	Controlling des Risiko- und Compliancemanagements	346
	Literatur	347

28 Steuerungswerkzeuge für das klinische Risikomanagement ... 349
Alexander Euteneier

28.1	**Planung und Steuerung**	350
28.2	**Einsatz von Balanced Scorecards**	351
28.3	**Vorteile des Balanced-Scorecard-Systems**	356
28.4	**Aufbau von Kommunikations- und Reportingstrukturen**	357
28.4.1	Design der Kommunikations- und Reportingstrukturen	357
28.4.2	Aufbau einer Kommunikations- und Reporting-Matrix	358
28.5	**Anreize zur positiven Mitarbeitermotivation**	361
28.5.1	Stärkung der motivierenden Arbeitsumgebung	361
28.5.2	Steuerung über finanzielle Anreize	364
28.5.3	Steuerung über immaterielle Anreize	365
28.5.4	Motivation und der Flow-Zustand	366
	Literatur	367

29 Prozessmanagement ... 369
Alexander Euteneier

29.1	**Einführung**	370
29.1.1	Definition	370
29.1.2	Prozessmanagement versus Projektmanagement	371
29.1.3	Prozessarten	371
29.1.4	Prozessmodelle	371
29.1.5	Sicherstellung von Prozesskonformität	372
29.1.6	Prozesslandschaften	372
29.2	**Techniken der Prozessgestaltung**	372
29.3	**Prozessintegration in die Organisation**	374
29.3.1	Hürden der Prozessintegration	374
29.3.2	Evaluation der Prozesse	375
29.4	**Prozesszertifizierung und Benchmarking**	375
29.4.1	ISO – KTQ – EFQM	375
29.5	**Sicherstellung der Nachhaltigkeit**	377
29.5.1	Grundprinzipien der Nachhaltigkeit	378
	Literatur	379

IV Lösungen

30 Personaleinsatz ... 383
Peter Maschke, Alexander Euteneier, Johannes Albes, Regina Euteneier, Andreas Büscher, Heiko Stehling, Ingeborg Singer, David Schwappach und Marc Deffland

30.1	**Human-Resource-Management aus Sicht der Human-Factor-Forschung**	386
30.1.1	Rahmenbedingungen	386
30.1.2	Anforderungen an das klinisch tätige Personal	387
30.1.3	Maßnahmen zur Auswahl klinischen Personals	388

30.1.4	Training.	390
30.1.5	Fazit	393
30.2	**Risikomanager**	393
30.2.1	Die Rolle des Risikomanagers	393
30.2.2	Ausbildung zum Risikomanager	394
30.3	**Individuelle chirurgische Qualität messbar machen**	395
30.3.1	Einführung.	395
30.3.2	Entwicklung des Bewertungsinstruments	396
30.3.3	Ergebnisse der individuellen Bewertung	397
30.3.4	Zusammenfassung	399
30.4	**Optimierung von Teamprozessen**	399
30.4.1	Teamarbeit und Patientensicherheit	400
30.4.2	Maßnahmen zur Optimierung von Teamleistungen	401
30.5	**Interdisziplinäre und berufsgruppenübergreifende Zusammenarbeit**	407
30.6	**Organisationales Lernen**	410
30.6.1	Organisationales Lernen und individuelles Lernen	410
30.6.2	Lernmethoden	412
30.6.3	Hochrisikoorganisationen und ihre Lernangebote	415
30.6.4	Gestaltung der ärztliche Weiterbildung	417
30.6.5	Lernen mit Simulationen	418
30.6.6	Crew-Resource-Management-Training	419
30.6.7	Curriculum-Entwicklung und Curricula zur Patientensicherheit	420
30.7	**Simulationstraining im Kreißsaal**	422
30.7.1	Notfall im Kreißsaal	422
30.7.2	Teambildung im Notfall	422
30.7.3	Projektidee	423
30.7.4	Wissenschaftlicher Hintergrund	424
30.7.5	Projektziele	424
30.7.6	Programm simparteam	425
30.7.7	Evaluation	427
30.7.8	Ausblick	427
30.8	**Strukturierte Mitarbeitereinarbeitung und Mentoring-Programme**	427
30.8.1	Strukturierte Mitarbeitereinarbeitung	427
30.8.2	Kompetenzbasierte Einarbeitungskonzepte	428
30.8.3	Ziele des Mentorings	429
30.8.4	Einführung von Mentoring-Programme	429
30.8.5	Vorteile für das Risikomanagement	429
30.9	**Aus-, Fort- und Weiterbildung in der Pflege**	430
30.9.1	Einführung	430
30.9.2	Ausbildung in der Pflege	430
30.9.3	Akademisierte Ausbildung in der Pflege	431
30.9.4	Weiterbildung in der Pflege	432
30.9.5	Fortbildung in der Pflege	433
30.9.6	Empfehlungen des Deutschen Bildungsrates für Pflegeberufe (DBR)	433
30.9.7	Fazit	434
30.10	**Umgang mit den zweiten Opfern**	434
30.10.1	Die »Second-victim«-Symptomatik	434
30.10.2	Unterstützung von »second victims«	435

30.11	**Compliance-Programme**	437
30.11.1	Überblick	437
30.11.2	Schwerpunkt: prozessintegrierte Überwachungsmaßnahmen	438
30.11.3	Fazit	439
30.12	**Whistleblower-Systeme**	439
30.12.1	Überblick	439
30.12.2	Vor- und Nachteile von Whistleblower-Systemen	440
30.12.3	Implementierung von Whistleblower-Systemen	441
30.12.4	Fazit	444
30.13	**Verhalten in Konfliktsituationen**	445
30.13.1	Konflikt und Toleranz	445
30.13.2	Konfliktursachen und Konfliktformen	445
30.13.3	Erscheinungsformen von Konflikten	446
30.13.4	Konfliktmanagement	447
	Literatur	448
31	**Prozesse**	**453**

Heiko Stehling, Andreas Büscher, Alexander Euteneier, Jan-Thorsten Gräsner, Christoph Wölfl, Hanna M. Seidling, Marion Stützle, Walter E. Haefeli, Petra Gastmeier, Jan Steffen Jürgensen, Christian Schlesiger und Alban Braun

31.1	**DNQP-Expertenstandards**	456
31.1.1	Einführung	456
31.1.2	Entwicklung von Expertenstandards	457
31.1.3	Anwendung von Expertenstandards	459
31.1.4	Fazit	466
31.2	**Schnittstellenmanagement aus pflegerischer Sicht**	466
31.2.1	Einführung	466
31.2.2	Externe Schnittstelle: Einweisung in das Krankenhaus	467
31.2.3	Externe Schnittstelle: Entlassung aus dem Krankenhaus	468
31.2.4	Interne Schnittstellen	469
31.3	**Patientenübergaben**	469
31.3.1	Definition und Bedeutung von Patientenübergaben	470
31.3.2	Funktionen von Patientenübergaben	470
31.3.3	Ansatzpunkte zur Gestaltung von Übergaben	471
31.3.4	Fazit	473
31.4	**Zentrale Notaufnahme und Patienten-Triage**	473
31.4.1	Einführung	473
31.4.2	Aufbau einer ZNA-Infrastruktur	474
31.4.3	Organisation der Mitarbeiter	476
31.4.4	Organisation der Prozesse	478
31.4.5	Qualitätssicherung und Optimierung der Prozesse	480
31.5	**Checklisten-Einsatz**	480
31.5.1	Zweck von Checklisten	480
31.5.2	Beispiele für Checklisten	481
31.5.3	Wirtschaftliche Vorteile von Checklisten	481
31.5.4	Implementierung von Checklisten	481
31.6	**Sichere Patientenidentifikation**	483

31.7	**Aufklärung und Dokumentation**	485
31.7.1	Aufklärung	485
31.7.2	Dokumentation	487
31.8	**Reduzierung chirurgischer Fehler**	489
31.8.1	Einführung	489
31.8.2	Typische Komplikationen	489
31.8.3	Allgemeine Maßnahmen zur Reduktion chirurgischer Fehler	490
31.8.4	Spezielle Maßnahmen zur Reduktion chirurgischer Fehler	492
31.9	**Reduzierung von Diagnosefehlern**	495
31.9.1	Diagnosestellung und Diagnosefehler	495
31.9.2	Typische Diagnosefehler	497
31.9.3	Maßnahmen zur Reduktion diagnostischer Fehler	497
31.10	**Sicheres Kommunizieren**	499
31.10.1	Einführung	499
31.10.2	Techniken und Regeln	499
31.10.3	Richtig Feedback geben und nehmen	501
31.11	**Reanimation und innerklinische Notfallsituationen**	502
31.11.1	Einführung	502
31.11.2	Vermeiden von innerklinischen Herz-Kreislauf-Stillständen	502
31.11.3	Medical emergency teams und Reanimationsteams	503
31.11.4	Ausbildung des Krankenhauspersonals	504
31.11.5	Qualitätsmanagement für innerklinische Notfallsituationen und Reanimationen	505
31.12	**Koordiniertes Schockraummanagement**	506
31.12.1	Einführung	506
31.12.2	Advanced-Trauma-Life-Support-Konzept	506
31.12.3	Trauma-room-time-out-Checkliste als Sicherheitstool im Schockraum	512
31.12.4	Impact von ATLS	512
31.13	**Alarmierung**	512
31.13.1	Problemstellung	512
31.13.2	Risikomanagement-Maßnahmen	514
31.13.3	Alarmierungssysteme	515
31.14	**Optimierung des Medikamentenmanagements**	516
31.14.1	Einführung	516
31.14.2	Die richtige Distribution	517
31.14.3	Die richtige Lagerung	518
31.14.4	Der richtige Patient	518
31.14.5	Die richtige Verordnung	519
31.14.6	Die richtige Verabreichung	520
31.14.7	Fazit	520
31.15	**Maßnahmen zur Hygieneoptimierung**	520
31.15.1	Aufgaben der Krankenhausleitung	520
31.15.2	Motivation für Veränderungen schaffen	521
31.15.3	Horizontale und vertikale Infektionspräventionsansätze	525
31.16	**Krisenbewältigung und Umgang mit der Presse**	527
31.16.1	Einführung	527
31.16.2	Krise und Medieninteresse	527
31.16.3	Prinzipien effektiver Krisenkommunikation	527

31.17	**Arbeit der Gutachterkommissionen und Schlichtungsstellen**	534
31.17.1	Gutachterkommissionen und Schlichtungsstellen in Deutschland	534
31.17.2	Schieds- bzw. Schlichtungsstellen in Österreich	536
31.17.3	Die schweizerische »Außergerichtliche Gutachterstelle der FMH«	536
31.17.4	Nutzen und Grenzen des Verfahrens	536
31.17.5	Fazit	538
31.18	**Einbindung einer Gutachterkommission oder Schlichtungsstelle**	539
31.18.1	Der medizinische »Zwischenfall« – mehr als nur eine Frage der Haftung	539
31.18.2	»Aufgliederung« der Beschwerdeinhalte	539
31.18.3	Beitrag der Gutachterkommission und Schlichtungsstelle zur Fehlerkultur	541
31.18.4	Gutachterverfahren – wenn, dann richtig!	542
31.18.5	Behandlungsfehlervorwürfe – beteiligte Institutionen	543
31.18.6	Exemplarischer Ablauf einer Begutachtung	543
31.18.7	Fazit	544
	Literatur	544
32	**Die aktive Patientenrolle im Risikomanagement**	**551**
	David Schwappach	
32.1	**Einführung**	552
32.1.1	Patienten als Informationsquelle für das Risikomanagement	552
32.2	**Patienten als aktive Partner**	553
32.3	**Die zentrale Rolle der Mitarbeiter**	554
	Literatur	556
33	**Analyse- und Reportingwerkzeuge**	**557**
	Alexander Euteneier, Ines Chop und Maria Eberlein-Gonska	
33.1	**Einführung**	559
33.2	**Risikolandschaften und Heatmaps**	559
33.3	**Fehlermöglichkeits- und Einflussanalyse**	560
33.4	**Global Trigger Tool**	563
33.5	**Patientensicherheitsindikatoren**	566
33.6	**Morbiditäts- und Mortalitätskonferenzen**	569
33.6.1	Einführung	569
33.6.2	Geschichte und Formen	569
33.6.3	Ziele und Effekte	571
33.6.4	Grundprinzipien	571
33.6.5	Fazit	574
33.7	**Fallbezogene Ursachenanalyse**	574
33.7.1	Einführung	574
33.7.2	Elemente der root cause analysis	575
33.8	**Fehlerursachenanalyse anhand des London-Protokolls**	576
33.8.1	Methodik des London-Protokolls	576
33.8.2	Anwendungsbeispiel	580
33.9	**Peer-Review-Verfahren**	582
33.9.1	Einführung	582
33.9.2	Methode des Peer-Review	583
33.9.3	Erfolgsfaktoren von Peer-Review-Verfahren	583
33.9.4	Nutzen von Peer-Review-Verfahren	585
33.9.5	Fazit	585

33.10	Patientenakten-Review	585
33.11	Befragungen	586
33.11.1	Patientenbefragungen in der stationären Versorgung	587
33.11.2	Patientenbefragungen in der ambulanten Versorgung	588
33.11.3	Mitarbeiterbefragungen	588
33.11.4	Fragebögen zur Patientensicherheit	590
33.12	Einzelbeurteilungen der Mitarbeiter	592
33.12.1	Behavioural-Marker-Auditform	592
33.12.2	NOTSS und ANTS	593
33.12.3	Weitere individuelle Beurteilungsverfahren	593
33.13	Risikoaudits	594
33.13.1	Auditdefinition	595
33.13.2	Aufgaben und Ziele	595
33.13.3	Auditformen	597
33.13.4	Auditphasen	599
33.14	Szenarioanalysen	600
33.15	Risikoadjustierte standardisierte Krankenhausmortalität	602
33.16	Critical-Incident-Reporting-System	603
33.16.1	Gesetzliche Auflagen in Deutschland	603
33.16.2	Beginn von Meldesystemen	604
33.16.3	Aufgaben und Ziele	604
33.16.4	CIRS-Feedback und -Feedforward	606
33.16.5	Limitationen	606
33.16.6	Implementierung	609
33.16.7	Ablaufprozess	611
33.16.8	Lernen aus CIRS-Fällen	612
33.17	Ganzheitliche Bewertung des klinischen Risikomanagements	612
	Literatur	614
34	**Infrastruktur und Technologie**	617
	Peter Langkafel, Kurt Kruber und Petra Gastmeier	
34.1	IT-Lösungen zur Verbesserung der Patientensicherheit	619
34.1.1	Bad health informatics can kill	619
34.1.2	Praktische Beispiele und erfolgreiche Projekte	619
34.1.3	Praxisbeispiel I: CIRS	619
34.1.4	CUIRIS/PIRS/PSRS	620
34.1.5	Praxisbeispiel II: GRC	621
34.1.6	Rahmenbedingungen	622
34.1.7	Schritt 1: Rahmenbedingungen und Ziele	623
34.1.8	Schritt 2: Konkrete Umsetzung	624
34.1.9	Schritt 3: Ergebnis	625
34.1.10	Praxisbeispiel III: HTA-Bericht CPOE	629
34.1.11	Fazit	630
34.2	Zusammenspiel von IT und Medizintechnik	630
34.2.1	Strategisches Ziel der Zusammenführung von IT und Medizintechnik	630
34.2.2	Welche Trends zeichnen sich im gesamten Umfeld ab?	633
34.2.3	Argumentenbilanz der Vor- und Nachteile	634
34.2.4	Fallstricke	635

34.3	**Risikoreduzierung durch Medizintechnik und IT**		635
34.3.1	Einführung		635
34.3.2	IT-gestützte Simulation von Infrastrukturmaßnahmen		636
34.3.3	Risiken durch Medizintechnik und IT		637
34.3.4	Risikomanagement nach ISO 80001		637
34.3.5	Best practice nach der IT Infrastructure Library		639
34.3.6	Risiken in IT-Netzwerken		640
34.3.7	Risiken der Kommunikationstechnik		640
34.3.8	Risiken der Alarmierung		641
34.3.9	Fazit		642
34.4	**Sterilgutaufbereitung**		642
34.4.1	Einführung		642
34.4.2	Durchführung		643
34.4.3	Qualifikation		644
	Literatur		646

Serviceteil

Stichwortverzeichnis 650

Autorenverzeichnis

Prof. Dr. med. MBA Johannes Maximilian Albes
Chefarzt für die Abteilung der Herzchirurgie
Immanuel Klinikum Bernau Herzzentrum Brandenburg
Ladeburger Straße 17
16321 Bernau bei Berlin
E-Mail: j.albes@immanuel.de

Prof. Dr. med. Hartwig Bauer
Generalsekretär a. D. der Deutschen Gesellschaft für Chirurgie
Deutsche Gesellschaft für Chirurgie
Fischervorstadt 61
84524 Neuötting
E-Mail: prof.bauer@t-online.de

Dr. Rolf-Werner Bock
Rechtsanwalt Geschäftsführender Gesellschafter der Sozietät
Kanzlei Ulsenheimer Friederich
Schlüterstrasse 37
10629 Berlin
E-Mail: berlin@uls-frie.de

Alban Braun
Verwaltungsjurist der Gutachterstelle
Gutachterstelle für Arzthaftungsfragen bei der Bayerischen Landesärztekammer
Mühlbaurstraße 16
81677 München
E-Mail: a.braun@blaek.de

Prof. Dr. Andreas Büscher
Wissenschaftlicher Leiter DNQP (Deutsches Netzwerk für Qualitätsentwicklung in der Pflege)
Hochschule Osnabrück Fakultät Wirtschafts- und Sozialwissenschaften
Caprivistraße 30 A
49076 Osnabrück
E-Mail: a.buescher@hs-osnabrueck.de

Ines Chop
Referentin Dezernat 3 Qualitätsmanagement, Qualitätssicherung und Patientensicherheit
Bundesärztekammer
Herbert-Lewin-Platz 1
10623 Berlin
E-Mail: ines.chop@baek.de

Dipl.-Kfm. (FH), M.A. (Univ.), CIA Marc Deffland
Leiter Geschäftsbereich Corporate Governance
Geschäftsstelle Vorstand Campus Charité Mitte
Charitéplatz 1
10117 Berlin
E-Mail: marc.deffland@charite.de

PD Dr. med. Maria Eberlein-Gonska
Leiterin Qualitäts- und Medizinisches Risikomanagement
Universitätsklinikum Carl Gustav Carus
Fetscherstr. 74
01307 Dresden
E-Mail: maria.eberlein-gonska@uniklinikum-dresden.de

Dr. med. MBA Alexander Euteneier
Facharzt für Chirurgie, Risikoberater
Geschäftsführender Gesellschafter der Euteneier Consulting GmbH
Neuhauserweg 5
82211 Herrsching am Ammersee
E-Mail: ae@euteneier-consulting.de

Mag. rer. nat. Regina Euteneier
Psychologin, Trainerin, Coach
Euteneier Consulting GmbH
Neuhauserweg 5
82211 Herrsching am Ammersee
E-Mail: re@euteneier-consulting.de

Prof. Dr. med. Petra Gastmeier
Institutsleiterin Direktorin
Institut für Hygiene und Umweltmedizin Charité - Universitätsmedizin Berlin
Campus Benjamin Franklin
Hindenburgdamm 27
12203 Berlin
E-Mail: petra.gastmeier@charite.de

PD Dr. med. Jan-Thorsten Gräsner
Sprecher des Organisationskomitees des Deutschen Reanimationsregister
Universitätsklinikum Schleswig-Holstein
Klinik für Anästhesiologie und Operative Intensivmedizin
Schwanenweg 21
24105 Kiel
E-Mail: jan-thorsten.graesner@uksh.de

Peter Graß
Leiter Haftpflicht und Kreditversicherung
Haftpflicht-, Kredit-, Transport- und Luftfahrtversicherung, Statistik
Gesamtverband der Deutschen Versicherungswirtschaft e. V.
Wilhelmstraße 43 / 43 G
10117 Berlin
E-Mail: p.grass@gdv.de

Prof. Dr. med. Walter Emil Haefeli
Ärztlicher Direktor
Universitätsklinikum Heidelberg Abteilung Klinische Pharmakologie und Pharmakoepidemiologie
Im Neuenheimer Feld 410
69120 Heidelberg
E-Mail: walter.emil.haefeli@med.uni-heidelberg.de

Dr. med. MBA Anne Hinrichs
Abteilungsleiterin Medizinmanagement
Vivantes Netzwerk für Gesundheit GmbH
Aroser Allee 72–76
13407 Berlin
Email: anne.hinrichs@vivantes.de

Dr. phil. Hans-Jürgen Hörmann
Aviation Psychologist
Deutsches Zentrum für Luft- und Raumfahrt (DLR) DLR-Standort Hamburg
Sportallee 54a
22335 Hamburg
E-Mail: hans.hoermann@dlr.de

Dr. med. MPH Jan Steffen Jürgensen
Geschäftsführer des Vorstands der Charité - Universitätsmedizin Berlin
Leiter des klinischen Qualitäts- und Risikomanagements der Charité
Campus Charité Mitte
Charitéplatz 1
10117 Berlin
E-Mail: jan_steffen.juergensen@charite.de

Dr. Kurt Kruber
Leiter der Medizintechnik und Informationstechnik (MIT)
Klinikum der Ludwig-Maximilians-Universität München
Marchioninistraße 15
81377 München
E-Mail: kurt.kruber@med.uni-muenchen.de

Dr. med. MBA Peter Langkafel
Healthcare Industry Director EMEA
SAP Deutschland AG & Co. KG
Rosenthaler Straße 30
10179 Berlin
E-Mail: peter.langkafel@healthcubator.de

Dr. phil. Constanze Lessing
Geschäftsstelle des Sachverständigenrates zur Begutachtung der Entwicklung im Gesundheitswesen Bundesministerium für Gesundheit
Mohrenstr. 62
10117 Berlin
E-Mail: constanze.lessing@bmg.bund.de

Dr. Margrit Leuthold
Geschäftsführerin
Stiftung Patientensicherheit Schweiz
Asylstrasse 77
CH-8032 Zürich
E-Mail: leuthold@patientensicherheit.ch

Autorenverzeichnis

Dr. rer. pol. Dipl.-Kfm. (univ.) Nils Löber
Projektmanager klinisches Qualitäts- und
Risikomanagement
Charité - Universitätsmedizin Berlin
Stabsstelle der Klinikumsleitung
Campus Charité Mitte
Charitéplatz 1
10117 Berlin
E-Mail: nils.loeber@charite.de

Dr. Marco Lonsing
Leiter Statistik HURT, Kredit, Luftfahrt
Abteilung Haftpflicht-, Kredit-, Transport- und
Luftfahrtversicherung, Statistik
Gesamtverband der Deutschen Versicherungswirtschaft e. V.
Wilhelmstraße 43 / 43 G
10117 Berlin
E-Mail: m.lonsing@gdv.de

Dr. phil. Peter Maschke
Aviation Psychologist
Head of Department Institute of Aerospace Medicine Aviation and Space Psychology
Deutsches Zentrum für Luft- und Raumfahrt (DLR) DLR-Standort Hamburg
Sportallee 54a
22335 Hamburg
E-Mail: peter.maschke@dlr.de

Dr. Sarah Meckling-Geis
Referentin Haftpflichtversicherung Haftpflicht-, Kredit-, Transport- und Luftfahrtversicherung, Statistik
Gesamtverband der Deutschen Versicherungswirtschaft e. V.
Wilhelmstraße 43 / 43 G
10117 Berlin
E-Mail: s.meckling-geis@gdv.de

Dr. med. Christian Schlesiger
Abteilungsleiter Gutachterstelle für Arzthaftungsfragen
Gutachterkommission für ärztliche Haftpflichtfragen bei der Ärztekammer Bayern
Bayerische Landesärztekammer
Mühlbaurstraße 16
81677 München
E-Mail: c.schlesiger@blaek.de

Prof. Dr. med. MPH David Schwappach
Wissenschaftlicher Leiter
Stiftung Patientensicherheit Schweiz
Asylstrasse 77 C
H-8032 Zürich
E-Mail: schwappach@patientensicherheit.ch

Dr. sc. hum. Hanna Seidling
Bereichsleiterin Klinische Pharmazie
Universitätsklinikum Heidelberg
Abteilung Klinische Pharmakologie und
Pharmakoepidemiologie
Im Neuenheimer Feld 410
69120 Heidelberg
E-Mail: hanna.seidling@med.uni-heidelberg.de

Dr. med. Ingeborg Singer
Simparteam - Projektleitung und Ansprechpartnerin
MDK Bayern
Würzburger Landstraße 7
91522 Ansbach
E-Mail: ingeborg.singer@mdk-bayern.de

Hans-Joachim Standke
Abteilungsleiter Qualitätsmanagement
Vivantes Netzwerk für Gesundheit GmbH
Aroser Allee 72-76
13407 Berlin
E-Mail: hans-joachim.standke@vivantes.de

MScN Heiko Stehling
Wissenschaftlicher Mitarbeiter TEAM DNQP
Hochschule Osnabrück
Fakultät Wirtschafts- und Sozialwissenschaften
Caprivistraße 30 A
49076 Osnabrück
E-Mail: stehling@wi.hs-osnabrueck.de

Dr. rer. nat. Marion Stützle
Fachapothekerin für klinische Pharmazie und
Arzneimittelinformation
Universitätsklinikum Heidelberg Abteilung
Klinische Pharmakologie und Pharmakoepidemiologie
Im Neuenheimer Feld 410
69120 Heidelberg
marion.stuetzle@med.uni-heidelberg.de

Dr. Silvia Türk
BMG – Leiterin der Abt. I/B/13 Qualitätsmanagement und Gesundheitssystemforschung und Vorsitzende des Bundesamtes für Sicherheit im Gesundheitswesen
Bundesministerium für Gesundheit
Radetzkystraße 2
1030 Wien
E-Mail: silvia.tuerk@bmg.gv.at

Dr. med. Christoph Wölfl
National Course Director ATLS® Deutschland,
Medical Director PHTLS® Deutschland
BG Klinik Ludwigshafen
Ludwig-Guttmann-Straße 13
67071 Ludwigshafen
E-Mail: woelfl@bgu-ludwigshafen.de

Dr. med. M. Sc. Beate Wolter
Fachärztin für Innere Medizin, Leiterin zentrales Qualitäts- und klinisches Risikomanagement
Universitätsklinikum Münster
Domagkstraße 20
48149 Münster
E-Mail: beate.wolter@ukmuenster.de

Einführung

Kapitel 1　Einführung – Was bedeutet klinisches Risikomanagement? – 3
Alexander Euteneier

Kapitel 2　Historie und Entwicklung – 11
Alexander Euteneier und David Schwappach

Kapitel 3　Rahmenfaktoren des deutschen Gesundheitssystems – 19
Alexander Euteneier

Kapitel 4　Rahmenfaktoren des österreichischen Gesundheitssystems – 37
Silvia Türk

Kapitel 5　Rahmenfaktoren des schweizerischen Gesundheitssystems – 49
Margrit Leuthold

Einführung – Was bedeutet klinisches Risikomanagement?

Alexander Euteneier

1.1 Allgemeines Verständnis – 4

1.2 Interaktionsraum des klinischen Risikomanagements – 4

1.3 Transparenz – 7

1.4 Management des Risikos – 7

Literatur – 8

1.1 Allgemeines Verständnis

Ein Ansatz, der hilft, die Komplexität und das Aufgabenspektrum des klinischen Risikomanagements besser zu verstehen, besteht darin, sich dem Thema aus der Perspektive des Patienten zu nähern. Dabei wird schnell klar, dass der Patient als vorrangiges Ziel die **Gesundung seiner gesamten Integrität** wünscht oder sich zumindest eine deutliche Linderung seiner Leiden verspricht. Den Patienten interessiert dabei kaum, welchen jeweiligen Anteil die ambulante, stationäre oder poststationäre Behandlung an seiner Gesundung hat, ebenso wenig, welche Fachdisziplin innerhalb der Krankenhausorganisation nun den maßgeblichen Anteil an seiner Gesundung hat. Sein primärer Wunsch ist es, gesund zu werden.

Im Gegensatz dazu ist die Denk- und Arbeitsweise der Mitarbeiter in der Patientenversorgung stark geprägt von der sektoralen und fachdisziplinbezogen Patientenversorgung, was sich faktisch an den unterbrochenen Prozessen entlang der Sektorengrenzen sowie zwischen den einzelnen Fachdisziplinen widerspiegelt. Damit geht einher eine Unterbrechung der Gesamtverantwortlichkeit für die Gesundung des Patienten. Der häufig multimorbide Patient interpretiert Gesundheit als einen ganzheitlichen Zustand, der alle seine Gebrechen mit einschließt. Umso größer sind die Herausforderungen, hier in einem interdisziplinären und multiprofessionellen Versorgungsansatz die Erwartungen zu erfüllen. Kommt der Patient zu Schaden oder erleidet er eine Komplikation, stellt sich schnell die Frage nach der Verantwortlichkeit und wie in Zukunft dieser Schaden vermieden werden kann.

Klinisches Risikomanagement muss sich demnach über die sektoralen und berufsgruppenspezifischen Grenzen hinweg um alle Belange kümmern, die zu größtmöglicher Versorgungsqualität und zu einer hohen Patientensicherheit führen. Die Verbesserung der Patientensicherheit ist das wichtigste Ziel des klinischen Risikomanagements, jedoch längst nicht das einzige.

Patientensicherheit und ihr Pendant – **Resilienz** gegen Fehler und Regelverstöße – können anhand verschiedener Modelle interpretiert und diskutiert werden. Dabei wird schnell die Notwendigkeit bezüglich einer Grenzziehung zwischen dem bewusst zumutbaren (Rest-)Risikos und einem nicht mehr akzeptablen Risiko offensichtlich. Welche Risiken und Unsicherheiten muss der Patient noch akzeptieren, welche Risiken dürfen sich in einer resilienten Hochrisikoorganisation nicht manifestieren, welche Risiken werden zum Teil auch unerlaubterweise eingegangen? Dabei geht es nicht nur um die Vermeidung der Risikomanifestation an sich, sondern auch um die frühzeitige Erkennung von sich abzeichnenden Komplikationen bzw. Schäden am Patienten, und um die suffiziente Abschwächung der Folgen von sich manifestierenden Risiken, z. B. im Sinne eines adäquaten **Komplikationsmanagements**.

1.2 Interaktionsraum des klinischen Risikomanagements

Einen ersten groben Überblick über die vielschichtigen Aufgaben und Themengebiete bietet ◘ Abb. 1.1. Dabei wird deutlich, dass das klinische Risikomanagement nur als eine ganzheitliche Aufgabe verstanden werden kann, in der »klassische« Aspekte der klinischen Patientenversorgung, z. B. der Trias aus Prozesse (der Patientenbehandlung), Strukturen (Aufbauorganisation) und Patientenergebnisse, ebenso wie neue Aspekte, z. B. der Risikopolitik und -strategie, dem Einsatz von Informationstechnologie und neue Verfahren des Medikamentenmanagements berücksichtig werden. Zur Umsetzung der Risikopolitik und -strategie bedarf es wesentlicher Managementkenntnisse und Kenntnisse über die Besonderheiten von Hochrisikoorganisationen sowie arbeits- und organisationspsychologische Kenntnisse bezüglich Teambildung, Kommunikationsprozesse und Motivation.

Risikomanagement wird beständig mit den Folgen vielfältiger gesellschaftlicher und medizintechnologischer Veränderungen konfrontiert, die durch organisationales Lernen und einer fundierten und zielgerichteten Aus-, Fort- und Weiterbildung der Mitarbeiter kontrollierbar gemacht werden können. Patientensicherheit ist eng verbunden mit Kenntnissen der Human Factors, deren Bedeutung immer mehr zunimmt. Damit werden die bereits seit langem bestehenden Erkenntnisse aus der Luftfahrt und weiteren Hochrisikoindustrien

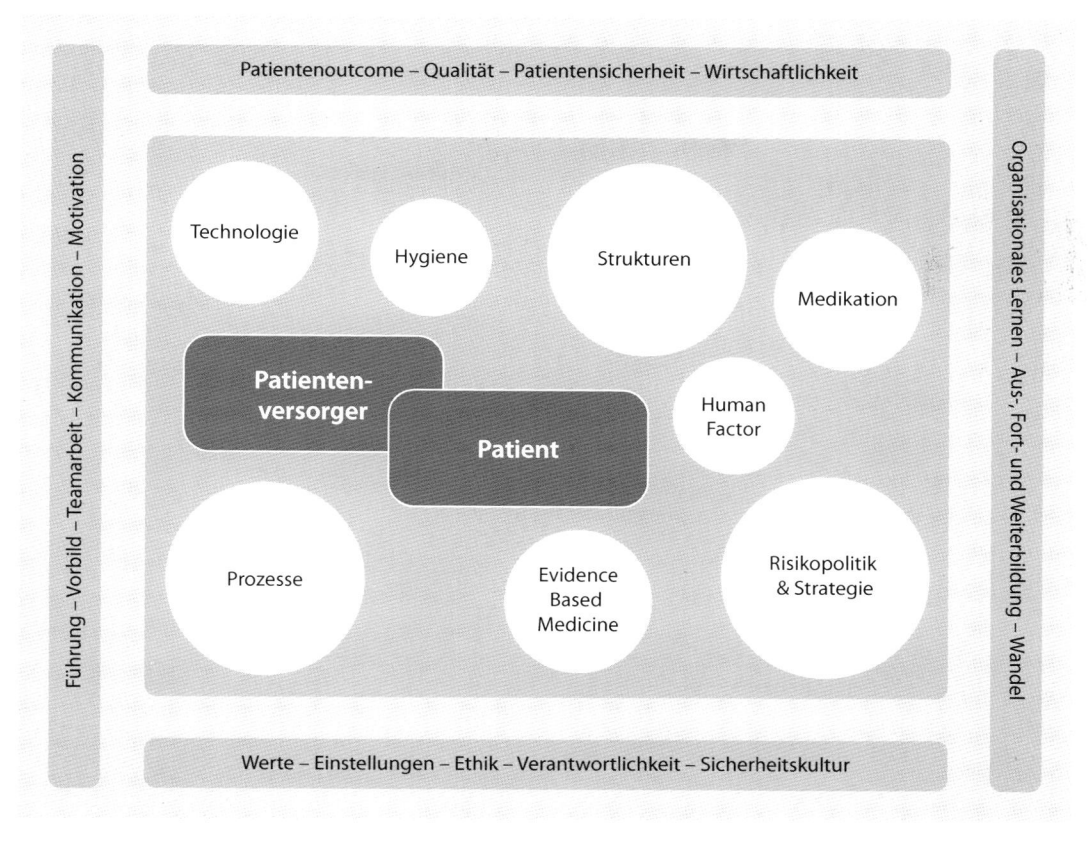

Abb. 1.1 Der Interaktionsraum des klinischen Risikomanagements und seine wesentlichen Elemente

aufgegriffen und für die Identifikation von Fehlerursachen und Regelverstößen aufgrund menschlicher Charakteristika und Limitationen nutzbar gemacht. Dem gesamten **Interaktionsraum des klinischen Risikomanagements** liegen die entscheidenden Elemente einer Werteformulierung, Ethik und Verantwortlichkeit zugrunde, die mittelfristig zur Verhaltensveränderung des Individuums und langfristig zu einer Verbesserung der Sicherheitskultur führen.

Das Ziel kann nicht sein, eine risikofreie Patientenversorgung zu garantieren, dies wäre illusorisch, ebenso wie der Anspruch, keine Risiken mehr einzugehen. Beispielsweise stellt jeder chirurgische Eingriff ein Risiko an sich dar, welches bewusst eingegangen wird, um größeren Schaden vom Patienten abzuwenden. Vor jedem Eingriff steht somit eine Risikoabwägung, wobei alle Beteiligten bestrebt sein sollten, das dabei vorhandene Restrisiko so gering wie möglich zu halten.

> Klinisches Risikomanagement ist die unternehmerisch getragene, wissenschaftlich fundierte Verbesserung der Patientensicherheit mit dem Ziel, langfristig eine Stärkung der Resilienz gegen Fehler und Regelverstöße zu erreichen.

Hierzu ist es notwendig, die Prozesse möglichst kreativ/innovativ zu gestalten und kontinuierlich zu optimieren, ebenso wie die strukturellen Rahmenfaktoren sicherzustellen, und die Kompetenzen der Mitarbeiter möglichst optimal zu nutzen und zu fördern. Dies erfolgt durch eine ganzheitliche Herangehensweise, bei der der Faktor Mensch im Mittelpunkt aller Maßnahmen steht.

Zum Gesamtergebnis des klinischen Risikomanagements trägt jeder einzelne Mitarbeiter mit bei. Die Verantwortung für das Gelingen des klinischen Risikomanagements ist nicht delegierbar auf einige wenige, wie z. B. einen Risikomanager oder einen Qualitätsmanagementbeauftragten. Vielmehr überträgt das klinische Risikomanagement die letztendliche Verantwortung für die Patientensicherheit an die einzelnen Mitarbeiter in der Patientenversorgung, indem es ein optimales Arbeitsumfeld sowie Transparenz in den Abläufen und Ergebnissen gewährleistet.

Zunehmende Bedeutung im klinischen Risikomanagement nimmt die **psychologische Perspektive** ein:
- Wie werden Entscheidungen im Team bzw. individuell getroffen?
- Welche Auswirkungen haben Stress und Ablenkung bei der Arbeit?
- Welche Rolle spielen die individuellen Einstellungen und Haltungen oder der Affekt?
- Welchen Anteil an all dem hat die Organisation?
- Wie fließen diese Aspekte in die Etablierung einer Sicherheitskultur mit ein?

Die Optimierung des interpersonellen und interprofessionellen Zusammenspiels und das Arbeiten in multiprofessionellen Teams werden noch weiter in den Fokus rücken. Vorbild hierfür sind Trainingsprogramme aus anderen Hochrisikobranchen wie der Luftfahrt-, Atom- und Ölindustrie.

Klinisches Risikomanagement bietet die Chance, die allgemeine Qualität der Patientenversorgung zu verbessern und darüber hinaus, quasi als Nebeneffekt, die Mitarbeiterzufriedenheit zu erhöhen durch Reduzierung von potenziell belastenden und demotivierenden Situationen. Zuallererst hilft es jedoch, Schadensfälle zu vermeiden und physisches wie psychisches Leiden bei Patienten und ihren Angehörigen zu verhindern. Studien konnten zudem belegen, dass durch das klinische Risikomanagement nachweislich Kosten eingespart werden können, z. B. durch die Reduzierung von Komplikationen und Verringerung der Schadenszahlungen bzw. durch Stabilisierung der Haftpflichtversicherungsprämien.

Krankenhäuser und Arztpraxen sind Hochrisikoorganisationen und müssen sich an den Maßstäben derselben messen und beurteilen lassen. Das Gesundheitswesen ist geradezu prädestiniert für die Implementierung präventiver risikoreduzierender Maßnahmen, da jeder Krankheit und Verletzung »**idiosynkratische Risiken**« inne wohnen, was bedeutet, dass jede Krankheit und jede Verletzung mit einem spezifischen Risiko verbunden ist. Dieses Risiko unterliegt allerdings einer großen Bandbreite von Manifestationswahrscheinlichkeiten, was die Bemessung bzw. Quantifizierung des Risikos so schwierig und anspruchsvoll gestaltet. Selbst aus, für sich betrachtet, geringfügigen Fehlern können in einer Verkettung mehrerer unerwarteter Ereignisse lebensbedrohliche Zustände entstehen, sei es das Übersehen einer Medikamentenallergie, Vertauschung einer Blutprobe oder die Entwicklung einer postoperativen Lungenembolie nach einer versäumten Antikoagulationstherapie.

Es gilt, als Risikomanager und Risikoverantwortlicher (meist sind dies die Abteilungs- oder Klinikleiter), eine geeignete Risikostrategie zu entwickeln, die auf der einen Seite die Herausforderungen z. B. in der Herzchirurgie oder bei der Versorgung schwerstverletzter Patienten annimmt, auf der anderen Seite auch die Grenzen des eigenen risikobewussten Handelns berücksichtigt und jenseits dieser Grenzen Alternativen anbietet. Dabei sind sowohl »evolutionäre« Veränderungen aus dem bestehenden System als auch »revolutionäre« Veränderungen durch Implementierung neuer Systeme und Subsysteme möglich. Meist bedingt dies die Aufgabe alter Denkweisen.

Die besondere Schwierigkeit und Herausforderung der Bewertung klinischer Risiken und komplikationsbehafteter Verläufe liegt darin, dass zwischen schicksalhaftem Verlauf und fehlerhaften Verschulden nicht leicht zu unterscheiden ist. Welchen Anteil hatte die Krankheit oder die Verletzung, welcher Anteil war iatrogen? Der deutsche Gesetzgeber spricht lediglich von sogenannten **voll beherrschbaren Risiken** (§ 630h Abs. 1 BGB), die als Standard in der Patientenversorgung vom behandelnden Arzt zu erwarten sind. Es wird dann ein Behandlungsfehler vermutet, wenn diese Risiken nicht voll beherrscht wurden. Doch was bedeutet voll beherrschbar?

Klinisches Risikomanagement wird in immer mehr Ländern, z. B. den USA (The Patient Safety and Quality Improvement Act of 2005) oder Dänemark (Act on Patient Safety in the Danish health care system, 2004) in der Gesetzgebung verankert. Am 23. Januar 2014 hat der Gemeinsame Bundesausschuss, der das oberste Beschlussgremium der gemeinsamen Selbstverwaltung der Ärzte, Zahnärzte, Psychotherapeuten, Krankenhäuser und Krankenkassen in Deutschland ist, in seiner Richtlinie zum Qualitätsmanagement für Krankenhäuser beschlossen, zusätzlich die Anforderung für ein klinisches Risikomanagement aufzunehmen. Damit wurde festgelegt, dass ein klinisches Risikomanagement verpflichtend zu betreiben ist. Gefordert wird die Teilnahme an einem institutsübergreifenden Reporting-System für kritische Vorfälle (CIRS) und das Betreiben eines patientenorientierten Beschwerdemanagements.

1.3 Transparenz

Eine wesentliche Erfolgsgrundlage für das klinische Risikomanagement ist das Schaffen von Transparenz (Shannon et al. 2015). Damit gemeint ist Transparenz in der Arzt-Patienten-Beziehung, in der ärztlichen, pflegerischen und interdisziplinären Zusammenarbeit bezüglich der abteilungsübergreifenden Abläufe, sowie zwischen den verschiedenen Einrichtungen der Patientenversorgung, sei es in Netzwerken und Verbünden oder in vor- und nachgeschalteten Behandlungseinrichtungen. Krankenhausorganisationen stehen gemäß ihres Auftrags im ständigen Dialog mit der Öffentlichkeit, diversen Stakeholdern und Politikvertretern. Dieser Dialog sollte ebenfalls von Transparenz und gegenseitigem Vertrauen geprägt sein. Dabei stellt sich die Frage: Welche Bedingungen braucht es um die gewünschte Transparenz zu erreichen?

In der freien Wirtschaft wurde bereits 1998 mit dem Gesetz zur Kontrolle und Transparenz im Unternehmensbereich (KonTraG) ein umfangreiches Gesetz eingeführt, welches besonders darauf abzielt, Risiken in den Unternehmen transparent darzustellen, um dadurch Investoren und Anteilseigner zu schützen, sowie Vorstand, Aufsichtsrat und Wirtschaftsprüfer mehr in die Verantwortung bezüglich eingegangener Risiken zu nehmen. KonTraG dient generell dazu, die Corporate Governance in deutschen Unternehmen zu verbessern. Ein wesentlicher, verpflichtender Bestandteil dabei ist der Betrieb eines Risikomanagementsystems.

Shannon und etliche weitere Autoren des Round Table of The National Patient Safety Foundation's des Lucian Leape Institute kommen in ihrem Report »Shining a Light: Safer Health Care Through Transparency« (Shannon et al. 2015) zu der Auffassung, dass selbst 15 Jahre nach der Veröffentlichung des **IOM-Reports** (1999) die medizinischen Fehler und Schäden nicht spürbar reduziert wurden. Zudem würde das Gesundheitssystem unter der Last der Kosten einknicken. Die Autoren kommen zu der Schlussfolgerung, dass der essenzielle Bestandteil, der die betrieblichen und kulturellen Veränderungen am effektivsten befördern könnte, Transparenz ist.

Die Autoren führen hierbei 4 Gründe für **Transparenz** auf:
- Verantwortlichkeit fördern
- Verbesserungen in Qualität und Sicherheit katalysieren
- Vertrauen und ethisches Verhalten fördern
- Die Patientenselbstbestimmung (»patient choice«) unterstützen

Klinisches Risikomanagement hat originär diese Aufgaben. Transparenz ist dabei sowohl Ziel als auch Voraussetzung für die Implementierung und Aufrechterhaltung eines wirksamen klinischen Risikomanagements. Das klinische Risikomanagement hat zudem die Aufgabe, dem Anwender Methoden und Werkzeuge an die Hand zu geben, um effektiver zielgerichtete, risikoreduzierende Maßnahmen umzusetzen.

1.4 Management des Risikos

Klinisches Risikomanagement ist darüber hinaus Teil des **generellen Managementsystems** und dient zur Steuerung der Organisation und zur Erreichung bzw. Absicherung der unternehmerischen Ziele. Dabei überlappt es in Teilen mit dem Qualitätsmanagement und umfasst das Compliance-Management sowie das Interne Controlling.

In Anlehnung an die Corporate Governance kann das klinische Risikomanagement als ein essenzieller Bestandteil der Clinical Governance betrachtet werden. Dies beginnt beim Festlegen der richtigen Strategie und deren Ziele sowie der Kodifizierung von Verhalten und Werte und adressiert Themen wie Führungsstil und Changemanagement.

Klinisches Risikomanagement ist eine **Führungsaufgabe**. Führung sollte dabei auf ethisch-humanitären Prinzipien basieren. Ökonomischer Druck und kurzfristige Unternehmensgewinne, Kritikpunkte die derzeit vielerorts beklagt werden, dürfen nicht auf dem Rücken der Mitarbeiter und Patienten ausgetragen werden. Geheime, divergente Spielregeln, welche die Bemühungen des klinischen Risikomanagements konterkarieren, dürfen nicht toleriert werden. Führung orientiert sich an Verantwortung für die Zukunft (Jonas), Mündigkeit und Humanismus (Kant) und fördert ein lebenslanges Lernen durch kritischen Rationalismus (Popper). Eine **Vertrauenskultur** ist das Fundament für Leistung, Gegenleistung und Höchstleistung (Frey 2006).

Das klinische Risikomanagement bedient sich klassischer Managementmethoden ebenso wie moderner Schulungs- und Trainingsmaßnahmen, verwendet Informationstechnologien und begründet ihr Handeln auf wissenschaftlicher Evidenz. Das klinische Risikomanagement muss dabei stets den Anspruch haben seinen Nutzen zu belegen, dementsprechend benötigt es Methoden und Werkzeuge der Evaluation. Ergebnisse aus dem Risikomanagement müssen den Mitarbeitern und den Patienten zeitnah rückgemeldet werden. Wenn eine erbrachte Leistung, z. B. das Sammeln und Dokumentieren von Daten zu keinem Feedback bzw. Ergebnis führt, wird über kurz oder lang die Motivation zur Unterstützung verloren gehen. Die Weiterentwicklung der erst am Anfang stehenden wissenschaftlichen Auseinandersetzung mit brauchbaren Methoden und Indikatoren der Patientensicherheit wird hier noch viele neue Erkenntnisse erbringen. Metastudien zur Sicherheitskultur liefern derzeit ein eher heterogenes Bild, was überwiegend auch an den methodischen Ansätzen der Studien selbst liegt (The Health Foundation 2011).

Auf keinem Fall darf Risikomanagement zu noch mehr – häufig als sinnlos empfundener – Bürokratie führen oder zu abgekoppelten Parallelsystemen, wie dies in Bezug auf manche Aktivitäten des Qualitätsmanagements teils sehr kritisch geäußert wird (Costa 2014). Der Leiter des neu gegründeten Instituts für Qualitätssicherung und Transparenz im Gesundheitswesen (IQTIG), Christof Veit, betont, dass »Qualitätsmessung sich stets bewusst sein muss, dass alle Ressourcen, die sie verbraucht, dem medizinischen Bereich entnommen werden. Sie muss sehr gut Rechenschaft ablegen, dass sie in der Lage ist, Qualität zu verbessern.« (Gerst 2015). Dasselbe gilt für das klinische Risikomanagement.

Letztendlich ist »Risiko« ein Konstrukt, welches je nach Risikopräferenz und Erwartungshaltung dehnbar interpretiert werden kann. Damit es nicht bei einer stark subjektiven, scheinbar zufälligen Beurteilung bleibt, bedarf es neben der Schaffung von Transparenz einer Implementierung von risikoreduzierenden Systemen, wie **Redundanzsystemen** und **Sicherheits-Checks** an den wichtigen Schnittstellen, sowie vor allem der Etablierung einer suffizienten Kommunikation. Dabei sollten Bewertungen der Effektivität und Effizienz des klinischen Risikomanagements auf objektivierbaren »harten« Daten, wie Patientenschäden, Komplikationsraten, Mortalität etc. basieren. Weiche Daten, wie die subjektive Patientenzufriedenheit, spielen besonders bei der motivierenden Einbindung der Patienten als mündigen »Health Literate« eine wichtige Rolle. Der Patient kann so zur Zielerreichung und Sicherung des Behandlungsergebnisses seinen Anteil dazu beitragen. Als alleiniges Kriterium für die Effektivität des klinischen Risikomanagements kann Patientenzufriedenheit nicht dienen. Vielmehr macht sich gutes klinisches Risikomanagement an einer Vielzahl von harten und weichen Indikatoren fest.

Literatur

Costa S-D (2014) Qualitätsmanagement im Krankenhaus: Nicht zum Nutzen der Patienten. Dtsch Ärztebl International 111(38): 1556

Frey D (2006) Immer härter, immer kälter – muss die Arbeitswelt so sein? Dialog im Bayerischen Landtag 7. November 2006. ▶ https://www.bayern.landtag.de/fileadmin/user_upload/Arbeitswelt__06.pdf

Literatur

Gerst T (2015) Institut für Qualitätssicherung und Transparenz im Gesundheitswesen: »Sehr genau hinhören, was in der Versorgungspraxis nutzt«. Dtsch Ärztebl International 112(4): 122

Shannon DW, et al. (2015) Shining a Light: Safer Health Care Through Transparency. The National Patient Safety Foundation's Lucian Leape Institute

The Health Foundation (2011) Research scan: Does improving safety culture affect patient outcomes?

Historie und Entwicklung

Alexander Euteneier und David Schwappach

2.1 Entwicklung des klinischen Risikomanagements – 12

2.2 Mitarbeitererwartungen der jüngeren Generation – 14

2.3 Die neue Rolle des Patienten – 15

Literatur – 17

2.1 Entwicklung des klinischen Risikomanagements

Alexander Euteneier

Patientensicherheit ist kein neuer Terminus technicus oder eine Zeitgeistbewegung, die wie manche Modebewegung wieder vergehen wird. Jeder Arzt und Helfer ist gemäß seinem Berufsethos darum bemüht dem Patienten so gut als möglich zu helfen und, nach dem Hippokratischen Eid »**primum nil nocere**« ihm nicht zu schaden. Dieses Berufsethos war und ist ständiger Begleiter seines Handelns. Der Chirurg Erwin Payr, geboren 1871 in Innsbruck, gestorben 1946 in Leipzig, Ordinarius für Chirurgie an der Albertus-Universität Königsberg und der Universität Leipzig überreichte jedem seiner Ärzte bei der Neueinstellung einen Brief in dem stand: »Drei Leitsätze sind es, welche ich als Lehrer jüngeren Chirurgen als Richtlinien in den Vordergrund stellen muss. Wahrheitsliebe, unbedingte Zuverlässigkeit der Arbeit und reinliche Anzeigestellung. Jeder muss lernen, jeder macht Fehler. Einen begangenen Fehler verschleiern, halte ich für das Ergebnis eines Charakterfehlers. Gerade deshalb ist das Gelöbnis unbedingter Wahrheit die Vorbedingung meines Vertrauens« (Köle 2014).

James Reason, einer der Vordenker in Fragen Menschlicher Fehler, publizierte 1990 seine Arbeit »Human Error«, in dem er ausführlich über die Ursachen von Irrtümer und verschiedene Fehlerarten forschte (Reason 1990). Die Arbeit blieb viele Jahre eher unbeachtet. Der Blick auf diese Themen und die Wahrnehmung in der Öffentlichkeit hat sich recht plötzlich gewandelt als Ende 1999 der Bericht für den Kongress »**To err is human**« des Committee on Quality of Health Care in America, Institute ofMedicine, publiziert wurde (Kohn et al. 2000). Der Berichtr löste eine Schockwelle aus und setzte eine Entwicklung in Gang, die die Themen Patientensicherheit und Fehler im Gesundheitswesen stark in das öffentliche Bewusstsein rückte und bis dato anhält. Die Aufsehen erregende Studie kam zu dem Ergebnis, dass in den USA vermutlich mehr als 44.000 bis zu 98.000 Tote pro Jahr aufgrund von Behandlungsfehlern zu verzeichnen sind.

Interessanterweise wurde bereits in einer Studie im Jahre 1981 darauf aufmerksam gemacht, dass es bei 36 % der damals 815 untersuchten Patienten zu Fehlern kam, wovon 2 % tödliche Auswirkungen hätten (Steel et al. 1981). Dieser Studie wurde allerdings erst nach Veröffentlichung des Berichts des Institute of Medicine mehr Beachtung geschenkt. Ebenso wurden den Zahlen der Harvard Medical Practice Study (I) und (II) von 1991 im New England Journal of Medicine erst nach dem IOM-Report mehr Aufmerksamkeit gewidmet (Brennan et al. 1991) und (Leape et al. 1991). Die Studie zeigte, dass es bei 4 % der Patienten des Bundesstaates New York im Jahr 1984 zu Komplikationen kam, wovon 2/3 aufgrund iatrogener Fehler entstanden und somit verhinderbar waren. In einer weiteren Studie von Vincent wurden bei 1.014 beobachteten Patienten zweier britischer Krankenhäuser 11,7 % Fehler festgestellt, von diesen wurde die Hälfte als vermeidbar bewertet. Bei den vermeidbar eingestuften Fällen traten bei einem Drittel moderate bis schwere, sogar tödliche, Folgen auf (Vincent et al. 2001).

In Deutschland kam es infolge der öffentlichen Diskussion im April 2005 zur Gründung des **Aktionsbündnisses Patientensicherheit** (APS), welches als gemeinsame Initiative von Vertretern der Gesundheitsberufe, ihrer Verbände und der Patientenorganisationen agiert. Im Rahmen einer Literaturrecherche des APS auf Basis von 241 Studien in 230 Publikationen aus 31 Ländern in den Jahren 2007/2008 kam die Studie zu dem Ergebnis, dass mindestens 0,1 % der Todesfälle aus medizinischen Behandlungsfehlern in westlichen Krankenhäusern resultieren (Schrappe 2008). In der Schweiz wurde bereits 2003 die **Stiftung Patientensicherheit Schweiz** gegründet, die als nationales Kompetenzzentrum in allen Belangen der Patientensicherheit fungiert. Sie betreibt Forschung auf universitärem Niveau und erarbeitet daraus Handlungsanleitungen, des Weiteren betreibt es ein Netzwerk lokaler Fehlermeldesysteme verschiedener Gesundheitsorganisationen (CIRRNET) und entwickelt in Zusammenarbeit mit Fachexperten praktische Handlungsempfehlungen in Form der Quick-Alerts (▶ Kap. 5 Rahmenfaktoren des schweizerischen Gesundheitssystem).

Parallel zur Entstehung verschiedener Patientensicherheitsorganisationen, Qualitätsinitiativen und Gesetzesvorhaben kam es, in Folge gestiegener Schadensfällen und Regressionsansprüchen, zu einem **Anstieg der Haftpflichtversicherungsprämien** der Krankenhäuser in Deutschland, zum Teil um 50–100 %, wobei die noch verbliebenen wenigen Versicherer derzeit weiterhin einen negativen Deckungssummenbeitrag beklagen (persönliche Kommunikation). Die Eingangszahlen gemeldeter Arzthaftungsschäden über den Zeitraum von 25 Jahren von 1982–2006 belegen einen 16-fachen Anstieg (interne Daten eines Deutschen Krankenhausversicherers). Dabei kommt es am häufigsten zu Schadensfällen in der Allgemein-, Unfall-, Herz- und Thoraxchirurgie, wobei die Schadenssummen in der Gynäkologie und Geburtshilfe mit Abstand die höchsten sind.

In der Rechtsprechung scheint sich ein Trend zur Organisationshaftung aufzuzeigen, der sich darin äußert, dass leitende Ärzte und Krankenhausbetreiber bei Auftreten von Schadensfällen immer häufiger mit in die Haftung genommen werden (Kruse-Rasmussen 2012).

Immer mehr kritische Stimmen forderten, Qualität, Patientensicherheit und Transparenz zu einem nationalen Gesundheitsanliegen zu machen. Es ergeben sich Hinweise auf Über- und Unterversorgung sowie deutliche regionale Unterschiede (Leape 2009).

> Lucien Leape schlussfolgerte, dass wir auf kurze Sicht durch »die Verbesserung der Qualität und Patientensicherheit mehr Schmerz lindern, mehr Gesundheit wiederherstellen und Leben verlängern können, als es die Entwicklung neuer Behandlungen vermag«.

Die WHO gründete 2004 die **World Alliance for Patient Safety** und führte zwischen 2006 und 2007 eine weltweite Kampagne durch um die Handhygiene zu verbessern. Es folgten Projekte, wie die Evaluation der Safe-Surgery-Saves-Lives-Checkliste, die zum ersten Mal auf großer Bühne Aspekte der Teamarbeit und der Kommunikation aufgriff (Haynes et al. 2009). Die WHO veröffentlichte 2011 als Leitschnur den »Patient Safety Curriculum Guide Multiprofessional Edition« und »Curriculum Guide for Medical School«, wobei die WHO maßgebliche Anteile des Australian Patient Safety Education Framework (APSEF) übernahm (World Health Organization 2009).

Die WHO identifizierte mehrere **Handlungsdefizite**, die es gilt zu adressieren (Frenk et al. 2010):
- Missverhältnis von Kompetenzen und Patienten und Populationsbedürfnissen
- Schlechte Teamarbeit
- Persistierende Geschlechterverteilung der Professionen
- Enger technischer Fokus ohne den größeren Zusammenhang zu verstehen
- Episodische Behandlungen anstatt kontinuierliche Versorgung
- Überwiegende Krankenhausorientierung zu Lasten der hausärztlichen Versorgung
- Zu schwache Führung um die Leistung im Gesundheitswesen zu verbessern

Immer mehr rückten Systemfragen und der menschliche Faktor in den Fokus der Untersuchungen und wurden zum Ansatzpunkt risikoreduzierender Strategien. Die Entwicklung des **TeamSTEPPS-Programm** der Agency for Healthcare Research and Quality (► http://teamstepps.ahrq.gov/), welches Oktober 2012 in den USA national lanciert wurde, bietet konkrete Unterstützung für die Verbesserung der Teamarbeit an. Es basiert auf einem breiten Grundverständnis medizinischer Kompetenzen und etablierter Kompetenzmodelle wie **CanMEDS** (► www.royalcollege.ca/portal/page/portal/rc/canmeds) und der **WHO** und berücksichtigt wichtige psychologische Erkenntnisse. Es entstanden neue regulative Vorgaben der **Joint Commission**, die z. B. beinhalten, die Qualitätsvorgaben des **National Quality Forum** (► www.qualityforum.org/Home.aspx) in den Krankenhäusern zu implementieren.

In den deutschsprachigen Ländern bieten verschiedenste Organisationen und Körperschaften wie Patientensicherheitsorganisation, Ärztekammern, Berufsverbände und Fachgesellschaften Schulungen und Informationsmaterial zu spezifischen Themen der Patientensicherheit oder zu Querschnittsthemen wie Ärztlicher Führung, Kommunikation und Healthcare Management an.

Als Zwischenfazit kann gesagt werden, dass derzeit bei weitem noch keine Klarheit und Einigkeit besteht, welche Maßnahmen wirklich am effektivsten sind, um dem Ziel einer möglichst sichereren Patientenversorgung näher zu kommen.

Zum jetzigen Zeitpunkt, 15 Jahre nach Publikation des IOM-Reports, befinden wir uns in weiten Teilen noch immer in einer Findungs- und Experimentierphase. Verschiedene Länder nehmen dabei durchaus verschiedene Ansätze. So setzen, größtenteils historisch bedingt, nationale Gesundheitssysteme wie in England überwiegend auf staatliche Initiativen, während insbesondere in den USA und Deutschland Initiativen überwiegend aus dem nicht-staatlichen Sektor kommen.

2.2 Mitarbeitererwartungen der jüngeren Generation

Alexander Euteneier

Von einer Ärzteschwemme und einem Pflegekräfteüberschuss ist man in Europa derzeit weit entfernt. Händeringend werden kompetente und engagierte Arbeitskräfte gesucht, sowohl in der Pflege als auch im ärztlichen Bereich. Die bereits prekäre Personalsituation wird sich noch weiter verschärfen und führt zu einem Circulus vitiosus mit einer bereits chronisch überlasteten Mitarbeiterschaft, was das Arbeiten noch unattraktiver macht. Die Rekrutierung und Bindung hochqualifizierter Fachkräfte wird in den nächsten Jahren im Gesundheitswesen einer der zentralen Wettbewerbsfaktoren sein.

Die Herausforderungen umfassen folgende Aspekte:
— Der Mangel an Arbeitskräften erfordert das Schaffen attraktiver Arbeitsplätze.
— Hohe Erwartungen an den Arbeitsplatz, der eine Work-Life-Balance ermöglichen muss.
— Ablehnung steiler Hierarchien, stattdessen die Erwartung flacher Hierarchien mit schneller Übernahme von Verantwortung und einer planbaren, verlässlichen Karriereentwicklung.
— Große Multimedia-und Internet-Affinität und selbstverständliche Nutzung von Social Media befördert bei der jüngeren Generation die Erwartung an eine durchdigitalisierte effiziente Dokumentation aller klinischen Prozesse.

Seit Jahren existieren ärztliche Kompetenzmodelle, welche die Anforderungen an den neuen Gesundheitsmitarbeiter ganzheitlich zusammenfassen. So wurde bereits 1996 durch das Royal College of Physicians and Surgeons of Canada das nunmehr weltweit eingesetzte Rollenmodell CanMEDS mitentwickelt, welches alle **essenziellen Kompetenzen des Arztes** anschaulich zusammenfasst (The Royal College of Physicians and Surgeons of Canada 2005). Es betont die Vielschichtigkeit der Arztrolle und insbesondere die Kompetenzen für Kommunikation, Kooperation und das lebenslange Lernen. Das monistische Rollenverständnis des rein wissenschaftlich orientierten Arztes ist einem multidimensionalen Anforderungsprofil gewichen. Nicht mehr die Anzahl der Publikationen ist entscheidend, sondern Führungs- und Teamkompetenzen. Neben fachlich-methodischen Kompetenzen werden sozial-kommunikative und interpersonale Kompetenzen gefordert. Jedoch spiegeln sich diese Erkenntnisse noch bei weitem nicht in der aktuellen Personalpolitik und Personalentwicklung in Krankenhäusern wieder. Hier scheinen weiterhin noch häufig veraltete Denk- und Verhaltensmuster gepflegt zu werden.

Die Nutzung des **Internets** mit seinen Recherche-Möglichkeiten ist medizinischer Alltag. Ebenso sind die Nutzung von Web-Applikationen und Software-Programmen auch im medizinischen Umfeld zur Selbstverständlichkeit geworden. Die Mitarbeiter erwarten regelhaft den Einsatz von **IT-unterstützen Systemen**, sei es zum Führen der elektronischen Patientenakte und Verwaltung oder zur Unterstützung der Diagnosefindung und Therapieoptimierung. Moderne Kommunikationsmittel wie Mobile Devices können die Visite unterstützen und Informationen bzw. Anordnungen digital schnell erfassen. Auch hier zeigt sich ein weiterhin sehr heterogenes Bild der Implementierung umfassender Health-IT-Strukturen, die die Arbeitsabläufe beschleunigen und teils automatisieren.

Neue Berufsbilder wie **Operationstechnische Assistenten** (OTA) und **Anästhesietechnische Assistenten** (ATA) übernehmen spezifische eng umschriebene Aufgaben und stellen weitere **Spezialisierungen in der Pflege** dar. Kritisch zu sehen ist dagegen der so genannte Chirurgisch-technische Assistent, da sich sein Status zwischen Pflege und Ärzteschaft befindet und die damit verbundenen Verantwortlichkeiten und rechtlichen Befugnisse nicht zufriedenstellend geklärt sind. Dieses

Tab. 2.1 Einschätzung der Bedeutung verschiedener Aspekte für die Arbeitsplatzattraktivität seitens der Gruppe zwischen dem 18. und 30 Lebensjahr (Hasebrook et al. 2014)

Höchste Relevanz	Mittlere Relevanz	Niedrigste Relevanz
Persönliche Weiterentwicklung	Fachliche Weiterbildung	Individuelle Vertragsgestaltung
Regelmäßiges Feedback	Führungskraft als Personalentwickler	Arbeitsplatzsicherheit
Leistungsorientierte Vergütung	Vereinbarkeit Beruf und Familie	Corporate Social Responsibility
Internationaler Einsatz	Betriebliche Kinderbetreuung	
Attraktive Karrieremöglichkeiten	Flexible Arbeitszeiten	
Talentpool für interne und externe Kandidaten	Maßnahmen zur Frauenförderung	
Strukturierte Laufbahnen für High Potentials	Nichtfinanzielle Zusatzanreize	
	MA-Beteiligung am Unternehmenserfolg	
Herausfordernde Aufgaben und Job-Rotation	Werteorientierte Führung	
	Fördernde Unternehmenskultur	
	Selbstorganisierte Arbeitsgruppen	
	Flache Hierarchien	

Berufsbild wurde mehr aus der Not heraus geschaffen. Aufgrund des derzeitigen Aufgabenprofils und der rechtlichen Unsicherheit kann es beim Auftreten von Komplikationen oder belegbaren Fehlern schnell zu juristischen Auseinandersetzungen kommen.

Eine Befragung 2013, finanziert vom Ministerium für Wissenschaft, Forschung und Kunst in Baden-Württemberg, von annähernd 600 Unternehmen, wovon 15 % der Unternehmen aus dem Gesundheitswesen kamen, untersuchte mit welchen Maßnahmen Mitarbeiter verschiedener Generationen mit ihren unterschiedlichen Lebensumständen und Erwartungen für die Arbeit gewonnen und gebunden werden können (Hasebrook et al. 2014). Dabei ergab die Studie, dass knapp 50 % der Mitarbeiter im Gesundheitswesen beim Arbeitgeber weniger als fünf Jahren bleiben, während in den übrigen betrachteten Branchen 85 % beim Arbeitgeber bleiben und lediglich 15 % der Mitarbeiter innerhalb der ersten fünf Jahre den Arbeitgeber wechseln. Des Weiteren ist der Anteil hochqualifizierter Mitarbeiter im Gesundheitswesen überdurchschnittlich hoch im Branchenvergleich.

Die **Generation Y**, die der eher stressresistenten und leistungsorientierten Generation X mit den Geburtsjahrgängen von ca. 1983–1995 folgte, wird sowohl als leistungsorientiert und als auch mit einem starken Bedürfnis zur Selbstverwirklichung charakterisiert. Die Vereinbarkeit von Beruf und Familie hat hohe Priorität, junge Männer wollen vermehrt ihre Vaterschaft erleben und die Nutzung von Teilzeitmodellen nimmt zu. Die Autoren Hasebrook und Kollegen meinen, dass wirkungsvolle Maßnahmen nicht unbedingt teuer sein müssen. Vielmehr sei eine »an der Gewinnung und Bindung von Fachkräften ausgerichtete Strategie« wichtig. Während zwar der Fachkräfteanteil branchenweit betrachtet überdurchschnittlich hoch ist, ist die Qualität der Personalentwicklung und Personalführung weiterhin problembehaftet.

Die in Tab. 2.1 aufgezeigten Aspekte spielen laut der Befragung besonders für die jüngere Generation Y eine bedeutende Rolle.

Das klinische Risikomanagement und damit einhergehend eine proaktive Personalentwicklung ist nicht vorstellbar ohne die Bedürfnisse und Erwartungen der jüngeren Generation an Mitarbeitern zu verstehen sowie auf diese einzugehen. Die Mitarbeiter sind Herz und Motor jeder Organisation und deren Engagement für die Verbesserung der Patientensicherheit sollte im Mittelpunkt aller Bemühungen stehen.

2.3 Die neue Rolle des Patienten

David Schwappach

Die Rolle der Patienten hat in den letzten Jahrzehnten einen wesentlichen Wandel durchlaufen. Es handelt sich um einen Paradigmenwechsel, dass nicht mehr die Fachpersonen paternalistisch feststellen und bestimmen, »was das Beste ist«. Patienten wollen eine aktive, informierte und selbstbestimmte Rolle einnehmen und gleichzeitig eine fachlich-qualifizierte und empathische Betreuung erfahren. Zwei wichtige Entwicklungen in diesem Kontext sind das »shared decision making« und die »patient reported outcomes«.

Beim »**shared decision making**« (SDM) kommen Patienten gerade bei schwerwiegenden oder chronischen Erkrankungen in einem ihrer Beteiligungsbereitschaft angepassten Prozess gemeinsam mit dem Behandlungsteam zu Entscheidungen über Behandlungsoptionen, die ihren Bedürfnissen und Präferenzen entsprechen. Es ist dies oft für alle Beteiligten ein anspruchsvoller Prozess, der aber zu einer Aktivierung und zu »empowerment« führt, oft verbunden mit einer höheren Zufriedenheit und besseren Ergebnissen (Flynn et al. 2012; Stacey et al. 2011). Auch in der Patientensicherheitsbewegung werden Patienten zunehmend als wichtige Partner gesehen, deren aktive Einbindung zu einer Verbesserung der Patientensicherheit beitragen kann und die sichere Versorgung zu einem »gemeinsamen Anliegen« von Fachpersonen und Patienten und Angehörigen macht (▶ Kap. 32 Die aktive Patientenrolle im Risikomanagement) (Schwappach 2010).

Bei »**patient reported outcomes**« (PROs) werden die Ergebnisse einer Behandlung durch Patienten beurteilt. Während also früher beispielsweise der Flexionswinkel nach einer Hüftendoprothetik untersucht und daraus eine Beurteilung des Operationserfolges abgeleitet wurde, wird im Rahmen von PROs der Patient nach der Lebensqualität, nach subjektiv erlebten Symptomen, nach der Mobilität im Alltag, nach der Teilhabe am sozialen Leben befragt. Inzwischen existieren validierte, standardisierte internationale item-Sammlungen, die solche Ergebnisse auch über Interventionen hinweg vergleichbar machen sollen (Cella et al. 2010). Der fundamentale Wandel liegt darin, dass die Interpretationshoheit der Ergebnisse einer Behandlung beim Patienten bzw. seinen Angehörigen liegt.

Patienten werden verstärkt unter dem Blick der »**Konsumentensouveränität**« oder des »health consumerism« gesehen. Als direkte Konsequenz dieses Wandels ist die Bewerbung von Gesundheitsprodukten (z. B. Arzneimitteln) bei Patienten zu sehen (»direct-to-consumer advertising«). Die konkrete, manchmal auch vehement vorgetragene Nachfrage nach spezifischen, stark beworbenen Medikamenten und diagnostischen Tests durch Patienten ist eine neue Erscheinung, mit der Ärzte und Apotheker erst umgehen lernen müssen. Patienten sind empfänglich für die Werbebotschaften zu neuen Gesundheitsprodukten, und Ärzte reagieren auf die Wünsche der Patienten oft mit einem adaptierten Verordnungsverhalten, nicht immer zu deren gesundheitlichen Nutzen (McKinlay et al. 2014). Beispielsweise zeigte sich im Falle der neuen COX-2-Inhibitoren, dass die direkte patientengerichtete Bewerbung der Produkte zu einer Zunahme der Arztbesuche von Patienten mit Osteoarthrose, sowie zu einer Zunahme der Verordnungen führte (Bradford et al. 2006). Diese Beispiele zeigen, dass die gewandelte Patientenrolle auch zu problematischen Entwicklungen führen kann und ein unterstützendes, aber auch kritisches Gegenüber erfordert. Die beschriebenen Veränderungen beziehen sich auf den konkreten Versorgungskontext. Die Patientenrolle wandelt sich jedoch auch auf der Systemebene.

Ein wichtiger Aspekt dabei ist die Forderung nach mehr **Transparenz** im Gesundheitswesen, die durch die breite Verfügbarkeit digitaler Medien und des Internets eine neue Dynamik erhalten hat. Deutlich wird dies an der inzwischen fast unüberschaubaren Flut von Informationsquellen (Portale, Vergleichslisten, Suchmaschinen, Ratgeber, etc.), die den Patienten beraten und auf der Suche nach Krankenhäusern und Behandlern unterstützen sollen. Krankenhäuser sind verpflichtet, »**Qualitätsberichte**« zu veröffentlichen, in denen Patienten wichtige Leistungskennzahlen erfahren können. Kerngedanke dieser Angebote ist, dass Patienten aufgrund von vergleichenden Qualitätsinformationen einen Leistungsanbieter auswählen und so ein Qualitätswettbewerb um Patienten entsteht. Umfragen belegen auch, dass Patienten solche Qualitätsinformationen verstärkt einfordern und zum Teil auch in Anspruch nehmen. Allerdings zeigen Erfahrungen aus dem In- und Ausland, dass die skizzierte »**Wahlentscheidung**« in der Regel nicht oder nur von einigen wenigen Patienten getroffen wird. Der Effekt der Qualitätsberichte oder vergleichender

Analysen auf die Nachfrageentscheidungen von Patienten ist bislang allenfalls marginal (Ketelaar et al. 2011). Dies hat verschiedene Ursachen, unter anderem die schwere Lesbarkeit und Verständlichkeit (besonders für Patienten mit eingeschränkter Gesundheitskompetenz), mangelndes Vertrauen in die Güte und Unabhängigkeit der Informationen sowie fehlende Grundvoraussetzungen für freie Entscheidungen, gerade bei akuten Erkrankungen (Schwappach u. Schubert 2007).

Die Defizite der derzeitigen Informationsaufbereitung müssen durch eine konsequente Nutzerorientierung überwunden werden. Doch auch dann bleibt fraglich, ob Patienten in Zukunft das Krankenhaus in ähnlicher Weise auswählen werden wie den Stromanbieter oder die neue Digitalkamera. Gleichwohl ist die Transparenz und Offenlegung von Qualitätsdaten ein Gebot, schon um das **Informationsungleichgewicht** zwischen Patienten und Fachpersonen zu reduzieren.

Durch eine stärkere **Patienten- und Nutzerorientierung** wurde in den vergangenen Jahren die Heterogenität der Präferenzen, Kompetenzen und Bedürfnisse von Patienten deutlich. Die Erkenntnisse aus dem shared decision making, aus Präferenzanalysen und Bedarfserhebungen zeigen, dass Angebote vielfältiger sein müssen um die **Erwartungen verschiedener Patienten-Subgruppen** zu erfüllen. Beispielsweise können Patienten je nach Alter und Bildungsstand unterschiedlich gewichtete Präferenzen für Merkmale der schriftlichen Arzneimittelinformation aufweisen (Schwappach et al. 2011). Auf Systemebene zeigte eine Untersuchung aus Schweden, dass Bürger deutlich unterschiedliche Präferenzen für Hausarztmodelle aufwiesen und je nach Alter und Gesundheitszustand verschiedene Aspekte sehr heterogen gewichten (Hjelmgren u. Anell 2007).

Es besteht allerdings die Gefahr, dass den Bedürfnissen gerade der besonders **vulnerablen Bevölkerungsgruppen** wie z. B. Migranten zu wenig Aufmerksamkeit gewidmet wird. Der informierte Patient, der seine Entscheidungen als Konsument trifft, um seinen gesundheitlichen Nutzen zu maximieren, setzt eine hohe Gesundheitskompetenz voraus. Die Verteilung dieser Kompetenzen in der Bevölkerung fällt insbesondere dort besonders ins Gewicht, wo Patienten und Patientenorganisationen nicht nur für ihre eigene Gesundheitsversorgung informierte Entscheidungen treffen, sondern auch in die Weiterentwicklung und Ausgestaltung des Versorgungssystems involviert sind. Andere Länder, insbesondere Grossbritannien, haben eine lange Tradition des »**public involvement**«. Dort werden Patienten beispielsweise bei der Priorisierung von Forschungsvorhaben beteiligt oder können über Sounding Boards ihre Perspektive einbringen (Entwistle et al. 2008).

Positive Erfahrungen konnten auch bei der systematischen Involvierung von Patienten und Angehörigen in der Entwicklung von medizinischen Leitlinien gewonnen werden (Guidelines International Network (G-I-N) 2012). In der neuen »**Europäischen Patientenakademie zu Therapeutischen Innovationen**« (EUPATI, ▶ http://www.patientsacademy.eu) sollen Patientenorganisationen stärker in die klinische Forschung eingebunden werden. Es ist von großer Bedeutung, aber auch eine Herausforderung, in solchen Konstellationen möglichst viele und heterogene Gruppen zu involvieren und auch die Bedürfnisse der weniger aktiven Patienten zu berücksichtigen.

Literatur

Zu ▶ Kap. 2.1

Brennan T A, et al. (1991) Incidence of adverse events and negligence in hospitalized patients. Results of the Harvard Medical Practice Study I. N Engl J Med 324 (6): 370–376

Frenk J, et al. (2010) Health professionals for a new century: transforming education to strengthen health systems in an interdependent world. Lancet 376 (9756): 1923–1958

Haynes AB, et al. (2009) A surgical safety checklist to reduce morbidity and mortality in a global population. N Engl J Med 360 (5): 491–499

Kohn LT, et al. (2000) To err is human, Building a Safer Health System. Institute of Medicine Committee on Quality of Health Care in America (National Academy of Sciences)

Köle W (2014) Die Bedeutung der chirurgischen Schule in der Vergangenheit, Gegenwart und Zukunft. Zitiert aus den Memoiren »Am Wege« Erinnerung und Betrachtungen. Barth-Verlag 1994. Chirurgie. Mitteilungen der Deutschen Gesellschaft für Chirurgie 43: 93–98

Kruse-Rasmussen C (2012) Fachübergreifender Bereitschaftsdienst. Haftungsrisiko für Chefarzt und Krankenhausverwaltung. BDC Safety Clip Themenheft 1 (1); Artikel 12, 38

Leape LL (2009) New world of patient safety: 23rd Annual Samuel Jason Mixter lecture. Arch Surg 144 (5): 394–398

Leape LL, et al. (1991) The Nature of Adverse Events in Hospitalized Patients. New England Journal of Medicine 324 (6): 377–384

Reason J (1990) Human Error. Cambridge University Press, New York

Schrappe M (2008) Agenda Patientensicherheit 2008. Aktionsbündnis Patientensicherheit

Steel K, et al. (1981) Iatrogenic Illness on a General Medical Service at a University Hospital. New England Journal of Medicine 304 (11): 638–642

Vincent C, et al. (2001) Adverse events in British hospitals: preliminary retrospective record review. BMJ 322 (7285): 517–519

World Health Organization (2009) WHO Patient Safety Curriculum Guide for Medical Schools

Zu ▶ Kap. 2.2

Hasebrook J, et al. (2014) Gesundheitswesen in der Demographiefalle: Was können Krankenhäuser von anderen Branchen lernen? Das Krankenhaus 6: 543–547

The Royal College of Physicians and Surgeons of Canada (2005) CanMEDS 2005 Framework. ▶ http://www.royalcollege.ca/portal/page/portal/rc/common/documents/canmeds/framework/the_7_canmeds_roles_e.pdf

Zu ▶ Kap. 2.3

Bradford WD, Kleit AN, Nietert PJ, Steyer T, McIlwain T, Ornstein S (2006) How Direct-To-Consumer Television Advertising For Osteoarthritis Drugs Affects Physicians' Prescribing Behavior. Health Aff 25: 1371–1377

Cella D, Riley W, Stone A, Rothrock N, Reeve B, Yount S, Amtmann D, Bode R, Buysse D, Choi S, Cook K, DeVellis R, DeWalt D, Fries JF, Gershon R, Hahn EA, Lai JS, Pilkonis P, Revicki D, Rose M, Weinfurt K, Hays R (2010) The Patient-Reported Outcomes Measurement Information System (PROMIS) developed and tested its first wave of adult self-reported health outcome item banks: 2005-2008. J Clin Epidemiol 63: 1179–1194

Entwistle V, Calnan M, Dieppe P (2008) Consumer involvement in setting the health services research agenda: persistent questions of value. Journal of Health Services Research & Policy 13: 76–81

Flynn D, Knoedler MA, Hess EP, Murad MH, Erwin PJ, Montori VM, Thomson RG (2012) Engaging Patients in Health Care Decisions in the Emergency Department Through Shared Decision-making: A Systematic Review. Acad Emerg Med 19: 959–967

Guidelines International Network (G-I-N) (2014) G-I-N PUBLIC Toolkit: Patient and Public Involvement in Guidelines. ▶ http://www.g-i-n.net/document-store/working-groups-documents/g-i-n-public/toolkit/toolkit-combined.pdf

Hjelmgren J, Anell A (2007) Population preferences and choice of primary care models: A discrete choice experiment in Sweden. Health Policy 83: 314–322

Ketelaar NA, Faber MJ, Flottorp S, Rygh LH, Deane KH, Eccles MP (2011) Public release of performance data in changing the behaviour of healthcare consumers, professionals or organisations. Cochrane Database of Systematic Reviews 11: CD004538

McKinlay JB, Trachtenberg F, Marceau LD, Katz JN, Fischer MA (2014) Effects of Patient Medication Requests on Physician Prescribing Behavior: Results of A Factorial Experiment. Med Care 52: 294–299

Schwappach DL (2010) Engaging patients as vigilant partners in safety: a systematic review. Med Care Res Rev 67: 119–148

Schwappach DL & Schubert HJ (2007) Offenlegen oder nicht? Chancen und Risiken der Veröffentlichung von medizinischen Qualitätsvergleichen. Dtsch Med Wochenschr 132: 2637–2642

Schwappach DLB, Mülders V, Simic D, Wilm S, Thürmann PA (2011) Is less more? Patients' preferences for drug information leaflets. Pharmacoepidemiol Drug Saf 20: 987–955

Stacey D, Bennett CL, Barry MJ, Col NF, Eden KB, Holmes-Rovner M, Llewellyn-Thomas H, Lyddiatt A, Legare F, Thomson R (2011) Decision aids for people facing health treatment or screening decisions. Cochrane Database of Systematic Reviews 10: CD001431

Rahmenfaktoren des deutschen Gesundheitssystems

Alexander Euteneier

3.1 Einführung – 21

3.2 Das deutsche Gesundheitssystem – 21
3.2.1 Auftrag der Patientenversorgung – 22
3.2.2 Sektorale Patientenversorgung – 22
3.2.3 Versicherungssystem – 23
3.2.4 Mitarbeiter im Gesundheitssystem – 23

3.3 Interessensvertreter im deutschen Gesundheitssystem – 25
3.3.1 Der gemeinsame Bundesausschuss (G-BA) – 25
3.3.2 Deutsche Krankenhausgesellschaft e.V. (DKG) – 25
3.3.3 Krankenkassen – 25
3.3.4 Haftpflichtversicherer – 26
3.3.5 Aktionsbündnis Patientensicherheit (APS) und Institut für Patientensicherheit (IfPS) – 26
3.3.6 Institut für angewandte Qualitätsförderung und Forschung im Gesundheitswesen GmbH (AQUA-Institut) – 27
3.3.7 Institut für Qualität und Wirtschaftlichkeit im Gesundheitswesen (IQWIG) – 27
3.3.8 Institut für Qualitätssicherung und Transparenz im Gesundheitswesen (IQTIG) – 27
3.3.9 Bundesinstitut für Arzneimittel und Medizinprodukte (BfArM) – 27

3.4 Finanzierung von Krankenhäusern – 28

3.5 Bewertung der Qualität und Patientensicherheit aus der Patientenperspektive – 29

A. Euteneier (Hrsg.), *Handbuch Klinisches Risikomanagement*, Erfolgskonzepte Praxis-
& Krankenhaus-Management, DOI 10.1007/978-3-662-45150-2_3, © Springer-Verlag Berlin Heidelberg 2015

3.6 Wettbewerbseffekte im Gesundheitssystem – 30

3.7 Herausforderungen an das deutsche Gesundheitssystem – 33

Literatur – 34

3.1 Einführung

Das deutsche Gesundheitssystem unterliegt einem ständigen Wandel. Investitionsstau, politisch gewollter Bettenabbau und Kostendruck, weiter zunehmende Personalknappheit, strengere gesetzliche Auflagen zur Verbesserung der Qualität und Patientensicherheit und der Wunsch nach Ausbau von sektorenübergreifenden Behandlungskonzepten sind nur einige wenige Beispiele der aktuellen Herausforderungen. Medizinische Therapien werden zunehmend **personalisiert** auf den Patienten bedarfsgerecht zugeschnitten. Der stete Fortschritt in der Medizin führt zu einer zunehmenden **Komplexität** und die **High-Tech-Medizin** erfordert hochspezialisierte Fachkräfte. Beschleunigte Informationsprozesse, Big Data Mining und das Internet der Dinge, d. h. der Einsatz »intelligenter und vernetzter Gegenstände und Geräte, sind nur ein paar wenige Beispiele der zunehmenden **Digitalisierung** unserer Arbeitswelt und werten die Bedeutung der IT in der Medizin noch weiter auf. Die wirtschaftliche Situation der Krankenhäuser wird durch die stark gestiegene Prämienentwicklung der Haftpflichtversicherungen weiter verschärft und wird langfristig zu neuen Versicherungsmodellen führen, deren Auswirkungen heute noch nicht absehbar sind.

> Die Prämienentwicklung verstärkt den Druck seitens der Haftpflichtversicherer auf die Krankenhausbetreiber ein professionelles klinisches Risikomanagement zu betreiben, um so Patientenschäden und damit korrelierend Haftpflichtprämien zu reduzieren.

Das Patientenspektrum setzt sich zunehmend aus immer älteren, multimorbiden und chronisch kranken Patienten zusammen. Der **demographische Wandel** führt zur Überalterung der Gesellschaft, wovon eine Folge die deutliche Zunahme an pflegebedürftigen Patienten ist. Die gesellschaftspolitische Entwicklung geht einher mit einer größeren Individualisierung und einer noch weiter zunehmenden Autonomie der Patienten, was zu besserer Informiertheit der Patienten und einem höheren Anspruchsdenken führt. Der dabei von klinischen Einrichtungen zu leistende Spagat ist enorm. Die Erfüllung der Patientenerwartungen an eine hochwertige Versorgung unter Einsatz neuer, meist teurer Behandlungs- und Therapieansätze mit immer knapper werdenden finanziellen und personellen Ressourcen ist kaum mehr zu schaffen. Themen wie **Rationalisierung, Priorisierung** und **Rationierung** sowie Grenzen der Maximaltherapie und »Quality-of-life«-Therapieansätze werden weiter auf der Agenda bleiben.

Die Krankenhäuser unterliegen einem starken Wandel durch vertikale und horizontale Vernetzung und zeigen weiterhin eine Tendenz zur **Zentrenbildung**. Kooperationsbeziehungen zwischen Ärzten und den nichtärztlichen Heilberufen sind aufgrund zunehmend interdisziplinärer Behandlungskonzepte eine essenzielle Voraussetzung für erfolgversprechende medizinische Behandlungen. Verschiedenste Mitarbeiter sind heute für die Behandlung eines einzelnen Patienten zuständig und überschauen oft nur einen Teilbereich der Behandlung, was in logischer Konsequenz zur **Verantwortungsdiffusion** bezüglich des eigenen Handelns führen kann.

Im Zuge der DRG-Fallpauschalen kam es zu einer deutlichen **Reduzierung der stationären Behandlungstage**, zum Teil werden vormals stationäre Behandlungen nur mehr ambulant erbracht. Weitere Entwicklungen wie die »No-pay-for-errors«-Politik wie es die Medicare Krankenkasse in den USA praktizieren und die »Pay-for-performance«-Debatte werden in Zukunft auch in Deutschland vermehrt Gegenstand der politischen Diskussion sein.

Im Folgenden werden Besonderheiten des deutschen Gesundheitssystems angesprochen, die besonderen Einfluss auf die strategische Ausrichtung und Implementierung eines klinischen Risikomanagementsystems haben.

3.2 Das deutsche Gesundheitssystem

Das deutsche Gesundheitssystem ist historisch gesehen eines der ältesten Gesundheitssysteme der Welt und geht auf Otto von Bismarck und seinem Sozialversicherungsmodell von 1883 zurück. Im internationalen Vergleich liegt der Anteil der

Ausgaben für Gesundheit gemessen am Bruttosozialprodukt im Jahre 2014 bei 11,3 % und damit an 5-höchster Stelle nach den USA (16,9 %), Niederlande (11,8 %), Frankreich (11,6 %) und Schweiz (11,4 %) (OECD 2014).

Der Anteil der Gesundheitsausgaben am Bruttoinlandsprodukt in Deutschland beläuft sich zwischen 10,3 % des BIP (1997) und maximal 11,8 % (2009) und liegt 2012 bei 11,3 % des BIP (Statistisches Bundesamt 2015).

3.2.1 Auftrag der Patientenversorgung

Die Patienten haben nach § 70 Abs. 1 und 2 SGB V (Qualität, Humanität und Wirtschaftlichkeit) das Recht, dass,

(1) Die Krankenkassen und die Leistungserbringer eine bedarfsgerechte und gleichmäßige, dem allgemein anerkannten Stand der medizinischen Erkenntnisse entsprechende Versorgung der Versicherten zu gewährleisten haben. Die Versorgung der Versicherten muss ausreichend und zweckmäßig sein, darf das Maß des Notwendigen nicht überschreiten und muss in der fachlich gebotenen Qualität sowie wirtschaftlich erbracht werden.

(2) Die Krankenkassen und die Leistungserbringer haben durch geeignete Maßnahmen auf eine humane Krankenbehandlung ihrer Versicherten hinzuwirken (Bundesrepublik Deutschland 1988).

Dabei bleiben die Ausformulierung des Qualitätsaspekts und die Frage, inwieweit eine Krankenbehandlung human ist, stets Auslegungssache.

3.2.2 Sektorale Patientenversorgung

Eines der wesentlichen Merkmale des deutschen Gesundheitssystems ist die **sektorale Trennung** von klinischer und ambulanter Versorgung. Diese Versäulung des Versorgungsablaufs schafft besonders an den Schnittstellen erhebliches Risikopotenzial zwischen den niedergelassenen Allgemein- und Fachärzten, den Krankenhäusern, Medizinischen Versorgungszentren (MVZ), Reha-Einrichtungen und Spezialkliniken. Die Auswirkungen der sektoralen Trennung führen zu Parallelstrukturen und Doppelvorhaltungen, Informationsverlusten, Doppel- und Mehrfachuntersuchungen sowie zu oft unklaren Zuständigkeiten in der Leistungserbringung, verbunden mit Verteilungskämpfen und Transparenzmängel.

Der Gesetzgeber versucht diese Defizite durch Anreize zur **integrierten Versorgung**, wie z. B. regionale Arztnetze oder **Disease-Management-Programme** (evidenzbasierte Behandlung chronisch Kranker) bis hin zum Abschluss von **Selektivverträgen** mit einzelnen Krankenkassen, auszugleichen. Angestrebtes Ziel ist eine verstärkte übergreifende Integration der Patientenversorgung zwischen den Krankenhäusern, niedergelassenen Ärzten und Reha-Einrichtungen. Auch die **interdisziplinäre Zusammenarbeit** innerhalb einer Klinik ist von entscheidender Bedeutung, um so der Entstehung von Kompetenzzentren mit ihrem organspezifischen Fokus Rechnung zu tragen. Hierfür bedarf es jedoch der Notwendigkeit innerklinischer Umstrukturierungsprozesse ebenso wie eines generellen Strukturwandels bezüglich der starren Sektorengrenzen. Besonders beeindruckend ist die Entwicklung von **Medizinischen Versorgungszentren** (MVZ), so zeigt sich eine Zunahme von Ärzten in MVZs in Deutschland von 1.292 (2005) auf 11.917 (2012) (Accenture, RWI Essen et al. 2015)

Der Gesetzgeber hat 2007 mit dem **GKV-Wettbewerbsstärkungsgesetz** (GKV-WSG) die Weichen gestellt, um mehr Wettbewerb um Qualität und Wirtschaftlichkeit zwischen den Krankenkassen und den Leistungserbringern zu befördern, sowie eine verbesserte Transparenz von Angeboten, Leistungen und Abrechnungen zu erhalten, u. a. durch Erweiterung der Vertragsfreiheiten der gesetzlichen Krankenkassen und der Leistungserbringer im Bereich der integrierten Versorgung oder durch Öffnung der Krankenhäuser für ambulante Versorgung von Menschen mit schweren oder seltenen Krankheiten sowie spezialisiertem Versorgungsbedarf.

Die Abrechnung klinischer Leistungen nach dem deutschen **G-DRG-System** wurde ab 2003 nach einer Konvergenzphase für alle Kliniken verbindlich eingeführt. Ziel war die Beitragsstabilität in der Gesetzlichen Krankenversicherung (GKV) und Begrenzung des Kostenanstiegs im

Krankenhaussektor. Das G-DRG-System sollte ein universal anzuwendendes Abrechnungssystem sein, welches Anreize zu mehr Wirtschaftlichkeit und Wettbewerb gibt und Transparenz sowie Vergleichbarkeit der Leistungserbringer ermöglichen. Die DRG-Abrechnungsdaten werden zur Beurteilung der Qualität, zur Qualitätssicherung und für Benchmark-Vergleiche zwischen den Krankenhäusern herangezogen und spielen eine zentrale Rolle bei den Mindestanforderungen nach § 137 SGB V, sowie bei den Mindestmengen, im internen Qualitäts- und Risikomanagement (§ 137 SGB V), bei der externen Qualitätssicherung sowie bei der Erstellung des Qualitätsberichts der Krankenhäuser (AQUA-Institut, § 137a SGB V). Die Erfahrungen über die letzten 10 Jahre mit dem G-DRG-System zeigen zwar eine Senkung der Verweildauer, jedoch auch einen weiteren Anstieg der Fallkosten und eine Zunahme teilstationärer Fälle und Kurzliegerpatienten. Des Weiteren kam es zu einer Zunahme geplanter Wiederaufnahmen von Patienten.

Die **Anzahl der Krankenhäuser** reduzierte sich von 2.242 im Jahre 2000 um 11,1 % auf 1.996 im Jahre 2013 (Statistisches Bundesamt 2015). Während die Anzahl der stationären Fälle von 1994 auf 2012 um 20,1 % stieg, fiel gleichzeitig die mittlere Verweildauer um 35,6 % (▶ www.gbe-bund.de). Dadurch verringert sich zwangsläufig die **Dauer des Arzt/Pflege-Patientenkontakts**. Die präoperative bzw. präinterventionelle Diagnostikphase wird verkürzt oder in den niedergelassenen Bereich bzw. prästationär vorverlagert, ebenso wurde die postoperative Verlaufskontrollphase verkürzt und Komplikationen so seltener durch den Primärbehandelnden festgestellt.

3.2.3 Versicherungssystem

In Deutschland besteht Versicherungspflicht in einer Krankenkasse. Ca. 90 % der Bürger sind in einer gesetzlichen, ca. 10 % in einer privaten Krankenkasse versichert (GKV-Spitzenverband 2015).

2009 hat der Gesetzgeber einen **Gesundheitsfond** eingerichtet, in dem alle Beitragszahler der gesetzlichen Krankenkasse ihre Beiträge einzahlen. Aus diesem erhalten die Krankenkassen einen, um einen morbiditätsorientierten Risikostrukturausgleich angeglichenen Geldbeitrag zurück. Dadurch soll der **Risikoselektion** Einhalt geboten werden und Kassen mit besonders vielen schwerkranken oder chronisch kranken Patienten nicht benachteiligt werden. 2014 waren im Gesundheitsfond 204,4 Mrd. € und wies von 2009 auf 2014 eine Steigerung von 39,1 Mrd. € auf. Der Gesetzgeber speist aus Steuermitteln für Vorsorgemaßnahmen und versicherungsfremde Leistungen jährlich zwischen 15,7 Mrd. € und 14 Mrd. € (2014) in den Gesundheitsfond ein (Bundesversicherungsamt 2015).

3.2.4 Mitarbeiter im Gesundheitssystem

2013 waren 357.252 Ärzte in Deutschland berufstätig, davon ca. 145.900 im ambulanten und ca. 181.000 im stationären Bereich. In Behörden oder Körperschaften waren 9.600 und in anderen Bereichen 20.700 Ärzte tätig. Die größten Arztdichten (Einwohner je berufstätigen Arzt) verzeichnen die Stadtstaaten Hamburg (151), Bremen (175) und Berlin (187), gefolgt von den Bundesländern Saarland (213) und Bayern (217) (Bundesärztekammer 2013).

Subjektiv wird häufig von einem **Ärztemangel** in Deutschland gesprochen. Jedoch zeigen Zahlen des Statistischen Bundesamtes und des Medizinischen Fakultätentag, dass zumindest die Studienanfänger von 1995–2009 stets über 10.000 lagen und die Absolventenzahl für das medizinische Staatsexamen in 2009 mit 10.023 approbierten Ärzten so hoch lag wie noch nie (Hildebrandt 2011). Eine der Gründe des diskutierten Ärztemangels ist die ungleiche Verteilung der Arbeitskräfte zwischen Stadt und ländlichen Regionen und der Austritt aus der kurativer Versorgung.

Der **Fachkräftemangel** im stationären und ambulanter Bereich wird laut einer Studie des Wirtschaftsforschungsinstitut WifOR in den Jahren 2020–2030 deutlich zunehmen (Ostwald, Ehrhard et al. 2010). Zudem wird sich der Wettbewerb um Fachkräfte zwischen dem ambulanten und stationären Bereich noch verschärfen. Die Autoren prognostizieren für das Jahr 2030 **unbesetzte Arztstellen** von ca. 1/3 im stationären und ½ im ambulanten Bereich. Damit verbunden entsteht laut ihren Hochrechnungen ein **Pflegenotstand** in Kliniken von ca. 400.000 Krankenpflegern und Pflegehelfern. Die Autoren sehen einen erheblichen Umbaubedarf des bestehenden Systems, z. B. durch vermehrte MVZs, die sowohl staatlich als auch privat organisiert werden und einer weiteren Abnahme der Anzahl an Kliniken. Sie fordern, dass die Attraktivität des Berufs wieder steigen muss durch faire Gehälter, Vereinbarkeit von Beruf und Familie und verbesserten Arbeitsbedingungen.

Die Studie verdeutlicht, dass weniger die Bereitstellung finanzieller Mittel den Engpass zukünftig darstellen wird, sondern vielmehr das Personal im Gesundheitswesen. Deshalb erscheint es zwingend notwendig, sich der **Gestaltung der Arbeitsumgebung** und der **Personalentwicklung** intensiver zu widmen, was die Optimierung der Teamarbeit, Kommunikation und Kooperation sowie der klinischen Prozesse mit einschließt. Ähnliche Trends sind auch in der freien Wirtschaft, siehe Fachkräftemangel, zu verzeichnen.

Laut Bundesärztekammer ist die **Abwanderung von Ärzten** weiterhin sehr hoch und lag 2013 bei 3.035 Ärzte. Sie verharrt damit weiterhin auf einem hohen Niveau. Teils wird dies durch eine **Zuwanderung** ausgeglichen, vor allem aus Griechenland und den osteuropäischen Ländern. Der Anteil der Ausländer an den Erstmeldungen bei den Ärztekammern betrug im Jahre 2013 stolze 30,1 % (Bundesärztekammer 2013). Damit wird ein weiteres Problem offensichtlich, dem der eingeschränkten medizinischen Sprachkenntnisse ausländischer Ärzte. **Sprachdefizite** sind ein eindeutiges Risiko für **Kommunikationsprobleme** und die derzeit geforderten Sprachkenntnisse auf lediglich B2-Niveau nach § 12 Abs. 3 der Bundesärzteordnung (BÄO) sind erfahrungsgemäß nicht ausreichend, um sich sicher und verständlich im medizinischen Fachjargon auszudrücken.

Des Weiteren bleibt durch die Erteilung der **temporären Berufserlaubnis** nach § 10 Abs. 1 der BÄO für nicht approbierte **ausländische Ärzte** eine Rechtsunsicherheit bestehen, die es zu klären gilt.

> Die Bundesärztekammer äußert sich hierzu, dass »bei jeglicher Erteilung der Erlaubnis zur Ausübung des ärztlichen Berufs auch der Nachweis adäquater Sprachkenntnisse unabdingbare Voraussetzung ist. Bundesweit einheitliche und rechtsverbindliche Vorgaben tragen ganz wesentlich zur Versorgungsqualität und zum Patientenschutz bei« (Bundesärztekammer 2013).

Ziel sollte sein, das hohe Qualifikationsniveau in Deutschland beizubehalten, trotz regional bestehendem Ärztemangel.

Mitarbeiter klagen über die zunehmende **Arbeitsverdichtung** und den **ökonomischen Druck**, den auch die Patienten zu spüren bekommen. So beklagen sich Patienten laut Tätigkeitsbericht der Berliner Patientenbeauftragten, dass das ärztliche Personal und die Pflegekräfte keine Zeit mehr hätten, weil überall Personal abgebaut worden sei, was zu übermäßiger Belastung und Fehlern führe (Deutsches Ärzteblatt News 2008)

Eine Umfrage unter 450 Krankenhäusern im Jahre 2010 ergab einen **Dokumentations- und Administrationsaufwand** je Krankenhausarzt von 3 Stunden täglich, was nicht zuletzt Folge der gesetzliche Dokumentationspflichten, Qualitätsvereinbarungen und MDK-Anfragen ist (Blum und Löffert 2010).

Die dadurch gefühlte **Fremdbestimmung** des ärztlichen und pflegerischen Handelns und das für das eigene Arbeiten häufig ohne Auswirkung bzw. Rückmeldung bleibende Dokumentieren und Administrieren verstärkt das Gefühl der Sinnlosigkeit dieser Auflagen und führt zu **Motivationsverlust**, innerer Kündigung oder in letzter Konsequenz zum Ausstieg aus der kurativen Versorgung.

Ein Gutachten des Bundesministeriums für Gesundheit und Soziale Sicherung aus dem Jahr 2004 ergab, dass zum Zeitpunkt des Ausstiegs aus der kurativen Tätigkeit der Facharzt mit 55,1 % am häufigsten betroffen ist, der gesamte Anteil approbierter Mediziner liegt bei 87 % (Spinner und Bundesministerium für Gesundheit und Soziale Sicherung 2004). Gerade diese berufserfahrenen Ärzte fehlen in der Gesundheitsversorgung und setzen, zusammen mit den ausgewanderten Ärzten, ein Fanal der Unzufriedenheit mit dem bestehenden System.

3.3 Interessensvertreter im deutschen Gesundheitssystem

3.3.1 Der gemeinsame Bundesausschuss (G-BA)

Auf der Website des G-BA ist zu lesen: »Der Gemeinsame Bundesausschuss G-BA ist das oberste Beschlussgremium der gemeinsamen Selbstverwaltung der Ärzte, Zahnärzte, Psychotherapeuten, Krankenhäuser und Krankenkassen in Deutschland. Er bestimmt in Form von Richtlinien den **Leistungskatalog der gesetzlichen Krankenversicherung** (GKV) für mehr als 70 Millionen Versicherte und legt damit fest, welche Leistungen der medizinischen Versorgung von der GKV erstattet werden. Darüber hinaus beschließt der G-BA Maßnahmen der **Qualitätssicherung** für den ambulanten und stationären Bereich des Gesundheitswesens« (▶ https://www.g-ba.de/).

3.3.2 Deutsche Krankenhausgesellschaft e.V. (DKG)

Die DKG wurde 1949 gegründet und vertritt in Deutschland die Interessen der Krankenhausorganisationen über die Spitzen- und Landesverbände der Krankenhausträger. Mitglieder der DKG sind 28 Mitgliedsverbände, bestehend aus 12 Spitzenverbänden von Krankenhausträgern und 16 Landesverbänden (Landeskrankenhausgesellschaften). Die DKG veröffentlichte im Mai 2014 ein **Positionspapier** zur Weiterentwicklung der Qualitätssicherung und der Patientensicherheit, worin unter anderem gefordert werden:
- Transparenz der Behandlungsqualität
- Bevorzugte Nutzung von Routinedaten zur Qualitätssicherung
- Verstärkte Anwendung externer Auditverfahren (Peer Reviews)
- Verbindliche Vorgaben zur Strukturqualität
- Finanzierung der Bürokratiekosten und des Erfüllungsaufwands aller Richtlinien des G-BA zur Qualitätssicherung durch verbindliche Regelungen
- Folgenabschätzung, Evaluation und Versorgungsforschung
- Normiertes Zweitmeinungsverfahren als Regelleistung der GKV
- Qualität als Kriterium der Krankenhausplanung
- Patientenbefragungen unter Erfüllung methodischer Mindestanforderungen
- Externe Maßnahmen der Qualitätssicherungen müssen das interne Qualitätsmanagement unterstützen

Eine qualitätsorientierte Vergütung (Pay for Perfomance) wird von der DKG abgelehnt. Zur Verbesserung der Patientensicherheit werden Fehlermeldesysteme, sichere Patientenidentifikation, Checklisten, Maßnahmen zur Verbesserung der Arzneimitteltherapiesicherheit (AMTS) und Maßnahmen zur Hygieneprophylaxe empfohlen (Deutsche Krankenhausgesellschaft 2014).

3.3.3 Krankenkassen

Die **gesetzlichen Krankenkassen** werden vom GKV-Spitzenverband im G-BA vertreten. Seine Gründung geht auf die Gesundheitsreform 2007 zurück. Der GKV-Spitzenverband ist gleichzeitig der Spitzenverband der Pflegekassen und Träger des Medizinischen Dienstes des Spitzenverbandes Bund der Krankenkassen (MDS) (▶ http://www.gkv-spitzenverband.de).

Die Anzahl der gesetzlichen Krankenkassen hat sich von anfänglich über 1.800 im Jahre 1970 auf nunmehr 132 im Jahre 2014 reduziert (GKV-Spitzenverband 2015). 2013 waren 52,43 Mio. Mitglieder gesetzlich beitragspflichtig versichert (GKV-Spitzenverband 2015).

Der Verband der **privaten Krankenversicherung** e.V. (PKV) vertritt die allgemeinen Interessen der Privaten Krankenversicherung, der Privaten Pflegeversicherung sowie seiner 42 Mitgliedsunternehmen (18 Versicherungsvereine, 24 Aktiengesellschaften), 2 verbundene Einrichtungen (Krankenversorgung der Bundesbahnbeamten, Postbeamtenkrankenkasse) und 7 außerordentliche Mitgliedsunternehmen. Ein Stimmrecht im G-BA besitzt der PKV nicht. 2014 waren 8,95 Mio. Mitglieder in der PKV versichert (GKV-Spitzenverband 2015).

3.3.4 Haftpflichtversicherer

Die großen Krankenhaushaftpflichtversicherer haben bis einschließlich 2007 die Bemessungsgrundlage für die Prämie der Haftpflichtversicherung anhand der Anzahl der Betten kalkuliert. Aufgrund der deutlichen Abnahme der Bettenzahl und gleichzeitiger Zunahme der Patientenfälle wurden zwei alternative **Tarifierungskonzepte** eingeführt, die auf Basis der Anzahl der Behandlungsfälle (DRGs) oder dem Umsatz des Krankenhauses berechnet werden.

Die noch wenigen auf dem Markt verbliebenen Krankenhaushaftpflichtversicherer zeigen einen alarmierenden Trend in der Verteuerung der Personenschäden auf. Laut der GDV-Studie 2012 sind es besonders die schweren Personenschäden (Sentinel Events), die die Schadenssummen überproportional verteuern. »Als hauptsächliche Kostentreiber werden die Pflegekosten, Heilbehandlungskosten sowie der Erwerbsschaden benannt. Gründe für diese Entwicklung sind die steigende Lebenserwartung der Geschädigten infolge des medizinischen Fortschritts, der Trend in der Rechtsprechung zur professionellen Rund-um-Pflege Schwerstgeschädigter sowie zur häuslichen Pflege durch professionelle Kräfte und der sich fortsetzende Preisanstieg für Pflegeleistungen. Dabei spielen insbesondere die zunehmenden Regressforderungen der Sozialversicherungsträger bei den Haftpflichtversicherern von Krankenhäusern, Ärzten und Hebammen eine wesentliche Rolle. Eine weitere Erkenntnis der Studie war, dass sich Personenschäden mit zunehmender Abwicklungsdauer zum Teil dramatisch verteuern« (▶ Kap. 20 Bedeutung der Haftpflichtversicherung für das klinische Risikomanagement) (Hellberg u. Lonsing 2012).

Die Deutsche Krankenhausgesellschaft forderte aufgrund der Haftpflichtprämienanstiege und der damit verbundenen Verschärfung der Finanzierungsprobleme derartige Risikokosten bei den Verhandlungen um mehr Geld zu bedenken und zukünftig in die Kalkulation des geplanten Orientierungswerts für die Kliniken aufzunehmen (Rieser 2012).

Im Zuge der Prämienerhöhungen werden **neue Versicherungsmodelle**, wie z. B. fallbezogene Selbstbeteiligungen mit gedeckelter (»stop-loss«) oder ohne Obergrenze bzw. mit fixierten Obergrenzen der Selbstbeteiligungen diskutiert. Alternativ dazu sind Claims-made-Policen denkbar, die nur noch die Zeiträume, in denen Schadensfälle gemeldet werden abdecken. Später gemeldete Schadensmeldungen sind durch diese Policen nicht mehr gedeckt.

3.3.5 Aktionsbündnis Patientensicherheit (APS) und Institut für Patientensicherheit (IfPS)

Das **Aktionsbündnis Patientensicherheit** e.V. wurde im April 2005 in Deutschland auf Initiative der Vertreter der Gesundheitsberufe, ihrer Verbände und der Patientenorganisationen als gemeinsame Plattform zur Verbesserung der Patientensicherheit gegründet. »Es setzt sich für eine sichere Gesundheitsversorgung ein und widmet sich der Erforschung, Entwicklung und Verbreitung dazu geeigneter Methoden.« (▶ http://www.aps-ev.de/ueber-uns/kurzportrait/). Die Geschäftsstelle befindet sich in Berlin. Der Vorstand besteht aus 9 ehrenamtlichen Mitgliedern, die alle über umfassende klinische Erfahrungen in der Patientenversorgung verfügen. Derzeit sind 7 Arbeitsgruppen im APS aktiv tätig, die sich verschiedenen Aspekten der Patientensicherheit widmen, u. a. der Arzneimitteltherapiesicherheit, dem Thema Bildung und Training oder Medizinprodukt-assoziierten Risiken.

Das APS erstellt Handlungsempfehlungen und Checklisten, die zur freien Verwendung von der Website (▶ http://www.aps-ev.de/index.php) herunter geladen werden können. Das APS ist eng mit dem **Institut für Patientensicherheit** assoziiert, welches an die Rheinischen Friedrich-Wilhelms-Universität Bonn angebunden ist. Es führt wissenschaftliche, zum Teil internationale Forschungsprojekte mit Bezug zur Patientensicherheit durch, z. B. das PaSQ-Joint-Action-Projekt oder das High-5s-Projekt, welches 2006 von der World Health Organization initiiert wurde (▶ http://www.ifpsbonn.de/).

3.3.6 Institut für angewandte Qualitätsförderung und Forschung im Gesundheitswesen GmbH (AQUA-Institut)

Auf ihrer Webseite ist zu lesen: »Das AQUA-Institut ist ein freies, fachlich unabhängiges und interessenneutrales Beratungs- und Forschungsunternehmen im Gesundheitswesen für konkrete Konzepte und Strategien zur angewandten Qualitätsförderung und Qualitätssicherung, für die wissenschaftliche Qualitätsforschung sowie Umsetzung von komplexen Großprojekten« (▶ https://www.aqua-institut.de). Es wurde 1995 gegründet und erfasst bundesweit seit 2009 im Auftrag des G-BA die Daten zur sektorenübergreifenden Qualitätssicherung im Gesundheitswesen gemäß § 137a SGB V. Das AQUA-Institut verfeinert u. a. die Methoden der Erfassung und optimiert die Auswertungsmöglichkeiten der Daten.

Alle nach § 108 SGB V zugelassene Krankenhäuser, die vollstationäre Fälle abrechnen, sind verpflichtet nach der Richtlinie gemäß **§ 137 SGB V** über Maßnahmen der Qualitätssicherung eine Aufstellung über dokumentationspflichtige Leistungen im Bereich der **externen Qualitätssicherung** (so genannte methodische Sollstatistik) an das AQUA-Institut in Göttingen zu übermitteln. Diese Daten bilden auch die Grundlage für die seit 2013 jährlich zu erstellenden Qualitätsberichte der Krankenhäuser. Bei nicht fristgerechter Übermittlung wurde durch den G-BA eine finanzielle Sanktion in Höhe von 6.000 € festgelegt. Für die Übermittlung erhält das Krankenhaus pro vollstationären Fall im Zeitraum 2015 jeweils ca. 0,70 € als Aufwandsentschädigung (▶ http://www.baq-bayern.de/index.php4?name=aktuell), was erfahrungsgemäß den Aufwand nicht deckt.

3.3.7 Institut für Qualität und Wirtschaftlichkeit im Gesundheitswesen (IQWIG)

Das IQWIG, wurde 2004 gegründet und hat seinen Sitz in Köln. Es ist ein unabhängiges wissenschaftliches Institut und »untersucht den Nutzen und den Schaden von medizinischen Maßnahmen für Patientinnen und Patienten. Es informiert über die Vorteile und Nachteile von Untersuchungs- und Behandlungsmethoden in Form von wissenschaftlichen Berichten und allgemein verständlichen Gesundheitsinformationen« (▶ https://www.iqwig.de/). Das Institut bewertet u. a. neue medikamentöse oder therapeutischer Behandlungsverfahren auf ihren Nutzen hin und gibt Stellungnahmen hierzu ab. Dabei steht es nicht selten in Konflikt mit den Interessen der Unternehmen in der Medizin- und Pharmabranche.

3.3.8 Institut für Qualitätssicherung und Transparenz im Gesundheitswesen (IQTIG)

Im Januar 2015 wurde die Gründung des IQTIG von den Partnern der Selbstverwaltung im Gesundheitswesen und dem Bundesministerium für Gesundheit vollzogen. Der Sitz ist in Berlin. »Das IQTIG wird im Auftrag des G-BA Maßnahmen zur Qualitätssicherung und zur Darstellung der Versorgungsqualität im Gesundheitswesen erarbeiten und an deren Umsetzung mitwirken. Der Schwerpunkt der Arbeit liegt in der Entwicklung und Durchführung von Verfahren der einrichtungs- und sektorenübergreifenden Qualitätssicherung, der Entwicklung von Kriterien zur Bewertung von Zertifikaten und Qualitätssiegeln und der Publikation der Ergebnisse in einer für die Allgemeinheit verständlichen Form. Es führt nach der Aufbauphase 2015 ab Januar 2016 die einrichtungs- und sektorenübergreifende Qualitätssicherung nach § 137 SGB V fort.« (▶ http://www.iqtig.org/index).

3.3.9 Bundesinstitut für Arzneimittel und Medizinprodukte (BfArM)

Das BfArM beschreibt sich auf seiner Website folgendermaßen: »Das Bundesinstitut für Arzneimittel und Medizinprodukte ist eine selbständige Bundesoberbehörde im Geschäftsbereich des Bundesministeriums für Gesundheit«. Mit ihren ca. 1.100 Mitarbeitern, darunter Ärzte, Apotheker,

Chemiker, Biologen, Juristen, Ingenieure, technische Assistenten und Verwaltungsmitarbeiter, »ist es die größte europäische Behörde im Bereich der **Zulassung und Vigilanz von Arzneimitteln und Medizinprodukten**«. »Das BfArM arbeitet an der Zulassung und der Verbesserung der Sicherheit von Arzneimitteln, der Risikoerfassung und -bewertung von Medizinprodukten und der Überwachung des Betäubungsmittel- und Grundstoffverkehrs. Oberstes Ziel aller Maßnahmen ist die Erhöhung der Arzneimittel- und damit der Patientensicherheit. Das BfArM hat seinen Sitz in Bonn.« (▶ http://www.bfarm.de/DE/BfArM/_node.html). 2013 wurden ca. 65.000 Zulassungsverfahren abgeschlossen, ca. 19.000 sind noch offen. Des Weiteren wurden 2013 ca. 50.000 Verdachtsmeldungen zu Arzneimittelrisiken (unerwünschte Arzneimittelwirkungen UAW) und ca. 13.000 Risikomeldungen zu Medizinprodukten erfasst. Das BfArM betreibt ein Internetportal mittels dessen sich Ärzte und Patienten über UAWs informieren können (Bundesinstitut für Arzneimittel und Medizinprodukte BfArM 2013).

3.4 Finanzierung von Krankenhäusern

Der Anteil der Ausgaben der gesetzlichen Krankenversicherung (GKV) für Krankenhausbehandlungen in den Jahren 2000–2013 stieg von 44,16 Mrd. € im Jahre 2000 kontinuierlich auf 64,19 Mrd. € im Jahre 2013 an und machte im Jahre 2012 mit 33 % den größten Einzelposten der Gesamtausgaben der GKV aus. Es folgen die vertragsärztliche Versorgung mit 18 % und Arzneimittel mit 16 % (Bundesministerium für Gesundheit 2014).

Das **Krankenhausfinanzierungsgesetz** legt die **duale Finanzierung** der deutschen Krankenhäuser fest. Danach werden Infrastrukturmaßnahmen durch die Bundesländer finanziert, der laufende Betrieb durch die Einnahmen durch die DRG-Abrechnungen. Jedoch muss immer mehr von einer verdeckten monistischen Finanzierung gesprochen werden, da immer häufiger strukturelle Investitionen durch den Erlös der DRG-Abrechnungen mit finanziert werden. Viele Krankenhausträger, wie Stiftungen und kirchliche Organisationen sowie privatwirtschaftliche Krankenhauskonzerne, suchen aufgrund der klammen Finanzlage der Bundesländer zunehmend alternative Investitionsquellen. Jedoch wird weiterhin ein großer **Investitionsstau** von mittlerweilen an die 15 Mrd. € in den Krankenhäusern beklagt (Augurzky et al. 2013).

Zwischen den Leistungsanbietern der Krankenhäuser und den Kostenträgern der Krankenkassen erfolgen jährliche Budgetverhandlungen über die zu erwartenden Gesamterlöse. Bei Unter- oder Überschreitung des vereinbarten Budgets werden Strafabzüge fällig. Dies erschwert die kalkulatorische Sicherheit der Krankenhäuser erheblich. Zur wirtschaftlichen Situation und Erwartungen der Krankenhäuser 2014 wurden 162 Krankenhäusern befragt (Niedersächsische Krankenhausgesellschaft 2014), wovon 40,12 % der Befragten ein negatives Betriebsergebnis für 2014 erwarten. Im Jahre 2013 hatten bereits 50,62 % der niedersächsischen Krankenhäuser einen negativen Geschäftsabschluss, im Jahr davor 52,80 %. Es stellt sich dabei die Frage inwieweit gute Qualität und Patientensicherheit zu gewährleisten ist, wenn die wirtschaftlichen Rahmenbedingungen kaum Spielräume zulassen. Eine Aufgabe des Risikomanagements muss es daher sein, mit möglichst effektiven Maßnahmen Verbesserungen zu bewirken. Hier verspricht die Fokussierung auf die Mitarbeiter und die Entwicklung ihrer Kompetenzen der finanziell effizientere Weg zu sein (▶ 30.10. Organisationales Lernen).

Aufgrund der angespannten Lage ist der Anspruch einer **hohen Auslastung der Krankenhäuser** nachzuvollziehen und vom Gesetzgeber so gewollt. Jedoch haben Ergebnisse einer Studie in »Management Science« anhand der Daten von 82.280 Patienten aus 256 Abteilungen von 83 deutschen Krankenhäusern ergeben, dass ab einer Auslastung von 92,5 % und größer die Mortalität signifikant ansteige. 17 % bzw. 14.321 Patienten befanden sich laut dieser Studie in der Situation »einer **überhöhten Auslastung**«. 541 Patienten oder einer von sieben der überbelegten Patienten (14,4 %) verstarben aufgrund der zu hohen Auslastung und wären bei einer niedrigeren Bettenauslastung vermeidbar gewesen (Kuntz et al. 2013).

3.5 · Bewertung der Qualität und Patientensicherheit aus der Patientenperspektive

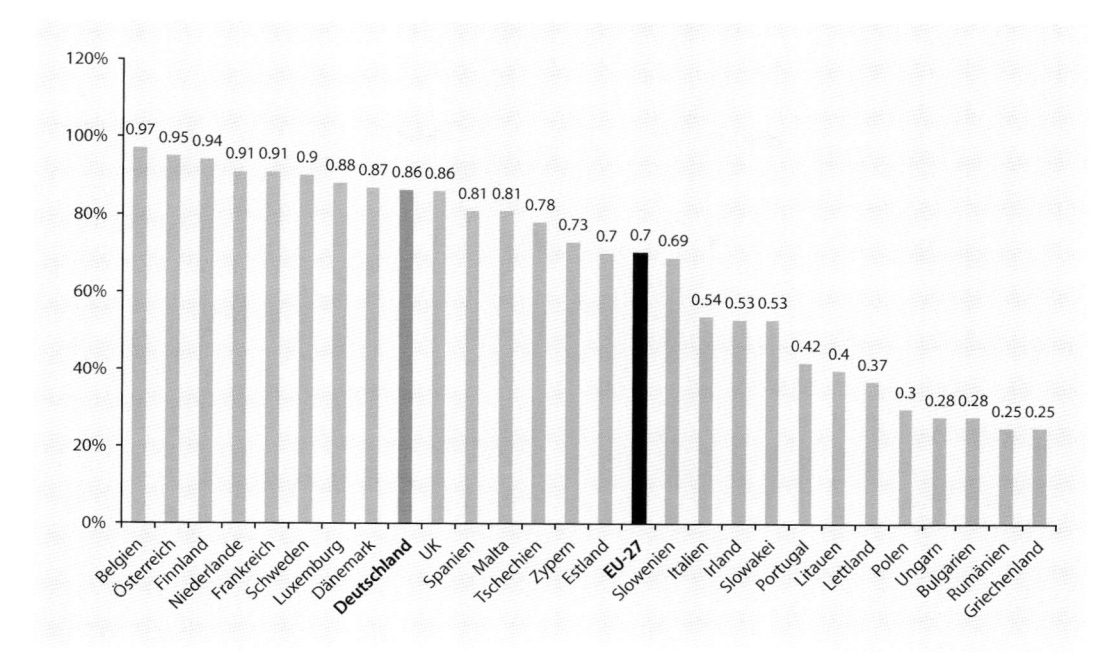

● **Abb. 3.1** Darstellung der positiven Einschätzung der medizinischen Versorgungsqualität von Deutschland im Vergleich zu weiteren europäischen Ländern (Europäische Kommission 2010).

3.5 Bewertung der Qualität und Patientensicherheit aus der Patientenperspektive

Eine EU-weite Umfrage unter 26.663 Teilnehmern aus dem Jahre 2009 ergab eine positive Einschätzung der **Qualität der medizinischen Versorgung** in den einzelnen EU-Mitgliedsstaaten von durchschnittlich 70 % (● Abb. 3.1). Deutschland rangiert dabei mit 86 % im oberen Drittel (Europäische Kommission 2010).

Der Eurobarometer-Bericht der Europäischen Kommission zur Patientensicherheit und Qualität der medizinischen Versorgung kam im Rahmen einer Befragung 2013 zu dem Ergebnis, dass 53 % aller EU-Bürger es für wahrscheinlich halten, dass sie als Patient durch eine medizinische Krankenhausbehandlung in ihrem Land zu Schaden kommen könnten. Des Weiteren halten es 50 % der Befragten darüber hinaus für wahrscheinlich, dass sie in ihrem Land durch eine medizinische Versorgung außerhalb eines Krankenhauses zu Schaden kommen könnten. Die Umfrage 2013 ergab diesbezüglich im Vergleich zu 2009 eine Verschlechterung der öffentlichen Wahrnehmung um 3 % (im Krankenhaus) bzw. 4 % (außerhalb des Krankenhauses).

In Deutschland ist die Erwartungshaltung, durch eine medizinische Behandlung einen Schaden im Krankenhaus zu erleiden, mit 37 % der Befragten relativ gering. Lediglich Finnland (34 %) und Österreich mit 21 % liegen darunter. Die höchsten Erwartungswerte liegen bei 82 % in Zypern, 78 % in Griechenland und 75 % in Portugal (Europäische Kommission 2014). Bezüglich einer aus ihrer Sicht **qualitativ hochwertigen medizinischen Versorgung** gaben die Befragten an, dass gut ausgebildetes medizinisches Personal (53 %) und eine wirkungsvolle Behandlung (40 %) die wichtigsten Kriterien für eine qualitativ hochwertige medizinische Versorgung sind. Das Thema Sauberkeit wird in der Umfrage 2013 jedoch deutlich häufiger als wichtiges Kriterium angesehen als noch 2009 (+5 Prozentpunkte).

Im Durchschnitt bewerten EU-Bürger die **Qualität eines Krankenhauses** überwiegend über das Ansehen (38 %) und über die Meinung anderer

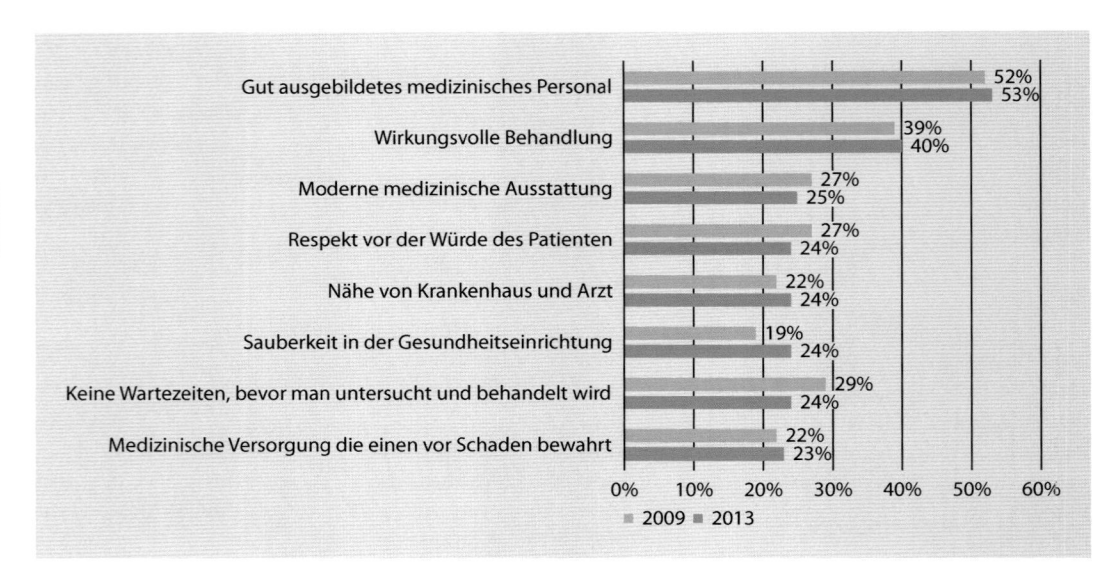

Abb. 3.2 Darstellung der drei wichtigsten Kriterien eines Befragten für eine qualitativ hochwertige medizinische Versorgung. 3-fach-Nennung möglich, Auszug der ersten 8 Kriterien. (Europäische Kommission 2014)

Patienten (31 %), wobei in Deutschland nur 16 % der Befragten das Ansehen bei der Beurteilung der Qualität eines Krankenhauses für am nützlichsten halten (◘ Abb. 3.2). Stattdessen nimmt in Österreich und Deutschland mit 58 % bzw. 57 % die **Qualifikation der Ärzte** und **Krankenpfleger** einen hohen Anteil bei der Beurteilung der Qualität des Krankenhauses an (Europäische Kommission 2014).

Als wichtige Informationsquelle zur Qualität der medizinischen Versorgung wird EU-weit der Hausarzt oder ein anderer Facharzt (57 %), Familie oder Freunde (41 %) und soziale Medien oder Internetforen (26 %) herangezogen (◘ Abb. 3.3). In Deutschland geben 72 % der Befragten den Hausarzt oder ein anderer Facharzt als die für sie wichtigste Informationsquelle an (Europäische Kommission 2014).

3.6 Wettbewerbseffekte im Gesundheitssystem

Friedrich August von Hayek, der 1974 für den Nobelpreis für Wirtschaftswissenschaften ausgezeichnet wurde, betrachtet Wettbewerb als ein Verfahren zur Entdeckung von Tatsachen die ohne sein Bestehen entweder unbekannt bleiben, doch zumindest nicht genutzt werden würden (Hayek 1969). Hayek postuliert, dass letztendlich nur über den Wettbewerb die zum Teil eben unbekannten Bedürfnisse befriedigt werden können. Erst aus der Vielfalt der Angebote würden sich auf dem freien Markt die besten Angebote selektieren.

Durch Einführen des **Wettbewerbsprinzips** im Gesundheitswesen wurde beabsichtigt, das sich die beste Leistung bzw. ökonomisch beste Leistung durchsetzen würde und in dessen Folge es zu dem politisch gewollten Abbau von Bettenüberkapazitäten und zugleich einer Qualitätsverbesserung kommt. Jedoch erscheint die Übertragung der Mechanismen des freien Marktes auf das Gesundheitssystem und hier im Besonderen auf die Patientenversorgung mit vielen unbewiesenen Annahmen verbunden. Gemäß der **Regeln eines freien Marktes** müssen Informationen gleich verteilt sein und eine vollständige Konkurrenz (Polypol auf dem vollkommenen Markt) bestehen, damit sich Preis und Menge im Zusammenspiel aller Käufer und Verkäufer ergeben können. Ein Patient hat jedoch nicht wirklich eine freie Wahl. Sein Leiden bringt ihn von vornherein in eine schwächere Position mit eingeschränkten Wahloptionen. Nicht nur fehlt

3.6 · Wettbewerbseffekte im Gesundheitssystem

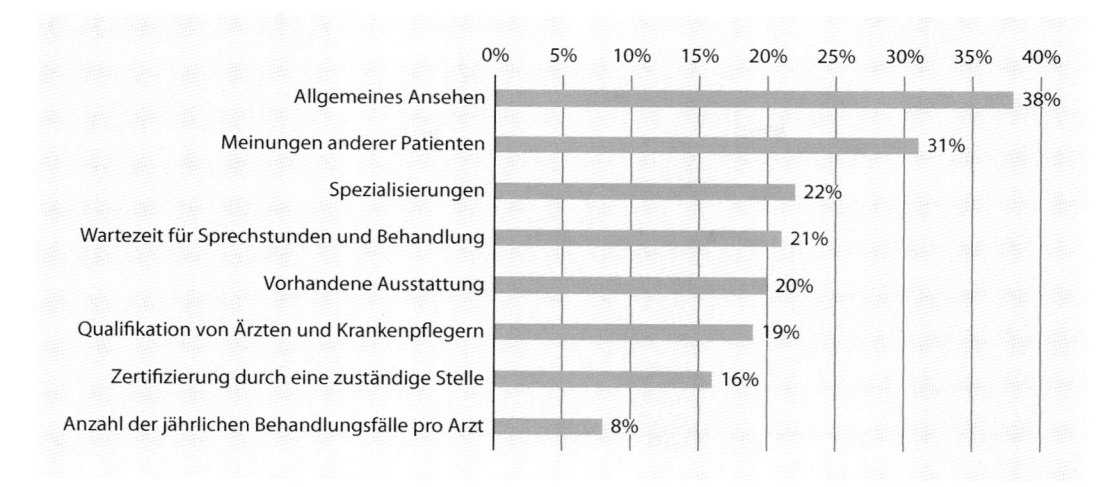

	0%	5%	10%	15%	20%	25%	30%	35%	40%
Allgemeines Ansehen									38%
Meinungen anderer Patienten							31%		
Spezialisierungen						22%			
Wartezeit für Sprechstunden und Behandlung					21%				
Vorhandene Ausstattung					20%				
Qualifikation von Ärzten und Krankenpflegern					19%				
Zertifizierung durch eine zuständige Stelle				16%					
Anzahl der jährlichen Behandlungsfälle pro Arzt		8%							

◘ **Abb. 3.3** Europaweite Befragung: Welche Informationen wären am nützlichsten für Sie, um die Qualität eines Krankenhauses beurteilen zu können (maximal 2 Nennungen), Auszug der ersten 8 gereihten Kriterien (Europäische Kommission 2014)

ihm das Fachwissen, dass er benötigt, um die Qualität der medizinischen Leistung objektiv beurteilen zu können, es fehlt vor allem die **Transparenz der Leistungserbringung** an sich. Was exakt von wem geleistet wird, bleibt i. d. R. im Diffusen.

Der angestoßene, politisch erwünschte Wettbewerb zwischen den Krankenhäusern um die bessere Qualität zeigt mittlerweile negative Effekte, die so nicht erwartet wurden. Es melden sich immer mehr kritische Stimmen, die ein durch die Ökonomie getriebenes Gesundheitswesen als Fehlentwicklung kritisieren. Giovanni Maio, Professor des Lehrstuhls Medizinethik in Freiburg, spricht bereits von einer »Umprogrammierung der **inneren Identität der Ärzte** durch die Ökonomie« (Maio 2013).

Häufig sind überzogene, unrealistische Planvorgaben hinsichtlich der Verweildauer von Patienten Ursache für Regelverstöße, nach denen nur durch ein regelwidriges Abkürzungsverhalten Planvorgaben erfüllt werden können. Das DRG-System wurde einst als Modell zur **Kostendämpfung** eingeführt, dieser Effekt stellte sich nicht ein. Nunmehr scheint es als Anreizmodell sogar wesentlichen Einfluss auf das Verhalten der Ärzte zu nehmen.

Der ehemalige Präsident des Berufsverbandes der Deutschen Chirurgen Hans-Peter Bruch beklagt den sich abzeichnenden Kulturwandel, dass unter den ökonomischen Rahmenbedingungen Partnerschaften zwischen Kolleginnen und Kollegen und der Administration sich zunehmend auflösen und das gegenseitige Vertrauen verloren geht.

»An die Stelle gemeinsamer sachbezogener Arbeit treten Machtstrukturen, planwirtschaftliche Vorgaben und Anforderungen an eine permanente Leistungssteigerung, die nur noch der Logik des Kapitals folgen. Wer die Grundregeln der Mathematik auch nur ansatzweise beherrscht, der weiß, dass eine Kultur der permanenten Leistungssteigerung im endlichen System finanzieller Ressourcen und menschlicher Leistungsfähigkeit a priori zum Scheitern verurteilt ist. Der Kernauftrag der Medizin, das Patientenwohl, gerät unter solchen Bedingungen allzu leicht aus dem Fokus und droht ersetzt zu werden durch ökonomische Vorgaben, die kaum mehr nach dem Befinden des Patienten fragen. Menschliches Leid wird zum Gegenstand DRG-relevanter, nicht selten aufwertbarer erlössichernder Überlegungen und budgetrelevanter Zielvorgaben, oder anders ausgedrückt, nicht die Frage, was fehlt dem Patienten, sondern vielmehr die Frage, was kann man im Zusammenhang mit seinem Leiden noch abrechnen, wird von zentraler Bedeutung« (Bruch 2012).

In einer Studie der University of Bristol wurde der Frage nachgegangen, ob Wettbewerb in England die Qualität der Versorgung verbessert. Dabei kommen die Autoren zu dem Ergebnis, dass ein negativer Zusammenhang zwischen Wettbewerb und der Mortalität bestehe (Propper et al. 2004).

Eine Metastudie der »The Health Foundation Inspiring Improvement« von 2011 untersuchte 53 Studien überwiegend aus den USA und England hinsichtlich bestehender **Wettbewerbseffekte** (The Health Foundation 2011). Sie fanden, dass viele Interessenvertreter selbst eine Ablehnung gegenüber der Wettbewerbssituation zeigen, u. a. aufgrund der Sorge einer Diskrepanz zwischen der Erwartungshaltung der Patienten und der finanziellen Restriktionen sowie einem **kulturellen Shift** weg vom humanitären Ansatz hin zu einem Wirtschaftsunternehmen. Weitere Effekte waren reduzierte Patientenzufriedenheit und Patientenergebnisse, mehr Stress für das Personal und mögliche Einflüsse auf das professionelle Verhalten. Wettbewerb führt zu mehr **Fragmentation** und weniger **Kooperation**, verstärkt allerdings auch den Trend zu **Fusionen**, um so die Kosten effektiver zu reduzieren. In ausgewählten Settings kann Wettbewerb das Patienten-Outcome und die Kostensituation auch verbessern, hier liegen heterogene Studienergebnisse vor.

Die Autoren Mankiw und Taylor definieren Marktversagen wie folgt: »Eine Situation, in der es einem sich selbst überlassenen Markt nicht gelingt, die Ressourcen effizient zuzuteilen«.

Mögliche Ursachen (Mankiw u. Taylor 2008):
- Risiko-Externalisierung (unerwünschte Wirkung auf unbeteiligte Dritte)
- Marktmacht (Monopol)
- Gerechtigkeitsversagen

Vorteile des Wettbewerbs im Gesundheitswesen, wie die Optimierung der Wirtschaftlichkeit seitens der Einzelakteure und das Setzen starker Anreize zur **Kosteneinsparung** sowie der Vermeidung von **Überkapazitäten**, stehen wesentliche Nachteile wie einer möglichen **Selektion von Patienten** und Krankheitsentitäten nach wirtschaftlichen Kriterien, einer schädigenden Konkurrenz des finanziell stärkeren, jedoch nicht zwangsläufig qualitativ besseren Wettbewerbers, was zu Ressourcen- und Qualifikationsvernichtung des Wettbewerbers führen kann, gegenüber.

Eine Krankenhauskonsolidierung durch den Ansatz »Survival of the fittest« führt zu **regionalen Unter- und Überversorgungen**. Der Markt strebt nach einer ständigen Mengenausweitung und einer Anbieter induzierte Nachfrageinduktion (**Roemer´s Law**), bei der der Arzt über den Bedarf des Patienten entscheidet (Niehoff 2008). Letztendlich bleibt der Patient aufgrund des nicht lösbaren Interessenkonflikts zwischen Käufer von Versorgungsleistungen (Krankenkasse und Staat) und Verkäufer (Arzt und das Unternehmen Krankenhaus) dazwischen auf der Strecke.

Das DRG-System schafft Transparenz in der Abrechnung. Das fallmengenorientierte System setzt allerdings auch **Fehlanreize**, z. B. durch Selektion kostengünstiger oder gewinnbringender Patienten und damit verbundenen gut bezahlten Prozeduren. Damit entstehen erhebliche Wettbewerbsverzerrungen. Das DRG-System reagiert darauf viel zu langsam, läuft aber »eben wegen dieser Trägheit Gefahr, mehr zu Elementen der Planwirtschaft denn zum Bestandteil des freien Wettbewerbes zu werden« (Bruch u. Bruch 2012).

In den DRG-Entgelten werden zwar Personalerlösanteile eingepreist, jedoch keine notwendigen **Personalvorhaltekosten** für Notfälle oder infrastruktureller Vorhaltekosten abgebildet. So bestehen häufig Tendenzen im Effizienzwettbewerb mit dem vorhandenen möglichst knappen Personal maximale **Wertschöpfungsgewinne** zu erzielen. Anreize, mit mehr Personal dieselbe Leistung zu erbringen, gibt es derzeit keine. Die Politik ist bestrebt, dass der in den Fallpauschalen eingepreiste Personalerlösanteil auch tatsächlich für das Personal eingesetzt wird. Die Folge sind jedoch weitreichende regulatorische Eingriffe in das Management des Krankenhauses. Zudem können in Regionen mit faktischen Ärztemangel regulatorische DRG-Eingriffe alleine keine Wirkung entfalten.

Durch die regelmäßige Anpassung der mittleren Verweildauer bzw. der unteren und oberen Grenzverweildauer seitens des **Instituts für das Entgeltsystem im Krankenhaus** (InEK) werden Effizienzbemühungen durch Gegenregulierungen der DRG-Entgeltbemessung zunichte gemacht. Das

Rad dreht sich so immer schneller und erreicht keinen Stilstand.

3.7 Herausforderungen an das deutsche Gesundheitssystem

Eine mögliche Herangehensweise zur Lösung der Wettbewerbsdiskussion besteht darin auf die starre dialektische Herangehensweise eines Entweder – Oder zu verzichten. Vielmehr sind Lösungen eines sowohl als auch erfolgversprechender. So können sich im Wettstreit der Systeme sinnvolle Lösungen selektieren und Innovationen fördern bzw. Potenziale ausschöpfen, z. B. in der Überwindung sektoraler Grenzen. Gefordert wird von allen Stakeholdern eine rational begründete Strukturplanung und Überwindung der Reibungsverluste an den bestehenden sektoralen Grenzen. Ein **freier Wettbewerb** in autonomen Teilbereichen des Gesundheitssystems, insbesondere der marktwirtschaftlich organisierten Unternehmen der Pharmaindustrie und Medizin-Technik erscheint weiterhin von Vorteil, jedoch sollte auch die staatliche Steuerung der Versorgung über die duale Finanzierung der Krankenhäuser und über zusätzliche flexible finanzielle Anreizmodelle **Qualitäts-** bzw. **Transparenzanreize** setzen sowie Über- und Unterversorgungstendenzen entgegenwirken. Viele Probleme sind verglichen mit anderen Ländern, die mit weniger Aufwand eine höhere Lebenserwartung aufweisen, weniger ein finanzielles Problem, sondern vielmehr ein Problem der **Fehlallokation der Ressourcen**.

Es besteht weiterhin ein großes Optimierungspotenzial in der Patientenversorgung, sei es durch Stärkung des Arzt-Patienten-Verhältnisses, eines verstärkten Einsatzes von Case-Managern mit Gatekeeper-Funktion, die die Abläufe um den Patienten herum optimal steuern. Die Delegation nichtärztlicher Tätigkeiten an andere Berufsgruppen und die akademische Aufwertung der Pflegearbeit entlastet das ärztliche Krankenhauspersonal. Deutschland hat bezüglich des flächendeckenden und vernetzten Einsatzes von Informationstechnologien noch deutlichen Nachholbedarf, eine **Schnittstellenoptimierung** über IT-gesteuerte Abläufe durch eine elektronische Patientenkarte und Patientenakte und durch Förderung **integrierter Versorgungsmodelle** unter Beibehaltung des »purchaser–provider split« sind erfolgsversprechende Ansätze. Der Weg dorthin gelingt jedoch nur, wenn die Debatte ent-emotionalisiert wird und eine ergebnisorientierte Qualität und Transparenz als wichtigste Zielparameter gesetzt werden.

In diesem Kontext werden zunehmend Diskussionen über Rationierung, Priorisierung und Rationalisierung, also über den sinnvollen Einsatz von Ressourcen, geführt. So ist auch die Frage nach der »**quality of life years**« (QALY) eine zunehmend zu führende Diskussion, die neben der Verteilung von Ressourcen auch eine sinnvolle lebensqualitätsbezogene Therapie vorsieht. Mangel ist Resultat einer Über-, Unter- oder Fehlversorgung. Neben der Maximalversorgung sind auch alternative bzw. rein palliative Verfahren zu überdenken.

Patientensicherheit und klinisches Risikomanagement sind eng mit den Rahmenfaktoren des Gesundheitssystems verknüpft. Tatsachen wie die klamme Finanzlage vieler Krankenhäuser, und der bestehenden und weiter zunehmenden Personalnot erfordern ein Umdenken. Kreative Lösungen, auch außerhalb der bestehenden Denksysteme, sind gefragt. Systemisches Denken in ganzheitlichen Prozessen, vorausschauendes langfristiges strategisches Planen, und Lernen von den Besten aus anderen Hochrisikobranchen wie der Luftfahrt sowie Besinnung auf die humanitäre Basis in der Gesundheitsversorgung geben Orientierung.

> Was fehlt ist eine verstärkte Ableitung des medizinischen Handelns aus dem Grundbegriff der menschlichen Würde, auf welches sich das Grundgesetz, die UN und WHO beziehen.

Die bestehenden konkurrierenden Krankenversicherungssysteme, die Sektorengrenzen, der föderale Überbau, die überbordende Bürokratie und die Vernachlässigung der bevölkerungsbezogenen Gesundheitsperspektive (Versorgungsforschung), eine fehlende Politik der Gesundheitsprävention sowie die politische Fixierung auf die Lösung vieler verschiedener Einzelziele und Verlust des Blicks für Ganze gilt es in Zukunft noch intensiver zu adressieren.

Literatur

Accenture et al. (2015) Anzahl der Ärzte in Medizinischen Versorgungszentren (MVZ) in Deutschland in den Jahren von 2005 bis 2012. In Statista ► http://de.statista.com/statistik/daten/studie/169329/umfrage/anzahl-der-aerzte-in-medizinischen-versorgungszentren-mvz-in-deutschland/

Augurzky B, et al. (2013) Krankenhaus Rating Report 2013. medhochzwei Verlag, Heidelberg

Blum K, Löffert S (2010) Ärztemangel im Krankenhaus - Ausmaß, Ursachen, Gegenmaßnahmen. Forschungsgutachten im Auftrag der Deutschen Krankenhausgesellschaft Deutsches Krankenhausinstitut. ► www.dkgev.de/media/file/8324.2010_10_11_Aerztemangel_Endbericht_1.pdf

Bruch H-P (2012) Zoff im Krankenhaus. Passion Chirurgie 2 (03) Artikel 01_01

Bruch H-P, Bruch J (2012) Kommunikation und Führung contra Boni. Wie miteinander kommunizieren und umgehen? Leistungsträger contra Klinkleitung. Passion Chirurgie 2 (03)

Bundesärztekammer (2013) Die ärztliche Versorgung in der Bundesrepublik Deutschland. Webseite der Bundesärztekammer ► http://www.bundesaerztekammer.de/page.asp?his=0.3.12002.12003

Bundesärztekammer (2013) Stellungnahme der Bundesärztekammer zum Regierungsentwurf einer Verordnung zur Durchführung und zum Inhalt von Anpassungsmaßnahmen sowie zur Erteilung und Verlängerung von Berufserlaubnissen in den Heilberufen des Bundes. Bundesrats-Drucksache 331/13

Bundesinstitut für Arzneimittel und Medizinprodukte BfArM (2013) Jahresbericht 2012/13

Bundesministerium für Gesundheit (2014) Ausgaben der gesetzlichen Krankenversicherung (GKV) für Krankenhausbehandlungen in den Jahren 2000 bis 2013. In Statista. ► http://de.statista.com/statistik/daten/studie/217701/umfrage/gkv-ausgaben-fuer-krankenhausbehandlungen-seit-2000/

Bundesrepublik Deutschland (1988) § 70 Qualität, Humanität und Wirtschaftlichkeit. Sozialgesetzbuch (SGB) Fünftes Buch (V) ► http://www.gesetze-im-internet.de/sgb_5/__70.html

Bundesversicherungsamt (2015) Ausgaben der gesetzlichen Krankenversicherungen (GKV) und Einnahmen des Gesundheitsfonds in den Jahren 2009 bis 2015. In Statista ► http://de.statista.com/statistik/daten/studie/73251/umfrage/einschaetzung-der-einnahmen-und-ausgaben-der-gkv/

Deutsche Krankenhausgesellschaft (2014) Positionen der Deutschen Krankenhausgesellschaft zur Weiterentwicklung der Qualitätssicherung und der Patientensicherheit. Positionspapier ► http://www.dkgev.de/media/file/16586.2014-05-09_Anlage_DKG-Positionen-Qualitaetssicherung.pdf

Deutsches Ärzteblatt News (2008) Berliner Patientenbeauftragte legt Tätigkeitsbericht vor.» Deutsche Ärzteblatt ► http://www.aerzteblatt.de/V4/news/news.asp?id=33451

Europäische Kommission (2010) Positive Einschätzung der Qualität der medizinischen Versorgung in den einzelnen EU-Mitgliedsstaaten (in Prozent), 2009. In Statista: Eurobarometer Spezial 327 – Patientensicherheit und Qualität der medizinischen Versorgung, S. 65 ► http://de.statista.com/statistik/daten/studie/156650/umfrage/eu-qualitaet-der-medizinischen-versorgung-nach-land/ (Erhebungszeitraum 11.09.2009 bis 05.10.2009, Erhebung durch TNS Opinion & Social)

Europäische Kommission (2014) Patientensicherheit und Qualität der medizinischen Versorgung. Spezial Eurobarometer 411 Befragung von November bis Dezember 2013 (Durchgeführt von TNS Opinion & Social im Auftrag der Generaldirektion Gesundheit und Verbraucher (DG SANCO) der Europäischen Kommission)

GKV-Spitzenverband (2015) Anzahl der Mitglieder und Versicherten der gesetzlichen und privaten Krankenversicherung in den Jahren 2010 bis 2014. In Statista ► http://de.statista.com/statistik/daten/studie/155823/umfrage/gkv-pkv-mitglieder-und-versichertenzahl-im-vergleich/

GKV-Spitzenverband (2015) Entwicklung der Anzahl gesetzlicher Krankenkassen in Deutschland von 1970 bis 2014. In Statista

Hayek FA v (1969) Der Wettbewerb als Entdeckungsverfahren. In: Mohr JCB (Hrsg.) Freiburger Studien, gesammelte Aufsätze. Tübingen, S. 249–265

Hellberg N, Lonsing M (2012) Personenschäden verteuern sich dramatisch. GDV-Studie liefert neue Erkenntnisse für Kalkulation und Reservierung bei Krankenhäusern. Versicherungswirtschaft 67 (Nr. 13)

Hildebrandt V (2011) Ausbildungsleistungen der Medizinischen Fakultäten in Deutschland. Vortrag Grüner Ärztetag, Berlin Quelle: Medizinischer Fakultätentag und Statistisches Bundesamt

Kuntz L, et al. (2013) Stress on the Ward: Evidence of Safety Tipping Points in Hospitals. Faculty of Management, Economics and Social Sciences, University of Cologne (in press)

Maio G (2013) Über die Umprogrammierung der inneren Identität der Ärzte durch die Ökonomie. Mitteilungen der Deutschen Gesellschaft für Chirurgie, S. 167–172

Mankiw NG, Taylor MP (2008) Grundzüge der Volkswirtschaftslehre. Schäffer-Poeschel, Stuttgart, 4. Aufl. (Titel der Orginalausgabe »Economic«)

Niedersächsische Krankenhausgesellschaft (2014) NKG-Indikator 2014 (Frühjahr) Wirtschaftliche Situation und Beschäftigungsentwicklung in den Krankenhäusern in Niedersachsen. ► http://www.nkgev.de/download/NKG_Indikator_2014_FJ.pdf

Niehoff J-U (2008) Gesundheitssicherung – Gesundheitsversorgung – Gesundheitsmanagement. Medizinisch Wissenschaftliche Verlagsgesellschaft. Reihe: Health Care Management

Literatur

OECD (2014) OECD Gesundheitsdaten 2014 Deutschland im Vergleich. ► http://www.oecd.org/els/health-systems/Briefing-Note-DEUTSCHLAND-2014-in-German.pdf

Ostwald AD, et al. (2010) Fachkräftemangel Stationärer und ambulanter Bereich bis zum Jahr 2030. Herausgegeben von Pricewaterhouse Coopers AG und Wifor Wirtschaftsforschung

Propper C, et al. (2004) Does competition between hospitals improve the quality of care? Hospital death rates and the NHS internal market. Journal of Public Economics 88 (7–8): 1247–1272

Rieser S (2012) Arzthaftpflicht: Prämien für Kliniken steigen. Dtsch Ärztebl International 109 (24): 1214–1216

Spinner, G. und Bundesministerium für Gesundheit und Soziale Sicherung (2004) Gutachten zum »Ausstieg aus der kurativen Berufstätigkeit in Deutschland« (Abschlussbericht)

Statistisches Bundesamt (2015) Anteil der Gesundheitsausgaben am Bruttoinlandsprodukt in Deutschland in den Jahren 1997 bis 2012. In Statista ► http://de.statista.com/statistik/daten/studie/76458/umfrage/deutschland-entwicklung-der-gesundheitsausgaben-seit-1997/

Statistisches Bundesamt (2015) Anzahl der Krankenhäuser in Deutschland in den Jahren 2000 bis 2013. In Statista ► http://de.statista.com/statistik/daten/studie/2617/umfrage/anzahl-der-krankenhaeuser-in-deutschland-seit-2000/

The Health Foundation (2011) Research scan: Does improving safety culture affect patient outcomes?

Rahmenfaktoren des österreichischen Gesundheitssystems

Silvia Türk

4.1 Allgemeine Rahmenbedingungen – 38
4.1.1 Gesundheitsreform 2013 – 38

4.2 Finanzierung – 38

4.3 Qualitätsstrategie – 39
4.3.1 Bundeseinheitliche Ergebnisqualitätsmessung aus Routinedaten – 41
4.3.2 Qualitätsindikatoren – 41
4.3.3 Peer-Review-Verfahren – 42
4.3.4 Organisation des A-IQI – 42
4.3.5 Schwerpunkte und Ergebnisse der Peer-Review-Verfahren – 42
4.3.6 Monitoring der Verbesserungsvorschläge aus Peer-Review-Verfahren – 44
4.3.7 Ambulante Ergebnisqualitätsmessung – 44

4.4 Weitere Umsetzung der Qualitätsstrategie – 44
4.4.1 Patientensicherheitsstrategie – 45
4.4.2 Qualitätsberichterstattung – 45
4.4.3 Bundesqualitätsstandards – 45
4.4.4 Mindestanforderungen an Qualitätsmanagementsysteme – 46
4.4.5 Sektorenübergreifende Patientenbefragung – 46

4.5 Zusammenfassung und Ausblick – 46

Literatur – 46

4.1 Allgemeine Rahmenbedingungen

An das österreichische Gesundheitswesen werden laufend Anforderungen zur Weiterentwicklung gestellt, verantwortlich sind u. a. die demographische Entwicklung und der wissenschaftliche Fortschritt der Medizin. Österreich verfügt über ein solidarisches Gesundheitssystem das bedeutet, dass der gesamten Bevölkerung ohne Unterschiede von Einkommen Status, Alter oder Herkunft die gleichen Gesundheitsleistungen zur Verfügung stehen. Gleichzeitig besteht der berechtigte Anspruch der Patienten, alle Leistungen mit höchstmöglicher Qualität und Sicherheit zu erhalten. In Österreich gibt es ein so genanntes »**Bismarck-Modell**«, das sich auszeichnet durch ein einkommensabhängiges, mit Pflichtbeiträgen finanziertes Sozialversicherungssystem einerseits und andererseits durch Leistungsbereitstellung von Steuern finanziert wird. Das bedeutet, dass es sich um ein duales System der Finanzierung handelt, das stark geprägt wird durch den föderalen Aufbau. Dies offenbart aber zugleich auch eine der größten Schwächen des österreichischen Gesundheitswesens, nämlich durch die unterschiedliche Verantwortung und Kompetenz, eine fehlende ganzheitliche sektoren- und regionenübergreifende Zielsetzung und Planung sowie ein duales Finanzierungssystem ohne jegliche Möglichkeiten eines Ausgleiches.

Bereits im Jahre 1985 wurde der erste **Krankenanstaltenplan** für die akute Versorgung beschlossen, im Jahre 1997 wurden die ICD-Diagnosen und eine Leistungsfallpauschale LKF (Leistungsorientierte Krankenanstaltenfinanzierung) eingeführt. Der Krankenanstaltenplan wurde weiter entwickelt zur so genannten Versorgungsplanung und umfasst heute den stationären und in Teilen den ambulanten und den Rehabilitationsbereich.

4.1.1 Gesundheitsreform 2013

Bund, Länder und Sozialversicherung sind als gleichberechtigte Partner übereingekommen, ein **partnerschaftliches Zielsteuerungssystem** zur Steuerung von Struktur, Organisation und Finanzierung der österreichischen Gesundheitsversorgung einzurichten.

Die Festlegung der Eckpunkte und Inhalte dieser partnerschaftlichen »Zielsteuerung Gesundheit« erfolgte in der zwischen dem Bund und den Ländern abgeschlossenen Vereinbarung gemäß Art. 15a Bundes-Verfassungsgesetz Zielsteuerung-Gesundheit.

Durch das vertragliche Prinzip Kooperation und Koordination sollen die organisatorischen und finanziellen Partikularinteressen der Systempartner überwunden werden.

Kern der vorliegenden bundesgesetzlichen Regelungen ist die Einrichtung eines partnerschaftlichen Zielsteuerungssystems auf Basis von privatrechtlichen Zielsteuerungsverträgen auf Bundes- und Landesebene, das eine bessere Abstimmung zwischen dem Krankenanstaltenbereich und dem niedergelassenen Versorgungsbereich garantieren soll, sowie die Verpflichtung des Bundes und der gesetzlichen Krankenversicherung, an diesem Zielsteuerungssystem mitzuwirken. Im Rahmen der partnerschaftlichen »Zielsteuerung Gesundheit« stehen die Patienten und ihre bestmögliche medizinische Behandlung im Mittelpunkt. Das bedeutet eine weitere Stärkung des öffentlichen solidarischen Gesundheitswesens, das sich in Österreich bewährt hat.

Das Kernstück des Bundes-Zielsteuerungsvertrages ist der **Ziele- und Maßnahmenkatalog**. In diesem sind ausgehend von strategischen Zielsetzungen zahlreiche operative Ziele und Maßnahmen zur Erreichung dieser Ziele für die Steuerungsbereiche

- Versorgungsstrukturen,
- Versorgungsprozesse und
- Ergebnisqualität

festgelegt. Darüber hinaus ist die Finanzzielsteuerung geregelt. Des Weiteren enthält der Bundes-Zielsteuerungsvertrag konkrete Festlegungen insbesondere zur Gesundheitsförderung und detaillierte Regelungen für ein Monitoring sowohl der Steuerungsbereiche als auch der Finanzziele.

4.2 Finanzierung

Die jährlichen Ausgaben für das österreichische Gesundheitssystem setzen sich aus den laufenden Kosten sowie den Investitionen zusammen. Erfasst

4.3 · Qualitätsstrategie

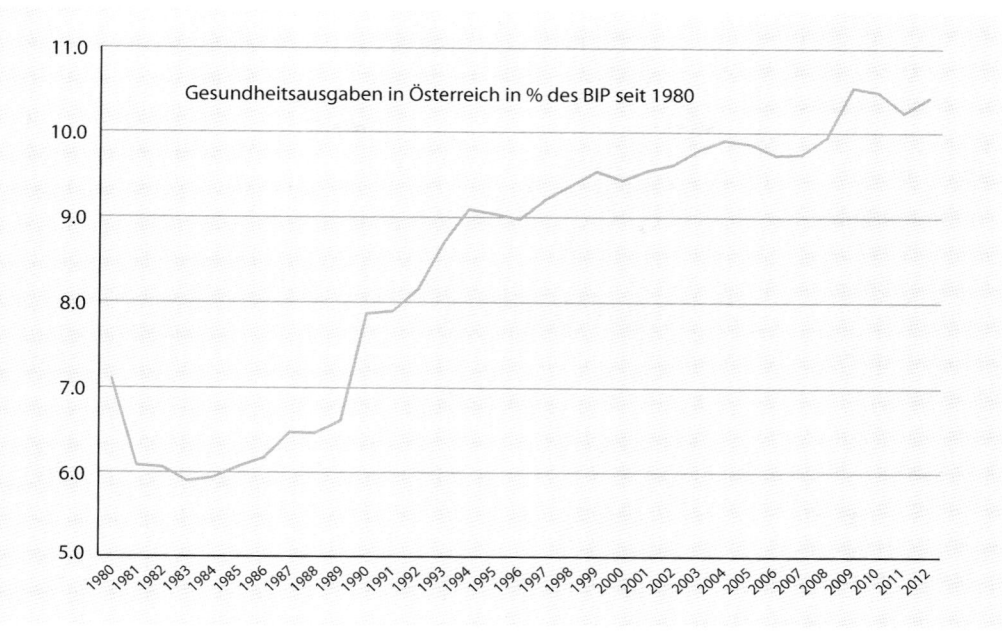

Abb. 4.1 Gesundheitsausgaben in % des BIP (seit 1980) in Österreich

und dargestellt wird das mittels der von Eurostat, WHO und OECD gemeinsam entwickelten Kategorisierung des **System of Health Accounts**. Die Gesundheitsausgaben (inkl. Pflegeausgaben) als Anteil am BIP steigen in Österreich seit Beginn der 1980er Jahre kontinuierlich (Abb. 4.1). Ein besonders starker Anstieg kann zu Beginn der 1990-er Jahre beobachtet werden. Im EU-Vergleich weist Österreich mittlerweile den vierthöchsten Wert bei den Gesundheitsausgaben als Anteil des BIPs aus (vgl. OECD Health at a Glance 2014).

Rund ¾ aller Gesundheitsausgaben werden in Österreich von der öffentlichen Hand getragen, ¼ der Ausgaben wird privat finanziert.

Von den laufenden öffentlichen Gesundheitsausgaben (ohne Investitionen) wird fast die Hälfte für den stationären Sektor aufgewendet, rund ein Viertel der Aufwendungen wird für die ambulante Gesundheitsversorgung verwendet (Abb. 4.2).

Die Zusammenhänge im österreichischen Gesundheitssystem verdeutlicht Abb. 4.3.

4.3 Qualitätsstrategie

Das österreichische Gesundheitswesen als föderales System wird von einer Vielzahl von Verantwortlichen gesteuert, die die Qualität der Versorgung der Patienten sicherstellen sollen. In der jüngsten Vergangenheit zeigte sich immer stärker, dass teilweise auch neue Wege beschritten werden müssen, um einerseits gute Ergebnisse für die Patienten zu erzielen, andererseits die **sektorenübergreifende Koordination** und den freien Zugang zu den Leistungen auch in der Zukunft zu gewährleisten, ohne die Kosten explosionsartig ansteigen zu lassen.

Ein nicht unwesentlicher Aspekt dabei ist, wie man gute Qualität definiert und wie man sie messen und transparent darstellen kann. Daher wurde im Jahre 2009 beschlossen, eine österreichische Qualitätsstrategie gemeinsam mit Bund, Ländern und Sozialversicherung unter Einbindung der wesentlichen Entscheidungsträger zu entwickeln.

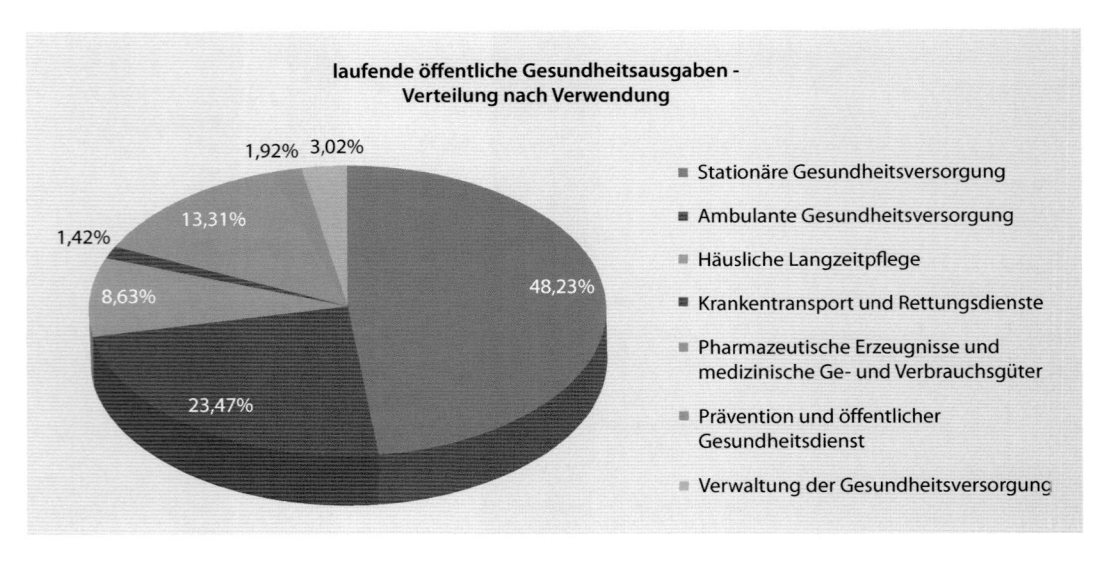

Abb. 4.2 Laufende öffentliche Gesundheitsausgaben in Österreich, Verteilung nach Verwendung (Statistik Austria)

laufende öffentliche Gesundheitsausgaben - Verteilung nach Verwendung

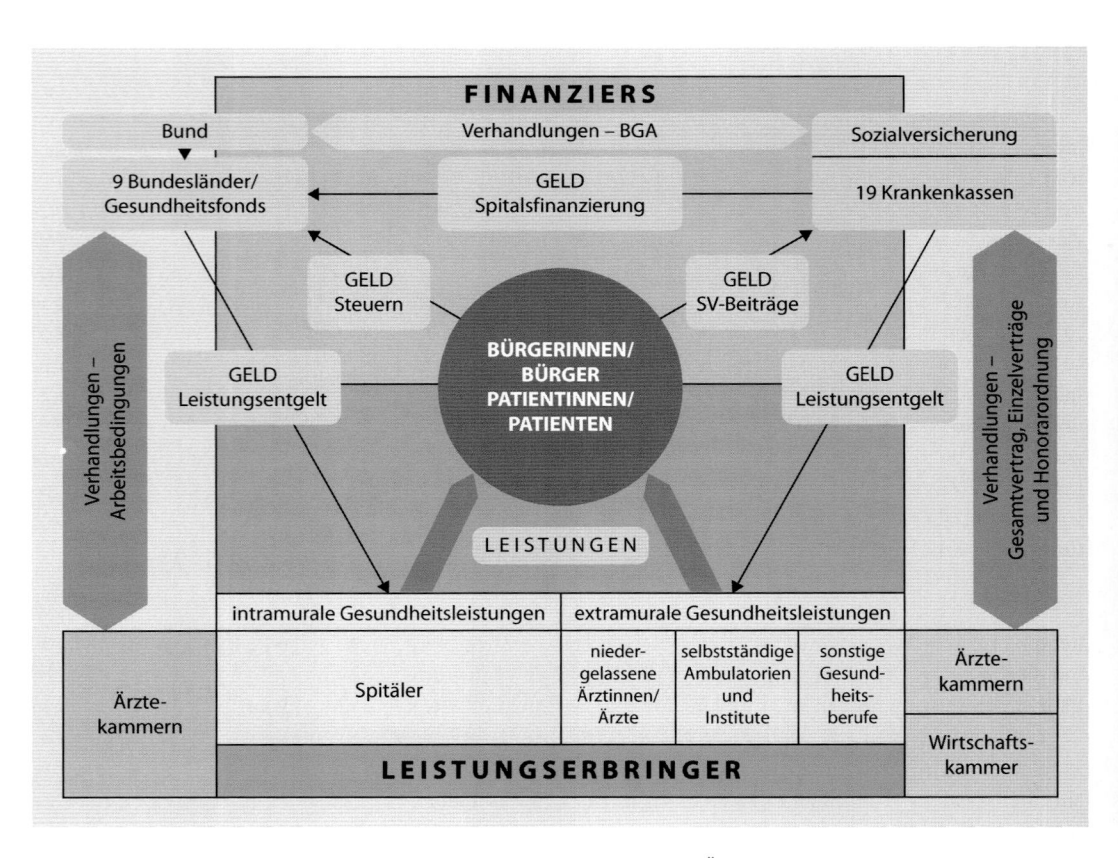

- 48,23 % Stationäre Gesundheitsversorgung
- 23,47 % Ambulante Gesundheitsversorgung
- 13,31 % Häusliche Langzeitpflege
- 8,63 % Krankentransport und Rettungsdienste
- 3,02 % Pharmazeutische Erzeugnisse und medizinische Ge- und Verbrauchsgüter
- 1,92 % Prävention und öffentlicher Gesundheitsdienst
- 1,42 % Verwaltung der Gesundheitsversorgung

Abb. 4.3 Geldströme im österreichischen Gesundheitssystem (Gesundheit Österreich GmbH)

Grundlage war der Wunsch der Verantwortlichen, eine abgestimmte Vorgangsweise im Gesundheitswesen vorzugeben und ein österreichweites Konzept als Rahmen für die bestehenden und zukünftigen Qualitätsinitiativen zu erarbeiten. Als Basis wurden Ziele genommen, die die flächendeckende Sicherung und Verbesserung der Qualität im österreichischen Gesundheitswesen und dem Gesundheitsqualitätsgesetz zugrunde liegen. Danach ist systematische Qualitätsarbeit im Interesse der Patienten zu implementieren und zu intensivieren. Es soll ein gesamtösterreichisches Qualitätssystem basierend auf den Prinzipien Patientenorientierung, Transparenz, Effektivität, Effizienz und Kostendämpfung nachhaltig entwickelt, umgesetzt und regelmäßig evaluiert werden.

Qualität soll nach dem Beschluss der wesentlichen Gremien zum Leit- und Steuerungskriterium des österreichischen Gesundheitswesens werden. Folgerichtig wurde als Ziel Nummer eins der Qualitätsstrategie festgelegt, dass die Prozess- und Ergebnisqualität kontinuierlich verbessert werden soll. Um das zu erreichen, müssen gemeinsam Instrumente der Ergebnisqualitätsmessung entwickelt und in allen Sektoren des Gesundheitswesens umgesetzt werden.

Ein weiteres wichtiges Instrument des Qualitätsmanagements ist die **Qualitätsberichterstattung**. Durch die Aufforderung zur Erstellung eines Qualitätsberichtes und die nachfolgende Beschäftigung mit auffälligen Ergebnissen wird Qualität in den Fokus gerückt und ein kontinuierlicher Lern- und Verbesserungsprozess eingeleitet.

Als weitere Ziele wurden identifiziert: Patientenbefragung, Nahtstellenmanagement, präoperative Diagnostik bei elektiven Eingriffen und Qualitätsmanagementsysteme in Gesundheitseinrichtungen.

4.3.1 Bundeseinheitliche Ergebnisqualitätsmessung aus Routinedaten

Als so genanntes Leuchtturmprojekt wurde 2011 die Ergebnisqualitätsmessung aus Routinedaten **Austrian Inpatient Quality Indicators** (A-IQI) implementiert, um an der Verbesserung der medizinischen Qualität zu arbeiten und somit die bestmögliche Versorgung der Patienten zu ermöglichen. Damit gelingt es, österreichweit Strukturen und Prozesse der Gesundheitsversorgung sowie medizinische Behandlungsqualität im Krankenhausbereich darzustellen.

Das System A-IQI besteht aus zwei wesentlichen Elementen – den Qualitätsindikatoren und dem Analyseinstrument Peer-Review-Verfahren. Die **Qualitätsindikatoren** sind dazu da, potenzielle Problemfelder anzuzeigen. Das **Peer-Review-Verfahren** soll den medizinisch Verantwortlichen helfen, mit externen Kollegen Verbesserungspotenziale in der eigenen Organisation zu identifizieren und darauf aufbauend gemeinsam Verbesserungsmaßnahmen festzulegen.

4.3.2 Qualitätsindikatoren

Basis für die Berechnung der Kennzahlen sind die **Abrechnungsdaten** der leistungsorientierten Krankenanstaltenfinanzierung (LKF). Diese stellen in Österreich die einzige bundesweit vergleichbare und vollständige Datenbasis dar. Gemessen wird in allen Krankenhäusern mit der exakt gleichen Methode anhand eines bundeseinheitlichen Auswertungstools namens QDok. Die Qualitätsindikatoren werden anhand von Krankheitsbildern (z. B. Herzinfarkt) oder Operationen (z. B. Cholezystektomie) gebildet. Diese beinhalten ein breites Spektrum von häufigen Standardbehandlungen bis zu hochkomplexen Behandlungen/Krankheitsbildern. Insgesamt sind in A-IQI 46 **Indikatorenbereiche** mit insgesamt 191 Einzelkennzahlen abgebildet. Aufgrund regelmäßiger Weiterentwicklung liegen die A-IQI bereits in der Version 4.0 vor (Türk et al. 2015).

Was wird gemessen?
- Todesfälle z. B. Herzinfarkt, Anteil Todesfälle
- Intensivhäufigkeit z. B. Herniotomie, Anteil Intensivaufenthalte
- Komplikationen z. B. Cholezystektomie, Anteil Re-Eingriffe im selben Aufenthalt
- Mengen z. B. Anzahl schwere Mehrfachverletzungen
- Operationstechnik z. B. Hysterektomie, Anteil abdominaler Operationen

– Versorgung, Prozess z. B. Schenkelhalsfraktur, Anteil präoperative Verweildauer ≥2 Tage

Was kann das System nicht? Die Qualitätsindikatoren sind keine Abbildung der klinischen Realität, können keine wissenschaftliche Aussage für sich alleine treffen und das Messen alleine führt nicht zu einer Verbesserung der Qualität.

4.3.3 Peer-Review-Verfahren

Die Besonderheit und das Herzstück des Systems ist das Peer-Review-Verfahren. Finden sich in den Kennzahl-Ergebnissen statistische Auffälligkeiten, führt das Krankenhaus eine Selbstanalyse durch. Anschließend wird eine Fremdanalyse von »externen« geschulten Primarärztinnen und Primarärzten aus unterschiedlichen Fachrichtungen (so genannte Peers) durchgeführt. Dort werden im Krankenhaus vor Ort Patientenakten nach standardisierten Analysekriterien durchgesehen und aufbauend auf dieser Analyse gemeinsam zwischen den externen Peers und den Verantwortlichen der jeweiligen Krankenanstalt auf kollegialer Basis qualitätsverbessernde Maßnahmen erarbeitet. Das Peer-Review-Verfahren ist ein ärztliches Instrument zur Qualitätsentwicklung. Es ermöglicht eine systematische und kritische Reflexion über die Leistungsfähigkeit. Das Verfahren wird unter Verwendung eines strukturierten Prozesses und mit dem Ziel einer kontinuierlichen Verbesserung der Patientenversorgung durchgeführt.

Großteils können die aufgezeigten Verbesserungsmaßnahmen mit geringem Aufwand direkt vor Ort umgesetzt werden. Es wurden jedoch auch Handlungsfelder aufgezeigt, die einer (über-)regionalen oder bundesweiten Bearbeitung bedürfen.

Die gesamten gewonnenen Erkenntnisse aus den Peer-Review-Verfahren werden jährlich gemeinsam mit allen Verantwortlichen (u. a. wissenschaftliche Fachgesellschaften, Gesundheitsfonds, Krankenanstaltenträger, Peers) diskutiert, österreichweite Verbesserungsmaßnahmen vorgeschlagen und diese weiter in die gesundheitspolitische Diskussion in Österreich eingebracht.

4.3.4 Organisation des A-IQI

Die operative Arbeit zu A-IQI findet in zwei Gremien statt: der Steuerungsgruppe und dem Wissenschaftlichen Beirat.

Die **Steuerungsgruppe** besteht aus Mitgliedern des BMG, aller Gesundheitsfonds sowie dem Hauptverband der Sozialversicherungsträger und stellt das zentrale Gremium mit folgender Aufgabendefinition dar:
– Auswahl von jährlichen Schwerpunktthemen, in denen dann Peer-Review-Verfahren durchgeführt werden
– Auswahl der einzelnen Peer-Review-Verfahren (Krankenhäuser)
– Weiterentwicklung und Adaptierung der Kennzahlen sowie des Peer-Review-Verfahrens
– Weiterleitung von abgeleiteten Empfehlungen aus den Analysen an die betroffenen gesundheitspolitischen Gremien
– Monitoring der vereinbarten Maßnahmen in den Peer-Review-Verfahren in Bezug auf deren Umsetzung
– Monitoring der Qualitätsindikatoren-Ergebnisse nach Peer-Review-Verfahren in Bezug auf die Entwicklung
– Jährliche Erarbeitung eines Berichts

Für die Weiterentwicklung und Adaptierung der Kennzahlen (sowie Vorschläge für notwendige Weiterentwicklungen im LKF-System) bedient sich die Steuerungsgruppe eines **Wissenschaftlichen Beirates**. Dieser besteht aus Mitgliedern des BMG, der Gesundheitsfonds, der Krankenanstaltenträger sowie des Hauptverbandes der Sozialversicherungsträger. Die inhaltlich-fachliche Diskussion der Kennzahlen findet mit der jeweiligen wissenschaftlichen Fachgesellschaft statt.

4.3.5 Schwerpunkte und Ergebnisse der Peer-Review-Verfahren

Jährlich werden Schwerpunktthemen festgelegt, zu welchen dann Peer-Review-Verfahren durchgeführt werden, z. B.:
– 2013: Herzinfarkt, Pneumonie (Lungenentzündung), Schenkelhalsfraktur

- 2014: Gallenblasenentfernung, Schlaganfall
- 2015: Linksherzkatheter, Hysterektomie, Herniotomie

Erste bundesweite Verbesserungsmaßnahme

Im Pilotjahr 2012/2013 wurden in den ersten Peer-Review-Verfahren die Themen Herzinfarkt, Pneumonie und Schenkelhalsfraktur behandelt. Die 16 Peer-Review-Verfahren zur **Schenkelhalsfraktur** zeigten, dass im Behandlungsalltag eine Unsicherheit im Umgang mit gerinnungshemmenden Medikamenten besteht. Der größte Handlungsbedarf war dahingehend gegeben, einen Standard zum Management der Blutgerinnung und Thromboseprophylaxe bei multimorbiden Patientinnen und Patienten zu etablieren. Die betroffenen wissenschaftlichen Fachgesellschaften haben diese Thematik im Herbst 2013 aufgegriffen und gemeinsam eine Entscheidungshilfe zu dieser komplexen Thematik erarbeitet. Daraus entstand im August 2014 der **Klinische Pfad** »Behandlung hüftnaher Frakturen bei zuvor oral antikoagulierten Patientinnen und Patienten«, welcher eine Unterstützung für den Behandlungsprozess und die immer wieder auftretenden komplexen medizinischen Fragestellungen anbieten soll (Kozek et al. 2014). Die Bereitstellung dieses klinischen Pfades mittels einer »App« für Smartphones ermöglicht, die gewünschten Informationen jederzeit, schnell und unkompliziert abzurufen.

Ergebnisse aus den Peer-Review-Verfahren Gallenblasenentfernung und Schlaganfall

2014 wurden Peer-Review-Verfahren zu den Schwerpunktthemen Gallenblasenentfernung und Schlaganfall durchgeführt. Die Ergebnisse und Verbesserungsmaßnahmen werden in vier Kategorien eingeteilt:
- Strukturen
- Prozesse
- medizinische Themen
- Dokumentation

Zum Schwerpunktthema **Schlaganfall** konnten folgende Verbesserungsmöglichkeiten gefunden wurden:

- **Verbesserungsvorschläge für Strukturen:**
  - Standardisierung des neurologischen Konsiliardienstes
  - Steuerung der Einweisungen durch den Notarzt nach Schweregrad der Erkrankungen
- **Verbesserungsvorschläge für Prozesse:**
  - Interdisziplinäre Zusammenarbeit (Neurochirurgie/Intensivstation)
  - SOP/Leitlinien und hausinterne Standards etablieren in Zusammenhang mit Risikoeinschätzung von Patienten
- **Verbesserungsvorschläge für medizinische Themen:**
  - Zeitgerechte Diagnose-Sicherung
  - Frühzeitigere Entscheidung in Bezug auf End-of-Life
  - Dysphagie-Management standardisieren (Schlucktest)
  - Klinischen Pfad für nephrotoxische Medikamente erstellen
- **Verbesserungsvorschlag für Dokumentation:**
  - Bessere Nachvollziehbarkeit des klinischen Verlaufs, interdisziplinäre Besprechungen und Konsile

Zur **Gallenblasenentfernung** wurden erstmals zentrale Peer-Review-Verfahren in den Bundesländern durchgeführt. Zentrale Verfahren kommen bei Sentinel-Ereignissen zum Einsatz, d. h. bei so genannten Patientensicherheitsindikatoren – bei denen Todesfälle nicht erwartet werden – löst jeder einzelne Todesfall eine Auffälligkeit im System aus. Pro Krankenhaus sind dies nur einzelne wenige Fälle, daher werden alle Fälle eines Bundeslandes gemeinsam von einem Peer-Review-Team analysiert. U. a. wurden folgende Verbesserungsmaßnahmen festgelegt:

- **Verbesserungsvorschläge für Strukturen:**
  - Sicherstellung der Verfügbarkeit einer retrograden Cholangiopankreatikographie (ERCP) auf regionaler Ebene
  - Zugang zu MR-Cholangiopankreatikographie
  - Sicherstellung der Operationskapazitäten
- **Verbesserungsvorschläge für Prozesse:**
  - Einführung von Morbiditäts- und Mortalitäts-Konferenzen

- Präoperative Besprechungen bei Hochrisikopatienten
- **Verbesserungsvorschläge für medizinische Themen:**
    - Bestehende Leitlinie überarbeiten in Bezug auf multimorbide Patienten
    - Interdisziplinäre Beurteilung und Einschätzung der Operationsindikation bei multimorbiden und Hochrisikopatienten
- **Verbesserungsvorschlag für Dokumentation:**
    - Verbesserung der Dokumentation in den Operations-Checklisten
- Entwicklung von Antibiotika-Therapieleitlinien interdisziplinär
- Entwicklung einer SOP zur Schmerztherapie bei Schenkelhalsfraktur
- Umsetzung des vom BMG veröffentlichten klinischen Pfades »Behandlung hüftnaher Frakturen bei zuvor oral antikoagulierten Patientinnen und Patienten«
- Pilotprojekt interdisziplinäre Versorgung von geriatrischen Patienten mit Schenkelhalsfraktur

4.3.6 Monitoring der Verbesserungsvorschläge aus Peer-Review-Verfahren

Was passiert im Krankenhaus/Krankenhausträger/Bundesland mit den Verbesserungsvorschlägen aus den Peer-Review-Verfahren? Das Maßnahmen-Monitoring beschäftigt sich genau mit dieser Thematik. In jedem Verfahren werden Verbesserungsmaßnahmen und Fristen für die Umsetzung festgelegt und schriftlich in einem Protokoll festgehalten. Nach Ablauf dieser Frist, wird das betroffene Krankenhaus aufgefordert, anhand eines standardisierten **Monitoringformulars** den Umsetzungsgrad zu jeder Verbesserungsmaßnahme rückzumelden.

Dies wurde 2014 erstmals für die gelaufenen Pilot-Verfahren Herzinfarkt, Pneumonie und Schenkelhalsfraktur durchgeführt. Im Folgenden finden sich Auszüge aus den Rückmeldungen des Maßnahmen-Monitorings:
- Umsetzungsgrad Herzinfarkt: 100 % (12 Maßnahmen)
- Umsetzungsgrad Pneumonie: 100 % (3 Maßnahmen)
- Umsetzungsgrad Schenkelhalsfraktur: 66 % (85 Maßnahmen)

Beispiele für vereinbarte und rückgemeldete umgesetzte Maßnahmen (Kozek et al. 2014; Türk et al. 2014):
- Standardisierung des Echobefundes inkl. Refresherkurse an der Abteilung
- Entwicklung einer SOP (Standard Operating Procedure) zum interdisziplinären Vorgehen bei Herzinfarkt

4.3.7 Ambulante Ergebnisqualitätsmessung

Ziel ist der Aufbau eines kontinuierlichen, mit A-IQI vergleichbaren, Verbesserungsprozesses im gesamten ambulanten Bereich. Im ersten Schritt fokussieren sich die Arbeiten auf den niedergelassenen ambulanten Bereich. In einer Projektgruppe wurde ein Grobkonzept erarbeitet und abgestimmt.

In diesem Konzept wurden, neben methodischen und organisatorischen Grundlagen, **4 thematische Schwerpunkte** festgelegt:
- Krankheitsbilder/chronische Erkrankungen
- Interventionen/Eingriffe
- Patientensicherheit
- Patientenzufriedenheit

Als nächster Arbeitsschritt werden Probeauswertungen zu drei thematischen Schwerpunkten erstellt. Parallel wird das Grobkonzept um weitere inhaltliche Detaillierungen (u. a. Priorisierung, Darstellung der Indikatoren, Beschreibung des Qualitätsverbesserungsprozesses, Glossar) erweitert und ergänzt.

4.4 Weitere Umsetzung der Qualitätsstrategie

Im Auftrag der Bundesgesundheitskommission wurde eine Gesamtstrategie für das österreichische Gesundheitswesen erarbeitet. An der Entwicklung der Qualitätsstrategie haben alle wichtigen Entscheidungsträger im Gesundheitswesen (Bund, Länder, Sozialversicherung) mitgewirkt.

4.4 · Weitere Umsetzung der Qualitätsstrategie

Die Qualitätsstrategie soll sicherstellen, dass Patienten in Österreich überall die bestmögliche und qualitativ gleiche Behandlung erhalten. Dies soll in den Bereichen Patientensicherheit, Struktur-, Prozess- und Ergebnisqualität, Risikomanagement sowie Aus-, Fort- und Weiterbildung durch koordinierte Maßnahmen gewährleistet werden.

Die Qualitätsstrategie wurde im Juni 2010 in der **Bundesgesundheitskommission** beschlossen und 2012 durch operative Ziele ergänzt, mit denen konkrete Umsetzungsschritte festgelegt wurden.

4.4.1 Patientensicherheitsstrategie

Die Sicherheit und die Bedürfnisse der Patientinnen und Patienten sollen den Mittelpunkt der Gesundheitsversorgung in Österreich bilden. Im März 2013 wurde die österreichweite Patientensicherheitsstrategie von der Bundesgesundheitskommission befürwortet. Diese Strategie soll dazu beitragen, dass Sicherheitsaspekte in allen Strukturen und Prozessen des Gesundheitswesens verankert werden.

Die gesundheitliche Versorgung soll unabhängig davon, wo und in welcher Einrichtung sie erbracht wird, sicher, effektiv und leicht zugänglich sein. Bei der Umsetzung aller Maßnahmen ist es wichtig, dass die Patientinnen und Patienten informiert und aktiv in den Versorgungsprozess eingebunden sind.

Die Strategie ist **berufsgruppen- und sektorenübergreifend** und gibt den Rahmen für Aktivitäten auf dem Gebiet Patientensicherheit vor. Sie dient als Orientierung und Unterstützung für diesbezügliche Aktivitäten von Bund, Ländern und Sozialversicherung, der gesetzlichen Interessenvertretungen und Berufsverbände, der Gesundheitsdiensteanbieter, Expertenorganisationen, Patientenanwaltschaften und -vertretungen.

Die Strategie ist in **5 Interventionsfelder** – Politik, Organisation (z. B. Aufnahme- und Entlassungsmanagement), Personalentwicklung, Öffentlichkeitsarbeit und Ergebnisqualitätsmessung (z. B. A-IQI 4.3.1) – unterteilt, für die jeweils Ziele und Umsetzungsmaßnahmen zur Patientensicherheit definiert werden. Als Vorbild und Maßstab dienen dabei internationale Empfehlungen und erprobte Beispiele anderer Länder.

4.4.2 Qualitätsberichterstattung

Das **Gesundheitsqualitätsgesetz** überträgt dem Bundesminister für Gesundheit die Aufgabe, durch Berichterstattung über die Qualität für Transparenz im Gesundheitswesen zu sorgen.

Die Berichte »Qualitätssysteme in österreichischen Krankenanstalten« und »Qualitätssysteme in stationären Rehabilitationseinrichtungen« geben einen österreichweiten Überblick über die Struktur der Qualitätsarbeit im Gesundheitswesen.

Rechtliche Grundlagen der Teilnahme. In der Novelle des Bundesgesetzes über Krankenanstalten und Kuranstalten (KAKuG, BGBl I Nr. 2011/147) wurden die Länder verpflichtet, die Teilnahme aller Krankenanstalten (dazu zählen auch die stationären Rehabilitationseinrichtungen) an der regelmäßigen, österreichweiten Qualitätsberichterstattung und die dafür erforderliche Datenmeldung landesgesetzlich zu verankern.

Die Berichte über die Qualitätsstrukturen dienen zur Information für die interessierte Öffentlichkeit und für politische Entscheidungsträger. Die aus den Berichten ableitbaren Erkenntnisse sind im Hinblick auf die Planung und Steuerung qualitätsverbessernder Maßnahmen von Relevanz. Vor allem aber sind die Verantwortlichen in den jeweiligen Akutkrankenanstalten und Rehabilitationseinrichtungen aufgerufen, sich eingehend mit den Ergebnissen zu beschäftigen und auf Ebene ihrer Organisation Entwicklungspotenziale zu identifizieren und entsprechende Maßnahmen zu setzen.

4.4.3 Bundesqualitätsstandards

Bundesqualitätsstandards als Rahmenbedingungen beschreiben die organisatorischen Rahmenbedingungen in der Versorgung der Patientinnen und Patienten über alle Sektoren hinweg und bieten Lösungen für die Probleme an.

Vorgehensweise zur Entwicklung von Qualitätsstandards. Damit die Qualitätsstandards nach einer wissenschaftlich korrekten und einheitlichen Methode erarbeitet werden und gut verständlich sind, wurde eine Handlungsanweisung, die »Methode zur Erstellung von Qualitätsstandards gemäß Gesundheitsqualitätsgesetz« entwickelt.

- Welchen Verbindlichkeitscharakter haben Bundesqualitätsstandards?
- Das Gesundheitsqualitätsgesetz (GQG § 4) sieht Bundesqualitätsrichtlinien (verbindliche Verordnungen) und Bundesqualitätsleitlinien (Empfehlungen) vor.
- Als Empfehlungen wurden Qualitätsstandards zu PRÄOP (präoperative Diagnostik), AUFEM (Aufnahme- und Entlassungsmanagement), Brustkrebs-Früherkennung und der klinische Pfad »Behandlung hüftnaher Frakturen bei zuvor oral antikoagulierten Patientinnen und Patienten« veröffentlicht.
- Vorhaben für 2015: Für die Erarbeitung priorisiert wurde PROHYG (Qualitätsvorgaben im Bezug auf die Hygiene im ambulanten und stationären Bereich); Patient Blood Management und Koloskopie.

4.4.4 Mindestanforderungen an Qualitätsmanagementsysteme

Die Qualitätsstrategie 2010 sieht vor, dass Qualitätssicherung und Qualitätsmanagement sektorenübergreifend gestaltet werden und Mindestanforderungen/Rahmenbedingungen an Qualitätsmanagementsysteme in allen Einrichtungen des Gesundheitswesens festgelegt, laufend weiterentwickelt und evaluiert werden.

Es werden bundeseinheitliche Mindestanforderungen für Qualitätsmanagementsysteme (inkl. Risikomanagement) für alle Einrichtungen des Gesundheitswesens entwickelt und schrittweise eingeführt. Deren Einhaltung wird bundesweit evaluiert (Strukturqualitätskriterien, Prozesse, Risikomanagement, Patientenorientierung, Mitarbeiterorientierung, Transparenz und Ergebnisqualität).

4.4.5 Sektorenübergreifende Patientenbefragung

Gemäß der Art. 15a B-VG Zielsteuerung-Gesundheit/Artikel 6 sollen Erhebungen zum subjektiven Gesundheitszustand der Bevölkerung und sektorenübergreifende Patientenbefragungen regelmäßig durchgeführt werden, und die **Zufriedenheit** der Bevölkerung mit der Gesundheitsversorgung sichergestellt und routinemäßig gemessen werden.

Das Konzept wurde erarbeitet und die Durchführung der Befragung startet 2015.

4.5 Zusammenfassung und Ausblick

Im Bereich der Qualitätsarbeit liegt der Fokus in Österreich ganz eindeutig auf der Ergebnisqualitätsmessung. Um diese weiter zu verankern, sollen der direkte Austausch mit den Leistungserbringern in den Krankenanstalten sowie die **internationale Kooperation** mit IQM (Initiative Qualitätsmedizin) in Deutschland und dem Bundesamt für Gesundheit in der Schweiz gestärkt werden. Nächste Schritte sind die Ausweitung der Ergebnisqualitätsmessung auf den ambulanten sowie sektorenübergreifenden Bereich, wobei die zukünftige **Pseudonymisierung** (Möglichkeit zur sektoren- und fallübergreifenden Betrachtung und Darstellung von Episoden) einen wesentlichen Beitrag leisten wird.

Ein weiterer Meilenstein ist die Verankerung von **Vorgaben für Qualitätsmanagementsysteme**, welche für alle Gesundheitsdiensteanbieter bedeutsam sind. Mit der Schaffung von gesetzlichen Vorgaben zur Umsetzung und Ausbildung im Bereich Risikomanagement sieht sich das BMG in einer strategischen Rolle. Seitens der Gesundheitsdiensteanbieter sind zu folgenden Themen Maßnahmen zu definieren und entsprechend zu bearbeiten:
- Regelung eines risikominimierenden Prozesses für riskante Tätigkeitsbereiche (z. B. Medikationssicherheit, Hygiene, Blut/Gewebe etc.)
- Fehlermanagement (inkl. Notfallmanagement)

Die operative Umsetzung von Qualitätsthemen wird durch die derzeitige Gesundheitsreform vorangetrieben. Neben der Qualitätsmessung wird auch die Umsetzung von bundesweiten Standards im Bereich von Qualität und Patientensicherheit (z. B. Patient Blood Management) in den Vordergrund gestellt.

Literatur

▶ http://www.bmg.gv.at/home/Schwerpunkte/Gesundheitssystem_Qualitaetssicherung

Literatur

Kozek S, Gütl M, Illievich U, Pachucki A, Kwasny O, Giurea A, Haushofer A, Watzke H (2014) Klinischer Pfad: Behandlung hüftnaher Frakturen bei zuvor oral antikoagulierten Patientinnen und Patienten. Wien: BMG. ► http://bmg.gv.at/home/Schwerpunkte/Gesundheitssystem_Qualitaetssicherung/Qualitaetsstandards/Klinischer_Pfad_Behandlung_hueftnaher_Frakturen_bei_zuvor_oral_antikoagulierten_Patientinnen_und_Patienten (letzter Zugriff am 08.10.2014)

OECD (2014) Health at a Glance: Europe 2014. OECD Publishing

Türk S, Amon M, Pesec B, Schimmerl J (2014) Ergebnisqualitätsmessung aus Routinedaten A-IQI. Indikatorenbeschreibung Version 3.2. Wien: BMG. ► http://bmg.gv.at/cms/home/attachments/3/2/9/CH1367/CMS1411031157954/a-iqi_ergebnisqualitaetsmessung_routinedaten_indikationsbeschreibungversion3_2.pdf

Rahmenfaktoren des schweizerischen Gesundheitssystems

Margrit Leuthold

5.1 Einführung – 50

5.2 Allgemeine Rahmenbedingungen, Kennzahlen und Besonderheiten – 50

5.3 Finanzierung und Tarifsysteme – 50
5.3.1 Finanzierung – 51

5.4 Medizinische Versorgung – 52
5.4.1 Organisation – 52
5.4.2 Personal – 53
5.4.3 Qualität – 54

5.5 Anstehende Herausforderungen – Ausblick – 55

Literatur – 56

A. Euteneier (Hrsg.), *Handbuch Klinisches Risikomanagement*, Erfolgskonzepte Praxis- & Krankenhaus-Management, DOI 10.1007/978-3-662-45150-2_5, © Springer-Verlag Berlin Heidelberg 2015

5.1 Einführung

Die Schweiz, ein Land mit einem sehr hohen wirtschaftlichen Entwicklungsstand und dementsprechend einem der reichsten Länder der Welt zeichnet sich durch ein leistungsfähiges, aber teures und komplexes Gesundheitssystem aus. Der Zugang zu Gesundheitsleistungen ist hervorragend, die Menschen fühlen sich im Allgemeinen sehr gesund und leben länger als an fast allen andern Orten auf der Welt. Dennoch stehen große Herausforderungen an: die **Alterspyramide** verschiebt sich zunehmend gegen oben, **chronische Erkrankungen** wie Diabetes, Adipositas, Demenz nehmen rasant zu und es zeigt sich eine Verschärfung des **Personalmangels** in den Gesundheitsberufen. Das traditionell föderalistische System Schweiz erschwert eine Gesamtsteuerung und zeigt in Bezug auf anstehende Reformen und Innovationen eine gewisse Schwerfälligkeit.

Im Folgenden werden einerseits die Besonderheiten des Schweizer Gesundheitswesens und das Finanzierungssystem kurz beleuchtet, andererseits wird ein Schwerpunkt auf das medizinische Versorgungssystem gelegt.

5.2 Allgemeine Rahmenbedingungen, Kennzahlen und Besonderheiten

Die Schweiz im Herzen von Europa ist eine kleine Alpenregion, mit aktuell 8,16 Mio. Einwohnern und einer Gesamtfläche von ca. 41.000 km^2. Mit ihrer Vielsprachigkeit (Deutsch, Französisch, Italienisch und Rätoromanisch als die vier offiziellen Landessprachen), den 26 Kantonen mit verschiedensten Topographien und einem bedeutenden Anteil ausländischer Bevölkerung (2012: 24 %) zeichnet sich die Schweiz durch einen hohen Komplexitätsgrad auf engstem Raum aus. Mit einem Bruttoinlandprodukt pro Einwohner von CHF 74.000 (2012) gehört es zu den reichsten Ländern weltweit. Die Arbeitslosenquote mit aktuell 4,1 % ist eine der tiefsten in den OECD-Ländern. An der Spitze liegt die Schweiz gemeinsam mit Japan punkto Lebenserwartung: Männer werden im Durchschnitt 80,5, Frauen 84,7 Jahre alt. Die demographische Pyramide verschiebt sich laufend nach oben. Für das Jahr 2050 wird erwartet, dass der so genannte **Altersquotient** (Anzahl 65-Jährige und Ältere je 100 20- bis 64-Jährige) auf über 50 % ansteigt

Schweizerinnen und Schweizer fühlen sich im Allgemeinen gesund. 84 % der Männer und 81 % der Frauen bezeichneten in der Schweizerischen Gesundheitsbefragung 2012 ihren gesundheitlichen Zustand als gut oder sehr gut. Nur jeweils 4 % der Männer und Frauen beurteilten ihre Gesundheit als schlecht oder sehr schlecht. Der gute oder sehr gute selbstwahrgenommene Gesundheitszustand beträgt selbst bei über 75-Jährigen noch mehr als 60 %. Die häufigsten Todesursachen sind in absteigender Reihenfolge Herz-Kreislauf-Erkrankungen, Krebs, Demenz und Atemwegserkrankungen. Bezüglich Gesundheitsverhalten (Alkohol-/Tabakkonsum etc.) und den typischen Zivilisationserkrankungen (z. B. Herz-Kreislauf-Erkrankungen, Diabetes etc.) liegt die Schweiz im Mittelfeld der OECD-Länder. Zur Besorgnis Anlass gibt zudem die zunehmende Adipositas-Rate und damit einhergehende Folgeerkrankungen, und die nicht zuletzt aufgrund der sich verändernden Alterspyramide rapider Zunahme von Demenz.

Wie viele Bereiche ist auch das Gesundheitswesen in der Schweiz **föderalistisch** strukturiert. Von den drei Ebenen – Bund, Kantone, Gemeinden – haben die Kantone die meisten Befugnisse. Jeder Kanton hat seine eigene Regierung, eigene Gesetze und eigene Gerichte. Dies bedeutet ein komplexes System von Zuständigkeiten und geltenden Rechtssystemen, noch verstärkt durch unterschiedliche Kulturen und Sprachen. Die Schweiz hat zudem eine Tradition der direkten Demokratie, in welcher das Referendum ergriffen werden kann sowie eine Steuerung durch Konsens.

Seit der Einführung des **Krankenversicherungsgesetzes** KVG 1994 wurden die Bundeskompetenzen im Gesundheitsbereich moderat erweitert.

5.3 Finanzierung und Tarifsysteme

Die Schweiz besitzt wohl eines der besten, aber auch eines der teuersten Gesundheitssysteme weltweit. Im internationalen Vergleich steht die Schweiz nach den USA, Holland, Frankreich, Deutschland und Kanada an 6. Stelle bei den Gesundheitsausgaben. 2011 betrug das Verhältnis der Gesundheitsausgaben zum Bruttoinlandprodukt 11,0 %, mit steigender Tendenz (◘ Tab. 5.1). Dies entspricht einem Betrag von 62 Milliarden oder CHF 7.600/Jahr/Einwohner, womit sie auch bei den Pro-Kopf-Ausgaben zu den Spitzenreitern gehört.

5.3.1 Finanzierung

Bereits zu Beginn des 20. Jahrhunderts, im Jahr 1911, wurde das erste Bundesgesetz über die Kranken- und Unfallversicherung KVUG eingeführt. Waren vorher nur einige wenige Prozente der Bevölkerung krankenversichert, konnte damit ein erster Quantensprung in Richtung flächendeckender Versicherung erreicht werden. Ein weiterer großer Schritt erfolgte dann erst 1996, mit der Einführung des KVG's: jede Person mit Wohnsitz in der Schweiz wird damit verpflichtet, bei einer zugelassenen Krankenkasse eine **Grundversicherung** abzuschließen. Die Versicherung erfolgt für jedes Familienmitglied individuell; der Arbeitgeber beteiligt sich nicht. Die Grundversicherung wird durch die Versicherer in jedem Kanton festgelegt, sie ist einkommensunabhängig. Wie in vielen Bereichen entsteht auch bei den Prämien eine große Disparität von Kanton zu Kanton. Entsprechend den steigenden Gesamt-Gesundheitskosten steigen auch die Prämien jährlich an und belasten die Budgets insbesondere der Bevölkerung mit einem tiefen Einkommen zunehmend. Dies resultiert darin, dass ca. ein Drittel der Prämienzahler staatlich subventioniert werden.

Die Spitalfinanzierung in der Schweiz

Aufgrund eines parlamentarischen Beschlusses vom 21. Dezember 2007 erfolgte eine Teilrevision des Bundesgesetzes über die Krankenversicherung (KVG) im Bereich der Spitalfinanzierung, welche am 1.1.2009 in Kraft getreten ist, mit einer dreijährigen Übergangsbestimmung. Die wesentlichen Änderungen umfassen:
– Es wird nicht mehr der Spitalbetrieb, sondern die Leistungen eines Spitals durch die Einführung von Leistungsbezogenen Fallpauschalen

◘ **Tab. 5.1** Anteile der Gesundheitskosten am Bruttoinlandprodukt in ausgewählten OECD-Ländern, 2011 (Quelle: OECD StatExtracts, Datenstand September 2013)

Ländern	% des BIP
USA	17,7 %
Niederlande	11,9 %
Frankreich	11,6 %
Deutschland	11,3 %
Kanada	11,2 %
Schweiz	11,0 %
Schweden	9,5 %
Vereinigtes Königreich	9,4 %
Spanien	9,3 %
Italien	9,2 %
Finnland	9,0 %
Irland	8,9 %

finanziert. Diese Pauschalen (**Swiss DRG-Pauschalen**) werden anteilsmäßig von den Kantonen und den Versicherern finanziert. Die kantonale Behörde setzt jährlich den für alle Kantonseinwohner geltenden kantonalen Anteil fest. Dieser beträgt mindestens 55 %.
– Der Bundesrat erlässt einheitliche Planungskriterien basierend auf Qualität und Wirtschaftlichkeit. Zudem wird die freie Spitalwahl eingeführt. Geburtshäusern werden als Leistungserbringer im Sinne des KVG ebenfalls aufgenommen.
– Ein allfälliges Defizit von öffentlichen Spitälern tragen die jeweiligen Kantone. Universitäre Spitäler erhalten für Lehre und Forschung einen Zuschlag.

Die **Verteilung der gesamten Finanzlast** entspricht aktuell folgendem Schlüssel (► http://www.bfs.admin.ch/bfs/portal/de):
– Staat 20 %
– Beitragsfinanzierte Sozialversicherungen 41 %
– Private Haushalte 25 %
– Private Versicherungen 8,5 %
– Anderweitige private Finanzierung 5,5 %

Innerhalb der OECD gilt die Schweiz als eines der Länder mit einem der höchsten Selbstzahlungsanteile an den gesamten Gesundheitsausgaben.

Ein umfassender **Leistungskatalog** regelt den Umfang der in der Grundversicherung abgedeckten Leistungen. Eine entsprechende Leistungskommission befindet über die Erweiterung bzw. Streichung von neuen oder bestehenden Leistungen. Als Besonderheit ist zu erwähnen, dass Zahnbehandlungen in der Schweiz nicht im Leistungskatalog enthalten sind, sondern komplett privat übernommen werden müssen. Hingegen erfolgte in den letzten Jahren eine gewisse Öffnung gegenüber alternativen Heilverfahren, indem eine Reihe von ihnen im Sinne eines Pilotversuches in den Leistungskatalog aufgenommen wurde (z. B. Akupunktur, Phytotherapie).

Versicherte können gewisse Rabatte in den Prämien erzielen durch erhöhte Jahresfranchisen oder durch eine freiwillige Einschränkung der Wahlfreiheit bei den Leistungserbringern (z. B. Hausarztmodelle).

Tarifsysteme

Leistungen sowohl im ambulanten, stationären als auch im Langzeitpflegebereich werden in der Regel durch die Versicherten direkt beglichen und anschließend von der Versicherung zurück erstattet.

Im **ambulanten Bereich** wurde 2004 **TARMED** eingeführt, ein Tarifsystem, welches fast 5.000 verschiedene Positionen umfasst, nach denen ambulante ärztliche Leistungen in Form von zugeordneten Taxpunkten vergütet werden. Diese Fee-for-Service-Regelung ist nicht unbestritten, da sie eine Mengenausweitung inzentiviert. Zudem bestehen immer wieder aufflammende Diskussionen über die Gewichtung der Taxpunkte in den verschiedenen medizinischen Disziplinen.

Im **stationären Bereich** wurden per 1. Januar 2012 wie bereits in anderen Ländern auch in der Schweiz die Fallpauschalen, (DRG's – Disease-Related Groups) eingeführt. Nach diesem **Swiss DRG-System** wird jeder Spitalaufenthalt anhand von Haupt- und Nebendiagnosen, Behandlungen und Schweregrad einer der weit mehr als tausend Fallgruppen zugeordnet und entsprechend vergütet. Universitätsspitäler erhalten einen Zuschlag für die Abdeckung der zu erbringenden Sonderleistungen in Forschung und Lehre. Die Kostenaufteilung zwischen den Kantonen und den Versicherern wurde so geregelt, dass die Kantone mindestens 55 % und die Versicherer höchstens 45 % der Kosten tragen.

Mit den DRG sollte insbesondere die Transparenz von und die Vergleichbarkeit zwischen Spitälern erhöht werden. Eine erste Bilanz zeigt, dass die initialen Befürchtungen (Stichwort »blutige Entlassungen«) sich bisher nicht erhärten lassen.

Pflegekosten (Pflegeheime, Spitex) gehen zu Lasten der OKP (obligatorische Krankenversicherung), der Kantone und Gemeinden. Auch hier entsteht in jedem Fall ein Selbstbehalt. Bei lang andauernden Aufenthalten z. B. in Pflegeheimen können auch die persönlichen Vermögenswerte zur Finanzierung (z. B. Wohneigentum) heran gezogen werden.

> Das Solidaritätsprinzip, welches in der Schweiz bis anhin hochgehalten wird, kommt mit zunehmender Individualisierung der Gesellschaft und zunehmendem ökonomischem Druck immer mehr unter Druck.

5.4 Medizinische Versorgung

5.4.1 Organisation

Stationäre Versorgung

Die Schweiz ist gekennzeichnet durch eine **hohe Dichte an Gesundheitsinstitutionen**, begünstigt durch das föderalistische System verteilt über das ganze Land. Insgesamt bestehen zurzeit 300 Spitäler, wovon fünf Universitätsspitäler mit entsprechenden Angeboten der Spitzenmedizin sowie Forschungs- und Ausbildungsfunktion sind. Obwohl in den letzten Jahren eine gewisse »Flurbereinigung« zugunsten größerer medizinischer Versorgungszentren erfolgt ist, überleben dennoch Spitäler mit minimaler Bettenzahl aufgrund des politischen Drucks, um auch in abgelegenen, ländlichen Regionen kurze Anfahrtswege zu Spitälern zu gewährleisten. Dies entfacht immer wieder Diskussionen um minimale Fallzahlen und Qualität der Behandlung.

Die bestehenden 1.500 **Institutionen der Langzeitpflege** werden aufgrund der laufend älter werdenden Bevölkerung zunehmend gefordert und es bestehen Wartelisten. Es bestehen zunehmend innovative Modelle von Versorgungszentren, welche dem zunehmenden Bedarf an Versorgungsleistungen Rechnung tragen und in denen betagte Menschen wählen können, wie viel medizinisch-pflegerische Unterstützung sie beanspruchen. Akutspitäler und Institutionen für Langzeitpflege (Alters- und Pflegeheime) sind zum Teil öffentlich, zum Teil in privater Hand. 2012 erfolgten 1 Mio. Eintritte in eine stationäre Gesundheitseinrichtung. Die Ausstattung der Schweizer Spitäler ist in der Regel auf höchstem Niveau, die Dichte an modernen Geräten für den diagnostischen und therapeutischen Einsatz hoch und das Fachpersonal gut ausgebildet.

Ambulante Versorgung

Auch die ambulante Versorgung ist in der Schweiz auf hohem Niveau flächendeckend gewährleistet und wird mit hoher Frequenz in Anspruch genommen: 78 % der Bevölkerung haben in den letzten 12 Monaten eine Ärztin oder einen Arzt aufgesucht. In der Regel wenden sich die Bürger bei Gesundheitsproblemen zunächst an ihre Hausarztpraxis oder eine andere allgemein praktizierende Ärztin bzw. einen anderen allgemein praktizierenden Arzt. Allerdings nimmt diese Bindung zu einem Arzt oder einer Praxis laufend ab. Zudem entstehen neue Modelle, wie große **Gruppenpraxen** in denen sowohl Hausärzte als auch Spezialisten gemeinsam und vernetzt miteinander arbeiten.

Die **Dichte der niedergelassenen Ärzte** variiert sehr stark: während in ländlichen Gebieten von einem sich verschärfenden eigentlichen Ärztemangel die Rede ist, besteht in den großen Städten eine eigentliche Überversorgung mit einer extrem hohen Ärztedichte. So gibt es im Kanton Genf 361 Ärzte auf 100.000 Einwohner, während dem es im Bergkanton Uri nur 95 sind. Seit längerem wird der sich anbahnende **Hausärztemangel** vor allem in ländlichen Regionen deshalb thematisiert. Dieser ist auf verschiedenen Ursachen zurück zu führen: eine Welle von Ärzten erreicht das Pensionsalter, die Ausbildung zum Hausarzt ist innerhalb der ärztlichen Fachspezialisierungen nicht sehr populär, zu wenig junge Ärztinnen und Ärzte sind bereit, Landpraxen weiter zu führen, das Abkommen von den traditionellen Einzelpraxen, und neue Anforderungen an flexible Arbeitsmodelle zur Vereinbarkeit von Familie und Beruf..

Für das Eröffnen neuer Arztpraxen hatte der Bund 2002 in Zusammenhang mit der Unterzeichnung der bilateralen Verträge und einer zu erwartenden »Ärzteschwemme« aus dem EU-Raum einen Zulassungsstopp erlassen. Es zeigt sich jedoch, dass dieses Instrument nur wenig greift, und insbesondere das Stadt-Land-Gefälle nicht beeinflusst.

Mit der »**Spitex**«, einer landesweiten Pflegerichtung für den ambulanten Bereich, besteht eine leistungsstarke und anerkannte Netzwerkorganisation, die im ambulanten Bereich der medizinisch-pflegerischen Versorgung zu Hause eine wichtige Arbeit leistet. Die aktuell ca. 600 Spitex-Einheiten sind meist als Vereine organisiert und betreuen ständig ca. 3 % der Bevölkerung zu Hause.

Arzneimittel

Arzneimittel werden meist durch die ca. 1.700 öffentlichen Apotheken bezogen. In gewissen Kantonen sind zudem auch die niedergelassenen Ärzte berechtigt, Medikamente in eigenen Praxisapotheken abzugeben (Selbstdispensation). Zurzeit sind ca. 13.000 verschiedene Medizinprodukte in der Schweiz zugelassen.

In den letzten Jahren sind Rationierungsdiskussionen um die Abgabe von besonders teuren Medikamenten, z. B. für die Behandlung von Krebs, aufgekommen. Bei einer allfälligen Einschränkung bei der Vergabe wird die **WZW-Regel** (Wirksamkeit, Zweckmäßigkeit, Wirtschaftlichkeit) herangezogen.

5.4.2 Personal

Wie auch in anderen OECD-Ländern steht die Schweiz vor großen Herausforderungen, zukünftig den Bedarf an Fachpersonen im Gesundheitsbereich abdecken zu können. Neben der generellen Verschiebung des Durchschnittsalters von Personen in Gesundheitsberufen nach oben sind die **Feminisierung des Arztberufes** und damit einhergehend veränderte Ansprüche an Arbeitsbedingungen, die Abhängigkeit von Fachpersonen aus dem Ausland und der teilweise verpasste Ausbau

Tab. 5.2 Beschäftigte im Gesundheitsbereich nach der Tätigkeit, 2010, Quelle: Betriebszählung, Bundesamt für Statistik, Tabelle modifiziert, Stand der Daten. 29.3.10

Anzahl Voll- und Teilzeitbeschäftigte	Beschäftigte	In %
Krankenhäuser	163.160	30,1
Sozialmedizinische Institutionen	155.420	28,7
Ambulanter Sektor	100.497	18,5
Arztpraxen	36.832	6,8
Zahnarztpraxen	17.305	3,2
Aktivitäten der Krankenschwestern und Hebammen, Hauspflege	24.655	4,6
Sonstiges Gesundheitswesen	25.705	4,0
Industrie und Handel	105.941	19,6
Verwaltung und Prävention	16.806	3,.1
Total	541.824	100

der Ausbildung von eigenem Nachwuchs insbesondere bei den Ärzten, ein sich verändernder Bedarf an Gesundheitsleistungen aufgrund der Alterung der Gesellschaft allgemein und der Zunahme von Lebensstil bedingten chronischen Erkrankungen wohl die Hauptfaktoren, die Angebot und Nachfrage bestimmen.

Die Schweiz verfügt heute zwar noch über deutlich mehr Fachkräfte im Gesundheitsbereich als der OECD-Durchschnitt. Pro 1.000 Einwohner sind 68,4 Personen im Gesundheits- und Sozialbereich tätig, im OECD-Durchschnitt sind es 48,6. Auch das Verhältnis von Pflegefachkräften zu Ärzten ist deutlich höher: 3,9 versus 2,6 im OECD-Durchschnitt. Je ein Drittel sind in Spitälern bzw. in Sozialmedizinischen Institutionen beschäftigt, knapp 20 % im ambulanten Sektor (Tab. 5.2).

Die Schweiz profitiert in allen Gesundheitsberufen in hohem Maß durch im Ausland ausgebildetes Fachpersonal, welches in der Schweiz arbeitet. An einzelnen Universitätsspitälern z. B. beträgt der Anteil **ausländischer Ärzte** 50 %, insgesamt wurden 1/3 der aktuell in der Schweiz tätigen Gesundheitsfachkräfte im Ausland ausgebildet. Insbesondere Deutschland, aber auch Frankreich und Italien sind bevorzugte Rekrutierungsländer aufgrund des ebenfalls sehr guten Ausbildungsstandes und der gemeinsamen Sprachen.

Künftig wird aufgrund der sich abzeichnenden veränderten Bedürfnisse von Patienten eine Verlagerung vom akut-stationären in den ambulanten und Langzeitpflege-Bereich stattfinden müssen. Mehrere prognostische Studien zeigen auf, dass sich für die Schweiz ohne nun unmittelbar greifende Maßnahmen zu entwickeln, ein drohender **Personalmangel** abzeichnet. Die Studien gehen davon aus, dass bis zum Jahr 2030 zwischen 120.000 und 190.000 Fachpersonen rekrutiert werden müssen, zwei Drittel davon um in dieser Zeitspanne anstehende Pensionierungen aufzufangen.

Verschiedene Initiativen wurden bereits ergriffen, indem z. B. Ausbildungskapazitäten erhöht und Arbeitsbedingungen verbessert und Wiedereinstiegsprogramme für Pflegefachkräfte entwickelt wurden. Es ist jedoch zu befürchten, dass zum einen diese Anstrengungen nicht genügen, zum anderen aufgrund der demographischen Entwicklung in der Schweiz gar nicht mehr genügend junge Leute zur Verfügung stehen werden, um alle Bedürfnisse an auszubildenden Fachpersonen abzudecken.

Die internationale Rekrutierung wird an ihre Grenzen stoßen, sicher dann, wenn es den Hauptrekrutierungsländern gelingt, ihre Fachpersonen im eigenen Land zu halten. Zudem hat die Schweiz den **Verhaltenskodex der WHO** für grenzüberschreitende Anwerbung von Gesundheitsfachkräften verabschiedet, welcher verhindern will, dass Entwicklungs- und Schwellenländer des selbst dringend benötigten Personals beraubt werden. Dies verstärkt aus moralischen Gründen die Verpflichtung, eigene Ressourcen aufzubauen.

Neben der großen Problematik, generell mehr Fachkräfte auszubilden und zu rekrutieren, ist auch die Berücksichtigung der Bedürfnisse der ländlichen und Bergregionen eine große Herausforderung.

5.4.3 Qualität

Verschiedene Akteure bemühen sich gemeinsam mit den Leistungserbringern, die Qualität und damit auch die Patientensicherheit in der Schweiz zu sichern und erhöhen.

Auf Bundesebene ist die Forderung nach einer hohen Qualität bereits im **Krankenversicherungsgesetz** von 1996 enthalten. Zudem hat der Bund im Jahr 2009 eine Qualitätsstrategie verabschiedet, welche 2012 durch eine Umsetzungsstrategie konkretisiert wurde. Außerdem wurden vom Bund Qualitätsindikatoren definiert.

Ein nationaler **Verein für Qualitätsentwicklung** in Spitälern und Kliniken (ANQ) koordiniert und realisiert Qualitätsmessungen in der Akutsomatik, der Rehabilitation und der Psychiatrie. Die Resultate ermöglichen eine transparente und nationale Vergleichbarkeit. Aufgrund dieser Erkenntnisse können Spitäler und Kliniken gezielt Maßnahmen zur Verbesserung ihrer Qualität entwickeln. Ein vom Spitalverband H+, dem Verband der Krankenkassen Santésuisse, den Eidgenössischen Sozialversicherer und der Gesundheitsdirektorenkonferenz GDK unterzeichneter Qualitätsvertrag regelt die Umsetzung und Finanzierung der nationalen **Qualitätsmessungen** durch den ANQ. Mehr und mehr veröffentlichen Spitäler auf freiwilliger Basis eigene Qualitätsberichte und erhöhen damit Transparenz und Vergleichbarkeit. Mit dem Beitritt zum nationalen Qualitätsvertrag verpflichten sich die Kantone, Versicherer und Leistungserbringer, die ANQ-Messungen zu finanzieren und umzusetzen. Der ANQ veröffentlicht eine Liste aller Leistungserbringer, Kantone und Versicherer, die dem Qualitätsvertrag beigetreten sind. Im nationalen Qualitätsvertrag ist die Umsetzung der ANQ-Messungen klar geregelt. Beinahe alle Schweizer Spitäler und Kliniken (>95 %) sind diesem Vertrag beigetreten. Damit verpflichten sie sich, regelmäßig Qualitätserhebungen gemäß dem **ANQ-Messplan** in den drei oben genannten Fachbereichen durchzuführen. Die Messresultate werden den teilnehmenden Spitälern und Kliniken in einem detaillierten Bericht zugestellt, sodass nationale Vergleiche und spitalindividuelle Analysen möglich werden. Diese dienen als Grundlagen für Maßnahmen zur Qualitätsentwicklung.

Die im Jahr 2003 von allen wichtigen Partnern im Gesundheitsbereich ins Leben gerufene **Stiftung Patientensicherheit Schweiz** ist das Kompetenzzentrum in Belangen der Patientensicherheit. Sie betreibt selber Forschung auf universitärem Niveau, und erarbeitet daraus Handlungsanleitungen für die Praxis. Zudem bietet sie verschiedene Weiterbildungen und Kurse an, mit dem Ziel, Fachpersonen für Belange der Patientensicherheit zu sensibilisieren und zu befähigen. Die Stiftung betreibt das sog. **CIRRNET**, ein Netzwerk lokaler Fehlermeldesysteme aus verschiedenen Gesundheitsorganisationen und entwickelt in Zusammenarbeit mit Fachexperten praktische Handlungsempfehlungen in Form der **Quick-Alerts**. Sie organisiert im weiteren Fachtagungen und Kongresse. Im Auftrag des Bundes entwickelt sie Nationale Pilotprogramme zur Förderung der Patientensicherheit und setzt diese auch um. Die Pilotprogramme sind Bestandteil der «Qualitätsstrategie des Bundes im Schweizerischen Gesundheitswesen» und werden maßgeblich vom BAG finanziert. Die aktuellen Programme fokussieren auf die Einführung der chirurgischen Checkliste, dem systematischen Medikationsabgleich von Spitaleintritt bis -austritt sowie die Reduktion der Verwendung von Harnwegskathetern.

Zudem gibt es eine Reihe weiterer wichtiger Akteure im ambulanten und stationären Bereich, welche sich für eine verbesserte Behandlungsqualität einsetzen.

5.5 Anstehende Herausforderungen – Ausblick

Der Gesundheitssektor ist für die Schweiz nicht nur für die Bevölkerung als potenzielle und aktuelle Patientinnen und Patienten, sondern auch aus volkswirtschaftlicher Sicht von großer Bedeutung. Mehr als eine halbe Million Personen, ca. ein Achtel aller Beschäftigten arbeiten in Gesundheitsberufen, vorwiegend in Gesundheitsinstitutionen, aber auch in Industrie und Handel, Prävention und Verwaltung. Medizintechnologie und die pharmazeutische Industrie sind traditionell Säulen der Schweizer Wirtschaft. Das Garantieren einer möglichst guten Gesundheit der Schweizer Bevölkerung und ein leistungsstarkes Gesundheitssystem entsprechen also nicht nur einem gesundheitspolitischen, sondern auch einem volkswirtschaftlichen und gesellschaftlichen Interesse.

Die Ansprüche und Anforderungen innerhalb des Gesundheitssystems sind vielfaltig und zunehmend. Alle Akteure sind gefordert, wegweisende

Strategien und Umsetzungsprogramme zu entwickeln, um für die nahe Zukunft gerüstet zu sein.

Die politischen Kräfte haben dies ebenfalls erkannt und aufgrund ihrer Forderungen ist die Verwaltung noch aktiver geworden. Neben der Qualitätsstrategie wurden verschiedenste weitere Strategien wie z. B. eine Demenzstrategie entwickelt, eine Strategie zur Bekämpfung nosokomialer Infekte ist in Bearbeitung.

Der vom Bundesrat verabschiedete Bericht »Gesundheit 2020 – die Gesundheitspolitischen Prioritäten des Bundesrates« definiert als zentrale Herausforderungen
- Die Zunahme chronischer Erkrankungen
- Eine Versorgung, die sich wandeln muss
- Die Sicherung der Finanzierung im weiter wachsenden Gesundheitssektor
- Die Behebung der mangelnden Steuerbarkeit und der fehlenden Transparenz

Explizit zu erwähnen wäre zusätzlich die Sicherstellung der zweckmäßig ausgebildeten Fachkräfte, mehr Erfolge in der Prävention und eine Versorgung, die Aspekte von hoher Qualität und Patientensicherheit noch besser berücksichtigt.

Die Schweiz als kleines Land mit insbesondere begrenzten Personalressourcen ist dabei in hohem Maß vom Ausland abhängig. Es wird eine große Herausforderung sein, die heutige sehr gute Gesundheitsversorgung weiterhin zu gewährleisten, den geänderten Bedürfnissen Rechnung zu tragen, ohne dies in einer globalisierten Welt auf Kosten der Ärmsten zu tun.

Literatur

Bericht an den Bundesrat zur Umsetzung der Qualitätsstrategie im Gesundheitswesen (2011), Bundesamt für Gesundheit

Bundesamt für Statistik BfS, Neuchâtel. ▶ http://www.bfs.admin.ch/bfs/portal/de/index/themen/01/06/blank/key/04/04.html

European Observatory on Health Care Systems (2000) Health Care Systems in Transition; Switzerland

Gesundheit 2020 – die Gesundheitspolitischen Prioritäten des Bundesrates (2013); Bundesamt für Gesundheit. ▶ http://www.bag.admin.ch/gesundheit2020/index.html?lang=de

▶ http://issuu.com/sfso/docs/1257-1000?e=2969314/6165342

Matthias Egger, Oliver Razum (Hrsg.) (2014) Public Health Sozial- und Präventivmedizin kompakt, 2. Auflage. De Gruyter

Nationale Verein für Qualitätsentwicklung in Spitälern und Kliniken ANQ. ▶ http://www.anq.ch

OECD (2013) Health at a Glance 2013: OECD Indicators, OECD Publishing. ▶ http://dx.doi.org/10.1718/health_glance-2013-en

OECD-Bericht über Gesundheitssysteme Schweiz (2012), Bundesamt für Gesundheit, Schweiz (Original von der OECD in Englisch und Französisch untern folgenden Titeln publiziert: OECD Reviews of Health Systems: Switzerland 2011; Examens de OCDE des systèmes de santé: Suisse 2011)

OECD-Bericht: ▶ http://www.oecd-ilibrary.org/economics/gross-domestic-product-gdp/indicator/english_dc2f7aec-en?isPartOf=/content/indicatorgroup/4537dc58-en

Qualitätsstrategie des Bundes im Schweizerischen Gesundheitswesen (2009). Bundesamt für Gesundheit; ▶ http://www.bag.admin.ch/themen/krankenversicherung/14791/index.html?lang=de

Konzeptionelle Grundlagen des klinischen Risikomanagements

Kapitel 6 **Grundsätzliche Aspekte des klinischen Risikomanagements – 59**
Alexander Euteneier und Hartwig Bauer

Kapitel 7 **Messmethoden und Daten zur Erfassung der Patientensicherheit – 83**
Constanze Lessing

Kapitel 8 **Management komplexer Systeme – 93**
Alexander Euteneier

Kapitel 9 **Das Team – Kooperation und Kommunikation – 99**
Regina Euteneier

Kapitel 10 **Führung und Risikomanagement – 109**
Alexander Euteneier

Kapitel 11 **Motivation und Verhalten – 125**
Regina Euteneier

Kapitel 12 **Human Factor – 133**
Hans-Jürgen Hörmann

Kapitel 13 **Regelverstöße – 147**
Euteneier Alexander

Kapitel 14 **Informationstechnologie und Risikomanagement – 163**
Peter Langkafel

Kapitel 15 **Aufgaben der Medizintechnik – 173**
Kurt Kruber

Kapitel 16	**Aufgaben des Medikamentenmanagements – 185** *Hanna M. Seidling, Marion Stützle und Walter E. Haefeli*
Kapitel 17	**Aufgaben des Hygienemanagements – 195** *Petra Gastmeier*
Kapitel 18	**Compliance in der Medizin – 207** *Marc Deffland*
Kapitel 19	**Juristische Aspekte des klinischen Risikomanagements – 217** *Rolf-Werner Bock*
Kapitel 20	**Bedeutung der Haftpflichtversicherung – 227** *Peter Graß, Marco Lonsing und Sarah Meckling-Geis*

Grundsätzliche Aspekte des klinischen Risikomanagements

Alexander Euteneier und Hartwig Bauer

6.1 Sicherheitskultur und Patientensicherheit – 60
6.1.1 Wie kann die bestehende Sicherheitskultur erfasst werden? – 63

6.2 Eigenschaften von Hochrisikoorganisationen – 63

6.3 Fehlermodelle – 65

6.4 Verantwortlichkeit und Werte – 67
6.4.1 Fehler produzierende Bedingungen und Fehlerverständnis – 68
6.4.2 Unerwünschtes Ereignis, Komplikation und Behandlungsfehler – 68
6.4.3 Abwehrhaltung und Defensivmedizin – 69
6.4.4 Verantwortungsethische Gesichtspunkte – 70
6.4.5 Selbstbestimmung und Mitverantwortung: Der Patient als Partner – 71
6.4.6 Die ärztliche Rolle im multiprofessionellen Team – 72
6.4.7 Patientensicherheit – eine multiprofessionelle Aufgabe – 73

6.5 Schnittmengen von Qualitäts-, Risiko- und Compliancemanagement – 73

6.6 Qualität, Patientensicherheit und Werthaftigkeit – 74

6.7 Risiko und Entscheiden in Unsicherheit – 77

6.8 Etablierung einer gerechten Betriebskultur – 78

Literatur – 81

A. Euteneier (Hrsg.), *Handbuch Klinisches Risikomanagement*, Erfolgskonzepte Praxis- & Krankenhaus-Management, DOI 10.1007/978-3-662-45150-2_6, © Springer-Verlag Berlin Heidelberg 2015

Das klinische Risikomanagement bedient sich einer Fülle an Denkmodellen und Fachtermini, die ihren Ursprung in der Risikoforschung und der Managementliteratur der letzten Jahrzehnte haben. Dabei handelt es sich überwiegend um Konstrukte wie Qualität, Sicherheit, Fehler und Irrtum, die aufgrund ihrer Natur zu Interpretationen und Auslegungen einladen. Umso wichtiger ist es, sich einen klaren, systemischen Denkrahmen zu schaffen und eine gemeinsame Fachsprache zu etablieren, damit jeder annähernd das gleiche versteht. Es finden sich ähnliche Kernelemente des Risikomanagements in allen Branchen und Forschungsbereichen wieder. Der Mensch mit seine Einstellungen, Haltungen und Verhaltensweisen in diversen Risikosituationen spielt dabei die zentrale Rolle, des Weiteren die Organisation als solche, die durch die von ihr geschaffenen Rahmenbedingungen das Handeln des Mitarbeiters maßgeblich beeinflusst.

Viele der hier aufgeführten Begriffe werden in den weiteren Kapiteln des Handbuchs vertiefend ausgeführt.

6.1 Sicherheitskultur und Patientensicherheit

Alexander Euteneier

> Das oberste Ziel aller Mitarbeiter sollte es sein, im Wirkungsbereich einer omnipräsenten, authentischen Sicherheitskultur zu arbeiten, die widerstandsfähig gegen Fehler und Regelverstöße (Resilienz) ist und so zu einem hohen Grad an Patientensicherheit führt.

Sicherheitskultur ist das Resultat aller Handlungen und Entscheidungen der Organisation, ihrer Führung und der Mitarbeiter. Sicherheitskultur als Teilmenge der Organisationskultur als Ganzes reflektiert die Summe an Werten, Normen, Traditionen, Denkhaltungen und Paradigmen, welche die Mitarbeiter kollektiv teilen. Sie werden weniger bewusst reflektiert, sondern vielmehr wie selbstverständlich praktiziert. Organisationskultur und Sicherheitskultur im Besonderen wirken normativ bzw. regulativ auf das Verhalten der Mitarbeiter, sowohl im positiven wie negativen Sinne. Besteht eine hohe »implizite« Sicherheitskultur sind regulative bzw. disziplinarische Maßnahmen kaum notwendig.

Nach Schein (1985), modifiziert von Ogbonna (Ogbonna 1992), können **drei Ebenen** der Kultur ausgemacht werden:
- **Ebene 1** – sichtbare Verhaltensweisen und ihre Artefakte, Leistungen, Rituale und Prozesse
- **Ebene 2** – kollektive Normen und Standards und das kollektive Verständnis, wie die Dinge sein sollen, teils definierte, teils ungeschriebene, teils geheime Normen
- **Ebene 3** – Muster an Grundannahmen, die nicht hinterfragt werden und unbewusst sind, z. B. der Umgang mit Wahrheit und Zeit, soziale Beziehungen und ihre Interpretation

Gelebte Sicherheitskultur erleichtert das Arbeiten, da vom Einzelnen nicht stets von neuem die Prozesse hinterfragt werden müssen, sondern angenommen werden kann, dass diese ihre Richtigkeit haben. Gelebte Sicherheitskultur reduziert so den komplexen Alltag, gibt Vertrauen, das Richtige zu tun, und schafft so Raum um sich auf die spezifischen Patientenprobleme zu konzentrieren. Ein typisches Beispiel praktizierter Sicherheitskultur ist der Umgang mit Hygienemaßnahmen in Krankenhäusern oder die regelmäßige, selbstverständliche Durchführung von Morbidität- und Mortalitätskonferenzen

Auf Dauer passen sich Mitarbeiter der gelebten Sicherheitskultur und ihren formalen Autoritätsstrukturen an. Sie verfolgen durch geschicktes Anpassen und Austarieren ihre eigenen legitimen Karriereziele und gleichen ihre Ziele mit den Erwartungen der Organisation und der Vorgesetzten ab.

Starke, resiliente Sicherheitskulturen sind in sich konsistent, klar und werden glaubhaft von allen gelebt, ihre Leitbilder und ethischen Grundsätze werden im täglichen Handeln auch umgesetzt. **Schwache Sicherheitskulturen** sind geprägt von Widersprüchen, mangelnden Vorbildern, einer zynischen Denkweise und einer Alles-oder-nichts-Mentalität mit der Neigung, ungeprüft große Risiken einzugehen. Die Autoren Deal und Kennedy haben anhand einer recht plakativen Typologie

Betriebskulturen in 4 Felder eingeteilt (Deal u. Kennedy 2000):
- **Process Culture** – Mitarbeiter bekommen nur wenig Feedback über ihre Arbeitsergebnisse und fokussieren sich deshalb mehr auf die Prozesse, die sich im Übermaß als Kontroll-Bürokratie zeigen
- **Bet Your Company Culture** – Hochriskante Entscheidungen, deren Konsequenzen sich erst spät manifestieren
- **Work Hard, Play Hard Culture** – Spaß und Action, wobei die Mitarbeiter wenige Risiken eingehen
- **Tough-Guy, Macho Culture** – Welt der Individualisten, die ständig hohe Risiken eingehen

Dabei muss berücksichtigt werden, dass Sicherheitskulturen sich schon auf Abteilungs- und Teamebene unterscheiden können und verschiedene Subkulturen mit zum Teil konträren Ausprägungsmustern in einer Organisation existieren können.

Sicherheitskultur ist auch Ergebnis des kollektiven Lernprozesses im Umgang mit internen und externen Problemen und somit veränderbar. Jedoch sind die meisten Änderungen nur sehr langsam durchführbar, hängen stark von der Veränderungsbereitschaft und der Vorbildwirkung der Führung ab (▶ Kap. 23 Changemanagement und ▶ Kap. 30.6 Organisationales Lernen). Die Beeinflussung der Sicherheitskultur kann mit dem Steuern eines Öltankers verglichen werden dessen Wendekreis und Bremsweg mehrere Kilometer beträgt. Dabei kann es vorkommen, dass eine volle Kontrolle der Ausrichtung nicht unmittelbar möglich ist, sondern die Richtung erst im zeitlichen Verlauf gänzlich erkennbar wird.

Wie eine mögliche Einflussnahme auf die Sicherheitskultur erfolgen kann, hat Reason (Reason 2008) mit dem Modell des **Sicherheitsraumes** bildhaft illustriert und die dafür notwendigen Antreiber Commitment, Kompetenz und Wachsamkeit, identifiziert (▶ Kap. 22.1 Sicherheitsraum). Diese finden sich in diesem Kontext in ähnlicher Form auch bei weiteren Autoren wie z. B. Weick und Sutcliffe (Weick u. Sutcliffe 2010) wieder.

Einen anderen Weg geht Runciman (2010), der im Auftrag der WHO einen konzeptionellen Rahmen für eine **Internationale Patienten-Sicherheits-Klassifikation** (IPSC) entwickelte, um so über eine gemeinsame Ontologie/Taxonomie die Vergleichbarkeit zwischen verschiedenen Patientensicherheitssystemen zu erleichtern (Runciman et al. 2009).

> Eine weitläufig akzeptierte Definition von Patientensicherheit stammt aus dem Bericht des Institute of Medicine, wonach Patientensicherheit beschrieben wird als »the freedom from accidental injury due to medical care or from medical error« (Kohn et al. 2000).

Patientensicherheit aus Sicht der IPSC der WHO wird definiert als »Reduktion von Risiken unnötiger Schäden auf ein akzeptables Minimum«. Risiko ist dabei die Wahrscheinlichkeit, dass ein Vorfall auftritt. Dabei berücksichtigt das akzeptable Minimum die bestehende Balance zwischen möglicher Schäden und den Vorteilen einer Intervention unter den gegebenen Optionen (Runciman et al. 2009)

Der konzeptionelle Rahmen der IPSC bietet eine Taxonomie und ist zugleich ein Modell, um auf kritische Ereignisse adäquat zu reagieren (◘ Abb. 6.1). Des Weiteren dient es dazu, Vorfälle in ihre relevanten Teilinformationen zu zerlegen und so aussagekräftiger zu dokumentieren bzw. im Anschluss zu analysieren. Das IPSC bietet definierte Angriffspunkte, an die ein klinisches Risikomanagement mit risikoreduzierenden Maßnahmen ansetzen kann. Dabei ist das Modell kein Klassifikationsmodell im eigentlichen Sinne, sondern vielmehr ein Informationsmodell, um aus erkenntnistheoretischer Sicht Patientensicherheitsvorfälle zu verstehen (World Health Organization 2015).

10 Klassen wurden im IPSC-Schema definiert (Sherman 2009 in Duckers et al. 2009)
- **Kategorie des Ereignisses im klinischen Kontext**
    - Ereignistyp: z. B. Organisatorischer oder medizinisches Fehler etc.
    - Patienten-Outcome: resultierendes Ergebnis oder Teilergebnis des Vorfalles als Schadensschwere, soziale oder ökonomische Auswirkung
- **Beschreibende Informationen des Umfeldes des Ereignisses**

Kapitel 6 · Grundsätzliche Aspekte des klinischen Risikomanagements

Klassifikation (1), Konzept (2), Klasse (3), Semantische Beziehung (4)

Patient (5), Patientenversorgung (6), Gesundheit (7)

Sicherheit (8), Patientensicherheit (13)

Beeinflusst → Beisteuernde Faktoren / Gefährdungen (28) → Informiert

Maßnahmen die die Risiken reduzieren (42)

Gefährdung (9)
Begleitumstände (10)
Vorfall (11), Agent (12)
Regelverstoß (16)
Irrtum (17), Risiko (18)
Systemversagen (46)

Wiederherstellung nach dem Vorfall

Patienten-Charakteristik (30)

Patientensicherheits-Vorfall (15)

Vorfall-Charakteristik (15)

Eigenschaften (31)

Vorfalltyp (29)

Eigenschaften (31)

Patientenversorgung assoziierter Schaden (14)
Berichtete Umstände (19)
Beinahe-Schaden (Near miss) (20)
Vorfall ohne Schaden (21)
Schadenbehafteter Vorfall (Adverse Event) (22)
Adverse Reaktion (33)
Nebeneffekte (34)
Verhinderbare Effekte (35)

Beeinflusst → Detektion (36) → Informiert

Wiederherstellung nach dem Vorfall

Beeinflusst → Schadensbegrenzende Faktoren (37) → Informiert

Informiert ← Patienten-Outcome (38) ← Organisations-Outcome (40) → Informiert

Schaden (23), Erkrankung (24)
Verletzung (25), Leiden (26)
Behinderung (27)
Grad des Schadens (39)

Schadenvermindernde Maßnahmen (41)

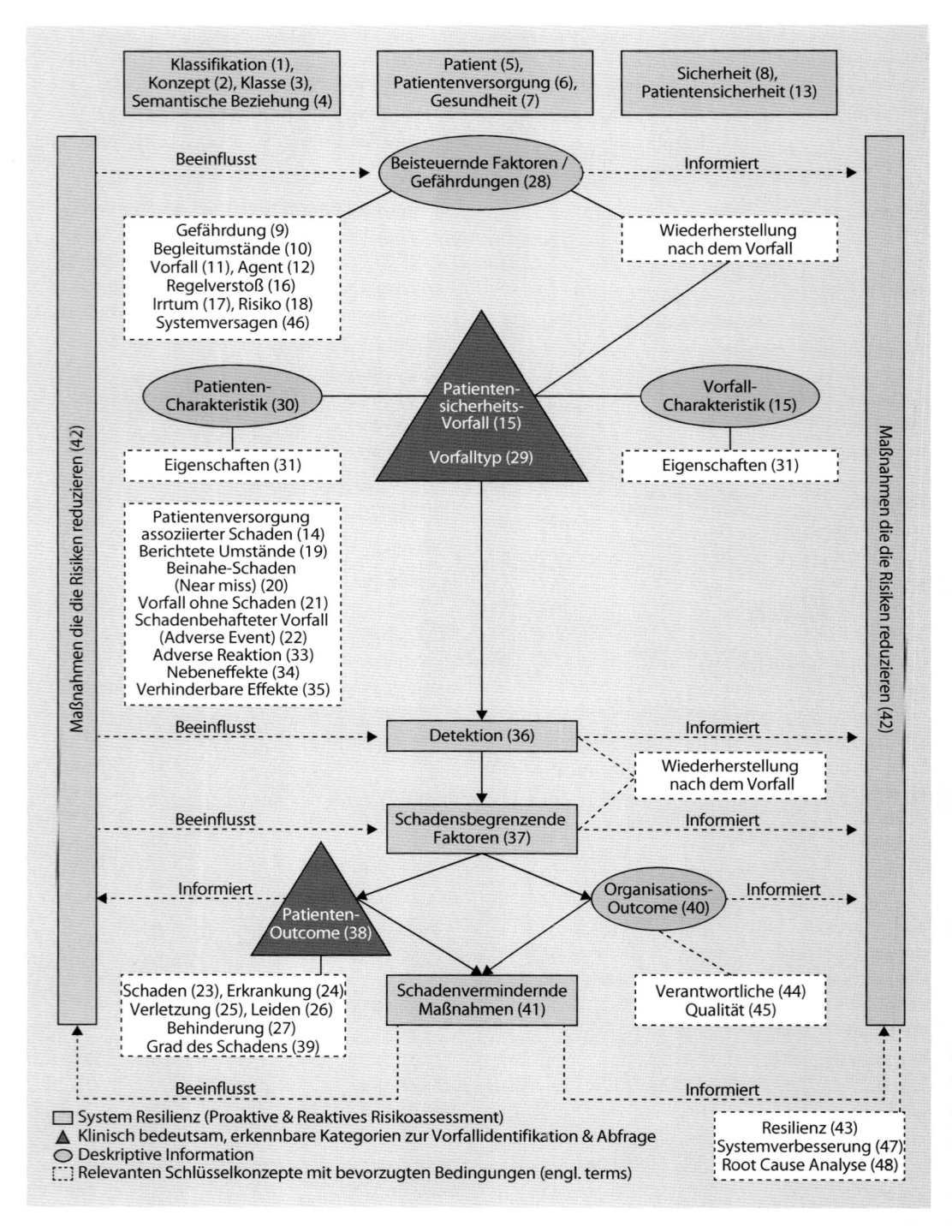

Verantwortliche (44)
Qualität (45)

Beeinflusst → ← Informiert

☐ System Resilienz (Proaktive & Reaktives Risikoassessment)
▲ Klinisch bedeutsam, erkennbare Kategorien zur Vorfallidentifikation & Abfrage
○ Deskriptive Information
[⋯] Relevanten Schlüsselkonzepte mit bevorzugten Bedingungen (engl. terms)

Resilienz (43)
Systemverbesserung (47)
Root Cause Analyse (48)

Abb. 6.1 Konzeptioneller Rahmen für die Internationale Klassifikation der Patientensicherheit. (Adaptiert nach World Health Organization 2015)

- Patienteneigenschaften: Alter, Vorerkrankungen, primäre Diagnose
- Eigenschaften des Vorfallumfeldes: Begleitumstände, welche Personen waren beteiligt etc.
- Beitragende Risikofaktoren: z. B. Human Faktoren, Kommunikation, Systemfaktoren etc.
- Organisatorische Auswirkungen: Welche Maßnahmen hat die Organisation im Anschluss an das Ereignis durchgeführt
- **Systemresilienz:** Systemresilienz wird durch ein proaktives und reaktives Risikomanagement erzielt: Resilienz ist hierbei der Grad, zu welchem ein System Gefährdungen oder Vorfälle kontinuierlich verhindert, aufspürt, mildert oder verbessert, damit die Organisation ihre originäre Fähigkeit wieder zurück erlangt, um ihre Kernfunktionen zu erfüllen.
- Maßnahmen, um die Risiken zu reduzieren, z. B. um Wiederholungen zu verhindern oder um die Resilienz zu verbessern, gerichtet an den Patienten, die Mitarbeiter, die Organisation
- Detektion, d. h. durchgeführte Aktionen oder implementierte Maßnahmen, um Ereignisse leichter festzustellen, z. B. durch Veränderungen des Patientenstatus, Alarmierungssystem, Peer-Review, Risikoassessment
- Schadensbegrenzende Faktoren, z. B. Aktionen oder Umstände, die die Verschlimmerung des Vorfalles verhindern oder abmildern
- Schadensverbessernde Faktoren, z. B. Aktionen oder Umstände, die den Schaden kompensieren, z. B. durch klinische Maßnahmen, Entschuldigung, Team-Debriefing, Schadensmanagement

6.1.1 Wie kann die bestehende Sicherheitskultur erfasst werden?

Die Maßstäbe, an denen sich ein Krankenhaus oder andere patientenversorgende Einrichtung messen lassen muss, entsprechen stets denen einer Hochrisikoorganisation. Die Bewertung der Sicherheitskultur kann durch eine Abfrage der oben genannten 10 Kategorien oder durch anderweitige, teils sehr subjektiver, Kriterien und Parameter erfolgen, die pars pro toto für die gesamte Sicherheitskultur stehen. Ein typisches Werkzeug hierzu ist das Risiko-Audit. Des Weiteren können standardisierte Mitarbeiterumfragen, z. B. mittels des Safety Attitudes Questionnaire (SAQ) oder des Hospital Survey on Patient Safety Culture (HSOPS) sowie Patientenumfragen das Gesamtbild ergänzen (▶ Kap. 33.10 Befragungen).

6.2 Eigenschaften von Hochrisikoorganisationen

Alexander Euteneier

Hochrisikoorganisationen (HRO) erfüllen laut Reason (Reason 2000) zwei **Hauptaufgaben**:
- Sie betreiben eine komplexe und anspruchsvolle Technologie und verhindern dabei größere Betriebsausfälle, welche die gesamte Organisation stark beschädigen oder sogar komplett zerstören könnte.
- Sie sind zu jeder Zeit in der Lage ihre Leistungsfähigkeit zu gewährleisten, um Phasen der Spitzenbelastungen zu erfüllen

»HROs sind komplexe Gebilde, die hoch dynamische und zum Teil sehr interaktiv anspruchsvolle Tätigkeiten, zum Teil unter enormen Zeitdruck durchführen, und dabei nur geringe unerwünschte Vorfälle aufweisen bzw. so gut wie keine Katastrophenfälle über Jahre verzeichnen« (Reason 2000).

Typische HROs sind Kernkraftwerke, Stromnetzbetreiber, Flugzeugträger, Luftfahrtunternehmen, Flugüberwachung, Feuerwehr, Militär und Krankenhäuser. HROs lassen kaum eine **Fehlertoleranz** zu. Festgestellte Fehler werden als Anlass genommen, sich zu verbessern und daraus zu lernen. HROs haben für besonders sicherheitsrelevante kritische Prozesse Regeln aufgestellt, die engmaschig überarbeitet werden und so stets auf dem aktuellen Stand sind. Regeln und Regelwerke werden in Frage gestellt, wenn sich nicht die gewünschten Ergebnisse einstellen. Die Gefahr einer drohenden Selbstzufriedenheit wird erkannt und Nachlässigkeiten bei Sicherheitsstandards sowie

Spezifische Faktoren	Allgemeine Ausrichtung	Auswirkung auf die Prozesse	Endziel
– Sensibel für betriebliche Abläufe – Beschäftigung mit Misserfolgen – Respekt vor der Expertise – Resilienz – Groben Vereinfachungen widerstehen	Achtsames Arbeiten	Hohe Zuverlässigkeit	Besonders sicher, Beständig hohe Versorgungsqualität

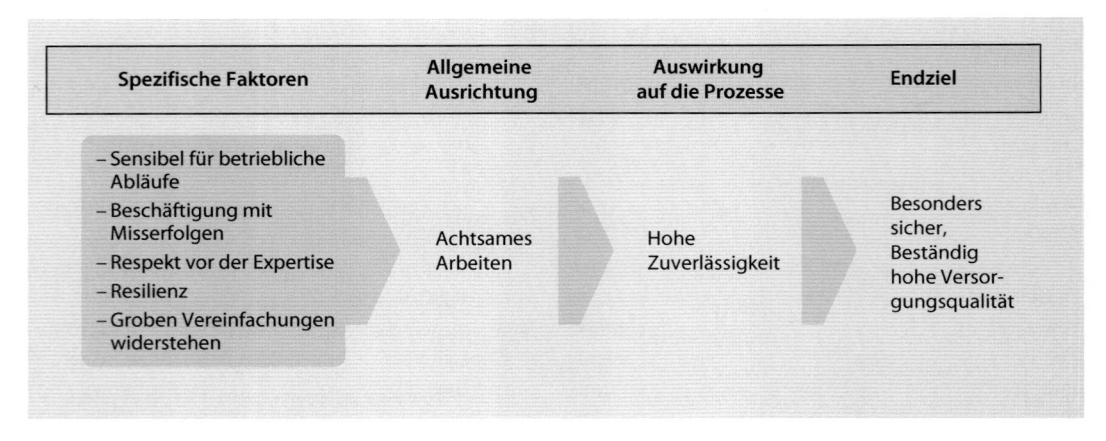

Abb. 6.2 Fünf spezifische Faktoren der Achtsamkeit als Voraussetzung für Patientensicherheit um eine hohe Zuverlässigkeit zu erlangen. (Adaptiert nach Hines et al. 2008)

ein permissives Verhalten gegenüber Fehler werden nicht toleriert.

> **Jedes unerwünschte Ereignis ist eine Chance zum Lernen (Reason 2008).**

Die WHO listet folgende **Eigenschaften** von HROs auf, an denen sich Organisationen im Gesundheitsbereich orientieren sollten (World Health Organization 2009):
— Beschäftigung mit Misserfolgen (»preoccupation with failures«) durch Anerkennung der Tatsache, scheitern zu können und entsprechende Vorsorge zu betreiben
— Commitment zur Resilienz durch proaktives Auffinden möglicher Gefährdungen und ihrer Eindämmung
— Sensibilität für die Tätigkeiten der Mitarbeiter am Patienten und den damit verbundenen Problemen aufweisen
— Etablierung einer Kultur der Sicherheit, in der Mitarbeiter ohne Angst vor Kritik oder Sanktionen potenzielle Sicherheitsprobleme offen ansprechen können

Dies zu erreichen bedarf es einer starken und einheitlichen Sicherheitskultur, die sich auf optimierte Prozesse und Infrastrukturen verlassen kann. Die Organisation bietet laufend Trainings für den Einzelnen und für Teams an und betreibt ein umfassendes organisationales Lernen und Sicherheitsmanagement.

In Anlehnung an Weick und Sutcliffe nennen das Institute of Medicine (IOM) und weiteren Autoren Kriterien, die die Krankenhäuser in **High-Reliability-Organisationen**, d. h. hoch-zuverlässige Organisationen, transformieren. Es ist eine der Hauptaufgaben des klinischen Risikomanagements, diesen Kriterien gerecht zu werden. Weick und Sutcliffe haben **5 Kernaussagen** aufgeführt (Weick u. Sutcliffe 2010):
— Sensibel für betriebliche Abläufe sein
— Groben Vereinfachungen widerstehen
— Kleinere Fehler und Störungen aufspüren
— Flexibel reagieren
— Die Orte des jeweils größten Sachverstandes nutzen

Hines et al. (2008) haben diese Kernaussagen an die Bedürfnisse der Krankenhäuser angepasst, was konkret bedeutet, neben dem Einsatz und der Einhaltung typischer Sicherheitsmaßnahmen wie Checklisten, Patientenidentifikationsbänder, Monitoring der Vitalparameter etc. stets achtsam das gesamte Umfeld, die ablaufenden Prozesse und die Mitarbeiter zu überprüfen bzw. zu überblicken und Risiken möglichst früh zu erkennen (Abb. 6.2). Es bedeutet auch, sich vor zu einfachen Antworten auf komplexe Fragestellungen und Vorgänge zu hüten, um so die tatsächlichen Ursachen der Fehler erkennen zu können und diese dann gezielt anzugehen. Mögliche Fehler und ein Misslingen werden als potenzielle Ereignisse mit einbezogen und prophylaktisch Gegenmaßnahmen mit bedacht. In kritischen Situationen entscheidet nicht der ranghöchste Mitarbeiter, sondern der mit der höchsten Expertise für den speziellen Fall. Demgemäß steht der Respekt vor dem Fachwissen vor der Hierarchiestellung (Hines et al. 2008).

Hochrisikoorganisationen im Gesundheitswesen praktizieren eine Kultur der Sicherheit, die sich der Limitationen der menschlichen Fähigkeiten bewusst sind. Die Human-Factor-Forschung hat hier eindrücklich gezeigt, welche kognitiven und verhaltensbezogenen Fehlerquellen und irreführenden Heuristiken bzw. Bias bestehen. In HROs wird der **Verantwortlichkeit** (»accountability«) ein hoher Stellenwert eingeräumt. Jedoch darf bei aller Betonung der Verantwortlichkeit nicht eine individuelle Schuldsuche entstehen, die von der Systemursache der Fehler und Regelverstöße ablenkt.

Die enge Verzahnung der **multidisziplinären, interdependenten Behandlungsteams** sollte reibungsfrei, mit optimierten Schnittstellen, in der Regel sind dies die Patientenübergaben, vonstatten gehen, um eine bestmögliche Versorgungsqualität zu erzielen. Entscheidungen werden im Team besprochen und aufeinander abgestimmt. Dazu sind suffiziente **Feedbackmechanismen** installiert, die frühzeitig und spezifisch eine Anpassung der Therapie ermöglichen. Im Zentrum stehen der Patient und sein Anliegen. Im Gegensatz zu HROs des Industriesektors mit ihren überwiegend prozess- und produktorientierten Standardabläufen (SOPs) bleiben die Individualität des einzelnen Patienten und der damit einhergehenden großen Unterschiedlichkeit der Herangehensweisen eine beträchtliche Herausforderung für Ärzte und Pflegekräfte.

> Es gilt für jeden einzelnen Patienten die richtige Therapiewahl zu treffen. Dies unterscheidet das Arbeiten im Gesundheitssektor deutlich von anderen HRO-Branchen und erfordert dementsprechend eigene Lösungsansätze.

6.3 Fehlermodelle

Alexander Euteneier

Es liegt in der Natur des Menschen Fehler zu begehen. Der Ausspruch »errare humanum est – irren ist menschlich«, ist dabei nur der eine Teil der lateinischen Redewendung, die vollständige lautet: Errare humanum est, sed in errare perseverare diabolicum (Hieronymus, Seneca et al. 2002), was wie folgt übersetzt wird: »Irren ist menschlich, aber auf Irrtümern zu bestehen ist teuflisch«. Ähnlich verhält es sich mit dem klinischen Risikomanagement und Patientensicherheit.

Unser Bestreben sollte sein, die **Fehlerquote** so gering wie möglich zu halten, um Schaden vom Patienten und Mitarbeitern abzuhalten. Dies setzt die Bereitschaft voraus, sich ständig weiter zu entwickeln und aus Fehlern zu lernen. Um dies zu können, müssen die Fehlerursachen erkannt werden. Die Möglichkeit eines fehlerbedingen eigenen Scheiterns wird jedoch häufig verdrängt und als persönliches Versagen stigmatisiert, was verhindert sich objektiv mit den tatsächlichen Ursachen von Fehlern und deren Beseitigung zu beschäftigen.

Das wohl bekannteste Fehlermodell stammt von Reason (2000), der die Entstehung eines Schadens anhand des Zustandekommens einer sich manifestierenden, vollständigen Fehlertrajektorie durch verschiedene Sicherheitsschichten und Abwehrbarrieren hindurch beschreibt, wo es erst bei Versagen aller implementierten Sicherheitsmaßnahmen zu einem Schaden kommt (◘ Abb. 6.3). Reason vergleicht dies mit einem Pfeil durch mehrere Scheiben eines Schweizer Käse, der einen Weg durch alle Löcher gefunden hat.

Eine erweiterte und differenziertere Darstellung der **Fehlertrajektorie** stellt das Schema von **Coombes** und Kollegen (2008) da (◘ Abb. 6.4). In diesem Modell werden alle möglichen Fehlerursachen zusammen gefügt, die in unglücklicher Aneinanderreihung zu einem Schaden führen können. Das Modell geht von latenten Fehlerquellen aus, die in der Organisation aufgrund, z. B. schlechter Prozesse oder nicht qualifiziertem Personal, hierarchischem Führungsstil oder fehlendem Teamspirit bereits fix angelegt sind. Hinzu kommen variable, situativ bedingte fehlerbegünstigende Faktoren, z. B. die akute Personalsituation auf Station oder im Operationssaal, die ungünstige Teamzusammensetzung, der individuelle Ausbildungsstand, die anstehende Aufgabe oder der multimorbide Patient. In Kombination mit aktiven Fehlern oder Regelverstößen, können bei zusätzlichem Versagen bestehender Sicherheitsbarrieren diese Fehler zu

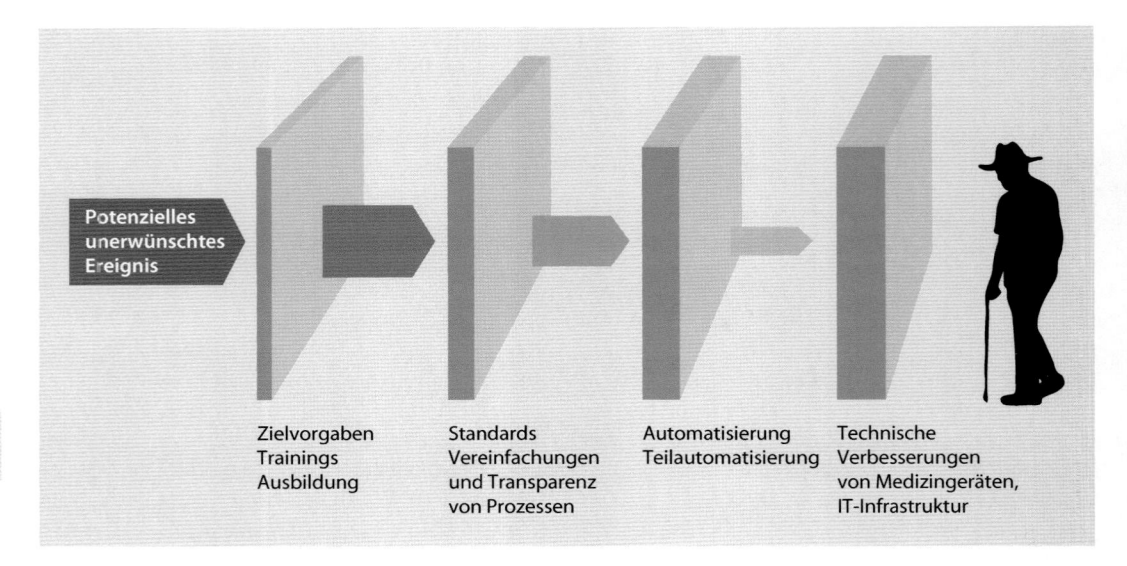

Abb. 6.3 Abwehrmechanismen zum Schutz des Patienten. (Adaptiert nach Veteran Affairs (US) National Center for Patient Safety, ▶ www.patientsafety.gov; Vincent et al. 2000)

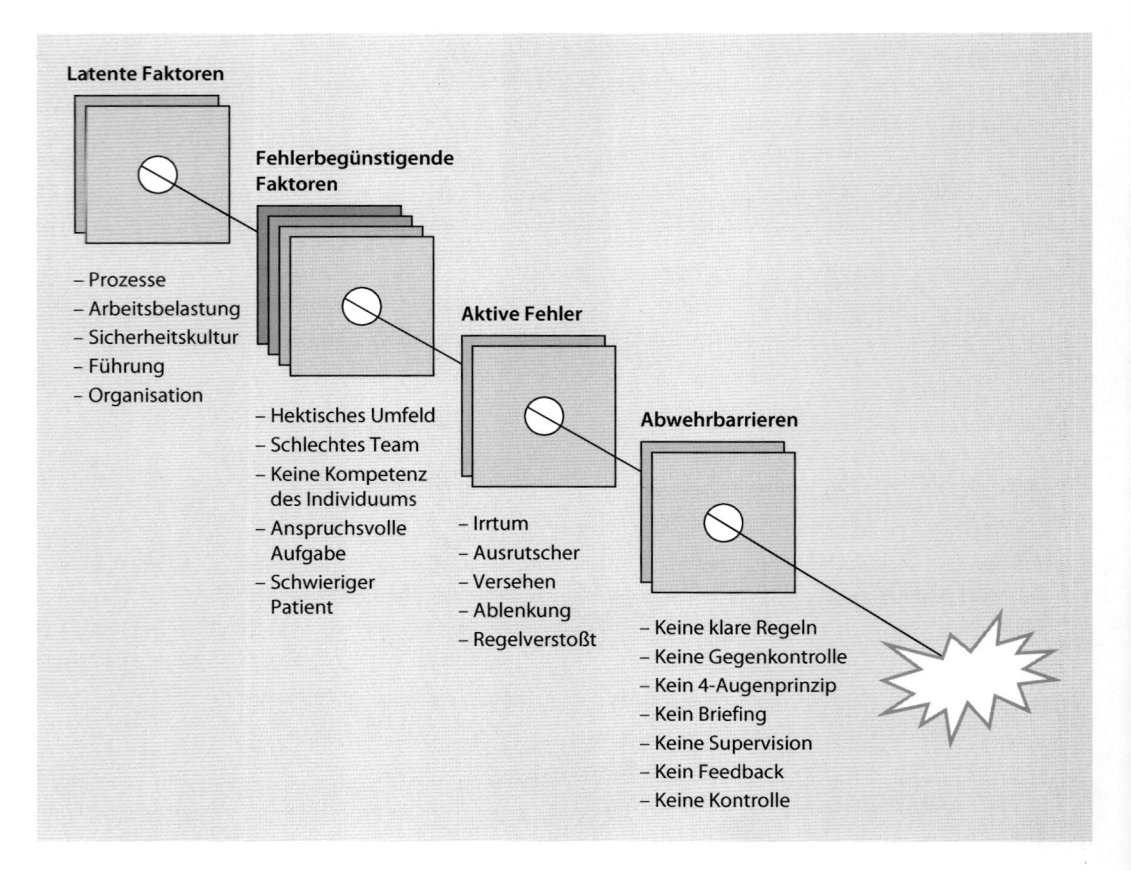

Abb. 6.4 Fehlertrajektorie, Abwehrbarrieren und Schadensentstehung. (Adaptiert nach Reason u. Coombes, in WHO Patient Safety Curriculum Guide, multiprofessional edition; Coombes et al. 2008)

einem Schaden bzw. schwersten Schaden bis zum Versterben (**Sentinel Event**) des Patienten führen.

Irrtümer lassen sich nach Reason (2000) in zwei Hauptkategorien unterscheiden.
- Ausrutscher (»slips«) und Versehen (»lapses«)
- Fehler (»mistakes)

Während **Ausrutscher** »(slips«) und **Versehen** (»lapses«) auf einem kurzzeitigen Aufmerksamkeits- oder Erinnerungsdefizit beruhen, z. B. auf eine fehlerhafte Umrechnung bei Ablenkung oder Verwendung falscher Parameter aufgrund falscher Erinnerung, beschreiben **Fehler** (»mistakes«) einen fehlerhaften Vorgang aufgrund falscher Regeln, falschem Wissen oder fehlender handwerklicher Fähigkeiten, dabei stets im Glauben das Richtige zu tun, aber dennoch falsch zu liegen. Fehler entstehen unbeabsichtigt. Dem gegenüber stehen beabsichtigte Regelverstöße, die bewusst durchgeführt werden (▶ Kap. 13 Regelverstöße).

6.4 Verantwortlichkeit und Werte

Hartwig Bauer

Schon vor rund 130 Jahren kämpfte Theodor **Billroth** (1829–1884), der zurecht als der Vater der akademischen Chirurgie gilt und 1872 einer der Gründerväter der Deutschen Gesellschaft für Chirurgie war für einen offenen Umgang mit Fehlern.

> »Nur armselige, eitle Toren und Schwächlinge scheuen sich, begangene Fehler einzugestehen. Wer die Kraft in sich fühlt, es besser zu machen, wird vor dem Bekenntnis eines Irrtums nicht zurückschrecken.« (Theodor Billroth 1886)

Er sah darin eine entscheidende Voraussetzung, um es künftig besser machen zu können – ein frühzeitiges Bekenntnis zu der heute allgemein akzeptierten »No-shame-no-blame«-Sicherheitskultur (Wachter u. Pronovost 2009), die sich statt einer »Schuldkultur« mit erzwungener Null-Fehler-Attitüde und primärer Suche nach dem Schuldigen auch bei uns zunehmend durchzusetzen beginnt.

Der Bostoner Chirurg Ernest Amory **Codman** (1869–1940) hatte lebenslang ein besonderes Interesse an der Erfassung der Outcomes von chirurgischen Patienten und war einer der engagiertesten Vorkämpfer für bessere Standards in der Chirurgie. Auf ihn gehen u. a. die sog. Morbidity- und Mortality-Konferenzen zurück, klinikinterne Diskussionsrunden, auf denen Ärzte ihre Fehler analysieren. Er hatte keine Vorbehalte, seine Ergebnisse mit anderen zu vergleichen, obwohl er bemerkte: »Vergleiche sind schwierig, aber Vergleiche sind in der Wissenschaft notwendig. Solange wir keine freiwilligen Vergleiche von therapeutischen Maßnahmen vornehmen, können wir nicht behaupten, dass eine stationäre Behandlung wirksam und wirtschaftlich ist«.

Codman's »diagnostischer« Ansatz in Bezug auf Behandlungsergebnisse war damals bereits sehr weitsichtig und, entsprechend unseren heutigen Vorstellungen von modernem Qualitätsmanagements, der Richtige. Er erfasste, analysierte und verglich die Ergebnisse – also die Konsequenzen – einer medizinischen Behandlung und versuchte darauf aufbauend, Schwachstellen zu identifizieren und zu beheben (Schneeweiss 2002). Bald war Codman als Eiferer gefürchtet. Auf Kongressen stellte er Kollegen von anderen Krankenhäusern bloß, indem er sie öffentlich nach ihren Fehlerraten fragte. Antworteten diese, so wie es heute noch üblich ist, diese Daten dürften sie auf Anraten der Anwälte nicht preisgeben, konterte Codman schroff: »Humbug«, man solle sich nicht unter den Röcken der Anwälte verstecken (Harro 2009). Wie nicht anders zu erwarten, stieß er mit dieser offenen herausfordernden Art bei seinen Kollegen zunehmend auf Widerstand. Als Mitbegründer des American College of Surgeons musste er 1915 dessen Vorsitz abgeben und ging so als »Märtyrer der Patientensicherheit« in die Chirurgengeschichte ein.

Diese kurzen historischen Hinweise auf gelebte Verantwortlichkeit und Werte großer Chirurgenpersönlichkeiten sollen verdeutlichen, dass Begrifflichkeiten, verantwortungsethische Gesichtspunkte, Teamverständnis, Fehler- und Risikomanagement in der ärztlichen Aus-und Weiterbildung und ein multiprofessioneller Ansatz als Voraussetzung einer gelebten Sicherheitskultur zwar schon lange im Bewusstsein führender Akteure vorhanden sind, dass aber bezüglich Verantwortlichkeit und Werten im Gesamtkontext des klinischen

Risikomanagements bis heute noch erheblicher Nachholungs- und Umsetzungsbedarf besteht.

6.4.1 Fehler produzierende Bedingungen und Fehlerverständnis

Die Fehlerentstehung ist komplex, einfache Kausalitäten sind selten, die zu Zwischenfällen beitragenden Faktoren sind vielfältig.

In der Regel geht es nicht um mangelndes Fachwissen, sondern um Probleme beim Umsetzen des Wissens unter den **Bedingungen der Versorgungsrealität** (Arbeitsumfeld, Prozesse) und um Probleme im Umgang mit der **Komplexität der Versorgung**. Defizite in der **Kommunikation** auf Patienten- und Teamebene und in der **Teamkoordination** und natürlich nicht zuletzt patienten- und arztindividuelle Faktoren spielen eine entscheidende Rolle.

Beispielhaft sind Fehlentscheidungen unter **hohem Arbeitsdruck**. Man neigt in dieser Situation dazu, weniger durchdacht zu reagieren, sondern schnell und spontan und dabei mögliche Risiken zu unterschätzen in der Annahme »es wird schon gut gehen«. Menschliche Fehler verweisen allerdings zumeist auf tiefer liegende Probleme im System. »Die meisten Fehler werden von tüchtigen und fleißigen Ärzten und Schwestern gemacht, die das Beste für den Patienten wollen (Wachter u. Pronovost 2009)

So sind Ursachen für Zwischenfälle weniger Wissensdefiziten oder dem Fehlhandeln und Versagen von Einzelnen geschuldet. In der Regel kommt es durch Summation verschiedener, für sich noch nicht gefährlicher Unachtsamkeiten oder Sorgfaltsverletzungen und Nichtbeachtung von Vorschriften zur eigentlichen Schädigung.

> Im Sinn des bekannten »Schweizer-Käse-Modells« führt erst eine Verkettung von unglücklichen Umständen mit Durchlässigkeit verschiedener Sicherheitsbarrieren zu einem Schadensereignis (Reason 2000).

Der Eintritt von unerwünschten Ereignissen wird umso wahrscheinlicher, je mehr Menschen, selbst auf hohem Sicherheitsniveau, miteinander agieren, und das Fehlerrisiko steigt, je mehr Arbeitsschritte oder Verrichtungen am Patienten erforderlich sind.

Dies bringt in unserer immer stärker spezialisierten und arbeitsteiligen Patientenversorgung mit konsekutiv zunehmender **Schnittstellenproblematik** und der Notwendigkeit, die Abläufe vermehrt interdisziplinär und interprofessionell abzustimmen, auch wachsende Anforderungen mit sich. Eine der heute sehr ernst zu nehmenden fehlerproduzierenden Bedingungen ist deshalb die durch den wachsenden ökonomischen Druck bedingte enorme **Arbeitsverdichtung** in den Kliniken (Bauer 2013)

6.4.2 Unerwünschtes Ereignis, Komplikation und Behandlungsfehler

Ein **Zwischenfall** (»incident«) ist ein Ereignis im Rahmen einer Heilbehandlung, welches zu einer unbeabsichtigten und/oder unnötigen Schädigung einer Person oder zu einem Verlust hätte führen können oder geführt hat. Ein **unerwünschtes Ereignis** (»adverse event«) ist ein unbeabsichtigtes Vorkommnis, das eher auf der Behandlung denn auf der Erkrankung beruht und möglicherweise, aber nicht zwangsläufig zur Schädigung von Patienten führt (verlängerter Aufenthalt, Morbidität, Mortalität). Es kann vermeidbar oder unvermeidbar sein.

Ein **Fehler** ist eine Handlung oder ein Unterlassen, bei dem eine Abweichung vom Plan, ein falscher Plan oder kein Plan vorliegt und so ein vorgegebenes oder angestrebtes Ziel nicht erreicht wird. Dies gilt unabhängig vom Eintreten eines Schadens. Ein **Behandlungsfehler** ist ein diagnostischer oder therapeutischer Eingriff, der nicht indiziert war, nicht mit angemessener Sorgfalt durchgeführt wurde oder geboten war, aber unterlassen wurde

Davon nicht einfach zu unterscheiden und häufig Anlass für Auseinandersetzungen ist der klinische Begriff der **Komplikation** (Bauer 2006). Sie ist ein nicht geplanter und/oder unerwarteter Verlauf, der die Heilung erschwert, beeinträchtigt oder vereitelt. Sie ist häufig eingriffstypisch und kann trotz Handelns mit größter Expertise und der gebotenen Sorgfalt auftreten. So werden Nachblutungen, Verletzungen von Nachbarorganen, Nahtinsuffizienzen, Wundinfektionen, Lungenembolien oder Pneumonien in der operativen Medizin nie gänzlich zu vermeiden sein.

Die Ausweitung von Indikationen zu komplexen Eingriffen und invasiven intensivmedizinischen Maßnahmen zunehmend auch auf Risikogruppen wie hochbetagte und immungeschwächte Patienten geht mit erhöhter Komplikationsgefahr einher.

Komplikationen sind aufklärungspflichtig. Der Patient soll unter Abwägung der Risiken gegenüber dem angestrebten und zu erreichenden Behandlungsziel seine Entscheidung fällen. Der Arzt hat ihn dafür sachkundige, der individuellen Situation angemessene und vor allem verständliche Hilfestellung zu geben.

Vor allem aus Patientensicht ist die Differenzierung zwischen schuldhaftem Fehler und eingriffstypischer Komplikation schwierig. Die Aufklärung über mögliche Komplikationen dient somit auch einer Vorbeugung vor Schuldzuweisungen, da Komplikationen in der Wahrnehmung des Patienten und seines Umfeldes primär mit »Kunstfehler« oder »Ärztepfusch« gleichgesetzt werden

In einer Zeit, in der in einer immer weiter gefassten Machbarkeitserwartung an die Medizin und einem zunehmenden Verständnis der Chirurgie als Reparaturbetrieb vorauskalkulierbare Ergebnisse erwartet werden, kommt es bei Abweichung vom erwarteten Behandlungsverlauf zum Vorwurf eines Behandlungsfehlers meist aus ganz banalen Reaktionen, die es zu kennen und zu vermeiden gilt. Vor allem die Bagatellisierung eines Eingriffs durch den Arzt als harmlos macht einen Misserfolg geradezu unverständlich. **Übersteigerte Erwartungshaltungen** werden so nicht selten ärztlich induziert. Oft sind es auch unbedachte kritische Äußerungen von Kollegen und nichtärztlichen Mitarbeitern, die einen Primärverdacht auf einen Kunstfehler auslösen. Entscheidend ist ein angemessenes Komplikationsmanagement, d. h. der richtige Umgang mit Komplikationen und die sich daraus ergebenden weiteren therapeutischen Bemühungen

Es gilt der Grundsatz, zunächst an eine chirurgische Komplikation zu denken und diese mit allen vernünftigen Mitteln auszuschließen, ehe man sich auf die Interpretation der Störung als schicksalshaften Verlauf zurückzieht. Versucht der Chirurg rechtzeitig, nach offener Besprechung der Probleme mit dem vorher darüber adäquat aufgeklärten Patienten und seinen Angehörigen, eine eingriffsbedingte Komplikation zu beherrschen, wozu bei Einsicht in die eigenen Kompetenzgrenzen auch das Angebot einer Verlegung des Patienten zählt, wird das Vertrauensverhältnis eher gestärkt und kaum der Vorwurf eines schuldhaften Handelns entstehen.

> Viele Behandlungsfehlervorwürfe ließen sich vermeiden, wenn sich die Patienten durch ihren Arzt genügend beachtet und mit ihren Problemen ernst genommen fühlten.

Ein weiteres Problem liegt auch in einer **falschen Interpretation des**, in der Regel stillschweigend geschlossenen, **Behandlungsvertrages**. Dieser ist ein sog. Dienstvertrag, d. h., der Arzt schuldet dem Patienten grundsätzlich nicht den Heilerfolg, sondern lediglich die kunstgerechte, für den Heilerfolg nach Facharztstandard erforderliche Behandlung. Die Beweggründe, bei Abweichungen vom erwarteten Behandlungsergebnis den Vorwurf eines Behandlungsfehlers zu erheben, ergeben sich meist aus dem Bruch des gegenseitigen **Vertrauensverhältnisses**. Von Seiten des Arztes tragen dazu Verdrängung der Wahrheit, Angst vor Ansehensverlust, Zeitmangel, fehlendes Einfühlungsvermögen und nicht zuletzt inadäquate Wortwahl bei. Beim Patienten sind es vorwiegend Verständnisschwierigkeiten, ungerechtfertigte Erwartungshaltungen, Verdrängungsmechanismen und ganz wesentlich auch eine Beeinflussung durch Dritte (Bauer 2006).

6.4.3 Abwehrhaltung und Defensivmedizin

Die zunehmende Klageflut, die Bereitschaft und Rücksichtslosigkeit mancher Patienten, auch kleinste Störungen des Heilungsverlaufs nicht als gegeben zu akzeptieren, stellt einen der Gründe für eine heute zunehmend zu beobachtende Entfremdung zwischen Arzt und Patient dar (Imhof 2010). Umso mehr Gewicht kommt, nicht nur vor dem Hintergrund der neuen gesetzlichen Regelungen, dem **Aufklärungsgespräch** zu.

Faktisch erfolgen die ärztliche Aufklärung und Beratung meist unter **Zeitdruck**. Unter Umständen degeneriert die Arztaufklärung gar dazu, Risiken an den Patienten zu überwälzen. Dies hat einen konkreten Hintergrund. Wenn Patienten gegen den Arzt Haftungsansprüche erheben, können sie ihm oftmals zwar keinen direkten Behandlungsfehler nachweisen. Jedoch wird ersatzweise manchmal der Vorwurf unzureichender oder unterlassener Aufklärung erhoben – was prozessentscheidend werden kann. Für den Arzt kann die Aufklärung deshalb zur Haftungsfalle werden. Unter Umständen ziehen Ärzte freilich allzu weitgehende Konsequenzen und verhalten sich gegenüber ihren Patienten von vornherein rein defensiv. Problematisch wird es, wenn sie übervorsichtig sind und die Patienten vor allem mit der Absicht aufklären, sich selbst abzusichern, damit notfalls später einmal der Aktenlage gemäß (Aufklärungsdokumentation) belegt werden kann, dass ihre Information und Aufklärung formal korrekt stattgefunden hat. Derartige defensivmedizinische Reaktionen sind arztethisch jedoch fragwürdig. Denn der Arzt ist ex ante, im Vorhinein dafür verantwortlich, dem wohlverstandenen Interesse des Patienten möglichst umfassend gerecht zu werden. Im Sinn der Achtsamkeit ex ante sollte er selbstkritisch prüfen und abwägen, ob er sich zu defensiv verhält, statt dass er dem Bedürfnis des Patienten, der ärztlichen Erfahrung und dem medizinischen Wissen gemäß (lege artis) handelt (Kreß 2009).

Eine gefährliche Konsequenz ist somit die schleichende Ausbreitung einer **Defensivmedizin**, die in erster Linie darauf ausgerichtet ist, möglichst keine Angriffspunkte für gerichtliche Klagen zu bieten. Immer häufiger sei zu beobachten, dass leitende Ärzte schon zu Beginn von Ermittlungsverfahren suspendiert werden, wenn ihre »Schuld« noch gar nicht erwiesen ist. »Wie will ein leitender Arzt seinen Beruf mit Hingabe ausüben, wenn in seinem Vertrag eine Klausel steht, die die sofortige Auflösung der Dienstverhältnisse im Falle eines Behandlungsfehler-Verfahrens vorsieht? Wie handelt jemand, der Tag für Tag eine solche unsichtbare Zeitbombe mit sich herumträgt? Wird nicht im Zentrum seiner Überlegungen und seines Handelns – ob bewusst oder unbewusst – an erster Stelle das Prinzip der Absicherung gegen juristische Auseinandersetzungen stehen und nicht das Ziel des auf lange Sicht für den Patienten besten Heilverfahrens? Wird nicht eine Art Defensivmedizin die zwangsläufige Folge sein?« (Imhof 2010).

6.4.4 Verantwortungsethische Gesichtspunkte

Der Theologe Hartmut Kreß von der Evang.-Theol. Fakultät, Abt. Sozialethik der Universität Bonn, hat sich ausführlich mit verantwortungsethischen Gesichtspunkten bei der Aufarbeitung von Behandlungsfehlern auseinandergesetzt (Kreß 2009).

Moralisch ist der Arzt dem Patienten sowie seinem eigenen Gewissen verantwortlich. Er ist aufgefordert, sein persönliches **Berufsethos** zu kultivieren und sich um ethische Maßstäbe sowie um die Qualität seines Handelns zu bemühen, das dem Gut der Gesundheit zugutekommen soll. Eine solche persönliche Verantwortung für die Qualität seines Handelns trägt der Arzt auf jeden Fall ex ante: Er ist dafür verantwortlich, sein jeweils aktuelles und sein künftiges Tun und Lassen gewissenhaft, rechtschaffen und dem medizinischen Wissen gemäß durchzuführen.

Neben dieser Pflicht ex ante ist seine ethische Verantwortung ex post, die **zurückblickende Verantwortung**, zu beachten. Ein Arzt wird sich gegebenenfalls damit auseinandersetzen müssen, einen Patienten fehlerhaft behandelt und gar geschädigt zu haben. Dann wird er sich im Nachhinein fragen müssen, in welchem Maß und in welchem Sinn er Schuld auf sich geladen hat. Manchmal wird dies ein sog. **unegoistisches Schuldigwerden** oder eine tragische Schuldverstrickung sein. Denn es kann durchaus so sein, dass sein Handeln erst am Ende einer Fehlerkette stand oder dass es von jenen Umständen belastet war, die die Medizin zurzeit beeinträchtigen: Rationalisierungs-, Ökonomisierungs- und Rationierungszwänge, Organisationsprobleme in einer Klinik, Arbeitsverdichtung u. a. Sollte dies der Fall sein, dann ist der Arzt für eine Fehlentscheidung oder fehlerhaftes Handeln subjektiv, in moralischer Hinsicht, zumindest partiell entlastet (Kreß 2009).

Das Haftungsrisiko beim chirurgischen Handeln lässt zunehmend eine defensive Grundhaltung aufkommen. Regulierung und Bürokratie rauben die Zeit, die eigentlich dem Patienten zur Verfügung stehen sollte. So kann kaum mehr ein Selbstverständnis von **autonomem ärztlichen Handeln** entstehen, sicher einer der Gründe, warum sich so viele junge Ärztinnen und Ärzte von patientenbezogener Versorgung ab- und sich alternativen

Berufsfeldern zuwenden. Das eigentliche Bedürfnis, das Ärzte zu ihrer Berufswahl veranlasste, nämlich Menschen helfen zu wollen, scheint immer schwerer umsetzbar zu werden. Die Folge ist ein **Wandel im Arzt-Patienten-Verhältnis**, durch den sich Rollen, Aufgaben und Erwartungen beider Partner verändern. Diesen Veränderungen ist ebenso wenig mit Larmoyanz und wechselseitigen Schuldzuweisungen wie mit einer Glorifizierung der guten alten Zeiten oder Rückzug in die sozialen Nischen unseres Berufsstandes zu begegnen. Wir sind gefordert, einen zunehmenden Paradigmenwechsel in der Arzt-Patienten-Beziehung nicht nur kritisch wahrzunehmen, sondern uns in der wechselseitigen Beziehungskultur auch darauf einzustellen, was wiederum eine Auseinandersetzung mit unserem eigenen Verständnis von ärztlicher Professionalität und Autonomie bedeutet (Bauer 2008).

Aus ethischer Sicht ist zwischen der Art und dem Maß der jeweiligen Verantwortung zu unterscheiden – bezogen auf den Arzt, die Institutionen des Gesundheitswesens und die Rechtspolitik. Für die Entschädigung von Patienten – in materieller und in symbolischer Hinsicht – ist ethisch die **Einzelfallgerechtigkeit** hervorzuheben. Es reicht allerdings nicht aus, in Bezug auf Behandlungsfehler ethisch und rechtlich nur die Verantwortung einzelner Ärzte zu thematisieren. Vielmehr bedürfen strukturelle Rahmenbedingungen – Organisationsprobleme von Kliniken und dergleichen – sowie die Rechtsunsicherheiten, die das Biomedizin- und das Gesundheitsrecht enthalten, der genauen Überprüfung. Daher ist die Verantwortung des Gesetzgebers zu betonen. Die Vermeidung von Behandlungsfehlern und die Gewährleistung der Patientensicherheit bilden ein Querschnittsthema des Gesundheitswesens, das im Licht des Grundrechts von Patienten auf Gesundheitsschutz und bestmögliche gesundheitliche Versorgung aufzuarbeiten ist (Kreß 2009).

6.4.5 Selbstbestimmung und Mitverantwortung: Der Patient als Partner

Die Forderung nach mehr Patientenbeteiligung steht heute im Fokus der öffentlichen Diskussion (Bauer 2012). Sie wird gefördert bei der Ausgestaltung und Regulierung unseres Gesundheitssystems und umgesetzt mit Einbeziehung von Patientenvertretern zumindest in beratender Funktion in Gremien wie dem Gemeinsamen Bundesausschuss (GBA) oder auf anderen Ebenen der Selbstverwaltung. Insgesamt geht es um mehr Patientenbeteiligung bei medizinischen Entscheidungen, d. h. im konkreten Behandlungsfall. Das im angloamerikanischen Schrifttum als »shared decision making« bezeichnete Vorgehen wird bei uns als **partizipative Entscheidungsfindung** bezeichnet (PEF). Sie ist ein Interaktionsprozess mit dem Ziel, unter gleichberechtigter aktiver Beteiligung von Patient und Arzt auf der Basis geteilter Information zu einer gemeinsam verantworteten Entscheidung zu kommen.

> Eine PEF ist sinnvoll, wenn mehrere gleichwertige, am besten evidenzbasierte Therapieoptionen zur Verfügung stehen, die Konsequenzen für das weitere Leben der Patienten bedeutsam sind und sie eine Beteiligung wünschen oder auch Ärzte die therapeutische Verantwortung nicht alleine übernehmen können oder wollen. Nicht sinnvoll ist eine PEF in Krisen oder Notfallsituationen oder vor allem auch dann, wenn Patienten sich überfordert fühlen.

Notwendige Voraussetzung für die PEF ist eine Fokussierung auf patientenrelevante Ergebnisse in einer verständlichen und nicht beeinflussenden Sprache und Gesprächsführung. D. h., es geht nicht primär darum, die meist an Surrogatparametern orientierten Ergebnisse prospektiv randomisierter Studien als alleinige Entscheidungsgrundlage zu vermitteln, sondern gesichertes Wissen mit den Wünschen und Bedürfnissen des individuellen Patienten, aber auch der ebenso individuellen Expertise des Arztes in Einklang zu bringen. Dabei gibt es eine Reihe von Faktoren ärztlicherseits, aber auch patientenseitig, welch zu einer **Arzt-Patienten-Disparität** etwa bei der Bewertung von Prognosefaktoren bei Krebserkrankungen führen können.

Grundsätzlich sollte der Arzt den Patienten regelmäßig fragen, welche Informationen er wünscht, wer noch in den Informations- und Entscheidungsprozess einbezogen und auch wie diese

Informationen präsentiert werden sollten. Wir wissen, dass Ärzte insbesondere vor schwierigen Therapieentscheidungen Patienten andere Behandlungen empfehlen, als sie sie für sich selber wählen würden. Beispielsweise hätten rund 80 % der Ärzte für sich selbst eine Therapie mit der höheren Mortalitätsrate, aber geringeren Nebenwirkungen gewählt, wobei sie letztere lediglich 24,5 % ihrer Patienten raten würden. Auch wenn es letztlich gar nicht möglich ist, dass sich der Arzt immer in die Lage seines Patienten versetzen kann, so ist eine von Empathie getragene Information doch unerlässlich.

6.4.6 Die ärztliche Rolle im multiprofessionellen Team

Durch moderne diagnostische Verfahren (dreidimensionale Bildgebung), zielgenaueres gewebe- und organschonendes Operieren (minimal-invasive Chirurgie, Navigation, Robotik, interventionelle Maßnahmen) und Risikominimierung durch Fortschritte der Anästhesie sowie standardisierte peri- und postoperative Therapiekonzepte wurden komplexe Eingriffe an allen Organsystemen zur klinischen Routine und haben zu erfolgreichen operativen Indikationsausweitungen auch bei Hochrisikopatienten sowie in jedem Lebensalter, ob Neugeborene oder Hochbetagte, geführt. Multimodale interdisziplinäre Therapieansätze in der Tumorchirurgie sowie vielfältige Möglichkeiten des Organersatzes und verbesserte Transplantationstechniken ermöglichen neue Heilungschancen und ein Langzeitüberleben bei guter Lebensqualität.

Eine damit verbundene wachsende Komplexität der gesamten Versorgungsabläufe erfordert eine immer weitergehende **Spezialisierung** und interdisziplinäre sowie **interprofessionelle Aufgabenteilung** (Ergina et al. 2009). Der Erfolg eines chirurgischen Eingriffs, die Versorgungsqualität und das Sicherheitsniveau für den Patienten hängen entscheidend vom Zusammenspiel in diesem multiprofessionellen Team ab. Daneben führen aber beschränkte Ressourcen zu einer verstärkten Reglementierung der ärztlichen Berufsausübung bei gleichzeitig steigenden Qualitätsansprüchen.

Viele Ärzte fühlen sich dadurch nachhaltig verunsichert und in ihrem bisherigen Aufgaben- und Verantwortungsverständnis als medizinisch allein verantwortlicher Behandlungspartner des Patienten zunehmend in Frage gestellt. Die Alleinstellungsmerkmale ärztlicher Profession werden unscharf, bezogen vor allem auf die therapeutische Gesamtverantwortung, was im Rahmen einer immer mehr industrialisierten Gesundheitsversorgung auch unmittelbare Auswirkungen auf das Arzt-Patienten-Verhältnis als einem Vertragsverhältnis mit definiertem Preis und einer einklagbaren Leistung haben wird (Bauer 2007).

Sichere Chirurgie braucht sichere Ressourcen. Das gilt vor allem auch für die **Ressource Zeit**. Wenn Fehler und Gefährdungen in erster Linie durch Verletzung von Vorschriften, Unachtsamkeit, unsachgerechte Handhabung der medizinischen Ausrüstung und **Kommunikationsdefizite** entstehen (Bauer 2006), brauchen wir deutlich mehr Zeit für unsere Kernaufgaben und für die Kommunikation nicht nur mit dem Patienten, sondern auch untereinander im Team. Gerade bei den unbestreitbaren Vorteilen und Erfolgen eines Teamtrainings (Arora et al. 2015) – in der Luftfahrt seit langem eine Selbstverständlichkeit – besitzt diese Forderung hohe Priorität.

Das Bewusstsein für die Schulung interaktiver Teamkompetenzen als wichtiger Faktor der Fehlerprävention ist bei uns sicher noch unterentwickelt (Xu et al. 2013; Kurmann et al. 2014). Richtig ist, dass es in den Krankenhäusern erhebliche **Kommunikationsdefizite** gibt. Eine Stärkung der Kommunikationskompetenz und der Aufbau einer interprofessionellen Diskussionskultur (Kurmann et al. 2014) oder ganz allgemein gute Kommunikation brauchen sowohl innere Haltung als auch Übung – aber eben vor allem Zeit. Wenn heute regelmäßige Falldiskussionen und Konferenzen über Komplikationen und Todesfälle in den chirurgischen Kliniken viel zu selten stattfinden, wenn Patienten- und Angehörigengespräche nicht in dem angemessenen Umfang und der erforderlichen Tiefe geführt werden und wenn der chirurgische Nachwuchs als künftiger Garant einer sicheren Chirurgie nicht die Zuwendung und Anleitung erfahren kann, die notwendig wäre, dann liegen die Versäumnisse sicher nicht nur an einer häufig angeprangerten Ignoranz der verantwortlichen Ärzte, die sich um nichts kümmerten und nur die Versorgung ihrer Privatpatienten im Auge hätten (Bauer 2008).

6.4.7 Patientensicherheit – eine multiprofessionelle Aufgabe

Vor 10 Jahren hat sich der 108. Deutsche Ärztetag in Berlin ausführlich mit dem Thema Ärztliches Fehlermanagement/Patientensicherheit befasst und in seiner Entschließung einleitend festgestellt: »Patientensicherheit ist für die Ärzteschaft oberstes Gebot. Das ethische Gebot des »**primum nil nocere**« – zuallererst keinen Schaden anrichten – ist so alt wie die Medizin selbst. Aber das Thema ist nicht einfach. Es ist emotional besetzt und mit psychologischen, juristischen und administrativen Schwierigkeiten gepflastert. Missbrauch oder Dramatisierung war in der Vergangenheit bei diesem Thema häufig. Gleichwohl bestehen Handlungsbedarf und neue Handlungsmöglichkeiten« (Bundesärztekammer 2005).

Wie groß der Handlungs- und insbesondere der Informationsbedarf in der Öffentlichkeit damals noch waren, zeigte sich besonders deutlich an den heftigen Pressereaktionen auf dem ebenfalls im Frühjahr 2005 stattfindenden 122. Deutschen Chirurgenkongresses. Unter dem Leitthema »Patientensicherheit – primum nil nocere« hatte der damalige Präsident Prof. M. Rothmund (Marburg) unter Bezug auf alarmierende Zahlen internationaler Studien auch bei uns dringenden Handlungsbedarf angemahnt und vor allem einen offenen Umgang mit Fehlern als Voraussetzung für eine neue Sicherheitskultur nicht nur in der Chirurgie gefordert. Die Reaktion in den Medien war gewaltig. Negative Schlagworte wie »Mehr Tote durch Ärztepfusch als im Straßenverkehr« beherrschten die Kommentare auch renommierter Tageszeitungen, ohne dem Kernanliegen in Richtung einer verbesserten systemischen Fehlerprävention gerecht zu werden. Die öffentliche Diskussion wurde damit aber intensiv und vor allem nachhaltig beeinflusst und hat sich mittlerweile auch weitgehend versachlicht.

Ein Resümee des Ärztetagbeschlusses 2005 lässt sich im Wesentlichen in drei Punkten zusammenfassen:

— Maßnahmen zur Erhöhung von Patientensicherheit basieren auf Vertrauen.
— Beinahe-Fehler-Berichtsysteme sind keine Sanktionsinstrumente, sondern dienen der Fehlerprävention.
— Im Zentrum der Entwicklungsarbeit für neue Fehlervermeidungsstrategien steht die Suche nach organisations- oder kommunikationsbedingten Verbesserungspotenzialen und Schnittstellenproblematiken in der Behandlungs- bzw. Versorgungskette; die individuelle Verantwortung bleibt unberührt.

Plakative Schuldzuweisungen und Skandalisierungen des Themas führen nicht zur Aufklärung, sondern zur Verunsicherung der Patientinnen und Patienten und schaden der Patientensicherheit.

6.5 Schnittmengen von Qualitäts-, Risiko- und Compliancemanagement

Alexander Euteneier

Qualitätsmanagement, Risikomanagement und Compliancemanagement haben viele gemeinsame Schnittmengen. Ziel aller drei Systeme ist die Verbesserung der Qualität und die Reduzierung des Risikos. Ihre Funktionen und Aufgaben beziehen sich wechselseitig aufeinander. Lediglich die Perspektive, von der aus die Beurteilung der Patientenversorgung erfolgt, ist eine andere. Ohne Sicherheit kann es keine Qualität geben, ebenso wenig wie es mit schlechter Qualität Sicherheit geben kann. Viele der Qualitätsindikatoren nach § 137 SGB V sind auch Merkmal einer sicheren Patientenversorgung. Derzeit gibt es Bestrebungen, aus diesen Qualitätsindikatoren aussagekräftige **Indikatoren für die Patientensicherheit** (PSI), möglichst aus bestehenden Routinedaten, zu identifizieren. In den USA werden diese schon großflächig eingesetzt (▶ Kap. 33.4 Patientensicherheitsindikatoren). Typische PSI-Vertreter sind z. B. die Vorkommensrate von Mortalität, Sepsis, Lungenembolie oder Wundinfektionen.

Die Organisation und Integration der drei Systeme stellt Krankenhäuser vor eine

Tab. 6.1 Nosokomiale Zusatzbelastungen und ihre Effekte (AHRQ National Scorecard NZ für 2013, Agency for Healthcare Research and Quality 2014)

Nosokomiale Zusatzbelastung (NZ)	Geschätzte Zusatzkosten/NZ	Geschätzte zusätzliche Krankenhausmortalität/NZ	Reduktion an NZ in % 2011–2013	Verhinderte Todesfälle 2011–2013
Unerwünschte Medikamentenwirkung	$ 5.000	0,020	43,8 %	11.540
Harnwegkatheter assoziierte Harnwegsinfekte	$ 1.000	0,023	14,4 %	4.427
ZVK assoziierte Blutinfektionen	$ 17.000	0,185	0,8 %	1.998
Stürze	$ 7.234	0,055	3,8 %	2.750
Gynäkologisch unerwünschte Ereignisse	$ 3.000	0,0015	0,8 %	15
Druckulzera	$17.000	0,072	21,2 %	20.272
Chirurgische Wundinfektionen	$ 21.000	0,028	3,5 %	1.297
Beatmungsassoziierte Pneumonien	$ 21.000	0,144	0,6 %	1.150
Postoperative Venenthrombose	$ 8.000	0,104	0,4 %	520

Herausforderung. Besonders kleinere Krankenhäuser werden aufgrund begrenzter Personalressourcen alle drei Bereiche des Qualitäts-, Risiko- und Compliancemanagement in einer Stabsstelle bündeln müssen. So bleiben die Wege kurz und Parallelstrukturen werden vermieden. Maximalversorger und Universitätsklinika tendieren aufgrund ihrer Aufgabenvielfalt und Menge eher dazu getrennte Bereiche zu etablieren, jedoch sollten weiterhin alle drei Abteilungen eng mit einander kooperieren. Zu empfehlen ist eine gemeinsame Leitung, die im Vorstand vertreten ist. In Industrieorganisationen werden diese Aufgaben häufig in einer gemeinsamen **Governance-, Risk- und Compliance-Struktur** zusammengefasst und auf Vorstandsebene repräsentiert.

In Kliniken ist das Qualitätsmanagement die mit Abstand am längsten vertretene Disziplin. Aufgrund dessen konnten sich bereits über die letzten beiden Jahrzehnte Strukturen wie QM-Systeme und spezialisierte Mitarbeiter wie Qualitätsmanagementbeauftragte (QMB) sowie dazugehörige Fort- und Weiterbildungsgänge etablieren. Dem klinischen Risiko- und Compliancemanagement steht diese Etablierungsphase noch bevor. Dabei bestehen durchaus unterschiedliche Herangehensweisen und Lösungsansätze (▶ Kap. 22 Methoden und Werkzeuge des klinischen Risikoassessment und ▶ Kap. 33 Analyse- und Reportingwerkzeuge).

6.6 Qualität, Patientensicherheit und Werthaftigkeit

Alexander Euteneier

Die Autorin Amy Rosen (2013) merkte in einem Review-Artikel aus dem Jahre 2010 kritisch an, dass 10 Jahre nach dem IOM-Report »To Err is Human« das Ziel, in einer systematischen Art und Weise medizinische Fehler und Patientensicherheit zu erkennen und zu bemessen, noch nicht erreicht ist. Neuere Untersuchungen zeigen allerdings einen nachweisbaren Effekt der Bemühungen um Patientensicherheit zu verbessern. So ergab eine Untersuchung der US Department of Health & Human Services, überwiegend durch einen Software unterstütztem Review von 18.000–33.000 Patientenakten pro Jahr, dass im Zeitraum von 2011–2013 hochgerechnet insgesamt 1,3 Millionen Patientenschäden weniger auftraten und 50.000 Patienten aufgrund unerwünschter Ereignisse weniger verstarben (◻ Tab. 6.1). Dadurch wurden geschätzte 12 Milliarden US $ an zusätzliche Kosten zwischen 2011–2013 eingespart. Dies entspricht einem Abfall von 17 % an Patientenschäden (»hospital-acquired conditions«) über 3 Jahre (U.S. Department of Health & Human Services 2014). Dabei konzentrierten sich die Patientenschäden im Wesentlichen auf die 9 in ◻ Tab. 6.1 gelisteten Vorkommnisse (ca. 90 %).

Die Diskussion, was uns eine adäquate **Patientenversorgung** wert sein sollte, fängt weit vor dem Krankenhaus an. So ist eine ausreichende Finanzierung von Qualität und Sicherheit eine Mindestvoraussetzung. Dennoch ist es wichtig bei all den bestehenden Limitationen zu erkennen, dass Handlungsspielräume weiterhin existieren, die es gilt zu nutzen.

> Die Etablierung einer Exzellenzkultur in den Bereichen Führung, Mitarbeiterentwicklung, Patientensicherheit und Behandlungsergebnis hängt weniger von den finanziellen Ressourcen, sondern vielmehr von der Tatsache ab, welchen Anspruch jeder Einzelne an die Exzellenz seines eigenen Handelns hat, wobei hier besonders die Führungskräfte in der Pflicht stehen.

Qualität ist kein objektiv genormter Begriff, unter dem alle dasselbe verstehen. Patienten bewerten die Krankenhausqualität häufig über die Parameter »Zufriedenheit mit dem Personal in puncto Freundlichkeit«, »Wartezeiten«, »Sauberkeit«, dem »Essen« und »Komfort der Patientenzimmer«, wie z. B. bei den Helios-Patientenbefragungen (Helios-Kliniken 2015) (▶ Kap. 3.5 Bewertung der Qualität und Patientensicherheit aus der Patientenperspektive).

Qualität aus der Perspektive der externen Qualitätssicherung gemäß § 137 SGB V wird derzeit durch die Leistungsindikatoren der 30 Leistungsbereiche beschrieben und z. B. im Tätigkeitsbericht 2013 des G-BA freigegeben (AQUA-Institut für angewandte Qualitätsförderung und Forschung im Gesundheitswesen 2014). Die Krankenhäuser sind hierbei verpflichtet in ihrem Qualitätsbericht die Ergebnisse von 289 der insgesamt 464 berechneten Indikatoren der Öffentlichkeit zugänglich zu machen, um dadurch für mehr Transparenz bezüglich der Qualität im Gesundheitswesen zu sorgen. Jedoch sind laut einer Patientenbefragung die Qualitätsberichte der Krankenhäuser den Befragten durchwegs unbekannt. Anstatt dessen zeigen Umfragen, dass sich Patienten viel mehr auf die Empfehlung ihrer Hausärzte und auf Weiterempfehlungen anderer Patienten verlassen als komplexe Qualitätsindikatoren zu studieren (Europäische Kommission 2014) (▶ Kap. 3.5 Bewertung der Qualität und Patientensicherheit aus der Patientenperspektive).

In einer telefonischen Befragung von 300 Einweisern (niedergelassene Ärzte) zu Kriterien für elektive Krankenhauseinweisungen im Rahmen der Patientenberatung wurden die in ◘ Tab. 6.2 aufgeführten Top-10-Kriterien genannt (Geraedts 2010):

Die Bewertung der Wichtigkeit ergab, dass Sicherheitsthemen wie Komplikationsraten und Hygiene weiter unten rangierten, während der

◘ **Tab. 6.2** Top-10-Kriterien für elektive Krankenhauseinweisungen (Geraedts et al. 2010)

Informationskriterium	Wichtig	Rang
Freundlicher und respektvoller Umgang mit den Patienten	96,2 %	1
Bei Nachfragen kennen die Weiterbehandler Anamnese und Prozedere der Patienten	96,2 %	2
Persönliche Erfahrung mit dem Krankenhaus	94 %	3
Rechtzeitige Information an den Ein- bzw. Überweiser bezüglich wichtiger Ereignisse (z. B. Änderung der Medikation, Befunde, Entlassung des Patienten, Tod des Patienten usw.)	94 %	4
Schwerpunktkompetenz(en) der jeweils relevanten Fachabteilung	94	5
Komplikationsraten nach medizinischen Eingriffen	92,3 %	6
Einhaltung der Hygienevorschriften	91,5 %	7
Sauberkeit des gesamten Krankenhauses	90,6 %	8
Die Behandlung erfolgt nach den derzeit besten medizinischen Verfahren	89,7 %	9
Medizintechnische Ausstattung des Krankenhauses (medizintechnische Geräte, die über eine Grundausstattung hinaus gehen)	89,1 %	10

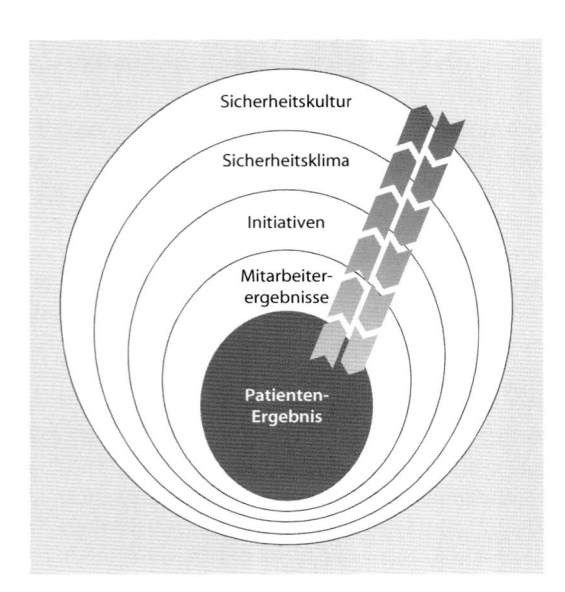

Abb. 6.5 Wechselseitige Beeinflussung von Patientenergebnissen und Mitarbeiterergebnissen, risikoreduzierenden Initiativen und Maßnahmen und der Schaffung eines Sicherheitsklimas und einer Sicherheitskultur. (Adaptiert nach The Health Foundation 2011)

freundliche bzw. kollegiale Umgang mit dem Patienten und untereinander als wichtiger eingeschätzt wird.

Eine Krankenhausbefragung unter 333 Krankenhäusern im Auftrag des Gemeinsamen Bundesausschuss 2010 ergab, dass 80 % der befragten Krankenhäuser die **Qualitätsberichte** als geeignet halten Art und Anzahl der Leistung darzustellen, jedoch halten nur 30 % der Befragten die Berichte geeignet die Qualität abzubilden. Ebenso wird das Verhältnis von Nutzen und Aufwand mit 30 % (geeignet) zu 70 % (ungeeignet) überwiegend als unangemessen erachtet (Geraedts et al. 2010).

Wie schwierig es ist, Qualität und Patientensicherheit objektiv zu beurteilen, mag die Tatsache veranschaulichen, dass eine Behandlung, die zu 99,99 % sicher ist, bei einer Patientenbehandlungszahl von 200.000 insgesamt 20 Todesfälle pro Jahr bedeuten. 20 Mio. Patientenbehandlungen pro Jahr würden zu 2.000 Todesfällen in Deutschland führen. Übertragen auf die Luftfahrt würde eine Sicherheit von 99,99 % bei einem Fluggastaufkommen von 20 Mio. Fluggästen, was ca. dem Aufkommen des Flughafens Berlin-Tegel entspricht, 2.000 Todesfälle pro Jahr und damit 8–10 Totalverlusten an Flugzeugen pro Jahr bedeuten. Solche Zahlen würden in der Öffentlichkeit nicht akzeptiert werden. 2013 gab es laut der Frankfurter Allgemeinen Zeitung 251 Tote bei einem Passagieraufkommen von mehr als 3 Milliarden Menschen (Frankfurter Allgemeine Zeitung und Deutsche Presse Agentur 2014). Dies entspricht einer Sicherheit von 99,99999163 %.

Wie anfangs bereits erläutert, ist das oberste Ziel des klinischen Risikomanagements langfristig die Sicherheitskultur so zu beeinflussen, dass bestmögliche Patientensicherheit gewährleistet werden kann. Dementsprechend liegt die Frage nahe, inwieweit die Sicherheitskultur das Patienten-Outcome beeinflusst. Eine Meta-Studie über 23 bzw. 27 internationale Studien (The Health Foundation 2011) untersuchte die Korrelation zwischen **Sicherheitskultur** und **Patienten-Outcome** (Mortalität, Behandlungsdauer, Komplikationen, Wiederaufnahme, unerwünschte Ereignisse, Medikationsfehler) sowie **Mitarbeiter-Outcome** (Sicherheitsverhalten der Mitarbeiter, z. B. Verbesserung der Ablauforganisation, Teamwork, Lernen und Feedback, Fehlermeldungen, Personalfluktuation, Mitarbeiterverletzungen z. B. im Umgang mit gefährlichen Substanzen). Die Meta-Studie fand in 67 % Belege einer Korrelation von Sicherheitskultur und Mitarbeiter-Outcome und in 30 % komplexe Zusammenhänge (◘ Abb. 6.5). Es fiel jedoch schwerer direkte Bezüge zum Patienten-Outcome darzustellen, so haben 43 % der Studien eine Korrelation belegt, jedoch 26 % keine. In 31 % wurden potenzielle indirekte oder simultane Zusammenhänge zwischen Sicherheitskultur und Patienten-Outcome festgestellt. Einige der Studien weisen darauf hin, dass primär Änderungen der Prozesse und des Patienten-Outcomes vorhanden sein müssen, denen anschließend Änderungen in der Sicherheitskultur folgen. So ist vermutlich von wechselseitigen Effekten von Patienten-Outcome, Mitarbeiter-Outcome und Sicherheitskultur und -klima auszugehen.

Ähnlich argumentiert auch Jörg Lauterberg, der in Rückblick über 10 Jahre Patientensicherheit in Deutschland darauf verweist, dass aufgrund fehlender repräsentativer Verlaufsdaten hilfsweise Indizien und Indikatoren herangezogen werden. Dabei seien prinzipiell **Effekte der Sicherheitskultur** auf der Mikro-, Meso- und Makroebene des Gesundheitswesens in 4 Bereichen festzustellen: Thematisierung in der Öffentlichkeit und in der Forschung sowie bei Strukturen und Prozesse, und der Korrelation von Patientensicherheit mit objektiven Versorgungs- und Behandlungsergebnissen. Belastbare Aussagen einer Korrelation lassen sich jedoch allenfalls vereinzelt evidenzbasiert nachweisen, das Thema selbst habe aber deutlich an Bedeutung gewonnen. Aufgrund dessen stehen wir hier noch am Anfang einer sich stetig professionalisierenden Entwicklung für mehr Patientensicherheit durch ein klinisches Risikomanagement.

6.7 Risiko und Entscheiden in Unsicherheit

Alexander Euteneier

Risiko im Gesundheitswesen wird als Eintrittswahrscheinlichkeit eines unerwünschten Ereignisses oder Schadens definiert. Dabei spielen zur **Risikobewertung** besonders die Eintrittswahrscheinlichkeit und die Schwere des Ereignisses eine zentrale Rolle. Sicherheit und Risiko sind eng, häufig komplementär, miteinander verbunden. In der Medizin müssen Risiken eingegangen werden um größeren Schaden abzuwenden. Es bleibt deshalb die Kunst der richtigen ärztlichen und pflegerischen Indikationsstellung die richtige **Risikoabwägung** zu treffen. Unterschiedliches Risikoverhalten in verschiedenen Kontexten hängt laut Weber (2002) mehr vom individuell wahrgenommen Risiko ab und ist weniger auf eine unterschiedliche persönliche Risikoneigung zurückzuführen. **Risikoverhalten** ist demnach kein stabiles Persönlichkeitsmerkmal, sondern vielmehr abhängig von einer domänenspezifische Einstellung gegenüber Risiken (Weber et al. 2002)

In diesem Zusammenhang wird deutlich, dass medizinische Entscheidungen, anders als in der Industrie, häufig unter Bedingungen der Unsicherheit getroffen werden, da alle ausreichenden Informationen meistens nicht vorhanden sind. Erst im Verlauf wird sukzessive das Bild, z. B. die Diagnose, der Behandlungsverlauf und mögliche Behandlungsoptionen klarer. In der heutigen schnelllebigen Zeit besteht die Gefahr mit immer weniger Informationen schnelle Entscheidungen treffen zu müssen.

Entscheidungen können nach Hacker und Weth unterteilt werden in (Hacker u. Weth 2012):
- Sichere Entscheidungen – Handlungsausgang ist bekannt
- Risikoentscheidungen – es gibt Erfahrungswerte der zu erwartenden Wahrscheinlichkeit bei offenen Ausgang
- Unsichere Entscheidungen – keine Prognosemöglichkeit vorhanden und sehr unsicherer Ausgang

Dabei beeinflussen den Ausgang zufällige bzw. Umfeld bezogene Faktoren oder die eigenen Fähigkeiten, Fertigkeiten und Erfahrungen sowie andere Personen. **Heuristiken** dienen dazu auf Basis vereinfachter erfahrungsgeleiteter Regeln schneller Entscheidungen zu treffen, wobei diese jedoch den tatsächlichen Sachverhalt verkennen und zu Fehlentscheidungen verleiten können. Die Autoren Hacker und Weth empfehlen das Entwickeln möglichst präziser **Zieldefinitionen** (angestrebter Nutzen) und das Miteinbeziehen aller Handlungsoptionen bzw. Alternativen sowie die umfassende Suche und Verarbeitung relevanter Informationen, um die Entscheidungen möglichst zielorientiert und nutzbringend aus einer Anzahl verschiedener Alternativen treffen zu können. Entscheidungen werden unsicherer, wenn die Abwägung der Alternativen unsystematisch und auf eigene Präferenzen basierend erfolgen und dabei widersprüchliche Informationen ignoriert werden.

Sicherheitsorientierte Entscheidungen werden häufiger getroffen,
- wenn bei Vorliegen großer Unsicherheiten primär Näherungsentscheidungen getroffen werden, die im weiteren Verlauf und Vorliegen neuerer Informationen korrigiert bzw. adaptiert werden. So ist z. B. in der Schockraumversorgung schwerverletzter Patienten eine primäre Diagnose zweitrangig, sondern der Fokus liegt vielmehr auf der Stabilisierung der Vitalparameter;
- wenn bei Unsicherheit frühzeitig ein weitere Fachexperte hinzugezogen wird. So haben Untersuchungen in der Medizinischen

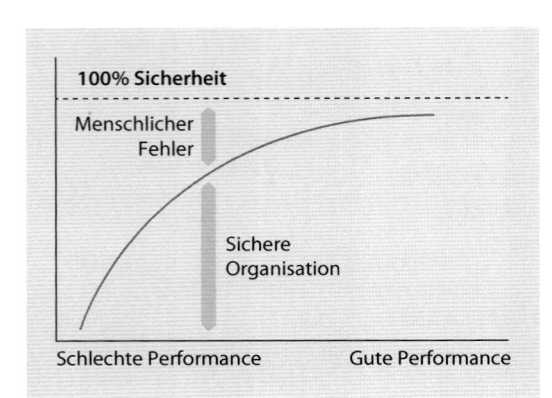

Abb. 6.6 Sicherheit einer Organisation als Resultat eines hohen organisatorischen Sicherheitsstandards und einer geringen Manifestation menschlicher Fehler

Hochschule Hannover ergeben, dass Herzoperationen erfolgreicher verlaufen wenn Chef- und Oberärzte mit ebenfalls erfahrenen Kollegen operieren (persönliche Kommunikation).

Piloten haben die **Entscheidungssystematik F-O-R-D-E-C** entwickelt, die ihnen hilft, besonders in Stresssituationen systematisch und kühlen Kopfes Entscheidungen zu treffen. Fakten – Optionen – Risiken und Vorteile – Entscheidung (Handlungsoption auswählen) – Exekution – Check (Kontrolle ob die Entscheidung zum Ziel führte). Dabei kann die Entscheidung sowohl als Einzelner oder im Rahmen eines »shared decision making« im Rahmen einer Gruppe getroffen werden.

Entscheidungen können auch in Gruppen möglichen Bias oder Fehlannahmen unterliegen. So neigen vor allem homogene Gruppen dazu negative Meinungen zu unterdrücken und scheinbare Harmonie wird höher geschätzt als kritisches Denken. Dies führt wiederum zu einer falschen Gruppensicherheit mit sich gegenseitig bestärkenden Effekten, die umso höher sind je homogener und hierarchischer die Gruppe ist und selbsternannte Meinungsführer und Entscheidungshüter das Sagen haben. Es entstehen eine **Illusion der Unverwundbarkeit** und vollkommene Einmütigkeit bei gleichzeitigem Verschweigen persönlicher Zweifel.

6.8 Etablierung einer gerechten Betriebskultur

Alexander Euteneier

Neben der Etablierung einer langfristig wirkenden Sicherheitskultur ist die Erzielung einer gerechten Betriebskultur (»just culture«) ein weiteres Anliegen des klinischen Risikomanagements.

> Das größte Hindernis für die Fehlervermeidung im Gesundheitswesen besteht darin »dass wir Leute für ihre Fehler bestrafen«. Dr. Lucian Leape, Professor, Harvard School of Public Health, Testimony before Congress on Health Care Quality Improvement.

War es früher häufig der Fall, bei festgestellten Fehlern den Schuldigen auszumachen, ihn vor der Mannschaft bloßzustellen und die Schuld zu geben, um dann wieder zur Routine zurückzukehren, ohne die wirklichen Gründe im System anzugehen, ist es heute akzeptierte Tatsache, dass vielfältige Systemursachen dazu beitragen, das Menschen Fehler machen. Der Mensch steht am Ende einer Fehlerkette und nicht am Anfang.

Die **Systemfehler** stammen u. a. aus den Bereichen:

- Information
- Kommunikation
- Organisation der Prozesse
- Prozessgestaltung
- Führung und Supervision
- Infrastruktur
- Informationstechnologie und Medizingeräte
- Medikations- und Medikamentenmanagement
- Teamzusammensetzung
- Arbeitsaufgabe und Qualifikation
- Umweltfaktoren

Umso bessere Sicherheitsbarrieren und sicherheitsorientierte Prozesse und Kommunikationsstrategien in Hochrisikoorganisationen etabliert sind, umso weniger können sich menschliche Fehler manifestieren. Sie treten weniger auf, werden früher erkannt und richten weniger große Schäden an (**Abb. 6.6**).

Reason argumentiert, »eine gute Ausbalancierung führt zu einer **gerechten Betriebskultur** (fair culture)«. Eine reine »No-blame«-Kultur ist »weder machbar noch erwünscht und eine pauschale Amnestie für alle unsicheren Aktionen würde zu einem Vertrauensverlust in den Augen der Mitarbeiter führen. Sogar noch wichtiger, es würde dem natürlichen Gerechtigkeitsverständnis entgegengesetzt empfunden werden. Was es braucht ist eine gerechte Kultur, eine Atmosphäre des Vertrauens, in der die Mitarbeiter ermutigt, sogar belohnt werden, für das zur Verfügung stellen essenzieller, sicherheitsrelevanter Informationen, wobei ihnen dabei auch bewusst ist, wo die Grenzlinie gezogen werden muss, zwischen einem akzeptablen und einem nicht akzeptablen Verhalten« (Reason 1997).

Marx (2007) schlägt ein Model vor, in dem jeder Mitarbeiter **3 Verpflichtungen** eingeht:
- Die Pflicht, ungerechtfertigte Risiken oder Schäden zu vermeiden
- Die Pflicht, ein Ergebnis zu erzielen
- Die Pflicht, sich an eine Regel zu halten

Demgegenüber verpflichtet sich die Organisation die notwendigen Rahmenfaktoren zu gewährleisten, die sich vorrangig an der Patientensicherheit orientieren.

Risikoaffines oder sogar rücksichtsloses Verhalten findet in einer gerechten Kultur keinen Platz. Das zeigt sich z. B. im Umgang mit Fehlern und ihrer Reaktion darauf. Fehler werden nicht dazu verwendet, Kollegen schlecht zu machen oder gar charakterliche Mängel festzustellen. Vielmehr dienen die Fehler als kostenlose Lektionen (»free lessons«, Reason) um aus ihnen zu lernen und sich zu verbessern. Fehler sind Auslöser von Ursachenanalysen. Dies alles erfolgt im steten Bewusstsein der Verantwortlichkeit für das eigene Tun und der gemeinschaftlichen Aufgabe.

Eine gerechte Kultur erfordert, rücksichtsloses Verhalten und offensichtliche Regelverstöße nicht zu tolerieren. Neben der Schadensbehebung sind abgestufte Strafmaßnahmen notwendig. Diese bleiben jedoch stets ultimo ratio. Eines dieser abgestuften Vorgehens stellt der Algorithmus nach Frankel dar, der zwischen 5 verschiedenen **fehlerbehafteten Aktionen** des Mitarbeiters unterscheidet (Leonard und Frankel 2010):

- Eingeschränktes Beurteilungsvermögen, z. B. durch Drogen oder psychosoziale Belastungen
- Bösartiges Verhalten mit der Absicht Schaden zuzufügen
- Rücksichtsloses Verhalten
- Risikoreiche Handeln, bewusst eingegangen um Vorteile dadurch zu erlangen
- Unbeabsichtigter Fehler

Die gerechte Kultur ist ein Ergebnis der **Führungskultur** und die Führung ist zugleich Vorbild und Gestalter der Sicherheitssysteme. Die Führung prägt die Erwartungen der Mitarbeiter, fördert das organisationale Lernen und fordert Verantwortlichkeit von jedem Einzelnen. Die in der Organisation gelebte Sicherheitskultur prägt durch ihre impliziten Normen die Erwartungen der Mitarbeiter, jedoch auch die der Patienten, Einweiser und Zulieferer sowie weiterer Stakeholder.

Die Sicherheitskultur hat wesentlichen Einfluss darauf, wie mit Fehlern und auf deren Reaktion umgegangen wird. Nach Ansicht von Peters und Waterman ist es ausreichend, wenn Mitarbeiter einer Organisation sich drei oder vier **Leitwerten** verpflichtet fühlen, diese Werte verinnerlichen und miteinander teilen (Peters u. Waterman 2006). Halten sich die Mitarbeiter an diese Leitwerte »kann die Führung ihren Mitarbeitern einen weiten Entscheidungsspielraum lassen, weil sich ihre Entscheidungen im Rahmen dieser allgemein geteilten Wertvorstellungen treffen. Die wenigen Leitwerte üben Peters und Waterman zufolge prägenden Einfluss auf die Wahrnehmung und das Handeln der Beschäftigten aus. Dadurch kann sich eine Hochrisikoorganisation die Vorteile von sowohl Zentralisierung auch als auch Dezentralisierung zu Nutze machen, wenn ihre Mitarbeiter auf eine Handvoll Werte eingeschworen sind und in allen anderen Fragen freie Hand erhalten«

Die Autoren Peters und Watermann schließen damit den Bogen zu der heute wieder vermehrt diskutierten **Übernahme von Verantwortung** jedes Einzelnen im Rahmen der Gesamtbehandlung des Patienten. Peters und Waterman nennen dabei **Disziplin** als Grundlage des eigenständigen und verantwortlichen Verhaltens. Disziplin beruht auf Einhaltung der Leitwerte, die zuvor in einem unternehmensweiten Prozess allen kommuniziert wurden. Halten sich die Mitarbeiter an diese, besteht auch Raum innerhalb des abgesteckten Handlungs- und Werterahmens z. B. zu improvisieren oder individuell für den Patienten zugeschnittene Lösungswege einzuschlagen. Diese Grundvoraussetzung, nämlich der Möglichkeit trotz aller Reglementierungen auch noch Raum für eigenes Handeln zu haben, kommt dem Anspruch einer differenzierten Patientenbehandlung sehr entgegen. Die Sicherheitskultur gewährt dadurch die notwendige Flexibilität für die Patientenversorgung. Dies gelingt nur, »wenn

- das Topmanagement durch seine Überzeugungen, Werte und Handlungen eine klare Präferenz für Achtsamkeit zum Ausdruck bringt,
- diese Worte und Taten glaubwürdig und konsequent vermittelt werden und für alle gleichermaßen gelten,
- wenn die Mehrheit der Mitarbeiter diese vermittelten Werte als aufrichtig und nicht als heuchlerisch empfindet,
- wenn Gratifikationen, Gehaltserhöhungen, Beförderungen und anerkennende Worte denen zuteilwerden, die achtsam handeln und nicht anderen, die leichtsinnig vorgehen.« (Weick u. Sutcliffe 2010)

Leitbilder, die lediglich dazu dienen, der Pflicht Genüge zu tun oder aus einer Anreicherung von Plattitüden bestehen, können nicht die Funktion eines Werterahmen für Mitarbeiter übernehmen. Im Gegenteil, es besteht die Gefahr eines zynischen Umgangs mit unehrlichen Leitbildern, die in ihrer Wirkung ins Gegenteil kippen. Entwickeln sich verschiedene Subkulturen an Werte- und Normenvorstellungen besteht die Gefahr konkurrierender Gruppenbildungen und opportuner Koalitionen, häufig geprägt durch die einzelnen Führungskräfte, was bis zur gegenseitigen Lähmung und Handlungsunfähigkeit innerhalb einer Organisation führen kann.

Diese Prozesse laufen durchaus dynamisch ab und Veränderungen in einzelnen Subgruppen oder Teams finden schneller oder langsamer im Vergleich zur Gesamtorganisation statt. Dies ist besonders im Rahmen eines Changemanagement (▶ Kap. 23 Changemanagement) mit zu berücksichtigen.

Nur durch aktives Handeln werden neue Werte geschaffen. Leitbilder können nicht verordnet, eine Sicherheitskultur nicht befehligt werden. **Kultureller Wandel** erfolgt häufig über die Bildung von Symbolen, Benennung gemeinsamer Aufgaben und Zielen. Auch gemeinsame soziale Aktivitäten, wie z. B. betriebliche Sportgruppen, karitatives Engagement etc., verbindet und reflektiert die Leitwerte einer Organisation. Bei einem bereits kritischen Betriebsklima sollte der Fokus primär auf den fachlichen Aspekt gerichtet bleiben, um so über die sachliche Diskussion wieder zu lernen miteinander fair zu kommunizieren. Häufig bedarf es verbindender gemeinsamer Geschichten, Symbole und Artefakte. Auch kleinere Veränderungen sollten bereits als Erfolg kommuniziert werden.

Gerade in Hochrisikoorganisationen ist das **Konzept einer informierten Kultur** Voraussetzung für eine gelungene Sicherheitskultur. So kann sicherheitsbewusstes Handeln erst durch das Verteilen aller relevanten Informationen entstehen, die alle gleichermaßen erhalten, die einfach zu verstehen und anzuwenden ist. Für diesen Zweck nutzen komplexe bzw. unüberschaubare QM-Handbücher ebenso wenig wie eine verwirrende Zettelwirtschaft oder eine Informationsflut an E-Mail-Meldungen.

> »In einer informierten Kultur haben die Menschen die das System leiten und betreiben, aktuelle Informationen über die menschlichen, technischen, organisatorischen und umweltbezogenen Faktoren, die über die Sicherheit des Gesamtsystems bestimmen«. (Reason 1998)

Reason argumentiert, dass es ohne Vertrauen und Vertrauenswürdigkeit keine ehrlichen Berichte über Fehler und Regelverstöße gibt und nennt 4 **Unterkulturen** einer informierten Kultur (Reason 1998):
- Berichts- oder Meldekultur
- Gerechte Kultur
- Flexible Kultur
- Lernkultur

Sicherheitskultur ist das Ergebnis des gelungenen Zusammenspiels aller vier Unterkulturen, wobei ihr schwächstes Glied den maßgeblichen Einfluss auf die Sicherheit hat. Kulturwandel ist ein

Veränderungsprozess, der nur langsam von statten geht. Sicherheitskultur ist weder ein Mysterium noch nur durch größten Ressourceneinsatz erreichbar, sondern das Ergebnis des authentischen Praktizierens weniger aber wichtiger Grundregeln, die für alle gelten.

Literatur

Zu ► Kap. 6.1 bis 6.3 und 6.5 bis 6.8

Agency for Healthcare Research and Quality (2014) Interim Update on 2013 Annual Hospital - Acquired Condition Rate and Estimates of Cost Savings and Deaths Averted From 2010 to 2013. ► www.ahrq.gov/professionals/quality-patient-safety/pfp/interimhacrate2013.pdf

AQUA-Institut für angewandte Qualitätsförderung und Forschung im Gesundheitswesen (2014) Tätigkeitsbericht 2013 im Rahmen der Aufgaben des §137a SGB V. ► https://www.g-ba.de/downloads/39-261-2070/2014-09-03_QSKH-RL_Freigabe-Taetigkeitsbericht-AQUA.pdf Signatur: 14-SQG-010(Auftraggeber: Gemeinsamer Bundesausschuss)

Coombes ID, et al. (2008) Why do interns make prescribing errors? A qualitative study. Med J Aust 188 (2): 89–94

Deal TE, Kennedy AA (2000) Corporate Cultures. The rites and rituals of corporate life. Perseus Book Publishing, pp 107–108

Duckers M, et al. (2009) Safety and risk management interventions in hospitals: a systematic review of the literature. Med Care Res Rev 66 (6 Suppl): 90S–119S

Europäische Kommission (2014) Patientensicherheit und Qualität der medizinischen Versorgung. Spezial Eurobarometer 411 Befragung von November bis Dezember 2013 (Durchgeführt von TNS Opinion & Social im Auftrag der Generaldirektion Gesundheit und Verbraucher (DG SANCO) der Europäischen Kommission)

Frankfurter Allgemeine Zeitung und Deutsche Presse Agentur (2014) Zahl der Toten im Luftverkehr so niedrig wie nie ► http://www.faz.net/aktuell/gesellschaft/flugsicherheit-2013-zahl-der-toten-im-luftverkehr-so-niedrig-wie-nie-12734839.htm

Geraedts M, et al. (2010) Abschlussbericht zum Forschungsauftrag zur Verbesserung der gesetzlichen Qualitätsberichte auf der Basis einer Krankenhaus-, Patienten- und Einweiserbefragung. Institut für Gesundheitssystemforschung der Universität Witten/Herdecke ► https://www.g-ba.de/downloads/17-98-2967/2010-10-21_QS-KH_Geraedts-Abschlussbericht.pdf

Hacker W, Weth R v d (2012) Denken – Entscheiden – Handeln. In: Badke-Schaub P, Hofinger G, Lauche K (Hrsg.) Human Factors, Psychologie sicheren Handelns in Risikobranchen, 2. Auflage ► Kap. 5: 96. Springer, Berlin Heidelberg New York

Helios Kliniken (2015) Ergebnisse der Patientenbefragung Januar bis Dezember 2014. ► http://www.helios-kliniken.de/medizin/qualitaetsmanagement/patientenbefragung.html

Hieronymus et al. (2002) Epistulae morales VI,57,12 und Orationes Philippicae 12,2. Latein-Deutsch: Zitaten-Lexikon: Quellennachweise von Ernst Lautenbach

Hines S, et al. (2008) Becoming a High Reliability Organization: Operational Advice for Hospital Leaders. AHRQ Publication No. 08-0022 Prepared by the Lewin Group under Contract No. 290-04-0011 (Agency for Healthcare Research and Quality)

Kohn LT, et al. (2000) To err is human, Building a Safer Health System. Institute of Medicine IOM Committee on Quality of Health Care in America (National Academy of Sciences)

Leonard MW, Frankel A (2010) The path to safe and reliable healthcare. Patient Educ Couns 80 (3): 288–292

Marx D (2007) Patient Safety and the »Just Culture Culture«. Online Präsentation ► www.health.ny.gov/professionals/patients/patient_safety/conference/2007/docs/patient_safety_and_the_just_culture.pdf

Ogbonna E (1992) Managing Organisational Culture: Fantasy Or Reality? Human Resource Management Journal 3 (2): 42–54

Peters TJ, Waterman RH (2006) Auf der Suche nach Spitzenleistungen. Redline GmbH, Heidelberg. Originalausgabe: In Search of Excellence. Lessons from America´s Best-Run Companies, 1982. Harper & Row New York

Reason J (1997) Managing the Risks of Organizational Accidents. Ashgate, Burlington

Reason J (1998) Achieving a safe culture: Theory and practice. Work & Stress: An International Journal of Work, Health & Organisations 12 (3): 293–306

Reason J (2000) Human error: models and management. BMJ 320 (7237): 768–770

Reason J (2008) The human contribution: unsafe acts, accidents and heroic recoveries. Farnham, Surrey

Rosen AK (2013) Are We Getting Better at Measuring Patient Safety?a webMM ► http://webmm.ahrq.gov/printview-perspective.aspx?perspectiveID=94

Runciman W, et al. (2009) Towards an International Classification for Patient Safety: key concepts and terms.« Int J Qual Health Care 21 (1): 18–26

The Health Foundation (2011) Research scan: Does improving safety culture affect patient outcomes?

U.S. Department of Health & Human Services (2014) Efforts to improve patient safety result in 1.3 million fewer patient harms, 50,000 lives saved and $12 billion in health spending avoided. HHS Press Office ► http://www.hhs.gov/news/press/2014pres/12/20141202a.html

Vincent C, et al. (2000) How to investigate and analyse clinical incidents: Clinical Risk Unit and Association of Litigation and Risk Management protocol. BMJ 320 (7237): 777–781

Weber EU, et al. (2002) A domain-specific risk-attitude scale: measuring risk perceptions and risk behaviors. Journal of Behavioral Decision Making 15 (4): 263–290

Weick KE, Sutcliffe KM (2010) Das Unerwartete Managen. Wie Unternehmen aus Extremsituationen lernen, 2 Aufl. Schäffer-Poeschel, Stuttgart

World Health Organization (2009) WHO Patient Safety Curriculum Guide for Medical Schools

World Health Organization (2015) The conceptual framework for the International Classification for Patient Safety. ▶ http://www.who.int/patientsafety/implementation/taxonomy/conceptual_framework/en/#

Zu ▶ Kap. 6.4

Arora S, et al. (2015) Crisis Management on Surgical Wards: A Simulation-Based Approach to Enhancing Technical, Teamwork, and Patient Interaction Skills. Ann Surg (in press)

Bauer H (2006) Arbeitsplatz OP: Realität und Anspruch. Dtsch Ärztebl International 103 (47): 3185

Bauer H (2006) Ärztliche Behandlungsfehler aus Sicht des Arztes. In: Schumpelick V, Borchard M (Hrsg.) Cadenabbia-Gespräche Medizin Medizin-Ethik-Recht

Bauer H (2007) Die ärztliche Rolle im multiprofessionellen Team. Berlin Medical 4: 4–6

Bauer H (2008) Die Autonomie des Arztes. In: Schumpelick V, Borchard M (Hrsg.) Cadenabbia-Gespräche Medizin-Ethik-Recht 2007: Medizin zwischen Humanität und Wettbewerb. Probleme, Trends und Perspektiven, S. 166–190. Herder, Freiburg

Bauer H (2008) Prof. Dr. med. Hartwig Bauer, Generalsekretär der Deutschen Gesellschaft für Chirurgie – Aus Fehlern lernen: Verzerrtes Bild in der Öffentlichkeit. Dtsch Ärztebl International 105 (13): 664

Bauer H (2012) Selbstbestimmung und Mitverantwortung. Was kann man den Patienten zumuten? In: Schumpelick V, Borchard M (Hrsg.) Cadenabbia-Gespräche Medizin-Ethik-Recht 2011: Gesundheitssystem im Umbruch, S. 264–283. Herder, Freiburg

Bauer H (2013) Fehlerkultur: Sicherheitskultur – Critical Incident Reporting System (CIRS) – Checklisten zur Fehlerprävention – Fehler- und Risikoprävention: Was sieht die Weiterbildung vor? In: Berg D, Bauer H, Broglie M, Ulsenheimer K, Zwißler B (Hrsg.) Medizin. Recht, S. 421-433. Kramarz, Berlin

Bundesärztekammer (2005) Top VII Ärztliches Fehlermanagement/Patientensicherheit. Beschlussprotokoll des 108. Deutschen Ärztetages vom 03.–06. Mai 2005 in Berlin ▶ www.bundesaerztekammer.de/downloads/Beschluesse108.pdf: 24–38

Ergina PL, et al. (2009) Challenges in evaluating surgical innovation. Lancet 374 (9695): 1097–1104

Schumpelick V, Vogel B (Hrsg.) (2005) Ethik-Recht: Arzt und Patient. Eine Beziehung im Wandel, S. 398–413. Herder, Freiburg

Harro A (2009) Ernest Amory Codman: Ein Märtyrer der Patientensicherheit. ▶ http://www.zeit.de/online/2009/24/chirurgen-fehler/komplettansicht Zeit Online(Geschichte)

Imhof M (2010) Behandlungsfehler in der Medizin – Was nun? Verborgenes im Arzt-Patienten-Verhältnis. Schulz-Kirchner, Idstein

Kreß H (2009) Aufarbeitung von Behandlungsfehlern: Verantwortungsethische Gesichtspunkte. ▶ www.ekd.de/eaberlin/TG1509Kress.pdf

Kurmann A, et al. (2014) Impact of team familiarity in the operating room on surgical complications. World J Surg 38 (12): 3047–3052

Reason J (2000) Human error: models and management. BMJ 320 (7237): 768–770

Schneeweiss S (2002) Ergebnismessung im Krankenhaus: Das Qualitätsmodell Krankenhaus (QMK). GGW 2: 7–15

Wachter RM, Pronovost PJ (2009) Balancing »No Blame« with Accountability in Patient Safety. New England Journal of Medicine 361 (14): 1401–1406

Xu R, et al. (2013) The teaming curve: a longitudinal study of the influence of surgical team familiarity on operative time. Ann Surg 258 (6): 953–957

Messmethoden und Daten zur Erfassung der Patientensicherheit

Constanze Lessing

7.1 Einführung – 84

7.2 Häufigkeiten von unerwünschten Ereignissen im internationalen Vergleich – 84

7.3 Daten und Statistiken für Deutschland – 87

7.4 Messung von Patientensicherheit im Krankenhaus - Methoden zur Durchführung eigener Studien – 90

Literatur – 91

A. Euteneier (Hrsg.), *Handbuch Klinisches Risikomanagement*, Erfolgskonzepte Praxis- & Krankenhaus-Management, DOI 10.1007/978-3-662-45150-2_7, © Springer-Verlag Berlin Heidelberg 2015

7.1 Einführung

In der Öffentlichkeit und unter Fachleuten löst das Thema Patientensicherheit wiederkehrend Diskussionen aus, in denen sachliche Argumente oftmals von unbewiesenen Annahmen überlagert werden. Patientensicherheitsrelevante Probleme mithilfe von Zahlen zu beschreiben, stellt daher eine wichtige Voraussetzung dar, Sachverhalte in objektivierter Form zu erfassen, darzustellen und nachvollziehbar zu machen.

Die Messung von Patientensicherheit und die Erhebung der dazu erforderlichen Daten ist für die Forschung und Versorgungspraxis mit einigen Erschwernissen behaftet. Eine allgemein akzeptierte Begriffsbestimmung definiert Patientensicherheit als »Abwesenheit unerwünschter Ereignisse« (Cohen 2000). Daraus folgt, dass Patientensicherheit einen idealen Zielwert beschreibt, der weder in vollem Umfang realisierbar noch direkt messbar ist, sondern quantitativ allein als Abweichung vom Idealwert ausgedrückt werden kann. Eine Maßzahl hierfür ist die **Häufigkeit von unerwünschten Ereignissen**. Diese werden als Summe aller negativen Patientenoutcomes aufgefasst, welche nicht die Folge einer Erkrankung sind, sondern ursächlich auf die gesundheitliche Versorgung zurückzuführen sind. Erst die zusätzliche Klassifizierung in **vermeidbare und unvermeidbare Ereignisse** trifft eine Aussage darüber, ob ein negatives Behandlungsergebnis durch einen Fehler bzw. eine Verkettung mehrerer Fehler ausgelöst wurde. In diese Betrachtung nicht eingeschlossen sind Fehler, die im Verlauf der Patientenversorgung zwar aufgetreten sind, aber z. B. aufgrund einer rechtzeitigen Korrektur, kein negatives Behandlungsergebnis zur Folge hatten. In diesem Fall spricht man von so genannten **Beinaheschäden**.

> Nach dem hier vorgestellten Modell ist Patientensicherheit als komplexes Zusammenspiel von verschiedenartigen Ereignissen und kausalen Wirkungsbeziehungen über den gesamten Verlauf des Versorgungsprozesses zu verstehen.

Die gezielte Betrachtung einzelner Modellausschnitte ermöglicht es, Schwachstellen und Verbesserungspotenziale zu identifizieren und konkrete Maßnahmen zur Verbesserung der Patientensicherheit abzuleiten. Aus einer übergeordneten Perspektive kann das Modell jedoch kaum zusammenfassend dargestellt werden. Es fehlt daher an einem Einzelparameter, in dem sich ein spezifischer Grad von Patientensicherheit global ausdrücken ließe.

Messungen zur Häufigkeit von z. B. unerwünschten Ereignissen, Fehlern oder Beinaheschäden stellen deshalb stets nur eine ausschnitthafte Annäherung dar. Auch stehen unterschiedliche Erhebungsmethoden zur Verfügung, die je nach Setting, Fragestellung und Zielsetzung einer Untersuchung angepasst und verfeinert werden müssen. Angesichts der inzwischen großen Anzahl von Veröffentlichungen, fällt es zunehmend schwer, die Vergleichbarkeit und Aussagekraft einzelner Studien und Statistiken kritisch zu bewerten. Im Folgenden werden deshalb zunächst die Ergebnisse internationaler Studien vorgestellt und die für Deutschland verfügbaren Datenquellen beschrieben. Anschließend sollen die Vor- und Nachteile einzelner Erhebungsmethoden kurz erläutert werden.

7.2 Häufigkeiten von unerwünschten Ereignissen im internationalen Vergleich

Auf der Grundlage erster Machbarkeitsstudien in den 1970er Jahren entwickelten Forscher der Harvard Medical School in den 1980er Jahren ein Studiendesign, das bis heute als Standardverfahren für nationale Erhebungen zur Häufigkeit von (vermeidbaren) unerwünschten Ereignissen bei Krankenhauspatienten Anwendung findet. Dieses so genannte »**Harvard Medical Practice Design**« basiert auf einer nachträglichen, kriterienbasierten und strukturierten, zweistufigen Sichtung von Krankenakten (»chart review«) durch Pflegende und anschließend durch Ärzte.

In der **ersten Stufe** werden die Akten von Pflegenden anhand von Fragebögen auf das Vorhandensein definierter Kriterien (expliziter Review) gesichtet, z. B. im Krankenhaus eingetretene Verletzung, (ungeplante) Rückkehr in den Operationssaal, (ungeplante) Verlegung auf Intensivstation, (unerwartetes) Versterben, neurologisches Defizit bei Entlassung.

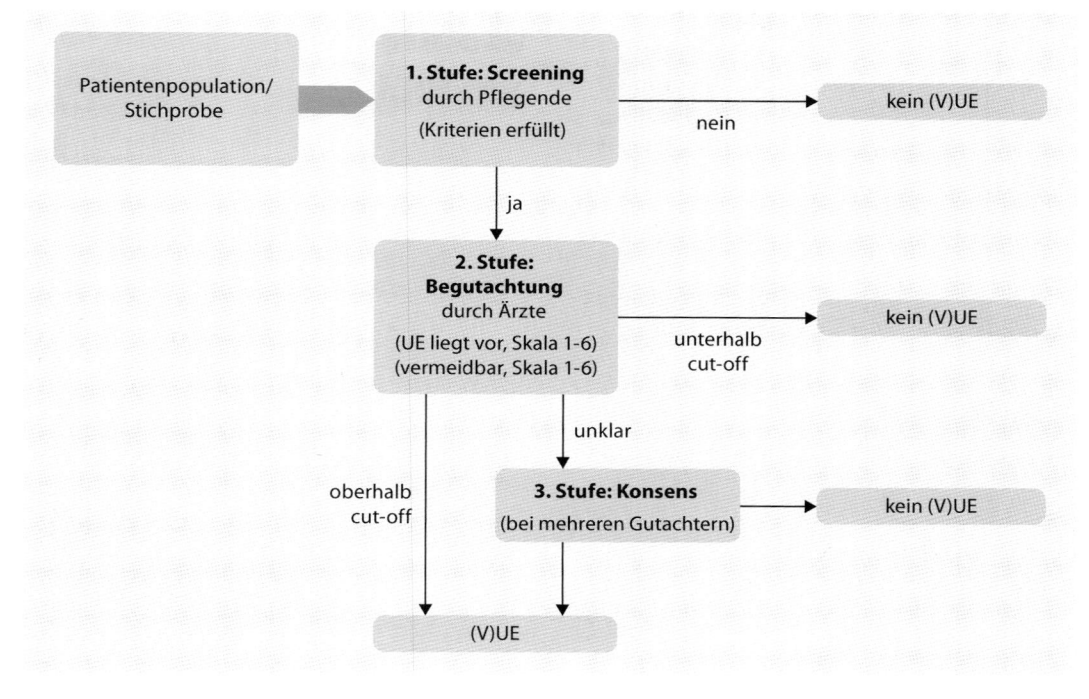

Abb. 7.1 Harvard Medical Practice Design: Zweistufige bzw. dreistufige Sichtung von Krankenakten (»chart review«) durch Pflegende und Ärzte. Die 3. Stufe ist als optional zu betrachten

Liegt mindestens ein Kriterium vor, so wird die betreffende Akte in der **zweiten Stufe** von einem oder mehreren (unabhängig voneinander urteilenden) Ärzten bewertet. Mithilfe eines weiteren Fragebogens wird nun zunächst beurteilt, ob ein unerwünschtes Ereignis eingetreten ist und anschließend, ob es vermeidbar gewesen wäre. Diese Bewertung, die als impliziter Review bezeichnet wird, erfolgt im Sinne der Urteilssicherheit auf mehrstufigen Antwortskalen (nahezu kein Beleg – nahezu sicherer Beleg). Um zu bestimmen, ob ein (vermeidbares) unerwünschtes Ereignis im Einzelfall vorliegt, wird vorab ein Cut-off-Punkt definiert. Liegt der Punktwert einer Akte unterhalb der Cut-off-Grenze liegt kein (vermeidbares) unerwünschtes Ereignis vor, liegt er oberhalb der Cut-off-Grenze hat der Patient nach ärztlichem Urteil ein (vermeidbares) unerwünschtes Ereignis erlitten. ◘ Abb. 7.1 zeigt den Studienablauf in einer schematischen Übersicht.

Während die ersten Arbeiten aus den USA die Frage der Vermeidbarkeit auf entschädigungspflichtige Behandlungsschäden einschränkten, hat sich seit Mitte der 1990er Jahre der Fokus in Richtung der Vermeidbarkeit von unerwünschten Ereignissen und damit hin zu einer indirekten Abschätzung von Fehlern im Behandlungsverlauf verschoben. Trotz einiger methodischer Unterschiede und Modifizierungen (Lessing 2012) stellen Studien nach dem Harvard-Design die größte Datengrundlage mit generell guter Vergleichbarkeit dar. ◘ Tab. 7.1 zeigt die Ergebnisse von Studien, die in verschiedenen Ländern durchgeführt wurden.

Unabhängig vom jeweiligen Gesundheitssystem zeigt sich in allen Untersuchungen, dass Patienten mit einer Behandlung im Krankenhaus zu einem gewissen Prozentsatz auch dem Risiko eines schädlichen Behandlungsergebnisses ausgesetzt sind. In hoch entwickelten Ländern scheint dabei der Anteil von Ereignissen, die als vermeidbar eingestuft werden insgesamt niedriger zu sein als in Schwellenländern. Dies legen auch zwei multinationale Untersuchungen aus Südamerika und Afrika nahe. So lag die Häufigkeit von unerwünschten

Tab. 7.1 Studien nach dem Harvard Medical Practice Design

Autor/Jahr	Land	Studienjahr	Anzahl Krankenhäuser	Anzahl Patienten	Mit UE (95 % KI)	Davon vermeidbar	Davon nach stationärer Aufnahme
Wilson 1995	AUS	1992	28	14.179	16,6 % (15,2–17,9)	51,2 %	51 %
Schiøler 2001	DN	1998	17	1.097	9 % –	40,4 %	48 %
Vincent 2001	UK	1998	3	1.014	10,8 % –	48 %	–
Davis 2002/3	NZ	1998	13	6.579	11,3 %** (10,5–12,2)	37 %	80,4 %
Baker 2004	CAN	2000	20	3.745	7,5 %* (5,7–9,3)	36,9 %	69 %
Soop 2009	SE	2003/4	28	1.967	12,3 % (10,8–13,7)	70 %	56 %***
Mendes 2009	BRA	2003	3	1.103	7,6 % (6,0–9,2)	66,7 %	–
Zegers 2009	NL	2004	21	7.926	5,7 %* (5,1–6,4)	39,6 %	75 %
Aranaz 2008	ES	2005	24	5.624	9,3 % (8,6–10,1)	42,6 %	86,2 %
Sousa 2014	PT	2009	3	1.669	11,1 % (9,6–12,6)	53,2 %	100 %

* gewichtet
** adjustiert
*** Eigene Berechnung

Ereignissen in fünf lateinamerikanischen Ländern bei insgesamt 10,5 %, wovon 60 % vermeidbar waren (Aranaz-Andrés 2011); in acht afrikanischen Ländern waren es 8,2 %, von denen 83 % als vermeidbar angesehen wurden (Wilson 2012). Im Vergleich dazu kommt eine kumulative Schätzung auf der Grundlage der bis 2006 veröffentlichten Studien aus den USA und dem Commonwealth auf eine mittlere Häufigkeit für unerwünschte Ereignisse von 9,2 %, wovon 43,5 % als vermeidbar eingestuft wurden (de Vries 2008).

Für die Durchführung der hier vorgestellten Studien nach dem Harvard-Design bedarf es eines hohen Einsatzes an personellen und damit verbundenen auch finanziellen Ressourcen. Gerechtfertigt ist dieser Aufwand durch den Beleg, dass fehlerassoziierte Vorkommnisse ein relevantes Problem in der Gesundheitsversorgung aller Länder darstellen, in denen Studien durchgeführt wurden.

Eine tiefergehende Analyse z. B. zur Identifizierung spezifischer **Risikobereiche** oder dringlicher **Handlungsfelder** – ist dagegen mit den in Krankenakten dokumentierten Daten nur begrenzt möglich. Zum ersten fehlt es an einem einheitlichen Klassifikationssystem, nach dem Teilergebnisse z. B. nach Fachdisziplinen oder Behandlungsarten bestimmten Kategorien zugeordnet werden und somit direkt miteinander vergleichbar sind. Zum zweiten müssen Ereignisse, die keinen Eingang in die Dokumentation der Krankenakte finden, unberücksichtigt bleiben. Zum dritten kann die Betrachtung über alle Versorgungsbereiche hinweg zu einer Vergröberung und damit Unterschätzung spezifischer Ereignisarten führen.

Dies sei an einem ▶ Beispiel verdeutlicht.

Beispiel
Ein systematischer Review, der die Ergebnisse von Studien nach dem Harvard-Design zusammenfasst, kommt zu dem Schluss, dass von den insgesamt festgestellten unerwünschten Ereignissen (ca. 6–17 % aller Patienten) 58,4 % mit chirurgischen Eingriffen und 15,1 % im Zusammenhang mit Medikamenten auftreten (de Vries 2008). Chirurgie und Arzneimitteltherapiesicherheit können somit als besondere Risikoschwerpunkte in der stationären Versorgung angesehen werden. Übersichtsarbeiten, die beide Bereiche einzeln untersuchen, weisen im Vergleich zu den Gesamtergebnissen der Harvard-Design-Studien sogar z. T. weit

höhere Ereignisraten aus. Danach erleiden bis zu 14,4 % der chirurgischen Krankenhauspatienten ein unerwünschtes Ereignis (Anderson 2013) und bis zu 16,9 % aller Krankenhauspatienten eine unerwünschte Arzneimittelwirkung (Miguel 2012). In Abgrenzung zum unerwünschten Arzneimittelereignis bezeichnet die unerwünschte Arzneimittelwirkung »any noxious, unintended and undesired effect of a drug, which occurs at doses used in humans for prophylaxis, diagnosis or therapy« (WHO 1972).

Weitere Risikoschwerpunkte, wie nosokomiale Infektionen oder Ereignisse im Zusammenhang mit der Anwendung von Medizinprodukten, erscheinen zudem systematisch unterrepräsentiert. In Belgien etwa wurde eine Studie durchgeführt, die sich nicht auf die Harvard-Methode stützte sondern auf die Analyse von Routinedaten (van den Heede 2006). Hier stellten Harnwegsinfektionen, im Krankenhaus erworbene Pneumonien und Septikämien die häufigsten Ausprägungen von unerwünschten Ereignissen dar. De Vries et al. fanden in der oben genannten Übersichtsarbeit hingegen keine dezidierten Hinweise auf nosokomiale Infektionen als eigenes Handlungsfeld.

Der hohe Aufwand, der mit der Durchführung landesweiter Untersuchungen nach der Harvard-Methodik verbunden ist, macht es erklärlich, dass Studien in der Regel nur einmalig durchgeführt werden. Aussagen über zeitliche Trends oder die Effekte von Interventionen zur Verbesserung der Patientensicherheit sind deshalb auf der Grundlage der hier vorgestellten Daten kaum zu treffen. In den Niederlanden unternahm man den Versuch einer Studienwiederholung nach vier Jahren. Dabei verschlechterten sich die Ergebnisse für unerwünschte Ereignisse um zwei Prozentpunkte, während die Häufigkeit von vermeidbaren unerwünschten Ereignissen auf gleichem Niveau verblieb (Baines 2013). In ihrer Analyse kommen die Autoren zu dem Schluss, dass die Ergebnisse in der einen Richtung durch eine wachsende **Arbeitsverdichtung** und größere **Morbiditätslast** negativ beeinflusst sein könnten; gleichzeitig seien positive Effekte durch die Einführung sicherheitsverbessernder Maßnahmen denkbar. Auch müsse berücksichtigt werden, dass grundlegende Änderungen und daraus folgende Optimierungen nicht im Verlauf weniger Jahre zu erwarten seien. Das Beispiel illustriert die Schwierigkeiten, welche mit einer vergleichenden Interpretation der Studiendaten verbunden sind. Es darf daher vermutet werden, dass Wiederholungserhebungen auch zukünftig eine Ausnahme bleiben und nicht die Regel sein werden.

Die Vorzüge der hier vorgestellten Studien lassen sich dahingehend zusammenfassen, dass sie Patientensicherheit in prägnanten Zahlen ausdrücken, welche leicht zu vermitteln sind, Aussagen bezogen auf die Bevölkerung eines Landes ermöglichen und sich für internationale Vergleiche eignen. Zugleich bringen sie den Nachteil eines hohen Verbrauchs an Ressourcen mit sich, die für anderweitige Zwecke nicht mehr zur Verfügung stehen. In einigen Ländern favorisierte man daher die Alternative einer Schätzung auf der Grundlage internationaler Vergleichszahlen; eine Methode, die auch in Deutschland zur Anwendung kam. Die dazu im Jahr 2006 erstmals veröffentlichten Zahlen (Schrappe 2006) wurden zwischenzeitlich aktualisiert und liegen gegenwärtig in einer, auf das Jahr 2011 projizierten, Berechnung vor (Geraedts 2014). Demnach hätten im Jahr 2011 zwischen 0,9 und 1,8 Millionen Krankenhauspatienten in Deutschland ein unerwünschtes Ereignis erlitten, von denen 360.000–720.000 vermeidbar gewesen wären.

Die Veröffentlichung dieser und ähnlicher Zahlen findet in der Regel viel Beachtung, löst aber stets auch kontroverse Debatten über die Belastbarkeit und Seriosität der Berechnungen aus. Tatsächlich sollten derartige Schätzungen als grobe Näherung verstanden werden, deren Zielsetzung es ist, die in anderen Ländern im Mittel gemessenen Prozentwerte auf die eigenen nationalen Größenverhältnisse zu übertragen. Die Veröffentlichung absoluter Zahlen anstelle von relativen Werten ist ein weiteres Hilfsmittel, Angaben zur Häufigkeit patientensicherheitsrelevanter Ereignisse in möglichst allgemeinverständlicher Form zu vermitteln.

7.3 Daten und Statistiken für Deutschland

Im Unterschied zu Studien sind laufende Statistiken und Datensammlungen dadurch charakterisiert, dass Daten kontinuierlich bzw. regelmäßig erhoben werden. Sofern diese Daten aktuell vorliegen und entweder auf Vollerhebungen oder repräsentativen Stichproben beruhen, bieten sie den Vorzug, dass bevölkerungsbezogene Zahlen zeitnah verfügbar und im zeitlichen Verlauf darstellbar sind. In Deutschland gibt es eine Reihe von öffentlich zugänglichen Statistiken, die Daten zur Patientensicherheit beinhalten. Die für den Krankenhausbereich wichtigsten sollen im Folgenden kurz vorgestellt werden.

Seit 2001 besteht gem. § 135 a i. V. m. § 137 SGB V für alle in Deutschland zugelassenen Krankenhäuser eine gesetzliche Verpflichtung, sich an der so genannten **externen Qualitätssicherung** zu beteiligen. Die zu diesem Zweck gesammelten Informationen, die in jedem Krankenhaus erhoben und bundesweit zusammengeführt werden, bilden den größten verfügbaren Datenpool zur Versorgungsqualität in deutschen Krankenhäusern. Festlegungen zu den Anforderungen der Datenerhebung (darunter Versichertendaten, Diagnosedaten und Behandlungsdaten) trifft der Gemeinsame Bundesausschuss. Die Ergebnisse werden in jährlichen Qualitätsreports zusammengefasst und zurzeit durch das seit 2009 damit beauftragte AQUA-Institut veröffentlicht (▶ www.sqg.de). Des Weiteren wird mit Aufnahme der Arbeit des Instituts für Qualitätssicherung und Transparenz im Gesundheitswesen (IQTIG) ein neuer Akteur auf den Plan treten, der verstärkt die Daten der Krankenhäuser dahingehend auswertet, Kriterien zur Bewertung von Zertifikaten und Qualitätssiegeln zu entwickeln, die in verständlicher Form Aussagen über die Qualität geben (IQTIG 2015).

Im Berichtsjahr 2012 wurden Daten aus 1.658 Krankenhäusern und 30 Leistungsbereichen ausgewertet und zu insgesamt 464 Qualitätsindikatoren zusammengefasst. Noch in der Erprobung befinden sich Follow-up-Untersuchungen zu ausgesuchten Indikationen. Zwar liegt der Fokus der externen Qualitätssicherung nicht primär auf der Messung von Patientensicherheit, doch beinhalten die leistungsbereichsspezifischen Indikatoren Kennzahlen zu **Komplikationen** und **Sterblichkeiten**. Es wäre ein Fehlschluss, diese Kennzahlen als direkte Maßzahl für Niveau-Ausprägungen der Patientensicherheit zu interpretieren. Gleichwohl sind sie ein wertvoller Hinweisgeber dafür, in welchen Leistungsbereichen Verbesserungen oder Verschlechterungen eingetreten sind. Dem einzelnen Krankenhaus, das eine individuelle Auswertung seiner Ergebnisse enthält, geben sie Anhalt, einrichtungsinterne **Risikopotenziale** zu identifizieren und diesen gezielt entgegenzusteuern. In einer Befragung zum Einführungsstand des klinischen Risikomanagements gaben 63 % der befragten Krankenhäuser an, von dieser Möglichkeit Gebrauch zu machen (Lauterberg 2012).

In der Öffentlichkeit mehr Beachtung als die externe Qualitätssicherung finden **Behandlungsfehlerstatistiken**. In der Regel werden sie mit dem Handeln bzw. dem Verantwortungsbereich von Ärzten assoziiert, wobei ein Behandlungsfehler eine nicht sorgfältige und dem medizinischen Standard nicht entsprechende Ausführung einer Gesundheitsleistung meint und deshalb eine haftungsrechtliche Komponente aufweist. Behandlungsfehlerstatistiken repräsentieren somit ein negatives Patienten-Outcome infolge mangelnder Patientensicherheit, welches aus gesellschaftlicher Perspektive besonders relevant ist.

In Deutschland veröffentlichen die Bundesärztekammer (BÄK) und seit 2009 auch der Medizinische Dienst des Spitzenverbandes Bund der Krankenkassen e.V. (MDS) jährlich eigene Statistiken zur Häufigkeit von Behandlungsfehlern (◘ Abb. 7.2). Die BÄK-Statistik beinhaltet dabei die Auswertung aller Begutachtungen durch Gutachterkommissionen und Schlichtungsstellen der Landesärztekammern (im Jahr 2013 ca. 12.200 Fälle, BÄK 2014), die MDS-Statistik diejenigen der Medizinischen Dienste in den Bundesländern (im Jahr 2013 ca. 14.600 Fälle, MDS 2014).

Beide Statistiken umfassen Fälle aus ambulanten und stationären Einrichtungen, deren Ergebnisse jeweils auch als Teilauswertung verfügbar sind. Veröffentlicht werden die Zahl der Begutachtungen und festgestellten Behandlungsfehler sowie Auswertungen u. a. zur Verteilung auf medizinische Fachgebiete, Diagnosen und Fehlerarten.

Das Nebeneinander mehrerer Einzelstatistiken erklärt sich aus dem Umstand, dass die Begutachtung eines gemutmaßten Behandlungsfehlers durch den initialen Verdacht eines Patienten oder seiner Angehörigen ausgelöst wird und ihm für eine Beschwerde oder Klage unterschiedliche Wege

7.3 · Daten und Statistiken für Deutschland

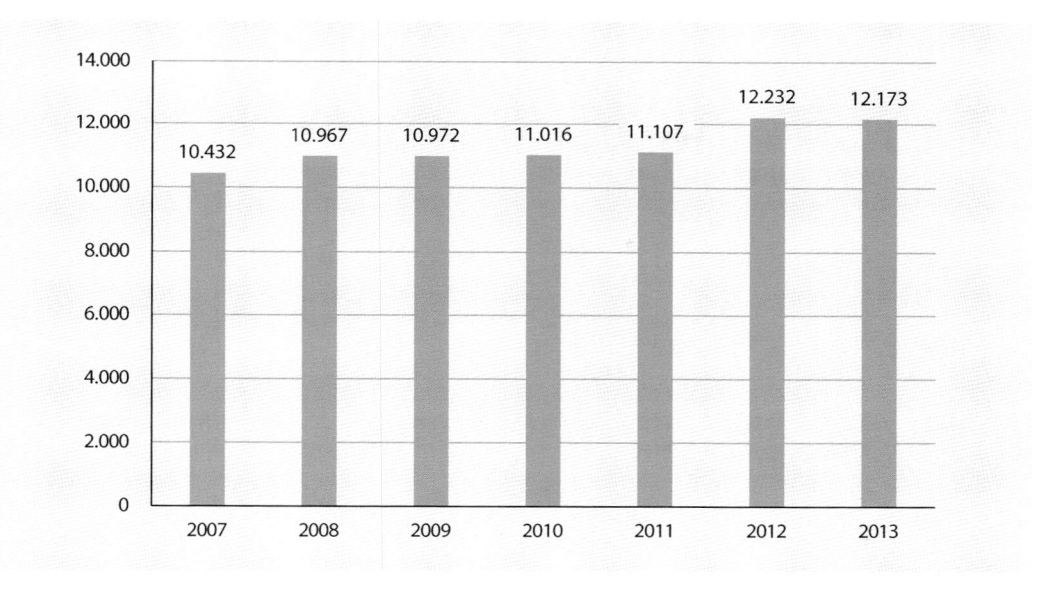

Abb. 7.2 Antragsentwicklung hinsichtlich Behandlungsfehlervorwürfen bei den Gutachterkommissionen und Schlichtungsstellen in Deutschland von 2007–2013 (Bundesärztekammer)

zur Verfügung stehen. Im Umkehrschluss bedeutet dies, dass jede Statistik nur die eigene Klientel und damit lediglich einen Ausschnitt aller tatsächlich festgestellten Behandlungsfehler umfasst. Eine **bundeseinheitliche Gesamtstatistik** existiert in Deutschland nicht.

Eine weitere Unvollständigkeit der verfügbaren Einzelstatistiken besteht darin, dass die Datenerhebung nicht auf repräsentativen Stichproben beruht. Im Gegenteil muss vermutet werden, dass der patientenseitige Verdacht und ein daraus resultierender Fehlervorwurf mit einem hohen Verzerrungspotenzial assoziiert ist. So dürften Patienten vor allem dann ein Verfahren anstrengen, wenn eine schwerwiegende Einschränkung vorliegt und gleichzeitig ein kausaler Zusammenhang zur medizinischen Behandlung offensichtlich erscheint. Es ist deshalb anzunehmen, dass in den Daten der Behandlungsfehlerstatistiken schwerwiegende Fälle überrepräsentiert und leichtere Fälle unterrepräsentiert sind. Ihr Wert für das klinische Risikomanagement ist deshalb weniger in statistisch belastbaren Zahlen als vielmehr in der Identifizierung von Hochrisikoereignissen mit schwerer Schadensfolge zu sehen.

Wenn übergreifende Statistiken es grundsätzlich ermöglichen, eine Vielzahl von Einzelinformationen zusammenfassend darzustellen, z. B. um daraus allgemeine Trends abzuleiten oder spezielle Risikobereiche zu identifizieren, so kann es für die vertiefende Betrachtung einzelner Risikobereiche von Vorteil sein, themenbezogene Einzelstatistiken zurate zu ziehen. Statistiken solcher Art liefern Referenzdaten und damit die Grundlage für vergleichende Betrachtungen z. B. im Sinne einer einrichtungsübergreifenden Benchmark. Wünschenswert wäre es deshalb, wenn Statistiken – wenigstens zur Häufigkeit von (vermeidbaren) unerwünschten Ereignissen – für alle maßgeblichen Risikobereiche in regelmäßig aktualisierter und öffentlich zugänglicher Form vorliegen würden. Auf die Nutzbarkeit der jährlichen Reports zur externen Qualitätssicherung wurde bereits eingegangen – vor allem für eine Analyse chirurgischer Eingriffe (z. B. Implantationen von Herzschrittmachern, Defibrillatoren, Knie- und Hüftendoprothesen, Koronar- und Aortenchirurgie, Organtransplantationen, Mammachirurgie) stehen große Datenmengen zur Verfügung. Für andere Bereiche werden eigene Datensammlungen geführt und veröffentlicht.

Tab. 7.2 Quantitative Methoden zur Messung von Patientensicherheit und Beobachtungsendpunkt im Überblick

Methode	Strukturqualität: Risikokonstellationen	Prozessqualität Fehler	Ergebnisqualität (vermeidbares) unerwünschtes Ereignis
Chart review/klinische Daten		X	XX
Routinedaten		X	XX
Direkte Beobachtung	X		XX
Audit/Begehung	XX	X	

Beispielhaft seien die Veröffentlichungen zum **Krankenhaus-Infektions-Surveillance-Systems** (KISS) des Nationalen Referenzzentrums (NRZ) für die Surveillance von nosokomialen Infektionen (Gastmeier 2012) oder das Projekt »Pflegeprobleme in Deutschland« (Lahmann 2012) genannt. Mit Blick auf weitere Leistungsbereiche bleibt allerdings festzustellen, dass bevölkerungsbezogene Daten zur Häufigkeit patientensicherheitsrelevanter Vorkommnisse längst nicht überall vorliegen. So gibt es beispielsweise bisher weder fortlaufende Datenerhebungen zum Vorkommen von (vermeidbaren) unerwünschten Ereignissen bei der Verabreichung von Arzneimitteln noch bei der Anwendung von Medizinprodukten.

7.4 Messung von Patientensicherheit im Krankenhaus - Methoden zur Durchführung eigener Studien

Im Interesse jedes Krankenhauses wird es liegen, nicht allein die Referenzdaten nationaler Studien und Statistiken zu rezipieren, sondern diese auch in Beziehung zu den, im eigenen Hause erbrachten Versorgungsleistungen zu setzen. Im Rahmen der oben bereits zitierten Studie zum Einführungsstand des klinischen Risikomanagement in deutschen Krankenhäusern wurde deshalb auch gefragt, ob und in welchem Umfang Daten einrichtungsintern erhoben bzw. genutzt werden, um Risiken zu identifizieren und zu überwachen. Die aus dem Jahr 2010 stammenden Antworten zeigen, dass zu diesem Zeitpunkt zusätzliche Ausschöpfungspotenziale zumindest vorhanden waren. So erfolgte eine systematische Identifizierung von Risiken anhand von Daten der externen Qualitätssicherung in 52,4 % der antwortenden Krankenhäuser, 50,4 % erhoben eigene Kennzahlen und 40,2 % werteten Behandlungsfehlervorwürfe aus. Für eine Überwachung klinischer Risiken nutzten 62,2 % die Daten der externen Qualitätssicherung, 47,6 % eigene Kennzahlen und 34,1 % Statistiken zur Zahl der Behandlungsvorwürfe (Lauterberg 2012).

Jeder, der sich diese oder andere Möglichkeiten einrichtungsinterner Messungen zu eigen machen will, wird kritisch prüfen müssen, ob sich aus den gewonnenen Daten Aussagen qualitativer oder quantitativer Natur ableiten lassen. So eignen sich für **quantitative Messungen** nur diejenigen Verfahren, die es erlauben, eine Grundgesamtheit oder eine daraus gezogene Stichprobe über einen definierten Zeitraum oder zu einem bestimmten Zeitpunkt zu verfolgen und relevante Beobachtungsendpunkte möglichst zuverlässig zu detektieren (◘ Tab. 7.2). Für die Beobachtung von Patienten einer Station, einer Abteilung oder eines ganzen Krankenhauses kommen z. B. eine direkte Beobachtung, Audits und Begehungen, die Messung klinischer Werte, eine Analyse von Krankenunterlagen oder die Auswertung von abrechnungsrelevanten Routinedaten in Betracht. Umgekehrt scheiden diejenigen Verfahren aus, bei denen die Grundgesamtheit unbekannt bleibt, die Beobachtungsendpunkte nur sporadisch erfassen oder die keine Rückschlüsse auf den Zeitpunkt ihres Eintretens zulassen. Dies trifft z. B. auf Berichte aus CIRS-Systemen oder auf Beschwerden und Behandlungsfehlervorwürfe von Patienten und ihren Angehörigen zu. Sie eignen sich daher vornehmlich für **qualitative Fragestellungen** z. B. für die Detektierung von klinischen Risiken oder die Ableitung daraus resultierender Verbesserungsmaßnahmen.

Ein zweiter wichtiger Grundsatz, den es zu berücksichtigen gilt, ist der, dass die richtige Wahl der Messmethode vom jeweiligen Beobachtungsgegenstand abhängt. Dies gilt für Untersuchungen zur Patientensicherheit umso mehr, als ursächliche und daraus resultierende Ereignisse in der Regel weder zeitgleich noch mit denselben Instrumenten erfasst werden können. Wer beispielsweise Fehlerhäufigkeiten messen möchte, wird prospektive Verfahren wie direkte Beobachtungen, Begehungen oder Audits bevorzugen, während sich retrospektive Verfahren wie die Analyse von Krankenunterlagen oder Routinedaten eher für nachgelagerte Outcome-Messungen anbieten.

Wer die Durchführung eigener Studien plant, sollte die Wahl seiner Erhebungsmethode und auch seines Studiendesigns schließlich von der konkreten Fragestellung und Zielsetzung seiner Untersuchung abhängig machen und zudem den damit verbundenen Aufwand maßvoll abwägen. **Beobachtungsstudien**, die zur Identifizierung oder zur Überwachung von Risiken und Schadensereignissen dienen, können dann gerechtfertigt sein, wenn Daten nicht oder nicht regelmäßig zu Verfügung stehen. In den meisten Fällen wird es jedoch ratsam sein, entweder bereits vorhandene Daten auszuwerten oder sich bestehenden Projektverbünden anzuschließen, um den Aufwand der eigenen Datenerhebung und -analyse überschaubar zu halten (▶ Kap. 22 Elemente des klinischen Risikomanagements, ▶ Kap. 33.4 Patientensicherheitsindikatoren). Ein weiterer Vorteil von Projektverbünden bzw. Verbundprojekten liegt darin, dass die Ergebnisse des eigenen Krankenhauses mit den Referenzdaten anderer Versorgungseinrichtungen verglichen werden können und Kooperationen z. B. in Form eines gemeinsamen Erfahrungsaustausch initiiert werden können.

Neben der reinen Beobachtung wird es im Interesse des einzelnen Krankenhauses liegen, konkrete Verbesserungsmaßnahmen in den Bereichen einzuleiten, für die ein besonderer Handlungsbedarf identifiziert werden konnte. Um die Wirksamkeit und den Nutzen solcher Maßnahmen festzustellen, bedarf es der Evaluation nach wissenschaftlichen Kriterien, d. h. der Durchführung interventioneller Studien. Eine Besonderheit von **interventionellen Patientensicherheitsstudien** liegt darin, dass es sich in aller Regel um komplexe Interventionen handelt, die unter Alltagsbedingungen getestet und evaluiert werden müssen. Die Planung, Durchführung und Auswertung solch interventioneller Studien ist ein anspruchsvolles Unterfangen, das an dieser Stelle nicht im Detail beschrieben werden soll. Dem an eigenen Studien Interessierten sei deshalb die weiterführende Lektüre zur Methodologie der Patientensicherheitsforschung empfohlen. Einen guten Einstieg bietet zum Beispiel die von Brown und Kollegen veröffentlichte Artikelreihe »An epistemology of patient safety« (Brown 2008–2009).

Literatur

Anderson O, Davis R, Hanna GB et al. (2013) Surgical events. Am J Surg 206 (2): 253–62

Aranaz-Andrés JM, Aibar-Remón C, Limón-Ramírez R et al. (2011) Prevalence of adverse events in the hospitals of five Latin American countries: results of the 'Iberoamerican study of adverse events'. BMJ Qual Saf 20: 1043–1051

Baines RJ, Langelaan M, de Bruijne MC et al. (2013) Changes in adverse event rates in hospitals over time: a longitudinal retrospective patient record review study. BMJ Qual Saf 22: 290–298

Brown C, Hofer T, Johal A et al. (2008) An epistemology of patient safety research: a framework for study design and interpretation. Part 1-4. Qual Saf Health Care 17: 158–180

Bund der Krankenkassen e.V. (2014) Behandlungsfehler-Begutachtung der MDK-Gemeinschaft. Jahresstatistik 2013. ▶ http://www.mds-ev.de/media/pdf/MDK_Bericht_Behandlungsfehler_2013.pdf (Letzter Zugriff: 27.08.2014)

Bundesärztekammer (2013) Statistische Erhebung der Gutachterkommissionen und Schlichtungsstellen für das Statistikjahr 2013. ▶ www.bundesaerztekammer.de/downloads/Erhebung_StaeKo_mit_Zahlen_2012_komplett.pdf. (Letzter Zugriff: 27.08.2014)

Cohen LT, Corrigan JM, Donaldson MS (2000) To Err is Human: Building a Safer Health Sytem, National Academy Press, Washington

de Vries EN, , Ramrattan MA, , Smorenburg SM et al. (2008) The incidence and nature of in-hospital adverse events: a systematic review. Qual Saf Health Care 17: 216–223

Gastmeier P, Behnke M, Breier A et al. (2012) Nosokomiale Infektionsraten: Messen und Vergleichen. Bundesgesundheitsblatt Gesundheitsforschung Gesundheitsschutz 55: 1363–1369

Geraedts M (2014) Das Krankenhaus als Risikofaktor. In: Klauber J, Geraedts M, Friedrich J, Wasem J (Hrsg.) Krankenhaus-Report 2014. Schwerpunkt: Patientensicherheit, S. 3–11. Schattauer, Stuttgart

IQTIG, Institut für Qualitätssicherung und Transparenz im Gesundheitswesen (2015) ► www.iqtig.org/index

Lahmann N, Kuntz S, Kottner J et al. (2012) Pflegeprobleme in Deutschland. Eregnisse von 12 Jahren Forschung in Pflegeheimen und Kliniken 2001–2012, Berlin 2012. ► http://igpw.charite.de/pflegewissenschaft/forschungsschwerpunkte/pflegeprobleme_in_deutschland/ (Letzter Zugriff: 27.08.2014)

Lauterberg J, Blum K, Briner M et al. (2012) Befragung zum Einführungsstand von klinischen Risikomanagement in deutschen Krankenhäusern. Abschlussbericht. Bonn. ► www.ifpsbonn.de/projekte-1/projekte/abschlussbericht.pdf. (Letzter Zugriff: 27.08.2014)

Lessing C, Schmitz A, Schrappe M (2012) Varianz in der Epidemiologie unerwünschter Ereignisse: Methodik des Harvard Medical Practice Design. Gesundheitswesen 74 (2): 95–103

Medizinischer Dienst des Spitzenverbandes

Miguel A, Azevedo LF, Araújo M et al. (2012) Frequency of adverse drug reactions in hospitalized patients: a systematic review and meta-analysis. Pharmacoepidemiology and Drug Safety 21: 1139–1154

Schrappe M, Lessing C, Jonitz G et al. (2006) Agenda Patientensicherheit 2006. Aktionsbündnis Patientensicherheit e.V. Witten, S. 13 ff. ► http://www.aps-ev.de/fileadmin/fuerRedakteur/PDFs/Agenda Patientensicherheit/Agenda

van den Heede K, , Sermeus W, , Diya L et al. (2006) Adverse outcomes in Belgian acute hospitals: retrospective analysis of the national hospital discharge data set. Int J Qual Health Care 18 (3): 211–219

WHO (1972) International drug monitoring: the role of national centres. Report of a WHO meeting, Technical Report Series No. 498

Wilson RM, Michel P, Olsen S et al. (2012) Patient Safety in developing countries: retrospective estimation of scale and nature of harm to patients in hospitals. BMJ 344: e832

Management komplexer Systeme

Alexander Euteneier

8.1 Einführung – 94

8.2 Systemtheorien – 94

8.3 Kausalität und Komplexität – 95

8.4 Management der Komplexität – 96

Literatur – 98

8.1 Einführung

Das klinische Risikomanagement agiert in einem komplexen, hochrisikobehafteten Umfeld, dessen Besonderheiten erkannt und berücksichtigt werden müssen, um effektiv und dauerhaft erfolgreich zu sein. Die Erkenntnis, dass ein Krankenhaus und die darin stattfindenden Prozesse der Patientenversorgung von höchst komplexer Natur sind, beeinflusst sowohl die strategischen Entscheidungen als auch das tägliche operativ-taktische Verhalten. Um bestmögliche Patientensicherheit zu erzielen, muss in komplexen Systemen gedacht und gehandelt werden (◘ Abb. 8.1).

Ein komplexes System zeichnet sich primär durch seine **Nicht-Vorhersagbarkeit** aus. Während jeder eine einfache Aufgabe, wie die einen Kuchen zu backen, mit gewisser Übung lösen kann, bedarf es zur Lösung komplizierter Aufgaben wie der Konstruktion einer Rakete und ihr Flug zum Mond ausgewiesener Expertise. Obwohl die Aufgabe äußerst kompliziert ist, gelingt diese mit großer anzunehmender Wahrscheinlichkeit. Ein Kind großzuziehen und in bestgemeinter Elternabsicht zu einen glücklichen Erdenbewohner zu machen, kann jedoch nicht vorausgesagt werden. Diese Aufgabe stellt sich als äußerst komplex dar und ist mit vielen Unsicherheiten behaftet. Ähnlich verhält es sich mit der Versorgung kranker Menschen. Der Ausgang ihrer Behandlung ist nicht von vornherein determiniert. Ärzte und Pflegekräfte arbeiten stets mit einem Unsicherheitsfaktor im Bemühen, das Beste für ihre Patienten zu tun.

8.2 Systemtheorien

Komplexe adaptive Systeme sind hoch interdependent, zeigen nicht-lineare oder paradoxe Verläufe, verändern sich mit der Zeit dynamisch, teils exponentiell, teils sprunghaft und sind stets mit großer Unsicherheit behaftet. Ihr Gesamtergebnis ist oft verschieden von der Summe ihrer einzelnen Teile. Komplexe Systeme sind eingebettet in weitere komplexe Systeme, die sich gegenseitig beeinflussen, z. B. Krankenhäuser mit dem politisch-öffentlichen Bereich des Gesundheitswesens, dem Staat. Kleine Ursachen, z. B. Vorschriften zu Checklisten und CIRS, können große Effekte bewirken, deren Auswirkungen nicht vorhersehbar sind.

Der **Zeitfaktor** spielt in der medizinischen Versorgung eine äußerst kritische Rolle und Verläufe sind, typisch für biologische Systeme, häufig nicht-linear und dynamisch. So können Patienten bei übersehenen Zeichen einer Sepsis in ein Multiorganversagen fallen, wobei die Überlebenschancen nur noch sehr gering sind. Wären die Anzeichen früher erkannt worden und adäquate Schockmaßnahmen erfolgt, wäre der Verlauf womöglich ein völlig anderer.

Nach Dörner (2012) entwickeln komplexe Systeme eine **Eigendynamik**. Hinzu kommt, dass die Akteure keine vollständigen Kenntnisse aller Systemeigenschaften haben und falsche Annahmen darüber machen. »Komplexität, Intransparenz, Dynamik, Vernetztheit und Unvollständigkeit oder Falschheit der Kenntnisse« sind Merkmale der Handlungssituation im Umgang mit komplexen Systemen. »Die Gesamtmenge der Annahmen, die sich auf die einseitigen oder wechselseitigen, einfachen oder komplizierten Zusammenhänge der Variablen eines Systems beziehen«, bezeichnet Dörner als **Realitätsmodell**. Dieses kann explizit, also bewusst und jederzeit abrufbar, oder implizit, d. h. unbewusst, sein. Implizites Wissen wird häufig auch als **Intuition** beschrieben. »Menschen streben nach Sicherheit. Und dieses Streben hindert sie, die Möglichkeit der Falschheit ihrer Annahmen oder die Möglichkeit ihrer Unvollständigkeit angemessen in Rechnung zu stellen.«

> Das Erkennen und Akzeptieren der eigenen menschlichen Fehlbarkeit erfordert Reflexionsfähigkeit und Selbstkritik.

In der klassischen Managementlehre zeigt sich ein Umdenken von einer rein plandeterministischen Unternehmensführung hin zu einer **systemtheoretischen Unternehmenssteuerung**, in der zwar eine Reduktion der Komplexität oder Selektion gefordert wird sowie ein Komplexitätsgefälle zwischen System und Umwelt als Unsicherheit erfahren und thematisiert wird, und damit ein Risiko entsteht, dem man dadurch begegnet, »dynamisch die Vorläufigkeit der Selektionsmuster durch organisationales Lernen zu begegnen«. »Komplexität ist nur durch eine Komplexität geringerer Ordnung reproduzierbar«. »Wird die Komplexität zu stark reduziert, z. B. lediglich durch Schaffung einer Handvoll genereller Regelungen, so besteht die Gefahr, dass das System nicht mehr adäquat mit der Umwelt in Interaktion treten kann und seine Grenzerhaltungsfähigkeit verliert« (zitiert nach Ashby 1956 in Steinmann et al. 2005).

8.3 Kausalität und Komplexität

In einem Krankenhaus interagieren viele Faktoren in einem komplexen System miteinander. Daran beteiligt sind u. a.:
- Patienten
- Mitarbeiter
- Aufgaben
- Technologie
- Teams und Gruppen
- Organisation als Ganzes
- Umwelt

Das Bestreben der Unternehmensführung besteht darin, ihre komplexe Organisation so zu beeinflussen, dass es ihre Aufgaben zur Zufriedenheit der Patienten und Mitarbeiter erfüllt. Dabei muss sich das Krankenhaus ihre Flexibilität bewahren, um so auf neue Herausforderungen reagieren zu können. Krankenhäuser, deren Abteilungen und Untereinheiten sich selbst organisieren und im Rahmen ihrer **Teilautonomie** Verantwortung übernehmen haben der Erfahrung nach die geeignetste Organisationsform.

Besonders in Grenzbereichen müssen **Entscheidungsfreiräume** bestehen, um auf neue Herausforderungen noch reagieren zu können. Ein Freiraum zur **Improvisation** und **Intuition** sollte in der medizinischen Behandlung vorhanden sein. Die **Regel** kann nur den Rahmen beschreiben. Wenn dieser zu stark oder zu lax ausgelegt wird, wirkt sich dies negativ aus. Regel und Intuition müssen miteinander koexistieren können. So sind z. B. bei einem chirurgischen Eingriff Entscheidungen auf rein wissenschaftlicher Basis schwierig bzw. häufig nicht eindeutig zu treffen, sondern bedürfen einer Abwägung der individuellen Patientensituation. Dennoch sollte stets eine Nachvollziehbarkeit des Handelns möglich sein. Ein stetiges Sich-darauf-zurück-ziehen, dass eine intuitive individuelle Entscheidung notwendig war, führt die Regel ad absurdum. Trotz Komplexität muss Verlässlichkeit in der medizinischen Behandlung vorhanden sein.

Betrachtet man die Frage der strikten Regelanwendung versus dem Freiraum zur Intuition aus der Perspektive der Patienten, ist es durchaus so, dass der Patient zur Heilung seiner Leiden vom Arzt ein besonderes Geschick, nämlich sein ärztliches Gespür und seine Intuition erwartet, ja sogar einfordert. Nicht zuletzt deshalb spricht man von der ärztlichen Kunst und nicht von einem ärztlichen Handwerk. Erst die jahrelangen persönlichen Erfahrungen machen einen Arzt oder eine Pflegekraft zum Experten für komplexe Fragestellungen, gerade wenn diese nicht explizit, sondern eher nur intuitiv erfasst werden können. In diesem Bereich fallen auch heroische Akte, wie es Reason in seinem Buch »The Human Contribution« beschrieben hat (Reason 2008).

Komplexe Systeme haben per se die Eigenschaft, dass kein vollständiges Wissen über sie besteht. Sir Karl Popper betont mit seiner Falsifikationstheorie, und auch neuere Forschungen aus den Sozialwissenschaften zur Frage des »**Nichtwissen**« (Wilkesmann u. Jang 2013) unterstreichen dies, dass ein Mitarbeiter Entscheidungen immer mit (trotz) einem Anteil an Nichtwissen treffen muss.

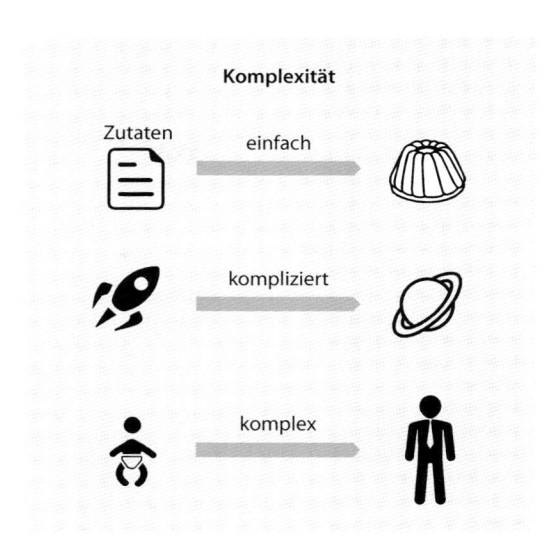

Abb. 8.1 Vergleich von einfachen, komplizierten und komplexen Systemen

Es besteht unter Umständen die Gefahr, dass durch das Aufstellen von Regeln Wissen suggeriert wird, welches nur scheinbar für die jeweils aktuelle Situation gültig und anwendbar ist. Faktisch wird eine **Scheinsicherheit** erzeugt, die zu Fehlentscheidungen und negativen Ergebnissen führen kann. Von großer Bedeutung für das Sicherheitsklima ist es daher, wie mit dem »Nichtwissen« umgegangen wird. Besteht ein deutlich hierarchisches Gefälle, kann dies zu Intoleranz führen, was andere, konträre Meinungen nicht zulässt.

8.4 Management der Komplexität

Wie schwierig es fällt, in Grenzsituationen mittels neuer Lösungsansätze, teils durch heroisches Handeln, Improvisieren und Intuition, neue Wege zu beschreiten, zeigt sich anhand des Beispiels.

Beispiel
Weick hat in einer ausführlichen Untersuchung zum Tode von 27 Feuerwehrmänner beim Einsatz eines Waldbrandes deren Ursachen analysiert (Weick 2007). Dabei werden in der Fehlerkette typische komplexe Konstellationen festgestellt, die in ihrer Entwicklung deutlich unterschätzt wurden. Am Ende der fatalen Fehlerkette stand die Fehleinschätzung der Feuerwehrleute bezüglich des Weglaufens vom Feuer mit oder ohne Feuerwehrequipment. Die Untersuchungen ergaben, dass die Feuerwehrleute überlebt hätten, wenn sie ihre schwere Ausrüstung zurück gelassen hätten und damit wesentlich schneller vor der anrückenden Feuerbrunst sich in Sicherheit gebracht hätten können. Weick argumentiert, dass zum Unglückszeitpunkt wenig Alternativen bekannt waren, das Fallenlassen der Ausrüstung womöglich ein Versagen der Männer zugegeben hätte und aufgrund sozialer Gruppeneffekte keiner sein Verhalten änderte. So suggerierte das Beibehalten der Werkzeuge den einzelnen Gruppenmitgliedern, dass der jeweils andere nicht verängstigt war. Es entstand eine **scheinbare Sicherheit**, die gar nicht vorlag und an die tatsächlich auch keiner wirklich glaubte. Ein weiterer erstaunlicher Grund bestand in der Tatsache, dass die Feuerwehrleute sich so stark mit ihren Werkzeugen identifizierten, dass das einfache Wegwerfen und Zurücklassen im Feuer eine nur schwer zu akzeptierende Option darstellte. Weick fand Entsprechungen in der Medizin und führte das Beispiel von Pädiatern an, die in den späten 1950er Jahren die Tatsache von Kindesmisshandlung nicht akzeptieren konnten, da undenkbar. Erst durch das Hinzuziehen von Sozialarbeitern wurde diese Möglichkeit auch anerkannt. In einem langsamen Prozess wurde das Thema Kindesmisshandlung als wichtig erkannt, darüber diskutiert und Strategien zu ihrer Abwendung entwickelt. Weick spricht in Analogie zum Fallenlassen der Ausrüstung davon seine eigenen Fixierungen und undifferenzierten Kategorien fallenzulassen. Des Weiteren plädiert er dafür, weniger den Fokus auf das Erzwingen von Entscheidungen zu legen, sondern sich vielmehr auf das **Rationalisieren** (reflektieren, »**sense making**«) von gefährlichen Situationen zu konzentrieren.

Komplexe und zugleich gefährliche Situationen erfordern das »Fallenlassen der Werkzeuge«, um zu erkennen,
— wo die Annahmen nicht mehr funktionieren,
— wo grobe oder falsche Kategorien Unterschiede der Details verdecken,
— um sich zu fokussieren auf das Hier und Jetzt,
— um durch Improvisieren und Einsatz bekannter Ressourcen neue Verwendungen zu erkennen,
— um Leute zu entdecken, die die Situation besser einschätzen als man selber und sich ihnen anschließen.

Ziel des klinischen Risikomanagement bzw. der Organisation sollte es sein, die bestehende Komplexität und die damit einhergehende Unsicherheit auf ein tolerierbares Maß zu reduzieren. Komplexität kann begegnet werden durch Reduktion der Unsicherheit anhand von
— Standardisierung
— Spezialisierung
— Zentralisierung
— Formalisierung
— Schaffen von Flexibilität
— Organisationalem Lernen

Standardisierung spiegelt das Bemühen wider, Prozesse durch Vorgaben von Regeln, Checklisten, Standard Operating Procedures (SOP), Dienstan-

8.4 · Management der Komplexität

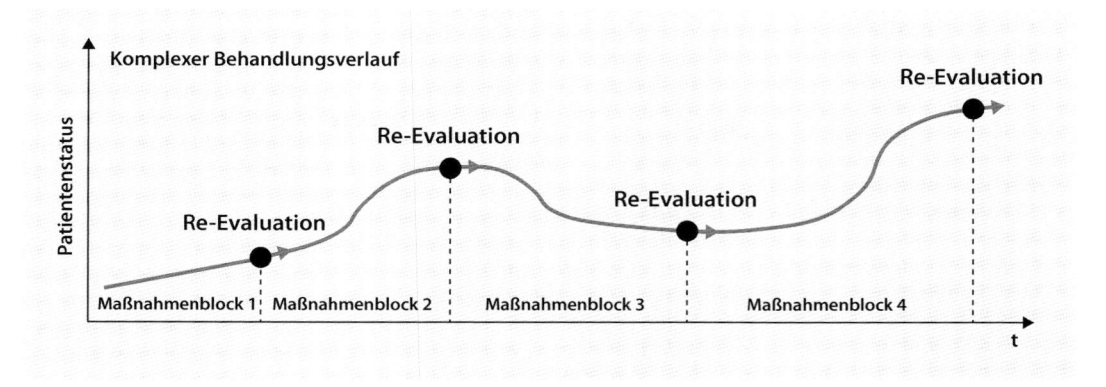

Abb. 8.2 Maßnahmen und Re-Evaluationen eines komplexen Behandlungsverlaufes

weisungen, Verfahrensanweisungen, etc. in ihrem Ausgang und ihrer Qualität vorhersagbarer zu machen (▶ Kap. 13 Regelverstöße und ▶ Kap. 29 Prozessmanagement). Dabei eignen sich besonders **Routineprozeduren** dazu anhand von Checklisten und SOPs geregelt zu werden. Standards geben den Mitarbeitern Orientierung durch klare Vorgaben, wie die komplexen Abläufe miteinander koordiniert werden. Sie erleichtern ein effizienteres Arbeiten dadurch, dass man sich auf die festgelegten Grundannahmen der Regel verlassen kann. Standards vereinheitlichen das vorausgesetzte Wissen der am Prozess beteiligten, alle sprechen dieselbe Sprache und verfolgen das gleiche Ziel. Eine Standardisierung bewirkt des Weiteren ein aufeinander abstimmen von Technologie, Prozess und Mensch, worin eine ihre Hauptaufgaben liegt.

Der Versuch der **Spezialisierung** trägt der Tatsache Rechnung, besonders kompetentes Fachwissen für spezielle Problemfälle aufweisen zu können, um so mit passgenauen Lösungen optimal den Patienten versorgen zu können. Umso spezieller, umso präziser kann das Problem oder eine Abwandlung des Problems, z. B. anhand einer Problemmusterlösung angegangen werden.

Zentralisierung dient wie Standardisierung einer Vereinheitlichung von Prozessen und fördert gleichzeitig ihre Spezialisierung durch Aufbau von Expertenwissen an einer zentralen Stelle in der Organisation. Des Weiteren setzt es Ressourcen frei und erleichtert die Steuerung.

Formalisierung schafft einen administrativen Rahmen und Transparenz durch Dokumentation und Schaffen von Verbindlichkeit.

In komplexen Systemen können nicht für alle Fragen bereits Antworten vorhanden sein. Aufgrund dessen muss eine Organisation durch **Flexibilität** sich die Fähigkeit bewahren auf neue Probleme mit neuen Lösungen adäquat reagieren zu können. Flexibilität ist eine der Grundvoraussetzungen von **Hochrisikoorganisationen**. Dabei steht Flexibilität nur scheinbar im Gegensatz zur Standardisierung. Führung und Management müssen eine ausgewogene Balance zwischen Standardisierung (Routineprozeduren) und Flexibilität (neue Herausforderungen) in der Organisation erreichen. Eine Überspezifizierung durch ein überbordendes Regelwerk ist ebenso kontraproduktiv und schafft nur eine scheinbare Sicherheit wie eine chaotische sich selbst überlassene nicht geregelte Organisation.

Komplexe Problemstellungen können es erforderlich machen, dass neue Lösungsstrategien im Sinne von Versuch und Irrtum probatorisch mit der gebotenen Vorsicht angewandt werden. Dies trifft insbesondere bei komplexen Erkrankungen und multimorbiden Patienten zu. Hier sind häufig Teilschritte mit regelmäßigen Re-Evaluation und Behandlungskorrekturen je nach Verlauf notwendig (◘ Abb. 8.2).

Komplexität kann laut Orton u. Weick (1990) begegnet werden durch eine lose Kopplung von Organisationseinheiten mit Beibehaltung der

Teilautonomie unter Betonung ihrer fachlichen Kompetenz. Die Organisationseinheiten können so flexibel reagieren unter Wahrung ihrer eigenständigen Identität, sind jedoch gleichzeitig in die Organisation und ihren übergreifenden Prozessen sinnvoll integriert. Das Ergebnis sind Organisationen, die sowohl geschlossen (fördert Stabilität) als auch offen (reagieren adäquat auf Unsicherheiten) sind. Die zu erwartende Auswirkungen sind

- Persistenz (Stabilität)
- Abfederung von Störeinflüssen und Problemen
- Anpassungsfähigkeit (Raum für Experimentieren, kollektives Beurteilen, erlaubter Dissens)
- Zufriedenheit der Mitarbeiter, u. a. durch mehr Selbstbestimmung und weniger Konflikte
- Effektivität, u. a. als Folge von Exzellenz

Die lose Kopplung erfolgt über die Mitarbeiter selbst, über die Verbindung und Aufteilung der teilautonomen Untereinheiten und durch die Struktur der Organisation, z. B. der Implementierung geeigneter Kommunikations- und Reportingstrukturen, ebenso wie über das Schaffen gemeinsamer Aufgaben, Ideen und Ziele über Leitbilder und Visionen.

Des Weiteren kann durch das Etablieren einer **Sicherheitskultur**, die den Werte- und Normenrahmen vorgibt, der Unsicherheit eines komplexen Systems begegnet werden. Die Sicherheitskultur gibt einen Handlungsspielraum und Verantwortungsrahmen vor, der sich an den Prämissen einer sicheren Patientenversorgung orientiert. Mitarbeiter und Führungskräfte können sich ihre Autonomie bewahren, solange sie sich an den Werte- und Normenrahmen halten. Dies erfordert eigenverantwortliches Selbstmanagement.

Literatur

Dörner D (2012) Die Logik des Misslingens. Strategisches Denken in komplexen Situationen. 11. Aufl. Rowohlt, Reinbek

Orton DJ, Weick KE (1990) Loosely Coupled Systems: A Reconceptualization. Academy of Management Review 15 (2): 203–223

Reason J (2008) The human contribution: unsafe acts, accidents and heroic recoveries. Ashgate, Farnham,

Steinmann H, et al. (2005) Management. Grundlagen der Unternehmensführung. Konzepte – Funktionen – Fallstudien, 6. Aufl. Gabler, Wiesbaden

Weick KE (2007) Drop your tools: On reconfiguring Management Education. Journal of Management Education 31 (1): 5–16

Wilkesmann M, Jang SR (2013) Nichtwissen im chirurgischen Krankenhausalltag. Passion Chirurgie 3 (03): 14–19

Das Team – Kooperation und Kommunikation

Regina Euteneier

9.1 Einführung – 100

9.2 Kooperationsmodelle – 100
9.2.1 Besonderheiten und Herausforderungen der Teamarbeit in Krankenhäusern – 100
9.2.2 Team-Phasenmodell von Tuckman (1965) – 100
9.2.3 Hindernisse für erfolgreiche Teamarbeit – 104

9.3 Kommunikationsmodelle – 104
9.3.1 Shannon-Weaver-Modell – 105
9.3.2 Die 5 Axiome der menschlichen Kommunikation nach Watzlawick – 106
9.3.3 Das Vier-Seiten-Modell nach Schulz von Thun – 107

Literatur – 108

9.1 Einführung

Sinn und Zweck eines Teams ist es, Ergebnisse zu erreichen, die ein einzelnes Teammitglied alleine nicht erreichen könnte, wobei im Krankenhaus das verbindende Element durch das gemeinsame Ziel vorgegeben ist: Die bestmögliche Versorgung und Behandlung von Patienten. Die Arbeitssituationen und die Arbeitsstrukturen in einem Krankenhaus erfordern Teamarbeit. Eine erfolgreiche Teamarbeit ist jedoch nicht möglich ohne ein hohes Maß an Kooperations- bzw. Teamfähigkeit der einzelnen Beteiligten.

Jeder Mensch hat ein natürliches Bedürfnis, sich mit anderen Menschen verbunden zu fühlen und Teil der sozialen Umwelt zu sein, in der er sich aufhält, dies gilt ebenso für die Arbeitsumgebung. Diese Tatsache macht einen wesentlichen Anteil der Motivation für Zusammenarbeit und für bestimmte Kooperationsmuster aus, die sich im Laufe der Zeit in jedem Unternehmen in spezifischer Weise ausbilden. Diese Kooperationsmuster werden beeinflusst und geformt unter anderem durch den herrschenden Führungsstil, das Arbeitsklima und den wirtschaftlichen Bedingungen des Unternehmens.

> Als Teil eines Teams kann der Einzelne das tun was erwartet wird »was er tun soll« oder im Sinne einer höheren Identifikation des Selbst mit der Arbeitstätigkeit, das tun, was »er für wichtig und wertvoll hält«, wodurch gleichzeitig das gezeigte Verhalten eine persönliche Relevanz erhält und sich positiv auf die Arbeitszufriedenheit auswirkt (◘ Abb. 9.1).

9.2 Kooperationsmodelle

9.2.1 Besonderheiten und Herausforderungen der Teamarbeit in Krankenhäusern

Die Zusammenarbeit im Team unterliegt überall bestimmten Regeln und Anforderungen, in Krankenhäusern und den meisten anderen Einrichtungen des Gesundheitswesens kommen noch einige Besonderheiten dazu, die einen noch bewussteren Umgang miteinander und Verhaltenskodex erfordern, um die erwünschten Arbeitsergebnisse zu erzielen. Während sich in den meisten Unternehmen Teams aus festen Mitgliedern zusammensetzen (**stabile Teams**), werden in den Krankenhäusern die Teams immer wieder neu zusammengesetzt (**flexible Teams oder Ad-hoc-Teams**), sie sind interdisziplinär und interprofessionell und geprägt von arbeitsteiliger Verantwortung.

> Allgemein betrachtet bedeutet interprofessionelle Teamarbeit, das eigene Arbeitsverhalten mit dem Arbeitsverhalten und den Arbeitsabläufen anderer Fachbereiche auf ein gemeinsames Ziel hin auszurichten und abzustimmen.

Teamprozesse sind grundsätzlich anfällig für Veränderungen. In jedem Team wird z. B. eine Neuzusammensetzung oder das Hinzukommen eines neuen Teammitglieds, automatisch bestimmte regelhafte Prozesse in Gang setzen. Diese laufen fast immer ähnlich ab, bis als Ergebnis wiederum ein stabiles Team vorhanden ist.

9.2.2 Team-Phasenmodell von Tuckman (1965)

Das Modell des Psychologen Bruce Tuckman von der Ohio State University in den USA gehört zu den verbreitetsten und anerkanntesten Modellen zum Thema Teamentwicklung (◘ Abb. 9.2). Andere Autoren haben das Modell ergänzt und abgeändert, es ist dennoch noch heute das anschaulichste Modell, um die einzelnen Phasen zu verstehen, die Menschen durchlaufen, wenn sie miteinander arbeiten.

— **1. Forming** – die Einstiegs- und Findungsphase (Kontakt). Die erste Phase ist gekennzeichnet von einem hohen Bedürfnis nach klarer Führung und nach Richtungsvorgaben. Es besteht oft noch keine Zielklarheit und es herrscht Unsicherheit bezüglich der Rollen. Mitglieder müssen sich erst kennenlernen und ihren Platz definieren und absichern. Das Team wendet sich langsam seiner Aufgabe zu.

9.2 · Kooperationsmodelle

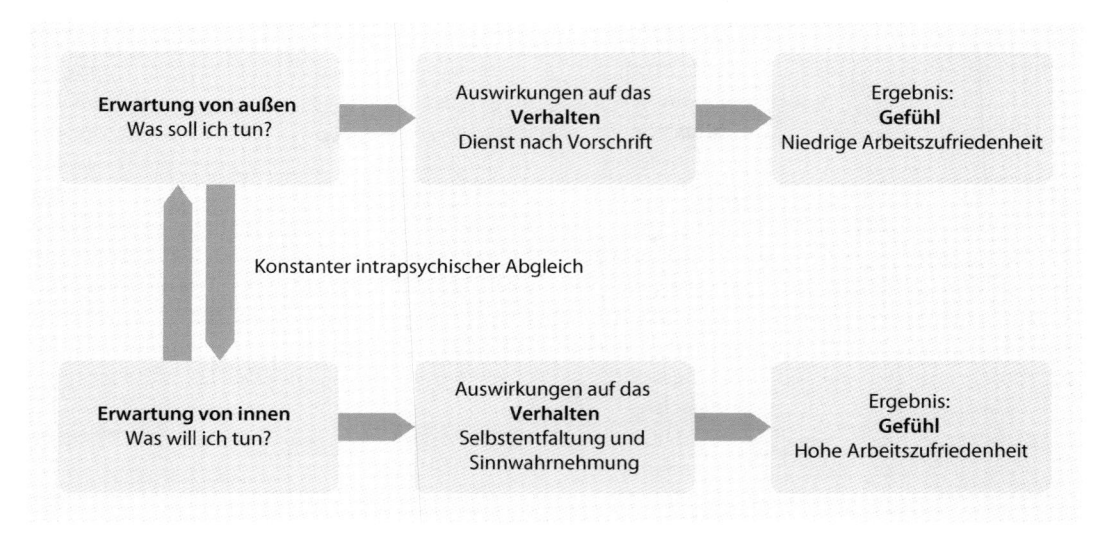

Abb. 9.1 Zusammenhang von »Identifikation mit der Arbeit« und Arbeitszufriedenheit

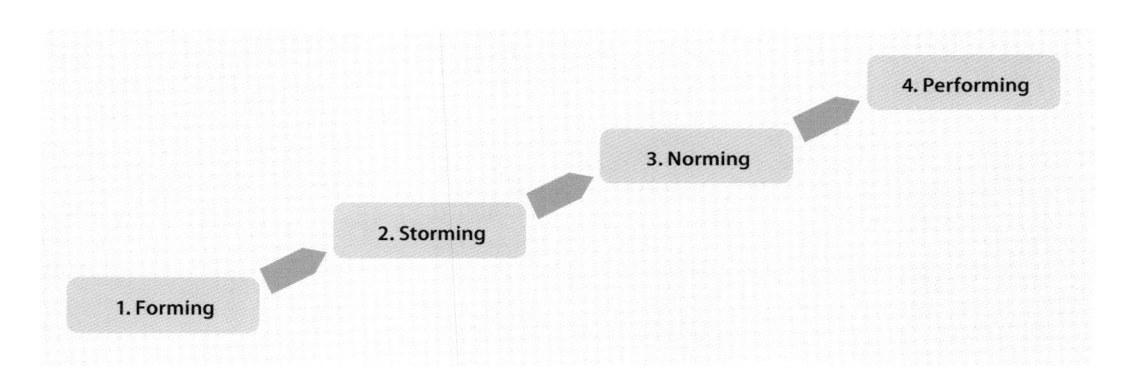

Abb. 9.2 Teamphasenmodell nach Tuckman

- **2. Storming** – die Auseinandersetzungs- und Streitphase (**Konflikt**). Die zweite Phase ist geprägt von Uneinigkeit bis hin zu Streitigkeiten was die Zielsetzung und das Treffen von Entscheidungen betrifft. Es bilden sich Fraktionen und Cliquen, die Mitglieder positionieren sich und es kommt zu Machtkämpfen. Es kommt zu ersten Kompromissregelungen und ersten Ansätzen von Organisation in Richtung gemeinsames Ziel, die Leistung ist jedoch noch nicht besonders hoch. Die Führungskraft kann als Coach agieren.
- **3. Norming** – die Regelungs- und Übereinkommensphase (**Kontrakt**). In der dritten Phase kommt es zur Einigung, was die Prozesse und Regeln betrifft. Die Mitglieder haben ihre Rollen gefunden und kooperieren, die Verantwortungsbereiche sind klar abgesteckt. Es wird miteinander diskutiert und Arbeitsabläufe werden durch Kompromisse festgelegt. Die gemeinsame Ausrichtung auf ein Ziel ist deutlich erkennbar. Die Führungskraft kann jetzt sehr gut nur mit Anleitungen das Team unterstützen.
- **4. Performing** – die Arbeits- und Leistungsphase (**Kooperation**). In der vierten Phase erreicht die Teamleistung eine konstante Höhe. Das Team ist in der Lage zielorientiert und

geschlossen zu agieren, es gibt eine klare Perspektive und eine strategische Komponente bei der Arbeit. Jeder weiß, was und warum er es macht, die Leistungen werden durch Kooperation erbracht. Teammitglieder akzeptieren sich und zeigen einander Wertschätzung und Respekt, sie stehen füreinander ein. Wenn Unstimmigkeiten auftreten werden diese von den Teammitgliedern durch Diskussionen und Verhandeln selbst gelöst. Notwendige Veränderungen in den Abläufen oder Strukturen werden vom Team erkannt und umgesetzt. Die erreichte Autonomie führt zu guten Arbeitsergebnissen. Die Führungskraft muss keine Instruktionen mehr geben, sondern gut delegieren können und den Gesamtüberblick behalten.

Zu jeder Phase gehören erkennbar bestimmte Gefühle und bestimmte Verhaltensweisen. Das Modell stellt somit einen geeigneten Rahmen dar, um die Leistung eines Teams zu analysieren und zu erfassen, wo es steht.

Flexible Teams bleiben dagegen immer instabil. Sie entstehen durch Dienstpläne, die für Schichtdienste erstellt werden, durch das Zusammenwirken der unterschiedlichen Fach- und Funktionsbereiche (ärztliches Personal, Pflegepersonal, Belegärzte), aber auch durch den Eintritt von nicht planbaren Ereignissen wie Komplikationen bei Patienteneingriffen, z. B. das Hinzuholen eines Spezialisten während einer Operation.

Ein Chirurg kann nicht darauf bestehen, für die Durchführung von Operationen immer »sein Team« zur Verfügung zu haben, genauso wenig kann die Pflegemannschaft immer in gleicher Zusammensetzung arbeiten. Die benötigten Fähigkeiten der Kooperation und der Kommunikation erhalten hierdurch noch höhere Relevanz.

Die Tendenz, dass zunehmend auf Honorarärzte zur Überbrückung von Personalengpässen zurückgegriffen wird, verschärft die Anforderungen an die persönlichkeitsspezifischen sozialen Kompetenzen des einzelnen Mitarbeiters eines Teams.

> **Ohne eine hohe Qualität bei der Teamzusammenarbeit kann keine hohe Qualität bei der Patientensicherheit erreicht werden.**

Die Aussage, dass Teamzusammenarbeit und Patientensicherheit eng zusammenhängen, mag auf den ersten Blick trivial klingen, bei näherer Betrachtung muss man jedoch feststellen: Die Zusammenarbeit im Krankenhaus ist oftmals gekennzeichnet von einem hierarchisch geprägten Umgangsstil, was besonders zu fehleranfälligen Kommunikationsmustern führt. Dazu kommt der Zeitdruck, alles muss schnell gehen, was zu fehlender Klarheit des Gesagten führen kann. Beide Faktoren zusammengenommen resultieren oft in einer dauerhaften, **resignierten Grundhaltung** einzelner Mitarbeiter, die sich auf die wahrgenommene **Arbeitszufriedenheit** und natürlich auf gesamte **Arbeitsleistung** auswirkt.

Eine bekannte und sehr umfangreiche Studie von Sexton, Thomas und Helmreich (2000) stellte z. B. fest, dass die Wahrnehmung der Qualität der Teamarbeit in Krankenhäusern nach Fachbereichen stark divergiert (◘ Abb. 9.3). Bedeutende Unterschiede zur Qualität der Teamarbeit fanden sich u. a. zwischen Ärzten und Pflegepersonal auf den Intensivstationen. Während 77 % der Ärzte die Qualität der Zusammenarbeit als »sehr gut« einstuften taten dies nur 40 % des Pflegepersonals.

Ein weiterer Beleg für Handlungsbedarf zeigt sich im Ergebnis der Studie zur Frage, wie die einzelnen Mitarbeiter getrennt nach Fachrichtungen die Qualität ihrer Kommunikation einschätzen (◘ Abb. 9.4).

Die Ergebnisse, der »schlecht« und »sehr schlecht« eingeschätzten Kommunikation zwischen Ärzten in der Anästhesie und in der Chirurgie beträgt 50 %, weisen deutlich auf bestehende Defizite hin. Die Tatsache, dass 94 % der Piloten sich für »flache Hierarchien« aussprachen aber nur 55 % der Chirurgen (Sexton et al. 2000), zeigt einen deutlichen Handlungsbedarf auf. Diese Ergebnisse müssen auch in Betracht gezogen werden, wenn es um die Identifikation potenzieller Hindernisse und die Schaffung von begünstigenden Faktoren in der Arbeitsumgebung für gute Teamarbeit geht.

In der Luftfahrt sind in den vergangenen Jahrzenten viele Prozesse bereits standardisiert und mit Checklisten verbunden worden. Dies ist in der Medizin nur eingeschränkt möglich. Patienten und Behandlungen sind nicht in dem Maße standardisierbar und normierbar, der Kommunikation im

9.2 · Kooperationsmodelle

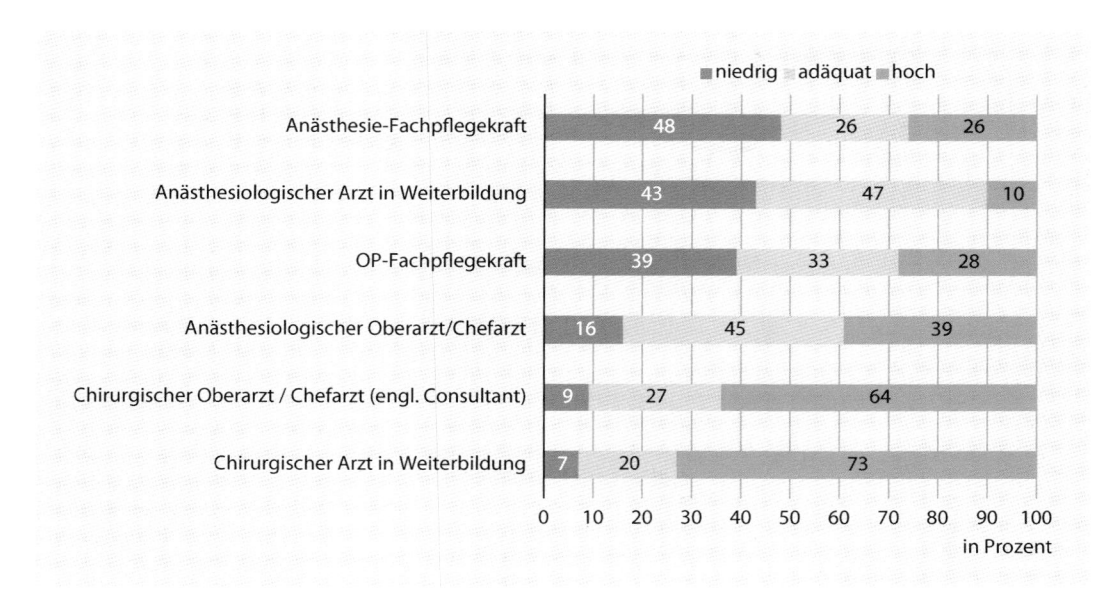

Abb. 9.3 Gegenseitige Bewertung der Teamarbeit zwischen Ärzten und Pflegepersonal. (Adaptiert nach Sexton et al. 2000)

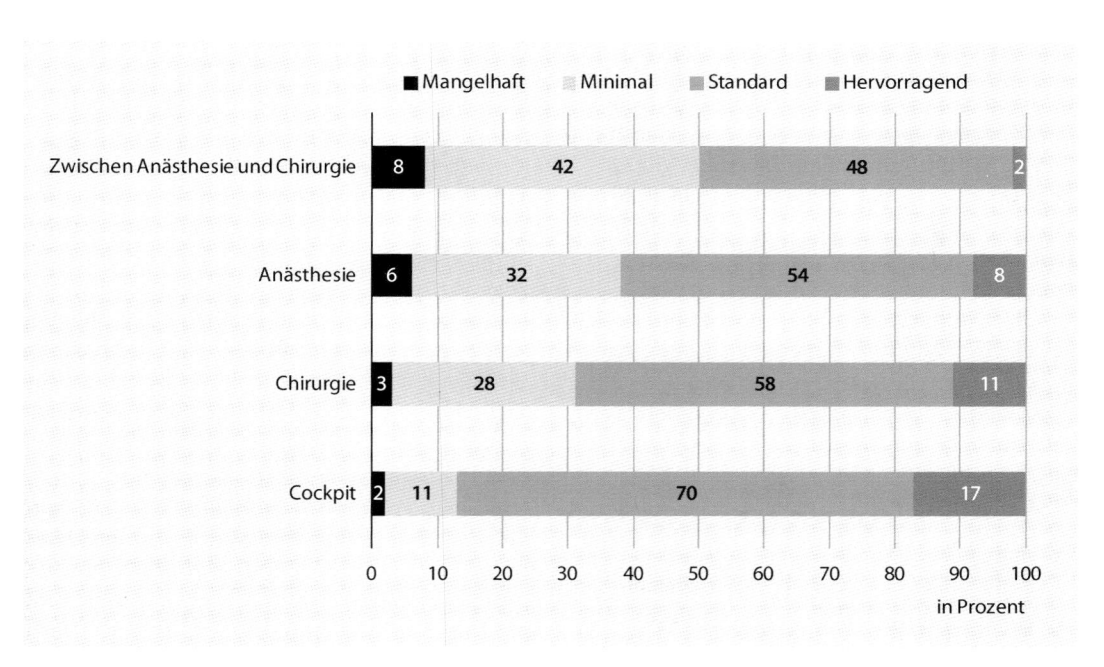

Legende: niedrig, adäquat, hoch (in Prozent)

Gruppe	niedrig	adäquat	hoch
Anästhesie-Fachpflegekraft	48	26	26
Anästhesiologischer Arzt in Weiterbildung	43	47	10
OP-Fachpflegekraft	39	33	28
Anästhesiologischer Oberarzt/Chefarzt	16	45	39
Chirurgischer Oberarzt / Chefarzt (engl. Consultant)	9	27	64
Chirurgischer Arzt in Weiterbildung	7	20	73

Abb. 9.4 Vergleich der Kommunikationsqualität von medizinischem Personal und Piloten. (Adaptiert nach Sexton et al. 2000)

Legende: Mangelhaft, Minimal, Standard, Hervorragend (in Prozent)

Gruppe	Mangelhaft	Minimal	Standard	Hervorragend
Zwischen Anästhesie und Chirurgie	8	42	48	2
Anästhesie	6	32	54	8
Chirurgie	3	28	58	11
Cockpit	2	11	70	17

Tab. 9.1 Voraussetzungen für eine funktionierende Teamzusammenarbeit im Krankenhaus

Voraussetzungen für erfolgreiche Teamarbeit	(Haupt-)Verantwortung
1. Klare Zuordnung der Verantwortlichkeitsbereiche	Organisation
2. Notwendige Ressourcen und Arbeitsmittel sind vorhanden	Organisation
3. Die Führungskraft ist Teil des Teams und fördert offene Kommunikation	Führungskraft
4. Anweisungen und Anordnungen werden dem Betreffenden direkt gegeben, nicht über Dritte	Führungskraft
5. Eindeutige, direkte und verständliche, nicht hierarchisch dominierte Kommunikation	Führungskraft und Mitarbeiter
6. Der Umgang miteinander ist geprägt von gegenseitiger Wertschätzung und Respekt	Führungskraft und Mitarbeiter
7. Jedes Teammitglied zeigt Situationsbewusstsein und übernimmt seine Verantwortung für das Gesamtergebnis	Führungskraft und Mitarbeiter

Team kommt dadurch eine tragende Schlüsselrolle zu, wenn es um die Qualität der Zusammenarbeit und die Sicherheit der erbrachten Leistungen geht.

9.2.3 Hindernisse für erfolgreiche Teamarbeit

Die folgenden Faktoren behindern eine gute reibungslos funktionierende Teamzusammenarbeit und erfordern ein kontinuierliches gegensteuern:
— Wechselnde Teammitglieder
— Zeitknappheit
— Unklare Verantwortungsbereiche bzw. Zuständigkeiten
— Mangel an Informationen
— Hierarchisches Gefälle
— Unterschiedliche Kommunikationsstile
— Ungenügende Sprachkenntnisse
— Ungelöste Konflikte
— Schlechte Koordination und schlechtes Follow-up
— Fehlinterpretation von Anzeichen

Da sich der Idealzustand einer Abwesenheit aller genannten Faktoren kaum herstellen lässt ist es umso wichtiger an den Punkten anzusetzen die für eine Veränderung oder Beeinflussung zugänglich sind. Dazu gehören die in **Tab. 9.1** aufgeführten Bedingungen. Die Voraussetzungen zu schaffen ist eine Aufgabe der Organisation **und** der Führungskräfte, die kontinuierlich geleistet werden muss.

> Reibungslose Teamarbeit ist kein Zustand der, wenn einmal erreicht, dauerhaft vorhanden ist.

Wenn diese Bedingung für eine funktionierende Teamzusammenarbeit nicht ausreichend gegeben sind, wird es immer wieder zu nachteiligen, zumindest nicht optimalen Ergebnissen kommen und, längerfristig betrachtet, zu Demotivation aller Beteiligten führen.

9.3 Kommunikationsmodelle

Die Fähigkeit zu kommunizieren – erfolgreich zu kommunizieren – ist die wichtigste **Sozialkompetenz**. Sicherlich werden auch andere, weitere Kompetenzen benötigt, um mit anderen erfolgreich zu zusammen zu arbeiten, z. B. die Fähigkeit zur **Kollaboration** (▶ Abschn. 9.2) und die **Konfliktfähigkeit**. Ohne eine sehr gut entwickelte Fähigkeit sich den Mitmenschen mitzuteilen, können sich die meisten anderen Kompetenzen gar nicht erst entfalten.

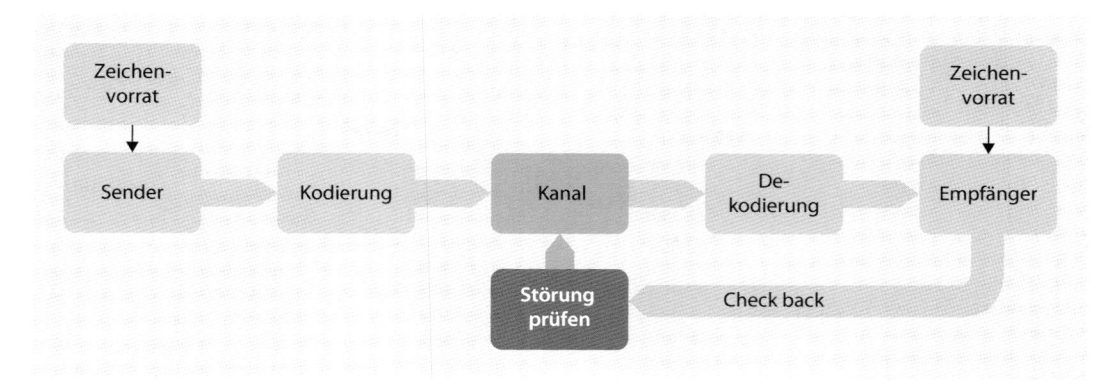

Abb. 9.5 Sender-Empfänger-Modell nach Shannon und Weaver (modifiziert)

9.3.1 Shannon-Weaver-Modell

Das grundlegendste Modell ist das Sender-Empfänger-Modell, auch Shannon-Weaver-Modell (Abb. 9.5). Es beschreibt Kommunikation als Übertragung einer Nachricht von einem Sender zu einem Empfänger. Der Sender verschlüsselt bei der verbalen Kommunikation seine Nachricht in sprachliche Zeichen, die vom Empfänger entsprechend entschlüsselt werden müssen. Dabei kann die Nachricht durch Störungen verfälscht werden. Eine Voraussetzung für die erfolgreiche Kommunikation ist, dass Sender und Empfänger dieselbe Sprache für die Nachricht verwenden, so dass die mitgeteilte Nachricht nach **Kodierung** und **Dekodierung** identisch ist.

> Nur wenn der Sender beim Empfänger der Nachricht die beabsichtigte Reaktion oder Aktion auslöst, kann man die Kommunikation als gelungene Kommunikation bezeichnen.

Zur Kommunikation gehört auch die **nonverbale Kommunikation**, die Körpersprache, Tonfall, Mimik und Gestik umfasst. Mellick und Adams (2009) weisen in ihrer Arbeit explizit darauf hin, dass für eine effektive Teamarbeit neben der verbalen Kommunikation auch die nonverbale Kommunikation eine wichtige Rolle spielt. »An effective resuscitation team also communicates through non-verbal as well as verbal methods«.

> Stärke des Modells: Kommunikation ist nicht Absicht, sondern Wirkung! Das ist die wichtigste Erkenntnis, die das Modell von Shannon-Weaver vermittelt. Es bietet die Möglichkeit, den empfangenen Inhalt der Botschaft durch Rückfragen zu Prüfen: »Was wurde gesagt« versus »was wurde verstanden«.

Während der Psychologe Paul Watzlawick in seinem Standardwerk der Kommunikationswissenschaft »Menschliche Kommunikation« bei der Formulierung seiner 5 Axiome den systemischen Ansatz der Kommunikation in den Mittelpunkt stellte, hat sich Friedemann Schulz von Thun mit den unterschiedlichen Möglichkeiten der Interpretation einer Nachricht beschäftigt.

Die 5 Axiome sind Grundannahmen über das Gelingen und über Störungen in der Kommunikation provisorische Formulierungen, die aus sich selbst heraus verstehbar sind. Sie betonen die Bedeutung der Beziehungsebene in der Kommunikation. Sie machen auch deutlich, dass die Gesprächspartner in der Regel in selbst konstruierten, subjektiven Wirklichkeiten leben (Konstruktivismus) und in welchen verschiedenen Modalitäten Kommunikation abläuft.

9.3.2 Die 5 Axiome der menschlichen Kommunikation nach Watzlawick

1. Axiom: Man kann nicht nicht kommunizieren!

Das bekannteste der fünf Axiome, das metakommunikative Axiom, sagt aus, dass man immer etwas mitteilt, auch dann wenn man nichts sagt. Wir kommunizieren auch verbal und unbewusst. Wer nichts sagt oder sich einer Kommunikation verweigert, sagt damit sehr deutlich, dass er nicht kommunizieren will, jetzt nicht, mit der Person nicht oder in der Situation nicht. Nichts zu sagen oder wegzublicken ist also auch eine klare Aussage.

2. Axiom: Inhalt und Beziehung

Jede Kommunikation hat einen Inhalts- und einen Beziehungsaspekt, wobei letzterer den ersteren bestimmt. Die **Inhaltsebene** beschreibt die Sachebene des Gesprächs, die offensichtlich ausgetauschten Informationen: Das »was« einer Mitteilung, den Restaurantstipp, das neue Auto, den letzten Urlaub, den Kollegen …

Der **Beziehungsebene** beschreibt, »wie« die Beteiligten das Verhältnis zueinander sehen: positiv oder ablehnend, Kollege oder Konkurrent, Chef oder Untergebener. Die Beziehung, die Gefühle und Einstellungen zu einer Person wirken wie ein Filter. Er bestimmt, welche der Sachinformationen überhaupt eine Chance bekommen, zur weiteren Verarbeitung durchzudringen.

Kommunikation gelingt nur, wenn auf beiden Ebenen und bei beiden Kommunikationspartnern Einigkeit über den Inhalts- und Beziehungsaspekt herrscht. Sie misslingt, wenn ein Kommunikationspartner unterschiedliche oder gegensätzliche Botschaften sendet, oder wenn der andere Kommunikationspartner einen der beiden Aspekte anders interpretiert (paradoxer Kommunikationsstil). Wie man eine Beziehung empfindet, drückt sich unterschwellig über zwei Elemente aus, den Appell und die Selbstoffenbarung.

3. Axiom: Interpunktion (Ursache und Wirkung)

Die Natur einer Beziehung ist durch die Interpunktion der Kommunikationsabläufe seitens der Partner bedingt. **Interpunktion** oder Zeichensetzung ist ein Begriff aus der Schriftsprache und bedeutet, dass die Interpunktion die Struktur und den Sinn einer Aussage beeinflusst. Unter **Konstruktivismus** versteht man, dass die Menschen sich ihre Wirklichkeit aufgrund von persönlichen, subjektiven Erfahrungen und Urteilen bilden, und diese dann für »wahr« halten. Diese subjektive Wirklichkeit, die wir zugleich für objektiv halten, bestimmt dann unser weiteres Handeln.

Die individuelle Wahrnehmung der Struktur eines Gesprächs verändert auch seine Bedeutung. Der Versuch, die Frage zu klären, wer schuld ist oder wieso es überhaupt so weit gekommen ist, führt daher nur dazu, dass jeder seine Sicht verteidigt, eine Lösung wird dadurch in den meisten Fällen erschwert. Ein Gespräch sollte deshalb weniger die Frage nach dem Anfang oder dem Schuldigen stellen, sondern das Ziel haben, eine Lösung zu finden und ein gemeinsames Vorgehen zu vereinbaren.

4. Axiom: Digital und analog

Menschliche Kommunikation bedient sich analoger und digitaler Modalitäten.

Im vierten Axiom werden die, über die rein sprachlich hinausgehenden Kommunikationsaspekte, deutlich erkennbar. Neben dem sachlichen Inhalt des Gesagten ist auch die Körpersprache, Gestik und Mimik, die Körperhaltung, der Tonfall und der gesamte weitere Kontext zu berücksichtigen, wobei gerade die nichtsprachlichen analogen Elemente die beziehungssemantischen und damit die beziehungstragenden sind. Dabei wird zwischen analoger und digitaler Datenübertragung unterschieden. Die Informationen auf der Sachebene werden **digital** vermittelt, die Informationen auf der Beziehungsebene vorwiegend **analog**. Die analoge Übermittlung von Bedeutungen und emotionalen Färbungen ist zu einem hohen Grad interpretierbar. Viele gestische und mimische Ausdrücke sind grundsätzlich doppeldeutig. Watzlawick erinnert daran, dass Tränen ein Ausdruck von Schmerz oder Freude sein können.

Da jede Kommunikation immer gleichzeitig auf der Sach- und Beziehungsebene stattfindet, kommunizieren wir unweigerlich auch immer gleichzeitig digital und analog.

9.3 · Kommunikationsmodelle

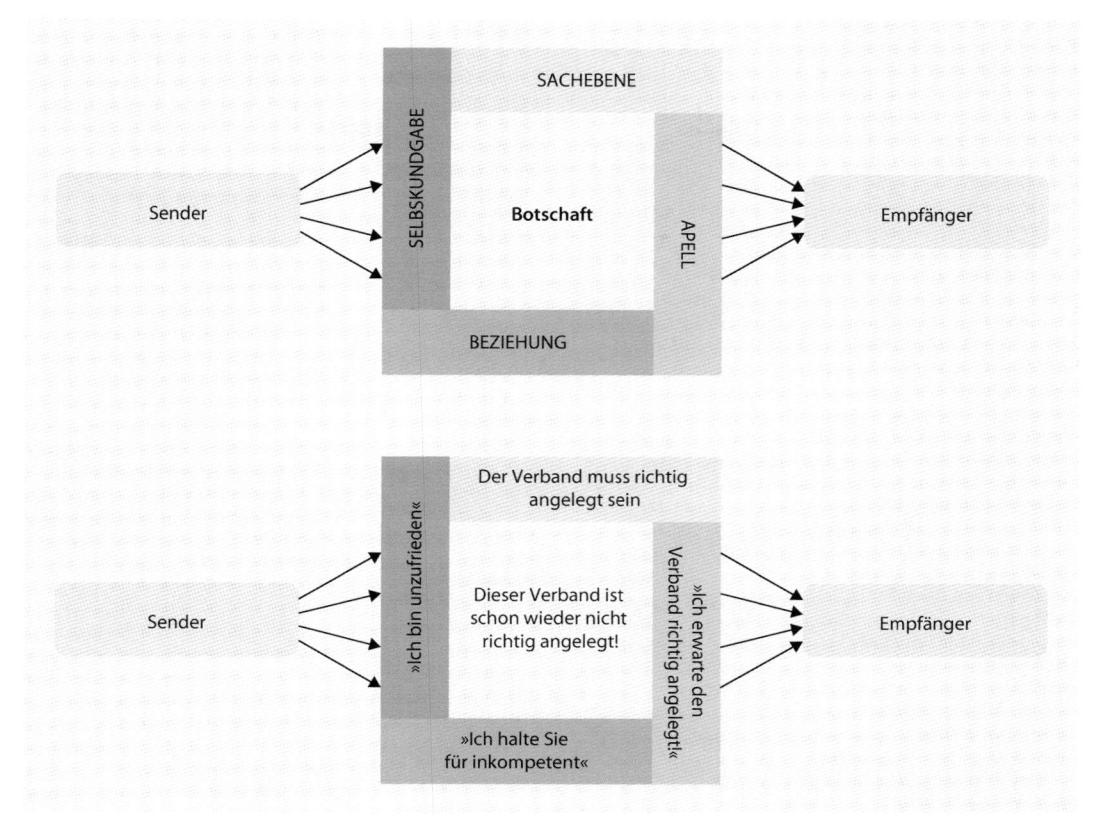

Abb. 9.6 Vier-Seiten-Modell nach Friedemann Schulz von Thun mit Beispiel

5. Axiom: Symmetrisch oder komplementär

Zwischenmenschliche Kommunikationsabläufe sind entweder symmetrisch oder komplementär, je nachdem, ob die Beziehung zwischen den Partnern auf Gleichheit oder Unterschiedlichkeit beruht.

Bei einer **symmetrischen Beziehungsform** ist das Verhalten der Gesprächspartner spiegelbildlich zueinander. Eine symmetrische Beziehungsform zeichnet sich dadurch aus, dass die Partner sich bemühen, Ungleichheiten untereinander zu minimieren. In **komplementären Beziehungen** bestimmen unterschiedliche Verhaltensweisen den Interaktionsprozess. Häufig drückt sich diese Unterschiedlichkeit in einer Unterordnung aus. Die Vielfalt der Konstellationen auf der Beziehungsebene lässt sich diesen zwei verschiedenen Grundmustern zuordnen: Entweder sind die Partner gleichberechtigt und die Kommunikation erfolgt symmetrisch. Oder die Partner sind nicht gleichberechtigt, dann verläuft die Kommunikation komplementär.

Oft resultieren komplementäre Beziehungen aus gesellschaftlichen oder kulturellen Gegebenheiten wie beispielsweise bei Mutter und Kind, Vorgesetztem und Angestellten oder Arzt und Patient.

9.3.3 Das Vier-Seiten-Modell nach Schulz von Thun

In seinem Vier-Seiten-Modell, dargestellt in einem Kommunikationsquadrat, arbeitet Friedemann Schulz von Thun den **Sach-** und den **Beziehungsaspekt** von Watzlawick noch tiefer heraus (● Abb. 9.6). Er geht von der Annahme aus, dass jede Äußerung vier Botschaften (Seiten) enthält, die Äußerung daher sehr unterschiedlich interpretiert werden kann – vom Sender der Äußerung wie auch vom Empfänger. Diese vier Seiten der Botschaft werden im Modell durch je eine Quadratseite in einem eigenen Farbton dargestellt:

- Auf der **Sachseite** informiert der Sprecher über den Sachinhalt, d. h. über Daten und Fakten.
- Die **Selbstoffenbarung** umfasst das, was der Sprecher durch das Senden der Botschaft von sich zu erkennen gibt.
- Auf der **Beziehungsseite** kommt zum Ausdruck, wie der Sender meint, zum Empfänger zu stehen und was er von ihm hält.
- Was der Sender beim Empfänger erreichen möchte, wird von der **Appellseite** repräsentiert.

In jeder zwischenmenschlichen Kommunikation gibt es denjenigen, der sich äußert – den Sender –, und gleichzeitig auch den der zuhört – den Empfänger. Während der Sender mit »vier Schnäbeln« spricht, hört der Empfänger mit »vier Ohren«. Die Botschaft der gesendeten Nachricht, also das, was der Sender mit einer Äußerung ausdrücken und/oder bewirken will, entsprechen oftmals nicht den vier Seiten, wie sie vom Empfänger interpretiert werden. Die vier Seiten einer Nachricht zeigen auf, wie vielfältig zwischenmenschliche Kommunikation ablaufen kann, und gleichzeitig, wo die Anfälligkeit für Störungen liegt.

Das Vier-Seiten-Modell lässt sich mit Einschränkungen auf alle zwischenmenschlichen Kommunikationsvorgänge anwenden, es stellt das geeignetste Modell dar, um Störungen der Kommunikation mit einfachen Mitteln aufzudecken und diese zu bearbeiten. Schulz von Thun hat in seinem dreibändigen Buch »Miteinander reden« die Kommunikationswissenschaft nachhaltig beeinflusst.

> **Stärke des Vier-Seiten-Modells**
> - Bewusstsein für psychologische, oft unbewusste Komponenten eines Gesprächs fördern (Beziehungsebene)
> - Die eigene Wahrnehmung zu fördern und dadurch Reaktionen bewusster steuern zu können
> - Missverständnisse und Störungen bei der Kommunikation zu verringern
> - Hilfreiche Ansätze zu bieten, ein Gespräch klar und eindeutig (Inhaltsebene) zu formulieren

Literatur

Janss R, Rispens S, Segers M, Jehn KA (2012) What is happening under the surface? Power, conflict and the performance of medical teams. Department of Anaesthesiology, Leiden University Medical Centre, Leiden, the Netherlands. Medical Education 46 (9): 838–49

Mellick LB, Adams BD (2009) Resuscitation Team Organization for Emergency Departments: A Conceptual Review and Discussion. The Open Emergency Medicine Journal 2: 18–27

Schulz von Thun F (1981) Miteinander reden 1 – Störungen und Klärungen. Allgemeine Psychologie der Kommunikation. Rowohlt, Reinbek

Schulz von Thun F (1998) Miteinander reden 3 – Das »innere Team« und situationsgerechte Kommunikation. Rowohlt, Reinbek

Schulz von Thun F (2011) Miteinander reden 2 – Stile, Werte und Persönlichkeitsentwicklung. Differenzielle Psychologie der Kommunikation. Sonderausgabe. Rowohlt, Reinbek

Sexton JB, Thomas EJ, Helmreich RL (2000) Error, stress, and teamwork in medicine and aviation: cross sectional surveys. BMJ 320: 745–9

Tuckman BW (1965) Developmental sequence in small groups. Psychological Bulletin 63: 384–399

Watzlawick P (1969) Menschliche Kommunikation – Formen, Störungen, Paradoxien. Huber, Bern

Führung und Risikomanagement

Alexander Euteneier

10.1 Ausgangssituation – 110
10.1.1 Chefarzt – Teamplayer, Arzt oder Manager? – 110
10.1.2 Steile Hierarchien in der Medizin – 111
10.1.3 Flache Hierarchien – 112
10.1.4 Ausbildung von Führungskräften – 112

10.2 Allgemeine Aspekte von Führung und Führungsaufgaben – 113

10.3 Persönlichkeitseigenschaften erfolgreicher Führungskräfte – 114

10.4 Aufgaben von Führungskräften – 114

10.5 Kompetenzmodell – 115

10.6 Kompetenzen von Führungskräfte – 116

10.7 Authentizität und Vorbild – 118

10.8 Förderung der Zusammenarbeit von Teams und interdisziplinären Netzwerken – 118

10.9 Selbstmanagement – 119

10.10 Managementmodelle und Führungsstile – 119
10.10.1 Managementmodelle – 120
10.10.2 Führungsstile – 120

Literatur – 123

10.1 Ausgangssituation

»Turning Doctors into Leaders« betitelte das Harvard Business Review in der Ausgabe von April 2010 den Beitrag von Thomas H. Lee, Professor an der Harvard Medical School (Lee 2010).

Lee postulierte, dass die »Medizin vor einem radikalen Wandel steht und die alten Wächter Platz machen müssen für **Performance getriebene Teams** (»Medicine is in for a radical change as the old guards give way to performance-driven teams«). Er argumentierte, »dass die Gesundheitsversorgung fragmentiert und chaotisch sei, im Wesentlichen aufgrund der explosiven Zunahme des Wissens und des technischen Fortschritts. Um dieses Chaos zu zähmen sei eine neue Generation an Führungskräften auf allen Ebenen notwendig. Führungskräfte im Gesundheitswesen müssen **Ärzteteams organisieren** und ihre Leistung daran messen, wie gut es dem Patienten geht und nicht wie viel sie leisten, dabei geschickt finanzielle und verhaltensbezogene Anreize setzen, Prozesse verbessern und dysfunktionale Kulturen abbauen«.

> Die Professionalisierung der Führung im Gesundheitswesen ist für die Zukunft des Gesundheitswesens überlebenswichtig.

Als zentrales Thema im Gesundheitswesen betrifft Führung alle Facetten des ärztlichen und pflegerischen Handelns. Erst durch gute Führungsarbeit auf allen Organisationsebenen kann ein effektives klinisches Risikomanagement etabliert werden. Führungskräfte können durch ihre Entscheidungen und ihr Verhalten maßgeblich dazu beitragen, dass Maßnahmen, seien sie noch so ambitioniert und umfassend, kläglich scheitern. Führungskräfte tragen eine große persönliche Verantwortung dafür, dass durch geeignete Maßnahmen im Rahmen des klinischen Risikomanagements Patientensicherheit gewährleistet wird. Sie sind einerseits aktiv eingebunden in die operativen Tätigkeiten, andererseits verantworten sie administrative Aufgaben. Nicht zuletzt sind sie zuständig dafür, dass die erforderlichen Maßnahmen des klinischen **Risikomanagement implementiert** werden und sie haben dabei in ihrer Rolle als Führungskraft eine Vorbildfunktion.

Der Gemeinsame Bundesausschuss hat in seiner Richtlinienvorgabe vom 23.1.2014 zum klinischen Risikomanagement diesen Umstand ausdrücklich hervorgehoben. In § 5 ist festgelegt, dass es eine Führungsaufgabe ist, eine Risikostrategie festzulegen und identifizierte Risiken zu bewerten und diese durch die Ableitung und Umsetzung von Präventivmaßnahmen zu reduzieren. Hierzu sind als »Voraussetzungen entsprechende aufbau- und ablauforganisatorische Rahmenbedingungen zu schaffen« (Gemeinsamer Bundesaussschuss 2014).

10.1.1 Chefarzt – Teamplayer, Arzt oder Manager?

Die Zeiten, in denen Ärzte als einsame Heiler zu Erfolg gekommen sind, sind vorbei. Vielmehr basiert der Behandlungserfolg heute mehr denn je auf das Zusammenwirken einer Vielzahl von Mitarbeitern, die erst in gelungener Kooperation miteinander Bestleistungen für den Patienten erzielen können. Dies gelingt nur wenn Führungskräfte eine ihre wichtigsten Hauptaufgaben darin sehen, das **Team voranzubringen**, die verschiedene Kompetenzen und Fertigkeiten der Teammitglieder klug miteinander zu verbinden, damit in der Summe das Team mehr leisten kann als ihre einzelnen Mitarbeiter.

Das Kapitel Führung stellt die wichtigsten Aspekte verschiedener derzeit diskutierter Führungsmodelle vor und erläutert deren Effekte auf die Behandlungsqualität und Patientensicherheit. Dabei werden Lösungsansätze vorgestellt, wie ein zeitgemäßes Führungsmodell, herausgelöst aus ihrem starren hierarchischen Korsett, unter den bestehenden Bedingungen des ökonomischen Drucks und zunehmender Komplexität sowie dem Gebot der interdisziplinären Patientenversorgung aussehen kann.

Der Arzt steht als Führungskraft, anders als in anderen Branchen, im ständigen Konflikt zwischen bestmöglicher Patientenversorgung, die ihren Preis hat, und dem deutlich zunehmenden ökonomischen Druck. Jörg-Dieter Hoppe, ehemaliger Bundesärztekammerpräsident, gab zu bedenken, dass »Erwartungen an eine hochwertige Gesundheitsversorgung, Wirtschaftlichkeit und

Unternehmenserfolg, begrenzte finanzielle und personelle Ressourcen, stetig steigende Anforderungen an die Leistungserbringer, eine zunehmende Arbeitsbelastung und Stresssymptomatik bei den Mitarbeitern, erschwerte Arbeitsorganisation und -bedingungen und Konflikte mit der kaufmännischen Geschäftsführung oder Vertragspartnern gegenüber stehen. Chef- und Oberärzte sowie Praxisinhaber sind zunehmend mit Führungs- und Managementaufgaben in einem sich ständig wandelnden Umfeld bzw. mit der als widersprüchlich empfundenen Frage »Chefarzt – Arzt oder Manager?« konfrontiert (Hoppe 2007)

> Der Ökonomisierung der Medizin und dem schleichenden Werteverlust kann sich der Einzelne nur dadurch entziehen, dass er sich dieser Gefahr bewusst wird und sich eine auf den Prinzipien des Humanismus zum Wohle des Patienten individuelle Wertebasis aneignet, die ihm Mut und Orientierung gibt, um sich vor negativen Einflüssen und Zeitgeisterscheinungen zu schützen.

10.1.2 Steile Hierarchien in der Medizin

Das steile Hierarchiegefälle, welches sich in einem autoritären Führungsstil (s. unten) ausdrückt, wird oft als bereits hinreichende Führung fehlverstanden. Steile Hierarchiegefälle sind jedoch eine der Hauptursachen für Fehler. In der Luftfahrt wurden z. B. klare Regelungen getroffen, wann ein Copilot die Entscheidung des Piloten »überstimmen« darf bzw. muss (Sexton et al. 2000).

Hartwig Bauer konstatierte in einem Interview mit dem Deutschen Ärzteblatt 2010 auf die Frage, »ob nicht wenige Lehrer von Chirurgenschulen eine gewisse **Richtungstreue** erwarten und damit **Loyalitätskonflikte** erzeugen?«: »In der Tat haben sich in der Vergangenheit in einem hochkompetitiven Umfeld bei absoluter Dominanz der wissenschaftlichen Reputation solche »Chirurgen-Schulen herausgebildet, vor allem natürlich an den Universitätskliniken. Es wächst aber zunehmend eine Generation von leitenden Chirurgen mit einem gewandelten Selbstverständnis heran. Natürlich muss eine Abteilung leistungs-, verantwortungs- und entscheidungsorientiert organisiert sein, aber ebenso müssen Kooperation, Vertrauen und **Wertschätzung** der Mitarbeiter in die Führung der Abteilung integriert werden« (Siegmund-Schultze 2010).

Die Autoren Flintrop und Gerst argumentieren ähnlich in einem Beitrag des Deutschen Ärzteblatts, in dem sie klarstellten, dass die medizinische Kompetenz alleine zur ärztlichen Führung heute nicht mehr ausreicht. Es wird zudem vom damaligen Vorstandsvorsitzender der Kassenärztlichen Bundesvereinigung Andreas Köhler beklagt, dass es im Krankenhausbereich »ein Hierarchiedenken gebe, das noch deutlicher ausgeprägt sei als beim Militär. Aus diesen Strukturen heraus sei der Arzt in die vertragsärztliche Tätigkeit entlassen worden, wo er nun mit Kollegen kooperieren oder ein Team ohne Herrscherallüren leiten müsse« (Flintrop u. Gerst 2008).

Beispiel
Eine junge Hebamme, die neu in einer Geburtshilfe anfängt, bemerkt ein pathologisches CTG. Aufgrund schlechter Erfahrungen an ihrer vorherigen Stelle, wagt sie es nicht, mit Nachdruck die Gynäkologin ein wiederholtes Mal aufzufordern aktiv zu werden, sondern belässt es bei einer einmaligen Meldung, die von der Ärztin als unwichtig abgetan wurde. Mit 2 Stunden Verzögerung erfolgte eine Notsectio, die ein schwerst hypoxisches Kind zur Welt brachte, welches lebenslang der Intensivpflege bedarf.

Die stark gegliederte **Linienorganisation** typischer Krankenhausstrukturen im deutschsprachigen Raum, verstärkt die exponierte und dominante Position der Führungskraft zusätzlich. In den angelsächsischen Ländern sind die **Department-Bildung** und ein kollegiales Arbeiten mehrerer Chefärzte (Consultants) auf gleicher Ebene üblich, wodurch innerhalb einer Abteilung Entscheidungsbefugnisse auf mehrere Führungskräfte verteilt werden.

Hierarchien stehen auch der **intersektoralen und interdisziplinären Versorgung** im Wege. Es wird sich hier noch zeigen, ob der allgemeine Trend, sich fachübergreifend an bestimmten Patientenpopulationen, z. B. geriatrische Patienten, Krankheitsbildern oder Organen (Organzentren) auszurichten, zu **neuen Organisationsformen** im Krankenhaus und verstärkt gleichberechtigten Teams verschiedener Fachdisziplinen führen, z. B. Gefäßchirurgie und Angiologie, Leberchirurgie und Hepatologie etc., und so gewissermaßen über diesen faktischen Druck von außen Hierarchien abgebaut werden und der Teamgedanke voran gestellt wird.

10.1.3 Flache Hierarchien

Weick und Sutcliffe schildern in ihrem Buch »Das Unerwartete managen«, dass in bestimmten kritischen Situationen eine Vor-Ort-Entscheidung von einem kompetenten Experten »First Line Supervisor«, im Kontext der Medizin ein Facharzt oder Oberarzt, getroffen werden muss, und führen als Beispiel das Erteilen einer Landeerlaubnis von Kampfjets auf einem Flugzeugträger bei unruhiger See an. Aufgrund der guten Erfahrungen wurden auf dem Flugzeugträger die Entscheidungsbefugnisse dergestalt geregelt, dass der in der Hierarchie niedriger stehende Flight-Deck-Officer am Ort des Geschehens die Freigabe zur Landung entscheidet und nicht mehr der Tower. Ähnliches gilt für die Bekämpfung von Waldbränden und für viele weitere Bespiele. Weick und Sutcliffe fordern hier die Delegation von Entscheidungsbefugnissen an den kompetenten Mitarbeiter vor Ort im Sinne einer »**on the action control**«, wobei die »Entscheidungen herumwandern und sich die Personen suchen, die spezielle Kenntnisse vom aktuellen Geschehen hat« (Weick u. Sutcliffe 2010). Nichts anderes ist gemeint mit der Einführung von **flachen Hierarchien**.

> Flache Hierarchien haben ihren Vorteil darin, Entscheidungen mit dem besten Sachverstand auf Basis medizinischer Expertise zu treffen und nicht auf Basis einer hierarchischen Position. Dabei muss klar bedacht werden, dass flache Hierarchien nur möglich sind, solange weiterhin die Verantwortung klar definiert ist.

Flache Hierarchien bedeuten, dass jeder fragen und etwas sagen kann und unter Umständen in der Gruppe entschieden wird. Dafür muss ein kollegiales System kultiviert werden. **Notfallsituationen** erfordern ein rasches Entscheiden und autonomes Handeln, so kann z. B. das Ausrufen einer Notsectio durch die Hebamme maßgeblich über die Folgen einer Asphyxie bei Neugeborenen mit entscheiden. Anstelle dem hierarchischen oben und unten sollte man sich eher an der Aufgabenverteilung orientieren. Jeder hat seinen eigenen Verantwortungsbereich um seine Aufgaben bestmöglich zu erledigen.

Besonders im Bereich der Kommunikation sollten Hierarchien konsequent abgeschafft werden. Jedem Mitarbeiter sollte das Gefühl vermittelt werden, dem anderen seine Sichtweise mitteilen zu können. Häufig ist der praktizierte **Kommunikationsstil** Ausdruck des bestehenden Sicherheitsklima. Führungskräfte, die gewohnt sind alles ständig selbst zu entscheiden, neigen dazu, die vorhandene Fachkompetenz vor Ort nicht anzuerkennen.

10.1.4 Ausbildung von Führungskräften

Eine verbindliche systematische Integration von Führungskonzepten und führungsrelevanten Kompetenzen in ein Längsschnitt-Curriculum über die gesamte ärztliche Aus-, Weiter- und Fortbildung existiert bislang nicht. Führungsverhalten von Ärzten wird weiterhin stark von den bestehenden **Rollenvorbildern** und Zufällen geprägt. Erste Ansätze einer systematischen Entwicklung von Führungskräften in der ärztlichen Weiter- und Fortbildung sind in einigen Klinikkonzernen oder personalstarken Kliniken zu erkennen, die gezielt Personalentwicklung betreiben und den Besuch von Führungsseminaren zur Vorbedingung für die Übernahme von Führungsverantwortung machen. Die Professionalisierung der (Mitarbeiter-)Führung wird dort mittlerweile als entscheidend für den Unternehmenserfolg angesehen.

Werden solche Ansätze der **Führungsentwicklung** nicht weiter verfolgt, verschärft sich das **Nachwuchsproblem** in der ärztlichen Weiterbildung zunehmend, da besonders die jüngere Generation nicht gewillt ist unter den stark hierarchisch geprägten Strukturen zu arbeiten.

Programme zur systematischen Entwicklung von Führungskräften sollten in Krankenhäusern und besonders in Krankenhausverbünden fest etabliert sein. Einige Programmteile davon sollten extern, über etablierte und zertifizierte Masterprogramme oder Kursangebote, z. B. den Ärztekammern, einrichtungsspezifische Aspekte intern über regelmäßige Schulungen und Fortbildungsprogramme berufsgruppen- und hierarchieübergreifend angeboten werden.

> Führungskräfte sind in die Pflicht zu nehmen, nachrückende Führungskräfte kompetent auszubilden.

10.2 Allgemeine Aspekte von Führung und Führungsaufgaben

Der Frage »Wie hat gute Führung auszusehen?« kann man sich auf verschiedene Weise nähern. Im Folgenden werden allgemein gültige Aspekte zum Verständnis von Führung erläutert, um diese im Weiteren auf die Gesundheitsversorgung und das klinische Risikomanagement zu übertragen. Es wird auf diverse Führungsaufgaben und Ziele eingegangen und es werden mögliche Methoden zur Strategiefindung skizziert. Es folgt ein Überblick über mögliche Führungsstile, wobei hier lediglich auf die wichtigsten eingegangen wird und diese auf ihre Relevanz hin bewertet werden.

»Führung« unterscheidet sich deutlich vom Lösen von Sachaufgaben, dem »operativen Managen«. Fredmund Malik spricht davon, dass »**Sachaufgaben** grundverschieden sind von **Managementaufgaben**« und »es Sachgebiete sind, die gemanagt werden müssen, und je schwieriger sie sind, desto mehr brauchen sie richtiges und gutes Management. Damit Management andererseits professionell angewandt werden kann, braucht eine Führungskraft auch ein hohes Maß an Kenntnissen über das Sachgebiet. Es ist ein weitverbreiteter Irrtum, dass Sachexperten allein wegen ihres Sachwissens auch schon gute Manager seien« (Malik 2014).

Ein Sachexperte ist überwiegend operativ tätig, er managt seine Aufgaben, d. h. er kümmert sich um die richtige Ausführung von Aufgaben während die Führungskraft die richtigen Aufgaben auswählt und zuteilt. Es gilt das geflügelte Sprichwort. »Die Führungskraft entscheidet, welche Arbeit gut ist, der Sachexperte führt die Arbeit gut aus«. Ist die Führungskraft zu sehr im operativen Geschäft involviert besteht die Gefahr wichtige Führungsaufgaben zu vernachlässigen. So ist es nicht verwunderlich, dass Chefärzte häufig mit ihrer Führungsaufgabe überfordert sind, da sie neben der täglichen zeit- und kraftraubenden Patientenversorgung wichtige Führungsaufgaben nur halbherzig übernehmen können oder nicht das erforderliche Managementwissen vorweisen.

»Der Unterschied zwischen einer ärztlichen Führungskraft und dem Manager eines Automobilkonzerns: Der Manager steht nicht am Band« (Äußerung im Rahmen eines Pilotseminars zur Ärztlichen Führung Oktober 2006; Blumenberg 2007)

> Unbenommen aller anderen vorhandenen Ziele eines Arztes ist das oberste Ziel immer das Patientenwohl. Dies unterscheidet die ärztliche Führungskraft von jeder anderen Führungskraft. Auf Grundlage der ärztlichen Weisungsfreiheit trägt der Arzt in jedem Fall die Verantwortung für seine Handlungen oder das Unterlassen von Handlungen am Patienten.

Im Gegensatz dazu besteht in den meisten anderen Branchen eine Weisungsgebundenheit der Arbeitnehmer, die im Falle des Nichtbefolgens sogar zur Entlassung führen kann. In der **ärztlichen Berufsordnung** ist jedoch deutlich formuliert und begründet: »Ärztinnen und Ärzte üben ihren Beruf nach ihrem Gewissen, den Geboten der ärztlichen Ethik und der Menschlichkeit aus. Sie dürfen keine Grundsätze anerkennen und keine Vorschriften oder Anweisungen beachten, die mit ihren Aufgaben nicht vereinbar sind oder deren Befolgung sie nicht verantworten können (§ 2 Abs. 1). Sie haben ihr ärztliches Handeln am Wohl der Patientinnen und Patienten auszurichten. Insbesondere dürfen sie nicht das Interesse Dritter über das Wohl der Patientinnen und Patienten stellen (§ 2 Abs. 2) oder hinsichtlich ihrer ärztlichen Entscheidungen Weisungen von Nichtärzten entgegennehmen (§ 2 Abs. 4)« (Ärztetag 2011).

10.3 Persönlichkeitseigenschaften erfolgreicher Führungskräfte

Die Frage nach den erfolgsversprechenden Persönlichkeitseigenschaften einer idealen Führungskraft füllt Bücherregale. Welche Persönlichkeitseigenschaften hat die ideale Führungskraft? Die beste Antwort darauf ist, dass die Frage falsch gestellt wurde. Die alternative Frage wäre: Was ist eine wirksame Führungskraft? Führung macht sich an ihrer **Wirksamkeit** fest. Führungskräfte geben Orientierung, sie motivieren zu Veränderungen, sie wirken auf Mitarbeiter ein. Ausgangspunkt ist nicht das Genie, sondern der gewöhnliche Mensch, der außergewöhnliche Leistungen erbringt. Dieser gewöhnliche Mensch ist jedoch immer verschieden. Wirksame Menschen haben unterschiedlichste Persönlichkeitseigenschaften. Sie sind charmant, schüchtern, introvertiert oder extrovertiert. Sie brauchen die große Bühne oder agieren im Stillen. Eines ist ihnen allen gemeinsam: Sie sind wirksam. Dabei ist weniger wichtig, was sie sind, sondern vielmehr, wie sie handeln. Wirksamkeit lässt sich nur retrospektiv beurteilen. Gutes Führen zu erlernen bedeutet, zu beobachten, wie gute Führungskräfte positiv wirken.

Gemeinsamkeiten wirksamer Führungskräfte (Malik 2014):
- Sie befolgen bestimmte Regeln, Prinzipien oder Grundsätze von denen sie sich leiten lassen.
- Sie erfüllen ihre Aufgaben mit besonderer Sorgfalt
- Sie verfügen über handwerkliche Professionalität und wenden bestimmte Werkzeuge an.

Im Umkehrschluss gibt es etliche negative Persönlichkeitseigenschaften, die sich als nachteilig erwiesen haben. So ist der einsame »Autist«, der seine Entscheidungen nicht kommuniziert, ebenso wie der cholerisch autoritäre Chef, langfristig nicht erfolgreich. Ein autoritärer Führungsstil mag kurzfristig erfolgreich sein, geht aber zu Lasten des Mitarbeiterengagement und der Arbeitszufriedenheit. Führung ist kein Privileg, sondern vielmehr als Dienstleistung für den Patienten und das Unternehmen zu verstehen.

10.4 Aufgaben von Führungskräften

Die Führungskraft muss Mitarbeiter motivieren und überzeugen, sowie Widerstände und kulturell bedingte Eigenheiten überwinden helfen, was sich in den beiden **Handlungspolen** des kooperativen Wegs der Überzeugung bis hin zum repressiven Weg der Machtausübung äußern kann. Die Führungskraft muss stets zwischen den Interessen der Patienten, Mitarbeiter und der Verwaltung sowie weiteren Interessenvertretern wie Einkauf, Logistik, Technik etc. moderieren. Sie kennt und nutzt dabei Techniken des Konfliktmanagement.

Aufgaben von Führungskräften sind:
- Erreichung von Unternehmenszielen unter Nutzung der limitierten Ressourcen
- Einhaltung sozialer und gesetzlicher Rahmenfaktoren
- Probleme früh zu antizipieren und adäquat zu reagieren
- Bewertung der Unternehmenszahlen/-daten und gegebenenfalls Ableitung von notwendigen Maßnahmen
- Formulierung oder Mitgestaltung einer Unternehmensstrategie und die Ableitung der für die Erreichung notwendigen Ziele
- Allokation von Ressourcen: Personal und Infrastruktur
- Motivation der Mitarbeiter und Kommunikation der Unternehmensziele und Werte
- Vorbild sein durch eigenes Handeln und einen sozialen Zusammenhalt bewirken, dessen Ergebnis u. a. Loyalität ist

Unternehmensziele werden oft auf die Hierarchieebenen herunter gebrochen und den Führungskräften auf der jeweiligen Organisationsebene in die Verantwortung gegeben. Dabei werden auch unternehmensspezifische Umfeldbedingungen, politische, ökonomische, soziale, technische und ökologische Rahmenfaktoren mit ins Kalkül gezogen und auf Basis einer **ausbalancierten strategischen Planung**, z. B. über Balanced Scorecards (BSC), erreichbare und messbare Ziele festgelegt. Das Unternehmensleitbild stellt dabei die Wertebasis dar, von der sich Unternehmenskultur und ihre Grundsätze ableiten lassen. Die Formulierung der **Unternehmensstrategie** und die **Jahresplanungen**

sind typische Führungsaufgaben und werden in Bereichs- und Gruppenziele zerlegt, um sie so handhabbarer zu machen. Auf Abteilungs- und Teamebene werden, z. B. in jährlichen **Zielvereinbarungsgesprächen**, die einzelnen Mitarbeiterziele festgelegt.

Bei der Ausformulierung der Strategie und Festlegung der Ziele müssen Prioritäten gesetzt und die unternehmerischen Ziele mit der von Staat und Gesellschaft übertragenen Aufgaben der Sicherstellung einer bestmöglichen Patientenversorgung in Einklang gebracht werden.

Führungskräfte müssen auf die stetigen Einflüsse und Veränderungen der Rahmenfaktoren (z. B. sich verändernde Patientenpopulationen, unsichere Erlössituationen durch wechselnde DRG-Abrechnungen, neue Gesetzesvorgaben im Qualitäts- und Risikomanagement) von außen und Veränderungen in der Organisation selbst (Personalfluktuation, Sicherstellung und Erhalt der benötigten Kompetenzen und Infrastrukturwandel) reagieren, dabei stets die ökonomische Ziele sicherstellen und die Prozesse kontinuierlich anpassen und optimieren. Sie sind damit stets auch in der Rolle eines Change-Managers.

Die **ideale Führungskraft** …
- geht mit gutem Beispiel voran und ist Vorbild,
- erklärt Handlungen und Entscheidungen und bezieht Mitarbeiter mit ein,
- fördert eine gemeinschaftliche Atmosphäre und Betriebskultur,
- verhält sich fair gegenüber Mitarbeitern und behandelt alle nach den gleichen Prinzipien,
- delegiert Aufgaben, lässt Handlungsspielräume zu, kontrolliert die Ergebnisse,
- fördert Mitarbeiter gleichermaßen und baut neue Führungskräfte auf,
- gibt Mitarbeitern eine Stimme und Mitspracherechte,
- gibt den Mitarbeitern Feedback und holt sich selbst welches ein,
- stellt kritische Fragen und reflektiert das Bestehende,
- stellt Dinge in Frage,
- stellt sich Konflikten und Widerständen und sucht beharrlich nach Problemlösungen.

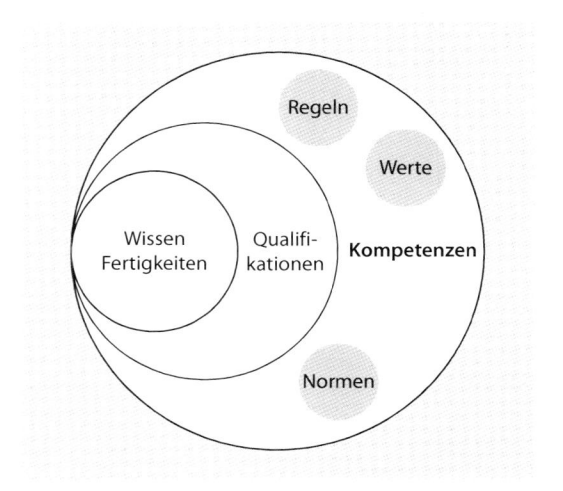

Abb. 10.1 Kompetenzen und ihr Bezugssystem. (Adaptiert nach Erpenbeck u. Rosenstiel 2007)

10.5 Kompetenzmodell

Der Begriff Kompetenz bedarf einer Klärung und Präzisierung. Es gibt viele unterschiedliche Auffassungen und Definitionen, die zum Teil einer wissenschaftlichen Basis entbehren. Nach Erpenbeck und Rosenstiel sind Kompetenzen »in Entwicklungsprozessen entstandene generalisierte **Selbstorganisationsdispositionen** komplexer, adaptiver Systeme – insbesondere menschlicher Individuen zu reflexivem kreativem Problemlösungshandeln. Kompetenzen schließen Fertigkeiten, Wissen und Qualifikationen ein, lassen sich aber nicht darauf reduzieren. Bei Kompetenzen kommt einfach etwas hinzu, das die Handlungsfähigkeit in offenen, unsicheren, komplexen Situationen erst ermöglicht, beispielsweise **selbstverantwortete Regeln, Werte und Normen** als Ordner des selbstorganisierten Handelns« (Erpenbeck u. von Rosenstiel 2007) (**Abb. 10.1**).

Damit wird deutlich, dass erst **Kompetenzen** Handlungsfähigkeit ermöglichen (oder bei Fehlen eben nicht ermöglichen). Kompetenz muss dabei immer in Bezug zum Handlungsrahmen, in diesem Fall der Patientenversorgung, betrachtet werden. Manche Kompetenzen können z. B. im Forschungsbereich erfolgreich eingesetzt werden, nutzen aber

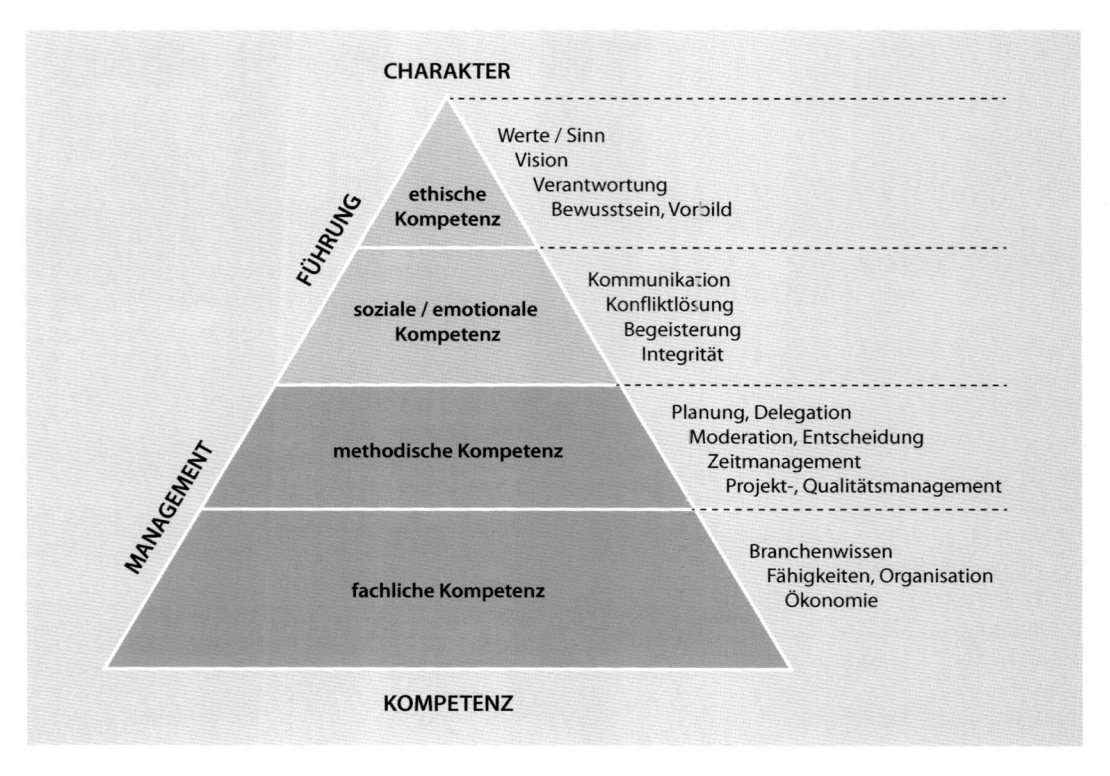

Abb. 10.2 Kompetenzpyramide nach Lutz von Rosenstiel

nicht um Führungsaufgaben zu übernehmen. Ebenso können Kompetenzen nicht oder sogar negativ wirken, wenn diese nicht in einem entsprechenden Werte-, Regel- und Normenbezug stehen.

Führungskompetenzen bezeichnen wirksame Handlungsfähigkeiten sowohl im Umgang mit einzelnen Mitarbeitern als auch in der Interaktion mit Gruppen. Dabei werden Mitarbeiter ihren eigenen Kompetenzen sowie ihren Bedürfnissen entsprechend konstruktiv angeleitet und betreut. Dementsprechend beschreiben Führungskompetenzen in Gruppensituationen die Fähigkeit, Gruppen konstruktiv und produktiv anzuleiten und das Teamklima sowie die Teamdynamik zu fördern.

10.6 Kompetenzen von Führungskräfte

War es früher die Regel, dass Mediziner in eine Führungsrolle hinein geraten sind, ohne wirklich dafür vorbereitet worden zu sein, findet sich heute in den Stellenanzeigen für Chefarztpositionen häufig ein Anforderungskatalog, der weit über das medizinische Wissen hinaus geht. Neben z. B. einem Master in Business Administration werden soziale Kompetenzen, Teamfähigkeit und Mitarbeiterführung eingefordert.

Lutz von Rosenstiel beschrieb diesen Wandel der Anforderungen an Führungskräfte von der früher als hinreichend erachteten Fachkompetenz hin zu einem Bündel aus:
- Fachkompetenzen
- Management-Skills
- Sozialen Fähigkeiten
- Selbstmanagement-Kompetenzen

Die **Kompetenzpyramide** nach Lutz von Rosenstiel illustriert in ähnlicher Weise diese wichtigen Kompetenzen und stellt dabei die Unterschiede von Führung – und Managementschwerpunkten heraus (◘ Abb. 10.2).

National und international etablierte **ärztliche Rollenmodelle**, z. B. der Ärztlichen Approbationsordnung ÄAppO, der CanMEDS oder der WHO, greifen verschiedenen Aspekte der ärztlichen Füh-

Tab. 10.1 Drei ärztliche Kompetenzmodelle Ärztliche Approbationsordnung (ÄAppO), CanMEDS und WHO

Rollenmodell ÄAppO	Rollenmodell CanMEDS	Rollenmodell WHO
Medizinischer Fachmann	Medical expert	Care provider
Teamworker	Collaborator	Decision maker
Gesundheitsanwalt	Communicator	Communicator
Manager	Health advocate	Community Leader
Standesvertreter	Manager	Manager
Lebenslanger Lerner	Scholar	
	Professional	

rung auf und formulieren ein **mehrdimensionales Kompetenzmodell**, welches alle Facetten der medizinisch-ärztlichen Tätigkeit umfasst (◘ Tab. 10.1).

Die drei aufgeführten ärztlichen Kompetenzmodelle beschreiben verschiedene Kompetenzen in Form von Rollen. Darin sind vornehmlich Kompetenzen für die ganzheitliche ärztliche Praxis aufgeführt. So entstand z. B. der CanMEDS-Kompetenzrahmen auf Basis empirischer Forschung, pädagogischer Kenntnisse und einem Konsensusverfahren der ärztlichen Fachgesellschaften in Kanada und ist dort seit 1996 Grundlage der medizinischen Aus-, Weiter- und Fortbildung (The Royal College of Physicians and Surgeons of Canada 2005).

Die Bundesärztekammer legte 2007 ein »**Curriculum Ärztliche Führung**« vor, welches Ärzten aus dem ambulanten und stationären Sektor eine Orientierung geben soll, wie »gute ärztliche Führung« auszusehen hat. An diesem Curriculum können sich Fortbildungsangebote, z. B. der Landesärztekammern oder innerbetriebliche Führungsentwicklungskurse orientieren (Bundesärztekammer 2007).

Die in einem Konsensusverfahren der Ärztekammern erarbeiteten folgenden **5 Kernkompetenzen** für Führungskräfte überschneiden sich mit den vorgenannten Modellen zum Teil. Sie wurden jedoch als essenziell erachtet und im »Curriculum Ärztliche Führung« beschrieben (▶ Übersicht).

Essenzielle Kernkompetenzen für medizinisch tätige Führungskräfte
- **Fachkompetenz**: Organisations-, prozess-, aufgaben- und arbeitsplatzspezifische professionelle Fertigkeiten und Kenntnisse sowie die Fähigkeit, organisatorisches Wissen sinnorientiert einzuordnen und zu bewerten, Probleme zu identifizieren und Lösungen zu generieren.
- **Methodenkompetenz**: Situationsübergreifend und flexibel einzusetzende kognitive Fähigkeiten, z. B. zur Problemstrukturierung oder zur Entscheidungsfindung.
- **Konzeptionelle Kompetenz**: Wissensbestände aus unterschiedlichen Kontexten miteinander in Bezug setzen, analysieren und bewerten und daraus (neue) Erkenntnisse, Vorgehensweisen und Lösungsstrategien entwickeln und Entscheidungen fällen.
- **Sozialkompetenz**: Kommunikativ, kooperativ und selbstorganisiert in sozialen Interaktionen handeln und erfolgreich Ziele und Pläne realisieren oder entwickeln.
- **Selbstkompetenz**: Sich selbst einschätzen und Bedingungen schaffen, um sich im Rahmen der Arbeit zu entwickeln, die Offenheit für Veränderungen, das Interesse aktiv zu gestalten und mitzuwirken und die Eigeninitiative, sich Situationen und Möglichkeiten dafür zu schaffen.

Im »Curriculum Ärztliche Führung« werden die 4 Eckpfeiler des Modells dargestellt (◘ Abb. 10.3):
- Führen im Gesundheitswesen
- Führen in Einrichtungen der medizinischen Versorgung
- Führen von Mitarbeitern und im Team
- Selbstmanagement

Im Canadian Framework werden explizit **6 Sicherheitskompetenzen** aufgelistet, die der Erhöhung der Patientensicherheit dienen (The Canadian Patient Safety Institute 2009).

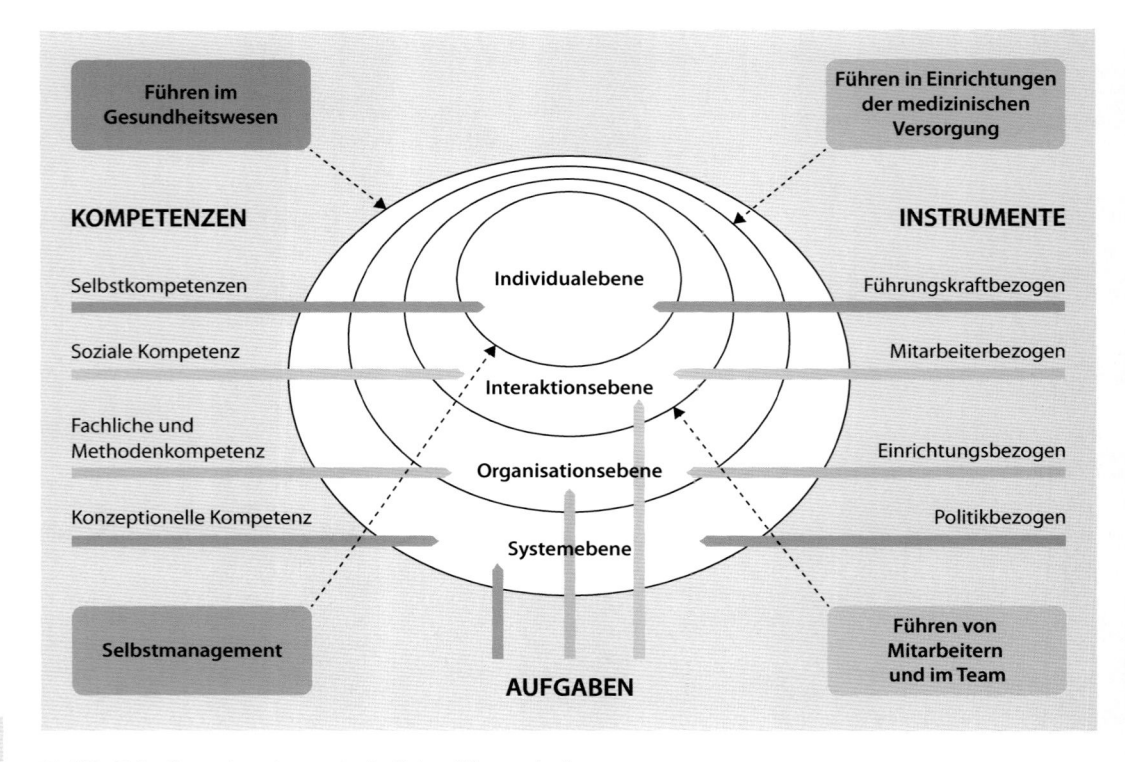

Abb. 10.3 Kompetenzebenen der ärztlichen Führungskraft

- Sicherheitskultur schaffen
- Arbeiten in Teams
- Effektiv kommunizieren
- Risikomanagement betreiben
- Optimierung von Human Factor und Arbeitsumfeld
- Unerwünschte Ereignisse erkennen darauf reagieren

Die 6 sicherheitsrelevanten Kompetenzen sind für jeden Arbeitnehmer im Krankenhaus von Relevanz, für Führungskräfte sind sie unabdingbar. Es ist nicht denkbar, dass man längerfristig erfolgreich agieren kann wenn auch nur einer der Bereiche nicht ausreichend abgedeckt wird.

10.7 Authentizität und Vorbild

Besonders wichtig um als Führungskraft erfolgreich zu sein sind Authentizität und Vorbildwirkung. Gerade die jüngere Generation erwartet sich von ihren Vorgesetzten, dass diese mit gutem Beispiel voran gehen. Der Status als Chefarzt oder Pflegedienstleitung allein reicht nicht mehr aus, sie erwarten zudem eine Einbindung in die Entscheidungen und Angebote der Partizipation (▶ Kap. 2.2 Mitarbeitererwartungen der jüngeren Generation).

10.8 Förderung der Zusammenarbeit von Teams und interdisziplinären Netzwerken

Eine weitere wichtige Aufgabe erfolgreicher Führung ist es, effektive Teams zu gestalten und zu unterstützen. Dabei müssen die verschiedenen Teams in der Einrichtung koordiniert und gesteuert werden, wie z. B. chirurgische Teams und Anästhesieteams für die Zusammenarbeit im Operationssaal oder radiologische und unfallchirurgische Teams in der Versorgung von Traumapatienten. Es gilt die Handlungsfähigkeit eines Teams optimal zu fördern, um das Gesamtergebnis in der

Patientenversorgung zu verbessern. Einzelkämpfer sind in der heutigen Patientenversorgung fehl am Platz.

Das Führen von interdisziplinären und interprofessionellen Teams erfordert viel Gespür für die **Teambildung** und **Teamdynamiken** (▶ Kap 9 Das Team – Kooperation und Kommunikation). Das WHO-Curriculum Patientensicherheit listet hierzu folgende Aufgaben auf (World Health Organization 2009):

- Akzeptanz der Führungsrolle
- Bei Bedarf Unterstützung zuziehen
- Kontinuierliche Überwachung der Situation
- Prioritäten setzen und Entscheidungen treffen
- Nutzen der vorhanden Ressourcen zur Maximierung der Leistung
- Teamkonflikte lösen
- Die Arbeitsbelastung im Team ausbalancieren
- Aufgaben delegieren
- Durchführung von Briefings und Debriefings
- Förderung offener Kommunikation der Teammitglieder und Fragen stellen
- Teamtrainings zu organisieren um die Teamleistung zu verbessern
- Fähigkeit der Inspiration um eine positive Gruppendynamik zu erhalten

Wie wichtig das optimale Zusammenspiel von Führung und Team ist, belegt einen Studie von Mazzocco und Kollegen (2009), die nachgewiesen haben, dass das Risiko einer Komplikation inkl. Tod für Patienten etwa fünfmal höher (Odds ratio = 4,82) ist, wenn sie von einem Team operiert werden, das in allen Domänen und während aller Phasen selten oder nie »gutes Teamverhalten« aufweist, gegenüber solchen Teams, die dies während aller Phasen und in allen Domänen immer oder häufig praktizieren.

10.9 Selbstmanagement

Jeder Mensch muss zunächst in der Lage sein, sich selbst zu führen. Dazu gehört die Fähigkeit, seine eigene Zeit und Ressourcen sinnvoll einzuteilen. Zugleich führt jeder Mensch in der ein oder anderen Form andere Menschen, sei es als Elternteil in der Erziehung seiner Kinder oder als Freund mit Kameraden an einem Klettersteig. Häufig entwickeln Menschen dabei intuitiv gewisse Verhaltensmuster und Vorstellungen, wie Führung zu sein hat, und übertragen diese in den beruflichen Alltag in der Vorstellung, mit diesem Führungskonzept im Beruf ebenfalls zurecht zu kommen. Führung in der Arbeitswelt dient jedoch primär anderen Zielen, denen der Gewinnerzielung bzw. im Gesundheitswesen der sicheren und effektiven Patientenversorgung. Führung erfordert hier eine reflektierte und systematische Herangehensweise und gewisse Prinzipien müssen beherzigt werden, um effektiv als Führungskraft agieren zu können.

Selbstmanagement ist ein wichtiger Baustein erfolgreicher Führung. Tue ich das Richtige (**effektiv**) richtig (**effizient**). Hierfür kommen unterstützend Techniken zum Einsatz, die die eigene Arbeitsplanung organisiert, die Kommunikation mit anderen professionalisiert und das Delegieren von Aufgaben erleichtert. **Selbstwahrnehmung** beinhaltet die Fähigkeit zur Selbstreflexion und einer zutreffenden Selbsteinschätzung. Was ist mir wichtig? Was sind meine Werte? Wo stehe ich mit meinem Handeln?

> Gutes Selbstmanagement und Selbstwahrnehmung sind Grundvoraussetzungen für alle weiteren Führungsaufgaben.

Empathie spielt ebenfalls eine wichtige Rolle. Sie beschreibt die Fähigkeit, die Gefühle und Empfindungen anderer zu erkennen und zu respektieren, sie ist die Basis dafür, intelligente Entscheidungen treffen zu können, die die Gefühle anderer berücksichtigen.

10.10 Managementmodelle und Führungsstile

Neben den oben genannten Kriterien für eine erfolgreiche Führung ist die langfristige Sicherung des Unternehmenserfolges eine entscheidende Aufgabe von Führungskräften. Dazu gehört die Erfüllung wirtschaftlicher Ziele ebenso wie die optimale und sichere Patientenversorgung. Managementmodelle und die Anwendung wirksamer Führungsstile unterstützen diese Zielerreichung.

10.10.1 Managementmodelle

Um die festgelegten Unternehmensziele praktisch umzusetzen, haben sich im Laufe der letzten Jahrzehnte etliche Managementkonzepte und Theorien entwickelt, deren Schwerpunkte und Unterschiede zum größten Teil Ausdruck des vorherrschenden Verständnisses von Führung der jeweiligen Zeitepoche reflektieren. Dabei sind alle Modelle letztendlich nur eine vereinfachte Abbildung der komplexen Realität. Anforderungen, Aufgaben und die Erwartungen der Menschen haben sich stets verändert. Der medizinisch-technologische Fortschritt, das Internet und der demographische Wandel stellen heute im Wesentlichen die neuen Herausforderungen dar.

Die Managementmodelle reichen von geschlossenen Managementsystemen wie dem Bürokratiemodell von Max Weber über das Scientific Managementmodell von Frederick Taylor zu offenen Systemen wie dem Lean Management und weiteren Managementtheorien (z. B. von Michael Porte und Gary Hamel), bis zum St. Galler Managementmodell oder dem General-Management-Modell von Malik , die heute viel Anklang finden.

Managementmodelle können
- finanzenbezogene,
- personalbezogene,
- marktbezogene,
- prozessbezogene,
- IT-bezogene

Schwerpunkte aufweisen.

Sie propagieren **Methoden** wie z. B. KAIZEN, Kanban, Six Sigma, Total Quality Management, Beyond Budgeting, Balanced Scorecards und setzen **Techniken** wie Policy Deployment, Teamarbeit, 5A-Regel, 8V-Regel, Korrelationsdiagramm, Paretodiagramm etc. ein.

Folgende **Geschäftsbereiche** gilt es als Führungskraft zu adressieren:
- Strategische Unternehmensplanung und -führung
- Investition und Finanzierung
- Recht und Versicherung
- Führung
- Controlling
- Projektmanagement
- Geschäftsprozessmanagement
- Human Resource Management
- Change Management
- Strategisches und operatives Marketing
- Wissensmanagement
- Innovations- und Technologiemanagement

10.10.2 Führungsstile

Der Führungsstil hat einen erheblichen Einfluss auf den Erfolg einer Organisation. Mitarbeiter die mit dem Führungsstil zufrieden sind, sind in der Regel motivierter und engagierter. Dies wirkt sich wiederum positiv auf die Patientensicherheit und Zufriedenheit aus.

Empirische Untersuchungen zeigen, dass Unternehmen mit einer überdurchschnittlichen Mitarbeiter- und Kundenzufriedenheit auch wirtschaftlich erfolgreicher sind und z. B. überdurchschnittliche Renditen von 26 % und Wachstumsraten die um 85 % und darüber liegen erzielen (Fleming, Coffmann et al. 2005). Diese Prinzipien lassen sich ebenso auf das Gesundheitswesen übertragen.

Das wirft zwangsläufig die Frage auf, welchen Führungsstil eine Führungskraft praktizieren soll, und nach welchen Kriterien man Nachwuchsführungskräfte auswählen und ausbilden sollte.

Führungsstile in Anlehnung an Kurt Lewin

In Abwandlung der tradierenden Führungsstile nach Kurt Lewin lassen sich fließende Übergänge typischer Führungsstile von autoritär bis zu demokratisch aufzeigen, die sich in der ein oder anderen Form in vielen dieser Führungsstilmodelle wieder finden (◘ Abb. 10.4). Diese Führungsstile können letztendlich nur zur Orientierung dienen, lassen aber keine Schlussfolgerungen zu inwiefern sie in einem gegebenen Umfeld erfolgsversprechend sind.

Weitere Führungsstilmodelle finden sich im Modell von Goleman, das »**Management by Delegation**«, propagiert, wobei Führung hier im Wesentlichen nach dem Prinzip einer Übertragung von Zuständigkeiten und Verantwortung auf den Mitarbeiter erfolgt, und damit die Eigeninitiative,

10.10 · Managementmodelle und Führungsstile

Entscheidungsspielraum des Vorgesetzten				Entscheidungsspielraum des Mitarbeiters			
autoritär	patriarchalisch	beratend	kooperativ	partizipativ		demokratisch	
Vorgesetzter entscheidet und ordnet an	Vorgesetzter entscheidet, ist aber bestrebt, die Mitarbeiter von seinen Entscheidungen zu überzeugen, bevor er anordnet	Vorgesetzter entscheidet, gestattet jedoch kritische Fragen zu Entscheidungen, um dadurch Akzeptanz zu erreichen	Vorgesetzter informiert, Mitarbeiter haben Gelegenheit ihre Meinung zu äußern bevor Vorgesetzter Entscheidung trifft	Gruppe entwickelt Vorschläge; aus den gefundenen Lösungen entscheidet sich Vorgesetzter für seinen Favoriten		Gruppe entscheidet nachdem Vorgesetzter Problem aufgezeigt und Entscheidungsspielraum definiert hat; Vorgesetzter als Moderator	

Abb. 10.4 Verschiedene Führungsstile. (Adaptiert nach Kurt Lewin)

Leistungsmotivation und Verantwortungsbereitschaft fördern soll. Das Modell »**Leading (Management) by Objectives**« von Drucker und Malik, also durch Zielvorgaben zu führen, geht in eine ähnliche Richtung, fordert jedoch zusätzlich klare Vorgaben durch Zielvereinbarung auf Basis der Unternehmensziele (Drucker 1954) und (Malik 2014). In diesem Zusammenhang bieten sich Balanced Scorecards an, die über eine definierte Systematik dementsprechend detaillierte Zielvorgaben für Mitarbeiter und Unternehmen zur Orientierung anbieten.

Situatives Führen

In den letzten Jahren hat sich auf breiter Basis der situative Führungsstil etabliert, der, wie der Name bereits beinhaltet, von der Führungskraft ein situativ angepasstes Verhalten gegenüber seinen Mitarbeiter als erfolgversprechende Methode empfiehlt (◘ Abb. 10.5). Wichtig ist es die jeweils besondere Situation und Persönlichkeit situativ mit in Betracht zu ziehen. Ein »über den Kamm scheren« aller Mitarbeiter ist demzufolge nicht zielführend.

Je nach Reifegrad (Kompetenz- und Motivationsgrad) des Mitarbeiters soll die Führungskraft ihr Führungsverhalten dem Mitarbeiter gegenüber anpassen. Entsprechend dieser Reifegrad-Theorie muss situativ entschieden werden, ob der Mitarbeiter eher Motivation, Delegation, Anweisung oder Beratung von der Führungskraft benötigt.

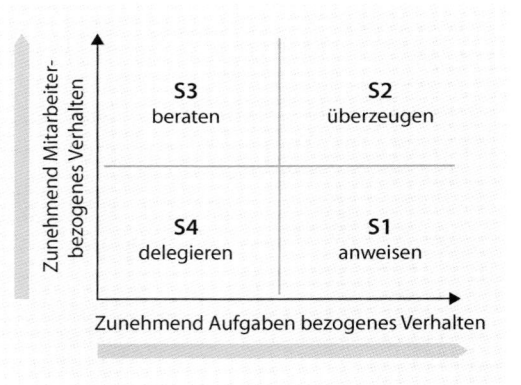

Abb. 10.5 Schema des situativen Führens und seinen 4 Mitarbeitertypen

Gemäß dem situativen Führungsmodell hat der Mitarbeiter
- **S1**: geringe Kompetenz aber hohe Motivation. Es sollten klare Anweisungen gegeben und primär aufgabenorientiertes Führungsverhalten gezeigt werden.
- **S2**: gering ausgeprägte Kompetenz und geringe Motivation. Die Führungskraft sollte ihren Mitarbeiter trainieren, d. h. zu versuchen, mit

Tab. 10.2 Effekte positiver und negativer Handlungen auf den Mitarbeiter

Wie erreicht man den unmündigen Mitarbeiter?	Wie erreicht man den mündigen Mitarbeiter?
Über Druck	Über Wertschätzung
Über Angst und Strafandrohung	Über Sinnvermittlung
Über wenig Information geben	Über Transparenz
Über Misstrauen	Über Gebote
Über kurze Leine (Vertrauen ist gut, Kontrolle ist besser)	Über konstruktive Rückmeldung
Über Verbote	Über Partizipation

zusätzlichen Informationen zu überzeugen und zu motivieren (stark mitarbeiter- und aufgabenbezogenes Führungsverhalten).
- **S3**: hohe Fähigkeiten, aber geringe Motivation. Die Führungskraft sollte stark mitarbeiterbezogen handeln, unterstützen und nur Ziele bzw. Aufgaben vorgeben, die mit der vorhandenen Kompetenz zu bewältigen sind, und delegieren nur unter Vermeidung einer Überforderung.
- **S4**: hohe Kompetenz und hohe Motivation. Die Führungskraft kann anspruchsvolle Aufgaben delegieren und muss nur wenig unterstützend und wenig direktiv eingreifen.

Ähnlich empfiehlt das **Verhaltensgitter** (»managerial grid«) nach Blake und Mouton in Weiterentwicklung dieses Modells ein situatives Vorgehen mit den beiden Verhaltensdimensionen »Betonung des Menschen und seiner sozio-emotionalen Aspekte sowie »Betonung der Aufgabe/Produktion und seiner sachlich-rationalen Aspekten« bzw. einem Mix beider Aspekte (Blake u. Mouton 1964).

Die Modelle haben einige konzeptionelle und praktische Limitationen. Zum einen fällt es oft schwer, den Reifegrad eines Mitarbeiters einzuschätzen, welcher zudem aufgabenbezogen deutlich variieren kann, zum anderen sollte die Führungskraft dabei nicht ihre eigene Authentizität aufgeben. Weitere Faktoren wie Wertschätzung und Respekt finden sich in diesen sehr starren Systemen nicht wieder. Mitunter antizipieren Mitarbeiter einen bisher gewohnten Führungsstil, der ihnen auch weiterhin entgegen gebracht werden soll. Dabei werden eigene Wertvorstellungen und Erwartungen auf die Führungsperson projiziert und als Maßstab der Mitarbeiterführung erachtet. Dies kann zu deutlichen Missverständnissen aller Beteiligten führen und sollte in der spezifischen Führungssituation mit berücksichtigt werden.

Prinzipienmodell der Führung nach Frey

Während die meisten Führungsmodelle überwiegend die Wirkung auf den Mitarbeiter betonen, richtet das Prinzipienmodell nach Frey den Blick verstärkt auf die Führungsperson und die Interaktion zwischen Führenden und Geführten. Das Prinzipienmodell der Führung nach Frey stellt Anforderungen an beide Seiten, die deutlich über die geforderten Fähigkeiten und Fertigkeiten anderer Führungsmodelle hinausgehen. Dieter Frey greift dabei auch den Wertewandel in der Gesellschaft mit auf, weg von Pflicht und Gehorsam hin zur Selbstentfaltung. Frey möchte einen mündigen Mitarbeiter (Unternehmer im Unternehmen), dem ein hohes Maß an Partizipationsmöglichkeiten gewährt wird und der von Sinn erfüllt, werteorientiert seine Arbeit verrichtet. Er verspricht sich davon eine höhere Motivation, eine größere Betriebsverbundenheit und mehr Arbeitszufriedenheit. Ziel ist eine Verbesserung der Sach- und Beziehungsebene und ein Miteinander, welches von gegenseitigem Respekt geprägt ist. Durch geübten Perspektivenwechsel soll gegenseitiges Verständnis und Vertrauen entstehen (Frey 1998).

Verhaltensweisen, die laut Frey zu einem mündigen bzw. unmündigen Mitarbeiter führen, sind in **Tab. 10.2** aufgelistet.

Dabei greift Frey auch das Thema der situativen Führung auf und fordert, die aufgestellten Führungsprinzipien im Sinne einer professionellen Mitarbeiterführung je nach Mitarbeiter und Sachverhalt im Rahmen einer stets notwendigen Feinabstimmung anzuwenden. Werden Prinzipien zu wenig oder zu stark umgesetzt, haben sie gleichermaßen negative Auswirkungen. Alle Prinzipien unterliegen laut Frey dem Prinzip der **Bring- und Holschuld**.

> **Das Prinzipienmodell der Führung nach Frey (1998)**
> - Prinzip der Sinn- und Visionsvermittlung
> - Prinzip der Transparenz
> - Prinzip der Zielsetzung und Zielvereinbarung
> - Prinzip der Autonomie und Partizipation
> - Prinzip der konstruktiven Rückmeldung
> - Prinzip der positiven Wertschätzung
> - Prinzip des persönlichen Wachstums
> - Prinzip der fachlichen und sozialen Einbindung
> - Prinzip der Passung und Eignung
> - Prinzip der flexiblen und adaptiven Führung
> - Prinzip des guten Vorbilds der Führungskraft
> - Prinzip der Fairness

In Bezug auf ein Führungsmodell ist zu bedenken, dass - wie bei der Frage nach den erfolgsversprechenden Persönlichkeitseigenschaften - kein Führungsmodell für sich genommen bewiesen hat, gute Führungskräfte hervor zu bringen.

Was ist nun gute ärztliche bzw. pflegerische Führung?

Zu den grundsätzlichen Aufgaben von Führungskräften gehört es, das **Arbeitsklima** durch Schaffen von **Vertrauen** und **Beteiligung** der Mitarbeiter so zu gestalten, dass sich deren **Leistungsbereitschaft** dauerhaft auf einem hohen Niveau etablieren kann. Ziel ist es, die Mitarbeiter zu **motivieren**, sich für ihre Patienten und ihr Krankenhaus zu engagieren und Verantwortung zu übernehmen. Ein weiterer wichtiger Aspekt der ärztlichen Führungskultur liegt darin, persönliche Verantwortung für die **ärztliche** und **pflegerische Aus- und Weiterbildung** und dem **Ausbau von Lernstrukturen** zu übernehmen.

Eine gute Führungskraft bemisst sich an ihrer Wirksamkeit. Managementmodelle und Führungsstile können unterstützend Orientierung geben, können jedoch für sich genommen keine Gewähr für den Erfolg geben. Solange tradierte Persönlichkeitsmerkmale und nicht das Gesamtergebnis einer Abteilung oder Organisation mit Führung in Verbindung gebracht wird, solange werden auch weiterhin überholte stark Hierarchie behaftete Führungsstile vorzufinden sein.

Literatur

Blake RR, Mouton J (1964) The Managerial Grid: The Key to Leadership Excellence. Gulf, Houston

Blumenberg (2007) Curriculum Ärztliche Führung. Band 26

Bundesärztekammer (2007) Curriculum Ärztliche Führung. Texte und Materialien der Bundesärztekammer zur Fortbildung und Weiterbildung Band 26. ► www.bundesaerztekammer.de/downloads/CurrFuehrung2007.pdf

Deutscher Ärztetag (2011) (Muster-)Berufsordnung für die in Deutschland tätigen Ärztinnen und Ärzte. Beschlüsse des 114. Deutschen Ärztetages 2011 in Kiel

Drucker PF (1954) The Practice of Management. Harper Business

Erpenbeck J, Rosenstiel L von (2007) Handbuch Kompetenzmessung, 2. Aufl. Schäffer-Poeschel, Stuttgart

Fleming JH, et al. (2005) Manage your Human Sigma. Harvard Business, Review July – August

Flintrop J, Gerst T (2008) Ärztliche Führung: Medizinische Kompetenz allein genügt nicht. Dtsch Ärztebl International 105 (10): 509

Frey D (1998) Center of Excellence - Weg zu Spitzenleistungen. In: Weber P (Hrsg.) Leistungsorientiertes Management: Leistungen steigern statt Kosten senken, S. 199–233. Campus, Frankfurt:

Gemeinsamer Bundesaussschuss (2014) Beschluss des Gemeinsamen Bundesausschusses über eine Änderung der Qualitätsmanagement-Richtlinie vertragsärztliche Versorgung: Umsetzung des § 137 Absatz 1d Satz 1 SGB V. ► https://www.g-ba.de/downloads/39-261-1917/2014-01-23_AEQM-RL_Umsetzung-137-1d_BAnz.pdf

Hoppe J-D (2007) Curriculum Ärztliche Führung. Texte und Materialien der Bundesärztekammer zur Fortbildung und Weiterbildung Band 26. ► www.bundesaerztekammer.de/downloads/CurrFuehrung2007.pdf

Lee TH (2010) Turning Doctors into Leaders. Harvard Business Review, April

Malik F (2014) Führen Leisten Leben Wirksames Management für eine neue Welt. Campus, Frankfurt New York

Mazzocco K, et al. (2009) Surgical team behaviors and patient outcomes. Am J Surg 197 (5): 678–685

Sexton JB, et al. (2000) Error, stress, and teamwork in medicine and aviation: cross sectional surveys. BMJ 320 (7237): 745–749

Siegmund-Schultze, N. (2010) Interview mit Prof. Dr. med. Hartwig Bauer, dem Generalsekretär der Deutschen Gesellschaft für Chirurgie: Heilsame Entheroisierung. Dtsch Ärztebl International 107 (16): 746

The Canadian Patient Safety Institute (2009) The Safety Competencies, Enhancing Patient Safety Across the Health Professions (eds: Frank JR, Brien S)

The Royal College of Physicians and Surgeons of Canada (2005) CanMEDS 2005 Framework. ► http://www.royalcollege.ca/portal/page/portal/rc/common/documents/canmeds/framework/the_7_canmeds_roles_e.pdf

Weick KE, Sutcliffe KM (2010) Das Unerwartete Managen. Wie Unternehmen aus Extremsitutionen lernen, 2. Aufl. Klett-Cotta, Stuttgart

World Health Organization (2009) WHO Patient Safety Curriculum Guide for Medical Schools

Motivation und Verhalten

Regina Euteneier

11.1 Einführung – 126

11.2 Motivationstheorie – 126
11.2.1 Überblick über die wesentlichen Theorien zur Motivation – 126

11.3 Motivatoren und Demotivatoren – 129
11.3.1 Motivation – 129
11.3.2 Faktoren, die als Demotivatoren wirken – 131

Literatur – 132

A. Euteneier (Hrsg.), *Handbuch Klinisches Risikomanagement*, Erfolgskonzepte Praxis- & Krankenhaus-Management, DOI 10.1007/978-3-662-45150-2_11, © Springer-Verlag Berlin Heidelberg 2015

11.1 Einführung

Wenn man sich mit Patientensicherheit und den Ursachen von Fehlern auseinandersetzt, wird man früher oder später auf das Thema Mitarbeitermotivation stoßen. Jede Verhaltensweise die gezeigt wird, und auch jede Verhaltensweise die eben nicht gezeigt wird, lässt auf eine bestimmte Motivation als Grundhaltung schließen. Arbeitszufriedenheit kann als wesentliche Einflussgröße der Arbeitsleistung betrachtet werden. Dazu braucht es ein tieferes Verständnis der grundlegenden Aspekte bei der Entstehung von Arbeitszufriedenheit und dem Zusammenhang mit Mitarbeitermotivation.

> **Definition von Motivation** (lat. »Bewegung«): Zustand einer Person, der sie dazu veranlasst, eine bestimmte Handlungsalternative auszuwählen, um ein bestimmtes Ergebnis zu erreichen und der dafür sorgt, dass diese Person ihr Verhalten hinsichtlich Richtung und Intensität beibehält.

Im Gegensatz zu den beim Menschen begrenzten biologischen Antrieben sind Motivation und einzelne Motive gelernt bzw. in Sozialisationsprozessen vermittelt. Der Begriff der Motivation wird oft auch im Sinne von Handlungsantrieben oder Bedürfnissen verwendet.

Unter Motivation versteht man allgemeine Prozesse, die ein Verhalten auslösen, in Gang halten, steuern und beenden. Der psychologische Begriff Motivation beschreibt den Drang zum Handeln, unabhängig davon, ob dieses Handeln von Nutzen ist.

11.2 Motivationstheorie

11.2.1 Überblick über die wesentlichen Theorien zur Motivation

Motivationstheorien befassen sich mit den Einflussfaktoren, die bei Menschen ein bestimmtes Verhalten hervorrufen. Persönliche, individuelle Motive sind die wichtigsten Verhaltensdeterminanten und aus diesem Grund ist die Auseinandersetzung damit auch in der Arbeitswelt nicht mehr wegzudenken.

Valenz-Instrumentalitäts-Erwartungs-(VIE)-Theorie

Die Erwartungswerttheorie oder auch Valenz-Instrumentalitäts-Erwartungs-(VIE)-Theorie von Vroom (1964) ist eine Prozesstheorie der Motivation, die sich der Frage widmet, warum ein Mensch Leistungsmotivation zeigt. Nach der VIE-Theorie ist Handlungsmotivation nicht nur das Resultat von individuellen Fähigkeiten oder der stattgefundenen Sozialisation, sondern vor allem von Faktoren der Situation abhängig. Die Theorie versucht zu erklären, wie die Motivation menschlichen Verhaltens zustande kommt. Dabei steht – im Gegensatz zu Inhaltstheorien der Motivation (z. B. Bedürfnishierarchie von Maslow) – der Prozesscharakter im Vordergrund.

Die beiden wichtigsten Vertreter der Erwartungswert-Theorien John W. Atkinson und Victor Harald Vroom zeigen mit ihrer Theorie den Zusammenhang zwischen Verhalten und Leistungsergebnissen auf. Die Grundannahme ist, dass Leistung daraus entsteht, dass Menschen diejenigen Alternativen wählen, die den subjektiven Nutzen maximieren. Demnach werden Anstrengungen nur dann unternommen, wenn damit ein angestrebtes Ziel erreicht werden kann (**Weg-Ziel-Ansatz**). Die Leistungsmotivation ist daher nicht ausschließlich von der Sozialisation her erklärbar, sondern wird auch situativ, der ökonomischen Entscheidungstheorie folgend, durch die Einschätzung der Wahrscheinlichkeit, dass eine unternommene Anstrengung auch zu einem bestimmten Ergebnis führt, beeinflusst (**Instrumentalität**).

Die **Valenz** (Wertigkeit) der individuellen, subjektiven Bedürfnisse kann sich zeitlich und situativ verändern. Die Erwartung kann in eine Handlungs-Ergebniserwartung und eine Ergebnis-Folgeerwartung differenziert werden. Die Leistungsmotivation hängt ebenfalls vom relativen Nutzen der Leistung für die individuelle Zielerreichung ab. Die Valenz-Instrumentalitäts-Erwartungstheorie betrachtet die drei Faktoren Valenz, Instrumentalität und Erwartung und deren Wirkung auf die Arbeitsmotivation. Die Kernaussage der VIE-Theorie besagt: Wenn einer der drei Faktoren nicht gegeben ist, kann auch keine Arbeitsmotivation entstehen.

Aufgabe der Organisation, im speziellen des Personalmanagements ist, die Bedürfnisse der

11.2 · Motivationstheorie

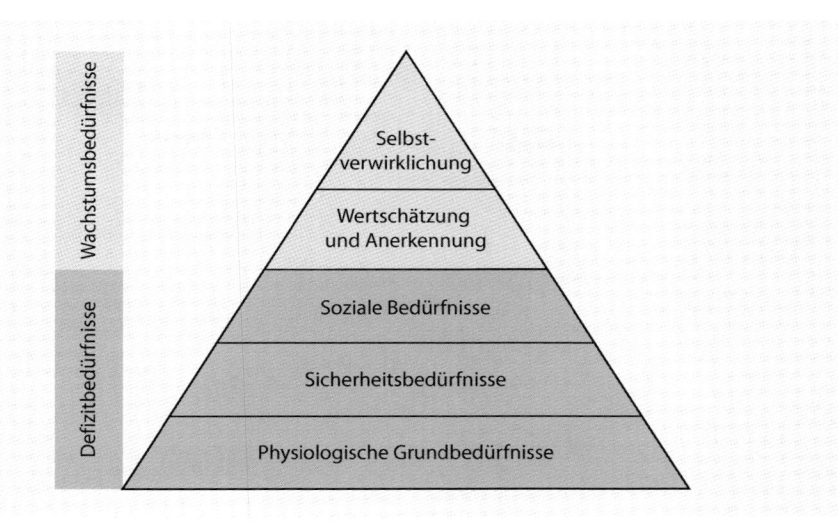

Abb. 11.1 Maslows Bedürfnispyramide (1954)

Mitarbeiter zu identifizieren (Valenz), um geeignete Anreize zu schaffen, die die Bedürfnisse der Mitarbeiter befriedigen (Instrumentalität).

> **Grundannahmen der VIE-Theorie**
> - Weg-Ziel-Gedanke: Menschen werden diejenigen Wege einschlagen, von denen sie vermuten, dass sie zu einem als erstrebenswert erachteten Ziel führen.
> - Idee der Gratifikation: Menschliches Verhalten wird im Wesentlichen durch Belohnungen und Bestrafungen (positive und negative Gratifikationen) beeinflusst; eine hohe Leistungsbereitschaft entsteht immer dann, wenn die individuelle Erwartung besteht, ein bestimmtes Verhalten führe zu bestimmten Gratifikationen, und wenn außerdem diese Gratifikationen als wertvoll erachtet werden, d. h. positive Valenz besitzen.

Hierarchische Theorie von Maslow

Die **Bedürfnispyramide** von Abraham Maslow (1954) ist sehr bekannt und wird im psychologischen und pädagogischen Kontext als Erklärungsmodell für Motivation herangezogen. Die grundlegende Annahme, dass menschliche Bedürfnisse hierarchisch strukturiert sind und die Bedürfnisse der höher gelegenen Stufen erst zum Tragen kommen wenn die darunter liegenden erfüllt sind, ist jedoch empirisch nicht beweisbar. Ein sehr brauchbares Erklärungsmodell für die Praxis liefert die Theorie dennoch.

Laut Maslow lassen sich **fünf Bedürfnisse** unterscheiden (Abb. 11.1):
- Grundbedürfnisse (physiologische Bedürfnisse wie Nahrung, Wasser, Schlaf, Wärme oder Atemluft)
- Sicherheitsbedürfnisse (materielle Sicherheit, Schutz vor Krankheit, angstfreies Leben)
- soziale Bedürfnisse (Zugehörigkeit, Bindungen, Liebe und Freundschaften)
- Wertschätzungsbedürfnisse (Selbst- und Fremdwertschätzung, Anerkennung, Erfolg, Achtung)
- Selbstverwirklichungsbedürfnisse (individuelle Neigungen verwirklichen, Selbstentfaltung, Wünsche erfüllen)

Maslow sieht in seiner Theorie der Bedürfnispyramide erhebliche funktionale Unterschiede zwischen den verschiedenen Ebenen. Je niedriger die Ebene ist, umso wichtiger sind die Bedürfnisse für das eigentliche Überleben. Deshalb unterscheidet

Unzufrieden	Neutral (nicht unzufrieden / nicht zufrieden)	Zufrieden
Hygienefaktoren		**Motivationsfaktoren**
– Gehalt, Bonus und Prämien – Arbeitsbedingungen – Führungsstil – Beziehung zu Vorgesetzen, Kollegen und Mitarbeitern – Sicherheit der Arbeitsstelle – Arbeitsumgebung – Organisationskultur (Atmosphäre) – Firmenimage		– Leistung und Erfolg – Anerkennung – Arbeitsinhalt (die Tätigkeit an sich) – Verantwortung (inkl. Autonomie und Unterstützung) – Aufstiegsmöglichkeiten und Beförderung – Persönliches Wachstum – Einfluss, Macht

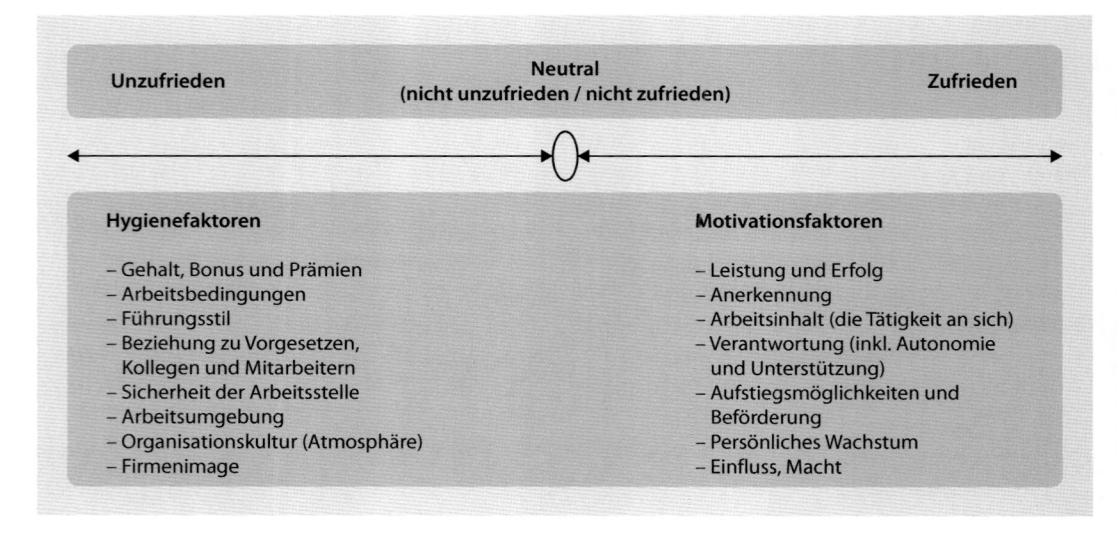

Abb. 11.2 Zwei-Faktoren-Theorie von Herzberg

er zwischen Defizitbedürfnissen (niedrigen Bedürfnissen) und Wachstumsbedürfnissen (höheren Bedürfnissen). Erstere müssen auf jeden Fall erfüllt sein, damit der Mensch zufrieden ist, letztere führen über die Zufriedenheit hinaus letztendlich zum Sinnerleben und Glück.

Die **Wachstumsbedürfnisse**, z. B. das Streben nach Selbstverwirklichung, treten erst dann in den Vordergrund, wenn die Defizitbedürfnisse erfüllt sind. Durch das aktive Ausleben der Wachstumsbedürfnisse erfolgt schließlich die Verstärkung der eigenen Individualität. Maslow unterstellt in seinen theoretischen Annahmen außerdem den aktiven Willen des Menschen zur Gesundheit, sowie einen Drang zum Wachstum und zur Verwirklichung innerer Kräfte.

Die Zwei-Faktoren-Theorie von Herzberg

Frederick Herzberg und seine Mitarbeiter (1959) entwickelten die »Zwei-Faktoren-Theorie«, auch Motivator-Hygiene-Theorie genannt, die auch heute noch einen wesentlichen Beitrag zum Verständnis von Leistung liefert. Die Theorie postuliert, dass Zufriedenheit bzw. Unzufriedenheit mit der Arbeit von zwei Faktorengruppen beeinflusst wird:

– **Hygienefaktoren** beziehen sich auf die Arbeitsumgebung und werden deshalb auch als »Kontextfaktoren« bezeichnet.
– **Motivationsfaktoren** entstammen unmittelbar dem Inhalt der Arbeit und werden daher auch als »Kontentfaktoren« bezeichnet.

Während Motivatoren (»satisfiers«) wie zum Beispiel wahrgenommene Kompetenz, Zufriedenheit bewirken und Sinn stiften, können Hygienefaktoren (»dissatisfiers«) z. B. Geld, Unzufriedenheit auslösen, jedoch für sich betrachtet keine Zufriedenheit bewirken.

Ebenso wie Maslow beschäftigt sich Herzberg mit der Frage, was einen Menschen zu einem spezifischen Verhalten motiviert. Er untersuchte Motive und Bedürfnisse der Menschen und versuchte diese in Kategorien einzuteilen, sie inhaltlich zu kategorisieren und ihre Wechselwirkungen offenzulegen. Anders als Maslow mit seiner hierarchisch strukturierten Bedürfnispyramide unterteilt Herzberg die Grundbedürfnisse der Menschen in zwei Kategorien (Abb. 11.2).

Als Hygienefaktoren beschreibt Herzberg insbesondere die folgenden Faktoren:

– Gehalt, Bonus und Prämien
– Arbeitsbedingungen
– Führungsstil
– Zwischenmenschliche Beziehungen (zu Vorgesetzen, Kollegen und Mitarbeitern)
– Sicherheit der Arbeitsstelle
– Arbeitsumgebung

- Organisationskultur (Atmosphäre)
- Firmenimage

Der Begriff des Hygienefaktors lässt den wesentlichen Gedanken der Theorie erkennen. Die Faktoren der Unzufriedenheit sollen entfernt werden, ebenso wie in der Krankenhausbetrieb Gesundheitsrisiken entfernt werden, um Krankheiten zu verhindern. Häufig werden diese Faktoren gar nicht bemerkt oder als selbstverständlich betrachtet. Sind sie aber nicht vorhanden, empfindet man dies als Mangel und Quelle für Frust und Unzufriedenheit.

Motivatoren beeinflussen nach Herzberg die Motivation zur Leistung selbst und kommen schwerpunktmäßig aus dem Arbeitsinhalt. Motivatoren verändern also die Zufriedenheit, ihr Fehlen führt aber nicht zwangsläufig zur Unzufriedenheit. Das Streben nach Wachstum und Selbstzufriedenheit steht hier im Mittelpunkt. Diese Faktoren können intrinsisch motivierend wirken und zu Zufriedenheit führen:

- Leistung und Erfolg
- Anerkennung
- Die Tätigkeit an sich
- Verantwortung (Autonomie und Unterstützung)
- Aufstiegsmöglichkeiten und Beförderung
- Persönliches Wachstum

Es ist naheliegend, dass Unzufriedenheit entsteht, wenn die Kommunikation mit anderen gestört ist, die Zusammenarbeit im Team nicht funktioniert oder die Unternehmenskultur von Druck und Angst geprägt ist. Wenn alle extrinsischen Aspekte ausreichend hoch vorhanden sind, entsteht allerdings noch keine Zufriedenheit, sondern ein neutraler Erlebniszustand, der als **Nicht-Unzufriedenheit** bezeichnet wird. Günstige Hygienefaktoren machen also nicht glücklich, sie machen »nur« nicht unglücklich. Diese Betrachtungsweise erklärt auch, warum ein zu niedriges Gehalt unglücklich machen wird, die Erhöhung des Gehalts jedoch nicht zu hoher Motivation und Zufriedenheit bei Mitarbeitern führt.

Die Erkenntnis, dass hohe Motivation mit der Möglichkeit zu persönlichem Wachstum und dem Bedürfnis nach ständiger Weiterentwicklung verknüpft ist, hat die Theorie von Herzberg lange Zeit in den Fokus der Organisationspsychologie gerückt. Zufriedenheit und Unzufriedenheit der Mitarbeiter mit ihrer Arbeit werden von unterschiedlichen Faktoren ausgelöst, was für die Personalentwicklung bedeutet, dass, um Zufriedenheit zu ermöglichen bzw. zu begünstigen, andere Anreize gesetzt werden müssen, als um Unzufriedenheit zu vermeiden.

Wenn man die beiden Faktoren vergleicht, so lässt sich außerdem feststellen, dass es sich bei den Hygienefaktoren zum großen Teil um extrinsische Anreize und bei den Motivatoren um intrinsische Anreize handelt. Mitarbeiter sind demnach mit ihrer Arbeit eher zufrieden, wenn sie ihnen sinnvoll erscheinen, und die Tätigkeiten herausfordernd sind und Möglichkeiten zur persönlichen Weiterentwicklung vorhanden sind.

11.3 Motivatoren und Demotivatoren

11.3.1 Motivation

Die verschiedenen Theorien der Motivation liefern wichtige Erklärungsansätze, um menschliches Verhalten zu verstehen und auch zu prognostizieren. Sie führen auch zu der Erkenntnis, dass Motivation ein komplexes, individuelles Geschehen ist, das fortlaufende Beachtung erfordert.

Wie lässt sich die Motivation der Mitarbeiter positiv gestalten und beeinflussen?

Das Gefühl der **Selbstbestimmung**, also durch sein eigenes, selbst gesteuertes Tun etwas Positives bewirken zu können, liefert für die Tätigkeit in einem Krankenhaus oder einer Pflegeeinrichtung, unabhängig von der ausgeübten Rolle oder Aufgabe, eine ganz wesentliche Motivation. Diese Motivation ist eine der Grundvoraussetzungen für jede berufliche Aufgabe, bei der Menschen behandelt, versorgt oder betreut werden. Die äußeren Rahmenfaktoren auf die Organisation haben sich den letzten Jahren massiv verändert, es herrscht ein starker ökonomischer Druck und zugleich wurden die Anforderungen zur Vermeidung von Fehlern und Schäden erhöht. Unter diesen Rahmenfaktoren wird die individuelle intrinsische – von innen kommende – Motivation noch stärker gefordert.

Tab. 11.1 Unterschiede zwischen intrinsischer und extrinsischer Motivation

Intrinsische Motivation	Extrinsische Motivation
Kommt von innen	Kommt von außen
Bringt innere Erfüllung	Erwartung von Belohnung
Prozessorientiert	Ergebnisgesteuert
Selbstbestimmt	Fremdbestimmt
Gesteuert von »Ich-will-Impulsen«	Gesteuert von »Ich-muss-Impulsen«

In ihrer Theorie der Selbstbestimmung (SDT) haben Deci und Ryan (1985) zwischen extrinsischer und intrinsischer Motivation noch einmal differenziert und **drei grundlegende menschliche Bedürfnisse** für motiviertes Handeln beschrieben.
— Autonomie (Bedürfnis nach Selbstbestimmtheit des eigenen Handelns, Menschen streben danach, der Ursprung des eigenen Handelns zu sein)
— Kompetenz (Bedürfnis nach Selbstwirksamkeit Menschen streben nach optimalen Herausforderungen)
— Eingebundenheit (Bedürfnis nach sozialer Zugehörigkeit, Menschen streben danach, enge Beziehungen einzugehen)

Die Bedürfnisse nach Kompetenz und Autonomie sind die wesentliche Grundlage für das Entstehen **intrinsischer Motivation**, deren Kennzeichen es ist, dass die Arbeit als solche als befriedigend erlebt wird. Um diese zu erhalten und zu fördern, ist es von großer Wichtigkeit so wenig wie möglich externe Kontrolle auszuüben, was nur durch einen entsprechenden Führungsstil erreicht werden kann. Dazu benötigt es einen wertschätzenden Umgang mit allen Mitarbeitern, informatives, konstruktives statt negatives oder gar beleidigendes Feedback, und neben dem fachlich-methodischen Wissen, das eine Führungskraft benötigt, auch eine bestimmte innere Haltung (▶ Kap. 10.10 Managementmodelle und Führungsstile). Die intrinsische Motivation wird gestärkt durch die Berücksichtigung bzw. die Möglichkeit, die individuellen Bedürfnisse auszuleben, und durch die Wahrnehmung der eigenen Kompetenz.

Bei der **extrinsischen Motivation** wirkt nicht die Arbeit an sich befriedigend, sondern die externen Faktoren als solche. Dazu gehören die Höhe des Gehalts, ein positives Betriebsklima, gute (flexible) Arbeitszeitmodelle, oder auch die Aufstiegsmöglichkeiten und der damit verbundene höhere Status. Diese sind weniger motivierend, alle von außen kommenden Anreize und Faktoren wirken nur zusätzlich.

Die Theorie der Selbstbestimmung betrachtet die drei Bedürfnisse als universell und postuliert die Erfüllung der Bedürfnisse als Basis für psychische Gesundheit. Von der Befriedigung dieser Bedürfnisse hängt nach Deci und Ryan in starkem Maße ab, ob eine Tätigkeit als kontrolliert oder selbstbestimmt erlebt wird. Bleiben diese Bedürfnisse unbefriedigt, wird jegliche intrinsische Motivation untergraben, die Internalisierung extrinsischer Motivationsfaktoren wird erschwert, es kommt zu Demotivation und Sinnleere.

Jedes Unternehmen hat die Möglichkeit und gleichzeitig die Aufgabe, die Rahmenbedingungen der Arbeit so zu gestalten, dass es den Mitarbeitern möglich ist, die individuellen Motivationsbedürfnisse zu entfalten und zu erfüllen. Die Wahrnehmung von Autonomie im Handeln und Verantwortlichkeit für die eigene Tätigkeit kann die notwendige motivationale Handlungsenergie liefern, aus der wiederum die erlebte Selbstwirksamkeit entsteht, die als befriedigend erlebt wird.

Intrinsisch motiviertes Verhalten ist gekennzeichnet durch Neugier, Entdeckungsdrang, Spontaneität, Interesse und Anteilnahme an den Geschehnissen herum. Extrinsisch motiviertes Verhalten tritt nicht spontan auf, es wird durch Aufforderungen ausgelöst und ist mit einem bestimmten Kalkül verknüpft (◘ Tab. 11.1).

Insbesondere, wenn man eine langfristig hohe Mitarbeitermotivation anstrebt, nutzen extrinsische Faktoren nur zusätzlich, sie können in keinem Fall eine komplett fehlende oder zerstörte intrinsische Motivation kompensieren. Nur wenn beide in sich ergänzender Form vorhanden sind, wird sich Zufriedenheit und eine hohe Leistungsmotivation einstellen.

> **Faktoren, die positiv verstärkend auf die Motivation wirken**
> - Sinnerfüllung durch die Arbeit (Selbstverantwortung, Selbstentfaltung, Weiterentwicklung)
> - Gezeigte Wertschätzung (praktizierter Umgang miteinander, Führungsstil, verständliche, faire, zeitnahe Kommunikation)
> - Wahrgenommene Kompetenz in den eigenen Handlungsfeldern (Weiterbildung, Ausbau der eigenen Fähigkeiten, Erweiterung des Aufgabenbereichs z. B. durch Job-Enrichment).

11.3.2 Faktoren, die als Demotivatoren wirken

Woran könnte man erkennen, dass ein Mitarbeiter demotiviert ist? Sowohl auf der Verhaltensebene als auch auf der Ergebnisebene gibt es eindeutige Hinweise auf Demotivation.

Auf der Verhaltensebene können dies sein: eine hohe Anzahl an Fehltagen (Krankheitstage), fehlende innere Anteilnahme oder geringe Beteiligung an Diskussionen, zynische Bemerkungen über Patienten oder Kollegen und, was sich in Krankenhäusern besonders negativ niederschlägt, das **Ignorieren von fehlerhaften Prozessen** oder Ergebnissen, anstatt das Verbesserungsvorschläge von dem Mitarbeitenden gemacht werden.

> **Anzeichen für Demotivation bei Mitarbeitenden**
> - Hohe Anzahl von Krankheitstagen (Absentismusquote)
> - Vermeidung oder Abwehr von neuen Aufgaben oder Aufgabenanreicherung
> - Wenig Akzeptanz und Offenheit für Veränderungen
> - Geringe Bereitschaft die Kompetenzen und das Leistungsniveau weiterzuentwickeln
> - Wenig Engagement oder Begeisterung
> - Zynische Reaktionen, die häufig Ausdruck von Resignation oder fehlendem Sinnerleben sind
> - Ablehnung von oder geringe Beteiligung an betrieblichen Veranstaltungen
> - Bleibt unterhalb seiner Leistungsgrenze (quantitativ und qualitativ)
> - Häufige Auseinandersetzungen oder die komplette Vermeidung von Auseinandersetzungen

Die Anzahl der Ursachen ist vielfältig und die Wechselwirkungen sind komplex, in den allermeisten Fällen ist Demotivation jedoch immer eine Mischung aus mehreren Faktoren, deren Wirkung über längeren Zeitraum andauerte.

Grob lassen sich die **Ursachen für Demotivatoren** in drei Kategorien einteilen:
- Organisationsebene (alle Bereiche, die die Unternehmensstruktur und -ausrichtung vorgibt)
- Führungsebene (alles, was die Auswirkungen des gelebten Führungsverhaltens erzeugt, alles was sich auf das direkte Arbeitsumfeld auswirkt, auch auf die Zusammenarbeit im Team)
- Individualebene (alles, was aus der persönlichen Lebenssituation des Einzelnen resultiert, unter Einbeziehung der individuellen Persönlichkeitsmerkmale)

Die Auseinandersetzung mit den grundlegenden Faktoren der menschlichen Motivation in den verschiedenen Motivationstheorien hat zu einem besseren Verständnis der Arbeitsleistung und -motivation beigetragen. Dass die Mitarbeiterzufriedenheit als wesentlich für den Unternehmenserfolg zu betrachten ist, ist heute keineswegs mehr eine Luxusüberlegung, sondern ein unverzichtbarer Bestandteil. Dazu ist eine Unternehmensleitung erforderlich, die sich auch ernsthaft mit dem Thema Führungskompetenzen und Mitarbeitermotivation auseinandersetzt.

Bei diesem Thema ist in Einrichtungen des Gesundheitswesens noch ein deutlicher Verbesserungsspielraum zu erkennen, insbesondere bei der

Vermeidung von Demotivation der Mitarbeiter, z. B. durch intransparente und willkürliche Kommunikation. Das Thema Führungskompetenzen muss in aktiver Weise in die Übertragung von Führungsverantwortung mit einbezogen werden, gleichzeitig muss von der Organisationsleitung ein positives Führungsverhalten als Regulativ gefordert und verstärkt werden.

Literatur

Deci EL (1975) Intrinsic motivation. Plenum, New York

Deci EL, Ryan RM (1993) Die Selbstbestimmungstheorie der Motivation und ihre Bedeutung für die Pädagogik. Zeitschrift für Pädagogik 39 (2)

Figner B, Grasmück D (1999) Entwicklung eines computergestützten Fragebogens zur Erhebung von Motivkennwerten. Lizentiatsarbeit. Psychologisches Institut der Universität, Zürich

Gagné M, Deci EL (2005) Self-determination theory and work motivation. Journal of Organizational Behavior 26: 331–362

Heckhausen J, Heckhausen H (2006) Motivation und Handeln: Einführung und Überblick. Springer, Berlin Heidelberg New York

Herzberg F, Mausner B, Snyderman B (1959) The Motivation to Work, 2nd ed. Wiley, New York

Lawrence PR, Nohria N (2003) Driven. Was Menschen und Organisationen antreibt. Klett-Cotta, Stuttgart

Maslow AH (2002) Motivation und Persönlichkeit. Rowohlt, Reinbek

Human Factor

Hans-Jürgen Hörmann

12.1 Einführung – 134

12.2 Grundlagenmodelle – 135

12.3 Limitationen der menschlichen Leistungsfähigkeit – 137

12.4 Mensch-Maschinen-Interaktion – 140

12.5 Threat-and-error-Management – 141

12.6 Fazit – 143

Literatur – 144

12.1 Einführung

Die Sicherheit von Patienten hängt zum großen Teil von der Wirksamkeit, Effizienz und Gewissenhaftigkeit des Verhaltens und der Leistungen medizinischer Fachkräfte und Teams im Gesundheitssystem ab. Aufgrund der unmittelbaren Anpassungsfähigkeit des Menschen sowie der Synergieeffekte in Arbeitsgruppen gelingt eine medizinische Heilung oft auch unter schwierigsten Bedingungen. In vielen Kliniken haben organisatorische Veränderungen in den letzten Jahren zu vorbildlichen Standards in der Patientensicherheit geführt. Dennoch gehören Schätzungen zufolge menschliche Fehler in der Gesundheitsversorgung trotz hoher Investitionen nach wie vor zu den häufigsten Todesursachen in den Industrienationen – noch vor Verkehrsunfällen, Brustkrebs oder AIDS (Kohn u. Donaldson 2000; Leape 2000; Baker et al. 2004; de Vries et al. 2008; Windrum 2013).

Von den Autoren der Harvard Medical Practice Study wurde in diesem Zusammenhang der Begriff der »**adversiven Ereignisse**« geprägt, die als unbeabsichtigte gesundheitliche Schädigung eines Patienten oder einer Patientin durch medizinische Behandlung mit nachhaltigen Folgen definiert werden (Brennan et al. 1990). Vermeidbare adversive Ereignisse führen in Krankenhäusern zu immensen Mehrkosten. Vincent und Mitarbeiter (2001) berichten, dass in Großbritannien durch solche Fehler jährliche Mehrkosten von über 1,5 Milliarden € alleine durch erhöhte Bettenbelegungen entstehen. In Holland schätzen Zegers et al. (2009), dass 3 % der Bettenkapazität und 1 % des gesamten Gesundheitshaushalts alleine auf vermeidbare adversive Ereignisse entfallen.

Menschliche Fehler finden sich sehr häufig als ursächliche oder beitragende Faktoren, wenn Pannen oder negative Ausgänge als Folge medizinischer Behandlungsmaßnahmen untersucht werden. Um medizinische Fehler oder deren Konsequenzen zu minimieren, hilft es allerdings wenig, die »Schuld« bei einzelnen Beteiligten zu suchen (Leape 1994), da individuelle Fehler in der Regel symptomatisch für dahinterstehende Schwächen und Probleme der Organisation oder des gesamten Systems sind. Fehlleistungen können auf organisatorische Schwachstellen hinweisen, deren Beseitigung einen signifikanten Beitrag zur Steigerung der Patientensicherheit leisten würde.

In diesem Zusammenhang stellt die Wissenschaft der Humanfaktoren (HF), das **Human Factors Engineering** (HFE), einen systematischen Ansatz dar, mit dessen Hilfe Faktoren, die menschliches Leistungsverhalten beeinflussen, identifiziert, analysiert und modifiziert werden können. Die Health and Safety Executive (HSE 1999) bietet für Humanfaktoren die folgende Definition an, die später auch von der Weltgesundheitsorganisation (WHO 2009) übernommen wurde:

> »**Human factors refer to environmental, organizational and job factors, and human and individual characteristics which influence behavior at work in a way which can affect health and safety. A simple way to view human factors is to think about three aspects: the job, the individual and the organization and how they impact people's health and safety-related behavior.**«

Edwards (1972), einer der frühen HFE-Pioniere betont bereits in den 1970er Jahren den Systemgedanken von HFE: »Human factors is concerned to optimize the relationship between people and their activities, by the systematic application of human sciences, integrated within the framework of systems engineering«. HFE dient der Effektivitätssteigerung eines Systems einschließlich der Sicherheit, Effizienz und des Wohlbefindens der beteiligten Individuen.

In den folgenden Abschnitten dieses Kapitels wird die Balance zwischen dem Personmodell (»human as hazard«) und dem Systemmodell (»human as hero«) des HFE immer wieder eine zentrale Rolle spielen (Reason 1997, 2005). Zunächst werden Grundlagenmodelle dargestellt, um aufzuzeigen, aus welcher Quelle Humanfaktoren einwirken können. Anschließend werden Grenzen menschlicher Leistungsfähigkeit thematisiert. Es werden beispielhafte Untersuchungen zu den Auswirkungen von Arbeitsbelastung und Müdigkeit berichtet. Im Abschnitt zur Mensch-Maschinen-Interaktion geht es um Möglichkeiten und Risiken von Automatisierung am Arbeitsplatz. Abschließend sollen im Abschnitt zum »Threat-and-error-Management« (TEM) präventive Maßnahmen zur

Risikominimierung durch menschliche Fehler in der Medizin diskutiert werden.

12.2 Grundlagenmodelle

Eine technische Anlage lässt sich bereits im Designstadium relativ gut hinsichtlich ihrer technischen Zuverlässigkeit einschätzen. Durch Modellierungen und Computersimulationen können systematisch Parameter und Grenzwerte identifiziert werden, mit deren Hilfe sich das Leistungsspektrum der Anlage beschreiben und vorhersagen lässt. Sobald allerdings die Nutzer und Bediener der Anlage in die Simulation mit einbezogen werden, nimmt die Vorhersage an Ungewissheit zu. Zu komplex sind in vielen Bereichen die Bedingungsmuster, die menschliches Verhalten bestimmen. Da die Formalisierung dieser Bedingungsmuster oftmals an der Komplexität und auch an fehlendem Wissen scheitert, geht der Mensch in vielen Fällen einfach nur als eine Zufallsvariable in das Modell ein.

In nicht-medizinischen hochrisikobehafteten Industrien, wie z. B. der Nukleartechnik haben Swain und Guttman (1983) in den 1980er Jahren die »**Human-Reliability-Forschung**« entwickelt. Dabei basiert die Einschätzung der menschlichen Zuverlässigkeit, das »**Human-Reliability-Assessment**« (HRA), auf der aktuarischen statistischen Betrachtung von Fehlerhäufigkeiten bei einfachen motorischen Handlungen (z. B. Schalterbedienung) oder simplen Entscheidungsprozessen. Die Zuverlässigkeit komplexerer Handlungsfolgen wird einfach als Summe der Zuverlässigkeit einzelner Aktionen verstanden, wobei immerhin auch situative Bedingungen (z. B. Zeitdruck, Trainingsstand, Informationsüberflutung) als Fehler produzierende Faktoren mit einbezogen wurden. Die Fehlerwahrscheinlichkeiten einzelner Verhaltenskategorien werden mit Hilfe von Erfahrungswerten aus Datenbanken ermittelt; die Gewichtung von Fehler produzierenden Faktoren basiert jedoch oftmals auf Annahmen (Maguire 2006). Für Humanwissenschaftler ist leicht vorstellbar, dass diesem mechanistischen HRA-Ansatz nur begrenzte Tragfähigkeit zugeschrieben werden kann.

Welche Art Faktoren beeinflussen aber nun menschliches Verhalten und welchen Realitätsbereichen lassen sie sich zuordnen? Berühmt geworden ist Professor Elwyn Edwards (1972) mit seiner Kategorisierung von Humanfaktoren über das »SHEL-Modell«. »SHEL« steht hierbei als Akronym für die Realitätsbereiche S = Software, H = Hardware, E = Environment und L = Liveware. Der Liveware, dem menschlichen Individuum als Quelle von leistungsbestimmenden Faktoren, hat Hawkins (1987) in den 1980er Jahren ein zweites L hinzugefügt, um dem Teamgedanken ausreichend Rechnung zu tragen. Somit wird in der heutigen Form das **SHELL-Modell** mit doppeltem L geschrieben (◘ Abb. 12.1).

Das SHELL-Modell zeigt den Menschen (L) als zentralen Akteur in Interaktion mit dem Arbeitsumfeld bestehend aus den Komponenten S (z. B. Richtlinien, Verfahren), H (z. B. Instrumente, Werkzeuge), E (z. B. finanzielle Bedingungen) und L, den anderen beteiligten Individuen. Aus der Güte der Passung zwischen L, dem zentralen Akteur mit seinen psychischen und physischen Eigenschaften (wie z. B. Sensorik, Motorik, Informationsverarbeitung, Bedürfnisse, Befindlichkeit, Körpermaße) und den anderen Systemkomponenten resultiert letztlich die Effizienz der Arbeitsleistung. Das SHELL-Modell macht auch deutlich, dass es sich bei Störungen in der Arbeitsleistung nicht um ein Problem der einzelnen Person handelt, sondern um ein Problem der **schlechten Passung** zwischen den Eigenschaften des Akteurs und den Eigenschaften der verwendeten Werkzeuge, Verfahren, Teammitglieder oder den organisatorischen Bedingungen. Würde man in einem solchen Fall einfach nur den Akteur ersetzen, könnten dieselben Probleme erneut auftauchen, solange alle anderen Bedingungen unverändert wirken. Die wichtigsten Sicherheitsmaßnahmen aus dem Bereich des Human Factors zielen deshalb auf die Optimierung der Wechselbeziehungen zwischen den Komponenten ab. Dies kann z. B. durch Arbeitsplatzgestaltung (L-H), Personalauswahl (L-H), Training (L-L), Aufgabenverteilung (L-S), Arbeitszeitregelungen (L-S), Ausstattung (L-E) oder das Management der gesamten Ressourcen geschehen.

In den medizinischen Wissenschaften sind wesentliche Merkmale des SHELL-Modells in das **Balance-Modell** von Smith u. Carayon-Sainfort (1989) eingeflossen. Dem Balance-Modell zufolge kann

Software
- Verfahren
- Richtlinien
- Routinen
- Dokumente

Hardware
- Geräte
- Werkzeuge
- Displays
- Systeme

Liveware (Individuum)
- Körpermerkmale
- Kenntnisse
- Fertigkeiten
- Einstellungen
- Motive

Environment
- Physikalisch
- Organisatorisch
- Politisch
- Wirtschaftlich

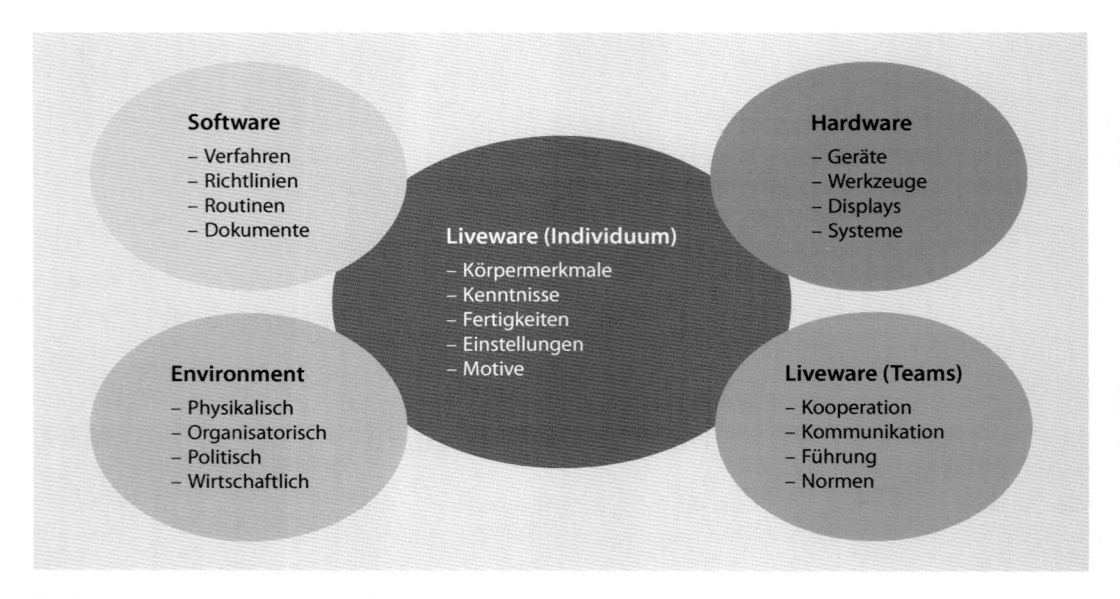

Liveware (Teams)
- Kooperation
- Kommunikation
- Führung
- Normen

Abb. 12.1 SHELL-Modell der Humanfaktoren. (Adaptiert nach Edwards 1972 und Hawkins 1987)

die Arbeit z. B. in einer Intensivstation beschrieben werden durch die Eigenschaften von fünf zentralen Domänen:
- Individuum (z. B. Eigenschaften des ärztlichen Personals, Pflegepersonals, Patienten)
- Aufgabe (z. B. physische, mentale, zeitliche Anforderungen)
- Technologie und Werkzeuge (z. B. Verfügbarkeit, Bedienbarkeit, Lesbarkeit einer Infusionspumpe oder elektronischer Akten)
- Umgebungsfaktoren (z. B. Platzbedarf, Raumgestaltung, Beleuchtung, Lärm)
- Organisatorische Bedingungen (z. B. Verfahren, Sicherheitskultur, Niveau von Teamarbeit, Unterstützung durch die Stationsleitung)

Basierend auf diesem Modell haben Carayon und sein Team 2006 das **SEIPS-Modell** publiziert. SEIPS steht hierbei für »Systems Engineering Initiative for Patient Safety« (Carayon et al. 2006). SEIPS beinhaltet drei Substrukturen, die kausal verbunden sind: Das soziotechnische Arbeitssystem mit den fünf interagierenden Domänen aus der Balancetheorie führt zu Arbeitsprozessen (z. B. Pflege, Reinigung, Wartung, Versorgung), aus denen die Arbeitsergebnisse (Behandlungserfolg, Personalzufriedenheit und ganz zentral die Patientensicherheit) für alle Beteiligten hervorgehen. In der leicht revidierten Fassung, SEIPS 2.0, haben Carayon et al. (2014; Holden et al. 2013) noch externe Umgebungsfaktoren ergänzt, die außerhalb der jeweiligen Organisation liegen, ergänzt (z. B. gesellschaftspolitische, ökonomische, ökologische Strömungen/ Strategien auf Makrolevel).

Beide Modelle SEIPS und SHELL können als Leitfaden dienen, um in einer medizinischen Einrichtung die wesentlichen Problemfelder in Bezug auf Humanfaktoren zu identifizieren und zu bearbeiten. Die Anwendung von SEIPS in einer Intensivstation wird beispielsweise von Gurses et al. (2012) beschrieben. Die dort identifizierten Faktoren handelten vom Personal und Patienten (Individuum), der Arbeitsbelastung (Aufgaben), den Informationsmedien, medizinischen Geräten (Technologie und Werkzeuge), der physikalischen Umgebung sowie Teamwork, Kommunikation und Übergaben bei Schichtwechsel (Organisation). Während viele HFE-Studien bei der Beschreibung von Problemfeldern stehen bleiben, berichten Gurses et al. (2012) auch von einigen Interventionsstudien, in denen HFE-bezogene Interventionen erfolgreich validiert werden konnten. Die untersuchten Veränderungsmaßnahmen rangierten zwischen organisatorischen (z. B. Rotationspläne zur Reduktion von Übermüdungsrisiken) und Designveränderungen (Raumaufteilung, Informationstechnologien).

In der Regel sind Interventionen, die mehrere Elemente des Arbeitssystems angreifen, effektiver als einspurige Maßnahmen. Beispielsweise konnten Berenholtz et al. (2004) und Pronovost et al. (2006) in zwei großangelegten Untersuchungen von 108 Intensivstationen in den USA zeigen, dass sich durch die Umsetzung von mehrschichtigen HFE-Interventionen das Risiko von therapieassoziierten Blutinfektionen beim Setzen von Zentralvenenkathetern auf einen Median von Null reduzieren ließ.

HF-Modelle haben sich besonders wertvoll auch in retrospektiven Untersuchungen von medizinischen Zwischenfällen erwiesen. Während traditionelle Verfahren zur Ursachenanalyse oft einseitig dem Personmodell folgten (z. B. »root-cause analysis«), beziehen systemorientierte HF-Ansätze auch das Arbeitsumfeld mit ein. Wie an den Beispielen zum SEIPS-Modell oben beschrieben, hilft es für präventive Korrekturmaßnahmen wenig, zu klären »wer« »was« falsch gemacht. Stattdessen muss untersucht werden, welche Faktoren zu Fehlhandlungen beigetragen haben. Zu den am häufigsten verwendeten systemorientierten Ansätzen in der Medizin zählen z. B. **HFACS** (Human Factors Analysis and Classification System von Shappell u. Wiegmann 1997; Diller et al. 2014 beschreiben die Anwendung im Gesundheitswesen) oder **YCFF** (Yorkshire Contributory Factors Framework von Lawton et al. 2012). YCFF enthält 19 Arten von beitragenden Faktoren, verteilt auf folgende fünf Bereiche:

- **Aktive Fehler** – Fehler während der Behandlungsmaßnahmen (z. B. Fehlentscheidungen, Verwechslungen, Regelverstöße)
- **Situative Faktoren** – unmittelbar die aktiven Fehler beeinflussende Kontextfaktoren (Merkmale von Patient, Aufgabe, Individuum, Team)
- **Lokale Arbeitsbedingungen** – Bedingungen, die unmittelbar die Qualität der Arbeitsprozesse beeinflussen (Verantwortlichkeiten, Führung, Arbeitsbelastung, Hierarchien, Ausstattung)
- **Latente Organisationsfaktoren** – Organisationsfaktoren, die als Systemschwächen mittelbar die Wahrscheinlichkeit von aktiven Fehlern beeinflussen (physische Bedingungen, Arbeitspläne, Training, Verfahren, Richtlinien)
- **Latente externe Faktoren** – Faktoren außerhalb der jeweiligen Organisation (politische oder wirtschaftliche Lage, kulturelle Faktoren

Beispiel

Anhand eines Fallbeispiels, bei dem es um die Aufklärung eines aufgrund von Behandlungsfehlern verstorbenen Patienten mit alkoholbedingter Pankreatitis ging, beschreiben Gupta und Cook (2013) sehr im Detail die Anwendung des YCFF. Der Patient verstarb aufgrund der Anwendung einer fälschlicherweise glukosehaltigen NaCl-Infusionslösung. Wie die Autoren berichten, kommen in Großbritannien nach Statistiken aus dem NRLS (National Reporting and Learning System der National Patient Safety Agency) Verwechslungen von Infusionslösungen auf Intensivstationen etwa einmal pro Woche vor. Der beschriebene Fall ereignete sich während der Schweinegrippewelle Anfang 2011. Als aktive Fehler wurden die initiale Verwechslung des Infusionsbeutels, fehlende oder unzureichende Überprüfung (»cross-check«) sowie die fehlende oder unzureichende Kontrolle bei Schichtwechseln genannt. Als beitragende Faktoren wurden u. a. identifiziert: schlechte Lesbarkeit des Aufklebers am Infusionsbeutel, der durch zahlreiche Komplikationen verursachte schlechte Gesundheitszustand des Patienten, die hohe Arbeitsbelastung und fehlende Supervision aufgrund der H1N1-Grippewelle, der kurzfristige Einsatz von Zeitarbeitskräften, das Lagern der glukosehaltigen NaCl-Lösung im gleichen Schrank mit nicht glukosehaltigen Beuteln, das Anlegen der Infusionslösung während der Nachtschicht und die nicht-graphische Dokumentation des Glykogen- und Insulinspiegels. Diese genaue retrospektive Analyse erlaubte effektive Präventionsmaßnahmen auf mehreren Ebenen, die sowohl das Personal, die Kommunikation, die wechselseitige Überprüfung, die Übergaben, die Vorratshaltung, die Medikamentenkennzeichnung sowie die Arbeitsverfahren betrafen.

12.3 Limitationen der menschlichen Leistungsfähigkeit

Im vorangegangenen Abschnitt wurden eher makroskopische Grundlagenmodelle zu Humanfaktoren dargestellt. Diese Modelle reflektieren den Systemgedanken, der menschliches Arbeitsverhalten als Resultat der Wechselwirkungen aus individuellen und situativen Kontextfaktoren beschreibt. Dieser Abschnitt konzentriert sich mehr auf das Individuum und seine Leistungsfähigkeit sowie psychologische und physiologische Mechanismen, die das aktuelle Niveau menschlichen Leistungsverhaltens determinieren.

Zielgerichtetes menschliches Handeln kann im einfachsten Fall nach Miller et al. (1960) als ein kybernetischer Schleifenprozess aus sog. **T-O-T-E-Einheiten** verstanden werden. Der Mensch nimmt Stimuli in seiner Umgebung war (T – »Test«), agiert in Entsprechung (O – »Operate«), nimmt wieder Stimuli auf (T – »Test«) und beendet die Verhaltenssequenz, wenn der Stimulus verschwunden ist, d. h. wenn der aktuelle Zustand den Erwartungen oder Zielen entspricht (E – »Exit«). Diese Vorgänge sind jedoch in der Realität komplexer und beinhalten Prozesse der Wahrnehmung, des Urteilens, des Entscheidens, der Handlungsauswahl und der Handlungsausführung. In einer Betrachtung von Grenzen menschlichen Leistungsvermögens müssen diese Prozesse auseinandergehalten werden, da Umgebungseinflüsse sich in unterschiedlichster Weise auf deren jeweilige Effizienz auswirken können. In der gleichen Weise können Präventionsmaßnahmen auf verschiedenen Ebenen ansetzen, um zur Aufrechterhaltung oder Steigerung des Leistungsvermögens beizutragen. Morrow, North u. Wickens (2005) haben in einem Übersichtsartikel ein umfassendes **Modell der menschlichen Informationsverarbeitung** vorgestellt, dass sowohl kontextuelle Bedingungen als auch beispielhafte Interventionsmaßnahmen beinhaltet.

Wie in ◘ Abb. 12.2 dargestellt, kann jede der Stufen der Informationsverarbeitung in der linken Spalte störanfällig sein. Beispielsweise müssen für die Stufe Wahrnehmung die relevanten Informationen im Fokus der Aufmerksamkeit erkennbar sein und nicht verdeckt, unleserlich oder in einer unvertrauten Sprache/Kodierung. Verständnis, Erinnern, Diagnostizieren hängen von Ausbildung und Erfahrung ab. Der Entscheidungs- und Handlungsteil steht in Beziehung zum analytischen Denkvermögen, gelernten Fertigkeiten, Geschick, Kräften und anderen physikalischen Gegebenheiten. Mögliche Fehlerarten und geeignete Präventionsmaßnahmen sind im rechten Bildteil dargestellt. Arbeitsbelastung und Ermüdung gehören zu den häufigsten Stressoren, die die Effektivität dieser Informationsverarbeitungskette und damit die menschliche Leistungsfähigkeit beeinträchtigen können. Deshalb werden hierzu im Folgenden einige wesentliche Befunde aus der aktuellen Literatur berichtet.

In einer Fülle von Studien wurden bei gesunden Erwachsenen **Einflüsse akuter Schlafdeprivation** auf kognitive Leistungsvariablen wie Gedächtnis, Aufmerksamkeit, logisches Denken, Arbeitsgeschwindigkeit usw. untersucht. In der Regel handelte es sich hierbei um Untersuchungen in Schlaflabors, wo Probanden unter kontrollierten Bedingungen zwischen 24 und 72 Stunden bei leichten Aktivitäten wachgehalten wurden (z. B. Philibert 2005; Lim u. Dinges 2010). In den beiden Metastudien von Philibert sowie Lim und Dinges werden weitgehend übereinstimmend bei 1.500–2.000 Probanden Leistungseinschränkungen von einer halben bis über eine Standardabweichung berichtet. Am stärksten betroffen waren die Reaktionsgeschwindigkeit bei einfachen Aufmerksamkeitsaufgaben sowie das Arbeitsgedächtnis. Dies deckt sich mit Befunden aus einer kürzlich abgeschlossenen Schlafentzugsstudie mit zusätzlicher Alkoholintervention von Elmenhorst et al. (2013). Während sich Schlafentzugseffekte am deutlichsten bei prozeduralen Aufmerksamkeitsleistungen auswirkten, konnte der stärkste Alkoholeinfluss bei eher wahrnehmungsgebundenen und motorischen Tests nachgewiesen werden. Die Reduzierung des nächtlichen Schlafs auf vier Stunden (also um die Hälfte) hatte in dieser Studie sogar einen stärker leistungsmindernden Einfluss als ein Alkoholspiegel von 0,7‰. Ähnliche Vergleiche von akuter Ermüdung mit Alkoholeinflüssen berichteten bereits Dawson u. Reid 1997 sowie Williamson u. Feyer 2000.

Welche praktische Relevanz für medizinische Pflege- und Behandlungstätigkeiten haben diese Laborstudien? Philibert (2005) und Landrigan et al. (2004) haben in unabhängigen Feldstudien den Nachweis der Übertragbarkeit erbracht. Philibert's Meta-Studie ergab hierzu, dass eine verlängerte Wachzeit zwischen 24 und 30 Stunden, das allge-

12.3 · Limitationen der menschlichen Leistungsfähigkeit

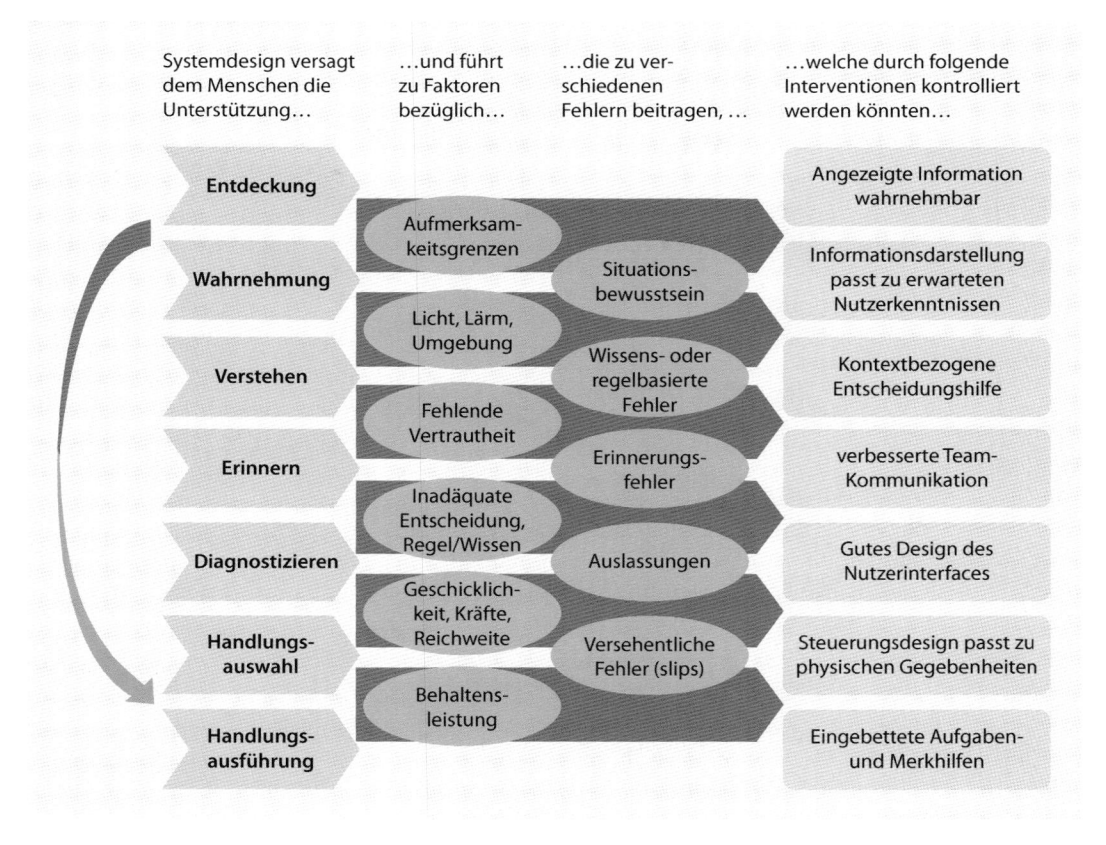

Abb. 12.2 Struktur der Informationsverarbeitung zur Analyse menschlichen Leistungsverhaltens. (Adaptiert nach Morrow et al. 2005)

meine Leistungsniveau bei 959 Klinikärzten um fast eine Standardabweichung reduzierte und ihre klinischen Leistungen sogar um 1,5 Standardabweichungen. Landrigan et al. (2004) berichten von einer Reduktion medizinischer Fehler durch Ärzte in der praktischen Ausbildung im Zusammenhang mit einer Limitierung ihrer durchgehenden Arbeitszeit auf maximal 16 Stunden. Barger et al. (2005, 2006) und Ayas et al. (2006) konnten in Befragungen von 2.737 Ärzten in Ausbildung diesen Zusammenhang bestätigen und stellten darüber hinaus bei denselben Probanden auch ein mehrfach höheres Risiko eines Autounfalls auf dem Heimweg nach überlangen Arbeitszeiten fest. Das bedeutet, dass akute Ermüdungseffekte einen deutlichen Risikofaktor sowohl für die Patientensicherheit als auch für Sicherheit des Personals darstellen.

Schicht- und Bereitschaftsdienste führen beim Gesundheitspersonal zweifellos zu verstärkter Müdigkeit. Das Ausmaß der Ermüdung wird von den Betroffenen jedoch oft verdrängt. So glauben Helmreich u. Merritt (1998) zufolge etwa 60 % der Ärzte, dass sie auch bei akuter Ermüdung noch genauso effektiv arbeiten können. Das Problem von akuter Müdigkeit wird sich nicht allein durch Arbeitszeitregelungen beseitigen lassen, weil diese keine individuellen Unterschiede beispielsweise in der Lebensführung und Freizeitgestaltung oder auch des Chronotyps berücksichtigen. Auch die individuelle Vorgeschichte, die bereits chronische Schlafdefizite oder **zirkadiane Desynchronisierung** durch Schichtarbeit aufweisen kann, sowie Stressfaktoren durch die tatsächliche Arbeitsbelastung oder durch das soziale oder häusliche Umfeld bleiben unberücksichtigt. Das individuelle Niveau mentaler Fitness variiert deshalb auch deutlich innerhalb der legalen Arbeitszeiten. Ist der Mensch solchen Einflüssen über längere Zeiträume ausgesetzt, kann diese Entwicklung zu einem frühen **Burnout-Syndrom** (Weinger 2012) oder anderen Gesundheitsschäden führen.

Von daher wird seit einiger Zeit über den Einsatz von **Fitness-for-duty-Tests** diskutiert (Elmenhorst et al. 2013; Whalen u. Walsh 2011), mit deren Hilfe, ohne großen Aufwand jeder Betroffene sein aktuelles Niveau der mentalen Leistungsstärke ermitteln kann. Es handelt sich hierbei um kurzzeitige portable Aufmerksamkeitstests (z. B. durch den Psychomotorischen Vigilanztest, Elmenhorst et al. 2013) oder auch physiologische Messungen von Pupillenveränderungen. Das Fitness-for-duty-Konzept könnte als Präventionsmaßnahme beispielsweise ein selbstbestimmtes, effektiveres Management von Beschäftigungs- und Ruhezeiten ermöglichen. Die Akzeptanz der Betroffenen vorausgesetzt, könnte ein solches Monitoring zu einer besseren, d. h. gesundheitserhaltenden und gesundheitsfördernden Gestaltung der Freizeit und der Dienstzeiten führen und dadurch Leistungseinbrüchen durch Stress oder Ermüdung vorbeugen.

12.4 Mensch-Maschinen-Interaktion

Die zunehmende Einführung von Informationstechnologien (IT) an den Arbeitsplätzen des medizinischen Personals hat einen wesentlichen Beitrag zur Reduzierung der Arbeitsbelastung und Steigerung der Patientensicherheit geleistet. IT-Anwendungen können beispielsweise in der Patientenpflege die **Kommunikation bei Schichtwechseln** unterstützen oder Ergebnisberichte erstellen, die Pflegeplanung erleichtern oder die Gesundheitsakte speichern (Shortliffe u. Cimino 2006). Die verstärkte Nutzung von Computern im Taschenformat (z. B. Smartphones, Tablet-PCs) verbunden mit kostengünstigen, vernetzten Sensortechniken eröffnen neue Möglichkeiten für die Telemedizin oder auch für das mobile Gesundheitsmonitoring. Ob das Potenzial dieser technischen Möglichkeiten auch im Alltag sinnvoll genutzt werden kann, hängt allerdings nicht nur von der technischen Perfektion, sondern insbesondere auch davon ab, ob beim Design der Bedienungsoberflächen relevante Nutzerprofile und spezielle Anwendungsfälle berücksichtigt wurden.

In diesem Zusammenhang findet z. B. das in ▶ Abschn. 12.2 beschriebene SEIPS-Modell seine Anwendung. Das Comittee on the Role of Human Factors in Home Health Care (2011) hat eine auf dem SEIPS-Modell basierende **HF-Designcheckliste** veröffentlicht, aus der auszugsweise einige Faktoren hier genannt werden. Die Beachtung dieser Aspekte im Entwicklungsprozess und während der Evaluation sind unverzichtbare Maßnahmen zur Prävention gegen Gebrauchsfehler:

- **Nutzereigenschaften**: Alter, Gesundheitszustand, Rolle, Ausbildungsstand, Wahrnehmungsvermögen, motorische und sprachliche Fertigkeiten, technische Kompetenz
- **Aufgabenaspekte, Verwendungszweck**: Komplexität, Vertrautheit, Dauer, Häufigkeit, Bedarf
- **Umgebungsbedingungen**: Physische, soziale, konkurrierende Aufgaben, Ablenkungen, Ressourcen
- **Technologische Faktoren**: Größe, Gewicht, Hardware- und Softwareschnittstellen (z. B. intelligente Anpassung), Hilfsfunktionen, Wartungsanforderungen, Datenschutz

Gebrauchsfehler wurden von Israelski und Muto (2012) definiert als ein sich regelmäßig wiederholendes Muster an Fehlerzuständen, die während des Gebrauchs eines (medizinischen) Geräts auftreten und sich mit erhöhter Wahrscheinlichkeit vorhersagen lassen. Im Unterschied zu Begriffen wie menschliche Fehler oder Behandlungsfehler vermeidet das Konzept der Gebrauchsfehler einfache Schuldzuweisungen des Akteurs, um stattdessen das Systemmodell (in diesem Fall das Designstadium) als beteiligten Faktor stärker zu untersuchen. Die Hersteller medizinischer Produkte sowie auch Entwickler von Verfahrensstandards können Gebrauchsfehler proaktiv adressieren, wenn HFE-Techniken wie z. B. **Usability-Testing** (Nutzertauglichkeit) oder kontextbezogene **Risikoanalysen** im Designstadium verstärkt Berücksichtigung fänden. Nutzertauglichkeitsuntersuchungen werden in der Literatur z. B. für die Entwicklung von elektronischen Patientenakten beschrieben. Über Risikoanalysen mit der **Failure Modes and Effects Analysis** (FMEA) beim Design intelligenter Infusionspumpen berichten Yue et al. (2014). Einzelheiten zur FMEA finden sich auch in ▶ Kap. 33 »Analyse- und Reportingwerkzeuge«. Zu den grundlegenden Schritten einer HF-FMEA gehören (Israelski u. Muto 2012):

— Zusammenstellung und Training eines FMEA-Teams: Um maximale Synergie zu erzeugen, ist ein multidisziplinäres Team aus medizinischem Personal, HF-Experten, Entwicklern und Qualitätsbeauftragten erforderlich.
— Aufgabenanalyse: In einer sequenziellen, möglichst graphischen Veranschaulichung werden die Personen, deren Rollen, verfügbare Informationen für die jeweilige (Unter-)Aufgabe, verfügbare Gerätschaften, erforderliche Handlungsmuster, Feedbackinformationen für durchgeführte Aktionen und angestrebte Aufgabenergebnisse visualisiert.
— Brainstorming zu möglichen Gebrauchsfehlern: Für jede Unteraufgabe werden mögliche Fehlerkonstellationen gesucht. Gibt es (situative oder individuelle) Bedingungen, die zu Abweichungen vom erwarteten Nutzerverhalten führen?
— Potenzielle Effekte der Gebrauchsfehler: Meist als Teil der Brainstorming-Workshops sucht das FMEA-Team nach möglichen Konsequenzen der identifizierten Gebrauchsfehler. Die Ergebnisse werden auf FMEA-Arbeitsblättern dokumentiert.
— Einschätzung von Schweregrad, Auftretenshäufigkeit und Risikoindex: Das potenzielle Risiko wird als Produkt aus Schätzungen der Schwere der Konsequenzen und Häufigkeit eines möglichen Gebrauchsfehlers berechnet.
— Maßnahmenkatalog: Die Risikomatrix aus Schwere und Häufigkeit wird zur Priorisierung empfohlener Maßnahme verwendet. Hierbei helfen die FMEA-Arbeitsblätter, auf denen in den Brainstorming-Sitzungen für jeden Gebrauchsfehler mit seinen typischen Umständen bereits passende Kontrollmaßnahmen gesammelt wurden.

Abschließend sei noch auf zwei besondere Fehlerarten hingewiesen, die an der Mensch-Maschine-Schnittstelle insbesondere bei intelligenten elektronischen Geräten auftreten. Die Zunahme von automatisierten Systemen am Arbeitsplatz erleichtert zwar viele Tätigkeiten, sie erfordert allerdings vom Nutzer mehr **Überwachungsverhalten**. Lückenlose Überwachung von sich nur wenig oder stark regelhaft verändernden Zuständen gehört allerdings nicht zu den Stärken menschlichen Leistungsverhaltens.

Eine stärkere Einbeziehung von Computern in die täglichen Arbeitsprozesse erfordert genauso wie die Übergaben zwischen Kollegen bei Schichtwechseln einen verstärkten **Informationsaustausch**. Dabei kann es zu ungewollten Missverständnissen kommen, die z. B. in Form von **Modusfehlern** (»mode errors«; Sarter u. Woods 1995) auftreten können. Modusfehler resultieren daraus, dass sich das automatische System in einem anderen Zustand befindet, als der Nutzer es annimmt. Z. B. bekommen die Tasten der Fernbedienung des häuslichen Fernsehers eine andere Funktion, wenn diese anstatt auf den Fernsehempfänger auf das Heimkinosystem eingestellt ist. Besonders kritisch sind Modusfehler dann, wenn das automatische System seinen Funktionszustand selbständig abändert. Abhilfe schafft hier nur eine klare Modusanzeige zusammen mit einer deutlichen Warnung, wenn der Modus unaufgefordert wechselt.

Darüber hinaus könnte ein gewohnt zuverlässiges automatisches System den Nutzer dazu verleiten, in seiner kritischen Beobachtungsschärfe nachzulassen. Dies wird als **Complacency** oder gelernte Sorglosigkeit bezeichnet. Complacency (Parasuraman u. Manzey 2010) bezeichnet eine Mischung aus Bequemlichkeit und übersteigertem Sicherheitsgefühl. Insbesondere dann, wenn der Nutzer seine Aufgabe nur noch in einer passiven Beobachterrolle sieht, ohne durch eigene Aktivitäten zum Arbeitsprozess beizutragen, steigt das Risiko von Complacency an. Gegen das Risiko von Complacency im Mensch-Maschine-System helfen z. B. gestaffelte Informations-, Warn- und Alarmsysteme (Laughery u. Wogalter 2006).

12.5 Threat-and-error-Management

Eine der zentralen Schlussfolgerungen des Berichts »To Err is Human« des Institute of Medicine (IOM)

1999 war, dass die Mehrzahl medizinischer Fehler nicht durch Rücksichtslosigkeit oder Handlungen von »unfähigen« Personen (»bad apple theory«) verursacht wird, sondern durch kontextuelle Bedingungen und Systemschwachstellen, die dazu führen, dass Personen häufige Fehler machen (Kohn et al. 2000). Um diese Schwachstellen proaktiv zu identifizieren, sind praktische Erfahrungen aus allen Bereichen des medizinischen Alltags unverzichtbar. Aufgrund der ärztlichen Schweigepflicht und Haftungsfragen werden beobachtete Fehler und deren Umstände allerdings oft nicht systematisch erfasst, weshalb ihr präventives Potenzial nicht überall genutzt werden kann. Es wurde deshalb vom IOM die Empfehlung ausgegeben, funktionierende Melde- und Qualitätssysteme aus anderen sicherheitskritischen Industrien wie der Luftfahrt oder der Kernenergie auf ihre Verwendbarkeit in der Medizin zu prüfen.

Basierend auf der Tatsache, dass menschliche Fehler bei komplexen Tätigkeiten als solche nicht eliminiert werden können, hat sich in der Luftfahrtindustrie der Ansatz des Threat-and-error-Managements (TEM) entwickelt (Helmreich u. Merritt 1998, Helmreich 2001, ICAO 2002). TEM versucht im Ansatz das Personmodell und das Systemmodell (▶ Abschn. 12.2) zu integrieren, indem es sich sowohl auf die operationellen Bedingungen (»threats«) im Kontext von Handlungen als auch auf Fehlhandlungen an sich bezieht. Wesentlich sind nicht nur die Vermeidung von Fehlern, sondern auch das rechtzeitige Erkennen und der wirksame Umgang mit ihren Konsequenzen. Auf der Datenseite existieren verschiedene Methoden, die TEM mit repräsentativen Informationen aus dem täglichen Arbeitsalltag versorgen. In der Luftfahrt sind dies nicht nur (anonyme) Meldesysteme (ASAP = Aviation Safety Action Program), sondern auch passive Beobachtungen (LOSA = Line Operational Safety Audit) sowie automatische Datenaufzeichnungen (FOQA = Flight Operations Quality Assurance). Das Sicherheitsmanagement verwendet diese Informationen dann, um Präventionsmaßnahmen (z. B. im Training oder der Umgestaltung der Arbeitsprozesse) gegen identifizierte latente Schwachstellen einzuleiten und den Erfolg der Maßnahmen wiederum zu evaluieren.

Unter »**threats**« oder zu deutsch Gefahrenmomenten werden alle diejenigen Bedingungen verstanden, die vom Personal Zeit, Aufmerksamkeit und Aktionen verlangen und einen Einfluss auf Fehlerwahrscheinlichkeiten haben. Das Aktionsbündnis Patientensicherheit verwendet in diesem Zusammenhang den Begriff »kritisches Ereignis« mit einer etwas anderen Konnotation (Hoffmann u. Rohe 2010). Übertragen auf medizinische Arbeitstätigkeiten könnten Gefahrenmomente erwartet oder unerwartet aus folgenden Quellen kommen:
- Patient/Maßnahme: primäre oder sekundäre Erkrankungen, untypische Reaktionen auf Medikamente, Komplikationen während Behandlungsmaßnahmen, Zeitdruck
- Individuelle Faktoren: Kompetenz, Ermüdung, Ablenkung, Einstellungen, Motivation
- Team: Verständigung, Koordination, Beziehungsmuster, Gruppendynamik
- Organisation: Arbeitspläne, Arbeitsbelastung, Ausbildung/Einarbeitung, Gerätschaften, Arbeitsverfahren, Kostendruck, Sicherheitskultur

Diese Bereiche decken sich im Grunde mit denen in den berichteten HF-Grundlagenmodellen SEIPS, SHELL oder YCFF (▶ Abschn. 12.2). Threats sind nicht vom jeweiligen Personal verursacht. Es sind offensichtliche oder verdeckte Warnsignale, die erhöhte Aufmerksamkeit und den kompetenten Umgang, also effektives Threat-Management verlangen.

Fehler entstehen zum Teil aus ineffizientem Umgang mit Gefahrenmomenten. Das IOM (Kohn et al 2000) definiert menschliche Fehler als
- das Misslingen, eine geplante Aktion wie beabsichtigt auszuführen oder
- die Wahl eines falschen Plans, um ein Ziel zu erreichen.

In dieser Definition steckt die Differenzierung von James Reason (1997), der grundsätzlich zwei große Fehlerarten unterscheidet:
- **Fehler in der Ausführung** einer Handlung, die bei vertrauten Aufgaben meist durch Unachtsamkeit (»slips«) oder Vergessen (»lapses«) verursacht werden. Diese Fehlerart kann auch bei erfahrenem, gut ausgebildetem und motiviertem Personal vorkommen.

- **Fehler in der Planung** (»mistakes«) oder Entscheidung sind komplexere Fehler, bei denen der Mensch einen falschen Plan wählt im guten Glauben, dass es der richtige Weg zur Lösung einer Aufgabe oder eines Problems sei. Bei dieser Fehlerart sitzt der Mensch einem Irrtum auf, durch den ein unpassendes Verfahren ausgewählt wird oder eine falsche Diagnose/Entscheidung getroffen wird. Die Handlungen werden hierbei korrekt ausgeführt, der gewählte Plan war allerdings bereits unangemessen.

Neben diesen beiden Fehlerarten, die durch ihre Unabsichtlichkeit gekennzeichnet sind, führt Reason noch absichtliche Verfahrensabweichungen oder Verstöße (»violations«) an (Euteneier 2014). **Verstöße** können teils in persönlichen Zielen begründet (übertriebener Ehrgeiz, Bequemlichkeit) oder durch die Arbeitsbedingungen (z. B. fehlende oder defekte Geräte, chronischer Stress) quasi erzwungen sein (▶ Kap. 13 Regelverstöße).

Unabhängig von ihrer Kategorisierung können Fehler und Verfahrensabweichungen das aktuelle Niveau der Patientensicherheit reduzieren. TEM hat für Teams, die operative Tätigkeiten durchführen, Strategien zur Fehlervermeidung und zum Management von Fehlerkonsequenzen und Gefahrenmomenten entwickelt. Diese Strategien zielen auf eine Verbesserung der Aufmerksamkeit durch Vorausplanung und Antizipation ab sowie auf Entscheidungsfindung und effektive Teamarbeit. Wichtig ist, dass auftretende Fehler rechtzeitig erkannt und kommuniziert werden, damit ihre Auswirkungen kontrolliert werden können. Im Einzelnen sind die empfohlenen **Strategien zum Threat-and-error-Management** wie folgt (Helmreich u. Merritt 1998; Helmreich 2001):

- **Situative Aufmerksamkeit**
  - Planung, Antizipation
  - Risiko- und Fehlererkennung
  - Vermeidung von und Umgang mit Ablenkungen/Unterbrechungen
  - Vigilanz, Umgang mit Ermüdung und Erholung
- **Entscheidungsprozesse**
  - Informationssuche und -verarbeitung
  - Problemlösen
  - Ergebnisüberprüfung, Nachbearbeitung, Kritik
- **Teamarbeit**
  - Kommunikation, Informationsaustausch, Briefings
  - Abgleich von Annahmen und Absichten
  - Rollen- und Aufgabenverteilung
  - Führungsverhalten und Konfliktbearbeitung

Diese Strategien dienen dem Risikomanagement direkt vor Ort. Der Mensch dient dabei quasi als »last line of defence«, indem er schädliche Konsequenzen von bislang unerkannten oder noch nicht behobenen Systemschwachstellen abfängt. Die Funktion als »last line of defence« ist dabei ausdrücklich nur eine Notfallmaßnahme und darf nicht die Beseitigung von latenten Systemfehlern verzögern. Vermittelt werden die entsprechenden Techniken in Workshops und Teamtrainings, wie z. B. in ▶ Kap. 30 (Personaleinsatz) beschrieben (Flin et al. 2009; Manser et al. 2013) oder noch besser in realitätsnahen Simulationsübungen (Rosen et al. 2012).

12.6 Fazit

In diesem Kapitel wurden verschiedene HF-Grundlagenmodelle vorgestellt und deren Anwendungsmöglichkeiten im medizinischen Kontext bezüglich der Arbeitsplatzgestaltung (▶ Abschn. 12.4), dem Verständnis der Grenzen menschlichen Leistungsvermögens (▶ Abschn. 12.3), dem Training von Personal im effektiven Umgang mit Gefahrenmomenten und Fehlern (▶ Abschn. 12.5) sowie bei der retrospektiven Aufklärung von adversiven Ereignissen (▶ Abschn. 12.2) aufgezeigt. Weitere Beispiele für bedeutungsvolle Beiträge des HFE-Ansatzes zur Verbesserung der Patientensicherheit beschrieben kürzlich Carayon et al. (2014). Angesichts stark zunehmender Computerisierung und Technologisierung auch im Gesundheitswesen wird der Optimierung der Mensch-Maschine-Schnittstelle künftig eine noch wesentlichere Bedeutung zukommen (z. B. Operationen mit Roboterunterstützung; Balkin 2013)). Auch vernetzte mobile Geräte werden weitere Möglichkeiten in der Telemedizin oder im mobilen Gesundheitsmonitoring eröffnen. Wie sich bereits in anderen Industrien (z. B. der Luftfahrt) gezeigt hat, werden sich allein durch zunehmende Computerisierung die Wahrscheinlichkeiten von adversiven Ereignissen nicht reduzieren lassen. Das Potenzial der Computerisierung wird sowohl von ingenieurseitiger Exzellenz als auch von der menschzentrierten Integration von neuen Geräten und Methoden in die Arbeitsprozesse abhängen. Beuscart-Zéphir et al. (2007) haben hierfür den Begriff »cooperative design« geprägt. In jedem Fall werden die menschlichen Akteure veränderten Anforderungen gegenüberstehen, die im Einzelfall vor Ort durch HFE-Methoden evaluiert und anschließend in effizienten Trainings berücksichtigt werden müssen.

Ein zentrales Kriterium für die erfolgreiche Optimierung menschlichen Leistungsverhaltens bei medizinischen Tätigkeiten ist die Realisierung einer ausgewogenen Balance zwischen dem personzentrierten und dem systemzentrierten Ansatz in der betreffenden Organisation (Euteneier 2014). Eine extreme Ausrichtung in die eine oder andere Richtung ist unangemessen und würde bedeuten, den Menschen entweder als »Gefahrenquelle« im System möglichst auszuschalten (»human as hazard«, Reason 2005) oder als »Opfer« bzw. »last line of defence« (»human as hero«, Reason 2005) in einem defizitären Umfeld zu sehen. Entscheidungsträgern ist die adäquate Steuerung einer Organisationseinheit nur dann möglich, wenn die kritischen »Ecken und Kanten« des Arbeitsalltags bekannt sind. Dies erfordert eine angstfreie, offene Kommunikation über alle Hierarchieebenen, wie sie z. B. Bestandteil einer proaktiven oder generativen Sicherheitskultur ist (Hudson 2007). In proaktiven und generativen Sicherheitskulturen wird versucht, durch Lernen und Anpassung die Sicherheitsstandards auch bei zunehmendem Kostendruck zu steigern. Dies wird durch offene Kommunikation und gegenseitiges Vertrauen zwischen Belegschaft und Management erreicht. Aus vergangenen Erfahrungen lernt die Organisation, um sich besser für die Zukunft aufzustellen. Nicht was man bereits gut kann, sondern was sich noch besser machen lässt, zählt im Endeffekt. An dieser Stelle werden HFE-Methoden künftig noch stärkere Inputs leisten können.

Literatur

Baker GR, Norton PG, Flintoft V, Blais R, Brown A, Cox J, et al. (2004) The Canadian Adverse Events Study: the incidence of adverse events among hospital patients in Canada. CMAJ 170 (11): 1678–86

Balkin EA (2013) How surgical robotics transform the development of expertise in modern operating rooms: An ethnographic study. Proceedings of the Human Factors and Ergonomics Society Annual Meeting 57: 693–697

Barger LK, Ayas NT, Cade BE, Cronin JW, Rosner B, Speizer FE, Czeisler CA (2006) Impact of extended duration shifts on medical errors, adverse events, and attentional failures. PLOS Medicine 3 (12): 2440–2448

Barger LK, Cade BE, Ayas NT, Cronin JW, Rosner B, Speizer FE, Czeisler CA (2005) Extended work shifts and the risk of motor vehicle crashes among interns. N Engl J Med 352: 125–134

Berenholtz SM, Pronovost PJ, Lipsett PA, Hobson D, Earsing K, Farley E, Milanovich S, et al. (2004) Eliminating catheter-related bloodstream infections in the intensive care unit. CriticalCare Medicine 32 (10): 2014–2020

Brennan TA, Localio AR, Leape LL, Laird NM, Peterson L, Hiatt HH, et al. (1990) Identification of adverse events occurring during hospitalization. A cross-sectional study of litigation, quality assurance and medical records of two teaching hospitals. Annals of Internal Medicine 112 (3): 221–6

Carayon P, Xie A, Kianfar S (2014) Human factors and ergonomics as a patient safety practice. BMJ Qual Saf 23: 196–205

Comittee on the Role of Human Factors in Home Health Care (2011) Consumer health information technologies in the home: A guide for human factors design considerations. National Research Council, National Academies Press, Washington/DC

Dawson D, Reid K (1997) Fatigue, alcohol and performance impairment. Nature 388 (6639): 235

Diller T, He mrich G, Dunning S, Cox S, Buchanan A, Shappell S (2014). The Human Factors Analysis Classification System (HFACS) applied to health care. Am J Med Qual 29 (3):181–90

Edwards E (1972) Man and machine: systems for safety. In: Proceedings of the BALPA Technical Symposium. London

Elmenhorst EM, Hörmann HJ, Oeltze K, Pennig S, Rolny V, Vejvoda M, Staubach M, Schießl C (2013) Validierung eines Fitness-for-Duty Tests zur Steigerung der Sicherheit in Luftfahrt und Verkehr. Abschlussbericht zum FIT-Projekt. DLR, Köln

Euteneier A (2014) Risikomanagement – Umgang mit Regelverstößen. Deutsches Ärzteblatt 111 (37): 1504–1506

Flin R, Winter J, Sarac C, Raduma M (2009) Human factors in patient safety: Review of topics and tools. Report for Methods and Measures Working Group of WHO Patient Safety. Geneva: World Health Organization. April 2009

Literatur

Gurses AP, Winters BD, Pennathur PR, Carayon P, Pronovost PJ (2012) Human factors and ergonomics in intensive care units. In: Carayon P (ed) Handbook of human factors and ergonomics in health care and patient safety, 2nd ed, pp 693–707. CRC Press, Boca Raton

Hawkins FH (1987) Human Factors in Flight. Technical Press, Aldershot, Gower

Health and Safety Executive (1999) Reducing error and influencing behavior, 2nd ed. HSG48. HSE Books, London

Helmreich RL (2001) Culture, threat, and error: Assessing system safety (Report No.166). University of Texas at Austin Human Factors Research Project, Texas

Helmreich RL, Merritt AL (1998) Culture at work in aviation and medicine. Aldershot, Ashgate

Hoffmann B, Rohe J (2010) Patientensicherheit und Fehlermanagement. Deutsches Ärzteblatt 107 (6): 92–99

Holden RJ, Carayon P, Gurses AP, Hoonakker P, Schoofs Hundt A, Ozok A, Rivera-Rodriguez AJ (2013) SEIPS 2.0: a human factors framework for studying and improving the work of healthcare professionals and patients. Ergonomics 56 (11): 1669–1686

International Civil Aviation Organization (ICAO) (2003) Human factors training manual (Doc 9683, AN/950, 3rd edn). Montreal, Canada: International Civil Aviation Organization

Israelski EW, Muto WH (2012) Human factors risk management for medical products. In: Carayon P (ed) Handbook of human factors and ergonomics in health care and patient safety, 2nd ed, pp 475–505. CRC Press, Boca Raton

Hudson P (2007) Implementing a safety culture in a major multi-national. Safety Science 45: 697–722

Kohn LT, Corrigan JM, Donaldson MS (eds) (2000) To err is human: Building a safer health care system. Committee on Quality of Health Care in America, Institute of Medicine (IOM). National Academy Press, Washington, D.C

Landrigan CP, Rothschild JM, Cronin JW, Kaushal R, Burdick F, Latz JT, Lilly CM et al. (2004) Effect of reducing interns' work hours on serious medical errors in intensive care units. New England Journal of Medicine 351 (18): 1838–1848

Laughery KR, Wogalter MS (2006) Designing effective warnings. Reviews of Human Factors and Ergonomics 2: 241–271

Lawton R, McEachan RR, Giles SJ, Sirriyeh R, Watt IS, Wright J (2012) Development of an evidence-based framework of factors contributing to patient safety incidents in hospital settings: a systematic review. British Medical Journal Quality and Safety 21: 369–80

Leape L L (1994). Error in medicine. Journal of the American Medical Association 272 (23):1851–7

Leape L L (2000). Institute of Medicine medical error figures are not exaggerated. Journal of the American Medical Association 284 (1):95–7

Lim J, Dinges DF (2010). A meta-analysis of the impact or short-term sleep deprivation on cognitive variables. Psychological Bulletin 136 (3): 375–389

Maguire R (2006) Safety cases and safety reports. Aldershot, Ashgate

Manser T, Foster S, Flin R, Patey R (2013) Team communication during patient handover from the operating room: More than facts and figures. Human Factors 55 (1): 138–155

Miller G A, Galanter E, Pribram K A (1960). Plans and the structure of behavior. Holt, Rhinehart, & Winston, New York

Morrow D, North R, Wickens CD (2005) Reducing and Mitigating Human Error in Medicine. Reviews of Human Factors and Ergonomics 1: 254–296

Parasuraman R, Manzey D (2010) Complacency and bias in human use of automation: An attentional integration. Human Factors 52: 381–410

Philibert I (2005) Sleep loss and performance in residents and nonphysicians: A meta-analytic examination. Sleep 28 (11): 1392–1402

Pronovost PJ, Needham D, Berenholtz SM, Sinopoli D, Chu H, Cosgrove S, Sexton B et al. (2006) An intervention to decrease catheter-related bloodstream infections in the ICU. N Engl J Med 355 (26):2725–2732

Reason J (1997) Managing the risk of organizational accidents. Ashgate Publishing, Hants/UK

Reason J (2005) Directions in safety research: Reviewing the past, guessing the future. Paper presented at the 1st Meeting on the Global Research Program for Patient Safety. Waschington/DC: WHO World Alliance for Patient Safety in Collaboration with AHRQ

Rosen MA, Salas E, Tannenbaum SI, Pronovost PJ, King HB (2012) Simulation-based training for teams in health care: Designing scenarios, measuring performance and providing feedback. In: Carayon P (ed) Handbook of human factors and ergonomics in health care and patient safety, 2nd ed, pp 573–594. CRC Press, Boca Raton

Shappell SA, Wiegmann DA (1997) A human error approach to accident investigation: The taxonomy of unsafe operations. The International Journal of Aviation Psychology 7: 269–91

Shortliffe EH, Cimino JJ (2005) Biomedical informatics: Computer applications in health care and biomedicine, 3rd ed. Springer, New York

Smith MJ, Carayon-Sainfort P (1989) A balance theory of job design for stress reduction. International Journal of Industrial Ergonomics 4: 67–79

Swain AD, Guttmann HE (1983) Handbook of human reliability analysis with emphasis on nuclear power plant applications. Sandia Laboratories, Washington D.C., NUREG/CR–1278

Ulmer C, Miller-Wolman D, Johns MME (eds) (2009) Resident duty hours: Enhancing sleep, supervision and safety. Institute of Medicine. National Academy of Sciences, Washington, D.C.

Vincent C, Neale G, Woloshynowych M (2001) Adverse events in British hospitals: preliminary retrospective record review. British Medical Journal 322 (7285): 517–519

Weinger MB (2012) Human factors in anesthesiology. In: Carayon P (ed) Handbook of human factors and ergonomics in health care and patient safety, 2nd ed, pp 803–823. CRC Press, Boca Raton

Whalen T, Walsh W (2011) New standards addressing fiteness for duty, alertness management, and fatigue mitigation, In Philibert I, Amis S The ACGME 2011 duty hour standards: Enhancing quality of care, supervision, and resident professional development (pp 61–67). Accreditation Council for Graduate Medical Education, Chicago/IL

Williamson AM, Feyer AM (2000) Moderate sleep deprivation produces impairments in cognitive and motor performance equivalent to legally prescribed levels of alcohol intoxication. Occup Environ Med 57: 649–655

Windrum B (2013) It's time to account for medical error in »top ten causes of death« charts. Journal of Participatory Medicine, Commentary Vol. 5

Yue RYK, Trbovich P, Easty T (2012) A healthcare failure mode and effect analysis on the safety of secondary infusions. In Proceedings of the Human Factors and Ergonomics Society Annual Meeting 56: 877–881

Zegers M, de Bruijne M C, Wagner C, Hoonhout L H, Waaijman R, Smits M, et al. (2009) Adverse events and potentially preventable deaths in Dutch hospitals: Results of a retrospective patient record review study. Quality and Safety in Health Care 18 (4): 297–302

Regelverstöße

Euteneier Alexander

13.1 Einführung – 148

13.2 Was ist ein Regelverstoß? – 149

13.3 Besitzen Regeln und Regelverstöße eine moralische Komponente? – 151

13.4 Regelvorgaben und Delegation von Verantwortung – 152

13.5 Detektion von Regelverstößen und Aufwandsökonomie – 153

13.6 Ursachen von Regelverstößen – 154
13.6.1 Regelverstöße aufgrund individueller Ursachen – 155
13.6.2 Überforderung und Regelverstöße – 157
13.6.3 Angst und Risikoverhalten – 158
13.6.4 Regelverstöße aufgrund organisationaler Vorgaben – 159

Literatur – 161

13.1 Einführung

Der Versuch komplexe adaptive Systeme wie ein stark risikobehaftetes Krankenhaus mit einer Vielzahl inhärenter Risiken oder eine Notaufnahme »mit einer Bootsladung von Regeln und Richtungsangaben in den Griff zu bekommen mag unsicherer sein, als einen Freiraum zum Ausprobieren und einen gewissen Grad an Flexibilität zu tolerieren (Wachter 2012).

Regeln in der Patientenversorgung basieren seltener als angenommen auf Basis harter, **evidenzbasierter Medizinerkenntnisse** (z. B. Wundtherapie, postoperative Gewichtsbelastung, Wunddrainagen, Tinnitustherapie u. v. m.).Sie werden vielmehr häufig erfahrungsbasiert aus dem bestehenden Erfahrungsschatz und Einschätzungen der ärztlichen und pflegerischen Führungskräfte geleitet. Diese »**eminenzbasierten**« Regeln können teils veraltet, teils sogar wider besseres Wissens praktiziert werden. Falsch angewandte oder schlechte Regeln bzw. Regelwerke können so ihren Zweck für mehr Patientensicherheit zu sorgen nicht erfüllen.

Durch die neue Richtlinie zum Qualitätsmanagement und Risikomanagement des Gemeinsamen Bundesausschuss (§ 137 SGB V, Aktualisierung vom 23.1.2014) wird der Druck auf die Akteure zunehmend verstärkt. Aufgrund dieser gesetzlichen Richtlinie sowie diverser Rechtsprechungen der letzten Jahre kommen Krankenhausbetreiber, leitende Ärzte und Pflegekräfte immer stärker in Zugzwang, sich bezüglich einer drohenden **Organisationshaftung** abzusichern. Dies führt mitunter zu teils unüberschaubaren Regelwerken, Dienst- und Verfahrensanweisungen, die mehr einer Abwehr möglicher **Regressansprüchen** geschuldet ist und weniger dem primären Ziel einer Prozessoptimierung dient.

Bis heute bleibt man einen wissenschaftlichen Beleg schuldig, dass Regelwerke wie KTQ- oder ISO-Zertifizierungen signifikant im Vergleich zu einer nicht zertifizierten Organisation das Risiko eines Patientenschadens reduzieren. Häufig wird die Qualität an der Begutachtung eines zertifizierten Regelsystems festgemacht, was lediglich einen kleinen Ausschnitt der Strukturqualität wiedergibt, die tatsächlichen Behandlungsergebnisse bleiben dabei unberücksichtigt.

Es ist deshalb notwendig sich mit der Frage »Wie erfolgt der richtige Umgang mit Regeln?« genauer zu befassen.

Regeln und Regelwerke besitzen einen ambivalenten Charakter. Zu eng gefasste Regeln bergen das Risiko, dass dem Patienten mehr Nachteile als Vorteile entstehen. Z. B. können Patienten unreflektiert in Behandlungspfade gedrängt werden und im Rahmen des unreflektierten Abarbeitens des Behandlungspfads auch Maßnahmen durchgeführt werden, die dem individuellen Fall nicht gerecht werden. Dadurch besteht die Gefahr einer Kochbuchmedizin. Starre Regelwerke können zudem die Einführung von Innovationen und neuen medizinischen Erkenntnissen behindern.

Beispiel
Heute weiß man, dass die über mehrere Tage durchgeführte präoperative Darmspülung vor Darmoperationen, die oft zu großen Belastungen der Patienten führte, obsolet ist. Prof. R. Siewert monierte 2008, dass »trotz scheinbar überzeugender Datenlage es offenbar nicht gelungen ist, das praktische Verhalten der Chirurgen nachhaltig zu verändern. Nach wie vor dominiert die Ästhetik eines sauberen Darms zum Zeitpunkt der Operation über die Rationalität« zitiert aus (Bauer 2008). Es lassen sich etliche weitere Beispiele finden, in denen aufgrund mangelnder Evidenz oder Unkenntnis neuer Evidenz Prozesse und Regelvorgaben eine nur scheinbare Sicherheit suggerieren.

Das Regeln sinnvoll sind wird niemand bestreiten. Sie leisten einen wichtigen Beitrag um komplexe Systeme handhabbarer zu machen, Abläufe zu koordinieren und für ein verlässliches Ergebnis zu sorgen.

Am Einsatz von Checklisten kann ihr Effekt gut veranschaulicht werden, z. B. anhand der **WHO-Checkliste Safer Surgery** oder der Checkliste für das Einbringen eines zentralvenösen Katheters. 2001 führte der Intensivmediziner Peter Pronovost diese in den Intensivstationen im Staate Michigan ein und konnte damit einen Rückgang von katheterassoziierten Infektionen von durchschnittlich 90 % erreichen. Neben einer deutlichen Erhöhung der Patientensicherheit konnten Einsparungen von ca. 175 Millionen US $ durch Reduktion von

Tab. 13.1 Wesentliche Unterschiede zwischen Fehlern und Regelverstößen

Fehler	Regelverstoß
Unbeabsichtigt	Beabsichtigt
Fertigkeits- und Wissensdefizit	Situativ nach Abwägung der Vor- und Nachteile
Unachtsamkeit	Selbstaufwertung und »Nervenkitzel«
Ablenkung	Zieloptimierungsversuch
	Widerspruch zwischen Vorgaben und Zielgrößen
Abhilfe durch Training und Weiterbildung des Individuums	Abhilfe durch organisationale Interventionen (Kommunikationsstrukturen, Regeldesign, Prozessmanagement, geeignete Anreizsysteme, Sanktionen etc.)

Antibiotikatherapien und Verweildauerzeiten erzielt werden (Gawande 2009) und (Pronovost et al. 2006). Checklisten können nachweislich die Zuverlässigkeit von Routineprozeduren verbessern. Sie können aber nicht den Verstand und die kritische Urteilskraft des behandelnden Arztes oder Pflegekraft ersetzen.

Regelverstöße bedingen mitunter Sanktionen. Demgemäß müssen entsprechende, teils komplexe Überwachungssysteme, z. B. umfassende **Compliancemanagementsysteme** (CMS) eingerichtet werden. Diese können erfahrungsgemäß nur einen Teil der Regelverstöße entdecken und werden traditionell überwiegend für die Prävention, Aufdeckung und Regulierung von finanziellen bzw. kriminellen Verstößen einsetzt.

Im Folgenden wird der Fokus stärker auf die im Krankenhausalltag vorkommenden Regelverstöße (RV) gelegt, die nur selten einer individuellen betrügerischen Vorteilnahme dienen, sondern sich aus diversen anderweitigen Gründe (s. unten) ergeben. Der hier vorgestellte Beitrag dient dazu, Mitarbeiter und Management für die Ursachen von Regelverstößen zu sensibilisieren und mögliche Lösungswege für den Einzelnen und die Organisation aufzuzeigen.

13.2 Was ist ein Regelverstoß?

Am einfachsten lässt sich der Regelverstoß dadurch erklären, zu hinterfragen, worin die wesentlichen Unterschiede zwischen einem Regelverstoß und einem Fehler liegen.

Der zentrale Unterschied zwischen Fehlern und Verstößen liegt in der **Intentionalität** der Handlung (Reason 2008), welche für die Herangehensweise an die Fehlerursache einen wichtigen Unterschied spielt (Tab. 13.1). Während unbeabsichtigte Fehler überwiegend auf Fertigkeitsdefiziten (»knowledge and rule-based based mistakes«) sowie aktuellen Aufmerksamkeitsbeeinträchtigungen und Ablenkungen (»attentionell slips of action and lapses of memory«) basieren (Reason 2000) und damit Ursache kognitiver fehlerhafter Prozesse der Informationsverarbeitung sind und somit über Trainings und Weiterbildungsmaßnahmen in ihrem Auftreten verringert werden können, haben intentionale Regelverstöße, deren Ursache überwiegend in den Einstellungen, Haltungen und sozialen Werten der Mitarbeiter und in ihrem Kontext zur jeweilig vorliegenden Arbeitssituation liegen, weit reichende Konsequenzen für die Organisation. Das Nicht-Befolgen von Regeln kann zu einer deletären Sicherheitskultur im Betrieb führen. So erklären Chassin und Becher in einer Analyse über eine Patientenvertauschung einige der Fehlerursachen mit einem niedrigen Erwartungsniveau – »culture of low expectation« – der Mitarbeiter (Chassin u. Becher 2002).

> Das »Nicht-Reagieren« auf rekurrierende Muster von negativen Ereignissen führt in ihrer Konsequenz zu einem fehleranfälligen »Vulnerablen-System-Syndrom (VSS)« (Reason 2008).

Reason hat 12 Arten von regelbezogenem Verhalten (Reason 2008) identifiziert, welche sich ableiten lassen aus einem mentalen Abwägen der Vor- und

Nachteile bezüglich der Einhaltung oder dem Ignorieren der Regel im Sinne eines »…balance sheet of the mental economic of violating«. Bis auf den sehr selten vorkommenden Regelverstoß, der bewusst zu Schaden führen soll (Sabotage), sind Regelverstöße laut Reason weder moralisch noch als gut oder schlecht zu werten. Es können gute oder schlechte Regeln oder häufig auch gar keine Regeln für bestimmte Prozessabläufe existieren, die den Einzelnen beim Ausführen oder Ignorieren der Regel psychologisch betrachtet positive (belohnende) oder negative (bestrafende) Assoziationen vermitteln. Reason trifft hier eine Unterscheidung hinsichtlich der individuellen Empfindung einer Regelbefolgung. Er betrachtet, ob das Ausführen/Ignorieren der Regel psychologisch belohnend war oder nicht und ob die Aufgabe von einer Regel beschrieben wurde. Wurde die Regel befolgt und war sie gut, spricht er von einem korrekten Regelverhalten und einer belohnenden »Compliance«. Wurde die gute Regel befolgt, war aber psychologisch betrachtet eher nicht belohnend, z. B. das Tragen schwerer Sicherheitskleidung oder intensives Händedesinfektion, spricht Reason von einer »unrewarding compliance«.

Analysen von Großschadensereignissen haben ergeben, dass die Regelverstöße häufig auf Basis organisationaler Vorgaben erfolgen. Als abschreckendes Beispiel dient hier die Explosion des Kernkraftwerkes in Tschernobyl, bei dem sämtliche Regeln außer Acht gelassen wurden, um einen AKW-Abschaltungstest durchzuführen. In der Einteilung nach Reason entspräche dies einer »**misvention**«, also bei bestehenden guten Sicherheitsregeln wurden diese offensichtlich missachtet, wodurch es zu der bis dato schwersten zivilen Nuklearkatastrophe in der modernen Menschheitsgeschichte kam.

Lag eine schlechte Regel vor und wurde diese trotzdem befolgt, kann es ebenfalls zu schwerwiegenden Folgen kommen, was sich am Beispiel der Explosion auf der Ölplattform Piper Alpha zeigte, wo diejenigen, die sich an die Regeln hielten und am falschen Ort versammelt hatten, in einer Feuerbrunst zu Tode kamen, während die Tauchergruppe sich regelwidrig über einen eigenen Weg in Sicherheit brachte (Reason 2008).

Regelverstöße kann man prinzipiell in 3 Kategorien einteilen (Kluge 2011):
— **Abkürzungsverstöße**, die sehr häufig vorkommen (»corner-cutting«). Sie dienen dazu, den Arbeitsaufwand gering zu halten, und sind gelegentlich mit dem Ziel verbunden, positiv beim Arbeitgeber/Vorgesetzten aufzufallen.
— Die zweite Kategorie umfasst so genannte »**thrill-seeking**« und Zieloptimierungsverstöße. Dabei können Handlungen, die bewusst »regelinkonform« sind, zur Selbstaufwertung (»appear macho«) missbraucht werden.
— In der dritten Kategorie können alle **situativen Verstöße** subsummiert werden. Hierbei handelt es sich überwiegend um »Double-bind«-Situationen, die durch äußere Vorgaben und Zielgrößen entstehen, und vermeintlich oder tatsächlich nur durch Regelverstöße erreicht werden können.

Blickt man in die Medienlandschaft finden sich Beispiele von Regelverstößen, die sich im Verlauf systemkritisch auf die gesamte Krankenhausorganisation auswirken können. Besonders kritisch ist das »Ignorieren von Hygienevorgaben mit potenziell tödlichem Ausgang«, was z. B. 2014 zu einem Skandal in einer Universitätsklinik mit Folge der Entlassung des Geschäftsführers und weiterer Mitarbeiter führte oder 2010 in einem großen städtischen Klinikum die zwangsweise Schließung des Operationssaals mit einem geschätzten Schaden von 19 Millionen Euro, überwiegend durch Ausfall von Einnahmen, verursachte.

> **Typische Regelverstöße in der Medizin**
> — Arbeitszeitüberschreitung, dadurch Übermüdung und Erhöhung der Fehleranfälligkeit
> — Delegation von ärztlichen Tätigkeiten an Studenten oder Berufsanfänger ohne Kontrolle/Überprüfung deren Ergebnisse
> — Versäumnis, wegen der Nachtschicht notwendige diagnostische, teils zeitaufwändige, Maßnahmen durchzuführen
> — Unterlassen einer kompletten körperlichen Untersuchung, z. B. aufgrund des unhygie-

nischen Zustandes des Patienten, kulturell bedingt oder aus Zeitmangel
- Unvollständige Anamneseerhebung (dazu gehören auch Familienkrankheiten, Medikamenteneinnahme, Allergien etc.) insbesondere bei geistig verwirrten bzw. alten Patienten, z. B. aufgrund von Zeitmangel
- Keine rechtzeitige Verlegung von schwerkranken Patienten in Häuser nächst höherer Versorgungstufe oder Maximalversorgung, um eigene Fehler/Versäumnisse nicht einzugestehen
- Mangelhafte Händedesinfektion, Gerätedesinfektion (z. B. Stethoskope, Endoskope etc.)

Beispiel
Eine Patientin suchte die Ambulanz des örtlichen Krankenhauses auf, da sie über starke Kopfschmerzen klagte. Sie gab an »einmal erbrochen« zu haben und ein »komisches Gefühl im Nacken« zu haben. Zudem stand eine Gastroenteritis im Raum. Der untersuchende Orthopäde röntgte die Halswirbelsäule und fand eine stark degenerativ veränderte Wirbelsäule. Aufgrund dessen diagnostizierte der Arzt ein HWS-Syndrom, nahm die Patientin aber aufgrund der starken Schmerzen stationär auf. Die Schmerzsymptomatik besserte sich nicht wirklich. Erst nach 4 Tagen fiel dem Oberarzt auf, dass auch neurologische Ausfälle vorhanden waren. Es erfolgte ein neurologisches Konsil und eine CCT, welche eine Subarachnoidalblutung festgestellte. Die Patientin wurde anschließend notfallmäßig in eine Klinik der Maximalversorgung zur Weiterbehandlung der Hirnblutung verlegt.

Das Beispiel illustriert eine typische Situation in der Notfallambulanz. In diesem Fall werden Symptome der Patientin dergestalt interpretiert, dass diese eine vorgefertigte Erwartungshaltung bestätigen und zugleich mit einem geringen Arbeitsaufwand verbunden sind. Die Ursache der Beschwerden abzuklären, hätte zumindest Grund zur Veranlassung entsprechender Konsile durch die Innere Medizin und Neurologie gegeben. Im Raum steht weiterhin, inwieweit hier eine wirklich gründliche Anamnese und körperliche Untersuchung seitens des erstbehandelnden Arztes stattfand.

13.3 Besitzen Regeln und Regelverstöße eine moralische Komponente?

Vision, Mission und Leitbild eines Krankenhauses führen auf der organisationalen Ebene aus, was von den Mitarbeitern erwartet wird. Sie legen die im Unternehmen geltende ethisch-moralische Werteebene fest. Regeln sollten dagegen stets getrennt von moralischen Wertungen aufgestellt werden und Regelverstöße nicht moralisch bewertet werden. Soweit die Intention. Die Praxis zeigt jedoch, dass der Regelverstoß häufig moralisch beurteilt bzw. der Betroffene verurteilt wird.

> Werden Regeln unter moralischen Gesichtspunkten aufgestellt, läuft man Gefahr, dass im Umkehrschluss manche Regelverstöße damit gerechtfertigt werden, dass diese einer guten Sache dienen sollen. Eine Regel, die auf moralischen Positionen beruht und womöglich anderweitig nicht zu rechtfertigen ist, ist stets angreifbar.

Häufig besteht ein **Spannungsfeld** zwischen der Regelmissachtung und dem Wunsch, dem Patienten zu helfen. Es gibt im medizinischen Alltag eine Vielzahl an Gelegenheiten, wo mit der Intention des »Helfen wollen´s«, also einer guten Sache zu dienen, gegen bekannte Regeln verstoßen wird. Erschwerend kommt hinzu, dass spätestens dann der Regelverstoß eine moralische Komponente bekommt, wenn der Handelnde in einem **Gewissenskonflikt** steht und überzeugt ist, ein Leben nur durch einen Regelverstoß retten zu können. Gerade in der Notfallmedizin scheint ein relativ großer regelfreier Raum zu existieren, in dem sich mit dem Argument »Leben in Gefahr« vieles rechtfertigen lässt.

In gewissen Situationen wird immer eine individuelle Gewissensfrage bestehen bleiben und diese sollte auch von Fall zu Fall entschieden werden (können). Der (Regel-)Abweichung von einer medizinischen Behandlung sollte stets eine Risiko-Nutzen-Abschätzung vorausgehen und im

Einzelfall die Regelabweichung begründet werden. **Mediko-legale Regeln**, wie die Einhaltung des Facharztstandards oder das Befolgen von Hygienevorschriften, sind bis auf extrem seltene Ausnahmesituationen, z. B. das Durchführen einer Notsectio oder eines Luftröhrenschnittes im Notfall, stets zu befolgen und mit einer Gewissensüberlegung nicht zu rechtfertigen.

> **Praxistipp**
>
> Bei einer häufig individuell ausgelegten Regelauslegung besteht die Gefahr, dass im Rahmen der komplexen Interaktionen zwischen den Akteuren keine Verlässlichkeit bei der Zusammenarbeit mehr gegeben ist, und es aufgrund dessen bei einem Regelverstoß, trotz bester Absicht, zu einer Bedrohung der gesamten Prozesskette bzw. der darin definierten Arbeitsabläufe kommt. Deshalb sollte in solchen Fällen das primäre Ziel sein, die Regel zu ändern oder erst gar keine aufzustellen, sodass es von vornherein nicht zu einer Regelverletzung kommt. In einer offenen Gesprächskultur im Krankenhauses muss im wissenschaftlichen Diskurs die Sinnhaftigkeit der Regel geklärt werden. Wenn Widersprüche nicht aufgelöst werden können, wird dies zwangsläufig immer wieder zu Konflikten führen.

Regelverstöße müssen im Kontext der Gruppe und den damit verbundenen dynamischen Effekten von »Gruppenzwang«, »Teamgeist« und »gemeinsamer Aufgabe« betrachtet und bewertet werden. Im Zusammenhang mit Regelverstößen wird häufig von einem persönlichen Vergehen gesprochen und dabei die Tatsache ignoriert, dass manche »falsche« ungeschriebene Regeln durch die Organisation selbst aufgestellt wurden, z. B. die Vorgabe, besonders viele Bandscheibenvorfälle operativ zu versorgen (anstelle konservativ auszukurieren) und die Operationsindikationsstellung dementsprechend flexibel auszudehnen. Hier wird einmal mehr die Eigenverantwortung des Mitarbeiters gefordert.

Ebenso wie bei stattgefunden Patientenschäden aufgrund von Fehlern, kann es bei Regelverstößen mit negativem Ausgang für den Betroffenen, der den Schaden zu verantworten hat, zu **Selbstvorwürfen** und **Verunsicherung** kommen. Eine Befragung der Joint Commission im Jahre 2007 von Waterman et al. (2007) ergab als größte Auswirkung bei einer Mitverantwortung an einem schweren Fehler eine erhöhte Angst vor erneuten Fehlern (66 %), ein verringertes Vertrauen in den Job (51 %) und eine verringerte Arbeitszufriedenheit (48 %), was bei 48 % der Befragten zu einer Zunahme von Schlaflosigkeit und in der Gesamtbetrachtung zu einem Schaden an der Reputation (15 %) führte. Es hat sich deshalb der Begriff des »Zweiten Opfers« etabliert, der erstmals von Albert Wu formuliert wurde, welcher in einem Artikel des British Medical Journal forderte, dass auch der Doktor Hilfe braucht (Wu 2000).

13.4 Regelvorgaben und Delegation von Verantwortung

Es stellt sich die Frage, wie weit man durch ein komplexes Regelwerk und Einzelvorschriften die Verantwortung von der Organisation auf den einzelnen Handelnden delegieren kann, bzw., ob die Delegation qua Regel fälschlicherweise als eine »Form der Exkulpation« eines möglichen Organisationsverschulden missbraucht werden kann. Reason et al. (1998) weisen darauf hin, dass sich Vorschriften kontinuierlich verändern, und dass vor allem mit der Zeit und mit jedem weiteren Unfall oder jeder weiteren Störung weitere Vorschriften hinzukommen. Dadurch entsteht eine **Überregulierung** (»overspecification«).

Reason betont, dass nicht alle gefährlichen Aktivitäten in supervidierten Gruppen erfolgen. »Falls Mitarbeiter relativ isoliert arbeiten, geht die soziale Gruppenkontrolle auf die individuelle Selbstkontrolle über. Dies erfordert individuelle Erfahrung und Übung in fachlich-technischen und mentalen Fertigkeiten. Besonders wichtig sind die mentalen Fertigkeiten, um Achtsamkeit für Bedrohungen und Risikowahrnehmung zu verstärken. Durch diese Maßnahmen werden die korrekten und nicht nur allein die erfolgreichen Leistungen unterstützt« (Reason 2008).

Man kann im Umkehrschluss auch argumentieren, dass durchaus die Gefahr besteht, dass Mitarbeiter ihre Verantwortung an die bestehenden

Regeln delegieren, im Sinne einer Kochbuch-Medizin oder Dienst nach Vorschrift. Hier steht ein selbstverantwortliches, reflexives Handeln im Hintergrund, das eigene Tun beruft sich lediglich auf die Einhaltung des bestehenden, teils sehr unübersichtlichen oder widersprüchlichen, womöglich nicht sinnvollen Regelwerkes.

> Delegation ist nur dann sinnvoll, wenn die dadurch übertragene Verantwortung auch leistbar ist. Dies kann durch frühe Einbindung in den Entscheidungsprozess zur Übernahme von Verantwortung oder durch Erstellung sinnvoller und verständlicher Regeln erreicht werden. Eine zu große Fremdbestimmung durch die Organisation, den Vorgesetzten oder einem abstrakten Regelwerk führt zu keiner größeren Patientensicherheit.

13.5 Detektion von Regelverstößen und Aufwandsökonomie

Lohnt sich der Aufwand, jeden Regelverstoß aufzudecken? Die Diskussion über den sinnvollen Aufwand und Nutzen bezüglich der Erfassung von Regelverstößen in der täglichen Praxis befindet sich noch am Anfang und betrifft sowohl das Auffinden von Fehlern und Beinahe-Fehler als auch von Regelverstößen. Derzeit liegt der Fokus weit mehr auf der Erfassung von Fehlern und Beinahe-Fehlern (z. B. CIRS). Allerdings kann oft erst nach einer ergebnisoffenen Analyse des fehlerhaften Vorganges ein genaueres Bild zur Ursache und zur Frage gemacht werden, ob ein Resultat schicksalhaft im Sinne einer Komplikation oder fehlerhaft war, oder ob ein Regelverstoß vorlag.

> Eine Schlüsselrolle bei der Detektion von Regelverstößen spielen die Mitarbeiter, Kollegen und Vorgesetzten selbst.

Meist bleiben Regelverstöße nicht unbeobachtet. Die Überwachung der Regeleinhaltung stellt dennoch viele klinische Einrichtungen vor gravierende Schwierigkeiten. Gruppenzwang und falschverstandener Teamgeist machen schnell aus einem **Whistleblower** einen Denunzianten. Dies kann ganze Teams sprengen bzw. eine Misstrauenskultur erzeugen. Der Whistleblower scheint aber häufig die einzige Quelle zu sein, um an Informationen über faktisches Fehlverhalten einzelner Mitarbeiter zu gelangen. Gerade bei systemkritischen Regelverstößen spielt die Einrichtung eines »Whistleblower-Systems« (▶ Kap. 30.21 Whistleblower-System) eine wichtige Rolle.

Systemkritischen Regelverstößen liegt häufig ein Eskalationsmechanismus zu Grunde, bei dem sich aus einem Einzelfall ein Bedrohungsszenario für die gesamte Organisation entwickelt, deren Konsequenzen nur noch schwer steuerbar sind. So kann z. B. bereits ein einzelner Mitarbeiter einer zentralen Sterilisationsanlage zu einem systemkritischen Risiko werden, wenn dieser die Vorschriften zur Sterilisation von Operationssieben kontinuierlich missachtet. In diesem Fall ist eine Null-Toleranz-Politik gegenüber Regelverstößen für die Organisation überlebensnotwendig. Eine **Laissez-faire-Einstellung** gegenüber Regelverstößen hat zudem fatale Auswirkungen auf die allgemeine Sicherheitskultur. Die Folge sind quasi »virale« Ansteckungseffekte und es werden falsche Signale einer permissiven Akzeptanz von Regelverstößen gesetzt. Hier ist ein Abwägen seitens der verantwortlichen Führungskräfte sinnvoll, ob eine Regel überhaupt aufgestellt werden muss, deren Einhaltung sowieso nicht kontrolliert werden kann, oder ob man nicht besser Freiräume zulässt und auf die **Eigenverantwortung** der Mitarbeiter setzt (Eutenneier 2014).

Aufwände zum Erkennen von Regelverstößen können eine zeitliche, infrastrukturelle, technische oder personelle Komponente beinhalten. Diese müssen in Zusammenschau betrachtet werden, um eine Kosten-Nutzen-Abwägung zu erstellen. Die geschätzten Aufwände müssen den potenziellen Schäden gegenüber gestellt werden. Neben dem eigentlichen Patientenschaden können auch immaterielle Schäden wie
− Vertrauensverlust der Patienten und Einweiser,
− Reputationsverlust in der ärztlichen Gemeinschaft und wissenschaftlichen Gemeinde,
− Mitarbeiterunzufriedenheit

die Folge sein. Bei besonders relevanten Schadensfällen sollten der Klärung und Aufarbeitung der Ursachen des Schadensfalls keine Grenzen gesetzt werden. Versäumen das Unternehmen und die verantwortlichen Führungskräfte die umfassende Aufarbeitung kann aus einem Schadensfall bzw. einem schwerem Vorwurf schnell eine Krise werden, der nur mit noch wesentlich mehr Aufwand Herr zu werden ist (▶ Kap. 25 Krisenmanagement). Deshalb muss es im ureigenen Interesse des Unternehmens liegen Klarheit zu schaffen.

13.6 Ursachen von Regelverstößen

Die Ursachen von Regelverstößen sind oft multifaktoriell und schwer zu differenzieren. Grob vereinfacht kann zwischen individuellen und organisationalen Ursachen unterschieden werden, wobei diese stets miteinander in Wechselwirkung stehen, sich gegenseitig verstärken oder abschwächen können.

Eine häufig zitierte Arbeit von Verschuur et al. aus dem Jahre 1996 untersuchte im Rahmen einer Studie das regelkonforme Verhalten im Zusammenspiel von organisationalen und personalen Einflüssen anhand von 182 Personen auf einer Ölplattform in der Nordsee. Dabei kamen die Autoren zu dem Schluss, dass 4 Faktoren eine gute Vorhersagbarkeit hinsichtlich eines regelkonformen bzw. regelwidrigen Verhaltens eines Individuums liefern (Verschuur et al. 1996):

— Die »**Erwartung**«, in Abschätzung der Wahrscheinlichkeit, dass Vorschriften und Regeln, um die Arbeit überhaupt zu machen, verletzt werden müssen.
— Die »**Möglichkeit**", dass man als Einzelner die Arbeit in einer anders als vorgeschriebenen, effizienteren, Art und Weise verrichten kann und Einschätzung der möglichen daraus folgenden Konsequenzen.
— Der »**wahrgenommenen Macht**«, d. h. die Überzeugung einer Überlegenheit, Kompetenz und Fertigkeit, basierend auf den Erfahrungen.
— Die »**Planung**«, d. h. der Qualität und Effizienz des Planprozesses, welcher der Arbeit vorausgeht.

Die Autoren Lehman und Ramanujan gingen der Frage nach, wann Organisationen gegen Regeln verstoßen, wobei sie postulieren, dass dies selektiv erfolge. Sie unterstellen, dass in Unternehmen häufig Koalitionen innerhalb der Organisation mit widersprüchlichen Zielen bestehen, wobei diejenige Koalition, welche disproportional am wichtigsten für das Überleben der Organisation ist, über die meiste Macht und Einfluss verfügt.

Regelverstöße werden wahrscheinlicher, wenn die **Leistung des Unternehmens unter dem Erwartungslevel** liegt, da das Unternehmen zu einem risikotoleranteren Verhalten tendiert auf der Suche nach Abkürzungen und Alternativen. Liegt die Leistung über den Vorgaben, verhalten sich die Mitarbeiter risikoaversiver. Die Problemsuche erfolgt in Abhängigkeit der limitierten organisationalen Beachtung der Probleme. Dem zugrunde liegend folgt eine nur limitierte Suche nach Alternativen, wodurch es in jeder Organisation zu verschiedenen Lösungsansätzen und Arbeitsprozessen kommt. Lösungswege werden in Abhängigkeit ihres wahrgenommenen Risikos ausgewählt. Wobei Regelverstöße als risikoreicher empfunden werden, wenn das potenziell negative Ergebnis wahrscheinlicher ist und die Schwere der Auswirkungen weniger kontrollierbar. Dabei hat auch die **Intransparenz** (»secrecy«) von Compliance-Strukturen Einfluss auf das Risikoverhalten.

Die Art und Weise der »**Verbindung zwischen Regelverstoß und Ausgang**« spielt ebenfalls eine Rolle, wobei bei geteilten Arbeitsprozessen die voneinander getrennt agierenden Mitarbeiter den Zusammenhang von Regelverstoß und Ergebnis häufig nicht erkennen, da jede Seite entweder den Regelverstoß oder dessen Ausgang wahrnimmt. Man könnte es auch so formulieren, dass derjenige, der die Regelverstöße begeht, die negativen Konsequenzen des Handelns nicht erfährt und zu verantworten hat. Werden eher kurzfristige, zum schnellen Erfolg führende Lösungswege gesucht hat die Art der Kopplung von Handlung und Ergebnis einen großen Einfluss darauf, wie die Entscheidungen in Organisationen getroffen werden. Werden stark positive Ergebnisse erwartet, was auch Situationen umfassen kann, in denen es trotz früherer Regelverstöße nicht zu Konsequenzen kam, macht dies ein regelwidriges Verhalten wahrscheinlicher, vice versa.

Ein weiterer wichtiger Punkt beim Auftreten von Regelverstößen spielt die »**Ahndung von Re-**

13.6 · Ursachen von Regelverstößen

gelverstößen«, was ein primäres Erkennen der selbigen voraussetzt. Die Autoren Lehman und Ramanujan folgern zusammenfassend, dass die Wahrscheinlichkeit von Regelverstößen in Relation zur Ausprägung bestehender Organisationsmerkmale und Regelmerkmale steht. Daraus lässt sich ableiten, dass durch Analyse dieser Merkmale eine Prognose hinsichtlich des Auftretens von Regelverstößen möglich ist.

Als einen weiteren Einflussfaktor listen Lehman und Ramanujan auf, zu »**welchem Ausmaß die Regel mehr die Prozedur oder das Ergebnis**« betont. Liegt die Betonung der Regel **weniger** auf dem Prozedere und **mehr** auf dem Ergebnis, tendiert die Regel in den meisten Situationen zu einer Eindeutigkeit, d. h. die Regel hat hier eher das Ergebnis im Fokus, was die Regeleinhaltung einfacher zu kontrollieren lässt. Enthält die Regel Zweideutigkeit, so bietet diese einen großen Interpretationsspielraum und Organisationen entwickeln schnell ihre eigenen Interpretationen der Vorschrift bzw. Regel. Die Interpretation wird umso freier ausgelegt, umso mehr damit in Konflikt stehende Interessen vorliegen, wobei wie oben erwähnt, die Interessen der stärksten Einflussgruppe meist obsiegen.

Beispiel
Als ein Beispiel werden von Goodrick und Salancik die Entscheidungen zur Durchführung eines Kaiserschnittes bei einer relativen Risikosituation aufgeführt. Die Autoren stellten fest, dass von Krankenhaus zu Krankenhaus entsprechend der Ausgestaltung der Vergütungssituation die Indikationsstellung variierte (Goodrick u. Salancik 1996). Ein weiteres Beispiel einer Verbindung von Regelverstoß und Ergebnis ist die Missachtung der Hygieneregeln mit negativ auffallenden Hygieneparametern, z. B. durch Erfassung im Rahmen eines Krankenhaus-Infektions-Surveillance-System (KISS). Schlechte Hygienedaten sind repräsentativ für das Hygienemanagement. Eine Verallgemeinerung auf weitere Arbeitsprozesse ist gemäß Lehman und Ramanujan auf Basis ihrer Postulation einer »Selektivität der Regelverstöße« nicht zulässig.

Die fünfte und letzte wichtige Eigenschaft als Prädiktor hinsichtlich Regelverstöße besteht laut Lehmann und Ramanujam in der »**Abhängigkeit der Regelverbundenheit mit weiteren Regeln**«. Organisationen stellen komplexe Regelwerke auf, deren Regeln eng miteinander verbunden sind. Ist der Grad der Verbundenheit niedrig, werden Regeln eher gebrochen, während Regeln, die mit vielen weiteren Regeln fest verbunden sind, bei Regelverstoß häufig eine Vielzahl weiterer Regeln betreffen. Hochvernetzte Regeln bzw. deren Regelverstöße werden zudem schneller aufgedeckt, da häufig mehrere unabhängige Parteien an den regelhaften Prozessen beteiligt sind und diese schwerer zu beeinflussen sind.

◘ Abb. 13.1 zeigt die wichtigsten Einflussfaktoren für das Auftreten von Regelverstößen, die einerseits aus dem Arbeitsumfeld, anderseits aus der Regel und ihren Eigenschaften (Regelqualität und Design) selbst stammen.

13.6.1 Regelverstöße aufgrund individueller Ursachen

Neben den bisher genannten Faktoren im Hinblick auf Ursachen von Regelverstößen stellt sich die Frage, ob es ein typisches Persönlichkeitsprofil für

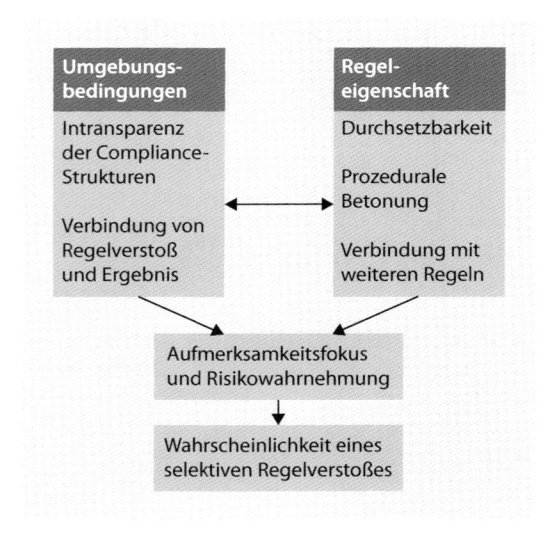

◘ **Abb. 13.1** Selektivität von Regelverstößen aus Sicht der Organisation (»selectivity in organizational rule violations«). (Adaptiert nach Lehmann u. Ramanujan)

Mitarbeiter mit erhöhter Bereitschaft für Regelverstöße gibt? Ein klar zu identifizierendes Persönlichkeitsprofil bezüglich eines vermehrt risikoaffinen Verhaltens gibt es zum derzeitigen Wissensstand nicht, auch wenn manch ein Autor die Metapher von »Schafen und Wölfen« zur Beschreibung von Risikoverhalten verwendet (Hudson et al. 1998). Das bewusste Eingehen von Risiken unter Berücksichtigung vorhandener Risiken und Unsicherheiten ist für sich genommen nichts Ungewöhnliches, sofern es in verantwortungsvoller Abwägung der Optionen geschieht. Die Tätigkeit eines Chirurgen erfordert häufig eine kontrolliert ausgeübte Risikobereitschaft, um eine risikobehaftete Operation durchzuführen, die in Abwägung des Schaden-Nutzen-Risikos ein positives Ergebnis für den Patienten bringt. Eine zu risikoaversive Einstellung kann hier gleichermaßen zum Nachteil des Patienten geraten, wie eine zu risikoaffine Einstellung. Ähnlich verhält es sich z. B. mit Unternehmern, die ein neues Produkt auf dem Markt bringen, Abenteurern, die eine Expedition durchführen oder Berufstauchern, die auf Ölplattformen tätig sind.

Anhand der beruflichen Aktivität oder der Freizeittätigkeiten lässt sich kein eindeutiges Persönlichkeitsprofil bezüglich einer höheren oder niedrigeren **Regelcompliance** ableiten. Vielmehr scheint es wichtig, zu erkennen, ob ein Mitarbeiter zur Selbstüberschätzung und geringer Selbstreflexion neigt. Alpha-Gehabe und Kritikunfähigkeit sind gefährliche Grundhaltungen und werden gelegentlich erst spät durch genauere Beobachtungen am Arbeitsplatz bzw. mittels 360°-Feedback-Befragungen erkannt. Zudem kann vermehrt risikoaffines Verhalten im Team zelebriert und kultiviert und so als falsches Rollenbild tradiert werden.

In der Luftfahrt wird von den »**5 gefährlichen Grundhaltungen**« (»hazardous attitudes«) gesprochen, die als maßgebliche Ursache von Regelverstößen betrachtet werden. Diese sind:
- Fehlende Reflexions- und Kritikfähigkeit
- Selbstüberschätzung
- Impulsivität
- Resignation
- Gefühl der Unverletzbarkeit

Fluggesellschaften haben diese Problematik erkannt und u. a. die Crew-Ressource-Management-Methode (CRM) eingeführt, die darauf abzielt, die Kommunikation und das soziale Verhalten im Cockpit (interpersonelle Kompetenz) zu optimieren.

In einer groß angelegten Human-Factor-Research-Studie aus den Jahren 1997–1999 wurden anhand eines 120 Seiten umfassenden Fragebogens 2.070 Piloten anonym zu ihrem letzten kritischen Vorfall befragt. Dabei wurden mehr als 3,2 Millionen Datensätze analysiert. Die Fehlerquellen wurden in **operationelle Probleme** (Prozeduren, Abfertigungen, Funk, Kommunikation, Wetteranalyse, Flugplan), **technische Probleme** (Flugzeugtechnik), **menschliche Fehler** (Wissen, Fertigkeiten) und **Schwächen in der Zusammenarbeit** unterteilt. Dabei zeigte sich, dass singuläre Fehlerquellen aus den jeweiligen Bereichen mit maximal 7,7 % den kritischen Ereignissen zuzuschreiben sind, Kombinationen aus 2 Fehlerquellen maximal 13,7 %, jedoch die Dreierkombination von operationellen Problemen, menschlichen Fehlern und Schwächen in der Zusammenarbeit mit 32,8 % signifikant das Auftreten kritischer Ereignisse um das 5-fache erhöht. Dabei wurden in 48 % der Fälle keine Call Outs, d. h. Warnmeldungen abgegeben bzw. Bedenken geäußert, Botschaften nicht übergeben oder überhört bzw. missverstanden (Jordan et al. 2011).

Reason führt 3 Irrglauben auf, die in seinen Forschungsarbeiten direkt mit der Non-Compliance in Beziehung stehen. Dies sind die »Illusion der Kontrolle«, die »Illusion der Unverletzbarkeit« und die »Illusion der Überlegenheit« (Reason 2008).

Eine weitere Ursache für ein regelwidriges Verhalten eines Individuums sind **heuristische Fehler**, die verbunden mit einer Laissez-faire-Einstellung dazu führen, dass ein Festhalten an einmal getroffenen Entscheidungen und »erfahrungsfehlgeleiteten« Fehlern nicht kritisch hinterfragt werden. Wachter spricht hier auch von »anchoring bias, availability bias und confirmation bias« (Wachter 2012), wobei häufig der erste Eindruck als die einzig richtige Möglichkeit weiterverfolgt wird.

Beispiel

In einer Klinik wurde die Verabreichung von Tracrium, einem nicht depolarisierenden Relaxans, vom neuen Chefarzt der Anästhesie, für die

Narkoseeinleitung bei Routinenarkosen vorgegeben. Dafür sollte Succinylcholin fortgelassen werden. Ein älterer und sehr erfahrener Oberarzt opponierte und verwendete weiterhin das depolarisierende Medikament Succinylcholin zur Routinenarkoseeinleitung. Es kam zu einem unerwarteten plötzlichen Herzstillstand bei einem 8-jährigen Kind, was bei sofort einsetzender Reanimation zu keinem bleibenden Schaden führte. Der Chefarzt sah sich durch diesen Vorfall und aufgrund der weiterhin hohen Verbrauchsmengen von Succinylcholin veranlasst, entgegen seiner ursprünglichen Absicht, neue Mitarbeiter, denen er vertraute, einzustellen und den Oberarzt durch Versetzung zu entmachten. Erst dadurch gelang es ihm, zu einer innovativen und sichereren Methode zu wechseln und eine Verhaltensänderung bei allen Mitarbeitern zu bewirken.

Den Versuch einer Typisierung von Personen, die Regeln verletzen, haben Hudson und Verschurr unternommen und ihnen anhand der damit verbundenen Emotion im Sinne eines behaviouristischen Modells, mittels anschaulicher Tiernamen beschrieben (Hudson et al. 1998). So finden sich laut Hudson und Verschuur
- Schafe im Schafspelz (in seiner Studiengruppe 22,5 %), die sich an die Regeln halten und die Standards hochhalten,
- Wölfe im Schafspelz (33,8 %), die noch keine Regelverstöße begangen haben, jedoch davor auch nicht zurück schrecken würden,
- Schafe im Wolfspelz (14,1 %), die zwar Regelverstöße begangen haben, sich dabei aber unwohl fühlen,
- Wölfe im Wolfspelz (29,6 %), die schon offensichtlich Regelverstöße begangen haben und dabei keine Schuldgefühle haben, sei es um ihren Chef zu gefallen oder die Arbeit in Rekordzeit zu erledigen. Diese bezeichnen Hudson und Verschuur auch als »natural born violater«.

Mitarbeiter mit viel Erfahrung geraten eher in Versuchung, aufgrund eines Gefühls der Überlegenheit, Regeln weniger einzuhalten. Ursache hierfür ist häufig die Einstellung, mit der vorhandenen großen Erfahrung und Routine, die Situation am besten einschätzen zu können. Diese Selbstüberschätzung kann sich z. B. auf nachteilige Weise bei einem erfahrenen Chirurgen darin zeigen, dass trotz der in der Literatur bekannten Kontraindikationen, hochriskante operative Manöver durchgeführt werden.

Beispiel
Bei einem Patienten mit einem Pankreastumor, der sich überraschender Weise während der Operation gemäß aktueller evidenzbasierter Literatur als inoperabel darstellte, wurde dennoch die Operation fortgesetzt und der Tumor samt Pfortader durch Gefäßersatz reseziert. In der technisch sehr anspruchsvollen Operation kam es zu Anastomosenproblemen des Gefäßersatzes, was die Operationszeit deutlich verlängerte. Der weitere postoperative Verlauf war deutlich protrahiert und komplikationsreich. Der Patient konnte erst nach mehreren Monaten die Intensivstation verlassen und verstarb im Anschluss relativ rasch an seinem Tumorleiden. Die sinnvollere Option hätte darin bestanden, die Operation abzubrechen, und mit einer Bestrahlung die Tumorprogression zu verzögern. Die dabei noch verbliebene Lebenszeit wäre qualitativ sicherlich wesentlich höher gewesen als die lange intensivmedizinische Behandlung. Hier zeigte sich eine typische Konstellation des »Helfenwollen´s«, gepaart mit dem »chirurgischen Können«, was durch die eigenwillige Regelinterpretation, entgegen bestehender Evidenz, am Ende zu einem deutlich schlechteren Ergebnis führte.

13.6.2 Überforderung und Regelverstöße

Neigt ein überforderter Mitarbeiter eher dazu Regeln zu übertreten? Überforderung bedeutet, dass der Mitarbeiter die ihm aufgetragene Arbeit nicht mehr mit den zur Verfügung stehenden Mitteln und Kenntnissen adäquat durchführen kann (◘ Abb. 13.2). Überforderung kann durch die bestehende Arbeitsverdichtung entstehen, der man vermeintlich nur durch Regelverstöße begegnen kann. In einer Überlastungssituation reduziert sich die Fähigkeit zur Reflexion, ebenso das Wissen für die richtige Anwendung der richtigen Regel.

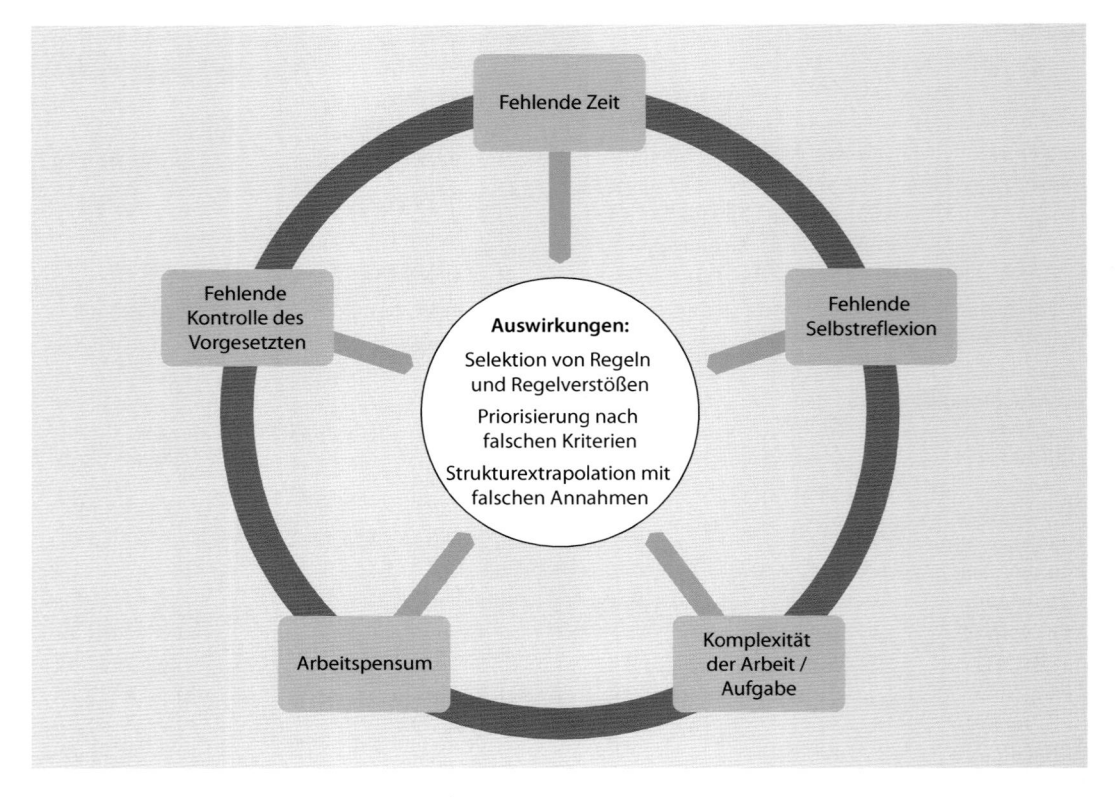

Abb. 13.2 Beispiele möglicher Ursachen der Überforderung – und deren mögliche Auswirkungen

Überforderung kann zu einer selektiven Regelübertretung führen, wobei einfache Regeln am ehesten noch berücksichtigt werden, aufgrund der Überforderungssituation jedoch komplizierte, zum Teil hochsicherheitsrelevante Regeln nicht mehr berücksichtigt werden. Eine Überforderungssituation kann auch dazu führen, dass der betroffene Mitarbeiter gewisse Tätigkeiten und selektive (Teil-)Regeln priorisiert und für ihn hinderliche (Teil-)Regeln missachtet. Checklisten können in Überforderungssituationen zur Orientierung, im Sinne eines letzten Strohhalms dienen, um insbesondere unter Zeitdruck ein noch regelkonformes Arbeiten zu ermöglichen.

13.6.3 Angst und Risikoverhalten

Vermeidet ein ängstlicher Mitarbeiter eher das Risiko und hält sich eher an Regeln? Im Volksmund heißt es, Angst sei noch nie ein guter Ratgeber gewesen. Angst als konstanter Faktor im medizinischen Betrieb führt zu Defensivmedizin und Risikoselektion von Patienten.

Wird das Einhalten von Regeln lediglich aufgrund von Drohungen und Angsteinflößen durchgesetzt, so argumentiert Reason, ist dies nicht zielführend (Reason 2008). Er bezieht sich dabei auf die Studie von Verschuur und Hudson, wonach sich durch ein Bestrafungs- und Supervisionsmodell nur 20 % des regelwidrigen Verhaltens vorhersagen lässt, im Vergleich zu 64 % bei Anwendung eines verhaltensbezogenen (behavioristischen) Ursachenmodells (Verschuur et al. 1996).

Das **Verhaltensvorhersage-Modell** (◘ Abb. 13.3) berücksichtigt dabei besonders die motivationalen Antreiber für ein regelwidriges Verhalten in einer spezifischen Situation. Werden diese Antreiber wie soziale Normen, Einstellungen des Einzelnen und situationsabhängige Empfindungen mitberücksich-

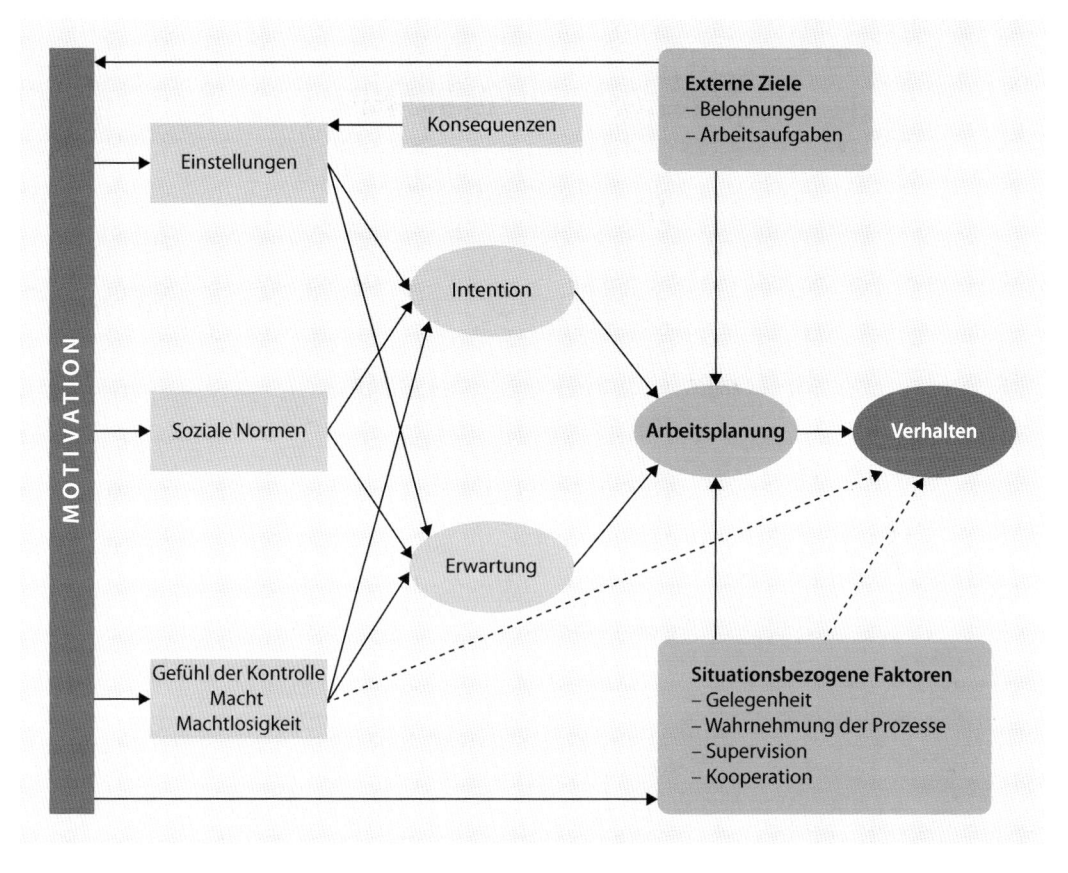

Abb. 13.3 Verhaltensvorhersage-Modell nach Hudson. (Adaptiert nach Hudson et al. 1998)

tig und als Anknüpfungspunkte für risikoreduzierende Maßnahmen sowie zur regelkonformen Verhaltenssteuerung genutzt, kann das Risikoverhalten weitaus effektiver beeinflusst werden.

Nun könnte man behaupten, dass Angst ein natürliches positives Regulativ für das Auftreten von Regelverstößen darstellt. Angst zeigt verschiedene Effekte, wobei die negativen deutlich überwiegen.

Negative Effekte von Angst:
- Verstärkt eine Überforderungssituation.
- Schränkt eigenes Reflektieren ein und verhindert das Hinterfragen unsinniger Regeln.
- Verstärkt die Tendenz Vorgesetzte nicht hinzuzuziehen, da negative Konsequenzen befürchtet werden.
- Führt zu starker Verunsicherung und häufigem Rückfragen.
- Verstärkt Zwanghaftigkeit und fördert eine Absicherungs- bzw. Defensivmedizin.

13.6.4 Regelverstöße aufgrund organisationaler Vorgaben

Die Mehrzahl der Regelverstöße haben ihre Ursache in Fehlanreizen und Fehlsteuerungsmechanismen der Organisation selbst. Häufig finden sich Gründe für Regelverstöße in der bestehenden Intransparenz von Prozessen, den geteilten Verantwortlichkeiten im zergliederten Behandlungsprozess und nicht zuletzt in der Schwierigkeit, retrospektiv Ursache und Wirkung der medizinischen Behandlung eindeutig einzelnen Akteuren und Aktionen zuzuordnen. So werden womöglich negative Patientenverläufe als schicksalshaft deklariert, die mitunter Resultat einer auf Regelverstößen basierenden unsachgemäßen Behandlung sind.

Grob vereinfacht kann gesagt werden, dass realistische Arbeitsvorgaben, eine gute Organisation und eine Führungskultur mit Betonung auf Patientensicherheit, einen starken Einfluss auf die Verringerung von Regelverstöße haben.

Problematisch erscheint, dass die stetig steigenden Anforderungen und Vorgaben im Auftrag des Qualitäts- und neuerdings des Risikomanagements, sowie die Umsetzung der gesetzlichen Vorgaben beim einzelnen Mitarbeiter ein differenziert kritisches Bild gegenüber diesen Regelwerken aufkommen lässt, was sich zuletzt in einem regen Leserbriefverkehr auf einen Pro-und-Kontra-Artikel zum Nutzen des Qualitätsmanagements im Krankenhaus widerspiegelte (Costa 2014).

Annette Kluge schlussfolgerte: »Tätigkeiten in Hochrisikoorganisationen werden dadurch zunehmend restriktiver bis hin zu dem subjektiven Empfinden, dass die Arbeit eigentlich gar nicht mehr ausgeführt werden kann, wenn man alle Vorschriften beachten müsste. Da aber derselbe Fehler und die auslösenden Faktoren meistens nicht zweimal in derselben Form auftreten, lernt die handelnde Person schnell, dass die Verletzung von einzelnen isolierten Regeln nicht zu einer Katastrophe führt. Das bedeutet ironischerweise, dass die kontinuierliche »**Aufmunitionierung**« einer Tätigkeit mit Vorschriften gleichzeitig die Wahrscheinlichkeit erhöht, dass gegen diese verstoßen wird.« (Kluge 2011)

Regelverstöße setzen die Existenz bzw. die Kenntnis von Regeln voraus und führen zum Unterlassen oder Abändern von Regeln.

Regeln und **Regelwerke** umfassen unter anderem:

- Verfahrensanweisungen (VA)
- Standard Operating Procedures (SOP)
- Fachabteilungshandbücher/Weißbücher
- Dienstanweisungen (DA)
- Ungeschriebene täglich praktizierte Regeln
- Geheime Regeln, die nur einem geschlossenen Anwenderkreis vermittelt wurden

Neben der Organisation der Prozesse durch Regeln und Regelwerke im Krankenhaus spielen Faktoren wie die sachgerechte Erstellung der Regeln und deren Kommunikation an die Mitarbeiter eine wesentliche Rolle. Der Qualität des **Regeldesigns** und dem tatsächlichen Nutzen einzelner Regeln wird in der täglichen Arbeit derzeit noch viel zu wenig Beachtung geschenkt. Häufig werden z. B. SOP´s oder VA´s nicht fachübergreifend und berufsgruppenübergreifend aufeinander abgestimmt und weder durch die Führung noch durch die betroffenen Mitarbeiter in einem abgestimmten Prozess der Regelerstellung konsentiert. Es existieren derzeit in vielen Kliniken umfassende Qualitätsmanagement-Handbücher, die dem Mitarbeiter kaum bekannt sind, deren Kenntnisstand nicht überprüft wird und der Nutzen der Regel nicht kritisch belegt wurde.

Hudson und Verschuur identifizierten typische **prozessbezogene Problemstellen**, die das Problem der Regelqualität an sich betreffen (Hudson et al. 1998).

- Schlechte Regeln, die nicht beachtet werden, was zu routinemäßigen Regelverstössen führt, und das Gefühl eines Regelverstoßes vergessen lassen
- Spezielle Situationen, die durch Regeln nicht oder nur schlecht abgebildet werden und zu situationsbezogenen Regelverstößen führen

Des Weiteren beschreiben die Autoren gefährliche Situationen, die sich aus dem Festhalten an schlechten Regeln ergeben, und führen dabei Studien aus der US-amerikanischen Nuklearindustrie auf, wo inkorrekte Regeln eines der Hauptprobleme sei. Ähnliche Problematiken ergeben sich auch beim Entwickeln sinnvoller Checklisten in der Luftfahrt. Airbus und Boeing beschäftigen hierfür ganze Abteilungen die sich über die Sinnhaftigkeit und den Nutzen einer Checkliste Gedanken zu machen (▶ Kap. 31.7 Checklisten-Einsatz).

Studien in Hochrisikoorganisationen wie der Ölindustrie, Atomindustrie und Luftfahrt haben Faktoren identifiziert, die regelwidriges Verhalten fördern, wobei sich organisationsseitig u. a. die in der Übersicht aufgelisteten Faktoren fanden.

Beispiele organisationaler Faktoren, die regelwidriges Verhalten fördern:
- Geringe Wahrscheinlichkeit, dass regelwidriges Verhalten sanktioniert wird
- Hohe Wahrscheinlichkeit, dass man als Einzelner die Arbeit in einer anders als vorgeschriebenen, effizienteren Art und Weise verrichten kann und dafür belohnt wird
- Weitreichende Entscheidungsbefugnisse Einzelner ohne suffiziente Gegenkontrolle
- Mangelhafte Qualität und Effizienz des Planungsprozesses, welche der Arbeit vorausgeht
- Mangelnde Führungskompetenz, die regelwidriges Verhalten toleriert, z. B. aufgrund der Tendenz zur Konfliktvermeidung oder aufgrund eigener hoher Risikoaffinität
- Autokratischer Führungsstil, durch den das eigenverantwortliche Handeln in den Hintergrund tritt
- Große Sparzwänge und Ressourcenknappheit
- Unrealistische Leistungs- und Zielvorgaben und eine Unternehmensstrategie, die sich ausschließlich an den Deckungsbeiträgen ausrichtet
- Die zu erbringende Leistung liegt bereits unter dem Erwartungslevel
- Kompetitive Koalitionen innerhalb der Organisation, die widersprüchliche Ziele verfolgen
- Aufoktroyierte und/oder wissenschaftlich nicht fundierte Regeln und Regelwerke
- Unklare, mehrdeutige Regeln und Regelwerke, die zwischen den einzelnen Fach- und Berufsgruppen nicht aufeinander abgestimmt sind
- Der Fokus liegt auf der prozessoralen Regeleinhaltung, weniger auf dem Ergebnis
- Intransparenz der Prozesse und fehlende Compliance-Strukturen
- Mangelnde Sanktionierung negativer Folgen von Regelverstößen aufgrund von Kommunikationsblockaden und geteilter (sektoraler) Arbeitsprozesse
- Mangelhafte Informationstechnologie und Medizintechnik, die die Prozesse nicht adäquat unterstützen

Literatur

Bauer H (2008) Innovationen und Innovationstransfer in der Chirurgie. Vortrag Deutscher Kongress für Versorgungsforschung Köln (zitiert aus Siewert JR (2008) DMW 133: 560

Chassin MR, Becher EC (2002) The wrong patient. Ann Intern Med 136 (11): 826–833

Costa S-D (2014) Qualitätsmanagement im Krankenhaus: Nicht zum Nutzen der Patienten. Dtsch Ärztebl International 111 (38): 1556

Euteneier A (2014) Risikomanagement: Umgang mit Regelverstößen. Dtsch Arztebl International 111 (37): 1504

Gawande A (2009) The Checklist Manifesto, How to get things right. Metropolitan Books. New York

Goodrick E, Salancik GR (1996) Organizational discretion in responding to institutional practices: Hospitals and cesarean births. Administrative Science Quarterly 41: 1–28

Hudson PTW, et al. (1998) Bending the Rules II Why do people break rules or fail to follow procedures? and What can you do about it? The Violation Manual Version 1.3. Leiden University & Manchester University (Report for Shell International Exploration and production)

Hudson PTW, et al. (1998) Bending The Rules: Managing Violation in the Workplace. Research Gate

Jordan P, et al. (2011) Human Factors in Cockpit. Springer, Heidelberg Dordrecht London New York

Kluge A (2011) Begünstigende Faktoren für Regelverstöße in Organisationen. Komplexität und Lernen, Newsletter für Organisationales Lernen, Simulation und Training Ausgabe 18, Jan/Feb/März 2011

Pronovost P, et al. (2006) An Intervention to Decrease Catheter-Related Bloodstream Infections in the ICU. New England Journal of Medicine 355 (26): 2725–2732

Reason J (2000) Human error: models and management. BMJ 320 (7237): 768–770

Reason J (2008) The human contribution: unsafe acts, accidents and heroic recoveries. Ashgate, Farnham

Reason J, et al. (1998) Organizational controls and safety: the variety of rule related behavior. Journal of Occupational and Organizational Psychology 71: 289–304

Verschuur W., et al. (1996) Violations of Rules and Procedures: Results of an Item Analysis and Tests of the Behavioural Cause Model. Field Study NAM and Shell Expro Aberdeen. Report Leiden University of SIEP

Wachter, RM (2012) Understanding Patient Safety, 2nd ed. McGraw-Hill, New York

Waterman AD, et al. (2007) The emotional impact of medical errors on practicing physicians in the United States and Canada. Jt Comm J Qual Patient Saf 33 (8): 467–476

Wu AW (2000) Medical error: the second victim. The doctor who makes the mistake needs help too. BMJ 320 (7237): 726–727

Informationstechnologie und Risikomanagement

Peter Langkafel

14.1 Bedeutung der Informationstechnologie in der Medizin – 164

14.2 Medizinische Informatik – 164

14.3 Software-Fehler – 164

14.4 Software in Medizinprodukten – 165

14.5 Malware – Schadprogramme – 165

14.6 Datenschutz und IT – 166

14.7 Sicherheit in der Medizin – 167

14.8 Status quo: IT und Qualität – 167

14.9 E-Iatrogenesis? – 167

14.10 Informationstechnologie und Risikomanagement – 169

14.11 Evidence-based IT – 170

Literatur – 171

> Medicine used to be simple, ineffective, and relatively safe. Now it is complex, effective, and potentially dangerous. (Cyril Chantler/Kings Fund)

14.1 Bedeutung der Informationstechnologie in der Medizin

Der Wert und die Bedeutung der Informationstechnologie in Medizin werden zukünftig weiter deutlich steigen: Gesundheit des 21. Jahrhunderts wird nicht mit den Methoden des 19. Jahrhunderts geleistet und dokumentiert werden können – auf Papier. Der Weg zu einem papierlosen Behandlungsprozess ist zwar noch nicht abgeschlossen. Der Digitalisierungsgrad im Jahr 2014 in der ambulanten und stationären Versorgung in Deutschland wird auf rund 60 % geschätzt (persönliche Befragung im Vorstand des Bundesverbandes Medizininformatik [BVME e.V.], April 2014, genaue Analysedaten fehlen). Das bedeutet: rund 40 % der Prozesse finden noch auf Papier statt und sind damit nur schwer be- und auswertbar – Tendenz jedoch deutlich fallend.

Die Menge digitaler Daten in der Medizin hat in kürzester Zeit bereits dramatisch zugenommen und wird weiter steigen: Die Digitalisierung der Prozesse, explodierende Datenmengen zum Beispiel durch neue bildgebenden Verfahren oder in der Gendiagnostik sowie immer mehr von Patienten selbst erzeugten Daten durch so genanntes »self-tracking« haben das Potenzial, ganz neue Diagnostik und Therapieansätze zu entwickeln – und bergen naturgemäß neue und eigene Risiken.

Die Einführung und Erweiterung von »Software« in die Medizin beinhaltet zwangsläufig eine Diskussion über Prozesse und Verantwortlichkeiten. Damit ist die strategische Bedeutung von IT immanent – auch gerade für das Thema Risikomanagement. Denn die Erhöhung der Behandlungsqualität zusammen mit einer effektiveren Nutzung von Ressourcen ist die Grundmotivation zur Einführung von Health-IT. Daraus leitet sich ab, dass wir hier um weit mehr als um »Technologie oder Computer« sprechen. Nur die Zusammenarbeit von klinisch tätigen Personen, Management und IT wird zukünftig erfolgreich sein.

14.2 Medizinische Informatik

Die Informationstechnologie im Allgemeinen und die medizinische Informatik im Speziellen werden in diesem Kapitel auf ihren möglichen Einfluss auf das Risikomanagement in der Gesundheitsversorgung dargestellt. Medizinische Informatik versteht sich als die »Wissenschaft der systematischen Erschließung, Verwaltung, Aufbewahrung, Verarbeitung und Bereitstellung von Daten, Informationen und Wissen in der Medizin und im Gesundheitswesen.« (GMDS 2014)

14.3 Software-Fehler

Das Deutsche Institut für Normung definiert Fehler als einen »Merkmalswert, der die vorgegebenen Anforderungen nicht erfüllt«.

Software kann – medizinunspezifisch wie aber auch im medizinischen Kontext – auf vielfältige Weise Ursache für Fehler sein und stellt damit ein eigenes, spezifisches Risiko dar.

Die wichtigsten **Fehlerquellen** umfassen im Wesentlichen folgende Bereiche:
- **Programmspezifikation:** Mangelhafte, nicht aufgabenadäquate Programmspezifikation. Dies bedeutet, dass die Software in bestimmten Bereichen zwar grundsätzlich richtig funktioniert, aber nicht die Aufgaben erfüllt, die der Nutzer in diesem Moment der Nutzung erwartet. Ein Beispiel wäre, wenn ein Arzt im Rahmen einer Diagnosedokumentation bestimmte Blutwerte/Laborparameter nicht oder nur ungenügend eingeben kann.
- **Programmierfehler:** Hiermit sind etwa eindeutige Fehlberechnungen oder Falschangaben durch die Software zu verstehen. Ein Beispiel wäre: Ein Arzt ordnet einen Glukosetest an und stattdessen wird ein Natriumwert in der Anforderung prozessiert. Dies klingt einfach oder banal – kann aber in der Praxis sehr schwierig und auch gefährlich sein, da der Nutzer diesen Fehler gar nicht bemerkt.
- **Funktionalität:** fehlend oder nicht ausreichend, entspricht nicht den Erwartungen des Nutzers (Beispiel: Software für Nebenwir-

kungs-Check gibt fälschlicherweise Alarm/keinen Alarm).
- **Kalkulationsfehler**: Zahlen werden aus bestehende Daten falsch analysiert (Algorithmen), falsch zugewiesen (Beispiel: Dosierungen von Medikamenten werden falsch übertragen/angegeben).
- **Inhaltsfehler**: Informationen im Rahmen eines Prozesses entsprechen nicht den erwünschten Standards (Beispiel: Implementierung von klinischen Leitlinien in Workflows sind nicht korrekt).
- **Unzureichende Detailtiefe**: Informationen in einem System reichen nicht aus, um handlungsrelevant zu werden (Beispiel: Warnmeldung zu einer Allergie aber keine Details über den Grund).
- **Integration**: fehlende oder nicht ausreichende Integration zwischen Systemen (Beispiel: Übertragung von Daten aus Spezialuntersuchungen/fachspezifischen Systemen in das klinische Informationssystem).
- **Datenüberschuss**: Datenmenge blockiert einen Ablauf oder erhöht die Wartezeit in unakzeptabler Weise: Dies kann durch technische Ursachen begründet sein (»buffer overflow« – das System kann die Daten nicht verarbeiten) oder auch durch den Prozess verursacht sein. Beispiel: hochauflösende Datenqualität eines CTs soll »schnell« in ein klinisches System oder eine mobile Applikation überführt werden.
- **Support-Funktionen**: Diese sind nicht ausreichend oder nicht vorhanden (Beispiel: Hilfe/Erklärungen, Hotline).
- **Graphische »Fehler«**: Graphiken transportieren Daten falsch oder zeigen sie falsch an. Farbcodes entsprechen nicht den Erwartungen (Beispiel: Ampelfarben nicht entsprechend angewandt).
- **User-Interface/Ergonomie**: Das, was der Nutzer sieht, ist nicht intuitiv oder nach Training zu nutzen (Buttons zu klein, fehlen etc.).
- **Upgrade/Update**: Fehlende Aktualisierung der Software (Beispiel: unerlaubte Zugriffe werden ermöglicht, technische Erweiterungen nicht vorhanden etc.).

Die beschriebenen Fehlerdimensionen beschreiben die wichtigsten Ursachen für Risiken bei der Nutzung von Software im medizinischen Kontext – allerdings sicher nicht ausnahmslos. Auch zu dieser Art von Risiko gilt der Spruch »es gibt nichts, was es nicht gibt«.

14.4 Software in Medizinprodukten

Über die Häufigkeit dieser oben genannten Software-Fehler in Krankenhäusern gibt es keine validen Statistiken – unter anderem auch deshalb, weil es hier praktische keinerlei Dokumentationspflichten gibt. Einen Hinweis auf die Bedeutung von Software zeigt aber auch der Blick auf das Auftreten von Fehlern bei Medizinprodukten, siehe auch das Positionspapier »Risikomanagement für medizinische Netzwerke in der Intensiv- und Notfallmedizin« (DGBMT et al. 2013):

»Im Zeitraum von 2005–2010 wurden von 3.788 Risikomeldungen mit der Fehlerursache »Design-/Konstruktionsfehler«, 813 als Softwarefehler eingestuft, davon werden jedoch nur 310 als Softwareprobleme eigener Art (falsche Therapievorgaben, falsche Patientenzuordnung, Auswertungs- und Dokumentationsfehler) eingestuft (◘ Abb. 14.1). Auch wenn die Probleme, die aufgrund einer Vernetzung aufgetreten sind, nicht gesondert ausgewiesen werden, so ist doch von einem relevanten Anteil auszugehen. Hinzu kommt, dass Fehler, die durch die Integration eines Medizinproduktes in ein IT-Netzwerk auftreten, wahrscheinlich kaum gemeldet werden und somit eine sehr hohe Dunkelziffer existiert.«

14.5 Malware – Schadprogramme

Eine weitere Healthcare-unspezifische Fehler- oder Schadensquelle sind Viren, Trojaner oder andere zum Schaden oder »Ausspionieren« konzipierte Software. Ziel ist, vom Benutzer unerwünschte und gegebenenfalls schädliche Funktionen auszuführen. Dieser Begriff bezeichnet keine fehlerhafte Software, obwohl auch diese Schaden anrichten kann. Malware wird von Fachleuten der Computer-

Fehlerursache: Design-/Konstruktionsfehler

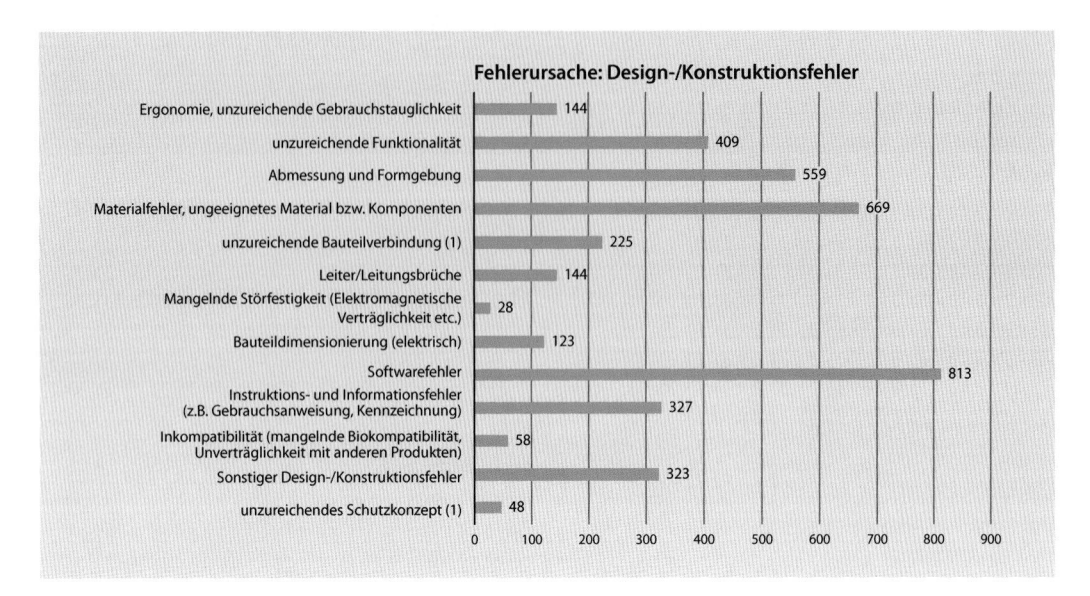

Fehlerursache	Anzahl
Ergonomie, unzureichende Gebrauchstauglichkeit	144
unzureichende Funktionalität	409
Abmessung und Formgebung	559
Materialfehler, ungeeignetes Material bzw. Komponenten	669
unzureichende Bauteilverbindung (1)	225
Leiter/Leitungsbrüche	144
Mangelnde Störfestigkeit (Elektromagnetische Verträglichkeit etc.)	28
Bauteildimensionierung (elektrisch)	123
Softwarefehler	813
Instruktions- und Informationsfehler (z.B. Gebrauchsanweisung, Kennzeichnung)	327
Inkompatibilität (mangelnde Biokompatibilität, Unverträglichkeit mit anderen Produkten)	58
Sonstiger Design-/Konstruktionsfehler	323
unzureichendes Schutzkonzept (1)	48

◻ **Abb. 14.1** Risikomeldungen mit der Fehlerursache »Design-/Konstruktionsfehler«, davon 813 als Softwarefehler. Statistische Auswertung der im Zeitraum 01.01.2005 bis 31.12.2010 abschließend bewerteten Risikomeldungen Stand: 19.4.2011; Anzahl der auswertbaren Risikomeldungen: 3788, (1) Erfassung seit dem 1.1.2006 (Bundesinstitut für Arzneimittel und Medizinprodukte)

sicherheitsbranche als Über- oder Sammelbegriff verwendet, um die große Bandbreite an feindseliger, intrusiver und/oder unerwünschter Software oder Programmen zu beschreiben. Hier sei nur auf entsprechende Sicherheitskonzepte verweisen, die unter andrem technische Firewalls, entsprechende Anti-Virenprogramm und so genannte »Demilitarisierte Zonen« (DMZs) – dies sind technisch vermeidlich sichere Zonen innerhalb einer gesamten IT-Infrastruktur.

14.6 Datenschutz und IT

Für IT-Systeme und die medizinische Dokumentation sind zahlreiche Rechtsvorschriften zu beachten, die entwicklungsbedingt Änderungen und Anpassungen unterliegen. Das trifft sowohl für den Schutz, den Zugriff als auch für die Datenübermittlung an Dritte (einrichtungs- und sektorübergreifende Kommunikation, z. B. an weiterbehandelnde Ärzte) unter Einbeziehung der **Telemedizin** und anderer Telematik-Anwendungen zu. So fordert z. B. das Bundesdatenschutzgesetz (BDSG) in § 9 einschließlich Anlage zu § 9, Satz 1 technische und organisatorische Maßnahmen zur Gewährleistung des Schutzes personenbezogener Daten.

Das sind solche wesentlichen Kriterien wie:

- **Vertraulichkeit:** Der Arzt muss die Vertraulichkeit der übermittelten Information gewährleisten, so dass nicht Unbefugte Kenntnis von diesen erhalten.
- **Authentizität:** Die sichere Zuordnung der patientenbezogenen Information zum Urheber (Absender) und der Nachweis, dass die Information nicht verändert wurde, müssen gegeben sein.
- **Integrität:** Die patientenbezogene Information muss in allen Phasen der Verarbeitung unversehrt, vollständig, gültig und widerspruchsfrei bleiben.
- **Verfügbarkeit:** Die patientenbezogene Information muss dort, wo sie benötigt wird, zeitgerecht und bearbeitbar zur Verfügung stehen.

IT-Sicherheit (Virenschutzprogramme, Nutzung von Firewalls) sowie die Einhaltung des Datenschutz sind eigene Risikodimensionen, die gerade im Umfeld der Gesundheitswirtschaft eine besondere Bedeutung haben. Dies gilt nicht nur unter dem Aspekt der täglichen Prozesse bei der Diagnose und Therapie von Krankheiten an Patienten. Forschungsvorhaben haben zusätzlich weitere Rechts- und Ethiknormen zu erfüllen. Ein zusätzlicher Bereich mit hoher IT-Relevanz ist zudem das Thema **Archivierung von Daten**, an die in der Medizin in Deutschland langjährige Verpflichtungen geknüpft sind (in einigen Ländern besteht sogar die Pflicht, gewisse Daten aus der Medizin »lebenslang« zu archivieren). Durch die Nutzung von mehr und mehr digitalen Datenträgern werden zwangsläufig hohe Ansprüche an die IT-Infrastruktur formuliert.

14.7 Sicherheit in der Medizin

Sicherheit in der Medizin ist ein Produkt eines soziotechnischen Systems (Committee on Patient Safety and Health Information Technology 2011). Die »National Academy of Science« der USA schließt hier fünf zentrale Bereiche ein:
- Technologie (Software, Hardware etc.)
- Menschen (Ärzte, Pflegende, Patienten etc.)
- Prozess (z. B. strukturierte Abläufe als »work flow«)
- Organisation (Größe, Struktur, Entscheidungsprozesse, Leistungsanreize)
- Externes Umfeld (gesetzliche Regelungen, öffentliche Meinung etc.)

Diese Dimensionen interagieren – und selten gibt es nur »den einen Grund« für eine Entscheidung oder für ein gewisses Handeln – und damit für Fehler oder »Beinahe-Fehler«. Stattdessen beeinflussen sich die Ebenen täglich im medizinischen Handeln – im Guten wie im Schlechten: Sowohl für den Erfolg, das Risiko und den Fehler sind häufig komplexe Rahmenbedingungen zu beachten. Dieses Kapitel fokussiert auf den Bereich »Informationstechnologie«. Dabei ist die Implementierung von IT per se eine Querschnittstechnologie und verbindet Prozesse, Menschen (User) in einem Organisationszusammenhang in besonderer Weise.

14.8 Status quo: IT und Qualität

Nach den Ergebnissen der Studie »Rolle der IT im Krankenhaus IT als strategischer Partner« des Beratungshauses Deloitte aus dem Jahr 2014 erkennen fast zwei Drittel (64,9 %) der Studienteilnehmer (Krankenhausmitarbeiter in verschiedenen Funktionen) bereits die Bedeutung der IT für die Verbesserung der medizinischen Behandlungsqualität an (Abb. 14.2 und Abb. 14.3): Sie erkennen in der IT schon heute einen strategischen Erfolgsfaktor für die kontinuierliche Weiterentwicklung der medizinischen Qualität des Krankenhausbetriebs. Das verbleibende Drittel der Befragten definiert dagegen IT als notwendige (Technik-)Unterstützung des Medizinbetriebs – vielleicht lässt sich sogar sagen als »notwendiges Übel«.

14.9 E-Iatrogenesis?

Vielleicht lässt sich damit zu Recht von dem Begriff »E-Iatrogenesis« sprechen, also einem Patientenschaden, der zumindest zu einem Teil ursächlich mit »Electronic« – also Informationstechnologie verbunden ist. Valide Statistiken sind hier nicht vorhanden, das nationale US-amerikanische Institute of Medicine geht allerdings davon aus, dass IT mit einen Anteil kleiner als 1 % der Gesamtfehler im Gesundheitssystem beteiligt ist (Committee on Patient Safety and Health Information Technology 2012).

Valide Zahlen, welcher Anteil an Fehlern durch IT grundsätzlich reduziert wurde oder werden kann, existieren aus unterschiedlichen Gründen nicht: Fehlender Wille zum Austausch von Daten, fehlender Fokus entsprechender Studien, methodische Probleme – unter anderem die Reduzierung an »Beinahe-Fehlern« tatsächlich zu messen, da diese nicht zu einem Schaden führen – und die allgemeine Fehlerkultur mit fehlendem Problembewusstsein sind hier zu nennen.

Die Diskussion um Schaden und Nutzen und die Vermeidung von iatrogenen Fehlern ist bei

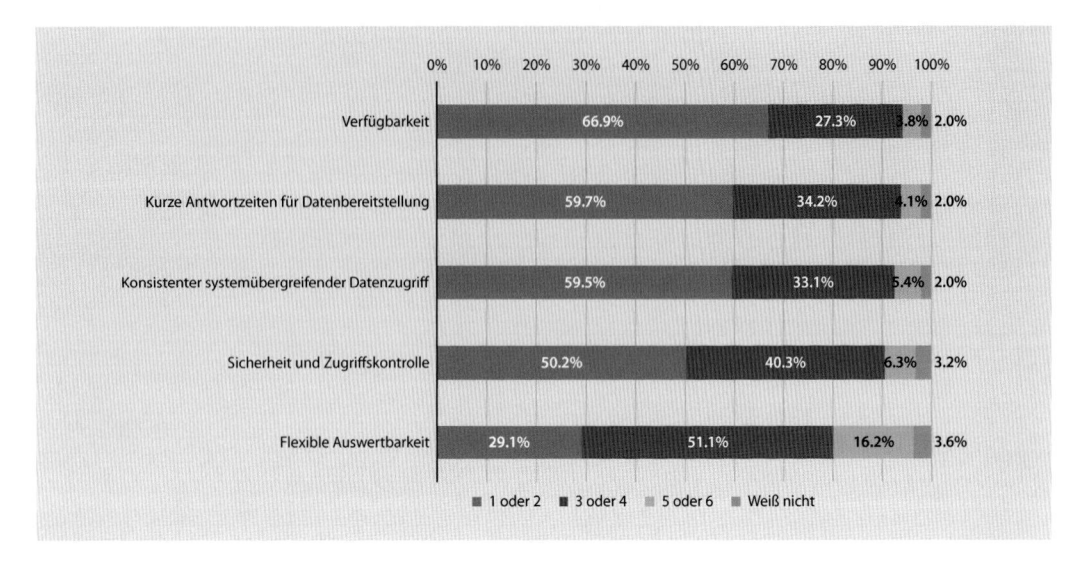

Abb. 14.2
Zufriedenheit der Befragten mit der Qualität der Bereitstellung klinischer Daten in der Regelmedizin ohne Forschung und Lehre, nach Schulnoten. (Adaptiert nach Deloitte 2014)

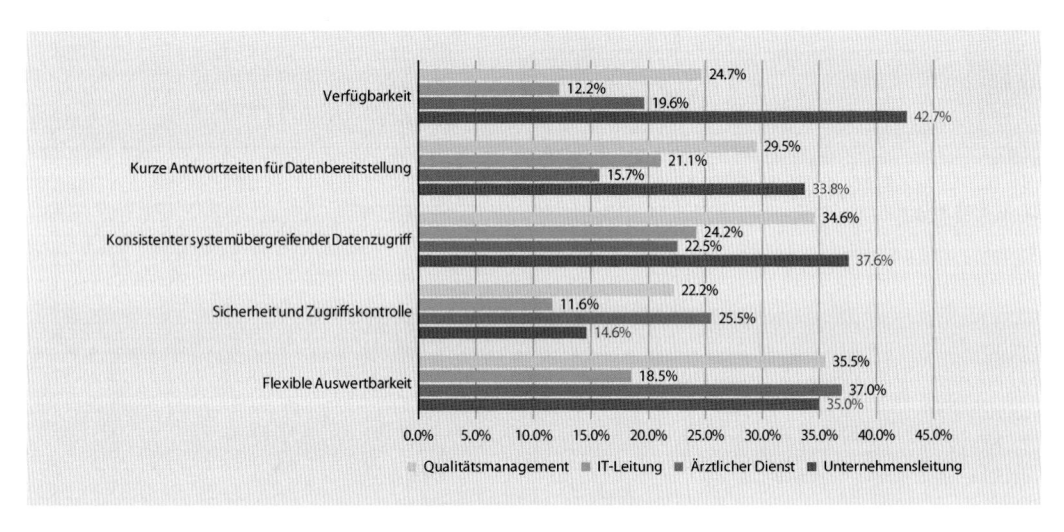

Abb. 14.3
Wunsch der Studienteilnehmer nach verbesserter IT-Unterstützung für die Bereitstellung klinischer Daten, nach Berufsgruppen. (Adaptiert nach Deloitte 2014)

weitem noch nicht abgeschlossen. Einige Autoren schlagen vor, klinische Informationssysteme als Medizinprodukt zu sehen und entsprechende Zertifizierungen bezüglich der Programmierung, Performance und Wartung gesetzlich einzufordern und festzulegen. Bowman (2013) schlägt vor, ein »Health-IT«-Nebenwirkungsreporting einzuführen – entsprechend den rechtlichen Rahmenbedingungen zur Meldepflicht von unerwünschten und unerwarteten Arzneimittelnebenwirkungen. Möglich wäre auch ein »CIRS zum KIS« – also ein eigenes anonymes System, in dem auf freiwilliger

Basis und vertraulich Fehler beim Gebrauch von klinischen Systemen beschrieben und gemeldet werden kann. Diskutiert werden auch Ansätze à la »whistleblower« – also eine zentrale (nationale?) Anlaufstelle für unerwünschte und fehlerhafte Health-IT-Anwendungen.

14.10 Informationstechnologie und Risikomanagement

Zur Weiterentwicklung von Informationstechnologie gerade unter dem Aspekt des klinischen Risikomanagements ist eine Kombination einer erweiterter Selbstverpflichtung der Industrie und Unternehmen in der Gesundheitswirtschaft (»bottom-up«) ebenso zu befürworten, wie eindeutigere rechtliche Rahmenbedingungen und Verpflichtungen (»top-down«).

Angelehnt an das US-amerikanische »Committee on Patient Safety and Health Information Technology« (IHI 2011) sind folgende Themen besonders hervorzuheben:

- **Arbeitsorganisation:** Wie kann Health-IT nicht nur individuelle Patienteninformationen darstellen, sondern die allgemeine klinische Tätigkeit besser unterstützen? Dazu gehört etwa die Priorisierung und das Coaching von Arbeitsschritten – und diese aktuell im Tagesverlauf anzugleichen. Wie kann IT besser helfen, unterbrochene Arbeitsschritte (in der klinischen Praxis durchaus häufig) besser wieder aufzunehmen und neu zu bewerten?
- **Struktur der dargestellten Informationen:** Health-IT stellt klinische Verbindungen in der Regel nicht explizit dar. Zum Beispiel könnte ein bestimmter Wert in Zusammenhang mit einer bestimmten Medikation hervorgehoben werden – etwa Bluthochdruck in Zusammenhang mit einer aktuellen Medikation und einem relevanten Nierenwert. Heute ist es stattdessen häufig notwendig, eine Vielzahl von unterschiedlichen Bildschirminhalten aufzurufen und daraus ärztliches Verständnis zu synthetisieren. Wie kann man Health-IT-Darstellungen hier weiter entwickeln, die in der Kombination und Selektion von Daten einen eigenen Mehrwert darstellen?
- **Das Pick-List-Problem:** Bei der detaillierten Analyse von Fehlmedikationen, die durch IT-Nutzung getriggert wurden, tritt dieses Problem (Auswahl eines Wertes oder einer Medikation aus einer langen Liste, aus der per »scroll« am Bildschirm ausgewählt werden muss) besonders häufig auf. Ähnliche Begriffe sind hier häufig alphabetisch und nicht nach (persönlicher) Relevanz sortiert. Wie können die unterschiedlichen Auswahllisten »lernen« und damit ihre Sortierung anpassen und deren Nutzung vereinfachen oder gar bestimmte Zusammenstellungen empfehlen?
- **Fehler-/Warnmeldungen:** Meldungen, die IT-seitig bedingt sind (zum Beispiel ein fehlender Wert in einer Eingabemaske) vermischen sich mit Meldungen, die aufgrund einer klinischen Konstellation sich ergeben (zum Beispiel eine Medikationsgabe bei einer bestehenden Allergie gegen den Wirkstoff). Jede einzelne Meldung hat wahrscheinlich eine Berechtigung – aber in der Kombination kann dies zu einer Ablenkung führen. Wie können Empfehlungen, Hinweise oder eine Warnungen zum einen besser aggregiert werden zum anderen eindeutiger in einem bestimmten klinischen Zusammenhang gestellt und priorisiert werden?
- **Arbeiten im Team:** Health-IT unterstützt in der Regel individuelle Prozesse einzelner Personen (Gründe hierfür sind u. a. Datenschutz, Haftungsrecht, Lizenzmodelle etc.). Patientenbehandlung findet allerdings häufig im Team (z. B. Pflege und Ärzte) statt – häufig werden sogar über Abteilungsgrenzen hinweg unterschiedliche Experten einbezogen. Wie kann IT so gestaltet werden, diese Gleichzeitigkeit (die häufig zudem nicht eindeutig seriell ist) besser zu unterstützen?
- **Medizinische Dokumentation/administrative Dokumentation:** Health-IT verbindet in der Regel Funktionen, die wahlweise für den klinisch tätigen Arzt relevant sind und gleichzeitig »nur« für administrative Prozesse wie

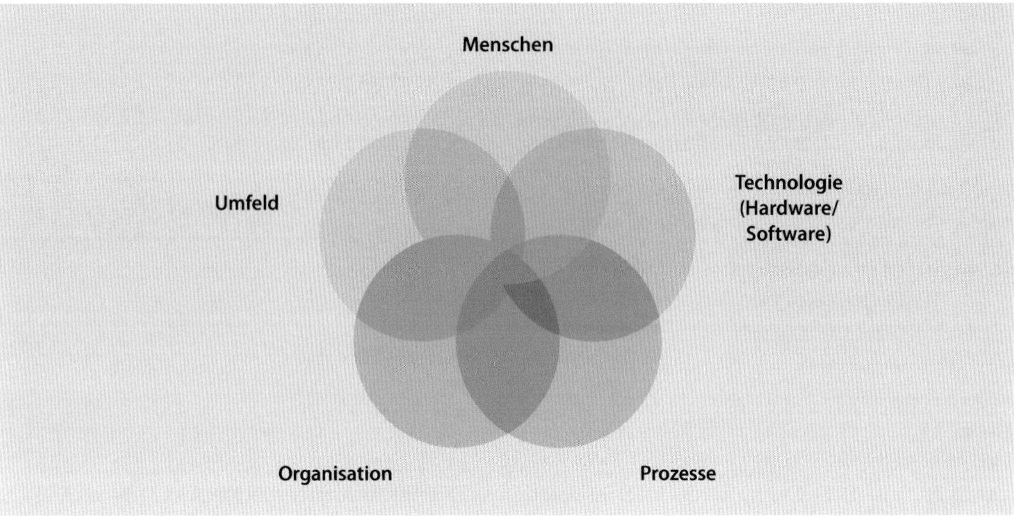

◘ Abb. 14.4 Health-IT zugehörige potenziell unerwünschte Ereignisse und ihr zugrundeliegendes soziotechnisches System. (Adaptiert nach Harrington et al. 2010, Sittig u. Singh 2010, Walker et al. 2008, in Committee on Patient Safety and Health Information Technology; Institute of Medicine, 2012, Health IT and Patient Safety: Building Safer Systems for Better)

Abrechnung oder Dokumentationspflichten. Die Gefahr besteht, dass relevante klinische Informationen hinter bürokratischer Camouflage verloren gehen. Können zukünftig relevante Informationen besser gefiltert bzw. priorisiert dargestellt werden?

– **Zugriffs- und Zugangsproblematiken:** Notwendige Rollenberechtigungen und -einschränkungen können dazu führen, dass relevante Informationen verloren gehen (Zugriff). Wartungsarbeiten, Upgrades, Updates oder andere Gründe können den Zugang zu Systemen erschweren oder verunmöglichen. Wie können diese Effekte besser kontrolliert und unter dem Aspekt der Risikominimierung optimiert werden?

– **Interoperabilität auf Nutzerebene:** Unterschiedliche IT-Systeme haben ihr eigenes »look and feel« und oft abweichende Navigationskonzepte und Darstellungsformen. Medizinisches Personal arbeitet häufig in unterschiedlichen Systemen verschiedener Hersteller. Wie können Systeme so entwickelt (standardisiert?) werden, dass der Übergang in unterschiedliche Darstellungen nicht eine eigene Fehlerquelle darstellt?

14.11 Evidence-based IT

Die hohe Komplexität in der Umsetzung der meisten hier genannten Themen ist für IT-Experten und teilweise auch für ärztliches Personal offensichtlich. Aber wir dürfen nicht vergessen, dass wir häufig inmitten des Digitalisierungsprozesses der Gesundheitswirtschaft sind. Viele Unternehmen benutzen noch Systeme der ersten oder zweiten Generation, in die aktuelle Anforderungen und Möglichkeiten nicht eingeflossen sind. Wir brauchen evidence-based IT (Langkafel 2009).

Die Health-IT unterliegt Einflüsse des soziotechnischen Systems, deren Komponenten die ◘ Abb. 14.4 darstellt. Die damit verbundenen Interaktionen mit der Health-IT aus den verschiedenen Perspektiven mit ihren unterschiedlichen Qualitäten und Auswirkungen müssen beim Einsatz der Health-IT in der Patientenversorgung mit berücksichtigt werden (▶ Kap. 12.4 Mensch-Maschinen-Interaktion).

Informationstechnologie in der Medizin als Werkzeug muss zukünftig noch besser in seinem quantifizierbarem Nutzen, seinen realen Kosten und seinen eigenen Risikopotenzialen verstanden werden um die Akzeptanz bei allen Beteiligten in der Gesundheitswirtschaft noch weiter zu erhöhen: Technologie, Menschen, Rahmenbedingungen, Organisation und Prozesse sind hierzu als integriertes System zu verstehen.

Literatur

Bowman S (2013) Impact of Electronic Health Record Systems on Information Integrity: Quality and Safety Implications. Perspect Health Inf Manag PMC3797550

Böckmann B, Elbel G-K, Radunz O; Deloitte & Touche GmbH Wirtschaftsprüfungsgesellschaft, gemeinsam mit dem Lehrstuhl für Medizinische Informatik der FH Dortmund (2013) Rolle der IT im Krankenhaus - IT als strategischer Partner der Unternehmensleitung

Committee on Patient Safety and Health Information Technology; Institute of Medicine (2012) Health IT and Patient Safety: Building Safer Systems for Better. National Academy of Sciences

DGBMT, VDE, DIVI, BVITG, DGF, DKE; Risikomanagement für medizinische Netzwerke in der Intensiv- und Notfallmedizin. Gemeinsames Positionspapier zur Norm IEC 80001-1 der Deutschen Gesellschaft für Biomedizinische Technik (DGBMT) im VDE e.V. und der Deutschen Interdisziplinären Vereinigung für Intensiv- und Notfallmedizin e.V. (DIVI) unter Beteiligung des Bundesverbandes Gesundheits-IT (BVITG), der Deutschen Gesellschaft für Fachkrankenpflege (DGF) und der Deutschen Kommission Elektrotechnik Elektronik Informationstechnik (DKE) im DIN und VDE

GMDS, Deutschen Gesellschaft für Medizinische Informatik, Biometrie und Epidemiologie (2014) ▶ http://www.gmds.de; (Letzter Abruf November 2014)

Langkafel P (2009) Evidence-based IT. 54. Jahrestagung der Deutschen Gesellschaft für Medizinische Informatik, Biometrie und Epidemiologie e.V. (GMDS), Abstract

Aufgaben der Medizintechnik

Kurt Kruber

15.1 Einführung – 174

15.2 Regularien und Implikationen aus dem MPG und der MPBetreibV – 174

15.3 Aufgabenbereiche und risikorelevante Aufgaben der Medizintechnik – 175
15.3.1 Betreiber aktiver Medizinprodukte – 175
15.3.2 Aktives Medizinprodukt – 176
15.3.3 Aufgaben der Medizintechnik – 176

15.4 Medizinprodukteeinweisungen – 176
15.4.1 Medizingeräte-Anwender – 176
15.4.2 Medizinprodukte-Verantwortlicher – 177
15.4.3 Dokumentation – 177

15.5 Management der Medizingeräte – 177
15.5.1 Messtechnische Kontrollen – 178
15.5.2 Sicherheitstechnische Kontrollen – 178
15.5.3 Personalqualifikation – 178
15.5.4 Verwaltung des Gerätebestandes – 179
15.5.5 Übergabe der Geräte vom Anwender zur Medizintechnik – 179
15.5.6 Vorkommnisse und unerwünschte Ereignisse mit Geräten – 180
15.5.7 Zusammenspiel Ticket-Meldesystem, CIRS und BfArM-Meldung – 180

15.6 Abgrenzung zu anderen Funktionsabteilungen – 181

Literatur – 182

A. Euteneier (Hrsg.), *Handbuch Klinisches Risikomanagement*, Erfolgskonzepte Praxis- & Krankenhaus-Management, DOI 10.1007/978-3-662-45150-2_15, © Springer-Verlag Berlin Heidelberg 2015

15.1 Einführung

Die Medizintechnik agiert in einem regulierten Bereich, in dem das Medizinproduktegesetz (MPG) in Verbindung mit der Medizinprodukte-Betreiberverordnung (MPBetreibV) sowie den Unfallverhütungsvorschriften (UVV) und weitere Normen und Richtlinien maßgeblich die alltäglichen Aufgaben bestimmen. In diesem Abschnitt stehen die Fragestellungen,
- welche Regularien einzuhalten sind, nebst Implikationen des MPGs und der MPBetreibV,
- welche Aufgabenbereiche und risikorelevanten Aufgaben heutzutage die Medizintechnik umfasst,
- wie das Management der Medizingeräte heutzutage erfolgt und
- warum Einweisungen in Medizinprodukte (MP) notwendig sind,

im Vordergrund. Außerdem wird die Abgrenzung zu anderen Funktionsabteilungen wie z. B. der Haustechnik erläutert. Die Schnittstellen mit der IT sind ausführlich in den ▶ Kap. 34.2 (Zusammenspiel von IT und Medizintechnik) und ▶ Kap. 34.3 (Maßnahmen zur Risikoreduzierung durch die Medizintechnik und IT) dargestellt.

15.2 Regularien und Implikationen aus dem MPG und der MPBetreibV

Medizinprodukte unterliegen einer strengen Kontrolle und können nur zur Anwendung kommen, wenn in einem vom Hersteller initiierten Konformitätsbewertungsverfahren die Übereinstimmung seines Medizinproduktes mit europäischen Richtlinien und harmonisierten Normen sowie dem MPG und der MPBetreibV nachgewiesen wurde. Bei Abschluss des Konformitätsbewertungsverfahrens erhält das Medizinprodukt die **CE-Kennzeichnung**. Die CE-Kennzeichnung (Communauté Européenne) belegt lediglich die Freiverkehrsfähigkeit innerhalb der Europäischen Gemeinschaft (EG) und ist kein (Prüf-)Siegel. Näheres zu diesen Mindestanforderungen an ein technisches Gerät in Europa, auch oft als dessen »Reisepass« bezeichnet, siehe IHK (2014). Da Medizingeräte ohne CE-Zeichen in Europa nicht einsetzbar sind, ist entsprechende Vorsicht beim direkten Erwerb von Geräten, z. B. von Messen aus den USA und dem asiatischen Raum geboten.

Das Deutsche Institut für medizinische Dokumentation und Information (DIMDI) liefert die offizielle Nomenklatur für Medizinprodukte. Darüber hinaus werden die käuflich erwerbbaren Medizinprodukte, mit Ausnahme der aktiven implantierbaren Medizinprodukte sowie der In-vitro-Diagnostika, nach § 13 MPG (Klassifizierung von Medizinprodukten, Abgrenzung zu anderen Produkten) und den Klassifizierungsregeln des Anhangs IX der Richtlinie 93/42/EWG in verschiedene Kategorien eingeteilt. Diese sind nur für Betreiber von Relevanz, wenn die Eigenherstellung eines Medizinproduktes z. B. im Rahmen von Forschungsvorhaben erfolgt oder bei experimentellen neuen Medizintherapien für die bis dato keine Zulassung vorliegt, oder beim Umbau bestehender Geräte. Dadurch wird der Betreiber zum Hersteller eines Medizinproduktes. Diese Einteilung umfasst u. a. die Festlegung der Zweckbestimmung durch den Hersteller. Die Zweckbestimmung legt z. B. fest, ob ein Beatmungsgerät in der Umgebung eines 3 Tesla MRT bis zur 5 mT-Linie des Magnetresonanztomographen betrieben werden darf.

Eine aktuelle Problematik besteht in der Entwicklung von softwaregestützten und vernetzten Medizingeräten, die im klinischen Alltag nicht mehr wegzudenken sind. Werden Medizinprodukte und Nicht-Medizinprodukte (z. B. IT-Geräte) zu gemeinsamen, teils vernetzten Systemen verbunden, ist es wichtig, die Vorgaben in MPG und MPBetreibV zu beachten. Hiervon betroffen sind z. B. Softwareprogramme wie Medizinische Lern- u. Planungssoftware zur Prothesenplanung oder Software zur Hörschwellenbestimmung, die auf handelsüblichen vernetzten Computern im Intranet laufen.

Die teilweise kontrovers geführte Diskussion, in wieweit Software, wie Krankenhausinformationssysteme (KIS) oder Intensivinformationsmanagementsysteme (IMS), ein Medizinprodukt sind, wurde durch die Europäische Kommission mit einer Guidance zur »Qualifikation und Klassifikation von Standalone-Software« (MEDDEV 2.1/6 Jan 2012) weitestgehend geklärt.

> KIS und IMS/PDMS sind per se nicht als ein Medizinprodukt einzustufen. Module, die zusätzliche Informationen zur Diagnostik, Therapie oder Fortschreibungen/Nachfolgeuntersuchungen anbieten, sind dagegen als Medizinprodukte einzustufen. Auch hier gilt die Angabe der Zweckbestimmung durch den Hersteller.

Um einen möglichst hohen Sicherheitsstandard zu erzielen, wird in § 4 des MPG explizit untersagt, »Medizinprodukte in den Verkehr zu bringen, zu errichten, in Betrieb zu nehmen, zu betreiben oder anzuwenden« wenn allein »der begründete Verdacht besteht, dass sie die Sicherheit und die Gesundheit der Patienten, der Anwender oder Dritter bei sachgemäßer Anwendung, Instandhaltung und ihrer Zweckbestimmung entsprechender Verwendung über ein nach den Erkenntnissen der medizinischen Wissenschaften vertretbares Maß hinausgehend unmittelbar oder mittelbar gefährden«.

Daher ist eine **Risikoanalyse** und **Risikobewertung** nach dem allgemein anerkannten Stand der Technik (lt. DIN EN 1441 bzw. DIN EN ISO 14971) durchzuführen. Dies muss auch eine Beschreibung von getroffenen Maßnahmen zur maximalen Verringerung der durch Anwendungsfehler bedingten Risiken umfassen (Böckmann u Frankenberger 2011). Die Verfahren der Risikobewertung beschreibt § 10 MPG. Nach § 3, 5 und 12 kann die zuständige Bundesoberbehörde von den Verantwortlichen und Beteiligten »die Mitwirkung von allen für die Sachverhaltsaufklärung oder die für die Risikobewertung erforderlichen Auskünfte und Unterlagen bis hin zum betroffenen Produkt selbst oder Muster zu Untersuchungszwecken verlangen«. Verantwortliche (▶ Kap. 15.4) sind vom Betreiber als beauftragte Person gemäß § 5 MPBetreibV bestimmt und können z. B. Oberärzte, leitende MTA oder Pflegebereichsleitung sein. Beteiligte sind, wie zitiert, alle, vom Hersteller über die Medizintechnik, Haustechnik und IT bis zum Datenschutzbeauftragten. Die Anwendung eines auf die Medizintechnik zugeschnittenen Risikomanagements wird im ▶ Kap. 34.3 (Maßnahmen zur Risikoreduzierung durch die Medizintechnik und IT) weitergehend erläutert und dabei im Besonderen auf die DIN EN ISO 80001 verwiesen.

15.3 Aufgabenbereiche und risikorelevante Aufgaben der Medizintechnik

Vorab müssen zunächst zwei der wichtigsten Definitionen und deren Abgrenzung beim Betrieb von Medizinprodukten erläutert werden. Dies sind die Begriffe »Betreiber« und »aktives Medizinprodukt«.

15.3.1 Betreiber aktiver Medizinprodukte

Betreiber im juristischen Sinne (vgl. Urteil des Bundesverwaltungsgerichts 2003) ist derjenige, der Besitzer des Gerätes ist, d. h. der die tatsächliche Sachherrschaft über das Gerät ausübt. Dies ist üblicherweise der Träger des Klinikums, vertreten durch den Verwaltungsleiter, Geschäftsführer bzw. Vorstand. Dieser überträgt wesentliche Teile der Betreiberpflichten auf den Bereich bzw. die Abteilung Medizintechnik. Oft wird hierzu die Form einer Dienstanweisung gewählt. Dies schafft Verbindlichkeit und gebündelt in einem Dokument kann dies in Form von regelmäßigen Schulungen aktuell gehalten werden. Die Abgrenzung des Besitzers gegenüber dem Eigentümer eines Gerätes erklärt sich z. B. auf Grund eines Mietvertrages bzw. Leihgerätes bei einer Instandhaltung. In dem Fall verleiht der Eigentümer (der Hersteller oder die Verleihfirma) an das Klinikum als neuem Besitzer sprich Betreiber des Gerätes.

15.3.2 Aktives Medizinprodukt

> Das »aktive Medizinprodukt« bezeichnet alle Medizinprodukte, die energetisch betrieben werden, d. h. auf Druckluft, eine Stromquelle oder eine andere Energiequelle als die unmittelbar durch den menschlichen Körper oder die Schwerkraft erzeugte Energie angewiesen sind.

Wenn zur Übertragung von Stoffen, Energie oder Parametern zwischen einem Medizinprodukt und dem Patienten keine wesentliche Veränderung dieser drei Faktoren eintritt, wird das Gerät oder die Software nicht als aktives Medizinprodukt angesehen. »Nicht-aktive« Medizinprodukte fallen nicht unter das MPV-Gesetz (Medizinprodukte-Verordnung). Dazu zählen beispielsweise Brillen, viele chirurgische Instrumente, Gehilfen, mechanische Implantate, Verbandsmaterial, Kondome. So sind Injektionsspritzen nicht aktiv, da sie durch unmittelbare Muskelkraft des Anwenders betätigt werden. Spritzenpumpen sind wiederum aktive Medizinprodukte. Das kann somit (muss aber nicht) z. B. für IT-Netzwerk und Verkabelung gelten.

15.3.3 Aufgaben der Medizintechnik

Zu den Aufgaben der Medizintechnik zählen im Besonderen:
- Organisation der Instandhaltung der aktiven Medizinprodukte (lt. § 4 MPBetreibV) und Betreiben der zentralen Reparaturannahme für Medizinprodukte
- Führen eines Medizinproduktebuchs (gemäß § 7 MPBetreibV)
- Führung des Bestandsverzeichnisses aller aktiven Medizinprodukte (§ 8 MPBetreibV)
- Terminüberwachung und Organisation der vorgeschriebenen sicherheitstechnischen (STK) (nach § 6 MPBetreibV) und messtechnischen (MTK) Kontrollen gemäß § 11 MPBetreibV
- Überwachung und Dokumentation der Funktionsprüfung von Medizinprodukten der Anlage 1 MPBetreibV am Einsatzort bei Erstinbetriebnahme durch den Hersteller gemäß § 5 Abs. 1 MPBetreibV bzw. eine dazu befugte Person (§ 5 MPBetreibV, Abs. 3)
- Sicherstellung, dass Medizinprodukte nur mit CE Kennzeichnung in Betrieb genommen werden mit Ausnahme bei Sonderanfertigungen, Medizinprodukten aus Eigenherstellung, Medizinprodukten mit Ausnahmeregelung durch das Bundesamt für Arzneimittel und Medizinprodukten (lt. § 11 Abs. 1 MPG) sowie solchen zur klinischen Prüfung

Risikorelevante Aufgaben ergeben sich für die Verantwortlichen in der Medizintechnik daher aus der unzureichenden Einhaltung bzw. Beachtung der Dienstanweisung zu den obigen Aufgaben (▶ Kap. 12 Human Factor und ▶ Kap. 13 Regelverstöße).

15.4 Medizinprodukteeinweisungen

Im Zusammenhang mit den für den Betrieb von Medizinprodukten notwendigen Einweisungen sind zwei begriffliche Abgrenzungen notwendig, »Anwender« und »Medizinprodukte-Verantwortliche«.

15.4.1 Medizingeräte-Anwender

Als Anwender werden diejenigen bezeichnet, die Medizinprodukte bedienen und somit eigenverantwortlich über den technischen Einsatz des Produktes entscheiden, z. B. der Arzt oder die Krankenschwester, und nicht die Medizintechnik, wie vielfach angenommen wird. Sie müssen dafür Sorge tragen, dass Gefährdungen für Patienten, Beschäftigte und Dritte vermieden werden, indem sie, falls nötig, von der Anwendung absehen und unverzüglich Maßnahmen zur Abwendung von weiteren Gefahren veranlassen. Sie müssen über die entsprechende **fachliche Qualifikation** und über die Einweisung in die Handhabung des Gerätes verfügen. Der Anwender muss vor jedem Einsatz am Medizinprodukt eine sorgfältige **Funktionsprüfung** vornehmen und es darf nur nach sicher gestellter ordnungsgemäßer Inbetriebnahme eingesetzt werden.

15.4.2 Medizinprodukte-Verantwortlicher

Der Medizinprodukte (MP)-Verantwortliche ist in einem Teilbereich der Klinik für die aktiven Medizinprodukte gegenüber dem Betreiber verantwortlich und stellt sicher, dass die Vorschriften und verpflichtenden Meldungen eingehalten werden. Er ist vom Betreiber als beauftragte Person gemäß § 5 MPBetreibV im Medizinproduktebuch einzutragen. Er nimmt an der Ersteinweisung durch den Hersteller bzw. Lieferanten teil. Bei **Ersteinweisungen** im Rahmen der Inbetriebnahme von Medizinprodukten werden die MP-Verantwortlichen in die sachgerechte Handhabung, Anwendung und den Betrieb des Medizinproduktes eingewiesen. Dies beinhaltet auch die zulässige Anbindung mit anderen Medizinprodukten, Gegenständen und Zubehör. In der Regel weist der Ersteinweiser die weiteren Mitarbeiter ein. Möglich ist es natürlich, dass der Hersteller ein weiteres oder sogar mehrere Male Einweisungen in die von ihm hergestellten MP durchführt.

Der Anwender ist verpflichtet, an einer Einweisung vor Nutzung teilgenommen zu haben und muss die Schulungen auch persönlich nachweisen können. Dies kann in einem **Gerätepass**, -führerschein oder einem Formblatt als Ersteinweisungsnachweis dokumentiert sein. Dieser Nachweis entbindet nicht von der Pflicht der Dokumentation der Einweisungen in den **Medizinproduktebüchern**, die abteilungs-/organisations-/bereichsweise ausgegeben und ergänzt werden müssen. Statt dieser Papierform kann auch die elektronische Form der Dokumentation in einer CAFM-Software (Computer-Aided-Facility-Management) gewählt werden.

15.4.3 Dokumentation

Die Dokumentation für bestimmte Medizinprodukte, die in den Anlagen 1 und 2 der MPBetreibV aufgeführt sind, wird im Medizinproduktebuch geführt. Gemäß § 7 MPBetreibV sind u. a. Daten über Funktionsprüfung, Einweisungen, vorgeschriebene Prüfungen, Instandhaltungsmaßnahmen sowie Störungen und Bedienungsfehler darin festzuhalten. Papiergestützte Versionen sind so aufzubewahren bzw. hausintern zu veröffentlichen, dass die Angaben dem Anwender während der Arbeitszeit zugänglich sind. Die Dokumentation beinhaltet die Bestandsdaten, die Einweisungsnachweise und die Gebrauchsanweisung, sowie die Serviceberichte der Hersteller. Die Gebrauchsanweisungen und die dem Medizinprodukt beigefügten Hinweise sind gemäß § 9 MPBetreibV so aufzubewahren, dass die erforderlichen Angaben dem Anwender jederzeit zugänglich sind. Softwarelösungen müssen die gleichen Anforderungen erfüllen.

15.5 Management der Medizingeräte

Es erfolgen zum einen messtechnische Kontrollen zur Überprüfung ob Medizingeräte richtig messen und zum anderen sicherheitstechnische Kontrollen, welche den sicheren Einsatz der Medizingeräte überprüfen. Eine exakte Messung, z. B. zur Bestimmung der Hörschwelle muss der Arzt oder die Pflegekraft voraussetzen können, um darauf aufbauend die richtige Therapie einleiten zu können. Sicherheitstechnisch kann es sich z. B. um die Funktion der Neutral-Elektrode an Hochfrequenzgeräten zur Elektrokauterisation handeln, deren Fehlfunktion zu schweren Hautverbrennungen beim Patienten während der Operation führen kann.

15.5.1 Messtechnische Kontrollen

Das Management der Medizingeräte umfasst in erster Linie messtechnische Kontrollen (MTK) deren Ergebnisse unter Angabe der ermittelten Messwerte, der Messverfahren und sonstiger Beurteilungsergebnisse in das Medizinproduktebuch einzutragen sind (vgl. § 7 Abs. 1 MPBetreibV). Die MTKs müssen lt. § 11 MPBetreibV an allen unter Anlage 2 der MPBetreibV aufgeführten aktiven Medizinprodukten und an Medizinprodukten, die nicht in der Anlage 2 aufgeführt sind, aber für die der Hersteller solche Kontrollen vorschreibt, regelmäßig durchgeführt werden. Die Medizintechnik stellt bei Anlage 2 Geräten sicher, dass nach dem Öffnen des Gehäuses eine MTK durchgeführt wird.

Medizingeräteprüfungen zur Messgenauigkeit werden im **Turnus** von 1 Jahr (z. B. Temperaturmessgeräte), 2 Jahren (z. B. Blutdruckmessgeräte), 5 Jahren (z. B. Messgeräte zur Augeninnendruckmessung), bis zu 6 Jahren (z. B. Messungen der Therapiedosimeter). Weitere Informationen finden sich in den Informationsblättern des Bundesministeriums der Justiz und für Verbraucherschutz (2014).

15.5.2 Sicherheitstechnische Kontrollen

Als zweites umfasst das Management sicherheitstechnische Kontrollen (STK), über die ein Protokoll (auch elektronisch) anzufertigen ist, mit Datum der Durchführung, Ergebnisse der STK unter Angabe der ermittelten Messwerte, der Messverfahren und sonstiger Beurteilungsergebnisse. Das Protokoll hat der Betreiber zumindest bis zur nächsten STK aufzubewahren. Die STK ist eine Stückprüfung an jedem einzelnen Medizinprodukt gemäß Anhang I der EG-Richtlinie über Medizinprodukte. Zahlreiche Beispiele zur Anlage 1 (zu § 5 Abs. 1 und Abs. 2, § 6 Abs. 1 und § 7 Abs. 1) finden sich unter DIMDI (2014), so sind externe aktive Komponenten **aktiver Implantate** u. a. Herzschrittmacher, Defibrillatoren, Arzneimittelpumpen und Biostimulatoren. Ebenso fallen beispielsweise unter die »nicht implantierbaren aktiven Medizinprodukte zur Erzeugung und Anwendung elektrischer Energie zur unmittelbaren Beeinflussung der Funktion von Nerven und/oder Muskeln bzw. der Herztätigkeit« neben externen Defibrillatoren auch elektromedizinische Badeeinrichtungen (hydroelektrisches Bad/Stangerbad/Vierzellenbad), Elektromyographen (EMG) mit Stimulationseinrichtung, Entspannungs-Massagegerät, Lasertherapiegeräte, Reizstromtherapiegeräte und Ultraschallgeräte mit Stimulationseinrichtung.

Die Medizintechnik stellt bei diesen Anlage-1-Geräten sicher, dass nach dem **Öffnen des Gehäuses** bzw. bei **Reparaturarbeiten** an sicherheitsrelevanten Komponenten grundsätzlich eine STK durchgeführt wird. Die STK berücksichtigt auch, dass Verschleiß sowie zusätzliche Fehlerquellen durch das Anwenden und Betreiben des Medizinprodukts entstehen können, die eine sichere Anwendung negativ beeinflussen. Sie geht daher weiter als die vom Hersteller vorgesehenen Maßnahmen und die mit ihr befassten Personen müssen, wie auch bei den MTKs, den Anforderungen, die diese besonderen Kontrollen erfordern, genügen.

Weitere Informationen finden sich hierzu in den Informationsblättern des Bundesministeriums der Justiz und für Verbraucherschutz (2014).

15.5.3 Personalqualifikation

Mindestanforderungen an ein Medizintechnik-Personal gibt es aus dem Berufsrecht aktuell nicht. Medizintechniker stellen einen so genannten **Querschnittstechnikerberuf** dar, »der die Befähigung im Querschnitt der Technikgebiete erfordert, soweit es um Geräte, Apparate und Produkte geht, die zur Diagnostik und Therapie von Patienten dienen.« (Böhme 2013)

Die übliche Qualifikation bei der Instandhaltung von aktiven Medizinprodukten wird durch den Abschluss einer Ausbildung als Elektroingenieur, -techniker, -meister, -geselle o.ä. nachgewiesen. Studiengänge zum Medizintechniker beinhalten die Kenntnis der BGV A3, DIN VDE0701-0702, Betriebssicherheitsverordnung (BetrSichV) und die Technischen Regeln der Betriebssicherheit (TRBS). Es gelten z. B. auch elektrische Zusatzqualifikationen der Verbände, z. B. MTCert-Zertifikat für Medizintechniker vom Fachverband Biomedizinische Technik (fbmt), für Mechaniker die langjährig in der Medizintechnik tätig sind. Um das in vielen Kliniken hausinterne Problem der langjährigen Mitarbeiter aus der Mechanik zu lösen, die nicht selbstständig und ohne Aufsicht Medizingeräte reparieren dürfen, kann als minimale Qualifikation auch eine mehrjährige Tätigkeit im Bereich der Medizintechnik nach Überprüfung von Theorie und Praxis durch eine Elektrofachkraft nachgewiesen werden. Stichwort ist hier die so genannte »Elektrofachkraft für festgelegte Tätigkeiten« (Böhme 2013). Medizintechniker mit einer dieser Formalqualifikationen sind mit ihrer Fachkenntnis als Kontrolleure unabhängig von Weisungen z. B. durch Hersteller oder Betreiber (§ 6 MPBetreibV).

15.5.4 Verwaltung des Gerätebestandes

Zur Verwaltung des jeweiligen Medizingerätebestandes (lt. § 8 MPBetreibV) gibt es am Markt einige Anbieter, die komplette Softwarelösungen anbieten. Diese Softwarelösungen sind teils zusammengefasst für Medizintechnik und Facility-Management im Krankenhaus als **CAFM-Software** im Einsatz. Da es im klinischen Betrieb immer auch um effizientes und einfaches Arbeiten geht, müssen als Mindestanforderungen neben den Basiseigenschaften einer hohen Performance bei großen Datenmengen gelten:

- Schnelles Reporting und eine Google-ähnliche Suche mit Volltextsuche
- Single-Sign-on mit automatischer Anmeldung des bereits unter Windows angemeldeten Benutzers
- Neben einem Windows- auch ein Web-Client
- Mobiler Zugriff, z. B. für Notebook, Tablet, Smartphone etc.
- Dezentrale Bearbeitung von z. B. Störungen und Einweisungen
- Anzeige-/Druckmöglichkeit von hinterlegten Dokumenten

Wichtige Standardfunktionen sind neben der Geräteerfassung ein **Raumbuch** mit Geräte- und Raumaufträgen/-kosten inkl. Terminüberwachung nebst Dokumentenverwaltung und -zuordnung. Eine **Mandantensteuerung** mit wahlweise getrennter oder übergreifender Datenhaltung sowie ein Zugriffs- und Rechtemanagement mit Integration von **Active Directory** und spezifischen Benutzerrollen müssen das System auch datenschutzkonform halten. **Schnittstellen** zu den gängigen ERP-Systemen sowie umfassende Anbindungsmöglichkeiten an Systeme von Fremddienstleistern zum Import von Prüfvorschriften sowie zur direkten Anbindung von Prüfsystemen und schließlich Anbindung an das zentrale **Ticketsystem** der Hotline runden den Standard ab.

Bei der Auswahl der Software sollte mit berücksichtigt werden, dass der Anbieter auch noch in 10 Jahren auf dem Markt tätig ist und regelmäßige Updates und Anpassungen anbietet. In manchen Kliniken werden auch Softwaresysteme aus der Eigenentwicklung eingesetzt. Sinnvoll ist es, dass diese Systeme mit einem klinikweiten Intranet-basierten Ticketsystem zur Reparaturanmeldung und Erfassung der Störungen und Ausfälle gekoppelt sind. Abschließend ist die Dokumentation der Einweisungen im System von zentraler Bedeutung (▶ Abschn. 15.3).

15.5.5 Übergabe der Geräte vom Anwender zur Medizintechnik

Auch die Übergabe der gebrauchten Geräte muss geregelt sein, d. h. ob der Anwender z. B. über einen Transportdienst, das defekte Gerät auf der Station abholen lässt oder es persönlich in der Medizintechnik abgibt und dort einen Reparaturbeleg erhält. Bewegliche Geräte müssen prinzipiell gereinigt und desinfiziert übergeben werden. Defekte ortsfeste (Groß-)Geräte werden häufig aufgrund ihrer zeitkritischen Komponente telefonisch dem **Herstellersupport** gemeldet. Die Medizintechnik organisiert den weiteren Ablauf um die vereinbarte Verfügbarkeit der Geräte sicherzustellen. Das heißt u. a. bei ortsveränderlichen Geräten Ersatzlieferung soweit verfügbar und bei ortsunveränderlichen Geräten Information an die Anwender zum Standort der nächsten vergleichbaren Geräte. Unwirtschaftliche Instandhaltungen werden üblicherweise durch die Medizintechnik direkt zurückgemeldet. Was unwirtschaftlich ist, legt, anhand der Wiederbeschaffungs- und Folgekosten, der Geräteauslastung sowie der Erlösrelevanz oder medizinischen Notwendigkeit unter Berücksichtigung der Unternehmensstrategie, gewöhnlich der Vorstand des Klinikums mit den Fachabteilungen fest.

15.5.6 Vorkommnisse und unerwünschte Ereignisse mit Geräten

Werden aktive Medizinprodukte stillgelegt bzw. ausgemustert oder auf Dauer an einen anderen Standort oder Anwenderkreis abgegeben, führt die Medizintechnik die erforderliche Aktualisierung des Bestandsverzeichnisses und des Medizinproduktebuchs durch.

Demgegenüber sind Vorkommnisse (lt. § 2 Nr. 1 der Medizinprodukte-Sicherheitsplanverordnung) mit Medizinprodukten, die unmittelbar oder mittelbar zum Tod oder zu einer schwerwiegenden Verschlechterung des Gesundheitszustands eines Patienten geführt haben oder hätten führen können, dem Medizinprodukteverantwortlichen und dem Betreiber durch jeden, der diesen Schaden feststellt, unverzüglich in folgendem Ablauf zu melden (§ 3 MPBetreibV und § 29 MPG).

- Als erstes muss das betroffene Gerät aus Sicherheitsgründen und ggf. zur Beweissicherung mit allen verbundenen Teilen und Zubehör außer Betrieb genommen oder sichergestellt werden. Auch dies übernimmt meist die Medizintechnik.
- Parallel sind Meldungen von Vorkommnissen an das Bundesinstitut für Arzneimittel und Medizinprodukte (BfArM) mittels des aktuellen Formblattes (im Internet erhältlich unter ▶ http://www.bfarm.de) zu melden. Zur Meldung gehören: Typ/Modell, Hersteller, Standort, ID-Nr., Bezeichnung, ggf. Beschreibung gemäß einer Anlage oder Skizze, Zubehör, Medizinprodukteverantwortlicher, Name des Meldenden, Ort, Datum, Unterschrift.
- Es ist vollständig auszufüllen und zunächst an den Betreiber weiterzuleiten.
- Die Meldung wird dann durch den Betreiber an das BfArM geleitet.
- Dieses gibt die Meldung umgehend an die für den Betreiber zuständige Behörde weiter und informiert den Hersteller sowie die für den Hersteller zuständige Behörde.

15.5.7 Zusammenspiel Ticket-Meldesystem, CIRS und BfArM-Meldung

Eine empfehlenswerte Handlungsempfehlung zu den verschiedenen Meldesystemen mit ihren Grenzen bzw. Verbesserungspotenzialen hat das Aktionsbündnis Patientensicherheit (2014) herausgegeben. Der 1. Teil beschränkt sich auf aktive medizintechnische Geräte und »soll später um den Einsatz anderer Medizinprodukte und weitere Versorgungsbereiche ergänzt werden.« Als zentrale Empfehlungen an Betreiber werden hierin genannt:
- Klare Zuständigkeiten schaffen
- Ein organisiertes Meldewesen einrichten
- Systematische Beteiligung der Medizintechnik in allen Gremien des Risikomanagements
- Aufbau einer Sicherheitskultur
- Bereitstellung von erforderlichen Ressourcen und
- Sicherstellung der Umsetzung

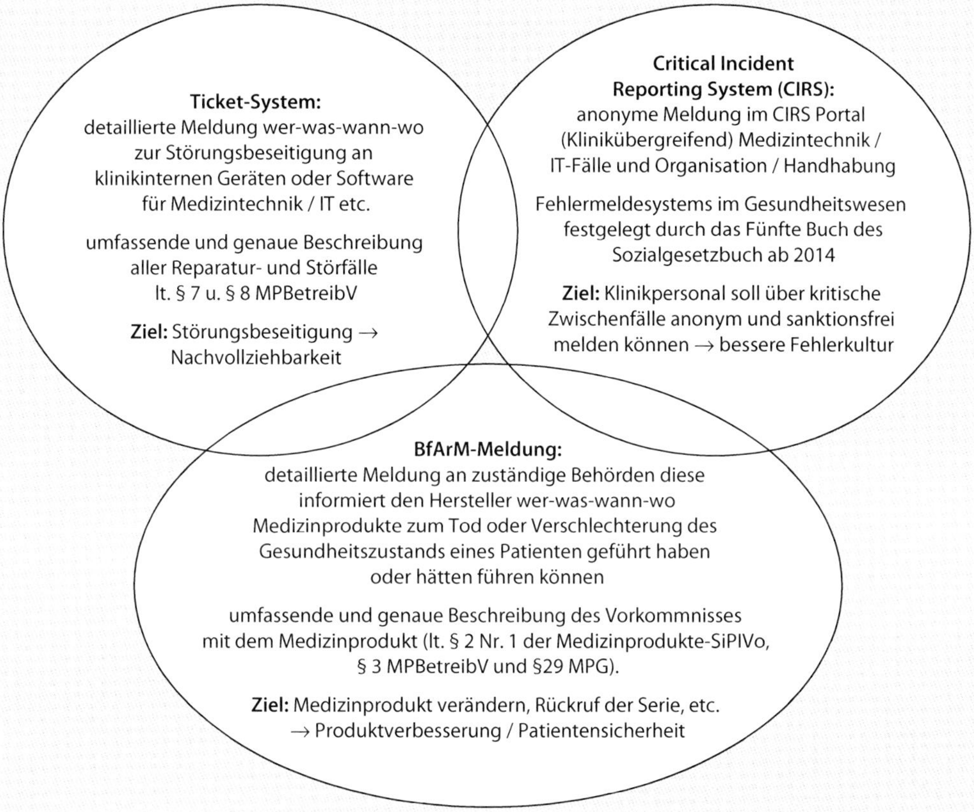

15.6 · Abgrenzung zu anderen Funktionsabteilungen

Ticket-System:
detaillierte Meldung wer-was-wann-wo zur Störungsbeseitigung an klinikinternen Geräten oder Software für Medizintechnik / IT etc.

umfassende und genaue Beschreibung aller Reparatur- und Störfälle lt. § 7 u. § 8 MPBetreibV

Ziel: Störungsbeseitigung → Nachvollziehbarkeit

Critical Incident Reporting System (CIRS):
anonyme Meldung im CIRS Portal (Klinikübergreifend) Medizintechnik / IT-Fälle und Organisation / Handhabung

Fehlermeldesystems im Gesundheitswesen festgelegt durch das Fünfte Buch des Sozialgesetzbuch ab 2014

Ziel: Klinikpersonal soll über kritische Zwischenfälle anonym und sanktionsfrei melden können → bessere Fehlerkultur

BfArM-Meldung:
detaillierte Meldung an zuständige Behörden diese informiert den Hersteller wer-was-wann-wo Medizinprodukte zum Tod oder Verschlechterung des Gesundheitszustands eines Patienten geführt haben oder hätten führen können

umfassende und genaue Beschreibung des Vorkommnisses mit dem Medizinprodukt (lt. § 2 Nr. 1 der Medizinprodukte-SiPIVo, § 3 MPBetreibV und §29 MPG).

Ziel: Medizinprodukt verändern, Rückruf der Serie, etc. → Produktverbesserung / Patientensicherheit

Abb. 15.1 Meldungen des CIRS, BfArM-System und Ticketsystem

Für die Anwender gelten demgegenüber die vier zentralen Empfehlungen:
- Einweisungen ernst nehmen
- Funktionsprüfung sorgfältig durchführen
- Fehler und Probleme immer melden
- Adressatspezifische Risikoinformationen vom Hersteller verlangen

Die wichtigsten Aspekte des Zusammenspiels und der Abgrenzung von drei verschiedenen Meldesystemen verdeutlicht ◘ Abb. 15.1.

15.6 Abgrenzung zu anderen Funktionsabteilungen

Wer in einem Klinikbetrieb welche Aufgaben übernimmt, ist häufig historisch gewachsen und Ergebnis des verfügbaren Personals vor Ort. Sie kann, auch unter Berücksichtigung der Qualifikationen, intern frei geregelt werden. ◘ Abb. 15.2 beschreibt hier beispielhaft die Aufgaben der Haustechnik (HT) gegenüber der Medizintechnik (MT) und in der Schnittmenge die typischen zu regelnden Aufgaben.

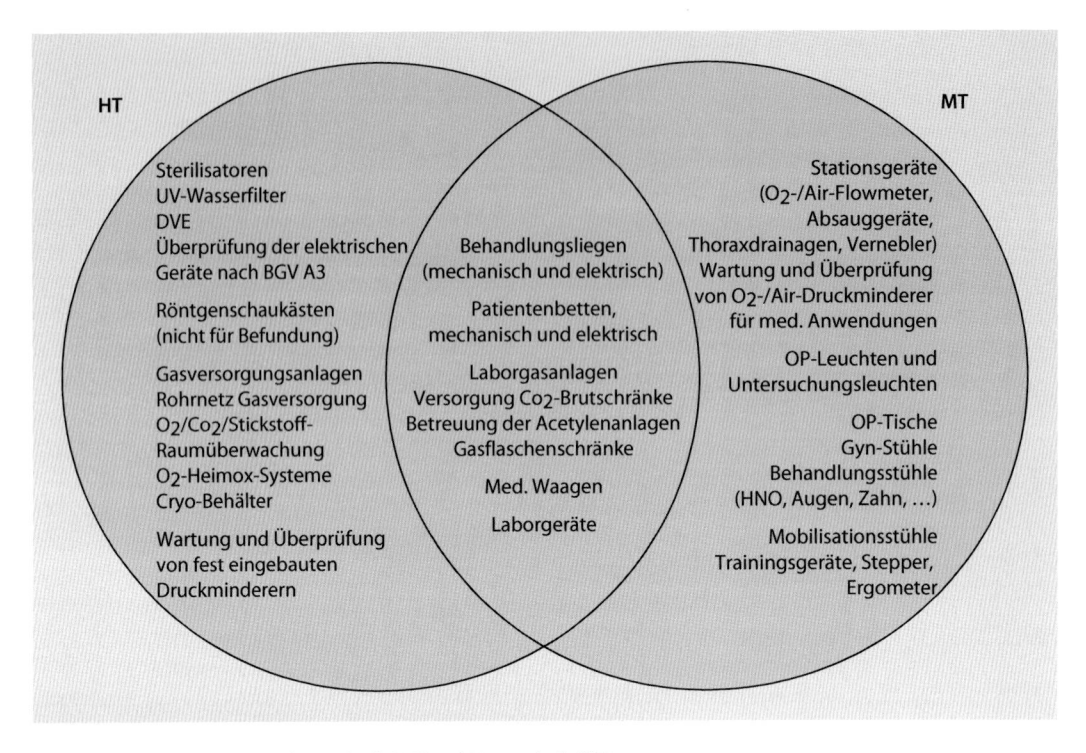

Abb. 15.2 Schnittstelle Medizintechnik (MT) und Haustechnik (HT)

HT

- Sterilisatoren
- UV-Wasserfilter
- DVE
- Überprüfung der elektrischen Geräte nach BGV A3
- Röntgenschaukästen (nicht für Befundung)
- Gasversorgungsanlagen
- Rohrnetz Gasversorgung
- O_2/CO_2/Stickstoff-Raumüberwachung
- O_2-Heimox-Systeme
- Cryo-Behälter
- Wartung und Überprüfung von fest eingebauten Druckminderern

Schnittmenge HT/MT

- Behandlungsliegen (mechanisch und elektrisch)
- Patientenbetten, mechanisch und elektrisch
- Laborgasanlagen
- Versorgung CO_2-Brutschränke
- Betreuung der Acetylenanlagen
- Gasflaschenschränke
- Med. Waagen
- Laborgeräte

MT

- Stationsgeräte (O_2-/Air-Flowmeter, Absauggeräte, Thoraxdrainagen, Vernebler)
- Wartung und Überprüfung von O_2-/Air-Druckminderer für med. Anwendungen
- OP-Leuchten und Untersuchungsleuchten
- OP-Tische
- Gyn-Stühle
- Behandlungsstühle (HNO, Augen, Zahn, …)
- Mobilisationsstühle
- Trainingsgeräte, Stepper, Ergometer

Auf die Abgrenzungen bzw. Schnittmengen von Medizintechnik und IT wird in ▶ Kap. 34.2 (Zusammenspiel von IT und Medizintechnik) und ▶ Kap. 34.3 (Maßnahmen zur Risikoreduzierung durch die Medizintechnik und IT) genauer noch eingegangen.

Literatur

Aktionsbündnis Patientensicherheit e.V. (2014), Patientensicherheit durch Prävention medizinproduktassoziierter Risiken, Teil 1: aktive Medizinprodukte, insbesondere medizintechnische Geräte in Krankenhäusern, ▶ http://www.aps-ev.de/fileadmin/fuerRedakteur/PDFs/Handlungsempfehlungen/MPAR/APS_Handlungsempfehlungen_2014_WEB_lang.PDF, Juni 2014

Böhme H (2013) Institut für Gesundheitsrecht und -politik, Juristische Beurteilung »…Reparatur und Wartung von elektrisch betriebenen Medizinprodukten …«, im Auftrag des Klinikums der Universität München AöR, Jever, 19. April 2013

Böckmann RD, Frankenberger H (2011) Durchführungshilfen zum Medizinproduktegesetz, TÜV Media

Bundesministerium der Justiz und für Verbraucherschutz (2014) Verordnung über das Errichten, Betreiben und Anwenden von Medizinprodukten, Anlage 1 (zu § 5 Abs. 1 und Abs. 2, § 6 Abs. 1 und § 7 Abs. 1) und Anlage 2 (zu § 11 Abs. 1), Fundstelle des Originaltextes: BGBl. I 2002, 3404, ▶ http://www.gesetze-im-internet.de/mpbetreibv/index.html

Bundesverwaltungsgericht Urteil BVerwG 3 C 47.02, OVG 11 LC 150/02, ▶ http://www.bverwg.de/entscheidungen/pdf/161203U3C47.02.0.pdf, 3. Senat des Bundesverwaltungsgerichts am 16. Dezember 2003

DIMDI (2014) Deutsches Institut für Medizinische Dokumentation und Information, ▶ https://www.dimdi.de/static/de/mpg/recht/betreibv-an.htm, 06.02.2002

DIN EN 1441 bzw. DIN EN ISO 14971 Medizinprodukte – Risikoanalyse bzw. Medizinprodukte – Anwendung des Risikomanagements auf Medizinprodukte

European Commission, DG Health and consumer, Directorate B, Unit B2 »Health Technology and Cosmetics«, MEDDEV 2.1/6 »Guidelines on the qualification and classification of stand-alone software used in healthcare within the regulatory framework of medical devices«, ▶ http://ec.europa.eu/health/medical-devices/files/meddev/2_1_6_ol_en.pdf (Januar) 2012

IHK – Industrie- und Handelskammer für München Oberbayern, CE-Kennzeichnung von Medizinprodukten,

Literatur

▶ https://www.muenchen.ihk.de/de/innovation/Anhaenge/ce-kennzeichnung-von-medizinprodukten.pdf; 2014

MPBetreibV Verordnung über das Errichten, Betreiben und Anwenden von Medizinprodukten (Medizinprodukte-Betreiberverordnung) ▶ http://www.gesetze-im-internet.de/mpbetreibv/. Ausfertigungsdatum: 29.06.1998 Stand: Neugefasst durch Bek. v. 21.8.2002 I 3396; zuletzt geändert durch Art. 2 V v. 25.7.2014 I 1227, Berlin, 4.Oktober 2014

MEDDEV2.4/1 Rev. 9: Medical Devices: Guidance document: Classification of medical devices. EU-Kommission Brüssel (Juni 2010); ▶ http://ec.europa.eu/health/medical-devices/files/meddev/2_4_1_rev_9_classification_en.pdf; Stand: Juni 2011

MPG Gesetz über Medizinprodukte (Medizinproduktegesetz) ▶ http://www.gesetze-im-internet.de/mpg/index.html Ausfertigungsdatum: 02.08.1994 Stand: Neugefasst durch Bek. v. 7.8.2002 I 3146; zuletzt geändert durch Art. 16 G v. 21.7.2014 I 1133

Aufgaben des Medikamentenmanagements

Hanna M. Seidling, Marion Stützle und Walter E. Haefeli

16.1 Definition des Medikamentenmanagements – 186

16.2 Schritte und Aufgaben des Medikamentenmanagements – 186
16.2.1 Die richtige Arzneimittelbeschaffung – 186
16.2.2 Die richtige Distribution von Arzneimitteln – 188
16.2.3 Die richtige Lagerung von Arzneimitteln – 189
16.2.4 Der richtige Patient – 189
16.2.5 Das richtige Arzneimittel/die richtige Darreichungsform – 189
16.2.6 Die richtige Dosis – 189
16.2.7 Der richtige Verabreichungsweg – 190
16.2.8 Der richtige Zeitpunkt – 190
16.2.9 Die richtige Applikationstechnik – 190
16.2.10 Der richtige Effekt/Monitoring – 191
16.2.11 Die richtige Dokumentation – 191
16.2.12 Die richtige Übergabe von Informationen (Kommunikation) – 191

16.3 Fazit – 192

Literatur – 192

16.1 Definition des Medikamentenmanagements

Medikamentenmanagement ist ein in der Literatur wenig einheitlich verwendeter Begriff. Praktisch ist, ihn als die Gesamtheit aller Prozesse in einem System oder einer Organisationseinheit zu verstehen, die dazu beitragen, dass der richtige Patient das richtige Arzneimittel in der richtigen Arzneiform, in der richtigen Dosis zum richtigen Zeitpunkt über den richtigen Verabreichungsweg in der richtigen Technik erhält und der Effekt richtig überwacht und dokumentiert wird (vergleiche auch die **9-R-Regel**; Elliot et al. 2010).

Das Medikamentenmanagement befasst sich dabei auch mit übergeordneten Prozessen wie Beschaffung, Lagerung, Bereitstellung und Entsorgung von Arzneimitteln (Erweiterung der 9-R-Regel) und geht damit über das bloße, patientenindividuelle **Medikationsmanagement** hinaus, das sich vor allem auf die korrekte Durchführung und Begleitung der patientenindividuellen Arzneimitteltherapie konzentriert und insbesondere für den ambulanten Versorgungsbereich einen Schwerpunkt auf die Zusammenarbeit von Arzt und Apotheker legt (Grundsatzpapier ABDA).

Grundlage sowohl des Medikationsmanagements als auch des Medikamentenmanagements ist der **Medikationsprozess** (◘ Abb. 16.1), der konsekutiv für eine Arzneimittelgabe die erforderlichen Prozessschritte von der Verordnung bis hin zum Monitoring definiert und im Rahmen einer Therapie repetitiv durchlaufen wird (Seidling et al. 2013). Ein besonders wachsames Management des Medikationsprozesses ist insbesondere dann erforderlich, wenn in die Arzneimitteltherapie mehrere Heilberufler eingebunden sind und eine Übergabe von Informationen zwischen beteiligten Personengruppen wie z. B. Arzt und Patient oder innerhalb einer Berufsgruppe z. B. im Rahmen von Schichtdiensten notwendig ist. Außerdem ist eine Abstimmung der Arzneimitteltherapie innerhalb des Medikationsprozesses notwendig, wenn ein Patient mit mehreren Arzneimitteln gleichzeitig therapiert wird, die z. B. unterschiedliche Verabreichungszeitpunkte oder Applikationstechniken erfordern und die ggf. zeitlich aufeinander abgestimmt werden müssen.

16.2 Schritte und Aufgaben des Medikamentenmanagements

Für ein effektives Medikamentenmanagement im Krankenhaus sollte die 9-R-Regel um vier übergeordnete Prozesse (richtige Arzneimittelbeschaffung, richtige Arzneimittellagerung, richtige Arzneimitteldistribution und die richtige Übergabe von Informationen zwischen Heilberuflern erweitert und sozusagen als **13-R-Regel** definiert werden (◘ Abb. 16.2).

16.2.1 Die richtige Arzneimittelbeschaffung

Die meisten Krankenhäuser beschränken das lokal im Krankenhaus verfügbare Arzneimittelsortiment und legen fest, welche Arzneimittel vorrangig im Krankenhaus eingesetzt werden sollen. Dies geschieht üblicherweise durch die Erstellung einer Hausliste von ca. 2000–2500 Präparaten durch die zuständige Arzneimittelkommission (Durán-García et al. 2011). Somit können neben der Sicherstellung einer adäquaten Arzneimitteltherapie auch Therapien indirekt standardisiert (durch Selektion und Ausschluss bestimmter Substanzen), Sicherheitsrisiken minimiert (z. B. durch die Vermeidung von **Look-alike-** oder **Sound-alike-Präparaten**) und eine wirtschaftliche Verordnung gefördert werden. Ergänzend zur richtigen Beschaffung von Fertigpräparaten prüft die Arzneimittelkommission gemeinsam mit der Krankenhausapotheke, wann die Anfertigung von Eigenherstellungen sinnvoll ist; dies kann z. B. angezeigt sein um die Arzneimittelversorgung bestimmter Patientensubpopulationen mit geeigneten Darreichungsformen zu versorgen (z. B. Neugeborene), um Lieferengpässe zu überbrücken, aus wirtschaftlichen Überlegungen oder um eine patientenindividuelle Therapie zu unterstützen.

> **Auch die Beschaffung von Notfallarzneimitteln und speziellen Antidota (z. B. Digitalis-Antitoxin) muss im Rahmen des Medikamentenmanagements eines Krankenhauses klar geregelt sein, damit auch in Notfallsituationen der unkomplizierte Zugriff auf solche Präparate sichergestellt ist.**

16.2 · Schritte und Aufgaben des Medikamentenmanagements

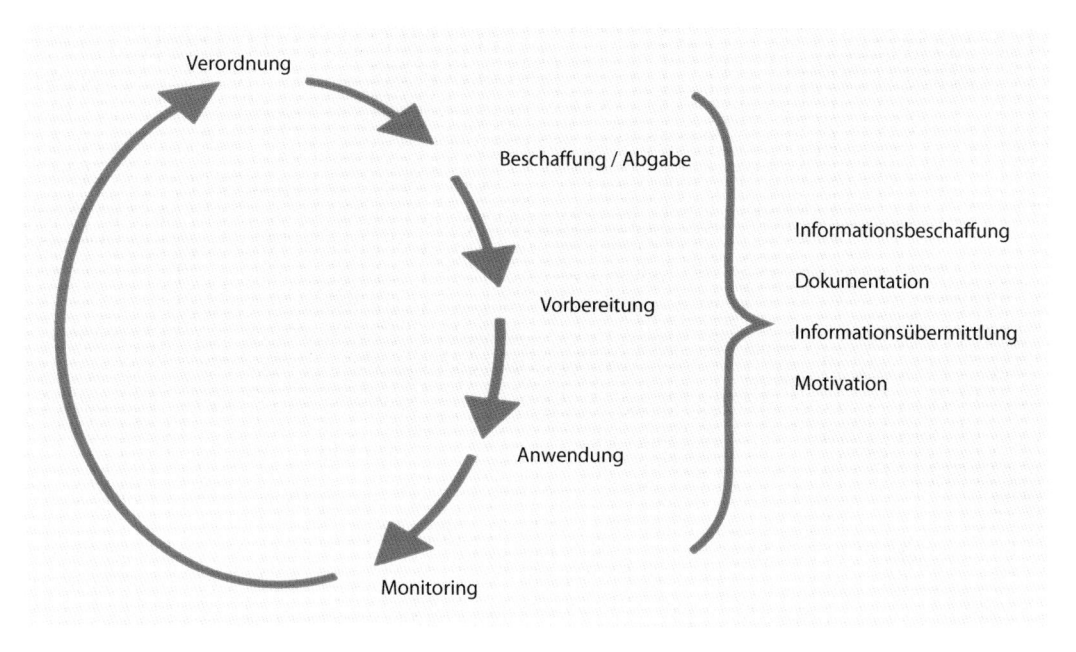

Abb. 16.1 Typischer Ablauf eines Medikationsprozesses mit den Hauptprozessschritten, die zum einen direkt das Arzneimittel betreffen (*Kreis*) und Prozessschritten, die zu unterschiedlichen Zeitpunkten relevant werden und insbesondere die Kommunikation und die Abstimmung der am Medikationsprozess Beteiligten betreffen (*Klammer*)

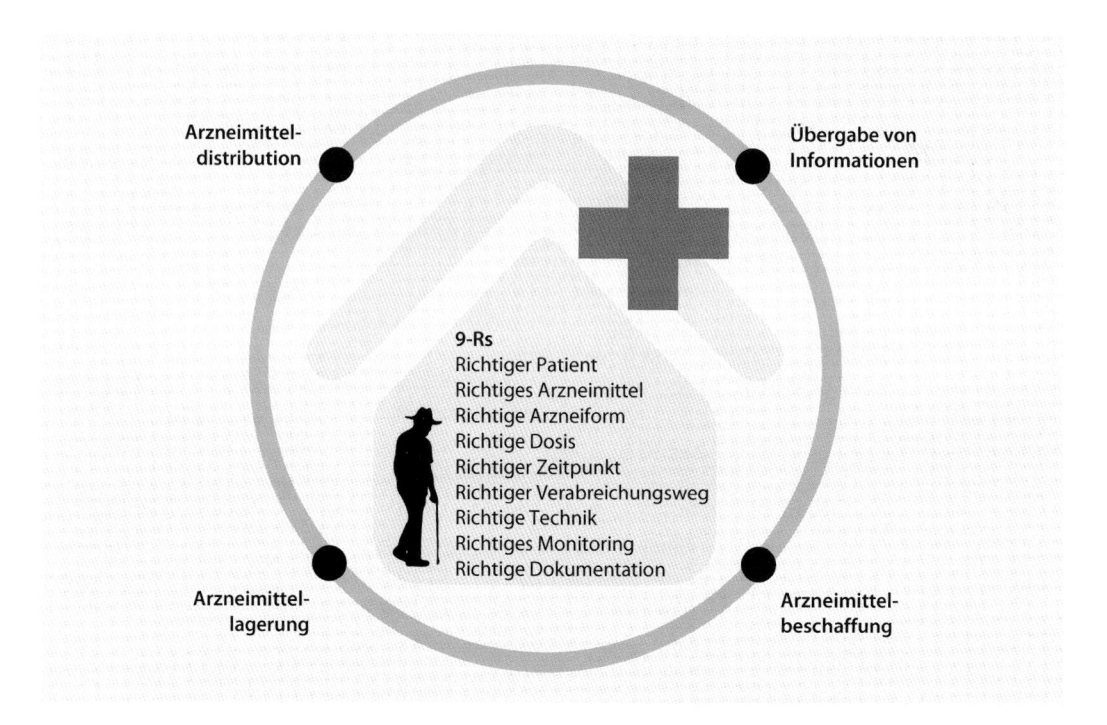

Abb. 16.2 Medikamentenmanagement anhand der 13-R-Regel im Krankenhaus mit der Unterteilung in die patientenindividuellen 9-R-Regeln und die übergeordneten Prozesse Arzneimittelbeschaffung, -lagerung und -distribution sowie Übergabe von Informationen

16.2.2 Die richtige Distribution von Arzneimitteln

Eine richtige Distribution von Arzneimitteln ist insofern entscheidend, da ein spezifisches Arzneimittel jeweils zum benötigten Zeitpunkt beim Patienten verfügbar sein muss. Eine besondere Herausforderung bei der Distribution von Arzneimitteln ist es zu vermeiden, dass Lieferengpässe oder schlechte Vorratshaltung sich negativ auf die Krankenversorgung am Bett auswirken oder dass durch ein Risiko für Arzneimittel- und Patientenverwechslungen entsteht. Auch umgekehrt muss die zeitnahe Rücknahme problematischer Arzneimittel und Chargen gewährleistet sein. Die Arzneimitteldistribution hängt damit eng mit dem Lagerungs- und **Logistikkonzept** für Arzneimittel zusammen und benötigt gute Kommunikationsstrukturen.

Insgesamt gesehen ist der Anteil der Medikationsfehler, der während der Distribution von Arzneimitteln auftritt, eher gering und liegt im niedrigen einstelligen Bereich (z. B. in UK zwischen 0,008 und 0,02 % (James et al. 2009).

Zu den häufigsten Fehlern bei der Arzneimitteldistribution zählen (James et al. 2009):
- Die Abgabe eines falschen Arzneimittels
- Die Abgabe einer falschen Wirkstärke, Arzneiform oder Menge
- Die fehlerhafte Kennzeichnung von Arzneimittelpackungen

Zu typischen **Risikofaktoren** für eine falsche Abgabe von Arzneimitteln, wenn diese manuell gerichtet werden, zählen eine hohe Arbeitsbelastung, häufige Unterbrechungen bzw. Ablenkungen sowie eine mangelhafte Beleuchtung (James et al. 2009). Außerdem traten Abgabefehler gehäuft bei Arzneimitteln auf, die seltener abgegeben wurden bzw. eine ähnliche Schreibweise wie andere, ebenfalls vorrätig gehaltene Produkte hatten (Anto et al. 2011). Diese Faktoren können die Aufmerksamkeit der abgebenden Person beeinträchtigen und so Look-Alike-Fehler begünstigen (Emmerton et al. 2012).

Im Prinzip werden die Arzneimittel in der Klinikapotheke in großem Umfang vorrätig gehalten und dann durch die Stationen an einen bestimmten Patienten abgegeben. In den meisten Krankenhäusern in Deutschland arbeiten die Stationen mit einem **Stationsvorrat**, der ggf. zeitnah erweitert bzw. angepasst werden muss, um patientenspezifischen Anforderungen zu genügen. Die Belieferung der Stationen aus der Apotheke erfolgt entsprechend der Anforderungen zumeist täglich – je nach Struktur des Hauses und der Verfügbarkeit einer Klinikapotheke vor Ort – auch seltener. Dabei kann die Kommissionierung der Stationslieferungen manuell, manuell mit einer zusätzlichen Barcode-Verifizierung, teil- oder vollautomatisch erfolgen, wobei bei automatisierter Kommissionierung die Effizienz steigt und die Fehler reduziert werden (James et al. 2013).

In den vergangenen Jahren wurden mehrere innovative Konzepte zur zuverlässigeren Versorgung des Patienten mit Arzneimitteln im Krankenhaus entwickelt. Einige Häuser arbeiten mit **Unit-Dose-Systemen**, was bedeutet, dass die Arzneimittel bereits in patientenspezifischen Dosierungen einzelverpackt für den jeweiligen Patienten von der Apotheke auf Station geliefert werden. Im Unit-Dose-System kann der Arzneimittelvorrat auf Station minimiert werden, was zum einen dazu führt, dass Lagerkosten oder Lagerverluste verringert werden können, zum anderen aber auch, dass der Prozessschritt der Auswahl des richtigen Arzneimittels bzw. der richtigen Arzneiform teilweise vom Stationsarbeitsplatz in die Apotheke übertragen wird. Dabei muss jedoch sichergestellt werden, dass für alle nicht Unit-Dose-geeigneten Präparate wie z. B. Tropfen, Infusionen oder kühlkettenpflichtige Produkte spezifische Regelungen getroffen werden. Darüber hinaus muss die Belieferung mit Notfall- oder kritischen Arzneimitteln organisiert werden, was jedoch mit spezifischen Anforderungs- und Belieferungswegen definiert werden kann (Polischuk et al. 2012).

Zwischen der traditionellen stationsbezogenen Arzneimitteldistribution und der patientenbezogenen Unit-Dose-Versorgung gibt es eine Reihe von Konzepten, die versuchen, die Arzneimittelabgabe zu regulieren und so Flüchtigkeitsfehler zu vermeiden. Dazu zählt zum Beispiel der Einsatz von **halbautomatischen Arzneimittelschränken**, die auf einer Stationen stehen und so gesteuert sind, dass sie über einen Schließmechanismus in einem definierten Zeitfenster nur Arzneimittel freigeben, die tatsächlich angefordert wurden.

16.2.3 Die richtige Lagerung von Arzneimitteln

Arzneimittel werden im Krankenhaus zumeist in der Krankenhausapotheke oder auf Station gelagert. Neben den üblichen Anforderungen an eine effiziente und korrekte Lagerhaltung müssen speziell für die **Arzneimitteltherapiesicherheit** Maßnahmen implementiert werden, um Arzneimittel- und Patientenverwechslungen und Qualitätsverluste durch falsche Lagerbedingungen auszuschließen. Dazu gehört zum Beispiel ein (räumliche) Sortierung und Ordnung der Arzneimittel in einer Art und Weise, die auch in Stress- und Notfallsituationen rasch und fehlerfrei Zugriff auf das gewünschte Arzneimittel erlauben. Insbesondere bei besonderen Lagerbedingungen (z. B. Insulin, Betäubungsmittel) müssen alle Beteiligten über die dann gültigen Anforderungen informiert und geschult sein.

16.2.4 Der richtige Patient

Knapp 7 % aller Medikationsfehler betreffen **Patientenverwechslungen** (Song et al. 2008). Während im chirurgischen Bereich vor allem mit gezielten standardisierten Maßnahmen zur Identifikation des Patienten gearbeitet wird, kommen im Medikationsbereich eher Patientenarmbänder mit dem Namen und/oder einem eindeutigen Barcode zum Einsatz. Oftmals wird davon ausgegangen, dass bei mehrmaligem Kontakt die Pflegekraft oder der Arzt den Patienten kennen und eine zusätzliche Identifikationsmaßnahme überflüssig ist. Insbesondere, wenn dies jedoch nicht der Fall ist oder die Rahmenbedingungen (z. B. Nacht- und Wochenenddienst) Verwechslungen begünstigen, ist eine aktive Überprüfung der Identität des Patienten notwendig – umso mehr, da Modellversuche gezeigt haben, dass Patientenverwechslungen selbst dann noch häufig sind, wenn Basismaßnahmen zur erleichterten Überprüfung wie Armbänder vorhanden sind (Henneman et al. 2010).

16.2.5 Das richtige Arzneimittel/die richtige Darreichungsform

In Deutschland sind knapp über 6.000 Wirkstoffe in über 30.000 verschiedenen Präparaten im Handel – während viele Präparate vergleichbare Zubereitungen desselben Wirkstoffs sind, unterscheiden sich die meisten in Details wie der Hilfsstoffzusammensetzung oder **galenischen Formulierung**, was z. B. hinsichtlich Suspendierbarkeit oder Teilbarkeit Auswirkungen auf die Zubereitung und Anwendung im Alltag haben kann. Es ist folglich entscheidend, für jeden Patienten nicht nur den geeigneten Wirkstoff zu identifizieren, sondern darüber hinaus sicherzustellen, dass dieser in einer Formulierung vorliegt, die eine geplante Anwendung unterstützt – z. B. die Verabreichung über eine Ernährungssonde. Insbesondere wenn in der Patientenakte ausschließlich wirkstoffbezogen verordnet wird, ist die Gefahr, dass z. B. eine modifizierte Wirkstofffreisetzung nicht adäquat beschrieben wird, erhöht (Lesar et al. 2002). Im Alltag betreffen ca. 7 % der Medikationsfehler die Auswahl einer falschen oder ungeeigneten Formulierung (Song et al. 2008).

Zur Auswahl eines falschen Wirkstoffes kann es vor allem auch durch Verständigungs- oder Lesefehler (**Sound-alike-Fehler**) kommen. Dabei wird bei ähnlicher Schreibweise von Arzneistoffen oder Fertigarzneimitteln z. B. bei schlecht leserlicher Handschrift oder uneindeutigen Verordnungen auf das falsche Arzneimittel geschlossen. Ein größeres Risiko für solche Fehler besteht bei mündlichen Verordnungen, weshalb diese praktisch nicht mehr oder nur mit nachträglicher schriftlicher Bestätigung durchgeführt werden sollten. Werden bei der Zubereitung oder beim Stellen von Arzneimitteln aus Versehen Arzneimittel verwechselt, weil die Packungen ähnlich aussehen, so spricht man von **Look-alike-Fehlern**.

16.2.6 Die richtige Dosis

Der Großteil der berichteten Medikationsfehler bezieht sich auf Dosierungsfehler. Prinzipiell können Dosierungsfehler in Flüchtigkeits- oder Rechenfehler sowie wissensbasierte Dosierungsfehler unterteilt werden. Zu den Flüchtigkeitsfehlern zählen z. B. so genannte »10-fach«-Fehler, die auftreten, wenn z. B. Kommata falsch gesetzt oder gelesen werden (Lesar et al. 2002) oder wenn sehr unterschiedliche Konzentrationen bzw. Stärken eines Präparats im Handel sind. Rechenfehler treten insbesondere bei der Zubereitung von parenteralen Verabreichungen auf Station auf, wenn patientenindividuelle Dosierungen berechnet und entsprechende Verdünnungen hergestellt werden. Auch das akzidentielle Abweichen von ungewöhnlichen Dosierungsschemata wie z. B. bei der einmal wöchentlichen Gabe von Methotrexat oder Bisphosphonaten stellen typische Dosierungsfehler mit erheblichen Überdosierungen dar (Karch et al. 2003).

Wissensbasierte Dosierungsfehler treten auf, wenn patientenindividuelle Charakteristika, die eine Dosisanpassung notwendig machen, nicht bekannt sind oder nicht berücksichtigt werden. Dies bezieht sich oftmals auf die Eliminationsfunktion des Patienten – ausbleibende Anpassung an die **Nierenfunktion** treten im klinischen Alltag in knapp 50 % der entsprechenden Verordnungen auf (Chertow et al. 2001; Falconnier et al. 2001).

16.2.7 Der richtige Verabreichungsweg

Mit ca. 5 % der Medikationsfehler ist ein fehlerhafter Verabreichungsweg seltener als die Verwechslung eines Arzneimittels oder die Gabe einer fehlerhaften Dosis (Kuitunen et al. 2008). Der richtige Applikationsweg ist jedoch entscheidend für den Therapieerfolg und kann – bei Verwechslung oder Missachtung – schwerwiegende Konsequenzen nach sich ziehen. Der wohl berüchtigtste Fehler, der einen falschen Applikationsweg beinhaltet, ist die unbeabsichtigte intrathekale Verabreichung (d. h. in den zerebrospinalen Liquorraum) von Vincristin. Vincristin als intravenöse Verabreichung war und ist Bestandteil einiger Chemotherapieprotokolle, die auch die intrathekale Injektion von Methotrexat oder Cytarabin beinhalten. Werden hier versehentlich die Arzneimittel und damit die Applikationswege verwechselt, so zieht die fälschliche intrathekale Vincristininjektion fast immer den Tod des Patienten nach sich. Über 40 Fälle sind so in den vergangenen Jahrzehnten beschrieben worden (Hennipman et al. 2009). Es gibt mehrere Handlungsempfehlungen zur sicheren intravenösen Verabreichung von Vincristin, darunter auch die konsequente, institutionsweite Verwendung unterschiedlich großer Adapter für intrathekale und intravenöse Infusionen, die zeitversetzte Lieferung dieser Zytostatika in getrennten Behältnissen, die Gabe der Medikamente an verschiedenen Tagen und die Anwendung des **Vier-Augen-Prinzips** bei der Applikation.

16.2.8 Der richtige Zeitpunkt

Wann genau ein bestimmtes Arzneimittel zu verabreichen ist, hängt von der Substanz (z. B. zirkadianer Rhythmus, Chronopharmakologie; Hassan u. Haefeli 2010), dem Dosierungsschema bzw. dem Zeitpunkt der letzten Dosis (z. B. wenn das Arzneimittel alle 8 Stunden angewendet werden muss) sowie der Einnahme anderer Arzneimittel ab (z. B. Einhaltung eines zeitlichen Abstandes zwischen mehrwertigen Kationen und oralen Fluorchinolonen). Die Verabreichung eines Arzneimittels zur falschen Zeit ist oft den Prozessabläufen im Krankenhaus geschuldet. So ist es z. B. eine Herausforderung, ein Arzneimittel exakt alle 8 Stunden zu verabreichen, wenn der Patient nicht die ganze Zeit auf Station verbringt, sondern auch zu diagnostischen Zwecken oder Operationen woanders verweilt oder das Pflegepersonal neben der Routineversorgung auch Notfälle versorgen muss.

16.2.9 Die richtige Applikationstechnik

Arzneiformen, die über ein Hilfsmittel verabreicht werden oder hochindividuelle Dosierungen zulassen, sind häufig komplex in ihrer Anwendung. In der stationären Versorgung werden Arzneimittel zumeist durch die Pflege, d. h. speziell geschultes Personal verabreicht. Die Fehlerraten sind daher geringer als im ambulanten Bereich, wo der Patient zunächst als Laie für die korrekte Verabreichung seiner Arzneimittel verantwortlich wird. Doch auch unter geschultem Personal treten Fehler auf, wenn z. B. eine Applikationstechnik selten angewendet wird oder nie richtig erlernt wurde (Bertsche et al. 2008).

Zu den häufigsten dokumentierten Fehlern zählt dabei eine fehlerhafte Zubereitung und Verabreichung von Arzneimitteln für Patienten mit Ernährungssonden (van den Bemt et al. 2002); dies kann insbesondere auch Hilfspersonen wie die Eltern von Kindern betreffen, die, wenn sie nicht instruiert wurden, besonders viele Fehler machen (Bertsche et al. 2010). Die Gabe von Arzneimitteln über die Sonde setzt die richtige Auswahl und Vorbereitung des Arzneistoffes voraus, um sicherzustellen, dass der Arzneistoff adäquat in den Körper gelangt, ohne dass Wechselwirkungen mit dem Sondenmaterial auftreten.

16.2.10 Der richtige Effekt/Monitoring

Die Arzneimitteltherapie ist ein iterativer Prozess, der einer ständigen Kontrolle und Anpassung unterliegt. Eine effektive Therapie hängt daher maßgeblich von effizienten **Therapiekontrollen** ab. Dazu müssen alle am Therapieprozess Beteiligten eingebunden werden und die Monitoringkonzepte, z. B. zur Überwachung von Vitalfunktionen, Surrogatparametern (z. B. Erstsekundenkapazität bei Lungenkrankheiten, Körpergewicht bei Herzinsuffizienz) oder Laborparametern (z. B. Granulozytenzahl unter Clozapin) ideal auf die jeweilige Therapie abgestimmt werden um sowohl fehlende Wirkung (Nonresponse) als auch unerwünschte Ereignisse zuverlässig entdecken zu können.

Im ambulanten Bereich wurde bei 0,9 % der Verordnungen nicht auf ein notwendiges Monitoring hingewiesen (Avery et al. 2013). Im stationären Bereich fehlen aussagekräftige Studien, welchen Beitrag ein ausbleibendes oder folgenloses Monitoring an der Medikationsfehlerrate hat, während für Schnittstellen z. B. zwischen Krankenhaus und niedergelassenem Arzt gezeigt werden konnte, dass ohne Monitoring über Sektorengrenzen hinweg die Rate unerwünschter Wirkungen nach Entlassung erhöht war (Schnipper et al. 2006).

16.2.11 Die richtige Dokumentation

> Eine transparente, lesbare, vollständige und aktuelle Dokumentation ist die wichtigste Voraussetzung für die Durchführbarkeit der Arzneimitteltherapie.

Insbesondere im Krankenhaus, wo viele Heilberufler Hand in Hand und oft in Schichten arbeiten und sich auf die Dokumentation der Kollegen verlassen müssen, beeinträchtigt eine lückenhafte oder ungenaue Dokumentation die Arzneimitteltherapiesicherheit.

So wurden bei handschriftlichen Verordnungen 27 % als potenziell fehleranfällig eingestuft, weil sie nicht lesbar waren oder wichtige Details zur Verabreichung fehlten (Bates et al. 2010). Die Lesbarkeit von handschriftlichen Verordnungen wird nur in 2 % als gut bewertet, in 42 % als moderat, in 52 % als schlecht, und 4 % der Verordnungen werden als unleserlich eingestuft (Hartel et al. 2011). Knapp 10 % der Verordnungen (d. h. 77 % aller Patientenkurven) enthalten mehrdeutige Abkürzungen, wovon 29 % als hochrisikoreich eingeschätzt werden (Dooley et al. 2012).

16.2.12 Die richtige Übergabe von Informationen (Kommunikation)

Eine adäquate Übergabe (»Handover«) ist ein zentrales Element in der Patientenversorgung, insbesondere im Krankenhaus, wo zahlreiche Personen in die Versorgung eines Patienten involviert sind und oftmals mehrere Versorgungsprozesse gleichzeitig oder verschachtelt ablaufen. Bei der Übergabe müssen Informationen in einer Art und Weise vermittelt werden, dass der Übernehmende die volle Verantwortung für den ihm zugedachten weiteren Behandlungsbereich übernehmen kann. Die durchschnittliche Verweildauer in einem deutschen Krankenhaus betrug in 2012 7,6 Tage (Destatis). Pro Tag arbeiten drei Schichten, so dass der Patient üblicherweise in der Regelversorgung mindestens 22 Übergaben erfahren wird – vorausgesetzt, dass die Übergabe der Pflege und der Ärzte gemeinsam stattfindet und keine Untersuchungen oder Behandlungen durch weitere Fachabteilungen erfolgen. Das Risiko für Informationsverlust ist daher beträchtlich.

Von allen arzneimittelbedingten Krankenhauseinweisungen wurden 11 % einem Defizit in der Kommunikation zugeschrieben (Wilson et al. 1995). Der Informationsaustausch ist insbesondere an den Schnittstellen der Versorgung relevant und tatsächlich treten hier häufig Informationsverluste auf. In einem geriatrischen Patientenkollektiv wurden bei knapp einem Drittel der Patienten Arzneimittel, die im Krankenhaus aufgrund einer unerwünschten Wirkung abgesetzt wurden, im ambulanten Bereich wieder angesetzt (Van der Linden et al. 2006).

16.3 Fazit

Die 13-R-Regel kann als Grundlage für ein gutes Medikamentenmanagement verwendet werden. Die Herausforderungen im Alltag ergeben sich dabei sowohl aus der Komplexität der Prozessabläufe, der Vielzahl an beteiligten Personen und den teilweise unterschiedlichen Anforderungen aus patientenindividuellen bzw. institutionsspezifischer Sicht.

Literatur

Anto B, Barlow D, Oborne CA, Whittlesea C (2011) Incorrect drug selection at the point of dispensing: a study of potential predisposing factors. Int J Pharm Pract 19: 51–60

Avery AJ, Ghaleb M, Barber N, Dean Franklin B, Armstrong SJ, Serumaga B, Dhillon S, Freyer A, Howard R, Talabi O, Mehta RL (2013) The prevalence and nature of prescribing and monitoring errors in English general practice: a retrospective case note review. Br J Gen Pract 63: e543–53

Bates K, Beddy D, Whirisky C, Murphy M, O'Mahony JB, Mealy K (2010) Determining the frequency of prescription errors in an Irish hospital. Ir J Med Sci 179: 183–6

Bertsche T, Bertsche A, Krieg E-M, Kunz N, Bergmann K, Hanke G, Hoppe-Tichy T, Ebinger F, Haefeli WE (2010) Prospective pilot intervention study to prevent medication errors in drugs administered to children by mouth or gastric tube: A program for nurses, physicians and parents. Qual Saf Health Care 19: e26

Bertsche T, Niemann D, Mayer Y, Ingram K, Hoppe-Tichy T, Haefeli WE (2008) Prioritising the prevention of medication handling errors. Pharm World Sci 30: 907–15

Chertow GM, Lee J, Kuperman GJ, Burdick E, Horsky J, Seger DL, Lee R, Mekala A, Song J, Komaroff AL, Bates DW (2001) Guided medication dosing for in patients with renal insufficiency. JAMA 286:2839–44

Dooley MJ, Wiseman M, Gu G (2012) Prevalence of error-prone abbreviations used in medication prescribing for hospitalised patients: multi-hospital evaluation. Intern Med J 42: e19–22

Durán-García E, Santos-Ramos B, Puigventos-Latorre F, Ortega A (2011) Literature review on the structure and operation of Pharmacy and Therapeutics Committees. Int J Clin Pharm 33: 475–83

Elliott M (2010) The nine rights of medication administration: an overview. Br J Nurs 19: 300–5

Emmerton LM, Rizk MF (2012) Look-alike and sound-alike medicines: risks and 'solutions'. Int J Clin Pharm 34: 4–8

Falconnier AD, Haefeli WE, Schoenenberger RA, Surber C, Martin-Facklam M (2001) Drug dosage in patients with renal failure optimized by immediate concurrent feedback. J Gen Intern Med 16: 369–75

Grundsatzpapier zur Medikationsanalyse und zum Medikationsmanagement der ABDA. Stand 24. Juni 2014. Verfügbar unter: ▶ http://www.abda.de/uploads/media/Grundsatzpapier.pdf Zuletzt aufgerufen am 25.09.2014

Hartel MJ, Staub LP, Röder C, Eggli S (2011) High incidence of medication documentation errors in a Swiss university hospital due to the handwritten prescription process. BMC Health Serv Res 11: 199

Hassan A, Haefeli WE (2010) Appropriateness of timing of drug administration in electronic prescriptions. Pharm World Sci 32: 162–71

Henneman PL, Fisher DL, Henneman EA, Pham TA, Campbell MM, Nathanson BH (2010) Patient identification errors are common in a simulated setting. Ann Emerg Med 55: 503–9

Hennipman B, de Vries E, Bökkerink JP, Ball LM, Veerman AJ (2009) Intrathecal vincristine: 3 fatal cases and a review of the literature. J Pediatr Hematol Oncol 31: 816–9

James KL, Barlow D, Bithell A, Hiom S, Lord S, Pollard M, Roberts D, Way C, Whittlesea C (2013) The impact of automation on workload and dispensing errors in a hospital pharmacy. Int J Pharm Pract 21: 92–104

James KL, Barlow D, McArtney R, Hiom S, Roberts D, Whittlesea C (2009) Incidence, type and causes of dispensing errors: a review of the literature. Int J Pharm Pract 17: 9–30

Karch AM, Karch FE (2003) A weekly dosage taken daily. Am J Nurs 103: 64

Kuitunen T, Kuisma P, Hoppu K (2008) Medication errors made by health care professionals. Analysis of the Finnish Poison Information Centre data between 2000 and 2007. Eur J Clin Pharmacol 64:769–74. 18512053

Lesar TS (2002) Prescribing errors involving medication dosage forms. J Gen Intern Med 17:579–87

Lesar TS (2002) Tenfold medication dose prescribing errors. Ann Pharmacother 36:1833–9

Polischuk E, Vetterly CG, Crowley KL, Thompson A, Goff J, Nguyen-Ha PT, Modery C (2012) Implementation of a standardized process for ordering and dispensing of high-alert emergency medication infusions. J Pediatr Pharmacol Ther 17: 166–72

Robertson ER, Morgan L, Bird S, Catchpole K, McCulloch P (2014) Interventions employed to improve intrahospital handover: a systematic review. BMJ Qual Saf 23: 600–7

Schnipper JL, Kirwin JL, Cotugno MC, Wahlstrom SA, Brown BA, Tarvin E, Kachalia A, Horng M, Roy CL, McKean SC, Bates DW (2006) Role of pharmacist counseling in preventing adverse drug events after hospitalization. Arch Intern Med 166: 565–71

Seidling HM1, Lampert A, Lohmann K, Schiele JT, Send AJ, Witticke D, Haefeli WE (2013) Safeguarding the process of drug administration with an emphasis on electronic support tools. Br J Clin Pharmacol 76 Suppl 1: 25–36

Song L, Chui WC, Lau CP, Cheung BM (2008) A 3-year study of medication incidents in an acute general hospital. J Clin Pharm Ther 33: 109–14

Statistisches Bundesamt. Verfügbar unter: ▶ https://www.destatis.de/DE/ZahlenFakten/GesellschaftStaat/Gesundheit/Krankenhaeuser/Tabellen/Krankenhaeuser-Jahre.html. Zuletzt aufgerufen am 18.09.2014

van den Bemt PM, Fijn R, van der Voort PH, Gossen AA, Egberts TC, Brouwers JR (2002) Frequency and determinants of drug administration errors in the intensive care unit. Crit Care Med 30: 846–50

van der Linden CM, Kerskes MC, Bijl AM, Maas HA, Egberts AC, Jansen PA (2006) Represcription after adverse drug reaction in the elderly: a descriptive study. Arch Intern Med 166: 1666–7

Wilson RM, Runciman WB, Gibberd RW, Harrison BT, Newby L, Hamilton JD (1995) The Quality in Australian Health Care Study. Med J Aust 163: 458–71

Aufgaben des Hygienemanagements

Petra Gastmeier

17.1 Einführung – 196

17.2 Was ist eine nosokomiale Infektion und was sind die wichtigsten Konsequenzen? – 196

17.3 Gesetzliche Rahmenbedingungen – 197

17.4 Die personellen Voraussetzungen – 198
17.4.1 Hygienefachpersonal – 198

17.5 Zusammenwirken von Krankenhaushygiene, antibiotic stewardship und Mikrobiologie – 201

17.6 Risikomanagement bei der Infektionsprävention – 202
17.6.1 Identifikation von Infektionsproblemen – 202
17.6.2 Analyse von Infektionsproblemen – 204
17.6.3 Intervention – 204
17.6.4 Evaluation – 205

Literatur – 205

A. Euteneier (Hrsg.), *Handbuch Klinisches Risikomanagement*, Erfolgskonzepte Praxis- & Krankenhaus-Management, DOI 10.1007/978-3-662-45150-2_17, © Springer-Verlag Berlin Heidelberg 2015

17.1 Einführung

Hygiene ist in den letzten Jahren ein immer wichtigeres Thema in den Krankenhäusern geworden. Dabei hat sich die absolute Anzahl der nosokomialen Infektionen in deutschen Krankenhäusern in den letzten 20 Jahren kaum verändert, aber die öffentliche Aufmerksamkeit für das Thema ist enorm gestiegen. Wurden damals nosokomiale Infektionen von den Patienten und ihren Angehörigen oft als »schicksalshaft« hingenommen, wird heute oft vermutet, dass bei jeder Infektion, die bei einem Patienten auftritt, ein Fehler der Einrichtung dahinter steht. Dabei ist es der Öffentlichkeit oft schwer zu vermitteln, dass die große Mehrheit der Krankenhausinfektionen durch die endogene Flora des Patienten bedingt ist und endogene nosokomiale Infektionen nur teilweise zu vermeiden sind.

Besonders kritisch wird es, wenn beim Patienten **multiresistente Erreger** diagnostiziert werden. Auch hier wird in der Öffentlichkeit häufig übersehen, dass sehr viele Patienten bereits bei der Aufnahme mit multiresistenten Erregern kolonisiert sind, aber diese Kolonisation oft nicht bekannt war oder erst nach Antibiotikaanwendung im Krankenhaus diagnostiziert wurde und damit nach Selektion.

Ganz besonders problematisch wird es, wenn Infektionen mit demselben Erreger im zeitlichen und räumlichen Zusammenhang mit einem Krankenhausaufenthalt auftauchen und man von einem **Ausbruch** sprechen muss. So manches Krankenhaus musste in den letzten Jahren erfahren, dass ein in den Medien aufgegriffener Ausbruch von nosokomialen Infektionen zu erheblichen Problemen und wirtschaftlichen Einbußen für das Krankenhaus führen kann.

Deshalb ist es heute keine Frage mehr, dass das Thema Infektionskontrolle ein Thema für die Krankenhaus-bzw. Abteilungsleitung sein muss und nicht weitgehend dem angestellten Hygienefachpersonal überlassen werden kann. Wegen der Selektion von multiresistenten Erregern kann das Thema Krankenhaushygiene auch nicht allein betrachtet werden, sondern man kann die Selektion nur reduzieren, wenn man sich gleichzeitig auch um einen rationalen Einsatz von Antibiotika bemüht. Dafür wurde inzwischen der Begriff »antibiotic stewardship« (ABS) etabliert. Ebenso wichtig ist die Organisation einer guten mikrobiologischen Diagnostik, um Infektionsprobleme rechtzeitig zu erkennen und darauf reagieren zu können. Eine gute Infektionsprävention im Krankenhaus kann nur funktionieren, wenn diese drei Elemente

- gute mikrobiologische Diagnostik,
- Infektionsprävention und Kontrolle sowie
- »antibiotic stewardship«

gut miteinander vernetzt sind, zumindest in kleineren Krankenhäusern am besten in einer Organisationseinheit zusammengefasst, um Informationsdefizite zu vermeiden.

17.2 Was ist eine nosokomiale Infektion und was sind die wichtigsten Konsequenzen?

Ganz allgemein handelt es sich dann um eine nosokomiale oder Krankenhausinfektion, wenn kein Hinweis existiert, dass die Infektion bei Krankenhausaufnahme schon vorhanden war oder sich in der Inkubation befand. Das bedeutet, dass für die Charakterisierung einer Infektion als nosokomial lediglich der **zeitliche Aspekt** entscheidend ist, nicht ein ursächlicher Zusammenhang zur Tätigkeit des medizinischen Personals. Während man früher den Begriff der nosokomialen Infektion nur auf die Patienten im Krankenhaus anwendete, wird heute dieser Begriff weiter gefasst und auch auf Patienten im ambulanten Bereich und in Alten- und Pflegeheimen bezogen.

Neben dem möglichen Image-Problem bei Auftreten von nosokomialen Infektionen spielen vor allem ihre Zusatzkosten eine wesentliche Rolle. Sie werden insbesondere durch die Verlängerung der Verweildauer bedingt. Die Ermittlung der zusätzlichen Verweildauer ist methodisch nicht trivial, und in der Vergangenheit wurden zu diesem Thema häufig Studien mit systematischen Fehlern publiziert. Selbstverständlich ist zu beachten, dass neben der nosokomialen Infektion andere Faktoren (z. B. Grundkrankheiten) die Verlängerung der Verweildauer bedingen können. In der Regel wird durch »gematchte« Designs und multivariable

Analysen versucht, diese Faktoren zu berücksichtigen. Wird das nicht beachtet, kommt es zu einer deutlichen Überschätzung des Effektes. Im Allgemeinen muss man bei Auftreten von nosokomialen Wundinfektionen, Atemweginfektionen bzw. Blutstrominfektionen mit einer Verlängerung der Verweildauer von ca. 1 Woche rechnen.

Tab. 17.1 zeigt die Ergebnisse zur Verweildauerverlängerung wegen nosokomialen Infektionen auf deutschen Intensivstationen.

Bei einem hohen Anteil verstorbener Patienten liegen nosokomiale Infektionen vor. Allerdings sind nosokomiale Infektionen selten die direkt zum Tode führenden Erkrankungen, in den meisten Fällen tragen sie bei Patienten mit schweren Grundkrankheiten zum Tode bei. In Deutschland ist damit zu rechnen, dass pro Jahr etwa 10.000–15.000 Patienten wegen nosokomialen Infektionen versterben, von denen ca. 1.500–4.500 vermeidbar sind (Gastmeier u. Geffers 2008; Gastmeier et al. 2010).

Tab. 17.1 Verlängerung der Verweildauer auf Intensivstationen wegen nosokomialen Infektionen (Beyersmann et al. 2006)

Im Vergleich zu Patienten ohne nosokomiale Infektion	Zusätzliche Verweildauer auf der Intensivstation (in Tagen)	p-Wert
Erste nosokomiale Infektion	5,2	<0,0001
Pneumonie	6,1	<0,0001
Harnweginfektion	Keine	0,52
Primäre Sepsis	2,8	0,118
Postoperative Wundinfektion	13,3	0,0933

17.3 Gesetzliche Rahmenbedingungen

Das wichtigste Gesetz auf Bundesebene auf dem Gebiet der Infektionsprävention im Krankenhaus ist das **Infektionsschutzgesetz** (IfSG). Es wurde zuletzt im Jahre 2011 aktualisiert. Darin sind u. a. folgende Punkte verankert (§ 23):

- Die Kommission für Krankenhaushygiene und Infektionsprävention (KRINKO) am Robert-Koch-Institut gibt regelmäßig Empfehlungen zur Infektionsprävention heraus, die durch die Krankenhäuser in der Regel zu beachten sind.
- Es verlangt die Aufzeichnung und Bewertung von nosokomialen Infektionen und Krankheitserregern mit speziellen Resistenzen (nach Spezifikation durch das Robert-Koch-Institut). Die Daten verbleiben im Krankenhaus, können aber durch die Mitarbeiter der Gesundheitsämter eingesehen werden
- Es verpflichtet die Krankenhäuser, den Antibiotikaverbrauch der Stationen/Abteilungen zu dokumentieren und zu bewerten.

Darüber hinaus werden im IfSG die Meldepflichten geregelt. Zum Beispiel ist den Gesundheitsämtern unverzüglich das gehäufte Auftreten nosokomialer Infektionen, bei denen ein epidemischer Zusammenhang wahrscheinlich ist oder vermutet wird, als Ausbruch nichtnamentlich zu melden. Danach wird ein Ausbruch z. B. bei Auftreten von zwei oder mehr nosokomialen Infektionen mit demselben Erreger in zeitlichem und örtlichem Zusammenhang vermutet.

Auf der Basis des Infektionsschutzgesetzes haben die einzelnen Länder landesspezifische Gesetze zur Infektionsprävention erlassen (**Landeshygiene-Verordnungen**). In vielen Punkten gleichen sich die Landesspezifischen Regelungen, teilweise gibt es aber auch Unterschiede, so dass man sich mit den jeweiligen Landes-spezifischen Verordnungen vertraut machen muss.

Außerdem haben die Gesundheitsbehörden der Länder Möglichkeiten erhalten, um gegen Einrichtungen, die die Vorschriften nicht einhalten, mit Bußgeldern vorzugehen. Zuwiderhandlung gegen die Länderverordnungen können als Ordnungswidrigkeit geahndet werden.

Einige Bundesländer haben auch zusätzliche Meldepflichten eingeführt. In den Ländern-Hygiene-Verordnungen finden sich auch umfangreiche Vorgaben zur Beschäftigung von Hygienefachpersonal.

> Explizit betont das IfSG die Verantwortung des Leiters der medizinischen Einrichtung für die Infektionsprävention.

17.4 Die personellen Voraussetzungen

Durch das IfSG und die Landeshygiene-Verordnungen wurde geregelt, dass bundesweit in den Krankenhäusern Personal einzusetzen ist, das in Fragen der Hygiene besonders weitergebildet bzw. fortgebildet ist. Landesspezifisch gibt es klare Vorgaben zur hauptamtlichen bzw. externen Beschäftigung von Krankenhaushygienikern und Hygienefachkräften (beide Gruppen bilden zusammen das Hygieneteam).

17.4.1 Hygienefachpersonal

Krankenhaushygieniker
Der Krankenhaushygieniker koordiniert die Prävention und Kontrolle nosokomialer Infektionen in medizinischen Einrichtungen. Er berät neben den ärztlich und pflegerisch Verantwortlichen auch die Leitung, bewertet die für die Entstehung nosokomialer Infektionen vorhandenen Risiken und bestimmt das notwendige und angemessene Risikomanagement (Anonym 2009).

Die Voraussetzung für die Beschäftigung als Krankenhaushygieniker ist der Status eines approbierten Humanmediziners sowie Facharztausbildung mit Nachweis der Fähigkeit zur Erfüllung der Aufgaben, die in ◘ Tab. 17.2 dargelegt sind.

Fachärzte für Hygiene und Umweltmedizin und Fachärzte für Medizinische Mikrobiologie, Virologie und Infektionsepidemiologie erfüllen diese Voraussetzungen. Wegen des aktuell großen Bedarfs an Krankenhaushygienikern hat die Bundesärztekammer ein Curriculum für die strukturierte Fortbildung zum Krankenhaushygieniker verabschiedet. Danach können in einer Übergangsperiode auch Ärzte mit einem klinischen Facharzt bzw. Ärzte des öffentlichen Gesundheitsdienstes diesen Abschluss erwerben.

Hygienefachkräfte
Das Hygienefachpersonal hat die Aufgabe, bei den Maßnahmen interner und externer Qualitätssicherung in der Krankenhaushygiene mitzuwirken. In einzelnen werden die Aufgaben in ◘ Tab. 17.3 beschrieben.

Voraussetzung für diese Tätigkeit ist die staatliche Anerkennung zum Gesundheits- und Krankenpfleger mit mindestens dreijähriger Berufserfahrung und anschließende Weiterbildung zur Hygienefachkraft.

> Krankenhaushygieniker und Hygienefachkräfte sollten über ausgezeichnete Kommunikationsfähigkeiten verfügen und so oft wie möglich mit Stationen und Abteilungen kommunizieren, um sich ein vollständiges Bild von der Sachlage zu machen, Ansatzpunkte für Präventionsmaßnahmen zu identifizieren, und mögliche Probleme zu überwinden.

Die Frequenz der Stationsbesuche wird von der Risikostruktur der Patienten bestimmt, aber selbstverständlich auch von der Häufigkeit von Problemen oder Mängeln in der letzten Zeit. Auf Intensivstationen oder in bestimmten Funktionsbereichen wie im Operationssaal sollte das Hygienefachpersonal ca. einmal wöchentlich anwesend sein, auf Normalstationen sind auch längere Intervalle möglich. In der Regel erfolgen die Besuche unangekündigt und ohne standardisiertes Vorgehen, aber von Zeit zu Zeit sollte auch ein **Audit** in standardisierter Form erfolgen, dann meistens nach Ankündigung, um die offenen Punkte mit den jeweiligen Verantwortlichen auf der Station oder im Bereich besprechen zu können. Früher wurden teilweise bei dieser Gelegenheit auch **Abklatschuntersuchungen** durchgeführt. Solche Untersuchungen sind nicht sinnvoll, sie haben nur dann eine Berechtigung, wenn ein Ausbruch oder Cluster von Erregerübertragungen vorliegt und eine Umweltquelle vermutet werden kann.

Da der Leiter eines Krankenhauses für die Infektionsprävention verantwortlich ist, wird empfohlen, die Planstellen der Hygienefachkräfte bei der ärztlichen Leitung anzusiedeln, sofern das Krankenhaus nicht über einen angestellten Krankenhaushygieniker verfügt (Anonym 2009).

17.4 · Die personellen Voraussetzungen

Tab. 17.2 Aufgaben des Krankenhaushygienikers nach KRINKO-Empfehlung 2009 (Anonym 2009)

Betrieblich-organisatorisch	Fortlaufende Analyse wissenschaftlicher Erkenntnisse zur Infektionsprävention sowie internationaler, bundes- und landesspezifischer Regelungen und Umsetzung dieser Erkenntnisse in die hygienischen Strukturen und Prozesse vor Ort (praktisch-anwendungsorientiertes Wissensmanagement, Wissenstransfer) Beratung der Krankenhausleitung in allen Fragen der Krankenhaushygiene und Infektionsprävention Surveillance (Umsetzung von § 23 Abs. 1 IfSG) Surveillance (ausgewählter) nosokomialer Infektionen Surveillance von Erregern mit speziellen Resistenzen und Multiresistenzen (einschließlich der Bewertung und Implementierung von Konsequenzen) Rückkopplung der Ergebnisse und Analysen an die Funktionseinheiten (einschließlich Erarbeitung von Präventionszielen) Erstellung eines Hygieneplans gemäß § 36 IfSG Supervision aller von anderen Mitgliedern des Hygieneteams erstellten Arbeitsanweisungen (wie Aufbereitungs-, Reinigungs- und Desinfektionspläne) Erarbeitung einrichtungsspezifischer Präventionsstrategien und Beratung zur Implementierung – bei endemischen und epidemisch auftretenden Infektionen – zur Prävention und Kontrolle antibiotikaresistenter Infektionserreger Vermittlung internationaler, bundes- und landesspezifischer Regelungen Kommunikationspartner beziehungsweise Schnittstelle zu Aufsichtsbehörden (ÖGD) Krankenhaushygienische Aus- und Fortbildung der Mitarbeiter – Leitung des Hygieneteams Beratung bei – Hygienemaßnahmen zur Infektionsprävention (Systemaspekte: Einrichtungs-, Abteilungs- und Funktionsebene) – hygienischen Aspekten von SOPs (»standard operating procedures«)/SAAs (Standardarbeitsanweisungen) zu invasiven medizinischen Maßnahmen beziehungsweise Pflegetechniken – der mikrobiologischen Diagnostik (gegebenenfalls organisatorisch getrennt) – Erfassung und Bewertung mikrobiologischer Befunde zwecks Surveillance oder Festlegung von krankenhaushygienischen Schutzmaßnahmen – allgemeiner und spezieller antimikrobieller Therapie (ggf. organisatorisch getrennt) – allgemeinen Aspekten der antimikrobiellen Strategie bezüglich Therapie (ggf. organisatorisch getrennt) – Auditierung, Ortsbegehung Begehungen vor Ort Auditierung unterschiedlicher Bereiche im Hinblick auf infektionspräventive Maßnahmen (Hygieneaudit) Mitarbeit bei der Erstellung von Berichten (z. B. Jahresbericht) Begutachtung und Beratung im Rahmen der Beschaffung und Aufbereitung von Medizinprodukten, Materialien und Einrichtungsgegenständen Ausbruchs- und Krisenmanagement Erarbeitung von einrichtungsspezifischen Algorithmen zur Erkennung und Kontrolle von Clustern/Ausbrüchen/Ausbruchsrisiken Moderation und Kommunikation im Rahmen von Ausbruchs- und Krisenmanagement, ggf. Öffentlichkeitsarbeit
Baulich-funktionell	Hygienische Beratung bei der Bauplanung, Bauausführung und dem Betrieb von hygienerelevanten Gewerken (Wasser/Abwasser, Abfall, Raumluft- und Klimatechnik)
Interdisziplinäre Zusammenarbeit	Beratung bei individuellen Fragestellungen zur Prävention und der Behandlung von Infektionen Wahrnehmung einer Schnittstellenfunktion für die Anforderungen an die Hygiene bei der Lebensmittelversorgung und ihre Qualität in der Speisenversorgung von Patienten Beteiligung an lokalen Arbeitsgruppen beziehungsweise Kommissionen (in Abhängigkeit von den lokalen Strukturen, zum Beispiel Hygiene-, Arzneimittel-, Einmalartikel-, Arbeitsschutz-, Umweltschutz-, Transfusionskommission o. ä.) Beteiligung an externen Netzwerken (z. B. kommunale oder überregionale MRSA-Netzwerke)

■ Tab. 17.2 Fortsetzung

Hygienisch-mikrobiologische Untersuchungen	Festlegung, Analyse und Beurteilung hygienisch-mikrobiologischer Untersuchungen Hausinterne Regelung von Sterilitätsprüfungen sowie Qualitätsuntersuchungen im Rahmen der Eigenherstellung von Arzneimitteln (Apotheke) und Spendermaterialien (Eigenblut, Stammzellen, Hornhaut), wenn diese in der Einrichtung durchgeführt werden Gezielte Umgebungsuntersuchungen bei Ausbrüchen, ggf. in Verbindung mit genotypischen Identifizierungsverfahren

■ Tab. 17.3 Aufgaben der Hygienefachkraft nach KRINKO-Empfehlungen (Anonym 2009)

Betrieblich-organisatorisch	Erstellung von Hygiene-, Reinigungs- und Desinfektionsplänen auf der Basis von Leitlinien Beratungstätigkeit im Rahmen der Beschaffung medizinischer Güter/Materialien – Beratung von Patienten/-innen und Angehörigen Teilnahme, Vor- und Nachbereitung amtsärztlicher Begehungen in Abstimmung mit den Krankenhaushygienikern/hygienebeauftragten Ärzten/Ärztinnen Mitwirkung bei Maßnahmen interner und externer Qualitätssicherung in der Krankenhaushygiene Teilnahme an hygienerelevanten Arbeitskreisen, Projekten und Qualitätszirkeln Durchführung und Dokumentation von Beratungen, Schulungen und Begehungen Organisation von hygienerelevanten Betriebsabläufen
Baulich-funktionell	Vor-Ort-Überwachung von Baumaßnahmen Planung der Ablauforganisation
Abteilungs-/Bereichsbezogen	Implementierung der hygienischen Vorgaben in die Pflegestandards und entsprechende Beratung des Personals Kontrolle der Umsetzung von empfohlenen Hygienemaßnahmen Überwachung der Umsetzung von Empfehlungen in Ver- und Entsorgungsbereichen Hilfestellung vor Ort bei der Anwendung von Infektionspräventionsmaßnahmen Schulung des Personals im Rahmen von Einzelgesprächen und Schulungsveranstaltungen
Hygienisch-mikrobiologische Untersuchungen	Entnahme qualitätssichernder hygienisch-mikrobiologischer Umgebungsuntersuchungen
Surveillance	Erfassung und Dokumentation von nosokomialen Infektionen in Abstimmung mit den hygienebeauftragten Ärzten/-innen/Krankenhaushygienikern/-innen Mitarbeit bei der Erfassung und Bewertung von Erregern mit besonderen Eigenschaften (z. B. Resistenzen/Multiresistenzen) Teilnahme an der Erstellung von Infektionsstatistiken Kenntnisse über mögliche Infektionswege
Ausbruchmanagement	Mithilfe bei der Aufklärung von Transmissionsketten im Rahmen des Ausbruchmanagements Mitwirkung bei der Erstellung des Abschlussberichtes Mitwirkung bei der Festlegung von Maßnahmen zur zukünftigen Verhinderung von Ausbrüchen

> **Praxistipp**
>
> Entscheidende Basis für ein gutes Infektionsmanagement ist die zeitnahe und umfassende Information des Hygieneteams über neue auftretende Infektionen. Großzügige Unterstützung des Hygieneteams auf dem Gebiet der Informatik kann dazu beitragen, dass mit relativ geringem Aufwand jederzeit ein aktueller Überblick zur Infektionssituation und Erregerverbreitung auf den verschiedenen Stationen des Krankenhauses existiert, eine conditio sine qua non für eine gute Arbeit auf dem Gebiet der Infektionsprävention und -kontrolle.

Hygienebeauftragte Ärzte und hygienebeauftragtes Pflegepersonal

Die hygienebeauftragten Ärzte und das hygienebeauftragte Pflegepersonal sind Bindeglied zwischen dem Behandlungs- und dem Hygieneteam.

Die Ernennung und entsprechende Fortbildung von **hygienebeauftragten Ärzten** ist nach den Landeshygiene-Verordnungen vorgeschrieben. Sie vertreten ihre Abteilung in der Hygienekommission bzw. anderen Arbeitsgruppen zu Fragen der Krankenhaushygiene und Infektionsprävention. Zu ihren Aufgaben gehört auch die Mitarbeit bei der Durchführung der **Infektionssurveillance** im Zuständigkeitsbereich. Außerdem haben die hygienebeauftragten Ärzte eine wichtige Funktion beim zeitnahen Erkennen und Melden von Infektionsausbrüchen (schon bei begründetem Verdacht) an die ärztliche Leitung, das Hygieneteam und ggf. das Gesundheitsamt. Sie sind verantwortlich für die Abklärung infektiöser Komplikationen, das Einleiten von geeigneten Maßnahmen in enger Abstimmung mit dem hauptamtlichen Hygieneteam und sollen bei Ausbruchuntersuchungen mitarbeiten (Anonym 2009).

Das **hygienebeauftragtes Pflegepersonal** (»link nurses«) ist ein wichtiger Multiplikator bezüglich hygienerelevanter Themen auf der Station bzw. im Funktionsbereich. Sie sollen beim Erstellen von bereichsspezifischen **Hygieneplänen** und Standards mitwirken und haben wesentlichen Anteil an der Umsetzung korrekter Hygienepraktiken im eigenen Verantwortungsbereich. Darüber hinaus sollten sie das Hygieneteam bei der Surveillance nosokomialer Infektionen in ihrem Bereich unterstützen, indem sie das Hygieneteam auf Patienten mit Indikatoren für nosokomiale Infektionen aufmerksam machen.

> **Praxistipp**
>
> Je größer ein Krankenhaus ist, umso wichtiger ist die Funktion der hygienebeauftragten Ärzte und des hygienebeauftragten Pflegepersonals. Mit diesen Aufgaben sollen möglichst Mitarbeiter betraut werden, von denen abzusehen ist, dass sie längerfristig diese Aufgabe übernehmen können. Je besser diese Mitarbeiter geschult und aktuell informiert sind, umso besser funktioniert die Zusammenarbeit.

17.5 Zusammenwirken von Krankenhaushygiene, antibiotic stewardship und Mikrobiologie

◘ Abb. 17.1 zeigt die Interaktion zwischen den verschiedenen Abteilungen/Bereichen eines Krankenhauses bei der Infektionsprävention. Eine besondere Rolle kommt dabei dem Zusammenwirken von Krankenhaushygiene, »**antibiotic stewardship**« und **Mikrobiologie** zu. Die Aufgaben der Krankenhaushygiene wurden bereits ausführlich beschrieben, und die Besetzung der genannten Funktionen ist gesetzlich vorgeschrieben.

Insbesondere dann, wenn ein Krankenhaus kein eigenes mikrobiologisches Labor hat, ist es wichtig, dass es sich bei Vertragsabschluss mit einem externen Labor versichert, dass die in ◘ Tab. 17.4 dargestellten Aufgaben durch das **externe mikrobiologische Labor** übernommen werden, sofern nicht bereits eine andere Reglung zur Lösung der Aufgabenstellungen existiert.

»Antibiotic stewardship« (ABS) ist inzwischen in diesem Zusammenhang nicht mehr wegzudenken. Selbst wenn ein Krankenhaus es schaffen würde, Übertragungen von multiresistenten Erregern vollständig zu vermeiden, würde es durch die Selektion der Erreger nach Antibiotikatherapie damit Probleme bekommen. Deshalb sollte mindestens ein Arzt vor Ort sein, der auf dem Gebiet

```
                              KRANKENHAUS
                        INFEKTIONSMANAGEMENT                QUERSCHNITTSBEREICHE:
                                                            Qualitäts- und
     KRANKENHAUS-      MIKRO-         ANTIBIOTIC            Risikomanagement
     HYGIENE           BIOLOGIE       STEWARDSHIP           Apotheke, Controlling
                                                            Informatik
           Hygienekommission / Arbeitsgruppe                Beschwerdemanagement
                                                            Patientenfürsprecher
              STATIONEN / ABTEILUNGEN                       OP-Management
              mit individuellen Mitarbeitern                Belegungsmanagement


              ANDERE GESUNDHEITEINRICHTUNGEN, POPULATION
              Öffentlicher Gesundheitsdienst als Moderator und Koordinator
```

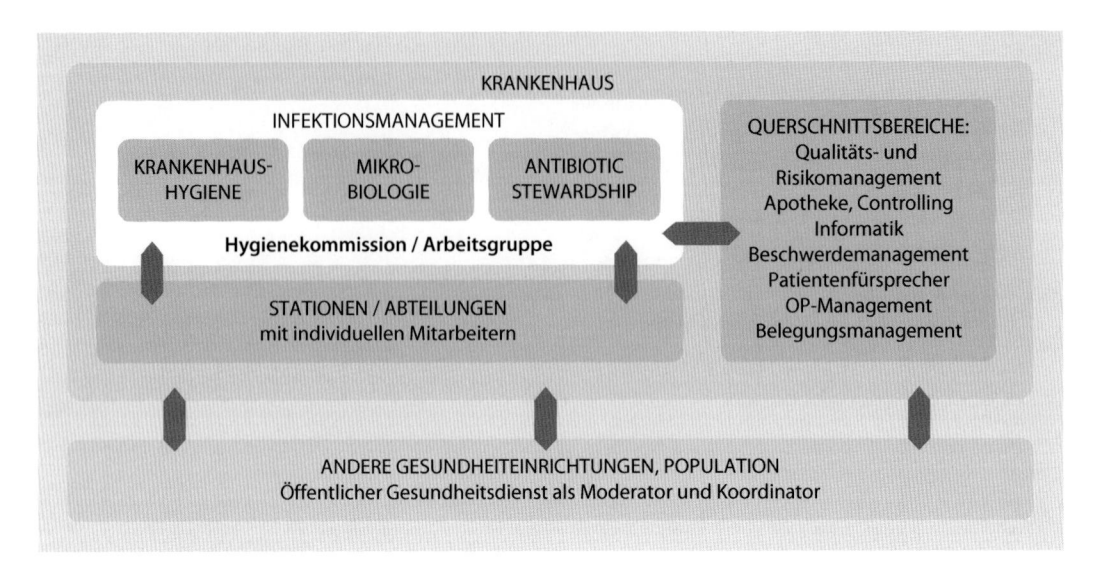

Abb. 17.1 Zusammenwirken der für das Infektions-/Hygienemanagement wichtigen Akteure im Krankenhaus. Der Leiter des Krankenhauses bzw. der Ärztliche Direktor leitet die Hygienekommission. Unter bestimmten Umständen (z. B. Ausbruch) oder zur Lösung besonderer Aufgaben können darüber hinaus spezielle Arbeitsgruppen eingerichtet werden

der **rationalen Antibiotikaanwendung** geschult ist und die Ärzte der anderen Abteilungen fachkundig beraten kann. Dabei geht es nicht nur darum, Hilfestellung bei der Behandlung von Patienten mit besonderen Infektionserregern oder Risikofaktoren zu geben, sondern vor allem auch darum, unnötige Antibiotikagaben zu verhindern und den Einsatz von Breitspektrumantibiotika soweit wie möglich zu vermeiden. In manchen Krankenhäuser nimmt auch der Apotheker eine wichtige Rolle in diesem Zusammenhang war.

> **Praxistipp**
>
> In kleineren Krankenhäusern, insbesondere solchen ohne eigenes mikrobiologisches Labor, ist zu empfehlen, dass der Arzt, der auf dem Gebiet der Krankenhaushygiene fortgebildet ist, auch die Antibiotikaberatung übernimmt bzw. vice versa.

17.6 Risikomanagement bei der Infektionsprävention

Krankenhaushygiene funktioniert nach den klassischen Prinzipien des Risikomanagements:

— Identifikation von Problemen
— Analyse
— Intervention
— Evaluation

17.6.1 Identifikation von Infektionsproblemen

Zur Identifikation von Problemen muss die Krankenhaushygiene ein für das jeweilige Krankenhaus geeignetes **Surveillance-System** aufbauen, um zu jeder Zeit einen Überblick über das Vorkommen der wichtigsten Infektionen und multiresistenten Erreger im Krankenhaus zu haben. Zu diesem Zweck müssen die wichtigsten Daten aus
— der Mikrobiologie (aktuelle Befunde),
— dem Controlling (Patientenbewegungen) und
— der Apotheke (Antibiotikaanwendungen)

zusammengeführt werden, um Entwicklungen zeitnah zu erkennen und intervenieren zu können. Unterstützung durch die Informatik ist deshalb essenziell.

Sofern das Krankenhaus für die Surveillance-Methoden und Definitionen von etablierten Surveillance-Systemen wie z. B. vom **Krankenhaus-In-**

Tab. 17.4 Aspekte der mikrobiologischen Diagnostik im Rahmen der Prävention von nosokomialen Infektionen. (Adaptiert nach Anonym 2013)

Schnelle Befundübermittlung an die Mitarbeiter der Krankenhaushygiene	Die Mitarbeiter der Krankenhaushygiene müssen zeitgleich mit den behandelnden Ärzten über das Vorliegen krankenhaushygienisch relevanter Infektionserreger und multiresistenter Erreger informiert werden, um die Stationen unmittelbar fachgerecht beraten (und ggf. auch Alert-Systeme bedienen) zu können. Im Bereich der gramnegativen multiresistenten Erreger soll eine Kennzeichnung als »3MRGN« bzw. »4MRGN« erfolgen. 4MRGN-Befunde sollten vorab mündlich mit Hinweis auf die besondere Relevanz dieser Erreger übermittelt werden
Mindestens monatliche Übermittlung der Listen mit den zu erfassenden Krankheitserregern mit speziellen Resistenzen und Multiresistenzen (§ 4, Abs. 2 Nr. 2 Buchstabe b in Verbindung mit § 23 Abs. 4 IfSG)	Die zu erfassenden Daten dienen einer patientenbezogenen und nach Untersuchungszeitraum und Herkunft des Isolates (mindestens Abteilungsebene) aufgeschlüsselten Bewertung des Vorkommens dieser Bakterien in der Einrichtung (Dokumentation des gesamten Antibiogramms bei den zu erfassenden Erregern)
Mitarbeit bei der Erkennung eines gehäuften Auftretens von Krankheitserregern (Clustererkennung)	Das betrifft vor allem auch die Erkennung stations- oder abteilungsübergreifender Cluster einschließlich solcher ohne spezielle Resistenzen oder Multiresistenzen
Regelmäßige (mindestens 1-mal jährlich) bereichsweise Übermittlung der Erreger- und Resistenzstatistik	Diese Statistik ist ebenfalls zeitgleich an die Abteilung (Ärztlicher Leiter und Hygienebeauftragter Arzt) und die Mitarbeiter der Krankenhaushygiene zu übermitteln. Die Daten sollen im Vergleich zu vorhergehenden Zeitperioden und ggf. zu relevanten epidemiologischen Daten analysiert werden. Bei der Ableitung von Schlussfolgerungen soll mitgewirkt werden
Mitarbeit bei der Festlegung des Vorgehens bei Verdacht auf einen signifikanten Anstieg bestimmter Infektionen bzw. Erreger	Die Aufgabenverteilung zwischen hauseigenem Hygieneteam und mikrobiologischem Labor muss geregelt sein im Hinblick auf: – Entnahme weiterer Untersuchungsmaterialien (Screening, Umgebungsuntersuchungen) – Asservierung von Stämmen – Umfang der Untersuchungen (inkl. Typisierungen bzw. Vermittlung von Typisierungsuntersuchungen) – Eventuell Einbeziehung des entsprechenden Nationalen Referenzlabors
Mitarbeit bei antimikrobieller Therapieberatung	Es muss gewährleistet werden, dass krankenhaushygienische Aspekte in diese Beratung einbezogen werden (z. B. durch regelmäßige gemeinsame Analyse und Bewertung multiresistenter oder spezieller Erreger nachweise)

fektions-Surveilance-System (KISS) benutzt, kann ein »Benchmarking« erfolgen, um die Situation des eigenen Hauses beurteilen zu können. Aber nicht nur nosokomiale Infektionsraten oder Inzidenzraten von multiresistenten Erregern sind für das Risikomanagement relevant, auch auf der Ebene der Struktur- und Prozessqualität müssen Probleme identifiziert werden: Z. B. muss erfasst werden, ob ausreichend Händedesinfektionsmittelspender in den kritischen Bereichen vorhanden sind und ob die Händehygiene mit ausreichender Compliance umgesetzt wird.

Nach dem IfSG gibt es Vorgaben für die Krankenhäuser, welche Surveillance sie mindestens betreiben müssen. Zuletzt hat das RKI die entsprechend den epidemiologischen Erfordernissen nach § 23 Abs. 4 des IfSG zu erfassenden nosokomialen Infektionen, Krankheitserreger mit speziellen Resistenzen und Multiresistenzen im April 2013 festgelegt (Anonym 2013):

»Je nach den einrichtungsspezifischen Erfordernissen, d. h. entsprechend den nachvollziehbar identifizierten Risikobereichen, sind aus der folgenden Liste die in der jeweiligen Einrichtung

(Krankenhaus bzw. Einrichtung für ambulantes Operieren) für die Erfassung und Bewertung jeweils geeigneten und angemessen aussagekräftigen nosokomialen Infektionen auszuwählen und festzulegen:
- Postoperative Wundinfektionen (anhand geeigneter Indikatoroperationen)
- Katheterassoziierte Septikämien
- Beatmungsassoziierte Pneumonien
- Katheterassoziierte Harnweginfektionen
- Nosokomiale Diarrhöen durch C. difficile (CDAD) sollen in allen Bereichen eines Krankenhauses erhoben werden« (Anonym 2013).

Um den Einsatz von Antibiotika in einem bestimmten Bereich bzw. einer bestimmten Station noch besser beurteilen und Ansatzpunkte für die Verbesserung zu identifizieren zu können, wird inzwischen auch eine **Dokumentation des stations- oder abteilungsbezogenen Antibiotikaeinsatzes** gefordert. Die spezifischen Festlegung zur Dokumentation zu Art und Umfang des Antibiotikaverbrauchs erfolgte ebenfalls 2013 (Schweickert et al. 2013).

17.6.2 Analyse von Infektionsproblemen

Surveillance-Daten müssen regelmäßig (1- bis 2-mal jährlich) und natürlich bei Auftreten von besonderen Infektionsproblemen sofort an das Stationspersonal (Ärzte und Pflege) rückgekoppelt werden. In der Regel erfolgt das im Rahmen einer Vorstellung der Daten vor dem Stationspersonal, zumindest aber als Auflistung der Resultate und Übermittlung an die ärztliche und pflegerische Leitung der Station. Gemeinsam mit dem Stationspersonal (möglichst ärztliches und pflegerisches Personal gemeinsam) müssen Ursachen für ungünstige Verhältnisse analysiert werden und Pläne für geeignete Interventionsmaßnahmen entwickelt werden.

17.6.3 Intervention

Der entscheidende Schritt ist im Anschluss daran die Implementierung von neuen Maßnahmen. Dabei ist primär zu überprüfen, ob die aktuellen Empfehlungen der **KRINKO** für die Infektionsprävention bereits umgesetzt werden (RKI 2014). Unter bestimmten Bedingungen (z. B. wenn die KRINKO-Empfehlungen nicht mehr dem neuesten Kenntnisstand entsprechen, wenn bei dem Patienten bestimmte Umstände vorliegen, die ihre Umsetzung nicht gestatten oder das Krankenhaus andere, infektionsprophylaktisch höherwertige Maßnahmen durchführt, kann von den KRINKO-Empfehlungen abgewichen werden.

Die KRINKO-Empfehlungen werden von den Mitarbeitern der Kommission ehrenamtlich erarbeitet. Dadurch ist es nicht immer möglich, die Empfehlungen stets auf dem neuesten Stand zu halten. Den KRINKO-Empfehlungen liegen die Prinzipien der evidenzbasierten Medizin zugrunde. Allerdings gibt es für viele Fragestellungen nicht ausreichend hochwertige klinische Studien, um häufig gestellte Fragen eindeutig beantworten zu können. Zu beachten ist auch, dass die Infektionsprävention im Krankenhaus ein großer Markt ist, und vielen Einflussfaktoren unterliegt (◘ Abb. 17.2).

> Je besser die Mitarbeiter des Hygieneteams weitergebildet sind, umso besser werden sie gut gemeinte Präventionsempfehlungen von außen bewerten können.

Mit Unterstützung des Hygienefachpersonals sollten die Mitarbeiter entsprechend fortgebildet werden. Regelmäßig muss im Anschluss die **Compliance** bei der Umsetzung der neuen Maßnahmen überprüft werden und ggf. mögliche Barrieren identifiziert werden. Durch lokale Champions (für dieses Thema besonders engagierte Mitarbeiter kann die Implementierung deutlich verbessert werden. Die Vorbildrolle der leitenden Mitarbeiter ist bei vielen Fragestellungen ebenfalls entscheidend.

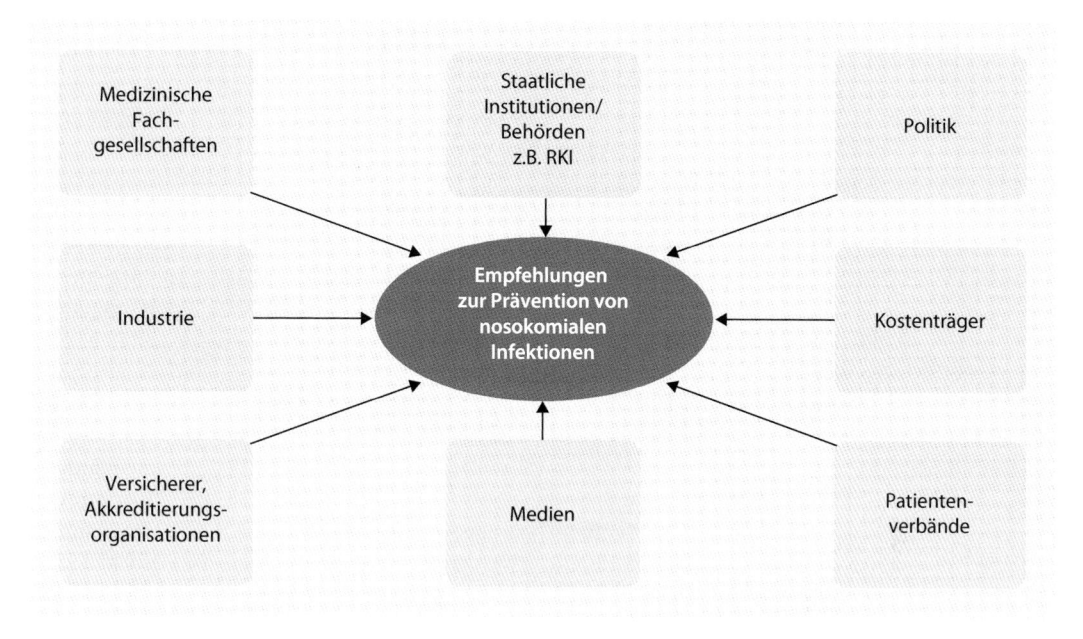

○ Abb. 17.2 Interessengruppen in Bezug auf Empfehlungen zur Infektionsprävention

17.6.4 Evaluation

Unter Berücksichtigung der Surveillance-Daten müssen die Ergebnisse der Intervention ermittelt werden. Ggf. müssen die Interventionsmaßnahmen adjustiert werden, um eine Verbesserung der Situation zu erreichen. Kostenaspekte der Intervention sollten begleitend untersucht werden.

Literatur

Anonym (2009) Personelle und organisatorische Voraussetzungen zur Prävention nosokomialer Infektionen. Bundesgesundheitsbl 52: 951–62

Anonym (2013) Aspekte der mikrobiologischen Diagnostik im Rahmen der Prävention von nosokomialen Infektionen. Epidemiol Bull 171–72

Anonym (2013) Surveillance nosokomialer Infektionen sowie die Erfassung von Krankheitserregern mit speziellen Resistenzen und Multiresistenzen. Bundesgesundheitsbl 56: 580–83

Beyersmann J, Gastmeier P, Grundmann H-J, Bärwolff S, Geffers C, Behnke M, et al. (2006) Use of multistate models to assesss prolongation of intensive care unit stay due to nosocomial infection 27: 493–9

Gastmeier P, Brunkhorst F, Schrappe M, Kern W, Geffers C (2010) Wie viele nosokomiale Infektionen sind vermeidbar? Dtsch Med Wschr 135: 91–3

Gastmeier P, Geffers C (2008) Nosokomiale Infektionen in Deutschland. Dtsch Med Wschr 133: 1111–15

Robert Koch Institut (2014) Empfehlungen der Kommission für Krankenhaushygiene und Infektionsprävention (KRINKO). ▶ www.rki.de/DE/Content/Infekt/Krankenhaushygiene/Kommission/kommission_node.html

Schweickert B, Kern W, de With K, Meyer E, Berner R, Kresken M, et al. (2013) Antibiotika-Verbrauchs-Surveillance. Bundesgesundheitsbl 56 (56): 903–12

Compliance in der Medizin

Marc Deffland

18.1 Einführung – 208

18.2 Notwendigkeit und Ausgestaltungsgrundsätze – 208

18.3 Konzeption eines CMS – 208
18.3.1 Compliance-Kultur – 209
18.3.2 Compliance-Ziele – 209
18.3.3 Compliance-Organisation – 210
18.3.4 Compliance-Risiken – 212
18.3.5 Compliance-Programme – 213
18.3.6 Compliance-Kommunikation – 213
18.3.7 Compliance-Überwachung und Verbesserung – 214

18.4 Relevante Compliance-Risiken im Krankenhaus – 214

18.5 Compliance-Themen im Universitätsklinikum – 215
18.5.1 Compliance in der Forschung – 215
18.5.2 Compliance in der Lehre – 215

18.6 Fazit – 215

Literatur – 216

18.1 Einführung

Unter Compliance in der Medizin verstehen die meisten Beschäftigten in der direkten Patientenversorgung die Bereitschaft eines Patienten zur Befolgung der therapeutischen Maßnahmen. Während Compliance in diesem traditionellen Kontext zunehmend durch den Begriff der Adhärenz ersetzt wird, gewinnt Compliance im Sinne von Regeleinhaltung auch in medizinischen Einrichtungen zunehmend an Bedeutung.

Unter Regeleinhaltung ist das Befolgen von Gesetzen, internen Richtlinien, vertraglichen Verpflichtungen und selbst auferlegter gesellschaftlicher Werte zu verstehen. Diese Regeleinhaltung erscheint selbstverständlich. Mediale Hinweise auf Korruption, Abrechnungsbetrug, Hygieneverstöße oder Organspende-Skandale zeigen jedoch ein differenzierteres Bild und damit die zunehmende Notwendigkeit einer Auseinandersetzung mit dem Thema Compliance auf.

Unterstrichen wird diese Notwendigkeit durch den zunehmenden Druck aus dem Ausland, wo bereits Antikorruptionsgesetze wie der amerikanische **Foreign Corrupt Practice Act** (FCPA) oder der **UK Bribery Act** verabschiedet wurden. Nach Aufforderung durch die Organisation for Economic Cooperation and Development (OECD) wurde in Deutschland 2013 das maximale Sanktionspotenzial bei Gesetzesverstößen durch Unternehmen von 1 auf 10 Millionen Euro angehoben.

Aktuelle Studienergebnisse deuten jedoch darauf hin, dass die notwendige Auseinandersetzung mit dieser Thematik in Krankenhäusern größtenteils noch nicht stattgefunden hat: Nach einer Befragung ausgewählter Unternehmen in Deutschland (Schneider et al. 2011) besteht in Krankenhäusern – im Vergleich zu anderen Branchen (insbesondere zur Pharmaindustrie) – im Hinblick auf Compliance »Nachholbedarf«. Der Vorsprung der Pharmaindustrie verwundert nicht in Anbetracht der dort üblichen Strafzahlungen in Höhe von mehreren Milliarden US-Dollar für beispielsweise Schmiergeldzahlungen oder unerlaubte Werbung.

In diesem Kapitel werden die Notwendigkeit der Implementierung von Compliance-Grundsätzen und Compliance-Maßnahmen diskutiert sowie Ansätze für die Konzeption eines Compliancemanagementsystems (CMS) vorgestellt. Weiterhin wird auf typische Compliance-Themen in Krankenhäusern und im speziellen auf Universitätsklinika eingegangen. Während in allen Krankenhäusern üblicherweise Themen wie Korruption, (Abrechnungs-)Betrug und Datenschutz im Fokus stehen, wirft zusätzlich in Universitätsklinika insbesondere die Forschung zahlreiche Themen auf.

18.2 Notwendigkeit und Ausgestaltungsgrundsätze

Neben Reputationsschäden können Gesetzesverstöße zu zivil- und strafrechtlichen Konsequenzen für das Krankenhaus und seine Organe sowie zu hohen wirtschaftlichen Schäden aufgrund von Erlöseinbrüchen oder Strafzahlungen führen.

Inwieweit es eine **Rechtspflicht zur Einrichtung eines CMS** gibt, ist umstritten (Hauschka 2010). Da jedoch das Vorhandensein eines effektiven Compliance-System bei der Bußgeldbemessung berücksichtigt werden kann, ist zunehmend von einer Pflicht anstelle einer Kür auszugehen (Bundestag 2012).

Die Ausgestaltung des CMS liegt – wie es auch vom Risikomanagement bekannt ist – im Ermessen der Geschäftsleitung. Damit besteht für Krankenhäuser einerseits der Vorteil einer flexiblen Anpassung an wechselnde Bedürfnisse; andererseits besteht der Nachteil nunmehr selbst eine bedarfsgerechte und sinnvolle Abschätzung der sachgerechten Dimensionierung durchführen zu müssen.

18.3 Konzeption eines CMS

Als Grundlage für die Ausgestaltung eines CMS in der Praxis hat sich der branchenunabhängige (Prüfungs-)Standard 980 des Instituts der Wirtschaftsprüfer e.V. (**IDW PS 980**) durchgesetzt. Obwohl dieser Standard primär zur Prüfung von CMS erstellt wurde, eignet er sich auch als Rahmenkonzept zur Konzeption eines CMS. Auch der in 2015 erscheinende Standard **ISO 19600** soll dem IDW PS 980 sehr ähneln (Willems 2014).

18.3 · Konzeption eines CMS

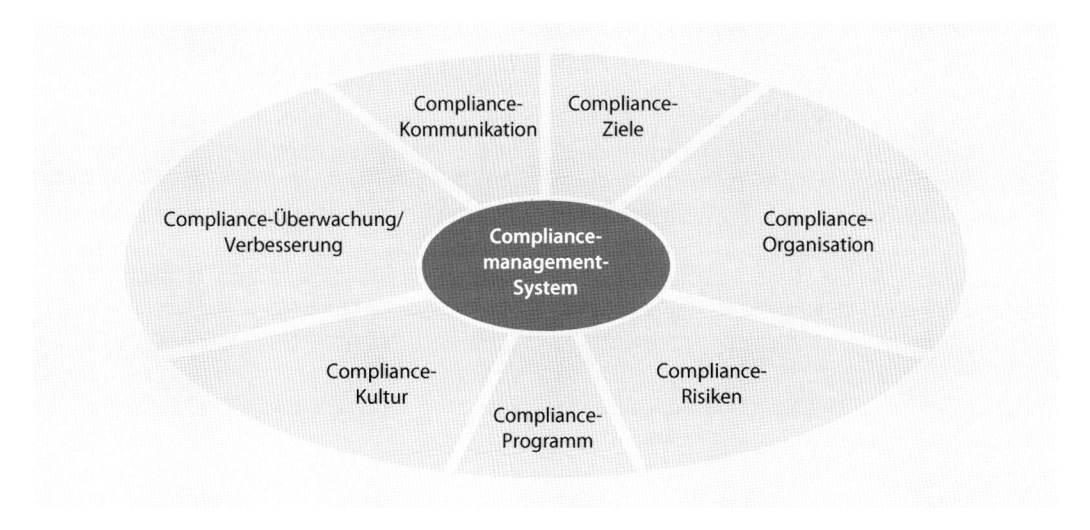

Abb. 18.1 Elemente eines CMS. (Adaptiert nach EY o. J.)

Nach dem IDW PS 980 besteht ein CMS aus sieben Elementen, die im Folgenden vorgestellt werden (Abb. 18.1).

18.3.1 Compliance-Kultur

Ethisch einwandfreies Handeln stellt die Grundlage für ein wirksames CMS dar. In diesem Kontext kommt es insbesondere darauf an, dass Geschäftsleitung und Führungskräfte Compliance vorleben und transportieren (»tone from the top«).

Instrumente zur Schaffung einer Compliance-Kultur sind insbesondere:
- Compliance-Vorgaben sollten in den Anreizsystemen des Krankenhauses (beispielsweise Zielvereinbarungen) implementiert werden.
- Die wichtigsten Leitlinien und Verhaltensmaßstäbe sollten in einem Verhaltenskodex (»Code of Conduct«) festgehalten werden.
- Die Beschäftigten sollten zur allgemeinen Sensibilisierung und zu konkreten Compliance-Vorgaben regelmäßig geschult werden.

In Bezug auf Anreizsysteme haben die Deutsche Krankenhausgesellschaft und die Bundesärztekammer bereits Empfehlungen vorgelegt, die insbesondere finanzielle Anreize für einzelne medizinische Leistungen verbieten (Bundesärztekammer 2013).

Auf der Homepage der Sana Kliniken AG findet sich ein Praxisbeispiel für einen Verhaltenskodex. In diesem Verhaltenskodex werden Themen von Umwelt, Diskriminierung und Patientenumgang bis hin zu Datenschutz, Wettbewerb und Interessenskonflikten thematisiert (Sana Kliniken AG 2011).

18.3.2 Compliance-Ziele

Compliance-Ziele sollten aus den strategischen Unternehmenszielen abgeleitet werden und dienen insbesondere der **thematischen Eingrenzung** des CMS.

Die thematische Eingrenzung kann sich auf einzelne Tochtergesellschaften, z. B. ein medizinisches Versorgungszentrum oder Geschäftsprozesse, z. B. der Einkaufsprozess oder Rechtsgebiete, z. B. Kartellrecht beziehen. Hierdurch soll vermieden werden, dass sämtliche Regelverstöße in den Aufgabenbereich des CMS fallen. Die Eingrenzung sollte risikoorientiert und mit Blick auf andere Organisationseinheiten und deren jeweiligen Fokus erfolgen.

```
                    ┌─────────────────────────────────────────┐       ┌─────────────────────────────────────────┐
                    │    Zentraler Compliance Beauftragter    │       │                Vorstand                 │
                    └─────────────────────────────────────────┘       └─────────────────────────────────────────┘
                         │                        │                        │              │              │
                   ┌───────────┐            ┌───────────┐            ┌──────────┐  ┌──────────┐  ┌──────────┐
                   │Compliance │            │Meldestellen│           │ Charité  │  │Geschäfts-│  │ Tochter- │
                   │Committee  │            │           │            │ Centren  │  │ bereiche │  │gesellsch.│
                   └───────────┘            └───────────┘            └──────────┘  └──────────┘  └──────────┘
                                                                     │Dezentraler│ │Dezentraler│ │Dezentraler│
                                                                     │Compliance │ │Compliance │ │Compliance │
                                                                     │ Officer   │ │ Officer   │ │ Officer   │
                                                                     └──────────┘  └──────────┘  └──────────┘
```

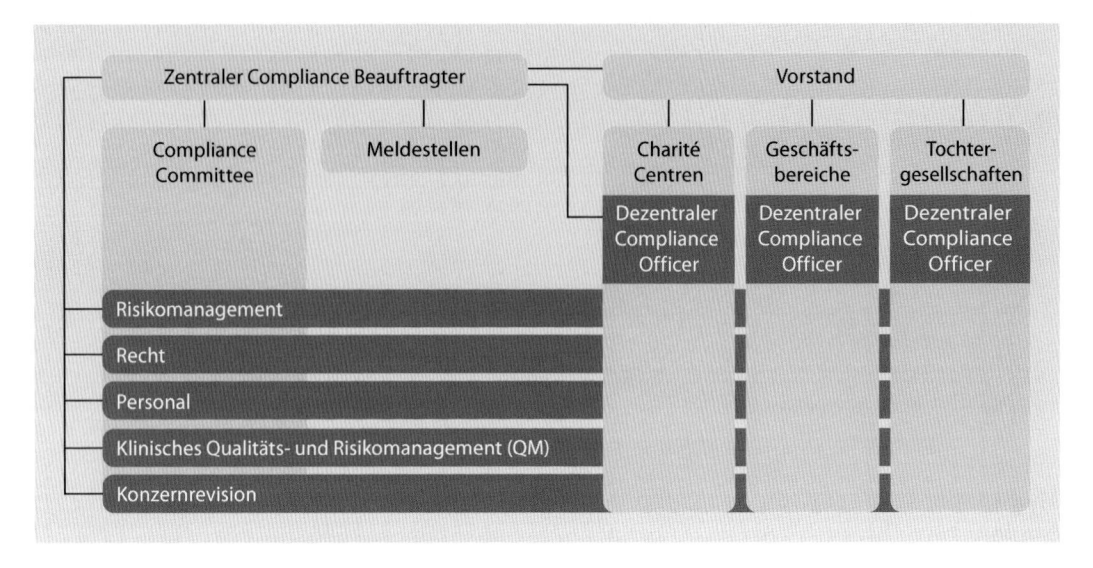

■ Risikomanagement
■ Recht
■ Personal
■ Klinisches Qualitäts- und Risikomanagement (QM)
■ Konzernrevision

Abb. 18.2 Compliance-Organisation der Charité-Universitätsmedizin Berlin

18.3.3 Compliance-Organisation

Unter Compliance-Organisation wird die klare Festlegung von Rollen und Verantwortlichkeiten im CMS sowie die Integration des CMS in andere bestehende Systeme verstanden (IDW 2011).

Festlegung von Rollen und Verantwortlichkeiten

Zur Visualisierung einer etablierten Compliance-Organisation (Rollen und Verantwortlichkeiten) dient das folgende Beispiel der Charité-Universitätsmedizin Berlin (■ Abb. 18.2):

Aus ■ Abb. 18.2 können folgende Leitsätze abgeleitet werden:

— Verantwortung für Compliance trägt die **Geschäftsleitung**. Sie muss sich klar zu Compliance bekennen, eine entsprechende Compliance-Organisation schaffen und diese unterstützen.
— Es empfiehlt sich, dass ein **zentraler Compliance-Beauftragter** (Chief Compliance Officer) als Stabsstelle der Geschäftsleitung implementiert wird. Dies verdeutlicht die Notwendigkeit der Unabhängigkeit und unterstreicht die Bedeutung des CMS nach Innen und Außen.
— Es empfiehlt sich, dass ein **Compliance-Beirat** (Compliance Committee) zur Unterstützung des zentralen Compliance-Beauftragten eingerichtet wird. In diesem Compliance Committee sollten zur Bündelung von Know-how sowie zur Nutzung von Synergien die Leitungen der Abteilungen Interne Revision, Qualitätsmanagement, Risikomanagement, Personal und Recht vertreten sein.
— Es empfiehlt sich, **Meldestellen** für Hinweise auf Regelverstöße einzurichten. Weitere Informationen hierzu finden sich in ▶ Kap. 30.12 (Whistleblower-Systeme).
— Das CMS sollte in die gesamte Organisationsstruktur integriert und somit in jeder risikoreichen Einheit mit einem **dezentralen Compliance-Beauftragten** vertreten sein. Einheiten in diesem Sinne können sowohl rechtlich selbstständige Einheiten (Tochterunternehmen) als auch rechtlich unselbstständige Einheiten (Fachdisziplin oder Klinik) sein. Bei der Auswahl von dezentralen Compliance-Beauftragten ist neben dem Granulierungsfaktor (Station, Fachgebiet, Klinik, Klinikverbund) auch die Dienstart (Ärztlicher Dienst, Pflegedienst, Verwaltung) als Faktor zu berücksichtigen, da Compliance ganzheitlich als Teamarbeit verstanden werden muss. Weiterhin sind die Größe und Komplexität des Krankenhauses bei der Konzeption zu berücksich-

tigten. Bei Krankenhäusern der Grund- und Regelversorgung kann die Implementierung von dezentralen Compliance-Beauftragten entbehrlich sein.

> Als übergreifendes Instrument empfiehlt sich die Erstellung einer Geschäftsordnung und eines ergänzenden CMS-Handbuchs, in welchen die Rollen, Verantwortlichkeiten und Abläufe des CMS festgelegt werden.

Zusammenspiel des CMS mit weiteren Risikomanagement-Systemen und der Internen Revision

Bei der Konzeption eines CMS sollte insbesondere auch das Zusammenspiel des CMS mit weiteren Risikomanagement-Systemen (RM-Systemen) und der Internen Revision beachtet werden.

Zusammenspiel des CMS mit den bestehenden Risikomanagementsystemen

Der Vorstand hat gem. § 91 Abs. 1 AktG geeignete Maßnahmen zu treffen, damit den Fortbestand der Gesellschaft gefährdende Entwicklungen früh erkannt werden. Obwohl diese Verpflichtung ausschließlich im Aktiengesetz aufgeführt ist, wird von einer **Ausstrahlungswirkung** auf andere Rechtsformen ausgegangen (Bundestag 1998).

Die sachliche Konkretisierung der Gesetzgeberforderung ist in Literatur und Praxis nicht eindeutig beantwortet (Schüppen u. Schaub 2010). Es soll daher die in vielen Krankenhäusern gelebte Praxis als Ausgangspunkt dienen.

In Krankenhäusern ist häufig bereits ein
- kaufmännisches Risikomanagement eingerichtet, dem mit dem
- klinischen Risikomanagement ein zweites Standbein gegeben wurde.
- Mit dem CMS kommt ein drittes Standbein zum Risikomanagement-System hinzu.

Zwischen den aufgeführten Risikomanagementsystemen gibt es inhaltliche und methodische Parallelen:
- **Inhaltliche Parallelen**: Zahlreiche Sachverhalte sind für alle RM-Systeme relevant, was an dem folgenden praktischen Beispiel verdeutlicht wird: Die fehlerhafter Behandlung eines ambulanten Patienten erfolgt anstelle des ermächtigten Arztes, durch einen Assistenzarzt der hierzu keine KV-Ermächtigung der Kassenärztlichen Vereinigung besitzt. Neben einer Patientengefährdung (klinisches Risikomanagement) stellt dies zusätzlich einen Abrechnungsbetrug dar (CMS), der mit Schadensersatz- und Strafzahlungen sowie Erlöseinbrüchen verbunden sein kann (kaufmännisches Risikomanagement).
- **Methodische Parallelen**: Alle Systeme beinhalten eine Risikoidentifikation, -analyse, -bewertung sowie die Steuerung von Risiken.

> Die bestehenden RM-Systeme sollten daher unbedingt aufeinander abgestimmt werden, um Synergien zu nutzen und Redundanzen zu vermeiden.

Dies wird am ehesten dadurch erreicht, indem die bestehenden RM-Systeme in ein System integriert werden oder durch die Schaffung sinnvoller Schnittstellen miteinander verbunden werden. Zum Beispiel könnten Vertreter des kaufmännischen und klinischen Risikomanagements sowie des CMS einen **Risiko-Beirat** gründen. Alternativ dazu könnten die Vertreter des kaufmännischen und klinischen Risikomanagements im oben genannten **Compliance-Beirat** vertreten sein.

Im Rahmen dieser konzeptionellen Überlegungen sollten auch die Aufbau- und Ablauforganisation des **Beauftragtenwesens** im Krankenhaus und dessen Wechselwirkungen mit den Risikomanagementsystemen berücksichtigt werden. Hierzu gehören insbesondere Hygiene, Arbeitssicherheit, Brandschutz, Umwelt, Katastrophenschutz und Informationssicherheit.

Für die Praxis bietet sich zusammenfassend Folgendes an: Bei kleineren Krankenhäusern der Grund- und Regelversorgung sollte eine vollständige Integration der genannten Risikomanagementsysteme anvisiert werden. Bei Maximalversorgern und Universitätsklinika ist die vollständige Integration der genannten Risikomanagementsysteme schwer umsetzbar. Dort wird häufig ein Risikobeirat zur Erarbeitung einheitlicher Methoden und Grundsätze sowie zur Diskussion relevanter Risiken sinnvoll sein.

Zusammenspiel des CMS mit der Internen Revision

Es ist Aufgabe der Internen Revision die Angemessenheit und Wirksamkeit des CMS zu prüfen. Eine organisatorische Trennung beider Systeme ist somit notwendig.

Entsprechend müssten Compliance-Prüfungen (insbesondere im Hinblick auf Verdachtsuntersuchungen sowie der Überprüfung der Wirksamkeit von einzelnen Compliance-Programmen) durch das CMS und nicht durch die Interne Revision erfolgen. Ansonsten wäre die Interne Revision Bestandteil des zu prüfenden CMS.

Diese Trennung ist gerade bei Grund- und Regelversorgern aufgrund der personellen und finanziellen Ressourcen schwierig umzusetzen. Dies führt in der Praxis häufig zu einer engen Zusammenarbeit oder Integration beider Funktionen. In diesen Fällen empfiehlt sich, die Angemessenheit und Wirksamkeit der Internen Revision sowie des CMS durch externe Prüfer überwachen zu lassen.

18.3.4 Compliance-Risiken

Compliance-Risiken werden in den festgelegten Teilbereichen (= Compliance-Ziele) identifiziert, analysiert und bewertet. Hierfür ist eine systematische **Risiko-Inventur** notwendig. Diese kann bspw. in Form von Risikofragebögen, Workshops, Gesprächen mit Einheitsleitungen und Presseanalysen erfolgen.

Da im ▶ Kap. 22 (Elemente des klinischen Risikomanagements) detailliert auf Methoden zur Identifikation, Analyse und Bewertung von (Compliance-)Risiken eingegangen wird, sollen im Folgenden nur einige ausgewählte Fragestellungen diskutiert werden.

Risikoanalysen nach Bereichen und Prozessen oder nach Rechtsgebieten?

Im Rahmen des Elements »Compliance-Ziele« kann eine thematische Eingrenzung nach Bereichen und Prozessen oder nach Rechtsgebieten vorgenommen werden. Entsprechend dieser Eingrenzung, sind für die Risikoanalyse unterschiedliche Ansätze zu verwenden:

Option 1: Thematische Eingrenzung des CMS auf ein Rechtsgebiet

Bei der Eingrenzung auf ein Rechtsgebiet, erfolgt die Risikobewertung auf Basis von Bereichen und Prozessen. Wenn beispielsweise Korruption thematisch eingrenzt wurde, dient das Element Compliance-Risiken der folgenden Frage: In welchen Bereichen und Prozessen des Krankenhauses kann **Korruption** auftreten? Ist das Risiko in den identifizierten Bereichen und Prozessen unterschiedlich zu bewerten? Beispielsweise besteht regelhaft in der Abteilung Einkauf ein höheres Risiko für Korruption als in der Abteilung Controlling.

Option 2: Thematische Eingrenzung des CMS auf einen Bereich

Anstelle der thematischen Eingrenzung auf ein Rechtsgebiet wie Korruption, wäre auch die thematische Eingrenzung auf eine Organisation, z. B. ein Medizinisches Versorgungszentrum als Compliance-Ziel, möglich.

In diesen Fällen könnten im Rahmen der Compliance-Risikoanalyse sowohl **Unterbereiche** oder **Prozesse**, z. B. ein ambulantes Patientenmanagement in der Radiologie, als auch Rechtsgebiete, bspw. Datenschutzrecht, Steuerrecht, Kartellrecht oder Medizinrecht analysiert werden.

Für die Analyse des Rechtsgebiets Steuerrecht müsste beispielsweise beleuchtet werden, welche relevanten steuerlichen Themen in der Branche bestehen. Dies sind typischerweise umsatzsteuerliche Fragestellungen zum Umfang der Steuerbefreiungen oder Fragestellungen zum Gemeinnützigkeitsrecht.

Fazit

Grundsätzlich bieten Bereichs- und Prozessanalysen gegenüber Rechtsgebietsanalysen den Vorteil, dass auf zahlreiche bereits bestehende Unterlagen zurückgegriffen werden kann. Dies geht darauf zurück, dass RM-Systeme sowie die Interne Revision in der Regel **prozessorientiert** »denken«. Entsprechend kann den Risiken mit einheitlichen Sichtweisen und Methoden beggenet werden.

Top down oder bottom up?

Die Identifikation, Analyse und Bewertung von Compliance-Risiken sollte sowohl zentral in der

Krankenhausverwaltung und damit deduktiv (»top down«) als auch dezentral in den operativen Einheiten und damit induktiv erfolgen (»bottom up«).

Die Einbindung der operativen Einheiten kann durch die zuvor genannten dezentralen Compliance-Beauftragten oder durch Interviews mit Führungskräften und Beschäftigten »bottom-up« erfolgen. Hierdurch wird ein breites Risikospektrum erfasst und »an der Basis« eine größere Akzeptanz durch frühzeitige Einbindung und transparente Vorgehensweise gewonnen.

Die Bottom-up-Vorgehensweise ist mit einem umfassenden Koordinierungs- und Abstimmungsprozess verbunden. Des Weiteren ist ein reines Bottom-up-Vorgehen nicht ausreichend, da viele Themen im Rahmen der Analyse und Bewertung ganzheitlich betrachtet werden müssen.

Zur Vergleichbarkeit sollten bei der Einbeziehung dezentraler Compliance-Beauftragter **einheitliche Bewertungsrichtlinien** in einem CMS-Handbuch aufgenommen und im Rahmen der zentralen Aggregation aller Informationen mit Blick auf das gesamte Krankenhaus angemessen zusammenfasst werden.

Was sind typische Compliance-Risiken in der Praxis?
Als wesentliche Compliance-Risiken haben die von KPMG befragten börsennotierten und großen Unternehmen
- Datenschutz (100 %),
- Antikorruption (94,1 %),
- Untreue und Vermögensschädigung (88,2 %),
- Kartellrecht (79,4 %),
- Antidiskriminierung (58,8 %) und
- Geldwäsche (52,9 %)

genannt (KPMG AG 2013). Auf spezielle Compliance-Risiken im Krankenhaus wird im nächsten Unterkapitel näher eingegangen.

18.3.5 Compliance-Programme

Zur Vermeidung oder Begrenzung der Compliance-Risiken wird ein Compliance-Programm konzipiert und implementiert. Dies setzt sich aus präventiven, aufdeckenden und reaktiven Maßnahmen zusammen.

Zu den präventiven Maßnahmen zählen beispielsweise die Durchführung von Schulungen und die Verbesserung des internen Kontrollsystems. Neben präventiven Maßnahmen sollten Compliance-Programme auch aufdeckende (rechtzeitige Erkennung von Compliance-Verstößen) und reaktive (Verhalten bei festgestellten Compliance-Verstößen, sog. »Internal Investigations«) Maßnahmen beinhalten.

In der Praxis ist zu beobachten, dass häufig umfassende präventive Maßnahmen etabliert werden. Im Gegensatz hierzu sind aufdeckende und reaktive Maßnahmen geringer ausgeprägt. Beispielsweise werden Schulungen als präventive Maßnahme zur ordnungsmäßigen Abrechnung häufig angeboten, eine Überprüfung der Abrechnungen als aufdeckende Maßnahme erfolgt hingegen selten. Weiterhin ist häufig nicht festgelegt, wie interne Untersuchungen durchgeführt werden müssen.

Compliance-Programme, insbesondere mit Fokus auf prozessintegrierte Überwachungsmaßnahmen, werden detailliert in ▶ Kap. 30.20 (Compliance-Programme) erläutert.

18.3.6 Compliance-Kommunikation

Unter Compliance-Kommunikation werden im Wesentlichen die Informationen an die betroffenen Beschäftigten über Compliance-Programme sowie die Erläuterung festgelegter Rollen und Verantwortlichkeiten innerhalb des CMS subsumiert (IDW 2011).

Compliance-Kommunikation kann z. B. in Form von Leitfäden, Verfahrensanweisungen oder Schulungen stattfinden. Die Nutzung bereits bestehender Kommunikationskanäle bietet sich an. Dies können beispielsweise das Intranet oder das Dokumentenmanagementsystem des Qualitätsmanagements sein.

Seit einigen Jahren zeichnet sich ein Trend zur verstärkten **Einbindung Unternehmensexterner** in die Compliance-Kommunikation ab. Adressat sind neben den Beschäftigten der Klinik nun auch deren Lieferanten und beauftragte

Dienstleistungsunternehmen (z. B. im Rahmen des Outsourcing) sowie die Öffentlichkeit selbst. Beispielsweise kommuniziert die Helios Kliniken GmbH, dass sie die Anerkennung ihrer Compliance-Regelungen auch von externen Partnern erwartet (Helios 2013).

18.3.7 Compliance-Überwachung und Verbesserung

Das CMS soll in geeigneter Weise überwacht werden. Hierdurch können Angemessenheit und Wirksamkeit des CMS sichergestellt und Optimierungspotenziale identifiziert werden. Die Prüfung des CMS sollte in regelmäßigen Abständen durch die Interne Revision oder durch externe Prüfer durchgeführt werden.

18.4 Relevante Compliance-Risiken im Krankenhaus

Die vorab genannten Compliance-Risiken der Compliance-Benchmark-Studie der KPMG AG finden sich auch im deutschen Krankenhausmarkt wieder. Insbesondere Datenschutz und Antikorruption sind wesentliche Themen:
- **Datenschutz** betrifft hierbei insbesondere die Verarbeitung von patientenbezogenen Daten, aber auch den Themenkomplex Arbeitnehmer-Datenschutz.
- **Korruption** stellt beispielsweise im Einkauf als auch im Hinblick auf Kooperationen mit niedergelassenen Ärzten und anderen Dritten ein inhärentes Risiko für Krankenhäuser dar.

Aber auch alle anderen in der Studie aufgeführten Compliance-Risiken sind Risiken, denen sich Krankenhäuser stellen müssen. Beispielsweise genannt werden kann hier das Kartellrecht, welches insbesondere bei der Expansion von privaten Trägern oder im Vorfeld von Fusionen ein potenzielles Risiko darstellt.

Neben den angesprochenen typischen Compliance-Risiken der Studie gibt es zahlreiche krankenhausindividuelle Compliance-Risiken. Diese haben zum Teil in den letzten Jahren zu erhöhter Medienaufmerksamkeit geführt: Verstöße gegen Hygiene- und Organspenderegeln sowie Abrechnungsbetrug.

> Die zunehmende Komplexität von medizinrechtlichen und abrechnungsspezifischen Regelungen weist darauf hin, dass krankenhausindividuelle Compliance-Risiken zukünftig ein noch stärkeres Ausmaß annehmen werden.

Zur Bewertung dieser Risiken für das jeweilige Krankenhaus müssen bei jedem Themenkomplex im ersten Schritt das (Compliance-)Risiko und im zweiten Schritt bereits bestehende Maßnahmen (Compliance-Programm) bewertet werden.

In Bezug auf **Abrechnungsbetrug** muss überlegt werden, in welchen Prozessen bzw. Bereichen dieses Risiko potenziell auftreten kann. Hierfür bieten sich insbesondere Analysen der Organisations- und Leistungsstruktur sowie Interviews mit eingebundenen Personen an:
- Im Rahmen der Analyse der Organisations- und Leistungsstruktur sollten die unterschiedlichen Abrechnungsmodalitäten identifiziert und deren individuelles Risiko bewertet werden. Im Rahmen der Bewertung sollten typische Probleme dieser Abrechnungsart durchdacht werden: Gibt es besondere Anforderungen an die persönliche Leistungserbringung? Kann es in dem Bereich potenziell zu Mehrfachabrechnungen mit anderen ambulanten oder stationären Leistungen oder Forschungsverträgen kommen?
- Interviews bieten den Vorteil, dass zusätzliche Erkenntnisse die Risikobewertung des Themenkomplexes gewonnen werden können.

Im Anschluss an Risikoidentifikation, -analyse und -bewertung ist im nächsten Schritt zu fragen, wie diesem potenziellen Risiko begegnet werden kann (Compliance-Programm). Dies kann beispielsweise durch regelmäßige Prüfungen der Einhaltung des Grundsatzes der persönlichen Leistungserbringung, die Verbesserung prozessintegrierter Überwachungsmaßnahmen und durch regelmäßige Schulungen umgesetzt werden.

18.5 Compliance-Themen im Universitätsklinikum

In der universitären Medizin gibt es zusätzliche Compliance-Risiken, die für andere Regel- und Maximalversorger lediglich in viel geringerem Umfang bzw. gar keine Relevanz haben. Dies begründet sich vor allem in der Struktur einer Universitätsklinik, die neben der Krankenversorgung auch Lehre und Forschung betreibt.

18.5.1 Compliance in der Forschung

Annahme und Verwendung von Drittmitteln

Ein wesentliches Compliance-Thema sind Forschungskooperationen mit öffentlichen und privaten Mittelgebern. Potenzielle Mittelfehlverwendungen bzw. ungerechtfertigte Mittelannahme sind häufig mit Reputations- und Finanzrisiken verbunden.

In Bezug auf Kooperationen mit der Medizinprodukte- und Pharmaindustrie gibt es zahlreiche Compliance-Vorschriften der Industrie, insbesondere die Kodizes des Bundesverbandes Medizintechnologie (BVMed) sowie der Freiwilligen Selbstkontrolle für die Arzneimittelindustrie (FSA). Diese sollten anfangs ausschließlich die Gesetzeslage operationalisieren; mittlerweile gehen sie zum Teil darüber hinaus. Ein aktuelles Beispiel hierfür ist das **vollständige Zuwendungsverbot** der FSA, das deren Mitgliedsunternehmen selbst die Abgabe von Kugelschreibern verbietet.

Weiterhin begegnen Compliance-Vorschriften der Universitätsklinika diesen Reputations- und Finanzrisiken durch Drittmittelsatzungen und -richtlinien.

Gute wissenschaftliche Praxis (GwP)

Die Reputation vieler Universitäten hat in der Vergangenheit unter Plagiatsvorwürfen und anderen wissenschaftlichen Fehlleistungen gelitten. Bereits vor einigen Jahren wurde für diesen Themenkomplex seitens der **Deutschen Forschungsgemeinschaft** (DFG) die Verpflichtung zur Einrichtung von Maßnahmen zur Risikoreduktion gefordert: Hochschulen und andere Forschungseinrichtungen, die DFG-Mittel in Anspruch nehmen möchten, müssen diese Maßnahmen zur Sicherung guter wissenschaftlicher Praxis etablieren.

Hierzu gehören unter anderem die Einrichtung von Vertrauenspersonen (Ombudspersonen), Sicherung und Aufbewahrung von Primärdaten, Verfahren bei wissenschaftlichem Fehlverhalten sowie die Autorenschaft bei Publikationen.

Klinische Studien I – Gute klinische Praxis (GkP)

Bei der Durchführung von klinischen Studien bestehen wesentliche Reputations-, Finanz- und unmittelbare Patientenrisiken durch potenzielle Mittelfehlverwendungen sowie Gesundheitsgefährdungen. Als Compliance-Programm haben sich in diesem Segment internationale Regelungen durchgesetzt. »Die Gute Klinische Praxis (GCP, »good clinical practice«) ist ein internationaler ethischer und wissenschaftlicher Standard für Planung, Durchführung, Dokumentation und Berichterstattung von klinischen Studien am Menschen.« (DFG 2013)

18.5.2 Compliance in der Lehre

Unter dem Begriff Compliance in der Lehre lässt sich die aktuelle Entwicklung im Kontext mit der Erstellung von Richtlinien zum Kontakt zwischen Medizinstudenten und Pharmafirmen subsumieren (Lieb 2014).

18.6 Fazit

Compliance im Sinne von Gesetzes- und Richtlinieneinhaltung sollte zunehmend im Fokus der gesetzlichen Vertreter von Krankenhäusern stehen, um Haftungs- und Reputationsrisiken zu reduzieren.

Compliance-Risiken (Risiken eines Regelverstoßes) nehmen durch eine steigende Komplexität der Regelungen im Gesundheitswesen ständig zu. Einige Compliance-Risiken betreffen alle Krankenhäuser (bspw. Datenschutz oder Korruption), andere sind abhängig von Größe, Organisation oder Trägerschaft (bspw. Abrechnungsbetrug einer MVZ-Tochtergesellschaft).

Für die Konzeption und Implementierung von CMS bietet sich der Prüfungsstandard 980 des Instituts der Wirtschaftsprüfer an. Nach diesem Standard besteht ein CMS aus sieben Elementen. Im Rahmen der Konzeption sind insbesondere die Synergien und Wechselwirkungen mit bereits bestehenden Systemen zu beachten.

Literatur

Bundesärztekammer (2013) Gemeinsame Pressemitteilung der Deutschen Krankenhausgesellschaft und der Bundesärztekammer: Empfehlungen zu leistungsbezogenen Zielvereinbarungen in Chefarztverträgen vorgelegt. Pressemitteilung vom 10.05.2013. Online verfügbar unter: ▶ http://www.bundesaerztekammer.de/page.asp?his=3.71.11025.11227.11237. Zuletzt abgerufen am 14.7.14

Bundestag (1998) Drucksache 13/9712 vom 28.01.98. Bundesanzeiger, Köln

Bundestag (2012) Drucksache 17/11053 vom 17.10.12. Bundesanzeiger, Köln

DFG (2011) Grundsätze und Verantwortlichkeiten bei der Durchführung klinischer Studien. Online verfügbar unter: ▶ http://www.dfg.de/download/pdf/foerderung/programme/klinische_studien/klinische_studien_grundsaetze_verantwortlichkeiten.pdf. Zuletzt abgerufen am 5.5.14

DFG (2013) Vorschläge zur Sicherung guter wissenschaftlicher Praxis. Online verfügbar unter: ▶ http://www.dfg.de/download/pdf/dfg_im_profil/reden_stellungnahmen/download/empfehlung_wiss_praxis_1310.pdf. Zuletzt abgerufen am 5.5.14

EY (o.J.) Compliance-Verantwortung des Aufsichtsrats in öffentlichen Unternehmen. Online verfügbar unter: ▶ http://html.ps-ey.de/?q=node/74. Zuletzt abgerufen am 30.08.14

Hauschka CE (2010) Corporate Compliance, 2. Aufl. Beck, München

Helios GmbH (2013) HELIOS Konzernregelung Transparenz. Online verfügbar unter: ▶ http://www.helios-kliniken.de/fileadmin/user_upload/Helios-Klinken.de/Ueber_HELIOS/ZD_Compliance/Konzernregelung_07-2013_4_01.pdf. Zuletzt abgerufen am 14.7.14

IDW (2011) IDW Prüfungsstandard: Grundsätze ordnungsmäßiger Prüfung von Compliance Management Systemen (IDW PS 980). IDW Verlag, Berlin

KPMG AG (2013) Compliance-Benchmark-Studie. Interne Präsentation. Ansprechpartner bei der KPMG AG: jlaue@kpmg.com

Lieb K (2014) Interessenkonflikte im Medizinstudium. Fehlende Regulierung und hoher Informationsbedarf bei Studierenden an den meisten deutschen Universitäten. In: GMS Zeitschrift für Medizinische Ausbildung 31 (1): 1–12

Sana Kliniken AG (2011): Sana Compliance Verhaltenskodex. Online abrufbar unter: ▶ http://www.sana.de/fileadmin/templates/sana.de/main/downloads/Sana_Compliance_Verhaltenskodex_final.pdf. Zuletzt abgerufen am 10. Juli 2014

Schüppen M, Schaub B (2010) § 18 Risikomanagement und Früherkennung bestandsgefährdender Entwicklungen, II. Abgrenzung des Risikofrüherkennungssystems i. S. v. § 91 Abs. 2 AktG vom gesamten Risikomanagement. In MAH Aktienrecht, 2. Aufl. Beck, München

Schneider H, Grau K, Kißling K(2011) »Der Schock von Berlin saß tief!« - Ergebnisse eines empirischen Forschungsvorhabens zu Compliance im Gesundheitswesen und der Pharmaindustrie. Corporate Compliance Zeitschrift (CCZ), S. 48–54

Willems M (2014) ISO 19600 im Überblick. Online abrufbar unter: ▶ http://www.cfoworld.de/iso-19600-im-ueberblick. Zuletzt abgerufen am 25. Oktober 2014

Juristische Aspekte des klinischen Risikomanagements

Rolf-Werner Bock

19.1	Einführung – 218	
19.2	Materiell-rechtliche Zusammenhänge – 218	
19.2.1	Forensisches Risiko – 218	
19.2.2	Rechtsgrundlagen – 219	
19.2.3	Juristisch relevante Fehlerquellen im Behandlungsablauf – 220	
19.3	Behandlungsstandard und Facharztqualität – 220	
19.4	Arbeitsteilung und Delegation – 221	
19.4.1	Horizontale und vertikale Arbeitsteilung – 221	
19.4.2	Delegation ärztlicher Aufgaben – 221	
19.5	Patientenaufklärung – 222	
19.5.1	Rechtssystematik – 223	
19.5.2	Anforderungen an adäquate Patientenaufklärung – 223	
19.6	Organisationsverschulden – 223	
19.7	Juristisches Zwischenfallmanagement – 224	
19.8	Fazit – 225	
	Literatur – 225	

A. Euteneier (Hrsg.), *Handbuch Klinisches Risikomanagement*, Erfolgskonzepte Praxis- & Krankenhaus-Management, DOI 10.1007/978-3-662-45150-2_19, © Springer-Verlag Berlin Heidelberg 2015

19.1 Einführung

Klinisches Risikomanagement verfolgt insbesondere das Ziel, aktiv nach Risikofeldern und Schadensursachen in medizinischen Versorgungssystemen zu suchen und diese zu eliminieren, um präventiv Haftungsfälle zu vermeiden. Dergestalt dient es potenziell – umgekehrt – der Erzielung möglichst positiver Behandlungsqualität (Bock 2014, Rdnr. 195ff; Roeder et al. 2014). Schon infolgedessen erfordert die Etablierung eines adäquaten Risikomanagements unmittelbar die Berücksichtigung juristischer Aspekte. Dies gilt umso mehr, als neben anderem gerade rechtliche Maßgaben – insbesondere Normen und aus der Judikatur resultierende Rechtsgrundsätze – Parameter zur Beschreibung eines Behandlungsregimes auf der Grundlage adäquater Struktur- und Prozessqualität – im Sinne von »Soll«-Anforderungen – bestimmen. Dahinter zurückbleibende »Ist«-Gegebenheiten in medizinischen Einrichtungen – insbesondere Kliniken – implizieren dann gerade die (versteckten) Risiken im Behandlungsregime, welche es durch adäquates Risikomanagement aufzuspüren und zu eliminieren gilt.

Dem Arzthaftungsrecht ist die Kontrolle inhärent, ob »der Patient die von ihm zu beanspruchende medizinisches Qualität auch erhalten hat« (Steffen 1995). Dies gilt – ungeachtet divergierender ratio legis – zumindest im Effekt auch für die strafrechtliche Beurteilung konkreter ärztlicher Behandlungsmaßnahmen. Strafrechtliche Kriterien, welche ebenfalls immer wieder den Prüfungsmaßstab in so genannten Kunstfehlerprozessen bilden, berühren ohnehin fundamental die Frage nach dem »Sollen« der Rechtssubjekte im Zusammenhang mit bestimmten Lebenssachverhalten. Das wird gerade bei der Ausübung von Heilkunde sehr anschaulich deutlich: Geht es doch zum einen um die Verpflichtung, dem Patienten sorgfaltspflichtgerecht eine Behandlung lege artis zu vermitteln, was zum anderen prinzipiell nur auf der Grundlage seiner entsprechenden Einwilligung nach adäquater Aufklärung erfolgen darf. Dies betrifft das individuelle Handeln von Ärztinnen und Ärzten sowie Pflegekräften »am Patienten«, deren kooperatives Zusammenwirken – auch »für den Patienten« mit sonstigen Medizinpersonen – und das Agieren aller Beteiligten im Rahmen mehr oder weniger komplexer Behandlungsstrukturen.

Dabei unterliegen alle an Behandlungsprozessen Beteiligte potenziell forensischen Risiken, weshalb alle Beteiligten gemeinsam auch ein Interesse daran haben (müssen), dass durch die adäquate Etablierung und Umsetzung eines Risikomanagements potenziell die Behandlungsqualität optimiert wird, womit forensische Risiken minimiert werden können. Allerdings darf auch nicht außer Betracht bleiben, dass Risikomanagement im Eigentlichen dem »Wohl des Kranken« dient. Es vermag so, weiter gehend zur Verwirklichung des auch nach Maßgaben der Rechtsprechung unabdingbar geltenden Prinzips »salus aegroti suprema lex« beizutragen.

19.2 Materiell-rechtliche Zusammenhänge

19.2.1 Forensisches Risiko

Die Behandlung von Patienten ist schon allgemein durch Risikoaffinität in der Relation von Behandlungsausübung und Behandlungserfolg im Hinblick auf Komplikationen, Nebenfolgen oder gar einen Misserfolg aller Bemühungen charakterisiert. Dies resultiert nicht zuletzt aus der »Eigengesetzlichkeit und weitgehenden Undurchschaubarkeit des lebenden Organismus«, wie auch die höchstrichterliche Rechtsprechung anerkennt (BGH 1977). Diese Behandlungsrisiko-Affinität korreliert mit einem forensischen Risiko, welches sich während der vergangenen Jahrzehnte manifestiert und zunehmend entwickelt hat. Daneben bleiben die nach wie vor zunehmende Zahl von Verfahren vor Gutachterkommissionen und Schlichtungsstellen sowie interne Regulierungen durch Haftpflichtversicherer ohne Außenwirkung zu veranschlagen. Die vielfach zu hörende Befürchtung von Ärztinnen und Ärzten sowie Pflegekräften, im Zusammenhang mit der Berufsausübung in forensische Auseinandersetzungen verwickelt zu werden, ist also konkret gerechtfertigt. Handelt es sich dabei um einen persönlichen Aspekt, darf auch nicht vernachlässigt werden, dass die »Bewältigung« so genannter Medizinschäden mit erheblichem Aufwand verbunden ist und daher auch als schlicht »unwirtschaftlich« charakterisiert werden muss. Kann durch adäquates Risikomanagement die »Schadensquote« gesenkt werden, impliziert dies auch einen positiven wirtschaftlichen Effekt.

19.2.2 Rechtsgrundlagen

Aufgrund tradierter Rechtsprechung resultieren wesentliche rechtliche Anforderungen an die Berufsausübung des Arztes aus dem Strafgesetzbuch. Beruhend auf einer Entscheidung des Reichsgerichts aus dem Jahres 1894 (RGSt 25, 375) erfüllt jeder ärztliche Eingriff, auch bei gegebener Indikation und einer Durchführung lege artis, den **Tatbestand der Körperverletzung**, der sich im Ausgangspunkt auch als »rechtswidrig« darstellt. Zur **Vermeidung der Rechtswidrigkeit** des Eingriffs bedarf es eines Rechtfertigungsgrundes, der regelmäßig – auf der Grundlage adäquater **Aufklärung** – in der **Einwilligung** des Patienten in die Vornahme des Eingriffs gegeben ist. Grundsätzlich einschlägig sind die Tatbestände der fahrlässigen Körperverletzung (§ 229 StGB) und der fahrlässigen Tötung (§ 222 StGB). Demnach unterliegt strafrechtlicher Sanktion, wenn (vereinfacht dargestellt)

- ein fehlerhaftes Verhalten im Zusammenhang mit der Behandlung eines Patienten,
- kausal,
- zu dessen Gesundheitsschädigung oder Tod führt.

Unter im Wesentlichen gleichen Voraussetzungen kann zivilrechtliche Haftung aus (Krankenhaus- bzw. individuellem Behandlungs-)Vertrag und aus Delikt (§§ 823 ff. BGB) resultieren. Zum »**Behandlungsvertrag**« hat der Gesetzgeber vermittels des so genannten **Patientenrechtegesetzes** mit Inkrafttreten am 26. Februar 2013 explizite Regelungen in das BGB aufgenommen (§§ 630a–h BGB). Diese Regelungen – unter anderem betreffend bei der Patientenbehandlung einzuhaltenden »Standard« (was auch eine diesen gewährleistende adäquate Organisation impliziert), die erforderliche Aufklärung und Einwilligung des Patienten sowie gehörige Dokumentationsmaßnahmen – bilden z. B. unabdingbare Parameter zur Darstellung des im Rahmen von Risikomanagement-Maßnahmen zu überprüfenden und bei der Patientenbehandlung zu gewährleistenden »**Soll**«-**Zustands**.

Im vorliegenden Zusammenhang sind also grundlegend zwei Rechtsmaterien zu unterscheiden:

- Im **Zivilverfahren** geht es um die Wiedergutmachung etwa entstandenen Schadens bzw. den Ausgleich für »erlittene Schmerzen« und Beeinträchtigungen der Lebensqualität durch Geldzahlung. Insofern greift Haftpflichtversicherungsschutz ein, für den laufend aktuell adäquat Sorge zu tragen ist. In diesem Zusammenhang ist darauf hinzuweisen, dass mit der Schadensentwicklung in den vergangenen Jahren angesichts steigender Schadenssummen eine erhebliche Erhöhung der Haftpflichtversicherungsprämien einhergegangen ist. Dies belegt den Aspekt der »Unwirtschaftlichkeit« von so genannten Medizinschäden. Mithin bildet Risikomanagement auch ein Instrument, diesen Circulus vitiosus potenziell zu durchbrechen.
- Demgegenüber trifft den Arzt oder eine Pflegekraft eine Strafsanktion nach Durchführung eines **Strafverfahrens** höchstpersönlich. Eine eventuell abgeschlossene Rechtsschutzversicherung gleicht allenfalls Verfahrens- und Anwaltskosten, nicht jedoch die verhängte Strafe aus. Darüber hinaus sind die aus einer Verurteilung eventuell weiter gehend resultierenden – berufsordnungs-, approbations- und arbeitsrechtlichen – Konsequenzen zu tragen. Auch die oftmals immensen physischen und psychischen Belastungen, die mit der bloßen Anhängigkeit und Durchführung eines Strafverfahrens verbunden sind, dürfen nicht zu gering veranschlagt werden.

Dabei darf auch nicht vernachlässigt werden, dass so genannte Kunstfehlerprozesse heute regelmäßig eklatante **Medienwirksamkeit** auslösen, was die persönliche Reputation Betroffener, aber auch das Ansehen einer Abteilung bzw. einer ganzen Klinik schädigen kann – mit ebenfalls messbar nachteiligem wirtschaftlichen Effekt.

19.2.3 Juristisch relevante Fehlerquellen im Behandlungsablauf

Das ausgeführte forensische Risiko vermag sich für Ärzte bzw. den Träger des Krankenhauses im Wesentlichen in drei Sachverhaltszusammenhängen zu realisieren. Regelmäßig stehen **Behandlungsfehler** und **Organisationsmängel**, welche sich als Verstoß gegen die einzuhaltende Sorgfalt darstellen, sowie **Aufklärungspflichtverletzungen**, welche im Ergebnis – mangels darauf beruhend wirksamer Einwilligung des Patienten – als verbotene Eigenmacht bei der Behandlungsdurchführung zu charakterisieren sind (vgl. §§ 630d f. BGB), in Rede. Dabei verhält es sich vielfach so, dass individuelle Behandlungsfehler und Aufklärungsmängel aus unzureichender Organisation resultieren.

Beispiel
Anlässlich Risikomanagement-Analysen in Kliniken ist vielfach festzustellen, dass etwa das perioperative Management sowie auch Aufklärungsmaßnahmen auf der Grundlage bloßer »Übung« bzw. Gepflogenheit, d. h. ohne schriftlich fixierte Regelungen, Erledigung finden. Darin liegt ohne weiteres eine Organisationsschwäche mit versteckten Risiken.

Bei allem bleiben Verstöße gegen Maßgaben zu adäquater **Behandlungsdokumentation** (vgl. dazu insbesondere auch § 630f BGB) zu berücksichtigen. Diese bilden zwar keine eigene Anspruchsgrundlage für Haftungsansprüche und erst recht keinen Strafgrund, jedoch resultiert daraus zivilrechtlich eine der Behandlerseite nachteilige Beweislastregel: Ist eine medizinisch gebotene wesentliche Maßnahme und ihr Ergebnis entgegen § 630f Abs. 1 oder Abs. 2 BGB nicht in der Patientenakte aufgezeichnet, gilt gem. § 630 h Abs. 3 BGB die »Vermutung«, dass diese Maßnahme nicht getroffen wurde. Diese Vermutung ist zwar widerleglich, eine entsprechende (Gegen-) Beweisführung (z. B. durch Zeugenvernehmung) regelmäßig jedoch praktisch unmöglich.

Erhebt der Patient im Zivilrechtsstreit die Aufklärungsrüge (Behauptung unzureichender bzw. gar fehlender Aufklärung), obliegt der Behandlerseite gemäß § 630 h Abs. 2 BGB ohnehin a priori der Beweis, dass die Einwilligung des Patienten gemäß § 630d BGB eingeholt und er entsprechend den Anforderungen des § 630e BGB aufgeklärt wurde.

> Ein Zivilprozess kann alleine deshalb verloren gehen, weil »beste Behandlung« und »optimale Aufklärung« nicht vermittels einer adäquaten Dokumentation bewiesen werden können.

19.3 Behandlungsstandard und Facharztqualität

In der Rechtsprechung ist anerkannt, dass bei der Patientenbehandlung »gerade wegen der Eigengesetzlichkeit und weitgehenden Undurchschaubarkeit des lebenden Organismus ein Fehlschlag oder Zwischenfall nicht allgemein ein Fehlverhalten oder Verschulden des Arztes indizieren« können (BGH 1977). Daher bildet die Grundvoraussetzung sowohl zivilrechtlicher Haftung als auch strafrechtlicher Verantwortlichkeit des Arztes eine Verletzung der objektiven **Sorgfaltspflicht**. Darunter versteht man hier konkret einen Verstoß gegen denjenigen Behandlungsstandard (vgl. dazu zivilrechtlich auch nochmals § 630a Abs. 2 BGB), den – aus Ex-ante-Sicht – ein besonnener und gewissenhafter Arzt (analog: eine Pflegekraft) dem Patienten in der konkret zu beurteilenden Behandlungssituation geboten hätte. Dieser »Standard« ist abstrakt-generell als der jeweilige Stand der medizinischen Wissenschaft, konkret als das zum Behandlungszeitpunkt in der ärztlichen Praxis bewährte, nach naturwissenschaftlicher Kenntnis gesicherte, allgemein anerkannte und für notwendig erachtete Verhalten umschrieben (Künschner 1993).

Dabei ist im Ergebnis »**Facharztstandard**« bzw. eine Behandlung mit »**Facharztqualität**« zu gewährleisten (BGH 1987 und 1992). Das heißt, dass der Arzt die konkret anzuwendende Behandlung »theoretisch wie praktisch so beherrscht, wie das von einem Facharzt (des betroffenen Fachgebiets) erwartet werden muss« (Steffen 1995). Dergestalt ist in der Rechtsprechung des BGH also nicht eine formelle Qualifikation in dem Sinne gemeint, dass derjenige, der im Behandlungsfall tätig wird, notwendigerweise über eine Facharztanerkennung verfügen müsste. Erforderlich ist vielmehr, dass der zu erbringenden Behandlungsleistung materielle Qualität im Sinne einer »Facharztqualität« zukommt. In diesem Sinne gehen der Anspruch des Patienten auf eine Behandlung gemäß den zum Zeitpunkt der Behandlung bestehenden, allgemein anerkannten fachlichen Standards (vgl. § 630a Abs. 2 BGB) und sein Anspruch auf eine »Behandlung mit Facharztqualität« letztlich in eins (Bock 2007).

Aus der Möglichkeit zum Einsatz von Nichtfachärzten (z. B. Weiterbildungsassistenten) zur laufenden Patientenbehandlung resultiert einerseits konkretes Organisationspotenzial, welchem gerade auch in einer Zeit begrenzter Budgets besondere Bedeutung zukommt. Werden Weiterbildungsassistenten beispielsweise – zulässigerweise – außerhalb der Regelarbeitszeit im Bereitschaftsdienst tätig, ist Voraussetzung dafür allerdings, dass sie (bereits) hinreichend befähigt sind, akut erforderliche Behandlungsmaßnahmen mit Facharztqualität selbst zu erbringen oder eigene Qualifikationsgrenzen zu erkennen und demgemäß zeitgerecht den – parallel einzuteilenden – Hintergrunddienst zur unmittelbaren Behandlungsübernahme hinzuzuziehen.

> Obliegen einem Arzt Behandlungsmaßnahmen, für welche er (noch) nicht gehörig qualifiziert ist, vermag sich dergestalt einerseits ein Organisationsverschulden des/der Organisationszuständigen und andererseits ein Übernahmeverschulden dieses Arztes zu realisieren (s. unten).

19.4 Arbeitsteilung und Delegation

In Kliniken stellt sich die Patientenbehandlung regelmäßig als komplex strukturiertes Agieren im Rahmen horizontaler und vertikaler Arbeitsteilung dar, was die unmittelbare Behandlung und Pflege des Patienten anlangt, wozu aber auch eine Reihe von Funktionsbereichen beiträgt (z. B. Labor, Blutbank und Apotheke). Sämtliche Funktionen müssen reibungslos kooperieren und koordiniert sein, damit im Ergebnis eine möglichst positive Behandlungsqualität gewährleistet ist, was vor allem auch Schnittstellen betrifft. Unter der modernen Gegebenheit komplexer Behandlungsabläufe mit einer Vielzahl von Beteiligten, welche ihrerseits jeweils spezialisiert tätig werden, hat sich die Teilbarkeit der Verantwortungsbereiche als tragender Grundgedanke durchgesetzt (Bock 2014, Rdnr. 198ff).

19.4.1 Horizontale und vertikale Arbeitsteilung

So genannte **horizontale Arbeitsteilung** ist durch Gleichordnung bei interdisziplinärer Kooperation charakterisiert. Dies betrifft z. B. das perioperative Zusammenwirken von Chirurgie und Anästhesie. **Vertikale Arbeitsteilung**, welche Weisungsgebundenheit des nachgeordneten Mitarbeiters im hierarchischen System impliziert, erfolgt etwa zwischen dem die Behandlung führenden Chefarzt und den ihm nachgeordneten Ober- und Stationsärzten sowie im Zusammenwirken von ärztlichem und nichtärztlichem Bereich (insbesondere Pflegekräften).

Im Rahmen solcher Arbeitsteilung gilt grundsätzlich das **Prinzip der Einzel- und Eigenverantwortlichkeit** für alle jeweils zur eigenständigen Erledigung übertragenen bzw. übernommenen Aufgaben und Tätigkeiten. Als Kehrseite dieses Prinzips greift der so genannte **Vertrauensgrundsatz** ein, wonach sich jeder an der Krankenbehandlung Mitwirkende darauf verlassen darf, dass jeweils Andere die ihnen obliegenden Aufgaben mit den dazu erforderlichen Kenntnissen und der gebotenen Sorgfalt erfüllen. Bestehen Zweifel hinsichtlich eines reibungslosen arbeitsteiligen Zusammenwirkens (oder müssten entsprechende Zweifel bestehen), vermag der Vertrauensgrundsatz allerdings nicht einzugreifen. Dies gilt etwa, wenn die Unzulänglichkeit organisatorischer Gegebenheiten oder im Einzelfall die mangelnde Qualifikation von Kolleginnen und Kollegen bzw. Mitarbeiterinnen und Mitarbeitern, welche in Aufgabenerledigungen eingebunden sind, bekannt ist.

19.4.2 Delegation ärztlicher Aufgaben

Die Delegation von Aufgaben unterfällt dem Bereich vertikaler Arbeitsteilung (Bock 2014, Rdnr.

250ff). Insofern gilt es, **Delegationsfehler** zu unterbinden, welche sich als
- Auswahlverschulden (Delegation auf einen ungenügend qualifizierten Mitarbeiter),
- Instruktions- bzw. Informationsmängel und
- Überwachungsverschulden (mangelnde Kontrolle der Aufgabenerledigung)

darstellen können. Dabei kann mit einem Delegationsfehler des anordnenden Arztes wiederum ein **Übernahmeverschulden** des Delegierten korrespondieren. Daher bedarf es auch der **Remonstration** (entsprechender Hinweis bzw. Widerspruch) des Delegierten, falls er für eine ihm übertragene Aufgabe (noch) nicht hinreichend qualifiziert ist.

Bei der Delegation ärztlicher Aufgaben auf nichtärztliche Mitarbeiterinnen und Mitarbeiter stellt sich – unbeschadet dahingehend normativ eingeräumter Zulässigkeit (vgl. etwa § 28 Abs. 1 Satz 3 SGB V) – die Frage, welche Grenzen insoweit einzuhalten sind. Es gilt Folgendes:
- Die grundsätzliche **Zulässigkeit der Delegation** ärztlicher Aufgaben auf nichtärztliche Mitarbeiterinnen und Mitarbeiter ist allgemein anerkannt.
- Dabei ist im Kern allerdings die Frage problematisch, wo allgemein oder im Einzelfall die Grenze für eine entsprechende Delegation zu ziehen ist. Dies betrifft konkret die Frage, welche Behandlungstätigkeiten (allgemein oder im Einzelfall) einem **Arztvorbehalt** unterliegen. Insbesondere folgende Kriterien bleiben zur Bestimmung eines Kernbereichs ärztlicher Aufgaben zu veranschlagen:
  - Generell gilt, dass der Patient zu jedem Zeitpunkt Anspruch auf eine Behandlung gemäß geltendem medizinischen Standard bzw. mit der Qualität eines erfahrenen Facharztes hat. Dies ist jedenfalls im Ergebnis sicherzustellen (s. oben).
  - Ärztlich vorbehalten sind Tätigkeiten, deren Erledigung (allgemein oder im Einzelfall) gerade einem Arzt eigene Kenntnisse, Fertigkeiten und Erfahrungen voraussetzt.
  - Nach allgemeiner Meinung stellen jedenfalls ärztlich vorbehaltene Tätigkeiten insbesondere körperliche Untersuchungen mit Diagnose- und Indikationsstellung, die Therapieplanung, die Operationsführung und Narkose, eine Behebung von Komplikationen etc. sowie auch die Aufklärung des Patienten dar, wobei im Übrigen explizite normative Vorgaben einzuhalten sind (beispielsweise laut Transfusionsgesetz).

Unterliegt eine Behandlungsmaßnahme nicht dem Arztvorbehalt, kommt eine Aufgabendelegation an nichtärztliche Mitarbeiterinnen und Mitarbeiter unter folgenden Voraussetzungen in Betracht:
- Die Anordnungsbefugnis zur Durchführung der Maßnahme obliegt dem Arzt.
- Das nichtärztliche Personal muss für die ihm übertragene Aufgabe objektiv hinreichend fachlich qualifiziert und subjektiv in gehöriger Weise zuverlässig und gewissenhaft sein.
- Die Mitarbeiterinnen und Mitarbeiter müssen adäquater Instruktion und erforderlicher Kontrolle unterliegen (eventuell auch mit der Möglichkeit einer unmittelbaren Behandlungsübernahme durch den zuständigen Arzt).

▸ **Nach Maßgabe der Rechtsprechung gilt generell die Maxime, dass »Schutz und Sicherheit des Patienten« Vorrang vor sonstigen Überlegungen, insbesondere wirtschaftlicher Natur, haben. Dies muss auch in Zusammenhang mit der Bestimmung eines Arztvorbehalts (allgemein oder im Einzelfall) Geltung beanspruchen.**

19.5 Patientenaufklärung

Adäquater Aufklärung des Patienten kommt schon allgemein wesentliche Bedeutung zu. Es bleibt zu berücksichtigen, dass zivilrechtliche Haftung und strafrechtliche Verantwortlichkeit auch aus dem Vorwurf unterlassener oder unvollständiger Aufklärung resultieren können (s. oben). Im Effekt führte die höchstrichterliche Rechtsprechung zur Patientenaufklärung (vgl. nunmehr ausschnittweise insbesondere auch §§ 630d–f. und § 630 h Abs. 2 BGB) zu einer enormen Haftungsausweitung, weshalb jede Ärztin und jeder Arzt angesichts des daraus resultierenden **forensischen Risikos** insoweit zu besonderer Sorgfalt aufgefordert ist. Allerdings besteht auch das unabdingbare Erfordernis seitens Klinik- und Abteilungsleitungen in ihren Bereichen ein angemessenes **Aufklärungsmanagement** zu etablieren, wie es auch in der Rechtsprechung gefordert wird (KG 1979; BGH 2006).

19.5.1 Rechtssystematik

Letztliche »Legitimation« zur Durchführung von Behandlungsmaßnahmen erhält jeder ärztliche Eingriff erst durch das »Einverständnis des aufgeklärten Kranken« (Laufs 1993). Dies resultiert ursprünglich aus der bereits ausgeführten tradierten Rechtsprechung, wonach jeder **ärztliche Eingriff** im Ansatz den **Tatbestand der Körperverletzung** erfüllt und auch als **rechtswidrig** zu erachten ist. Die Rechtswidrigkeit des Eingriffs – und damit eine Strafbarkeit – wird unterbunden, wenn sich der Arzt auf einen **Rechtfertigungsgrund** beziehen kann. Diesen bildet regelmäßig die **Einwilligung des Patienten** in die Vornahme des Eingriffs. Allerdings ist eine solche Einwilligung nur wirksam, wenn der Patient die für seine Entscheidung bedeutsamen Umstände kennt, mithin weiß, »in was« er einwilligt. Diesem Erfordernis muss eine **adäquate Aufklärung** Rechnung tragen.

Allerdings darf auch nicht verkannt werden, dass unter der Geltung des Grundgesetzes eine zweite Begründungslinie für Aufklärungsmaßnahmen hinzugetreten ist: Der Verpflichtung zur adäquaten Aufklärung des Patienten liegt letztlich das in Art. 2 GG konstituierte **Selbstbestimmungsrecht** eines jeden als allgemeines Persönlichkeitsrecht zugrunde. Vor diesem Hintergrund kann die Verwirklichung dieses Selbstbestimmungsrechts im Rahmen ärztlicher Aufklärung nicht hoch genug geachtet werden.

19.5.2 Anforderungen an adäquate Patientenaufklärung

Im Ausgangspunkt sind (insbesondere zivilrechtlich) die »Aufklärungspflichten« laut § 630e BGB zu erfüllen, was insbesondere
- einen gehörig umfänglichen Aufklärungsinhalt,
- die Vermittlung des Aufklärungsinhalts in einem Gespräch zwischen Arzt und Patient in für diesen verständlicher Art und Weise und
- die Rechtzeitigkeit dieses Gesprächs nach den in der Rechtsprechung festgelegten Kriterien

anbelangt. Werden im Zusammenhang mit der Aufklärung oder Einwilligung des Patienten Unterlagen verwandt, welche er zu unterzeichnen hat, sind ihm davon Abschriften auszuhändigen, was als solches ebenfalls einer entsprechenden Dokumentation bedarf (Gleiches gilt selbstverständlich auch für den Verzicht auf die Aushändigung).

Leider sind die Verpflichtungen zu adäquater Aufklärung nach Maßgabe der Rechtsprechung in § 630e BGB nicht umfänglich formuliert. Infolgedessen muss sich eine (z. B.) »Dienstanweisung« zum klinik- bzw. abteilungsinternen Aufklärungsmanagement bei weitem eingehender gestalten (Ulsenheimer 2014, Rdnr. 301ff), als es § 630e BGB nahe legt. Dies betrifft z. B. die Modalitäten zur Aufklärung minderjähriger Patienten, wozu sich der Gesetzgeber einer expliziten Regelung enthalten hat, oder auch z. B. Maßgaben zur adäquaten und insbesondere objektiven Aufklärung **fremdsprachiger Patienten** (auch mit Vorhaltung einer regelmäßig zu aktualisierenden Übersetzer- bzw. »Dolmetscherliste«).

19.6 Organisationsverschulden

Wie bereits ausgeführt, bildet das fundamentale Tatbestandsmerkmal zivilrechtlicher Haftung und strafrechtlicher Verantwortlichkeit die Verletzung der im Verkehr erforderlichen Sorgfalt im Zusammenhang mit der Behandlung eines Patienten. Diese **Sorgfaltspflichtverletzung** kann sich als Behandlungsfehler, etwa als individuelle ärztliche Fehlentscheidung in einer konkreten Behandlungssituation, darstellen, oder als Behandlungsfehler, der spezifisch aus einem zugrunde liegenden Organisationsdefizit resultiert (z. B. der für den Bereitschaftsdienst am Wochenende eingeteilte Arzt ist für diese Aufgabe noch nicht hinreichend qualifiziert). Die Verletzung der **Sorgfaltspflicht zu adäquater Organisation** durch den insoweit Zuständigen (beginnend mit Organwaltern des

Krankenhausträgers/Geschäftsführung bis hin zu Funktionszuständigen) wird üblicherweise als »**Organisationsverschulden**« bezeichnet (Bock 2014).

So hat es mit der Erfüllung der **primären Organisationspflicht** eines Krankenhausträgers (bzw. auch eines Praxisbetreibers) zur zweckmäßigen Organisation der Klinik unter Einschluss einzelner Abteilungen und Bereiche nicht sein Bewenden. Vielmehr muss laufend und routinemäßig nachvollzogen und sichergestellt werden, dass die gegebene Organisationsstruktur tatsächlich effektiv ist. Dies impliziert als **sekundäre Organisationspflicht** die »Kontrolle, ob die Erstanweisungen eingehalten werden, wirksam sind oder Verbesserungen vorgenommen werden müssen« (Deutsch 2000). Es gehört sowohl zu den primären als auch zu den sekundären Organisationspflichten sicherzustellen, dass die tätigen Ärztinnen und Ärzte sowie Pflegekräfte und sonstigen Medizinalpersonen ihre Aufgabe fachlich einwandfrei erledigen und dabei im Ausgangspunkt in die Lage versetzt sind, diese überhaupt gehörig erledigen zu können. Ziel von allem ist es, dass der Anspruch des Patienten auf eine Behandlung mit Facharztqualität (s. oben) im Ergebnis sorgfaltspflichtgerecht erfüllt wird.

Diesem Ziel dient letztlich insbesondere die Verpflichtung unter anderem zur Einführung eines **einrichtungsinternen Qualitätsmanagements** samt dem dabei insbesondere zur Verfügung stehenden Instrument eines **Risikomanagements**, wie es durch § 135a SGB V vorgegeben ist (vgl. ergänzend auch § 137 SGB V samt insoweit ergangener Richtlinien des Gemeinsamen Bundesausschusses).

Gleichsam in Zusammenfassung aller vorangehenden Ausführungen seien hier als **Beispiele**, worauf sich ein kontinuierliches – und im Ergebnis regelkreisartig wirkendes – Risikomanagement zu erstrecken hat, genannt (Bock 2014, Rdnr. 197):

- Gewährleistung einer Patientenbehandlung mit Facharztqualität unter den Aspekten Auswahl, Anleitung und Einsatz von Mitarbeiterinnen und Mitarbeitern; deren Einarbeitung sowie Aus-, Fort- und Weiterbildung; Berücksichtigung medizinischer Leitlinien bei der Patientenbehandlung; qualifizierte Diensteinteilungen etwa in Ambulanzen und im Bereitschaftsdienst
- Dokumentationsmanagement
- Aufklärungsmanagement
- Perioperatives Management (z. B.: Patienten- und Eingriffsidentifikation)
- Interdisziplinäre Koordination intensivmedizinischer Patientenbehandlung
- Interdisziplinäre Koordination geburtshilflicher Patientenbehandlung
- Strukturierte Organisation von ambulantem Operieren
- Umsetzung normativer Maßgaben etwa betreffend das Hygiene-, Transfusions- und Medizinproduktewesen
- Delegation ärztlicher Aufgaben auf nichtärztliche Mitarbeiterinnen und Mitarbeiter im Rahmen rechtlicher Zulässigkeit
- Handhabungen betreffend die Behandlung von Zeugen Jehovas
- Adäquate Reaktion auf medizinische Komplikationen und Zwischenfälle unter juristischen Aspekten

19.7 Juristisches Zwischenfallmanagement

In anwaltlicher Praxis ist vielfach festzustellen, dass von einzelnen Ärztinnen und Ärzten sowie in Kliniken nach Behandlungskomplikationen und sogar noch nach Schadensersatzanmeldungen von Patienten bzw. der Einleitung staatsanwaltschaftlicher Ermittlungsverfahren nicht »lege artis« im Sinne eines »juristischen Zwischenfallmanagements« agiert und reagiert wird. So ist in Kliniken zwar regelmäßig organisatorisch Vorsorge getroffen, um medizinische »Notfälle« adäquat zu bewältigen. Jenseits dessen ermangelt es jedoch fast durchgängig eines **strukturierten Zwischenfallmanagements unter juristischen Kriterien**. Vielfach wird verkannt, dass die juristische Bewältigung einer medizinischen Komplikations- oder Zwischenfallsituation ein Risikofeld bildet. Kurz gesagt: Es muss erkannt und organisatorisch dafür Sorge getragen werden sowie im Bewusstsein aller Ärzte verankert sein, dass nach Behandlungszwischenfällen auch im Hinblick auf potenzielle juristische Weiterungen (Zivil- und Strafverfahren) bereits im Ansatz im Sinne eines juristischen Zwischenfallmanagements adäquat agiert und reagiert wird (Ulsenheimer u. Bock 2013).

Dabei geht es z. B. um Empfehlungen betreffend
- eine adäquate Kommunikation mit dem Patienten bzw. seinen Angehörigen, womit vielfach bereits im Ausgangspunkt eine Entwicklung zu juristischen Auseinandersetzungen vermieden werden könnte,
- den Umgang mit der Behandlungsdokumentation, etwa hinsichtlich erforderlicher Ergänzungen in gehöriger Art und Weise nach Notfallsituationen,
- die Erfüllung von Mitteilungspflichten und zweckmäßige Fertigung von Stellungnahmen,
- die Umsetzung des Rechts des Patienten auf Einsicht in seine Behandlungsunterlagen (vgl. dazu nunmehr auch § 630 g BGB),
- die Einschaltung einer Schlichtungsstelle bzw. Gutachterkommission,
- die Wahrnehmung von Rechten und Pflichten als Zeuge oder Beschuldigter im Strafverfahren,
- den Umgang mit Medien etc.

> Ziel ist es, nach Komplikationen und Zwischenfällen forensischen Auseinandersetzungen vorzubeugen und nötigenfalls Zivilprozesse sinnvoll zu begleiten sowie die Verteidigung in einem eventuellen Strafverfahren vernünftig zu gestalten, um erfolgreiche oder zumindest möglichst glimpfliche Verfahrensabschlüsse herbeizuführen.

19.8 Fazit

Die vorangehenden Ausführungen lassen deutlich werden, dass nicht zuletzt juristische Aspekte für ein adäquates Risikomanagement essenzielle Bedeutung haben. Denn gerade »das Recht« stellt fundamentale Parameter zur Beschreibung eines »Soll«-Zustands bei der Organisation und Umsetzung von Patientenbehandlung, an welchem der regelkreisartig zu erhebende »Ist«-Zustand zu messen ist, zur Verfügung. Dabei festzustellende Mängel bzw. Risiken bedürfen unabdingbar der Behebung zur **Herstellung adäquater Struktur- und Prozessqualität** mit dem Ziel positiver Ergebnisqualität. Genau dies dient dem »Wohl des Patienten«, worauf sämtliches Behandlungsbemühen ausgerichtet ist, wobei ohnehin per se juristische Anforderungen einzuhalten sind. Genau genommen gehen beide Aspekte damit in eins. Mithin ist das Behandlungsagieren insgesamt so zu organisieren, dass jedem Patienten nach adäquater Aufklärung zur Verwirklichung seines Selbstbestimmungsrechts auf der Grundlage entsprechender Einwilligung eine Behandlung im Rahmen der medizinischen Möglichkeiten nach aktuellem Standard zuteil wird, was unter anderem auch durch ein adäquates Risikomanagement gesichert werden kann.

Literatur

Bock R-W (2014) In: Ulsenheimer K: Arztstrafrecht in der Praxis, 5. Aufl. Müller, Heidelberg
Roeder N et al. (2014) Qualitätsorientierte Krankenhausvergütung. Der Krankenhaus-Justitiar 5
Steffen E (1995) Einfluß verminderter Ressourcen und von Finanzierungsgrenzen aus dem Gesundheitsstrukturgesetz auf die Arzthaftung. MedR 190
BGH NJW 1977, 1102 (1103) m w N
RGSt 25, 375
Künschner A (1992) Wirtschaftlicher Behandlungsverzicht und Patientenauswahl. Enke, Stuttgart, S. 211 und BGH, Urteil vom 15.4.2014, Az. VI ZR 382/12
BGH NJW 1987, 1479; 1992, 1560
Steffen E (1995) Der sogenannte Facharztstatus aus der Sicht der Rechtsprechung des BGH. MedR 360
Bock R-W (2007) Wie verbindlich ist der Facharztstandard? In: Schumpelick V, Vogel B (Hrsg.) Was ist uns die Gesundheit wert? Herder, Freiburg Basel Wien, S. 297
KG VersR 1979, 260, BGH Urteil vom 7. November 2006, Az.: VI ZR 206/05
Laufs A (1993) Arztrecht. Beck, München, Rdnr. 42
Ulsenheimer K (2014) In: Ulsenheimer K: Arztstrafrecht in der Praxis. Müller, Heidelberg
Deutsch E (2000) Das Organisationsverschulden des Krankenhausträgers. NJW 53: 24:1745–1749
Ulsenheimer K, Bock R-W (2013) Verhalten nach einem Zwischenfall – Der juristische Notfallkoffer. Anästh Intensivmed 585ff

Bedeutung der Haftpflichtversicherung

Peter Graß, Marco Lonsing und Sarah Meckling-Geis

20.1 Grundlagen – 228

20.2 Formen der Absicherung – 228

20.3 Funktion und Inhalt der Betriebshaftpflichtversicherung – 228
20.3.1 Freistellungsanspruch – 228
20.3.2 Abwehranspruch – 229
20.3.3 Risikobegrenzungen (Ausschlüsse) – 230

20.4 Grundlagen der Bewertung des versicherten Risikos – 230
20.4.1 Bewertung aufgrund des Tätigkeitsfeldes – 230
20.4.2 Bewertung aufgrund des Umfangs der Tätigkeit – 231
20.4.3 Bewertung aufgrund der Schadenshistorie des Krankenhauses – 232
20.4.4 Bewertung aufgrund »weicher Kriterien« und individueller Einschätzung – 232

20.5 Gestaltungsmöglichkeiten beim Versicherungsschutz – 232

20.6 Schadensgeschehen in der Haftpflichtversicherung – 233
20.6.1 Verteilung der Schadenshöhen – 233
20.6.2 Bedeutung der verschiedenen Schadenspositionen – 234
20.6.3 Schadensinflation – 235
20.6.4 Schadensabwicklung – 237

20.7 Fazit – 239

Literatur – 239

20.1 Grundlagen

Das Risikomanagement eines Krankenhauses wird auch durch die Betriebshaftpflichtversicherung oder andere vergleichbare Absicherungskonzepte geprägt. Sie sind Teil des Risikomanagements. Zwar ist das Risikomanagement vorrangig darauf gerichtet, durch die Auswertung von Erfahrungen und die Optimierung von Arbeitsprozessen Schäden zu vermeiden. Gleichwohl lassen sich Behandlungsfehler, Unfälle und andere Schadensereignisse niemals vollständig vermeiden. Sie haben wirtschaftliche Auswirkungen, die durch das Krankenhausmanagement berücksichtigt werden müssen. Ein Instrument, dieses Risiko für das Management kalkulierbar zu machen, ist die Betriebshaftpflichtversicherung des Krankenhauses. Sie stellt damit eine Form von **Bilanzschutz** für das Krankenhaus dar.

Anders als die Sachversicherung und die technischen Versicherungen, die Eigenschäden des Krankenhauses ausgleichen, ist die Haftpflichtversicherung auf die Ansprüche Dritter gegen das Krankenhaus oder seine Mitarbeiter aus der gesetzlichen Haftpflicht gerichtet. Sie schützt damit auch die Geschädigten, indem die Durchsetzung berechtigter Ansprüche gewährleistet wird. So kann die Ungewissheit der notwendigen Ausgaben, die das Krankenhaus als gesetzlich Haftender zu zahlen verpflichtet ist, auf ein Versicherungsunternehmen verlagert werden. An die Stelle des Risikos tritt ein fester Versicherungsbeitrag. Er erspart dem Krankenhaus die eigenständige Regulierung von Haftpflichtansprüchen geschädigter Dritter und die Bildung angemessener Rückstellungen. Darüber hinaus schützt er das Krankenhaus vor einem damit verbundenen **Insolvenzrisiko**, wenn es z. B. mit Großschäden konfrontiert wird, die die vorhandenen Eigenmittel überschreiten.

Gleichzeitig stellt diese Risikoübertragung auf den Betriebshaftpflichtversicherer eine Form des **Opferschutzes** dar. Nicht die wirtschaftliche Leistungsfähigkeit des Krankenhauses, sondern der Betriebshaftpflichtversicherer gewährleistet, dass begründete Ansprüche eines vom Krankenhaus Geschädigten befriedigt werden. Das Management dieser Schadensfälle geht damit auf das Versicherungsunternehmen über und entlastet die Verwaltung des Krankenhauses.

20.2 Formen der Absicherung

Es gibt unterschiedliche Organisationsformen, mit denen Krankenhäuser das Haftpflichtrisiko absichern:
- Privatwirtschaftliche Absicherung durch eine Betriebshaftpflichtversicherung des Krankenhauses: so sind ca. 50 % (gemessen am Umsatzvolumen) der Kliniken in Deutschland versichert.
- Kommunaler Schadensausgleich: Kliniken, die in kommunalem Eigentum stehen, sind stattdessen oft über die kommunalen Schadenausgleiche versichert. Dabei geht ein Zusammenschluss von Gemeinden im Wege der sog. Selbstversicherung vor.
- Nur selten werden die Haftpflichtrisiken durch Eigentragung der Kliniken oder deren Träger selbst übernommen. Dieses Modell setzt eine erhebliche wirtschaftliche Leistungsstärke der Kliniken oder Träger voraus und eignet sich daher allenfalls für größere Klinikverbünde. Denn auch unvorhersehbare und über die Rücklagen hinausgehende Großschäden müssen aus den verfügbaren Eigenmitteln reguliert werden können, ohne die wirtschaftliche Grundlage zu gefährden.

20.3 Funktion und Inhalt der Betriebshaftpflichtversicherung

Die Funktion der Haftpflichtversicherung ergibt sich aus § 100 des Versicherungsvertragsgesetzes. Danach ist der Versicherer verpflichtet, den Versicherungsnehmer (die Klinik) von Ansprüchen freizustellen und unberechtigte Ansprüche gegen ihn abzuwehren. Damit erfüllt die Haftpflichtversicherung zwei wesentliche Funktionen.

20.3.1 Freistellungsanspruch

Voraussetzung ist, dass gegen den Versicherungsnehmer zivilrechtliche Schadensersatzansprüche geltend gemacht werden. Vermutet etwa ein Patient, durch eine mangelhafte Behandlung im Krankenhaus körperlich geschädigt worden zu sein, wird er gegen das Krankenhaus und eventuell auch gegen den behandelnden Arzt Schadensersatzansprüche geltend machen. Diese wird der Versicherer nach Prüfung des Sachverhaltes und der rechtlichen Anspruchsvoraussetzungen – evtl. auch nach einem durch den Versicherer geführten Prozess – durch Zahlung begleichen, wenn sich der Verdacht als berechtigt herausstellt. Krankenhaus und behandelnder Arzt werden dann von Zahlungspflichten frei.

20.3.2 Abwehranspruch

Bestehen begründete Zweifel, ob tatsächlich ein Behandlungsfehler zu einem Personenschaden bei dem Patienten geführt hat, wird der Versicherer im Namen des Versicherungsnehmers die geltend gemachten Ansprüche abwehren (sog. **passive Rechtsschutzfunktion**). Auch in diesem Fall kann eine gerichtliche Klärung notwendig sein, da gerade das Arzthaftungsrecht schwierige Beweissituationen kennt.

Ansprüche aus der gesetzlichen Haftpflicht gegen das Krankenhaus können sehr unterschiedliche Ursachen haben. In der Regel ergibt sich eine solche versicherte gesetzliche Haftung aus einem **Personenschaden** durch einen ärztlichen Behandlungsfehler im Rahmen des Behandlungsvertrages, der zwischen dem Patienten und dem Krankenhaus geschlossen wird. Nicht vom Versicherungsschutz erfasst sind so genannte **Erfüllungsschäden** (z. B. mangelhafter und daher zu ersetzender Zahnersatz im Rahmen einer zahnärztlichen Behandlung), die sich aus einer evtl. Schlechtleistung im Rahmen der Erfüllung vertraglicher Pflichten ergeben.

Soweit im Rahmen einer Beleg-Behandlung für das Krankenhaus nur eine vertragliche Verpflichtung für die Pflege- und Versorgungsleistungen besteht, so beschränkt sich die aus dem Vertrag abzuleitende Haftung auf Schäden im Zuge dieser vertraglichen Leistung. Das Krankenhaus haftet für Sorgfaltspflichtverstöße und Verschulden, soweit ein daraus kausal hervorgegangener Schaden entstanden ist. Das eigene Verschulden des Krankenhauses leitet sich dabei aus den ihm zuzurechnenden Handlungen der Mitarbeiter (sog. **Erfüllungsgehilfen**) oder dem eigenen sog. **Organisationsverschulden** ab, bei dem sich Schäden aus der mangelhaften Koordination der Mitarbeiter oder Arbeitsprozesse ergeben.

Dies wird klargestellt, indem die Versicherungsverträge regeln, dass »die gesetzliche Haftpflicht des Versicherungsnehmers aus der Beschäftigung von Ärzten, Medizinstudenten im praktischen Jahr (MPJ), nicht-ärztlichem Personal;« mitversichert ist (vgl. Abschnitt C, Ziff. 2.1 der unverbindlichen Musterbedingungsstruktur V für Heilwesen des GDV – MBS V). Darüber hinaus wird in diesem Zusammenhang die gesetzliche Haftpflicht aus Besitz und Verwendung von Apparaten und aus Behandlungen, soweit die Apparate und Behandlungen in der Heilkunde anerkannt sind, in den Versicherungsschutz eingeschlossen. Ergänzende Elemente des Versicherungsschutzes bestehen für die Haftung des Krankenhauses als Grundstücksinhaber (vgl. Abschnitt C Ziff. 2.2 MBS V: »die gesetzliche Haftpflicht des VN als Eigentümer, Mieter, Pächter und Nutznießer von Grundstücken - nicht jedoch von Luftlandeplätzen, Gebäuden oder Räumlichkeiten, die ausschließlich für den versicherten Betrieb oder für Wohnzwecke der Betriebsangehörigen benutzt werden – z. B. wegen Schäden aus der Verletzung der Verkehrssicherungspflichten) und als Betreiber weiterer Einrichtungen z. B. zur Versorgung von Mitarbeitern (vgl. Abschnitt C Ziff. 2.3 MBS V: »die gesetzliche Haftpflicht des VN aus seinen Sozialeinrichtungen für Betriebsangehörige, die ausschließlich für den versicherten Betrieb bestimmt sind [z. B. Werkskantinen, Badeanstalten, Erholungsheime, Kindergärten und dergleichen], aus Vorhandensein und Betätigung einer Werks- oder Betriebsfeuerwehr und aus dem Überlassen von Plätzen, Räumen und Geräten an die Sportgemeinschaft seines Betriebes.«).

Ebenfalls umfasst vom Versicherungsschutz ist die **persönliche Haftung** der Krankenhausleitung und der im Krankenhaus beschäftigten Personen, soweit sie in der Ausführung ihrer Tätigkeit oder Funktion einen Schaden verursachen (vgl. Abschnitt C Ziff. 2.4 MBS V: »Mitversichert ist die persönliche Haftung«). Das heißt spiegelbildlich zu den dem Krankenhaus zugerechneten Handlungen der Mitarbeiter oder der Krankenhausleitung ist auch die eigene Haftung dieser Personen versichert. Denn kommt es im Rahmen der Behandlung zu einer Schädigung des Patienten, so kann dieser seine Schadensersatzansprüche sowohl gegen das Krankenhaus als seinem Vertragspartner als auch gegen den behandelnden Arzt geltend machen, der ihn in seiner körperlichen Unversehrtheit verletzt hat. Soweit behandelnde Ärzte nicht aus einer vertraglichen Verpflichtung haften, können sie im Rahmen deliktischer Haftung gem. §§ 823ff BGB in Anspruch genommen werden. Davon sind jedoch Konsiliarärzte oder Belegärzte nebst ihrem Personal in der Regel ausgenommen. Diese vom Krankenhaus unabhängigen, eigenständigen unternehmerischen Einheiten sind von der Betriebshaftpflichtversicherung des Krankenhauses dann nicht erfasst (vgl. Abschnitt C Ziff. 1.3 MBS V: »Bei Belegkrankenhäusern, Krankenhäusern mit Belegabteilungen oder Belegbetten ist nicht versichert die Haftpflicht der Belegärzte und ihres Personals.«). Die von diesen externen Ärzten vorgenommenen Behandlungen müssen durch einen eigenen Versicherungsschutz im Rahmen von Berufshaftpflichtversicherungen für Ärzte abgesichert werden. Dieser Versicherungsschutz schließt dann auch das eigene Personal dieser externen Ärzte ein.

20.3.3 Risikobegrenzungen (Ausschlüsse)

Grundsätzlich ist die Haftpflichtversicherung eine sog. **offene Deckung**. Wie oben angesprochen (▶ Freistellungsanspruch), sind zunächst alle zivilrechtlichen Schadensersatzansprüche von der Versicherung erfasst. Dies wird jedoch durch sog. Risikobegrenzungen wie Selbstbehalte, Versicherungssummen (▶ Abschn. 20.5) und die Ausschlüsse eingeschränkt. Beispielsweise ist bereits über § 103 Versicherungsvertragsgesetz geregelt, dass die vorsätzliche Herbeiführung eines Versicherungsfalles (in der Regel durch eine mitversicherte Person wie einen angestellten Arzt oder eine angestellte Krankenschwester) nicht vom Versicherungsschutz umfasst ist. Auch Schäden mitversicherter Personen untereinander sind in der Regel nicht oder nur in eingeschränktem Umfang versichert, da die Haftpflichtversicherung eine sog. **Drittschadendeckung** ist, die Unbeteiligte, die nicht dem Krankenhausbetrieb angehören, schützen soll.

Ausgeschlossen sind in typischen Krankenhaushaftpflichtversicherungen Haftpflichtansprüche aus ästhetischen Behandlungen, die nicht medizinisch indiziert sind. Hierfür sind spezielle Deckungsergänzungen erforderlich.

Bei Umgang mit sog. deckungsvorsorgepflichtigen radioaktiven Stoffen oder dem Betrieb von Anlagen zur Erzeugung ionisierender Strahlen muss eine gesonderte **Strahlenhaftpflichtversicherung** abgeschlossen werden. Gleiches gilt für den Betrieb größerer Umweltanlagen (bspw. Heizöltanks).

20.4 Grundlagen der Bewertung des versicherten Risikos

Für den Abschluss eines Versicherungsvertrages muss sich der Haftpflichtversicherer ein Bild von dem zu versichernden Risiko machen. Die Versicherungsunternehmen haben hierfür unternehmensindividuelle Bewertungsansätze. Im Folgenden werden daher nur einige generelle Kriterien zur Einschätzung des zu versichernden Risikos dargestellt:

20.4.1 Bewertung aufgrund des Tätigkeitsfeldes

Wesentliches Element der individuellen Risikoeinschätzung eines Krankenhauses ist die Beurteilung seines konkreten Tätigkeitsfeldes, seiner fachärztlichen Ausrichtung und der Größe des unternehmerischen Engagements. Der Gesamtverband der Deutschen Versicherungswirtschaft e.V. (GDV) empfiehlt seinen Mitgliedsunternehmen unverbindlich zur Risikodifferenzierung in der Haftpflichtversicherung von Krankenhäusern die folgenden **Risikogruppen** (GDV 2008):

— **Gruppe 1: Krankenhäuser Typ 1** ohne Geburtshilfe (weder als Haupt- noch als Belegabteilung). Krankenhäuser der Gruppe 1 verfügen im Wesentlichen über Hauptabteilungen der Fachgebiete Innere Medizin oder Chirurgie. Sofern jedoch spezialisierte Hauptabteilungen der Chirurgie (z. B. Gefäßchirurgie, Unfallchirurgie, Neurochirurgie) oder

Hauptabteilungen der Fachgebiete Orthopädie, Strahlentherapie oder Pädiatrie vorhanden sind, ist die Einstufung nach Gruppe 3 unter Beachtung der dortigen Beschreibung vorzunehmen.
- **Gruppe 2: Krankenhäuser, Typ 2** mit Geburtshilfe ausschließlich als Belegabteilung. Beschreibung im Übrigen wie Gruppe 1.
- **Gruppe 3: Krankenhäuser, Typ 3.** Krankenhäuser, die nicht den Gruppen 1 oder 2 angehören, werden der Gruppe 3 zugeordnet, soweit es sich nicht um Krankenhäuser der nachfolgenden Gruppen handelt.
- **Gruppe 4: Krankenhäuser, Typ 4.** Beschreibung wie Gruppe 3. Krankenhäuser der Gruppe 4 unterhalten aber zusätzlich besondere medizinische Spezialeinrichtungen wie z. B. Abteilungen für Rückenmark- oder Schwerbrandverletzte, Tropenmedizin, Quarantänestation für Infektionserkrankungen, Transplantationszentren. Auch berufsgenossenschaftliche Unfallkliniken werden der Gruppe 4 zugeordnet.
- **Gruppe 5: Universitätskliniken**
- **Gruppe 6: Fachkliniken.** Fachkliniken sind überwiegend auf Akutbehandlungen eines bestimmten Fachgebietes oder auf Patienten bestimmter Altersstufen spezialisiert.
  - Fachkliniken für Chirurgie oder Orthopädie oder Frauenheilkunde (ohne Geburtshilfe)
  - Fachkliniken für Geburtshilfe
  - Fachkliniken für Psychiatrie, Psychosomatik, Suchterkrankungen, Neurologie
  - Fachkliniken für ästhetische/kosmetische Chirurgie
  - Sonstige Fachkliniken
- **Gruppe 7:** Reha- und Kurkliniken
- **Gruppe 8:** Belegkliniken
  - Belegkliniken ohne Geburtshilfe
  - Belegkliniken mit Geburtshilfe

Die Gruppen 1–5 beschreiben Krankenhaustypen mit zunehmendem Haftpflicht-Risikopotenzial. Bei den übrigen Kliniktypen liegt keine entsprechende konkrete Ordnung vor. Ergänzend werden die verschiedenen fachärztlichen Betätigungsfelder des Krankenhauses gesondert berücksichtigt und auf ihre spezifischen Risiken hin bewertet.

20.4.2 Bewertung aufgrund des Umfangs der Tätigkeit

Ein weiterer Aspekt der Risikobeurteilung ist die Größe des unternehmerischen Engagements. Für die Bemessung gibt es im Wesentlichen drei Maßstäbe für das sog. **Exposure**:
- Anzahl der Betten
- Anzahl der Behandlungsfälle
- Umsatzsumme des Krankenhauses

Die Beurteilungsmaßstäbe haben sich in den letzten Jahren durch die Veränderung der Krankenhauspraxis und der Rahmenbedingungen sehr verändert. Für die Haftpflichtversicherung der Krankenhäuser war über Jahrzehnte die Anzahl der Betten die übliche Mengeneinheit: D. h. die Versicherer haben einen Beitragssatz pro Bett kalkuliert.

Zwei Entwicklungen im Gesundheitswesen führen seit einigen Jahren dazu, dass aus Sicht des GDV die Bettenanzahl das Haftpflichtrisiko nicht mehr richtig abbildet.
- Der Kostendruck in den Krankenhäusern zwingt die Krankenhausträger, die Bettenanzahl zu reduzieren und den Bettendurchsatz zu erhöhen.
- Der zweite Effekt ist die Umstellung der Vergütung der Krankenhausleistung im Jahr 2004 von einer Mischabrechnung aus Pflegesätzen je Tag und Fallpauschalen auf reine Fallpauschalen (die DRGs = »diagnosis related groups«).

In der Folge hat sich die Bettenzahl seit 1991 um ca. ein Viertel von über 660.000 auf rund 500.000 verringert. Gleichzeitig sank die durchschnittliche Verweildauer je Patient von 14 Tagen (1991) auf 7,6 Tage (2012). Die Anzahl der Behandlungsfälle im gleichen Zeitraum (1991–2012) hat sich hingegen um ca. 28 % erhöht. Im Jahre 2012 wurden also in rund 25 % weniger Betten 28 % mehr Fälle behandelt. Bemerkenswert ist weiterhin der kräftige Anstieg der Umsätze. Sie haben sich im Zeitraum 1991–2012 von 37 auf 76 Milliarden Euro mehr als verdoppelt (Statistisches Bundesamt 2013). Die Frage nach dem richtigen Exposuremaß zur Bemessung des Haftpflichtrisikos ist zwangsläufig.

Aufgrund dieser Entwicklungen hat der GDV im Jahr 2007 seinen Mitgliedsunternehmen unverbindlich empfohlen, die Mengeneinheit für Krankenhäuser von Anzahl der Betten auf Umsatzsumme umzustellen. Unter Umsatzsumme werden dabei die Gesamterlöse des Krankenhauses verstanden (konkret: die Erlöse aus Ziffer 1–8 der Gewinn- und Verlustrechnung eines Krankenhauses gemäß Anlage 2 der KHBV). Insbesondere sind in der Umsatzsumme sowohl die Erträge für wissenschaftliche Forschung als auch die Erträge für die Ambulanz enthalten. In den bestehenden Verträgen zur Krankenhaus-Haftpflichtversicherung dominiert auch heute noch die Mengeneinheit Bett, da in der Regel nur bei der Neuordnung von Verträgen diese auf eine neue Bemessungsgrundlage umgestellt werden.

20.4.3 Bewertung aufgrund der Schadenshistorie des Krankenhauses

Von herausragender Bedeutung bei der risikobezogenen Beurteilung des Krankenhauses ist seine individuelle Schadenshistorie. Dabei werden die aus der Historie bekannten Schadensfälle und der von diesen verursachte Schadensaufwand betrachtet. Denn darin dokumentiert sich die konkrete und individuelle Risikoanfälligkeit des Krankenhauses. Nicht nur die abstrakte Risikobewertung bestimmter Krankenhaustypen oder fachärztlicher Ausrichtungen, sondern die tatsächliche Realisierung dieser Risiken in der Vergangenheit im einzelnen Krankenhaus fließt hier ein.

20.4.4 Bewertung aufgrund »weicher Kriterien« und individueller Einschätzung

Von den Versicherungsunternehmen werden auch Präventionsmaßnahmen im Rahmen des Risikomanagements bei der Beurteilung des individuellen Krankenhausrisikos berücksichtigt. Dabei ist jedoch zu beachten, dass die bloße Beschreibung der Maßnahmen für die Beurteilung ihrer Wirksamkeit nur von eingeschränkter Aussagekraft ist. Daher lassen sich am Markt unterschiedliche Herangehensweisen beobachten, die die Evaluation des Risikomanagements für die Risikobewertung ermöglichen sollen. So begleiten manche Unternehmen die Krankenhäuser selbst durch ein Monitoring des Risikomanagements, um sicherzustellen, dass die Erkenntnisse aus der Schadenserfahrung auch tatsächlich wirksam im Arbeitsprozess umgesetzt werden. Andere nehmen mit Hilfe von externen Beratern ein sog. **Screening** vor, um eine Einschätzung zu bekommen, wie wirkungsvoll Risikomanagementmaßnahmen konkret umgesetzt werden.

Der Versicherer wird neben dem Risikomanagement im Rahmen seines Ermessens andere weiche Kriterien bei der Risikobewertung heranziehen. Hier kommen etwa Informationen über personelle Besetzung (besondere Fachkräfte oder gute personelle Ausstattung), aber auch öffentlich zugängliche Informationen zum Krankenhaus in Betracht.

20.5 Gestaltungsmöglichkeiten beim Versicherungsschutz

Weitere Kriterien der Risikobewertung stellen gleichzeitig Gestaltungsmöglichkeiten des Krankenhauses für den Versicherungsschutz dar. Dies sind z. B. die Höhe der Versicherungssummen oder die Ausgestaltung von Selbstbehalten.

Die **Versicherungssummen** sind die Beträge, die maximal für einen Versicherungsfall zur Verfügung stehen. Im Rahmen von Jahreshöchstbeträgen werden die Versicherungssummen für alle Schäden eines Jahres beziffert. Die notwendige Höhe der Versicherungssummen ergibt sich im Wesentlichen aus vorliegenden Schadenserfahrungen. So werden vor allem marktweit Großschäden ausgewertet, die Anhaltspunkte für denkbare aktuelle Szenarien bieten, die bei der Höhe des notwendigen Versicherungsschutzes berücksichtigt werden müssen.

Die Entwicklung der Rechtsprechung und die Entwicklung von Medizin- und Pflegestandards sind wichtige Parameter für die mögliche zukünftige Entwicklung der Schadenshöhen. Dabei ist zu berücksichtigen, dass nicht nur die derzeitige Einschätzung der Kosten, sondern auch die wahrscheinliche Kostenentwicklung in der Zukunft einfließen muss. Denn die aktuellen Behandlungsfehler unterliegen im Verlauf der langfristigen Regulierung auch zukünftigen Preissteigerungen. Die Kosten sind daher nach Maßgabe der zukünftigen Preisentwicklung zu bewerten. Damit gilt es die Versicherungssummen nach **Kostenprognosen** und nicht nur nach retrospektiver Kalkulation zu bemessen. Einen Beitrag liefern hier auch die Versicherungsmakler, die im Rahmen ihrer Beratungspflichten an der Sensibilisierung der Krankenhäuser für den richtigen Versicherungsbedarf mitwirken.

Das Instrument des **Selbstbehaltes** erscheint nur bei wirtschaftlich leistungsfähigen Krankenhäusern sachgerecht. So wird ein Versicherer mit einer solchen Vereinbarung zumindest dann zurückhaltend umgehen, wenn er sich vertraglich zur Vorleistung im Rahmen der Schadensregulierung verpflichtet hat. Denn dann trägt er in der Höhe der Selbstbehalte das Insolvenzrisiko des Krankenhauses.

20.6 Schadensgeschehen in der Haftpflichtversicherung

(Die nachfolgenden Ausführungen basieren auf Erhebungen des Gesamtverbandes der Deutschen Versicherungswirtschaft e.V. bei seinen Mitgliedsunternehmen.)

Das Schadensgeschehen in der Haftpflichtversicherung von Krankenhäusern ist maßgeblich bestimmt von Personenschäden durch Behandlungsfehler. Während in anderen Segmenten der Allgemeinen Haftpflichtversicherung Sach- oder Vermögensschäden das Schadensgeschehen dominieren, spielen diese in Kliniken nur eine untergeordnete Rolle.

> Personenschäden bestimmen das Schadensgeschehen in der Haftpflichtversicherung von Kliniken nach Anzahl der Schäden: etwa 60–70 % aller Schäden sind Personenschäden. Vor allem aber dominieren sie hinsichtlich des Schadensaufwandes: Personenschäden verursachen im Mittel mehr als 98 % des gesamten Schadensaufwandes in der Haftpflichtversicherung von Kliniken.

Der Schwerpunkt des Schadensgeschehens lässt sich noch weiter konkretisieren:

20.6.1 Verteilung der Schadenshöhen

Nur rund die Hälfte aller Ansprüche, die bei den Haftpflichtversicherern angemeldet werden, ist berechtigt. Die übrigen 50 % werden durch den Haftpflichtversicherer abgewehrt. Zum Vergleich: Die ärztlichen Schlichtungsstellen stellen nur in rund 25 % der Fälle einen berechtigten Anspruch fest (Bundesärztekammer 2013). Bei den ärztlichen Schlichtungsstellen wird in rund 70 % der Fälle ein Behandlungsfehler bzw. ein Risikoaufklärungsmangel verneint. In weiteren 5 % der Fälle wird ein kausaler Zusammenhang zwischen einem Behandlungsfehler bzw. einem Risikoaufklärungsmangel und den Beschwerden des Anspruchstellers verneint.

Mehr als 80 % aller Ansprüche, die aus der Haftpflichtversicherung von Kliniken rühren, weisen einen Schadensaufwand von weniger als 10.000 € auf. Diese verursachen aber deutlich weniger als 10 % des gesamten Schadensaufwandes. Auf der anderen Seite weisen nur rund 2 % aller Schäden einen Schadensaufwand von mehr als 100.000 € auf. Diese Schäden sind andererseits für rund 60 % des gesamten Schadensaufwandes verantwortlich.

> Dies bedeutet: Einige wenige Groß- und Größtschäden bestimmen im Wesentlichen das Gesamtniveau des Schadensaufwandes in diesem Segment.

Diese höchst unterschiedliche Verteilung der Schadenstückzahl und des Schadensaufwandes auf die Größenklassen ist in ◘ Abb. 20.1 dargestellt. Eingeflossen sind darin Daten zu 200.000 Schäden zum Abwicklungsstand 31.12.2012, die in den Jahren 1998–2012 in deutschen Krankenhäusern angefallen sind (Hellberg u. Lonsing 2012).

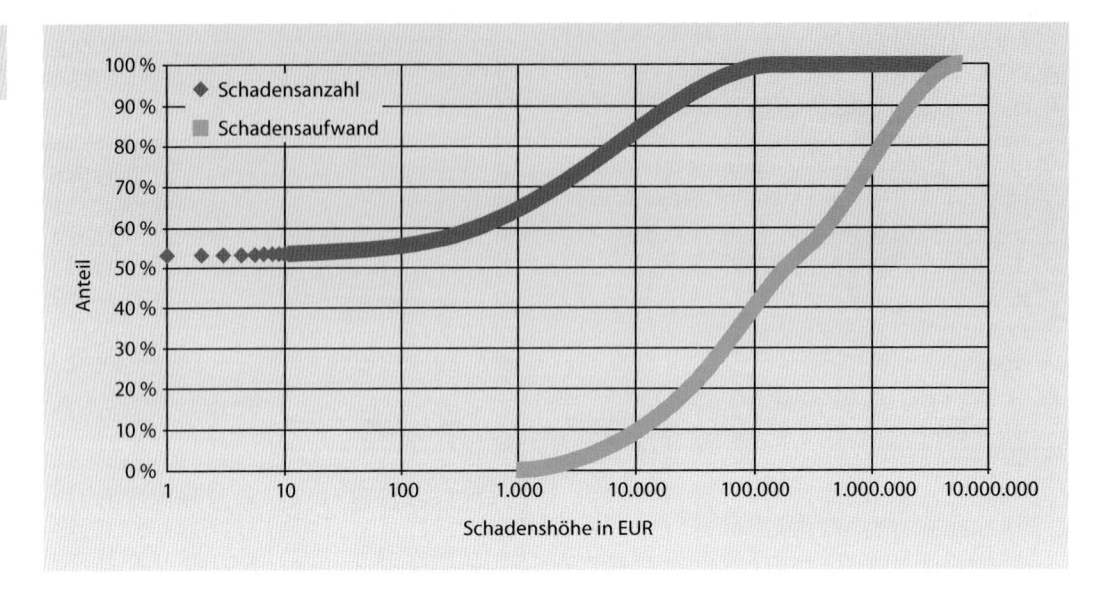

Abb. 20.1 Haftpflichtversicherungen von Krankenhäusern – Anteil der Schäden bzw. des Schadensaufwandes, der unterhalb einer bestimmte Schadenshöhe liegt. Schäden unter 10.000 € verursachen weniger als 10 % des Schadensaufwandes, machen aber mehr als 80 % aller Schäden aus

Insgesamt zeigt sich also, dass das Schadensgeschehen in der Haftpflichtversicherung von Kliniken im Wesentlichen durch Personenschäden mit hohem Schadensaufwand (schwere Personenschäden) bestimmt ist. Dementsprechend sollte ein effizientes Risikomanagement – auch im Sinne der betroffenen Patienten – darauf abzielen, vor allem solche Schäden zu vermeiden.

Die Schadenshöhenverteilung in **Abb. 20.1** zeigt darüber hinaus, dass in dem untersuchten Portefeuille Schäden mit einem Schadensaufwand von mehr als 10 Mio. € nicht vorkommen. Tatsächlich bewegen sich dort die Größtschäden zwischen 3,5 und 5,5 Mio. €.

Übersteigt die Schadenshöhe die Versicherungssumme, verbleibt der überschießende Anteil wieder bei der Klinik. Das (Risiko-)Management einer Klinik ist also gut beraten, regelmäßig mit dem Versicherer und ggf. dem beteiligten Makler die Höhe der vereinbarten Versicherungssumme zu überprüfen und wenn nötig anzupassen. Dabei sollte bedacht werden, dass die Versicherungssumme nicht nur zur Regulierung von Schäden in den kommenden ein bis zwei Jahren ausreichen muss. Sie muss vor allem so bemessen sein, dass sie zur Regulierung von Schäden ausreicht, die erst in mehreren Jahren gemeldet und anschließend noch über Jahrzehnte reguliert werden (s. unten).

20.6.2 Bedeutung der verschiedenen Schadenspositionen

Die oben beschriebenen Schadenshöhen setzen sich aus sehr verschiedenen Ansprüchen der Geschädigten zusammen. Analysen einer Stichprobe schwerer Personenschäden im Heilwesen haben gezeigt, dass sich diese im Mittel wie folgt zusammensetzen (zur Methodik: Hellberg u. Lonsing 2010) (**Abb. 20.2**):

Es werden dabei die folgenden Schadenspositionen differenziert:
- Der größte Anteil des Schadensaufwandes entfällt auf **vermehrte Bedürfnisse**. Ein wesentlicher Teil dieser Schadensposition sind **Pflegekosten**. Diese können für eine Heimunterbringung aber auch für ambulante Pflege oder für die Pflege durch einen Angehörigen anfallen. Zu dieser Schadensposition gehören ggf. aber auch Kosten für Rehabilitationsmaßnahmen, für Hilfsmittel, für einen Hausumbau oder für die Neuanschaffung eines behindertengerechten KFZ.

20.6 · Schadensgeschehen in der Haftpflichtversicherung

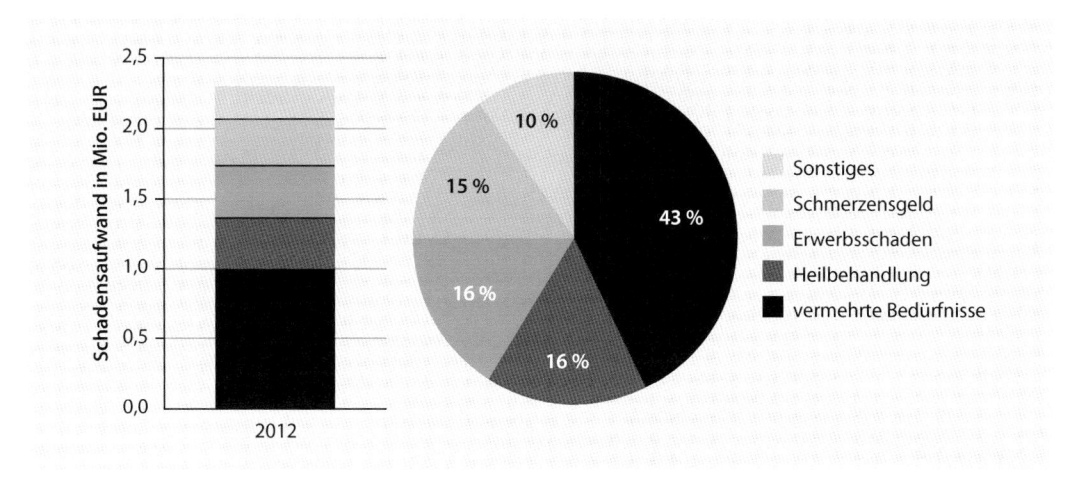

Abb. 20.2 Schwere Personenschäden im Heilwesen – Zusammensetzung der Schadenspositionen

- Die nächstgrößere Schadensposition sind die **Heilbehandlungskosten**. Diese sind ebenso wie die Pflegekosten zu einem großen Teil auf **Regresse der Sozialversicherungsträger** (gesetzliche Krankenkassen, gesetzliche Pflegekassen) zurückzuführen.
- Es folgen die Aufwendungen für den **Verdienstausfall** (Erwerbsschaden).
- Eine weitere wesentliche Schadensposition ist das **Schmerzensgeld**.

Die vermehrten Bedürfnisse verursachen in der Stichprobe einen Schadensaufwand von im Mittel fast 1 Mio. € pro Schaden. Die drei Positionen Heilbehandlung, Schmerzensgeld und Erwerbsschaden weisen in der Stichprobe eine ähnliche Größenordnung von 340.000–380.000 € pro Schaden auf. Der Schadensdurchschnitt der schweren Personenschäden in der Stichprobe lag im Jahr 2012 bei insgesamt 2,3 Mio. €.

20.6.3 Schadensinflation

Die in Hellberg und Lonsing (2010) beschriebene Stichprobenerhebung wurde zum Stand 31.12.2012 aktualisiert. Diese Untersuchung hat gezeigt, dass schwere Personenschäden in der Haftpflichtversicherung von Heilwesenrisiken einer Schadensinflation von über 6 % pro Jahr unterliegen. Der mittlere Schadensaufwand für schwere Personenschäden ist in der untersuchten Stichprobe von 1,3 Mio. € im Jahr 2003 auf die oben genannten 2,3 Mio. € im Jahr 2012 gestiegen (**Abb. 20.3**).

Die Schadensinflation dieser Schäden ist damit deutlich höher als die normalen Preissteigerungen, wie sie beispielsweise vom Verbraucherpreisindex des Statistischen Bundesamtes (▶ www.destatis.de) gemessen werden. Versicherungsmathematiker sprechen daher von einer »**superimposed inflation**«.

Diese Entwicklung schlägt sich natürlich in der Entwicklung der Portefeuilles der Haftpflichtschäden aus Krankenhäusern nieder. Tatsächlich ist diese hohe Schadensinflation in der Haftpflichtversicherung von Kliniken nicht nur auf die Größtschäden beschränkt. Insgesamt wird in diesem Segment eine Steigerung des Schadensaufwandes in Höhe von mehr als 6 % pro Jahr gemessen. Dies hat in den letzten Jahren dazu geführt, dass einige Versicherer ihre Rückstellungen für Schäden aus diesem Segment deutlich erhöhen mussten und sich auch große Haftpflichtversicherer aus diesem Geschäft zurückgezogen haben (Ailch u. a. 2012; Baltzer u. Brüss 2012).

Die sehr unterschiedliche Entwicklung verschiedener Kennzahlen zu Krankenhäusern ist in **Abb. 20.4** indiziert dargestellt.

Die Umsätze (bereinigte Kosten) der Krankenhäuser steigen von 2000–2012 um 46 %

Kapitel 20 · Bedeutung der Haftpflichtversicherung

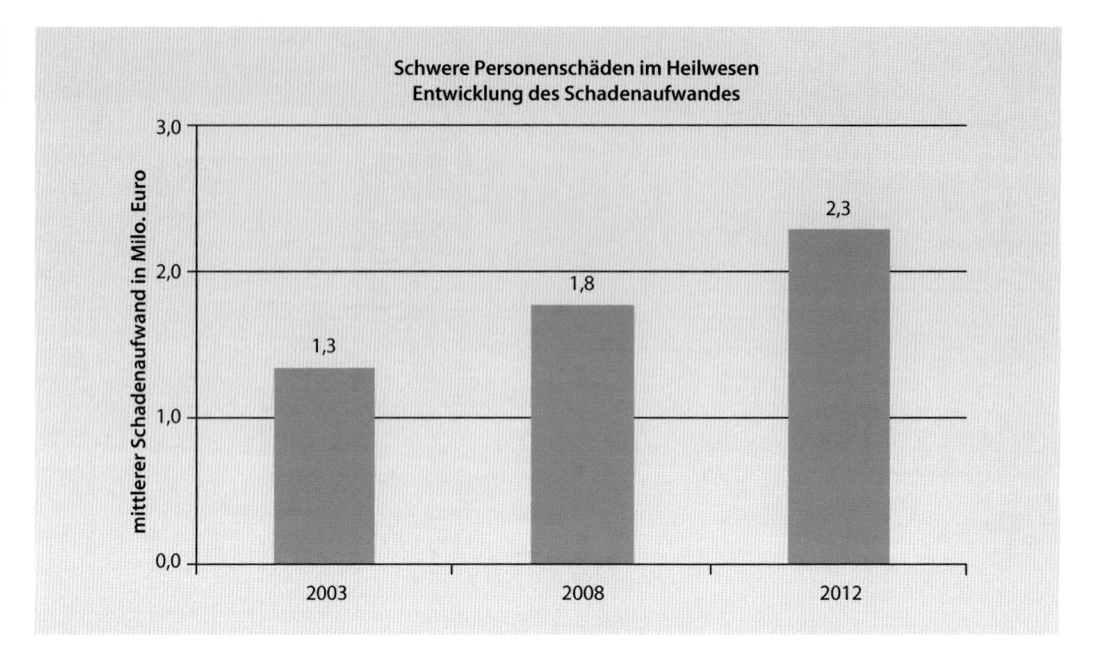

Abb. 20.3 Schwere Personenschäden im Heilwesen – Entwicklung des Schadensaufwandes

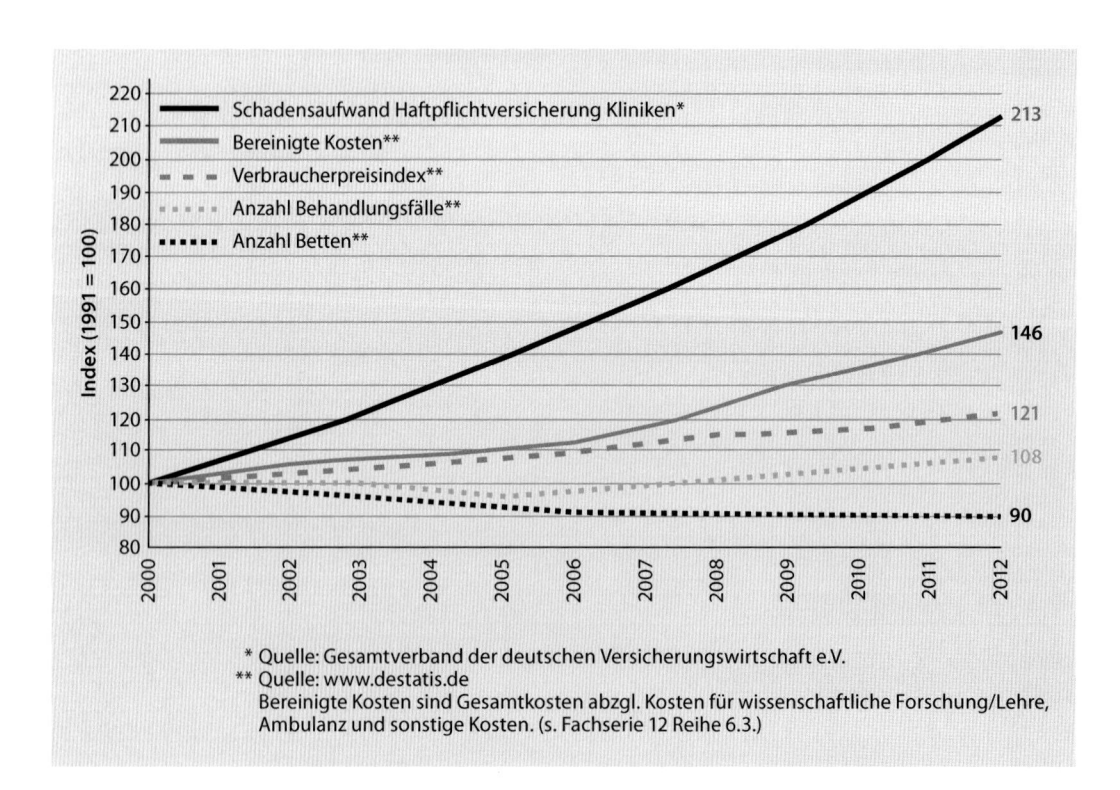

* Quelle: Gesamtverband der deutschen Versicherungswirtschaft e.V.
** Quelle: www.destatis.de
Bereinigte Kosten sind Gesamtkosten abzgl. Kosten für wissenschaftliche Forschung/Lehre, Ambulanz und sonstige Kosten. (s. Fachserie 12 Reihe 6.3.)

Abb. 20.4 Kennzahlen der Krankenhäuser in Deutschland im Vergleich zum Verbraucherpreisindex

(Statistisches Bundesamt 2013) während sich der Schadensaufwand aus Haftpflichtfällen mehr als verdoppelt hat. Der Verbraucherpreisindex ist in diesem Zeitraum lediglich um 21% gestiegen (Statistisches Bundesamt 2014). Somit übertrifft die »superimposed inflation« der Schadensaufwendungen die »normale« Inflation um ein Vielfaches. Treiber hierfür sind vor allem:
- Längere Lebenserwartung auch Schwerverletzter bzw. schwer pflegebedürftiger Personen (dies hat maßgeblichen Einfluss auf fast alle Schadenspositionen)
- Steigende Pflegekosten (beispielsweise wird heutzutage durch die Gerichte auch professionelle ganztägige Pflege vor Ort zugesprochen)
- Höhere Ansprüche auf Verdienstausfall aufgrund steigender Löhne und Qualifikation
- Zuerkennung höherer Schmerzensgelder durch die Gerichte
- Veränderte Anspruchshaltung der Geschädigten

Ein Ende dieser Entwicklungen ist nicht in Sicht.

20.6.4 Schadensabwicklung

Unter Schadensabwicklung versteht man die Entwicklung eines Schaden bzw. eines Schadensportefeuilles im zeitlichen Verlauf bis zur abschließenden Regulierung. Wichtige (mögliche) Schritte im Verlauf der Abwicklung eines Schadens sind in der folgenden Aufzählung dargestellt:
- Eintritt eines Schadens im Anfalljahr.
- Meldung des Schadens an den Versicherer im Meldejahr.
- Der Versicherer prüft die Ansprüche und wird, wenn begründete Zweifel an deren Rechtmäßigkeit bestehen, versuchen diese für den Versicherungsnehmer abzuwehren (wenn nötig auch vor Gericht).
- Wenn die Haftung des Versicherungsnehmers feststeht und Deckung besteht, tritt der Versicherer in die Regulierung ein.
- Sozialversicherungsträger können ggf. Regress beim Versicherer nehmen.
- Im zeitlichen Verlauf können sich die Ansprüche des Geschädigten noch deutlich verändern, z. B. wenn durch eine Verschlechterung des Gesundheitszustandes weitere Heilbehandlungskosten anfallen oder der Geschädigte erwerbsunfähig wird.
- Der endgültige Schadensaufwand steht für den Versicherer erst fest, wenn alle Ansprüche abgegolten sind. Bei einem schweren Personenschaden ist das möglicherweise erst dann der Fall, wenn der Anspruchsteller verstorben ist. Z. B. weil lebenslange Rentenzahlungen zu leisten sind.

All dies führt dazu, dass Personenschäden in der Haftpflichtversicherung häufig über einen sehr langen Zeitraum abwickeln. Man spricht daher auch von der Haftpflichtversicherung als »**Long-tail-Geschäft**«.

Die erste Verzögerung, die im Lauf der Schadensabwicklung eintritt, ist diejenige zwischen Eintritt und Meldung des Schadens. In der Haftpflichtversicherung der Kliniken werden nur rund 38% der Schäden im Anfalljahr selber gemeldet (◘ Abb. 20.5). Oft ergibt sich erst nach Abschluss einer Behandlung, manchmal aber auch erst Monate oder Jahre später der Verdacht, dass ein Behandlungsfehler vorliegt. Schäden, die nicht mehr im Anfalljahr dem Versicherer gemeldet werden, bezeichnet man als **Spätschäden**. Bis zum Ende des ersten Folgejahres sind immerhin 72% aller Schäden gemeldet und bis zum Ende des fünften Folgejahres rund 98%. Marktweit werden aber auch nach zehn oder fünfzehn Jahren regelmäßig noch Schäden nachgemeldet.

Ein Versicherer hat einerseits ein Interesse zu wissen, wie lange es dauert, bis er alle Schäden zu einem Anfalljahr kennt. Noch wichtiger ist es aber, zu einer verlässlichen Einschätzung des gesamten Schadensaufwandes und der noch zu erwartenden Zahlungsströme zu kommen. Hierzu lassen sich mit Hilfe geeigneter aktuarieller Methoden (z. B. Radtke u. Schmidt 2012) entsprechende Prognosen ermitteln. Voraussetzung ist eine ausreichend große und ausreichend homogene statistische Datengrundlage mit einer möglichst langen Historie. Im Regelfall muss über die vorliegende Historie hinaus noch eine weitere Extrapolation in die Zukunft vorgenommen werden.

Für den deutschen Markt ergeben sich durch Anwendung entsprechender Methoden die in

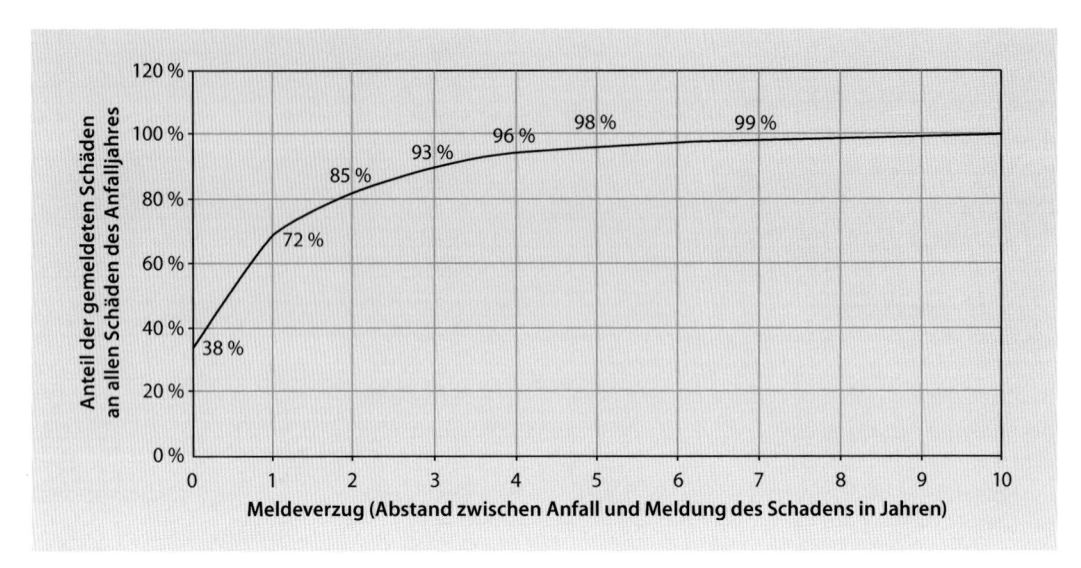

Abb. 20.5 Haftpflichtversicherung von Krankenhäusern – Spätschadensanteile bei Personenschäden

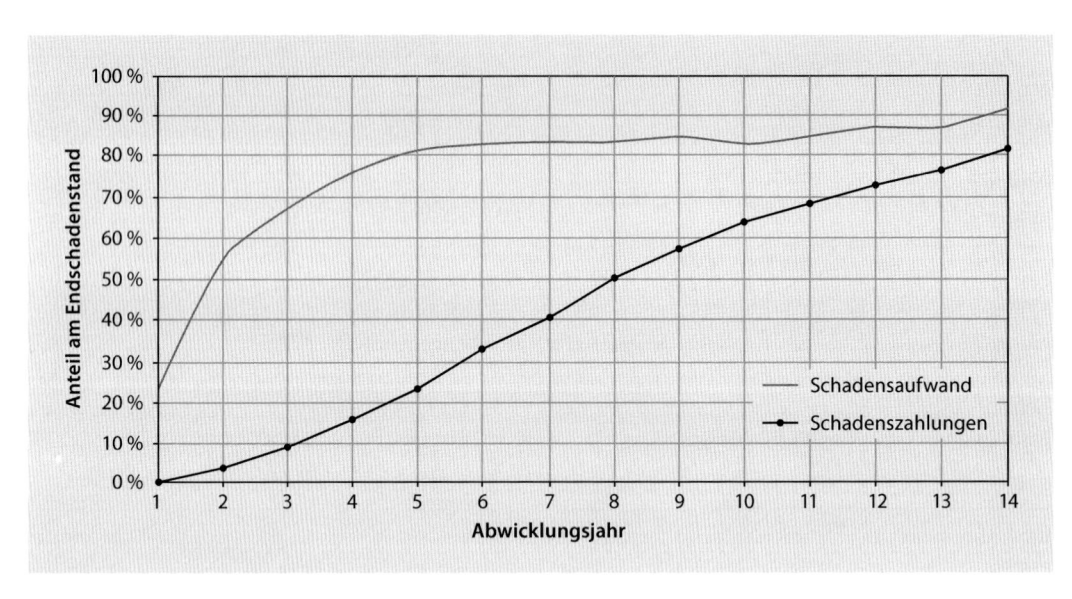

Abb. 20.6 Haftpflichtversicherung von Krankenhäusern – Abwicklung von Personenschäden

Abb. 20.6 dargestellten **Abwicklungsmuster**. Diese stellen zum einen die Entwicklung des Schadensaufwands und zum anderen die Entwicklung des reinen Zahlungsstroms für Personenschäden in Kliniken dar.

Es zeigt sich, dass dem Versicherer am Ende des ersten Abwicklungsjahres gerade mal ein Viertel des gesamten Schadensaufwandes zu Personenschäden bekannt ist. Bis zu diesem Zeitpunkt sind naturgemäß so gut wie keine Zahlungen erfolgt. Bis zum Ende des fünften Abwicklungsjahres sind rund 80 % des Schadensaufwandes bekannt und es konnten über 20 % ausbezahlt werden. Nach 8 Jahre ist dann ungefähr die Hälfte des Aufwandes ausbezahlt. Aber auch nach 14 Jahren Abwicklung sind immer noch 10 % des Aufwandes unbekannt während insgesamt bereits 80 % ausbezahlt wurden. Die noch unbekannten 10 % Aufwand rühren zum einen von immer noch nicht gemeldeten Spätschäden und zum anderen von (Groß-)Schäden, die sich im Verlauf der Abwicklung weiter verteuern. Dies kann beispielsweise dann passieren, wenn sich der Gesundheitszustand eines Geschädigten deutlich verändert oder wenn anstelle der Pflege und Betreuung durch Angehörige plötzlich eine Heimunterbringung oder der Einsatz professioneller Pflegekräfte nötig wird. Die konkrete Einschätzung des gesamten Schadensaufwandes bei einem schweren Personenschaden, der voraussichtlich über viele Jahre reguliert werden wird, ist extrem schwer. Hierbei können nicht immer alle Unwägbarkeiten einkalkuliert werden. Vor allem schwere Personenschäden tendieren daher dazu, im Verlauf der Abwicklung immer teurer zu werden.

Insgesamt zeigt sich, dass die Abwicklung eines Schadensportefeuilles von Personenschäden aus dem Klinikbereich sehr langsam voranschreitet. Insbesondere in den Fällen, in denen lebenslange Rentenleistungen z. B. für Schmerzensgeld, Pflege oder Verdienstausfall erfolgen, kann sich die Regulierung über Jahrzehnte erstrecken. Damit verbunden ist ein hohes Risiko für den Versicherer, da sich die Schadenslast für alte Anfalljahre noch über viele Jahre spürbar verändern kann und die Prognose der Schadenslast für junge Anfalljahre mit hohen Unsicherheiten verbunden ist.

20.7 Fazit

Die Betriebshaftpflichtversicherung ist unverzichtbarer Teil des Risikomanagements für Krankenhäuser. Dabei ist sorgfältig über die Ausgestaltung der Versicherungselemente wie Versicherungssummen und Selbstbehalte zu entscheiden. Die Komplexität des Risikos und die Großschadengeneigtheit bei schweren Behandlungsfehlern sind ebenso zu beachten wie die lange Dauer zur Regulierung schwerer Personenschäden. Medizinischer Fortschritt, geänderte Rechtsprechung und ein steigendes Anspruchsverhalten der Geschädigten führen im Zusammenspiel mit der langen Abwicklungsdauer der Schäden zu einer steten Verteuerung derselben. Diese Schadensinflation ist bei der Ausgestaltung des Versicherungsschutzes ebenfalls zu berücksichtigen.

Literatur

Ailch H, Demircan O, Rezmer A (2012) Der 550-Millionen-Rechenfehler. Handelsblatt, 18.10.2012

Baltzer Ch, Brüss M (2012) Krankenhäuser am Rande des Deckungsnotstands. Versicherungswirtschaft 20: 1462

Bundesärztekammer (2013) Statistische Erhebung der Gutachterkommissionen und Schlichtungsstellen für das Statistikjahr 2012, ▶ http://www.bundesaerztekammer.de/downloads/Erhebung_StaeKo_mit_Zahlen_2012_komplett.pdf

GDV (2008) Unverbindliche Musterbedingungsstruktur V: Heilwesen

Hellberg N, Lonsing M (2010) Dramatische Teuerung von Personenschäden im Heilwesen. Zeitschrift Versicherungswirtschaft 6: 421–423

Hellberg N, Lonsing M (2012) Personenschäden verteuern sich dramatisch. Zeitschrift Versicherungswirtschaft 13: 962–964

▶ http://www.gdv.de/downloads/versicherungsbedingungen/muster-bedingungsstrukturen-in-der-haftpflichtversicherung/

Radtke M, Schmidt KD (2012) Handbuch zur Schadenreservierung, 2. Aufl. Verlag Versicherungswirtschaft

Statistisches Bundesamt (2013) Fachserie 12, Reihen 6.1.1 (Grunddaten der Krankenhäuser) und 6.3 (Kostennachweis der Krankenhäuser), 06.12.2013, ▶ www.destatis.de

Statistisches Bundesamt (2014) Verbraucherpreisindizes, ▶ www.destatis.de

Management des klinischen Risikos

Kapitel 21	**Wahl der Risikomanagementstrategie – 243**	
	Nils Löber	
Kapitel 22	**Elemente des klinischen Risikomanagements – 255**	
	Alexander Euteneier	
Kapitel 23	**Changemanagement – Organisation des Wandels – 293**	
	Alexander Euteneier	
Kapitel 24	**Implementierung von Risikomanagementprojekten – 307**	
	Anne Hinrichs und Hans-Joachim Standke	
Kapitel 25	**Krisenmanagement – 319**	
	Jan Steffen Jürgensen und Nils Löber	
Kapitel 26	**Schadensmanagement – 329**	
	Beate Wolter	
Kapitel 27	**Risikocontrolling – 343**	
	Alexander Euteneier	
Kapitel 28	**Steuerungswerkzeuge für das klinische Risikomanagement – 349**	
	Alexander Euteneier	
Kapitel 29	**Prozessmanagement – 369**	
	Alexander Euteneier	

Wahl der Risikomanagementstrategie

Nils Löber

21.1 Einführung – 244

21.2 Mission und Vision als Grundlage der Risikomanagementstrategie – 244

21.3 Methoden zur Strategieentwicklung – 246

21.4 Entwicklung eines Risikomanagementsystems – 248

21.5 Bewertung und Verbesserung des Risikomanagementsystems – 252

Literatur – 253

21.1 Einführung

Für das effektive Betreiben eines Risikomanagements (RM) bzw. Risikomanagementsystems (RMS) benötigt jedes Krankenhaus eine individuelle RM-Strategie, die zusammen mit dem Organisations- und Führungsverständnis in einem **Governance-System** verankert sein sollte. Im weitesten Sinne bezeichnet der Begriff des RM in diesem Beitrag alle Maßnahmen und Aktivitäten, die konkret mit der Behandlung von Risiken im Krankenhaus in Verbindung stehen; ein RMS hingegen wird als Führungsfunktion und systematische Verknüpfung aller RM-Maßnahmen verstanden.

In Bezug auf die **organisatorische** Ebene des RM müssen deshalb bei allen Mitarbeitern eine kollektive Erkenntnis und ein Wissen über die Allgegenwärtigkeit von Risiken im Krankenhausbetrieb existent sein, da Krankenhäuser per se als Hochrisikoorganisationen gelten. Teil II dieses Buches thematisiert die entsprechenden Grundlagen, insbesondere in den ▶ Kap. 6.2 »Eigenschaften von Hochrisikoorganisationen«, ▶ Kap. 8 »Management komplexer Systeme« und ▶ Kap. 12 »Human Factor«, in denen u. a. die konstitutiven Eigenschaften und die Komplexität des Krankenhauses beschrieben werden. Dies bedingt, dass klinische Risiken strategisch auch im Kontext anderer Governance-Aspekte berücksichtigt werden müssen und eine RM-Strategie das Zusammenspiel der **drei zentralen Governance-Pfeiler** umfassen muss:

- Klinisches Risikomanagement (und Qualitätsmanagement)
- Compliancemanagementsystem (CMS) (▶ Kap. 18 Compliance in der Medizin)
- Internes Kontrollsystem/internes Risikocontrolling (IKS)

Gestützt durch ein entsprechend risikosensibles **Führungsverständnis** bzw. einen entsprechend guten und effektiven Führungsstil (▶ Kap. 10 Führung und Risikomanagement) ist es Aufgabe der Krankenhausleitung, die kollektive Achtsamkeit aller Krankenhausmitarbeiter bezüglich Risikoaspekten in der Leistungserstellung zu entwickeln und zu stärken. Risikothemen müssen daher prominent und sichtbar von der Managementebene eines Krankenhauses heraus unter Berücksichtigung aller Governance-Aspekte vertreten und gesteuert werden.

21.2 Mission und Vision als Grundlage der Risikomanagementstrategie

Zur Entwicklung und Konkretisierung einer **Strategie** für den Umgang und die Bewältigung von klinischen Risiken muss zuerst der Bezugsrahmen zur normativen Werteebene des Krankenhauses hergestellt werden. Diese Werteebene umfasst das ethische Grundverständnis eines Krankenhauses, bildet die Grundlage für das eingangs angesprochene Governance-System und sollte den Grundsätzen guter Unternehmensführung (also der verantwortungsvollen Führung und Überwachung des Krankenhauses) entsprechen. Abhängig von krankenhausindividuellen Faktoren wie z. B. der Trägerschaft oder medizinischen Spezialisierung können diese Grundwerte sehr unterschiedlich ausgeprägt sein. Ein geriatrisches und palliativmedizinisches Spezialkrankenhaus in christlicher Trägerschaft wird z. B. andere zentrale Handlungsmaximen und Werte definieren als ein privatwirtschaftliches Krankenhaus der Maximalversorgung in einem Ballungszentrum. Auch führen vermeintlich tiefgehend kodifizierte Werte häufig zu Interpretationsfehlern, die sich auf der Handlungsebene in nicht gelebten Werten manifestieren, wenn diese Grundwerte nicht entsprechend klar, verständlich und in die Fläche kommuniziert sind.

Ein wichtiger Bezugspunkt zur Werteebene des Krankenhauses ist die **Vision**, die das langfristige Zukunftsbild des Krankenhauses mit solidem Gegenwartsbezug beschreibt (Weimann u. Weimann 2012). Sie sollte in wenigen Worten Antwort auf die Frage geben, wo und wie sich das Krankenhaus im Gesundheitsmarkt in den kommenden 5–10 Jahren im Verhältnis zu Mitbewerbern und zentralen Stakeholdern (vornehmlich Patienten, Kostenträgern und Mitarbeitern) sieht (Töpfer 2006). Sie beschreibt also langfristige Ziele des Krankenhauses.

Sofern das Krankenhaus noch über keine Vision verfügt, sind die folgenden Merkmale und Leitsätze für deren Entwicklung und Sinnentfaltung hilfreich:

21.2 · Mission und Vision als Grundlage der Risikomanagementstrategie

◘ Tab. 21.1 Verschiedene Visionsformulierungen deutschsprachiger Krankenhäuser

Name des Krankenhauses	Trägerschaft	Formulierte Vision
Charité – Universitätsmedizin Berlin	Öffentlich (universitär)	Internationale Innovationsführerin in Krankenversorgung, Forschung und Lehre
Klinikum Ingolstadt	Öffentlich (städtisch)	Ihr Vertrauen – Unsere Verpflichtung zur Qualität
Krankenhaus Waldriede Berlin-Zehlendorf	Konfessionell (evangelische Freikirche)	Unser Dienst am Menschen ist Dienst an Gott
Helios-Kliniken	Privat	Wir wollen Qualität in der Medizin für jeden erfahrbar machen
Hirslanden-Privatklinikgruppe	Privat	Schweizweit Vertrauen genießen und vor Ort erste Wahl sein

Quelle: Internetauftritte und Geschäftsberichte der genannten Kliniken

- Die Vision ist sprachlich und inhaltlich greifbar und ermöglicht die Ableitung klarer und eindeutiger Zielformulierungen.
- Die Vision bietet Identifikation und wird von der Krankenhausleitung vorgelebt.
- Die Vision ist realistisch und erreichbar.
- Die Vision hat gleichermaßen einen hohen Anspruch und ist herausfordernd und ehrgeizig.
- Die Vision hat zukunftsweisenden und veränderungsbewussten Charakter und beschreibt den wünschenswerten Zielzustand des Krankenhauses im Marktumfeld.
- Die Vision ist den Mitarbeitern auf allen Unternehmensebenen präsent.
- Die Vision ist positiv, inspirierend, sinnstiftend und motivierend (Wichelhaus 2014).

Visionen deutschsprachiger Krankenhäuser unterschiedlicher Trägerschaft zeigt beispielhaft ◘ Tab. 21.1:

Für Krankenhäuser, die bereits eine entsprechende Vision besitzen und leben, geht es darum, die dort definierten Werte und Zielzustände auf ihre mögliche Verbindung zu patientennahen Risikothemen herunterzubrechen. Dies spiegelt sich dann in einer **Mission** oder einem **Mission Statement** wider, das bereits konkreten Bezug zu Qualitäts- und Risikoaspekten haben soll (in deutschen Krankenhäusern wird vermehrt auch der Begriff des **Leitbilds** verwendet). Aus der Vision heraus können quasi Mission und nachfolgend die Strategie entwickelt werden bzw. müssen aus dieser ableitbar sein. Anders ausgedrückt: Die Strategie ist auch die Konkretisierung der Vision (Hügens 2008).

Die Mission oder das Mission Statement stellt ebenfalls eine Detaillierung der Vision dar und sollte deshalb mögliche Weg zur Zielerreichung benennen. Viele Krankenhäuser besitzen eine eher abstrakte, integrationsfördernde Vision in Form eines kurzen Satzes. Spätestens die Mission sollte das »Warum« und »Wofür« der Krankenhausexistenz (also den wesentlichen Zweck und Auftrag) und insbesondere das »Wie« für alle Stakeholder deutlich machen. Die Mission hat deshalb zwangsläufig einen externen, markt- und kundenorientierten Fokus (Oden 1999).

Trotz des Wunsches von Krankenhäusern, durch formulierte Visionen und Missionen die Identität, Identifikation und Motivation der eigenen Mitarbeiter zu stärken, zeigen sich in der Realität häufig große Diskrepanzen zwischen Anspruch und Wirklichkeit. Denn mangelnde Glaubwürdigkeit blumig formulierter Visionen und Leitsätze bzw. die fehlende Kongruenz von Anspruch und Realität führt bei Mitarbeitern häufig zu Frustration, die sogar in Zynismus und/oder Resignation umschlagen kann. Die Glaubwürdigkeit und der unbedingte Realitätsbezug sind deshalb die wichtigsten Grundsätze bei der Entwicklung von Vision und Mission. Erreicht wird dies durch eine ausgewogene Beteiligung aller Fachdisziplinen und Hierarchieebenen des Krankenhauses bei der

Formulierung und Entwicklung einer Vision/Mission. Denn durch den Einsatz eines heterogenen Mitarbeiterteams werden verschiedene Sichtweisen und Meinungen berücksichtigt, die eine Akzeptanz und das »Leben« von Vision und Mission im Nachgang erleichtern.

21.3 Methoden zur Strategieentwicklung

Basierend auf Mission und Vision können Strategien entwickelt werden. Für deren Entwicklung ist die Durchführung einer **SWOT-Analyse** klassischerweise der erste Schritt zur klaren Positionsbestimmung im Marktumfeld. SWOT steht für Strengths (Stärken), Weaknesses (Schwächen), Opportunities (Chancen) sowie Threats (Bedrohungen) und ist daher eine Positionierungsanalyse mit vier Aspekten. Eine solche Analyse kann für das gesamte Krankenhaus oder auch für einzelne Fach-, Aufgaben- oder Organisationsbereiche erstellt werden.

Das Stärken- und Schwächenprofil ergibt sich aus einer **internen Krankenhaus- bzw. Ressourcenanalyse**; die Chancen und Bedrohungen hingegen beschreiben die externen Umfeld- und Marktfaktoren (Umweltanalyse) (Meffert u. Rohn 2012). Typische Quellen und Instrumente für die interne Analyse sind z. B. die Wertkettenanalyse, Benchmarking-Methoden oder quantitative Ansätze wie hierarchische Return-on-Investment-Bäume, Marktanteilsberechnungen und der Rückgriff auf krankenhausintern verfügbare Datensätze (z. B. aus dem Controlling/Berichtswesen).

Die **externe Umweltanalyse** kann z. B. über Strukturierungsraster wie **PESTEL** (Akronym für Political, Economic, Sociological, Technological, Environmental and Legal Change) oder Porters Five Forces (5-Kräfte-Modell) durchgeführt werden.

Die aus der SWOT-Analyse ableitbaren generischen Normstrategien in Form der SWOT-Matrix sind beispielhaft in ◘ Tab. 21.2 dargestellt.

Aus der Kombination von je einem Aspekt der internen und externen Analyse werden die Normstrategien abgeleitet und entwickelt. So führt z. B. die Kombination von einzelnen Stärken und Chancen (S-O) zur generischen Option der **Matching-Strategie**, bei der die Stärken des Krankenhauses mit den Chancen des Marktes passfähig gemacht werden sollen.

Die SWOT-Analyse ist zwar ein klassisches Strategie- und Führungsinstrument, für ihre Durchführung ist aber die Einbeziehung verschiedener hierarchischer Ebenen und unterschiedlicher Berufsgruppen, ggf. unter externer Moderation im Rahmen eines speziellen Workshops, empfehlenswert (Albrecht u. Töpfer 2006; Herrscher u. Goepfert 2014).

> **Typische Fehler beim SWOT-Entwicklungsprozess**
> - Durchführung der SWOT-Analyse/Entwicklung der SWOT-Matrix ohne existierende Vision
> - Verwechslung externer Chancen mit internen Stärken
> - Gleichsetzung von Bedrohungen und Risiken
> - Fehlinterpretation der SWOT-Analyse/-Matrix als fertige Strategie
> - Fehlende thematische/fachliche Priorisierung im Analyseprozess
> - Ist-Beschreibungen/Schlussfolgerungen ohne valide Datengrundlage

Im Ergebnis sollte die SWOT-Analyse in knapper Form und in prägnanten Aussagen die Ist-Situation des Krankenhauses (in strategischen Aussagen) beschreiben, aus denen sich dann konkrete RM-Ziele ableiten lassen (Wichelhaus 2014).

Für die Bestimmung und Überprüfung dieser Ziele kann das ganzheitliche strategische Steuerungsinstrument der **Scorecards** eingesetzt werden, wenngleich hier die Definition von adäquaten Messgrößen schwierig sein kann (Koob 2014). Der Einsatz von Scorecards wird detaillierter in ▶ Kap. 28.2 »Einsatz von Balanced Scorecards« thematisiert; die beispielhaft dargestellte Balanced Scorecard umfasst den erweiterten (klinischen) Risikofokus (◘ Abb. 21.1).

Wie die Scorecard einzelne Strategieaspekte mit der operativen Ebene verbinden kann, zeigt die Detaillierung der Scorecard mit zusätzlicher

● **Tab. 21.2** SWOT-Matrix im Krankenhaus (Beispiel)

SWOT-Matrix		Interne Analyse	
		Stärken (Strengths): – Breiter onkologischer Erfahrungsschatz – Moderne medizintechnische Ausstattung – Exzellente ärztliche Weiterbildung	**Schwächen (Weaknesses):** – Veraltete Gebäudeinfrastruktur – Hohe Personalfluktuation im Pflege- und Servicebereich – Intransparente Vergütungsstrukturen
Externe Analyse	**Chancen (Opportunities):** – Zunahme onkologischer Erkrankungen und Liquidierbarkeit – Zunahme ausländischer Privatpatienten – Kooperationsaufbau mit geriatrischer Pflegeeinrichtung	**Strategische Zielsetzung für S-O:** Verfolgen von neuen Chancen, die gut zu den Stärken des Krankenhauses passen (Matching-Strategie)	**Strategische Zielsetzung für W-O:** Schwächen eliminieren, um neue Chancen zu nutzen (Umwandlungsstrategie)
	Bedrohungen (Threats): – Eröffnung Brustzentrum bei geografisch relevantem Mitbewerber – Prekäre Finanzlage im Landeshaushalt – Drohende Unterschreitung der Mindestmengen bei Knie-TEP	**Strategische Zielsetzung für S-T:** Stärken nutzen, um Bedrohungen abzuwehren (Neutralisierungsstrategie)	**Strategische Zielsetzung für W-T:** Strategien, die vorhandene Schwächen nicht zum Ziel von Gefahren werden lassen (Verteidigungsstrategie)

Risikoklassifizierung anhand eines Beispielziels aus der Kunden- bzw. Patientenperspektive (● Tab. 21.3).

Das Beispiel integriert die Risikoperspektive innerhalb des bekannten Scorecard-Schemas durch Addition der Subklassifizierungen »Chance/Risiko« und »Einflussfaktor« (vgl. hierzu das Balanced-Scorecard-Konzept nach Burger u. Buchhart 2002). Es werden also die relevanten Risikoaspekte bzw. Risikokennzahlen mit den entsprechenden Stellhebeln hinzugefügt. Denkbar ist auch, das RM als eigenen strategischen Erfolgsfaktor zu interpretieren und eine eigene Risiko-Scorecard zu entwickeln (Christians 2006). Dies wird z. B. im Konzept der »Risk Enhanced Balanced Scorecard« beschrieben (Broetzmann u. Oehler 2002).

Scorecards sollten durch sog. **Strategiekarten** ergänzt werden, die die möglichen Verknüpfungen zwischen einzelnen Zielen integrativ darstellen (Kaplan et al. 2001). Eine erste Annäherung an solche Strategiekarten ist die sprachlich präzise und konkrete Grob- und Feinformulierung von (klinischen) RM-Zielen und deren klare Strukturierung in Haupt-, Teil- und Unterziele. Auch hier sollte fortwährend der Bezug zu den übrigen Governance-Pfeilern (Compliancemanagementsystem und internes Kontrollsystem/internes Risikocontrolling) beachtet werden um Zielkonflikte zu vermeiden und mögliche Zielsynergien zu erkennen (● Abb. 21.2).

Auch die Strukturierung nach strategischen, taktischen und operativen Zielen kann für meist größere Krankenhäuser eine sinnvolle und sogar notwendige Zielklassifizierung sein, wobei deren klare Abgrenzung zuweilen schwierig sein kann (Michel 2011). In jedem Fall müssen die risikopolitischen Ziele im Einklang mit der Gesamtstrategie und den Grundsätzen guter Unternehmensführung des Krankenhauses stehen; dies wird am ehesten erreicht, wenn die Risikoziele die zukünftige Krankenhausentwicklung aufgreifen und auf diese abgestimmt sind (Jung et al. 2011).

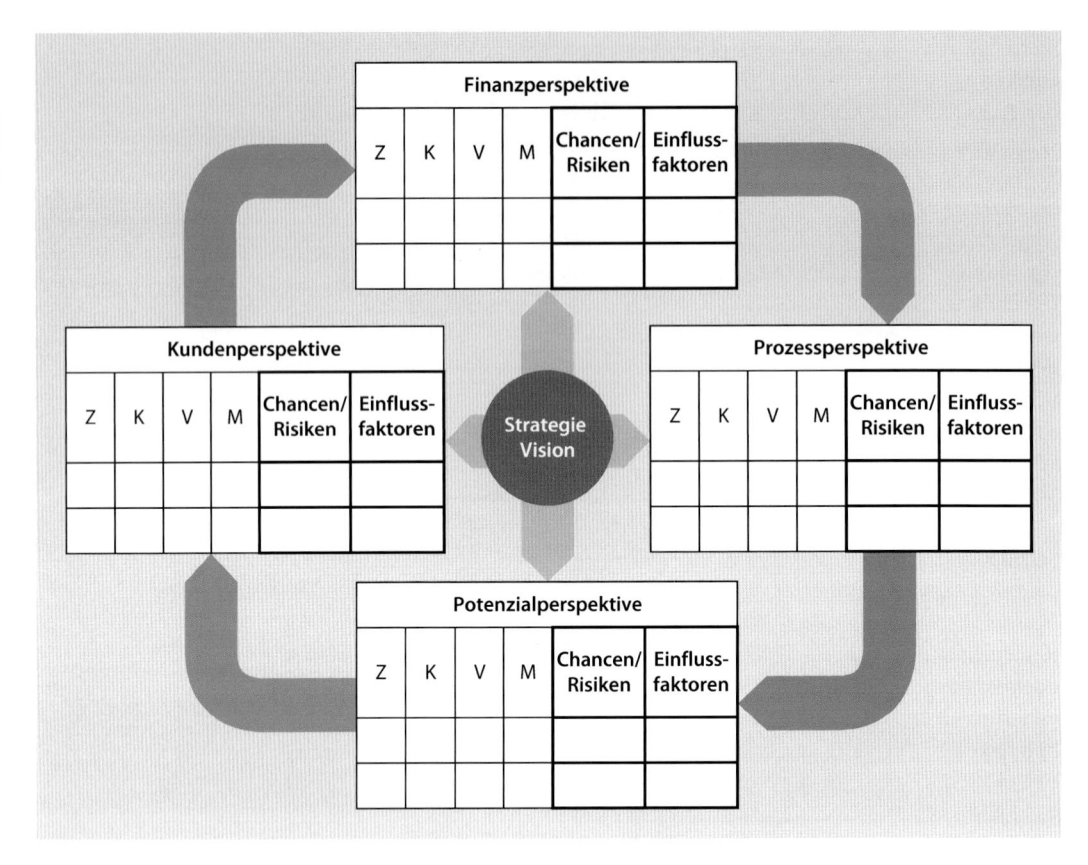

Abb. 21.1 Balanced Scorecards mit zusätzlicher Risikoklassifizierung. Z (Strategisches) Ziel, K Kennzahlen, V Vorgaben, M Maßnahmen Adaptiert nach Burger u. Buchhart 2002

21.4 Entwicklung eines Risikomanagementsystems

Wie die definierten Risikoziele erreicht werden sollen, wird durch ein entsprechendes RMS operationalisiert und für alle betroffenen Mitarbeitergruppen verständlich gemacht. Dafür müssen Ziele und Rahmenbedingungen des RMS (innerhalb der Krankenhausstrategie) fixiert und von der Krankenhausleitung an die Mitarbeiter kommuniziert werden (Jakolow-Standke 2010).

Dies erfolgt innerhalb der **Risikopolitik**, deren schriftliche Konkretisierung (insbesondere für große Krankenhäuser mit komplexen Organisationsstrukturen) von hoher Bedeutung ist, da sie zentrale Vorgaben für die Entwicklung bereichsspezifischer, dezentraler Risikomanagementaktivitäten schafft (Brühwiler u. Romeike 2010).

Die Risikopolitik verpflichtet die oberste Leitung des Krankenhauses zur Einführung, Aufrechterhaltung, Bewertung und Verbesserung eines RM und beschreibt konkret, wie das RM im Krankenhaus betrieben werden soll (Brühwiler u. Romeike 2010). Ihre wesentlichen Inhalte umfassen daher (Jaeger u. Hauri 1998):

— Explizite Formulierung von Zielvorgaben für die Risikoexposition
— Explizite Formulierung von Kontrollvorgaben
— Definition der Risikotragfähigkeit/Risikoneigung
— Grundzüge der Risikomanagementorganisation und der Verteilung von Risikoressourcen
— Regelung von Kompetenzen und Zuständigkeiten
— Methodische Grundsätze zur Beurteilung von Risiken

21.4 · Entwicklung eines Risikomanagementsystems

Tab. 21.3 Beispielhaftes Ziel einer Risiko-Scorecard aus der Kunden-/Patientenperspektive (Dekubitusprophylaxe)

Strategisches Ziel	Messgrößen	Zielwerte	Maßnahmen	Chancen/Risiken	Einflussfaktoren
Verringerung der Dekubitus-Inzidenz stationär behandelter Patienten	Externe Qualitätssicherung (Indikator »Dekubitusprophylaxe«): Dekubitusinzidenz in % aller stationären Fälle	Kumulierte Jahresinzidenz Dekubitus kleiner 0,8 %	Verbesserung der Assessment-Logiken für Dekubitusrisiken Verbesserung der Prophylaxe-Ausstattung: Anschaffung neuer druckverteilender Hilfsmittel	Zuweisung von multimorbiden Pflegepatienten mit erhöhtem Dekubitusrisiko bei Aufnahme Mangelnde Sorgfalt/mangelnde Zeit beim Risiko-Assessment	Kompetenz und Schulungsstand der Pflegefachkräfte bezüglich pflegespezifischen Dekubitusprophylaxemaßnahmen
	Jährliches Dekubitus-Audit: (Nutzungsgrad von Dekubitusprophylaxemaßnahmen): Grad aller indizierten Prophylaxemaßnahmen laut Dekubitus-Assessment in % aller stationären Behandlungen	Kumulierter Jahresnutzungsgrad von Prophylaxemaßnahmen größer 80 %	Etablierung verpflichtender Schulungsauffrischungen für Pflegefachkräfte bezüglich vorhandener Dekubitusprophylaxemaßnahmen	Mangelnde Sorgfalt/mangelnde Zeit zur Durchführung von individuellen Pflegemaßnahmen Unvollständige Pflegedokumentation bezüglich angewendeter Maßnahmen	Kompetenz und Schulungsstand der Pflegefachkräfte bezüglich pflegespezifischen Dekubitusprophylaxemaßnahmen

> Die Risikopolitik beschreibt somit den gesamten Handlungsrahmen für das klinische RM; der vorher beschriebene Entwicklungs- und Fixierungsprozess der Risikostrategie ist ein einzelner Teil davon.

Die **Zielvorgaben** der Risikopolitik sollten deshalb bereits durch die analytischen Vorarbeiten (durch Instrumente wie SWOT, Porters Five Forces oder der Balanced Scorecard) im Ergebnis als Risikostrategie bzw. einzelne Risikoziele fixiert sein.

Wird hierfür beispielsweise ein Scorecard-Ansatz gewählt, ergeben sich durch die dort beschriebenen Messgrößen auch bereits die Kontrollziele, die durch entsprechende **Kontrollvorgaben** geprüft und erreicht werden können. Solche Kontrollvorgaben können zwar auch verpflichtender/gesetzlicher Natur sein, viele Kontrollziele und deren instrumentelle Ausgestaltung sind aber krankenhausindividuell gestaltbar. Bezüglich der **Risikoneigung** hat ein Krankenhaus im Kernbereich der medizinischen Versorgung wenig Spielraum für eine risikofreudige Haltung (Allenspach 2011). Denn schließlich gefährdet eine Nichteinhaltung von einschlägigen Risiko- und Qualitätsstandards das zentrale Recht und den Anspruch des Patienten auf Sicherheit in der Krankenhausversorgung (Candidus 2014). Die Formulierung der Risikoneigung sollte daher mehrheitlich risikoavers sein. Ausnahmen bestehen ggf. bei der Anwendung forschungsintensiver und neuartiger Therapien z. B. in Universitätskliniken, wo die Inkaufnahme bestimmter Risiken aufgrund entsprechender patientenseitiger Heilungshoffnungen (mit deren Einverständnis) denkbar ist. Hier muss ggf. auch die Ethikkommission des Universitätsklinikums klärend in die Risikopolitik eingebunden sein.

Das RM muss **organisatorisch** und **ressourcentechnisch** ausreichend ausgestattet sein; mitunter ist die Abschätzung der strategie- und

Zielhierarchie des klinischen Risikomanagements

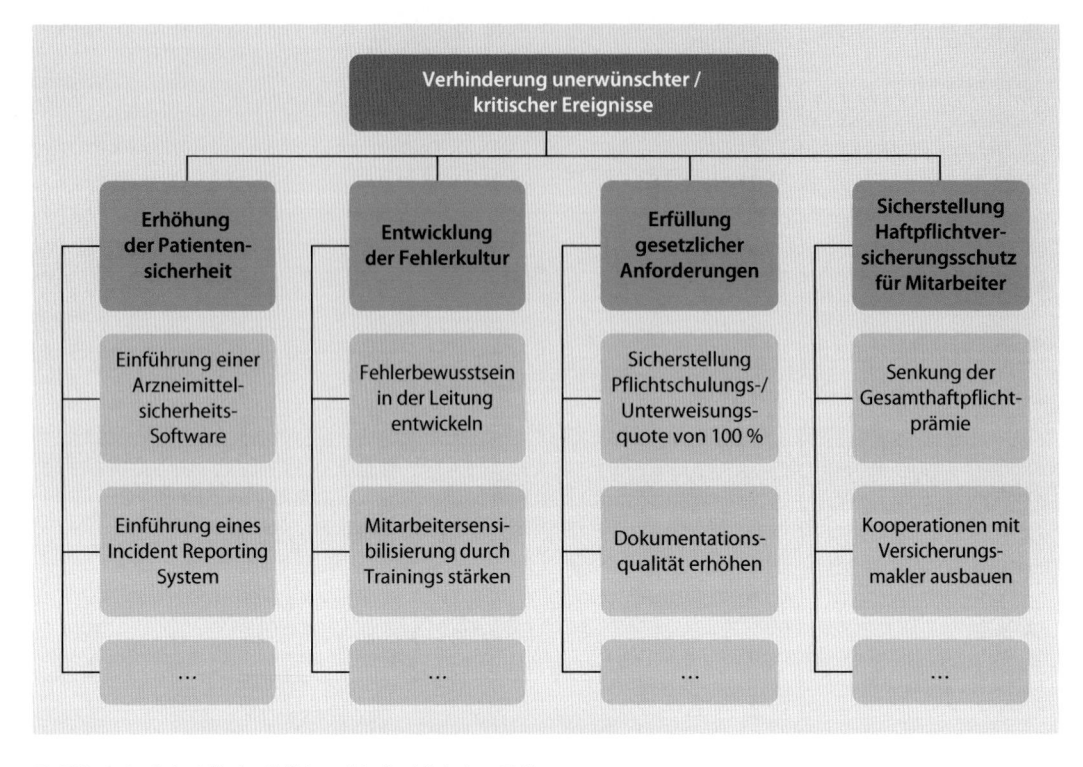

Verhinderung unerwünschter / kritischer Ereignisse

- **Erhöhung der Patientensicherheit**
  - Einführung einer Arzneimittelsicherheits-Software
  - Einführung eines Incident Reporting System
  - …

- **Entwicklung der Fehlerkultur**
  - Fehlerbewusstsein in der Leitung entwickeln
  - Mitarbeitersensibilisierung durch Trainings stärken
  - …

- **Erfüllung gesetzlicher Anforderungen**
  - Sicherstellung Pflichtschulungs-/Unterweisungsquote von 100 %
  - Dokumentationsqualität erhöhen
  - …

- **Sicherstellung Haftpflichtversicherungsschutz für Mitarbeiter**
  - Senkung der Gesamthaftpflichtprämie
  - Kooperationen mit Versicherungsmakler ausbauen
  - …

Abb. 21.2 Beispielhafte Zielhierarchie des klinischen Risikomanagements

---

sachgerechten Dimensionierung und Allokation dieser Risikoressourcen schwierig. Hier geht es um die Beantwortung zentraler Fragen wie:

- Wo ist das klinische RM organisatorisch aufgehängt? (Aufgrund der Integrativität von Themenstellungen des RM bieten sich i. d. R. die Stabstellen-Konzeption und eine enge fachliche und räumliche Zusammenarbeit mit dem Qualitätsmanagement und/oder medizinischen Leistungscontrolling an. Kleinere Betriebseinheiten sollten ein gemeinsames Qualitäts- und Risikomanagement führen, um Doppelstrukturen und Parallelprozesse zu vermeiden)
- Welche fachlichen Schnittstellen sind zu etablieren? (Compliance, Qualitätsmanagement, Controlling, Unternehmensentwicklung, Human Ressources, Operations, Ethikkommission, IT etc.)
- Wie ist der Bereich personell ausgestattet? (Selbst in den kleinsten Häusern lässt sich klinisches RM nicht in Teilzeitarbeit »abhandeln«)
- Welche Teile/Prozesse des RM sollen zentral, welche können dezentral organisiert und betreut werden? (z. B. zentrale Steuerung des Beschwerdemanagements vs. dezentrale Risikoidentifikation über fachspezifische RM-Maßnahmen in der Rettungsstelle)

Einher mit der Frage nach personellen und organisatorischen Verankerungen geht die Regelung von **Kompetenzen und Zuständigkeiten** der Risikoorganisation. Insbesondere für die operativen Prozesse der Risikoidentifikation, -beurteilung und -bewältigung müssen daher u. a. Antworten auf folgende Fragen gefunden werden:

- Welche der organisatorisch berufenen Personen (z. B. lokale Risikomanager, dezentrale/zentrale Risikobeauftragte/Qualitätsmanagementbeauftragte oder Governance-Officer) können und dürfen Risiken identifizieren, analysieren und intern weiter kommunizieren?

21.4 · Entwicklung eines Risikomanagementsystems

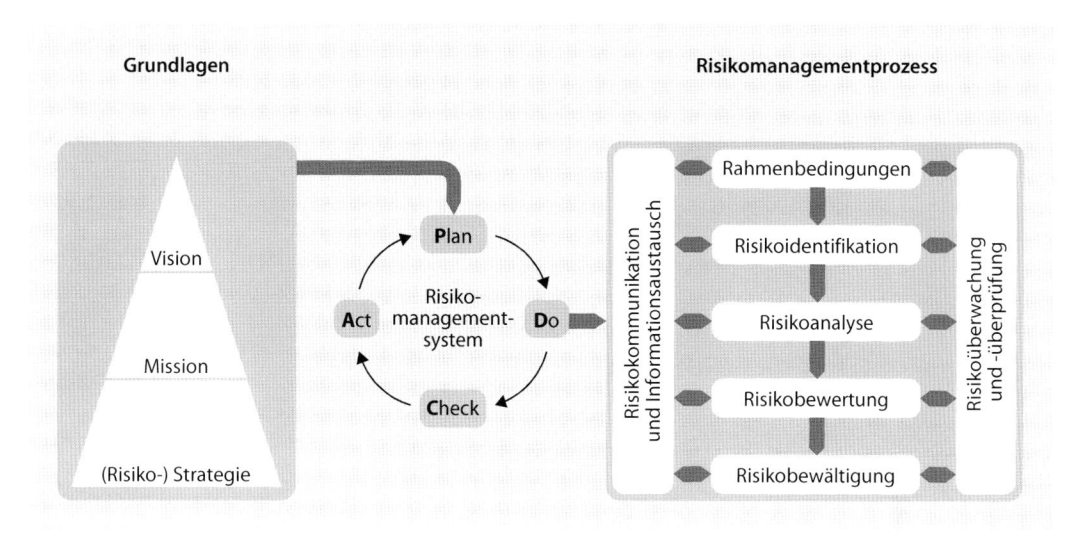

Abb. 21.3 Normative und strategische Grundlagen, RMS und RM-Prozess. (Adaptiert nach International Organization for Standardization 2009)

- Wer hat die finale Beurteilungshoheit z. B. bezüglich Eintrittswahrscheinlichkeit und potenzieller Schadenshöhe eines möglichen Arzneimittelinteraktionsrisikos wenn einzelne Fachabteilungen und zentrale Einrichtungen wie die Apotheke zu unterschiedlichen Risikobeurteilungen kommen?
- Welche Instanzen, Abteilungen und Personen dürfen im Rahmen der Risikobewältigung Veränderungsmaßnahmen ergreifen und wie können solche internen (oder auch externen) Bevollmächtigten die fachlichen, organisatorischen und disziplinarischen Grenzen des Hauses durchbrechen, um z. B. eine Prozessreorganisation durchzuführen?

Aufgrund der Heterogenität von klinischen Risiken, der beschriebenen Kompetenz- und Zuständigkeitsproblematik und anderer Faktoren ist auch die Fixierung allgemeingültiger **methodischer Grundsätze für die Beurteilung von Risiken** innerhalb der Risikopolitik wichtig. Dies gilt insbesondere für die Analyse und Beurteilung von Risiken in Vorbereitung zur Risikobewältigung. Hier sollte eine Bewertungssystematik entwickelt werden, die die gleichzeitige Beurteilung klinischer und anderer Risiken wie z. B. Compliance-Risiken ermöglicht. Auch Details zu einer möglichen Vereinheitlichung der zugrundeliegenden IT-Systemarchitektur und der lokalen Erfassungsprozesse können Inhalte der Risikopolitik sein, um eine umfassende, d. h. alle Elemente des Governance-Systems einschließende, Bewertung von Risiken sicherzustellen.

Die auf der Vision und Mission basierende Planung von Risikopolitik und Risikoorganisation ist zentraler Bestandteil des **strategischen Risikomanagements**. Gleichzeitig bildet das strategische Risikomanagement mit seinen definierten Zielen und Strategien die Grundlage und integrative Klammer für das **operative Risikomanagement** (Romeike 2004), welches durch die tatsächliche instrumentelle Umsetzung des RM-Ansatzes gekennzeichnet ist (Wengert u. Schittenhelm 2013) (Abb. 21.3). Zusammen bilden sie das RMS, welches eine klassische Führungs- und Steuerungsfunktion nach einer allseits bekannten Regelkreislogik beschreibt. Die beschriebenen Schritte der Planung, Umsetzung, Überprüfung und Verbesserung des RMS basieren auf der sog. **PDCA-Logik** (Akronym für »plan, do, check, act«). Die Umsetzung von konkreten RM-Maßnahmen als Teil des operativen RM, das innerhalb des RMS dem »do« zugeordnet wird (Wiederkehr u. Züger 2010), wird an dieser Stelle nicht weiter vertieft (▶ Kap. 22 Elemente des klinischen Risikomanagements):

21.5 Bewertung und Verbesserung des Risikomanagementsystems

Aus der im strategischen RM aggregierten Betrachtung der einzelnen RM-Maßnahmen sollte sich ein Bild über den Erfüllungsgrad der eingangs gesetzten Risikoziele ergeben (► Kap. 27 Risikocontrolling und ► Kap. 28 Steuerungswerkzeuge für das klinische Risikomanagement). Bei Verwendung eines Scorecard-basierten RMS ist dies über einen Vergleich zwischen Soll und Ist der definierten Risikokennzahlen möglich. Sind solche Risikokennzahlen direkt oder indirekt in Geldgrößen definiert, gibt ihr Erfüllungsgrad Auskunft über eine Monetarisierung bzw. objektive Quantifizierung der eingesetzten Risikoressourcen und damit die Effektivität und Effizienz des RMS und der zugrundeliegenden Strategie. Nach ISO 31000: 2009(E) sollte das Monitoring und die Bewertung des RM folgende Elemente umfassen (International Organization for Standardization 2009):

— Regelmäßige Leistungsfähigkeitsmessung des RM anhand von Parametern und Indikatoren, die fortwährend auf ihre Angemessenheit hin geprüft werden (z. B. Sollwert-Korrektur der maximal gewünschten Dekubitusinzidenz im Krankenhaus auf Basis eines neuen evidenzbasierten Expertenstandards)
— Regelmäßige Überprüfung des »Kurses« und des Erfüllungsgrads der gesetzten RM-Ziele
— Regelmäßige Überprüfung des RMS, der Risikopolitik und der RM-Ziele auf Kongruenz mit dem (sich ggf. dynamisch verändernden) externen und internen Kontext des Krankenhauses (z. B. Einführung eines Meldesystems für Beinahezwischenfälle aufgrund geänderter gesetzlicher Anforderungen)
— Etablierung regelmäßiger Reports über den Stand der RM-Ziele und bezüglich Einhaltungsgrad der etablierten Risikopolitik (z. B. Quartalsbericht zum Vollständigkeitsgrad einer OP-Checkliste je Fachklinik)
— Regelmäßige Effektivitätsprüfung des installierten RMS bzw. RM-Rahmenwerks (z. B. externe Auditierung oder Zertifizierung des RMS)

In der Regel resultiert aus diesen Bewertungen die Notwendigkeit, die RM-Strategie und das RM zu überarbeiten. Dies kann sich z. B. auch auf die vergangenen Erfahrungen bei der Einführung einer neuen Risikobewältigungsmaßnahme beziehen. In der Konsequenz werden dann ggf. Roll-out-Strategien überdacht und für die Zukunft angepasst (► Kap. 24.2 Roll-out von Projekten). Jenseits operativer Verbesserungen des RM kann und sollte der Bewertungsprozess aber auch strategische Implikationen für das gesamte RMS beinhalten (z. B. die kontinuierliche Weiterentwicklung des Risikobewusstseins aller Krankenhausmitarbeiter). Denn ein RMS im Krankenhaus ist ein dynamisches Managementinstrument, welches sich zunächst konstituieren und dann konsequent (weiter-)entwickeln sollte. Dabei erfährt ein RMS unterschiedliche Entwicklungsschritte oder Reifegrade, die, sofern aktiv von der Krankenhausleitung gesteuert, dessen Professionalitätsgrad steigern (◘ Abb. 21.4).

Krankenhäuser, die im Umgang mit Risiken eher reaktiv und situativ auftreten, sind häufig durch die Störbarkeit ihrer Versorgungsabläufe fixiert und deshalb nahezu risikonaiv, bestenfalls risikobewusst. Viele deutsche Krankenhäuser haben diesen frühen Reifegrad ihrer Risikoorganisation bereits überschritten und betreiben ein definiertes RM mit unterschiedlichen Methoden und Instrumenten der Risikoanalyse. Die umfassende strategische Relevanz des RM und dessen Entwicklung zu einem Risiko-intelligenten System erkennen jedoch bisher zu wenige Krankenhäuser. Ein solches integriertes oder Risiko-intelligentes RM orientiert sich vornehmlich an der Verwundbarkeit des Krankenhauses und der Frage, wie das »Immunsystem« des Systems Krankenhaus durch Beteiligung aller wichtigen Interessensgruppen gestärkt werden kann, um letztlich fatale und unerwünschte Ereignisse in

Literatur

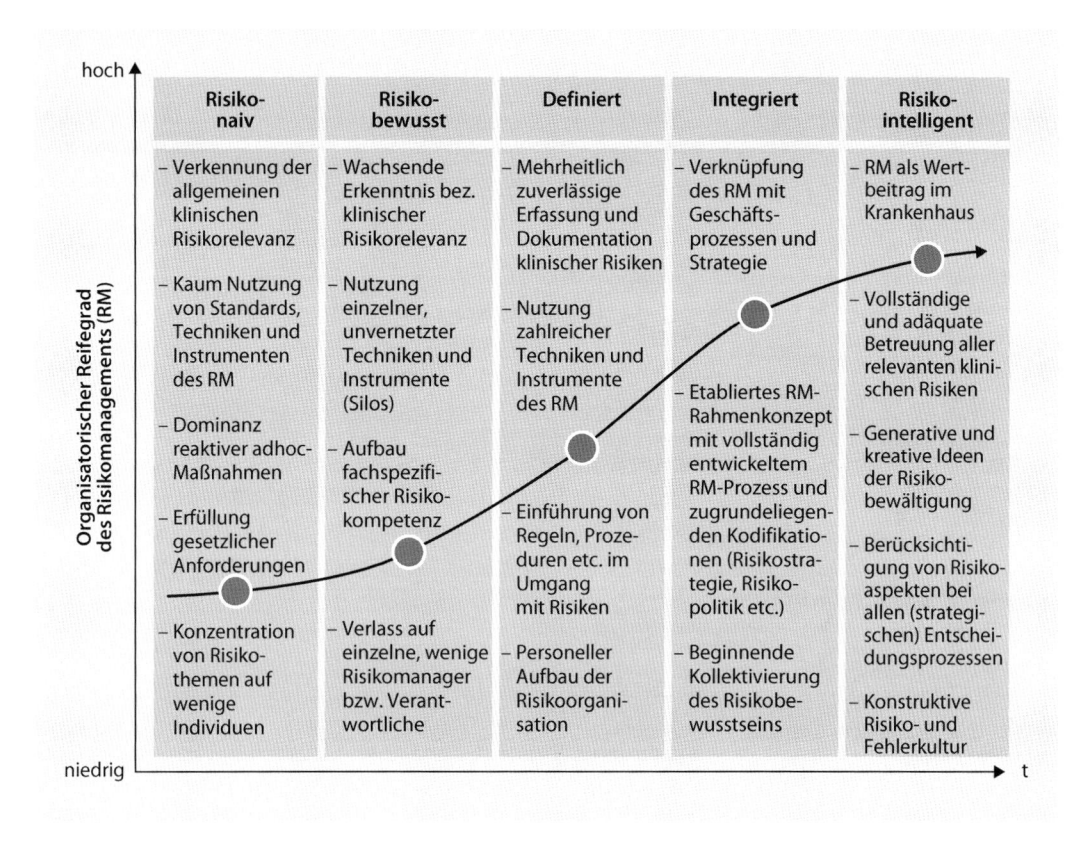

Abb. 21.4 Organisatorische Reifegrade im klinischen Risikomanagement. (Adaptiert nach Risk and Insurance Management Society 2006)

der klinischen Versorgung des Patienten in ihrer Wirkung zu begrenzen (Allenspach 2011).

Literatur

Albrecht DM, Töpfer A (2006) Umfassende Sichtweise und bessere Akzeptanz durch kooperative Analysen. In: Albrecht DM, Töpfer A (Hrsg.) Erfolgreiches Changemanagement im Krankenhaus. 15-Punkte-Sofortprogramm für Kliniken, S. 35–42. Springer, Berlin Heidelberg New York

Allenspach M (2011) Die Gestaltung des Risikomanagement-Prozesses - Herausforderungen im Spitalwesen. In: Hellmann W, Ehrenbaum K, Allenspach M (Hrsg.) Umfassendes Risikomanagement im Krankenhaus. Risiken beherrschen und Chancen erkennen, S 107–134. Medizinisch Wissenschaftliche Verlagsgesellschaft, Berlin

Broetzmann F, Oehler K (2002) Risk Enhanced Balanced Scorecard (REBS) – ein Instrument für ein strategisch orientiertes Risikomanagement. Controller Magazin 27 (6): 588–594

Brühwiler B, Romeike F (2010) Praxisleitfaden Risikomanagement. ISO 31000 und ONR 49000 sicher anwenden. Erich Schmidt, Berlin

Burger A, Buchhart A (2002) Zur Berücksichtigung von Risiko in der strategischen Unternehmensführung. Der Betrieb 55 (12): 593–599

Candidus W-A (2014) Wahrung von Patientenrechten und Sicherung einer hochwertigen Versorgungsqualität. In: Hellmann W, Beivers A, Radtke C, Wichelhaus D (Hrsg.): Krankenhausmanagement für leitende Ärzte. 2. Aufl., S. 63–71. medhochzwei, Heidelberg

Christians U (2006) Performance Management und Risiko. Strategieumsetzung mit risikointegrierter Balanced Scorecard. Berliner Wissenschaftliche Verlagsgesellschaft, Berlin

Herrscher P, Goepfert A (2014) Implementierung des Risikomanagements in der Klinik. In: Merkle W (Hrsg.): Risikomanagement und Fehlervermeidung im Krankenhaus, S. 163–171. Springer, Berlin Heidelberg New York

Hügens T (2008) Balanced Scorecard und Ursache-Wirkungsbeziehungen. Kausale Modellierung und Simulation mithilfe von Methoden des Qualitative Reasoning. Gabler, Wiesbaden

International Organization for Standardization (2009) ISO 31000:2009(E) Risk management - Principles and guidelines.
Jaeger S, Hauri P (1998) Risikopolitik als konzeptioneller Rahmen eines umfassenden Risikomanagements. Schweizer Bank 13 (10): 76–79
Jakolow-Standke A (2010) Beschwerde- und Risikomanagement. In: Debatin JF, Ekkernkamp A, Schulte B (Hrsg.) Krankenhausmanagement. Strategien, Konzepte, Methoden, S. 435–441. Medizinisch Wissenschaftliche Verlagsgesellschaft, Berlin
Jung M, Strotbek J, Schlaudt H-P (2011) Strategieentwicklung ist Risikomanagement! - Wie Marktrisiken erkannt werden können. In: Hellmann W, Ehrenbaum K, Allenspach M (Hrsg.) Umfassendes Risikomanagement im Krankenhaus. Risiken beherrschen und Chancen erkennen, S. 31–45. Medizinisch Wissenschaftliche Verlagsgesellschaft, Berlin
Kaplan RS, Norton DP, Horváth P (2001) Die strategiefokussierte Organisation. Führen mit der Balanced Scorecard. Schäffer-Poeschel, Stuttgart
Koob C (2014) Strategisches Management: Die Unternehmensentwicklung marktorientiert gestalten. In: Niermann P F-J, Schmutte AM (Hrsg.) Exzellente Managemententscheidungen, S. 103–148. Springer, Berlin Heidelberg New York
Meffert H, Rohn F (2012) Medizinmarketing – marktorientierte Führung im Gesundheitsbereich. In: Thielscher C (Hrsg.) Medizinökonomie. Band 2: Unternehmerische Praxis und Methodik, S. 29–73. Gabler, Wiesbaden
Michel S (2011) Marketingkonzept. Grundlagen mit zahlreichen Beispielen, Repetitionsfragen mit Lösungen und Glossar. 3. Aufl. Compendio Bildungsmedien, Zürich
Oden HW (1999) Transforming the Organization. A Social-Technical Approach. Quorum, Westport
Risk and Insurance Management Society (2006) ERM Program Audit Guide: RIMS Risk Maturity Model. Assessing the Adequacy and Effectiveness of Risk Management. Online verfügbar unter ▶ http://go.logicmanager.com/rmm-audit-guide, zuletzt geprüft am 23.07.2014
Romeike F (2007) Qualitätsmanagement und Frühwarnsysteme als Bestandteil des Risikomanagement von Operationellen Risiken in Industrieunternehmen. In: Kaiser T (Hrsg.) Wettbewerbsvorteil Risikomanagement. Erfolgreiche Steuerung der Strategie-, Reputations- und operationellen Risiken, S. 161–176. Schmidt, Berlin
Töpfer A (2006) Entwicklung strategischer Leitlinien und Konzepte für Ziel-Maßnahmen-Pfade. In: Albrecht DM, Töpfer A (Hrsg.) Erfolgreiches Changemanagement im Krankenhaus. 15-Punkte-Sofortprogramm für Kliniken, S. 45–58. Springer, Berlin Heidelberg New York
Weimann E, Weimann P (2012) High Performance im Krankenhausmanagement. Die 10 wichtigsten Schritte für eine erfolgreiche Klinik. Springer, Berlin Heidelberg New York
Wengert H, Schittenhelm FA (2013) Corporate Risk Management. Springer, Berlin Heidelberg New York
Wichelhaus D (2014) Strategie. In: Hellmann W, Beivers A, Radtke C, Wichelhaus D (Hrsg.) Krankenhausmanagement für leitende Ärzte. 2. Aufl., S. 75–94 medhochzwei, Heidelberg
Wiederkehr B, Züger R-M (2010) Risikomanagementsystem im Unternehmen. Grundlagen mit zahlreichen Beispielen, Repetitionsfragen und Antworten. Compendio Bildungsmedien, Zürich

Elemente des klinischen Risikomanagements

Alexander Euteneier

22.1	**Einführung in das klinische Risikomanagement – 257**	
22.1.1	Sicherheitsraum – 257	
22.1.2	Methodische Limitationen – 259	
22.1.3	Risikoassessment als Chance – 261	
22.1.4	ISO-Philosophie – 261	
22.1.5	ISO-Familie – 262	
22.1.6	PDCA-Zyklus als Regelkreislauf des Risikomanagement – 263	
22.1.7	Integration risikorelevanter Daten aus dem Qualitätsmanagement – 263	
22.1.8	Entscheidungen in Unsicherheit und die Gefahr einer Kontrollillusion – 263	
22.1.9	Parameterauswahl und Datenqualität – 264	
22.1.10	Harte versus weiche Daten – 265	
22.1.11	Handlungs- und ergebnisorientiertes Risikomanagement – 267	
22.1.12	Methodikfehler – 268	
22.2	**Risikoassessment – 269**	
22.2.1	Clinical Governance, Risk und Compliance (cGRC) – 269	
22.2.2	ISO-31000-Rahmenwerk für das Risikomanagement – 270	
22.2.3	Risikoassessment nach der ISO 31000 – 271	
22.2.4	Risikoidentifizierung – 271	
22.2.5	Taxonomie der Risiken – 273	
22.2.6	Schadensklassen – 275	
22.2.7	NCC-MERP-Einteilung von Patientenschäden – 277	
22.2.8	Risikoanalyse – 278	
22.2.9	Risikobewertung – 280	
22.2.10	Kognitive Bias – 283	

A. Euteneier (Hrsg.), *Handbuch Klinisches Risikomanagement*, Erfolgskonzepte Praxis- & Krankenhaus-Management, DOI 10.1007/978-3-662-45150-2_22, © Springer-Verlag Berlin Heidelberg 2015

22.3 **Risikobewältigung – 284**

22.3.1 Prinzipien der Risikobewältigung – 284
22.3.2 Handlungsebenen für risikoreduzierende Maßnahmen – 285
22.3.3 Maßnahmen zur Stärkung der Clinical Governance, Risk und Compliance – 286
22.3.4 Maßnahmen zur Verbesserung der Sicherheitskultur – 287
22.3.5 Kommunikation und Reporting von Risikopolitik und Risiken – 287

22.4 **Risikocontrolling – 289**

Literatur – 291

22.1 Einführung in das klinische Risikomanagement

Führungskräfte, die häufig zugleich auch die Risikoverantwortlichen sind, sowie Risikomanager und schließlich alle Mitarbeiter in Gesundheitsorganisationen, die mit hoch risikobehafteten Tätigkeiten beschäftigt sind, stehen in der Verantwortung, sich regelmäßig ein verlässliches Bild über das Sicherheitsniveau ihrer Organisation zu verschaffen. Ihre Fragen sollten lauten:
- Sind wir ein sicheres Krankenhaus?
- Arbeiten wir sicher, sind unserer Prozesse sicher?
- Ist Patientensicherheit jetzt und auch für die Zukunft gewährleistet?
- Wo liegen unsere größten Risiken?
- Was können wir am effektivsten mit den uns zur Verfügung stehenden Mitteln unternehmen um Sicherheit zu gewährleisten?

Um diese Fragen beantworten zu können, wird eine systematische Vorgehensweise anhand eines klinischen Risikoassessments empfohlen.

> Das klinische Risikoassessment ist der zentrale Bestandteil des Risikomanagement und umfasst die Teilschritte Risikoidentifizierung, Risikoanalyse und Risikobewertung (◘ Abb. 22.1).

Das Risikoassessment verfolgt das Ziel, sich anhand geeigneter Methoden und Datenanalysen ein umfassendes und belastbares Bild der gesamten Organisation oder von Teilbereichen zum Status quo bestehender klinischer Risiken zu verschaffen. Aufwand und Nutzen müssen dabei ausgewogen sein. Als Vorgehensweise bieten sich das Prozessmodell der ISO 31000 oder in Analogie die ONR 49000, an. Beide Modelle legen lediglich die Rahmenanforderungen an ein Risikomanagement fest und lassen der Ausgestaltung freien Raum.

In der Regel werden spezifische Risiken der Kern- und Unterstützungsprozesse in der Hochrisikoorganisation (HRO) identifiziert und einer Analyse zugeführt, wobei aufgrund der Fülle an in Frage kommenden Prozessen ein Priorisieren auf die wesentlichen Kernprozesse der Organisation sinnvoll erscheint. Eine typische Anzahl an risikobewerteten Prozessen liegt bei einem Krankenhaus mit 300 Betten zwischen 50 und 200 risikobewerteten Prozessen.

> Ein Risikoassessment zur Bestimmung des aktuellen Status quo der Patientensicherheit kann keine absolute Gewissheit liefern, sondern bleibt stets eine Approximation, verglichen mit einem Idealzustand.

Ob die Organisation und ihre Mitarbeiter wenige oder viele Schadenfälle in einem definierten Zeitraum zu verzeichnen haben, kann auch vom Zufall abhängen. Die Organisation kann Glück oder Pech über die Jahre gehabt haben oder tatsächlich durch ihr eigenes Zutun die Risiken beeinflusst haben. »Der Zufall arbeitet in beide Richtungen – Luck works in both ways«. Umso niedriger die Eintrittswahrscheinlichkeit und seltener das Ereignis, z. B. ein AKW-GAU oder ein Flugzeugabsturz, umso schwieriger ist es zu bestimmen, wo sich die Organisation im Sicherheitsraum (»safety space«) befindet (Reason 2008).

Sicherheit wird häufig gleichgesetzt mit **Zuverlässigkeit**, wobei der Terminus Zuverlässigkeit der Praxis näher kommt als der oft missverständliche Begriff der Sicherheit.

Sowohl die subjektive Risikoeinschätzung als auch die Vorstellung des Idealzustandes sind dynamischen und miteinander komplex interagierenden Einflussgrößen unterworfen. Zuverlässigkeit (»reliability«) kann nach Weick auch als ein »**dynamisches Nicht-Ereignis**« (»dynamic non event«) bezeichnet werden (Reason 2008). Sicherheit bzw. der Mangel an Sicherheit fällt erst dann auf, wenn es zu einer Abweichung kommt und Tätigkeiten außerhalb einer definierten Sicherheitszone durchgeführt werden.

22.1.1 Sicherheitsraum

James Reason (2008) entwirft einen virtuellen Sicherheitsraum (Safety-Space-Modell), in dem sich die Hochrisikoorganisation, auch **High-Reliability-Organisation** genannt (HRO), zum Zeitpunkt X befindet (◘ Abb. 22.2). Dabei kann sich die Organisation in einem fehlerresistenten oder eher fehleranfälligen Bereich des Sicherheitsraums befinden.

Risikoassessment

Risikoidentifizierung → Risikoanalyse → Risikobewertung

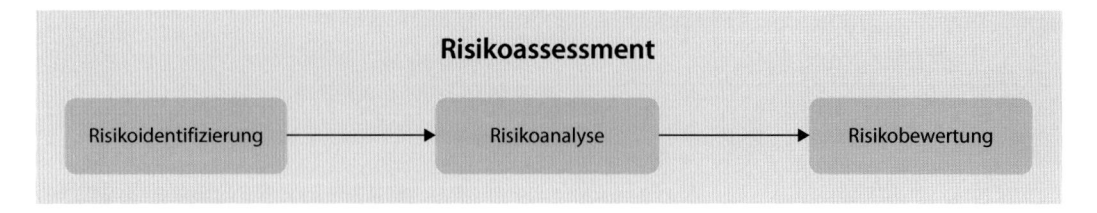

◘ **Abb. 22.1** Teilschritte des Risikoassessment

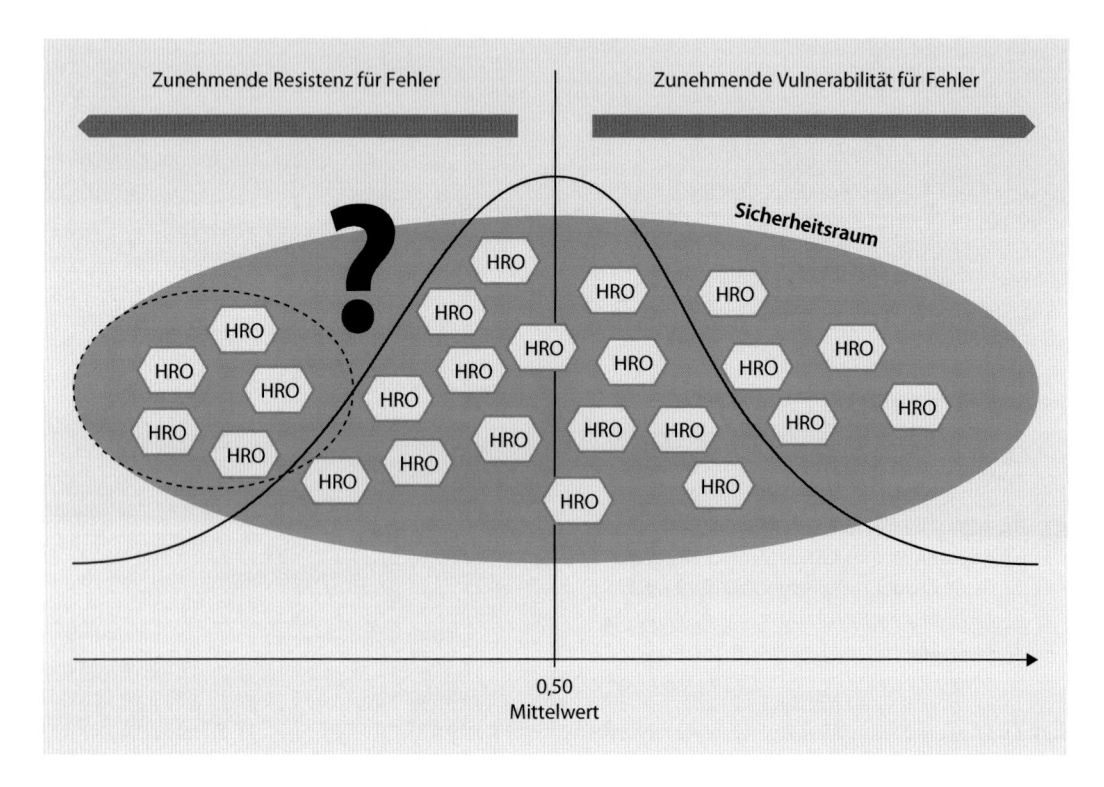

◘ **Abb. 22.2** Virtueller Sicherheitsraum mit einer hypothetischen Anzahl verschiedener Hochrisikoorganisationen (HROs) einer Branche mit demselben Aufgaben- bzw. Gefährdungsspektrum. Dabei verteilen sich die Organisationen erfahrungsgemäß ähnlich einer Gauss'schen Verteilungskurve bezüglich ihres Sicherheitsstandards. (Adaptiert nach Reason 2008)

Jede Organisation versucht sich in diesem virtuellen Sicherheitsraum zu verorten, z. B. durch Benchmarking definierter Kenngrößen mit ähnlichen Institutionen, um so ihre relative Position im Vergleich zu den anderen Organisationen feststellen zu können.

Reason identifiziert, um im Modell des Sicherheitsraums zu bleiben, verschiedene prinzipielle Faktoren, die helfen, eine Organisation hin zu einer fehlerresistenten Organisation zu verändern (◘ Abb. 22.3). Dazu zählen die wichtigen Antriebskräfte **Commitment, Kompetenz** und **Wachsamkeit**. Diese Treiber finden sich ebenfalls in den Studien von Weick und Sutcliffe zu Hochrisikoorganisationen wieder und ziehen sich als zentrale Erfolgsdeterminanten durch die gesamte Breite der Risikomanagementliteratur.

Reason unterscheidet die Navigationshilfen in reaktive und proaktive (präventive) Maßnahmen. **Reaktive Maßnahmen** sind z. B. die Analyse

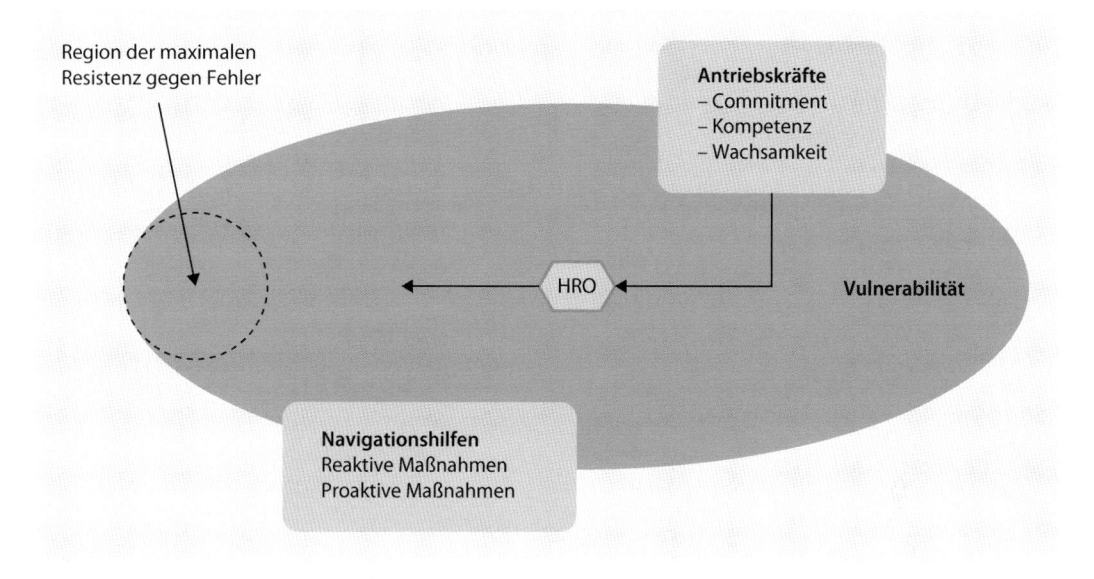

Abb. 22.3 Antriebskräfte und Navigationshilfen helfen dabei, eine HRO in die Region maximaler Fehlerresistenz zu transformieren (Reason 2008)

wiederkehrender unerwünschter Ereignisse und das Erkennen von Risikoprofilen und deren Ursachen, oder das Feststellen von Defiziten bestehender Sicherheitsvorrichtungen bzw. Abwehrmaßnahmen. **Proaktive Maßnahmen** umfassen z. B. die Identifizierung risikofördernder Faktoren (Organisation, Human Factor, Technologie, Kommunikation) und deren Korrektur oder z. B. die Durchführung regelmäßiger Audits, um Sicherheitslücken frühzeitig zu erkennen und zu schließen.

Reason fordert in jeder HRO eine **Sicherheitsmaschine** (»engine«), welche die Organisation nicht den freien Kräften des Zufalls überlässt, sondern gespeist von Wachsamkeit, Commitment und Kompetenz, die Organisation samt ihrer Mitarbeiter kontinuierlich gegen die Kräfte des Vergessens, der Unachtsamkeit, der Gewöhnung an Bestehendes hin in den fehlerresistenten Bereich des Sicherheitsraumes treibt (Reason 2008).

Das erfolgreiche Navigieren im Sicherheitsraum gelingt nur, wenn Kenntnisse über die aktuellen Koordinaten vorliegen, d. h. primär muss der Status quo erfasst werden und anschließend das Ziel anhand realistischer Zielparameter benannt werden. Dabei können Richtungswechsel und Beschleunigung eher mit einem großen Öltanker als mit einem kleinen Motorboot verglichen werden. Der Tanker steht sinnbildlich für die oft träge, auf Langfristigkeit ausgerichtete Änderung der Sicherheitskultur.

22.1.2 Methodische Limitationen

Kaveh Shojania (2010) verweist auf die Problematik, dass es keine allgemein gültige Methode gibt, wie Sicherheit einer Organisation zu erfassen ist, und verwendet dabei das Gleichnis der blinden Männer und dem Elefanten, wonach jeder Blinde durch Berührung eines unterschiedlichen Körperteils des Elefanten zu unterschiedlichen Schlussfolgerungen kommt (Abb. 22.4). Letztendlich hängt es immer vom eingenommenen Standpunkt und der verwendeten Methode ab, was gerade gemessen und wie interpretiert wird.

Eine Studie des BMJ Quality and Safety hat ergeben, dass die Ergebnisse verschiedener Methoden, im konkreten Fall das Global Trigger Tool, CIRS-Mitarbeitermeldungen an die dänische Patientensicherheits-Datenbank und Patientenmitteilungen an die dänische Krebsgesellschaft, zur Identifizierung von Risiken bei Krebspatienten in

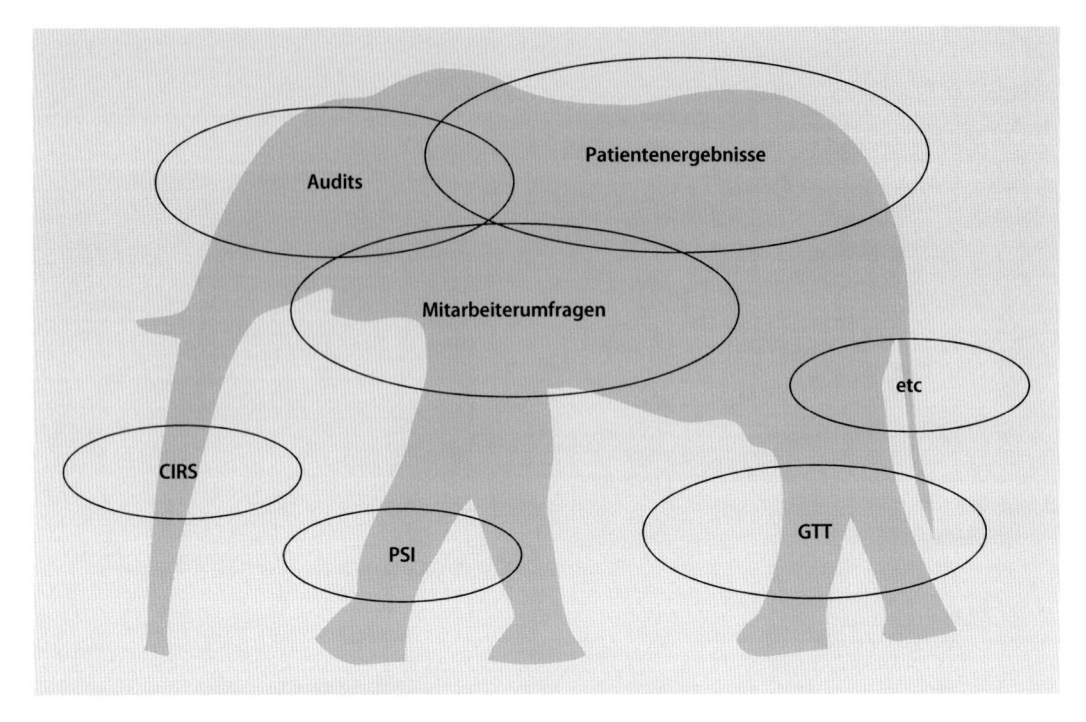

260 Kapitel 22 · Elemente des klinischen Risikomanagements

◘ **Abb. 22.4** Der Elefant der Patientensicherheit. CIRS = Critical Incident Reporting System; PSI = Patientensicherheitsindikatoren; GTT = Global Trigger Tool

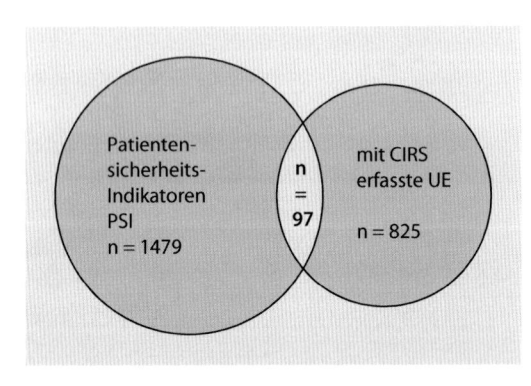

◘ **Abb. 22.5** Schnittmenge »Unerwünschter Ereignissen (UE)« zweier verschiedener Methoden zur Identifizierung klinischer Risiken. Dabei überlappen lediglich 97 UE, was 6,2 % aller Fälle entspricht. (Adaptiert nach Naessens et al. 2009)

ein und demselben Krankenhaus je nach Methode variieren und jedes Verfahren und jede Informationsquelle neue Informationen hinzufügt (Lipczak et al. 2011). Die Ergebnisse überlappen dabei nur zu einem sehr geringen Teil.

In einer weiteren Studie aus der Mayo Clinic Rochester wurden alle im Jahr 2005 entlassenen Patienten (n = 60.599) gleichermaßen anhand dreier verschiedener Instrumente – PSI (AHRQ), GTT, CIRS-Meldung (»provider reported events«) – hinsichtlich unerwünschter Ereignisse (UE) untersucht (◘ Abb. 22.5). Dabei zeigten nur 6,2 % der durch die PSI-Methode festgestellten UE eine Übereinstimmung mit einem UE, welche durch eine CIRS-Meldung festgestellt wurde (Naessens et al. 2009).

Es liegt auf der Hand, dass Risikomanager und Unternehmensleitung sich erst aus einer Vielzahl an Daten und Quellen, unter Verwendung verschiedener Methoden, ein umfassendes und repräsentatives Bild zum Risiko-Status quo erstellen können, wobei alle Teilergebnisse, einzelnen Puzzleteilen gleich, zu einem Gesamtbild zusammen gesetzt werden müssen.

Darüber hinaus kommt bei allen Risikobetrachtungen stets eine subjektive Komponente hinzu, z. B. was als unerwünschtes Ereignis verstanden wird. Demgemäß entsteht das Risiko erst im Auge des Betrachters und hängt davon ab, von welchem

Standpunkt aus die Situation bewertet wird. Da auf Grundlage von Risikoassessments viele weitere Aktivitäten, wie z. B. die Planung und Durchführung von Gegenmaßnahmen, abgeleitet werden, wirken sich methodische und qualitative Mängel in diesem Bereich besonders schwerwiegend auf die nachfolgenden Schritte aus.

> Es ist nicht nur wichtig zu entscheiden, »welche« risikorelevanten Daten erhoben und »wie« diese interpretiert werden sollen, sondern auch die Limitationen der jeweiligen Methode zu kennen.

22.1.3 Risikoassessment als Chance

Das Risikoassessment dient nicht nur der Risikobeurteilung, sondern bietet auch die Chance, wichtige allgemeine Informationen über die Abläufe des Krankenhauses zu erfahren. So bieten besonders **Risikoaudits** die wertvolle Gelegenheit vor Ort die Schnittstellen und Engpässe in den Abläufen der Patientenversorgung besser kennen zu lernen. Diese Erkenntnisse fließen letztendlich in die allgemeinen Verbesserungen der Prozesse mit ein. Bildlich entsprechen Risikoaudits als zentrale Informationsquelle dem Kopf des Elefanten (s. oben, ◘ Abb. 22.4). Durch Einbindung der Mitarbeiter in die Optimierung der Abläufe werden diese mehr motiviert und fühlen sich mitverantwortlich für den Gesamterfolg. Damit trägt das Risikoassessment wesentlich zur Qualitätssicherung bei und indirekt auch zur ökonomischen Ergebnisverbesserung.

22.1.4 ISO-Philosophie

In der Industrie werden überwiegend prozessorientierte Risikoassessments durchgeführt, wobei sich der ISO-Ansatz hierfür offensichtlich am ehesten anbietet, da ISO-Normen primär technische Standards definieren und bereits langjährige Erfahrungen im Umgang mit den selbigen bestehen. Seit Gründung der Internationalen Organisation für Standardisierung im Jahre 1947 wurden mehr als 19.500 internationale Standards veröffentlicht, die viele Aspekte der Technologie- und Geschäftsbranchen abdecken. Die **Normenreihe ISO 9000ff** wurde 1987 erstmalig eingeführt und gehört heute zu den meist verwendeten Normen für das Qualitätsmanagement, unter anderem auch im Krankenhauswesen. In den letzten Jahren wurden durch die ISO vermehrt auch Standards zum Risikomanagement und Sicherheitsnormen für das Gesundheitswesen publiziert.

> Sicherheit ist gemäß der ISO/IEC-Norm ein Zustand, in dem man vor erkannten Bedrohungen geschützt ist, die wahrscheinlich einen Schaden verursachen (»the state of being protected from recognized hazards that are likely to cause harm«).

Die ISO/IEC-Guide kritisiert dabei zurecht die fälschliche Verwendung des Terminus »Sicherheit« und »sicher« als Beschreibungen einer »freedom of risk«. Vielmehr bleiben weiterhin gewisse Risiken im Produkt oder System vorhanden (ISO/IEC Guide 2014).

Der ISO-Prozessansatz kommt im klinischen Umfeld jedoch schnell an seine Grenzen. Während sich die Produktionsschritte in der Industrie noch gut standardisieren und zergliedern lassen, laufen im Klinikalltag die Prozesse oft ungeordnet und improvisiert ab. Sie werden durch den Faktor Mensch (Patient und Mitarbeiter) wesentlich unvorhersehbarer und komplexer im Gegensatz zu einem komplizierten aber berechenbaren Industrieprodukt.

Zudem sind im klinischen Alltag die Prozesse noch weit weniger durchstrukturiert als es Leitlinien und evidenzbasierte Medizin uns glauben lassen. Neben zum Teil fachlichen Widersprüchen sind es insbesondere die organisatorischen Abläufe und technischen Rahmenbedingungen, die sich stark von Klinik zu Klinik unterscheiden. Dies zeigt sich z. B. an den im Alltag kaum implementierten klinischen Leitpfaden. Allerdings können Abteilungen, die ihre Prozesse nach der ISO-Norm oder einem ähnlichen Verfahren, wie z. B. dem KTQ-Verfahren durchstrukturiert haben, mit relativ wenig Mehraufwand den jeweiligen Prozessen zusätzlich spezifische Risiken zuordnen. Klinische Serviceabteilungen, in denen Prozesse bereits häufig strukturiert und geregelt sind, bieten sich hier besonders an, z. B. Labor, Apotheke, Beschaffung,

Pathologie oder auch stark durchstrukturierte klinische Fachabteilungen wie die Radiologie. In Fachgebieten wie der Chirurgie oder Inneren Medizin werden aufgrund der hohen Anzahl unterschiedlicher Patientenverläufe und deren ergebnisoffenen Ausgängen prozessbezogene Normierungen deutlich schwieriger.

Alternative Modelle wie das **EFQM-Modell** legen ihren Fokus weniger auf die Prozessstandardisierung und exakte Bewertung des prozessinhärenten Risikos, sondern verfolgen einen verstärkt ergebnisorientierten Ansatz. Dabei wird besonders der Aspekt der selbstlernenden Organisation hervorgehoben. Das Risiko ist weniger eine eigenständige Entität, erfasst in einer Zahl oder einem Prozentsatz, wie es z. B. Heatmaps und FMEA-Analysen vorschlagen, sondern ist Teil des gesamten Behandlungsergebnisses.

In der Betonung des nach ISO definierten Prozesses und seiner Teilprozesse besteht zugleich eine systemische Schwäche aufgrund Reduzierung komplexer Zusammenhänge auf ein vermeintlich einfaches Schema. In der industriellen Produktion komplizierter Maschinen mag eine Teilzergliederung der Prozessschritte und der damit verbundenen Risiken noch nachvollziehbar sein, bei der Zusammenarbeit mehrerer Dutzend Personen in der Patientenversorgung wird dies kaum möglich sein. So dürfen bei Verwendung des ISO-31000-Rahmenwerks für das Risikomanagement die Erkenntnisse aus der Human-Factor-Forschung nicht vernachlässigt werden. Neben den Prozessen und ihren Merkmalen wie Qualität und Sicherheit sind es überwiegend die Einstellungen, Werte und Haltungen der Mitarbeiter, die sich entscheidend auf die Sicherheitskultur auswirken.

22.1.5 ISO-Familie

Die Normen der **ISO-9000-Familie** wurden entwickelt, um Organisationen jeder Art und Größe beim Verwirklichen von und beim Arbeiten mit wirksamen Qualitätsmanagementsystemen zu unterstützen.

ISO 9000 beschreibt Grundlagen für Qualitätsmanagementsysteme und legt die Terminologie für Qualitätsmanagementsysteme fest.

ISO 9001 (aktuell 9001:2008) legt die Mindestanforderungen an ein Qualitätsmanagementsystem (QM-System) fest und kann zertifiziert werden. Die 8 Hauptkapitel der Norm sind:
- ▶ Kap. 1–3: Vorwort und Allgemeines
- ▶ Kap. 4: Qualitätsmanagementsystem
- ▶ Kap. 5: Verantwortung der Leitung
- ▶ Kap. 6: Management von Ressourcen
- ▶ Kap. 7: Produktrealisierung
- ▶ Kap. 8: Messung, Analyse und Verbesserung

ISO 19011 stellt eine Anleitung für das Auditieren von Qualitäts- und Umweltmanagementsystemen bereit. Ferner gibt sie eine Anleitung zur Qualifikation von Auditoren. Sie ist anwendbar für interne und externe Audits.

ISO 9004 stellt einen Leitfaden bereit, der sowohl die Wirksamkeit als auch die Effizienz des QM-Systems betrachtet. Dieser enthält Anleitungen zur Ausrichtung eines Unternehmens in Richtung Total-Quality-Management (TQM), ist aber keine Zertifizierungs- oder Vertragsgrundlage. Die konkrete Umsetzung der ISO 9004 ist das EFQM-Modell.

ISO 31000 existiert seit November 2009 und bietet einen Standard zur Implementierung eines Risikomanagement. Er wurde branchenübergreifend entwickelt und liefert »Best-practice-Strukturen«. Die Norm ist weltweit verbreitet und wurde von der OECD zum »de facto world standard« erklärt.

In Analogie ist die **ONR 49000ff** der Austrian Standards Organisation als Umsetzungshilfe für das Risikomanagement nach ISO 31000 gedacht.

ISO 80001 ist eine Norm zur Anwendung des Risikomanagements bei Planung, Umsetzung und Betrieb eines medizinischen IT-Netzes.

Die prozessorientierte ISO 31000 bzw. ONR 49000 haben sich als strukturierte systematische Vorgehensweise dadurch bewährt, dass ihre Struktur einfach nachzuvollziehen ist und sich in der Industrie bereits vielfach bewährt hat. Sie bieten einen an den PDCA-Zyklus angelehnten Regelkreis der, im besten Falle, sich kontinuierlich optimiert. Die Anlage der Struktur und die Zuteilung des dafür vorgesehenen Personals ist Aufgabe der Unternehmensleitung.

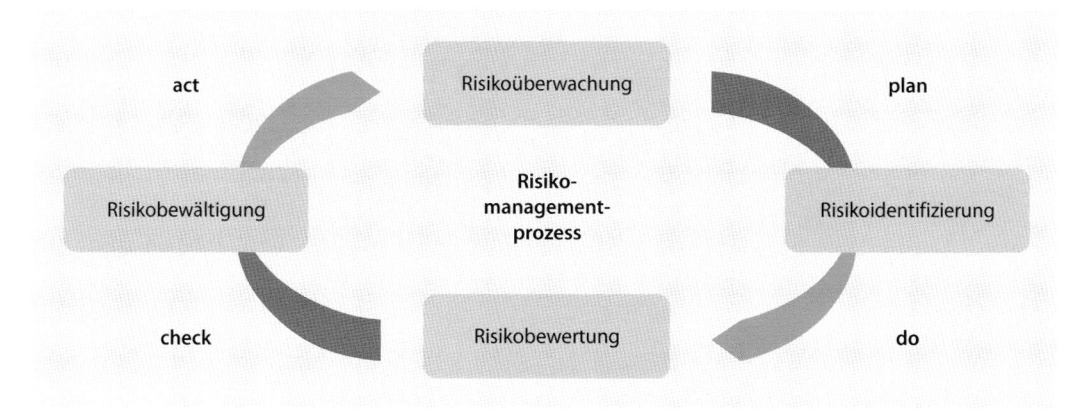

Abb. 22.6 Vereinfachte Darstellung des PDCA-Regelkreislaufs und die 4 Teilschritte des Risikomanagementprozesses

22.1.6 PDCA-Zyklus als Regelkreislauf des Risikomanagement

Das Risikoassessment umfasst das Festlegen der Parameter durch Risikoidentifizierung (»plan«) und deren Erfassung sowie Bewertung (»do«). Durch Implementierung risikoreduzierender Maßnahmen erfolgt die Risikobewältigung (»check«), deren Effekte durch die Risikoüberwachung (Risikocontrolling) evaluiert und bewertet um bei Bedarfs korrigiert bzw. modifiziert zu werden (»act«). Hierzu werden erneut planerisch die zu korrigierenden Risiken identifiziert und ein neuer PDCA-Regelkreislauf eingeleitet (Abb. 22.6).

Der PDCA-Zyklus betont ebenso wie die ISO Norm 31000, dass nach Risikobewertung gezielte Maßnahmen auf strategischer und operativer Ebene erfolgen müssen. Das sich anschließende Risikocontrolling überwacht bzw. erfasst die aus den Maßnahmen abgeleiteten Veränderungen und führt sie einer erneuten Bewertung zu, die im Rahmen, z. B. halbjährlicher Risikomanagement-Treffen zu einer Anpassung der Strategie und Initialisierung von weiteren Projekten führt.

22.1.7 Integration risikorelevanter Daten aus dem Qualitätsmanagement

Es ist Aufgabe der Unternehmensleitung, das klinische Risikomanagement eng mit dem Qualitätsmanagement (QM) zu verzahnen, so dass keine Parallelstrukturen und Informationsverluste entstehen. Viele der bereits durch das QM erfassten Daten nach § 137 SGB V enthalten risikorelevante Informationen, z. B. zur Hygiene (nosokomiale Infektionen), Dekubitus-Neuentstehungen oder Mortalität. Eine gemeinsame Stabsstelle bildet den organisatorischen Überbau, die Implementierung einer übergreifenden IT-Lösung für das QM und RM sowie dem Risikocontrolling trägt ebenfalls zur Integration bei.

Ursachen einer mangelnden Kooperation von QM und RM können vielfältige sein, z. B. mangelndes Bewusstsein für die Wichtigkeit der Aufgaben, fehlende Akzeptanz der Mitarbeiter und Führungskräfte, Furcht vor Transparenz u. v. m.

22.1.8 Entscheidungen in Unsicherheit und die Gefahr einer Kontrollillusion

Entscheidungen in Unsicherheit bestimmen den Klinikalltag. In diesem Umfeld werden täglich hunderte Entscheidungen getroffen mit der Absicht, für den einzelnen Patienten die bestmögliche Therapie zu erzielen. Medizinische Mitarbeiter wünschen sich ein möglichst hohes Maß an Sicherheit in ihren Entscheidungen und tendieren, oft auch unbewusst dazu, sich durch Daten und Fakten ein größtmögliches Maß an Sicherheit zu verschaffen. Sie setzen damit psychologische Anker, die helfen sollen, ihre Entscheidungen zu begründen (Kahneman 2012).

Reflexionen hinsichtlich der Entscheidungsfindung oder über die Aussagekraft der verwendeten Informationen werden nur selten durchgeführt. Dabei wird häufig der (menschliche) Fehler gemacht dynamische Prozesse zu unterschätzen oder unerwünschte Ergebnisse bzw. Tendenzen, z. B. durch Gruppenzwang, zu relativieren. Dietrich Dörner (2012) hat in seinen Arbeiten Modelle der fehlerhaften Informationsverarbeitung wesentlich mit entwickelt und auf mögliche Fehlerursachen hingewiesen (Dörner 2012) (▶ Kap. 8 Management komplexer Systeme).

Prozessfokussierte Risikoassessments, wie z. B. die »failure mode and effect analysis« oder die Prozessbewertungen mittels Risiko-Heatmaps, können schnell anhand der Schätzung von Risiken in %- oder Geldwerten zu einer Kontrollillusion verleiten, im vermeintlichen Glauben, Risiken nun exakt taxiert und handhabbar gemacht zu haben. Die Gefahr besteht, sich aufgrund einzelner Zahlen oder Trends in falscher Sicherheit zu wägen und womöglich notwendige Gegenmaßnahmen zu unterlassen. Was unter einem Risiko verstanden wird, hängt vom Betrachter ab. Insofern ist jedes Risikoassessment der Subjektivität unterworfen. Bereits die Entscheidung, welche Kenngrößen verwendet und wie diese Parameter im Anschluss bewertet und interpretiert werden, unterliegen einer hohen subjektiven Variabilität. Unter Umständen ist es zielführender Risiken mit **Wahrscheinlichkeitsbandbreiten** zu bewerten und weniger auf singuläre Werte zu setzen. Die Bewertung kann nie voll umfassend sein, da in einem komplexen System mit seinen vielfältigen Interdependenzen und teils unbekannten Variablen nie alle Informationen vorliegen.

Reason weist darauf hin, dass es nicht nur darauf ankommt, wie die Ziele gemessen werden, sondern ob die Ziele die richtigen Ziele sind (»wrong kind of excellence«) (Reason 2008). Die Festlegung von Exzellenzkriterien ist Aufgabe der Unternehmensleitung und kann z. B. über entsprechende Kenngrößen in Balanced Scorecards beschrieben werden.

Beispiel

Ein Chefarzt der Anästhesiologie, verantwortlich für eine Intensivstation mit 9 Betten verkündet nicht ohne Stolz, dass sein letzter Krankheitstag vor 6 Jahren gewesen sei, und er sowie seine drei Kollegen noch regelmäßig ca. 8–9 Bereitschaftsdienste im Monat machen. Es sei in den letzten 5 Jahren jedoch zu keinen größeren Patientenschäden gekommen. Dass die Intensivstation tagsüber von keinem ärztlichen Mitarbeiter fest besetzt ist, da die wenigen im Haus zur Verfügung stehenden Anästhesisten im Operationssaal ihre Narkosen machen, blieb als mögliche Gefahrenquelle unberücksichtigt. Bisher habe man sich durch improvisieren der Personalzuteilung auf der Intensivstation beholfen.

Das Beispiel verdeutlicht, dass auch bei einer Schadensfreiheit von 5 Jahren es sich nicht eindeutig belegen lässt, wie sicher die Intensivstation tatsächlich ist. Berücksichtig man die permanente personelle Engpasssituation und die Notwendigkeit zum ständigen Improvisieren sowie die deutliche Überbelastung der Anästhesisten, zeigt sich ein deutlich verschärftes Risikoprofil, als es die Schadensfreiheit alleine einem glauben macht.

22.1.9 Parameterauswahl und Datenqualität

Die Kunst der Risikoerfassung und Bewertung besteht darin, die von der Unternehmensleitung abstrakt formulierten strategischen Fragen und Arbeitshypothesen in Bezug auf klinische Risiken in geeignete Analysenmethoden und Kenngrößen zu übersetzen, die reproduzierbar gemessen werden und als Grundlage für risikoreduzierende Maßnahme dienen (◘ Abb. 22.7).

Die Qualität der Analyse ist abhängig von mehreren Voraussetzungen:
- Setzen zutreffender Zielgrößen (»right kind of excellence«), um ein spezifisches klinisches Risiko beurteilen zu können
- Messen der korrekten bzw. relevanten Daten, die das spezifische klinische Risiko beschreiben
- Hohe Datenqualität, die sowohl reliabel, konsistent, nachvollziehbar und aussagekräftig ist

Mit den Daten werden die Grundlagen für die weitere Risikostrategie und Ressourcenverteilung geschaffen. In besonderen Fällen können die Ergebnisse mitunter das Spektrum der Patientenversorgung beeinflussen, z. B. hinsichtlich der Entscheidung, ob spezifische hochrisikobehaftete Krankheiten oder Verletzungen aufgrund der infrastrukturellen

22.1 · Einführung in das klinische Risikomanagement

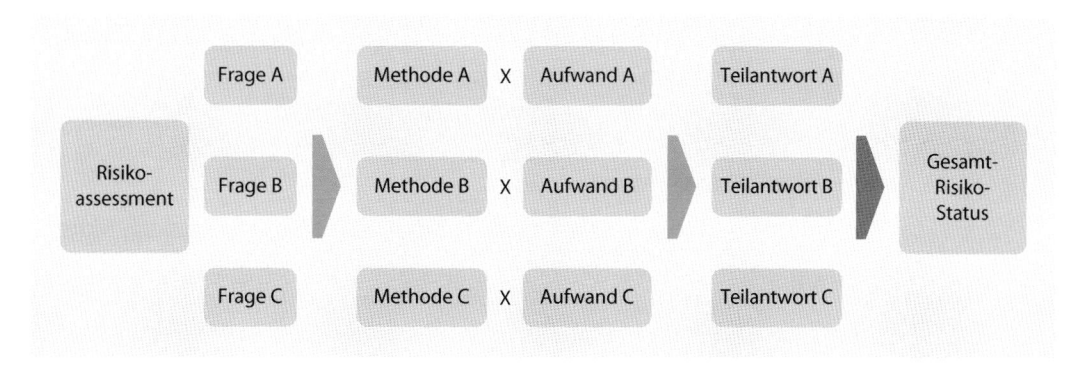

Abb. 22.7 Spezifische Fragestellungen des Risikoassessments erfordern spezifische Methoden und Aufwände für ihre Beantwortung

und personellen Rahmenbedingungen überhaupt versorgt werden können. Dies kann zur bewussten Risikoselektion oder zur Zentrumsbildung und Spezialisierung führen, z. B. für die Schwerverletztenbehandlung, Schlaganfallversorgung oder für schwerstkranke geriatrische Patienten.

Der Nutzen der Datenerfassung muss belegt und den Mitarbeitern kommuniziert werden. Eine **Datenerfassungsbürokratie** erhöht das Patientenrisiko, da die eingesetzten Ressourcen anderweitig fehlen. Hinzu kommt der demotivierende Effekt durch die bürokratischen »arzt- und pflegefremden« Tätigkeiten. Einer der größten Kritikpunkte am Qualitätsmanagement ist der Vorwurf, den Nachweis signifikanter Ergebnisverbesserungen in der Patientenversorgung aufgrund der QM-Maßnahmen schuldig zu bleiben. Dass QM und RM prinzipiell Vorteile erbringen, stellt dabei wohl keiner in Abrede, vielmehr werden Aufwand und Nutzen hinterfragt. Aufgrund dessen sollten im klinischen Risikomanagement alle Aktivitäten stets hinsichtlich ihrer Effizienz und Effektivität überprüft werden. Eine unreflektierte, methodisch angreifbare und bezüglich der **Datenqualität** mangelhafte Datenerfassung führt lediglich zu dem Phänomen »garbage in, garbage out«. Schlechte Daten beziehen sich nicht auf die Fragestellung, werden falsch gemessen, falsch konvertiert (Skalen) oder sind aufgrund verschiedener Skalen und Größeneinheiten nicht vergleichbar und damit unbrauchbar.

Ein weiteres Problem besteht darin, dass bei fehlender Festlegung auf krankenhausweite oder über die Organisation hinaus gültige gemeinsame Kenngrößen bzw. Skalierungen eine Vergleichbarkeit der Datensätze zwischen Abteilungen oder Organisationen im Rahmen eines internen oder externen **Benchmarkings** nicht möglich ist. Gerade für große Kliniken bzw. Universitätskliniken ist jedoch eine Standardisierung der Datenerfassung besonders wichtig, da dort sowohl zentrale als auch dezentrale Instrumente der Risikoidentifikation, z. B. dezentrale fachspezifische Prozessbewertungen einer Spezialabteilung oder die Erfassung abteilungsbezogener Hygienedaten zum Einsatz kommen, die sich in ihrer Datenkohärenz und Struktur nicht widersprechen dürfen.

22.1.10 Harte versus weiche Daten

Eine wichtige Aufgabe in der Datenmodellierung besteht darin, die verschiedenen Daten in eine brauchbare Taxonomie einzuteilen, die **Vergleichbarkeit** erlaubt. Dabei sollte die Skalierung und Parametrisierung klar verständlich, einfach zu handhaben und so die Daten einer statistischen Auswertung zugeführt werden können.

Die Daten umfassen »harte« Parameter, wie z. B. Infektionsrate, Sturzrate, Schadenszahlen und »weiche« soziopsychologische Aspekte der Betriebs- und Sicherheitskultur wie Kommunikation und Kooperation, qualitative Daten z. B. aus Patientenbefragungen oder dem Beschwerdemanagement sowie organisatorische Aspekte, z. B. Personalzuteilung, Ablaufplanung, Einrichtung von Stabsstellen, Krisenstäbe und Alarmierungsabläufen.

Tab. 22.1 NOTSS-System Rating-Optionen: Bewertungssystem nicht-technischer Verhaltensweisen. (Nach Yule et al. 2006; ► Kap. 33 Analyse- und Reportingwerkzeuge)

4	Gut = good	Die Leistung befand sich konstant auf hohem Niveau und erhöht die Patientensicherheit. Sie kann als positives Beispiel für andere dienen (Performance was of a consistently high standard, enhancing patient safety; it could be used as a positive example for others)
3	Akzeptabel = acceptable	Die Leistung war zufriedenstellend, kann jedoch verbessert werden (Performance was of a satisfactory standard but could be improved)
2	Grenzwertig = marginal	Die Leistung gibt Anlass zur Besorgnis, beträchtliche Verbesserungen sind notwendig (Performance indicated cause for concern, considerable improvement is needed)
1	Schlecht = poor	Die Leistung gefährdet oder möglicherweise gefährdet die Patientensicherheit, gravierende Korrekturen sind notwendig (Performance endangered or potentially endangered patient safety, serious remediation is required)
N/A	Nicht anwendbar = not applicable	Die Fertigkeiten waren in diesem Fall nicht erforderlich oder relevant. (Skill was not required or relevant in this case)

Harte Daten bieten augenscheinlich wenig Interpretationsspielraum, jedoch sind selbst diese Parameter immer im Kontext zu interpretieren und müssen unter Berücksichtigung bestehender patientenspezifischer Vorerkrankungen oder der Verletzungsschwere risikoadaptiert werden. Bereits einfache Fragestellungen zur postoperativen Wundinfektion erlauben größeren subjektiven Interpretationsspielraum bezüglich der nosokomialen bzw. iatrogenen Genese.

Der Parameter **Zeit** spielt für zeitkritische Prozesse wie Reanimation, Notsectio oder Polytraumaversorgung eine essenzielle Rolle. Für die Bewertung der reinen Operationsdauer spielt der Faktor Zeit dagegen eine untergeordnete Rolle, da eine kurze Operationszeit kein aussagekräftiges Maß der Operationsqualität darstellt, ggf. sogar risikoverstärkende Fehlanreize gesetzt werden. OP-Wechselzeiten oder die Dauer von Narkosebeginn bis Hautschnitt reflektieren dagegen die Qualität des OP-Managements.

Beobachtungsdaten, die rein qualitativer Natur sind, müssen zur weiteren statistischen Auswertung in Zahlenwerte transferiert werden. Bei Beobachtungsprotokollen, z. B. im Rahmen einer direkten Beobachtung anästhesiologischer Fertigkeiten (z. B. mit dem Standard-Beobachtungsbogen »direct observation of procedural skills« – **DOPS**, welcher in England häufig eingesetzt wird, ► Kap. 33 Analyse- und Reportingwerkzeuge) oder bei der Beurteilung von Schmerzen ist es vorteilhaft die Kriterien zu standardisieren, wobei für jedes Kriterium Qualitäten beschrieben werden und mit einer Zahlenskala versehen wird (z. B. Likert-Skala, Visuelle Analog-Schmerzskala 1–10). Je trennschärfer die Parametrisierung erfolgt, umso exaktere Ergebnisse sind zu erwarten.

Im Falle des DOPS-Protokolls wird eine 6-Stufen-Skala verwendet mit den Einteilungen »unter den Erwartungen (»below expectations« 1 und 2) – grenzwertig (»borderline« 3) – erreicht die Erwartungen (»meets expectations« 4) – über den Erwartungen (»above expectation« 5 und 6)«.

Beobachtungen zu so genannten nicht-technischen Verhaltensweisen (z. B. non-technical skills for surgeons – **NOTSS**, ◘ Tab. 22.1) wie Situationsbewusstsein (»situation awareness«), Entscheidungen treffen (»decision making«), Kommunikation und Teamarbeit (»communication and teamwork«) sowie Führungsverhalten (»leadership«) können mittels der in der ◘ Tab. 22.1 aufgelisteten Bewertungen erfasst werden.

Dabei sollte man sich stets bewusst sein, dass alle Beurteilungsmaßstäbe »weicher« soziopsychologische Aspekte einer subjektiven, beobachterabhängigen Bewertung unterliegen. Umso wichtiger

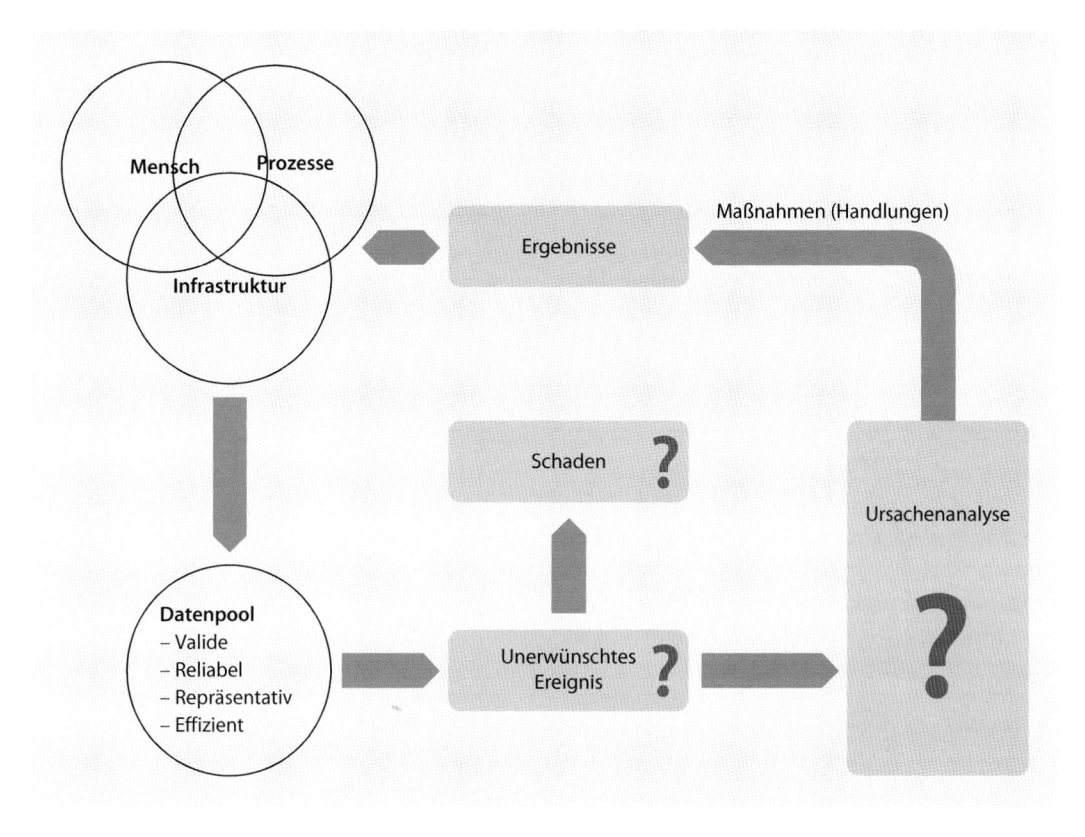

22.1 · Einführung in das klinische Risikomanagement

Abb. 22.8 Regelkreislauf des handlungs- und ergebnisorientierten Risikomanagements

ist es, die Kriterien exakt und trennscharf zu beschreiben. Der Beobachter muss fortwährend eine neutrale Position einnehmen und Erfahrungen mit der Methode vorweisen. Hilfreich ist dabei, im Bewertungsbogen eine Feedbackmöglichkeit für Beobachter und Prüfling über das Verfahren selbst zu integrieren, welche mögliche Diskrepanzen der Einschätzungen von Beobachter und Prüfling aufzeigen kann.

22.1.11 Handlungs- und ergebnisorientiertes Risikomanagement

Das Stellen der richtigen Fragen und selbst das Liefern der richtigen Antworten bewirken für sich genommen noch keine Verbesserungen. Erst durch das Einleiten geeigneter risikoreduzierender Maßnahmen, also Handlungen, die zu nachweisbaren Ergebnissen führen, die selbst stets auf Effektivität und Effizienz hin evaluiert werden, können Verbesserungen erzielt werden (◘ Abb. 22.8). Diese Maßnahmen erfordern häufig Veränderungen der bestehenden Prozesse und Infrastruktur und damit einhergehend einen Lernprozess der Mitarbeiter. Veränderungen sollten mit den Techniken des Changemanagement (▶ Kap. 23 Changemanagement – Organisation des Wandels) angegangen werden.

> Ein entscheidendes Kriterium ist es, aussagekräftige Daten zu erheben, die problemfokussierte und effiziente Maßnahmen zur Risikoreduzierung ermöglichen.

So macht es wenig Sinn im Rahmen des Risikomanagements aufwändige Datenerhebungen durchzuführen und Risiken zu identifizieren, die zu keinen Konsequenzen führen. Mitarbeiter, die den Mehraufwand der zusätzlichen Datenerfassung neben dem Routinebetrieb zu leisten haben, werden demotiviert, wenn auf ihr Engagement hin keine weiteren Schritte erfolgen bzw. diese wirkungslos verpuffen. Z. B. zeigt sich dies in der Implementierung eines Critical-Incident-Reporting-Systems, auf dessen Meldungen kein Feedback oder Korrekturmaßnahmen erfolgen. Weitere Negativbeispiele sind die Erfassung von Patientenstürzen, ohne ihrer Ursache auf den Grund zu gehen, oder Mitarbeiterumfragen, die ein niedriges Sicherheitsklima belegen, denen jedoch keine korrigierenden Maßnahmen folgen. Hier zeigt sich ein aus dem Qualitätsmanagement bereits bekanntes Dilemma der Feststellung von Defiziten bei gleichzeitigem Vorhandensein eingeschränkter Ressourcen für die Verbesserung der Behandlungsqualität und Patientensicherheit. Verstärkt wird dieses Dilemma dadurch, dass Qualität und Patientensicherheit durch das bestehende G-DRG-System derzeit nicht oder nur sehr gering finanziell entlohnt werden.

22.1.12 Methodikfehler

Welche methodischen Grundsätze sollten für die Beurteilung von Risiken berücksichtig werden?

Prinzipiell gibt es verschiede Fehler, die bei der Datenerhebung, Analyse und Bewertung auftreten können. Michel Dückers verweist in einer Metastudie über 39 Studien zu Patientensicherheit und Risikomanagement in Krankenhäusern neben den Vorteile bezüglich des Einsatzes verschiedener Analysetechniken wie CIRS, RCA, FMEA, Fallursachenanalysen, »organisational accident causation model« (OACM) auch auf die Nachteile einer komplexen Handhabung und der damit verbundenen Abhängigkeit vom Vorhandensein entsprechender Expertise (Dückers et al. 2009). Darüber hinaus können nicht für alle Belange umfassende Antworten geliefert werden. Die Autoren der Metastudie kritisieren, dass die Publikationen zu den Analysetechniken aus der Industrie und dem Gesundheitswesen die Effizienz und Effektivität nicht bewerteten, lediglich 2 der 39 Studien führten Evaluationen der Analysetechniken durch.

In Anlehnung an die Untersuchungen typischer Fehler bei retrospektiven Patientenakten-Reviews von Vassar und Holzmann (2013) können prinzipiell folgende methodische Fehler des Risikoassessments genannt werden:

- Versäumnis, die richtigen Fragen zur Risikobeurteilung gestellt zu haben (»right kind of excellence«).
- Die Aussagekraft der Stichprobe wurde a priori nicht festgelegt, z. B. zu kleine Stichprobe für zu seltene Ereignisse.
- Eine Beurteilung der potenziellen Aussagekraft bezüglich des weiteren Vorgehens ist nicht erfolgt, z. B. keine Festlegung a priori, was machen wir, wenn wir dieses oder jenes Ergebnis erhalten. Häufig werden unerwartete bzw. unerwünschte Ergebnissen im Nachgang relativiert.
- Verwendung nicht standardisierter bzw. nicht vergleichbarer Kenngrößen, z. B. fehlende Risikoadaptierung verschiedener Patientenpopulationen, kein Benchmarking der Daten.
- Die Methode der Analysedurchführung und ihre Bewertung sind nicht transparent und nachvollziehbar in einem Manual beschrieben, z. B. basieren diese auf stark subjektiven Einschätzungen oder persönlichen Befindlichkeiten, die Datenerhebung erfolgt eher willkürlich und zufällig, die Festlegung der Kenngrößen erfolgt durch methodisch unerfahrene Mitarbeiter, es wird keine evidenzbasierte Argumentation geführt, z. B. variable Erfassung der ITS-KISS (NRZ-Daten) je nach eigener Vorstellung, entweder nur bei klinischen Zeichen der Infektion oder 3-mal wöchentlich zu festgelegten Zeiten, bei selektierten oder bei allen Intensivpatienten.
- Vorteile und Limitationen der jeweils gewählten Methode und ihre Einschluss- und Ausschlusskriterien sind nicht bekannt bzw. benannt.
- Versäumnis, »weiche« Daten von Beobachtungsstudien oder Audits, z. B. Händedesinfektion, nicht anhand klarer Kriterien zu beschreiben.
- Datenqualität hinsichtlich interindividueller und intraindividueller Reliabilität werden nicht überprüft.
- Versäumnis, die Messmethode im Rahmen eines Pilottests zu überprüfen, z. B. zu hinterfragen, ob die Methode auch wirklich das erfasst, was sie vorgibt.
- Versäumnis, strikte Vertraulichkeit der Untersuchung bzw. Sanktionsfreiheit zu versichern.

22.2 Risikoassessment

Die Methoden des Risikoassessment sind derzeit weder einheitlich für alle Einrichtungen der Patientenversorgung geregelt noch gibt es klare Belege dafür, welches Vorgehen das am geeignetsten darstellt. Im Gegensatz zur Luftfahrt, wo Analysemethoden und Meldeprozeduren durch die Flugsicherungsbehörden weltweit standardisiert und gesetzlich geregelt sind, z. B. durch die EASA European Aviation Safety Agency und ICAO International Civil Aviation Organization, gibt es bis dato im Gesundheitswesen nur vereinzelt nationale und internationale Regelungen zur Risikoerfassung und Bewertung.

Der Vorbereitung und Modellierung der Analysenmethode sollte ebenso große Beachtung geschenkt werden wie der Datenerhebung und Bewertung selbst. Die grobe Zielausrichtung des Risikoassessments ist Aufgabe der Unternehmensleitung und erfolgt im Rahmen der Strategieformulierung. Damit verbunden sind oft finanzielle und personelle Ressourcenzuteilungen. Detailfragen zur Methode und deren Ausgestaltung sollten von Experten mit methodischem Fachwissen im Risikomanagement beantwortet werden.

22.2.1 Clinical Governance, Risk und Compliance (cGRC)

Der Begriff »**Clinical Governance**« orientiert sich am Begriff der »Corporate Governance«, der im Wesentlichen Transparenz in allen Unternehmensabläufen, einen wachsamen Umgang mit Risiken und eine auf Langfristigkeit ausgerichtete Wertschöpfung beschreibt. Ein Risikoassessment kann nur in einer bereits gut etablierten Governance-Risk-Compliance-Struktur voll zur Entfaltung kommen. Der Clinical-Governance-Ansatz bildet dabei den Rahmen für ein ganzheitliches Denken und Handeln. Clinical Governance wurde 1998 ursprünglich in Großbritannien als Rahmenwerk für im National Health Service agierende Gesundheitsorganisationen verwendet. Darunter ist ein Qualitäts- und Sicherheitsmodell zu verstehen, welches hohe Qualitätsstandards in der Patientenversorgung sowie Transparenz und Verantwortlichkeit beschreibt, sich kontinuierlich verbessert und Exzellenz in der Patientenversorgung anstrebt.

Zentrale Elemente der Clinical Governance sind nach Lega u. DePietro 2005:
- Kontinuierliche Qualitätsverbesserung
- Evidenzbasierte und leitlinienorientierte Medizin
- Einsatz einer Risikomanagement-Politik
- Kosten-Nutzen-Analysen
- Patientenzentrierte Versorgung und Organisation

Lega und DePietro fordern eine klinische Integration der Fachdisziplinen durch multidisziplinäre Behandlungsteams mit horizontal und vertikal verschränkten Abläufen und Zentrumbildungen, ein Pooling von Ressourcen und die Neugestaltung der Infrastruktur um neue Prozesse zu unterstützen.

Clinical Governance erfordert eine enge kooperative Zusammenarbeit von Verwaltung, Management ärztlicher und pflegerischer Führung und verbindet die beiden, häufig gegensätzlich ausgerichteten, Denkweisen bzw. Denkkulturen der Betriebswirtschaft und der klinischen Patientenversorgung. Klinische Mitarbeiter berücksichtigen evidenzbasierte Leitlinien bei gleichzeitigem Kostenbewusstsein und leitende Ärzte wie Pflegekräfte werden in die Entscheidungen des Managements miteingebunden. Management, Ärzte und Pflegekräfte übernehmen so gemeinsam Verantwortung für den gesamten Behandlungsverlauf.

Weitere Elemente des Clinical Governance sind organisationales Lernen, regelmäßige Durchführung klinischer Audits und eine stark ausgeprägte Informations- und Sicherheitskultur.

Der GRC-Ansatz verbindet drei Standbeine zu einem ganzheitlichen klinischen Risikomanagement (◘ Abb. 22.9):
- Risikomanagement-System (RMS)
- Compliancemanagement-System (CMS)
- Internes Controlling-System (ICS)

Die Organisation profitiert von einer engen Zusammenarbeit aller Abteilungen, Stabsstellen und Arbeitsgruppen, die mit risikorelevanten Aufgaben beauftragt sind. Dabei bietet es sich an, dass alle am Risikomanagement beteiligten Organisationseinheiten ein einheitliches IT-System nutzen, in

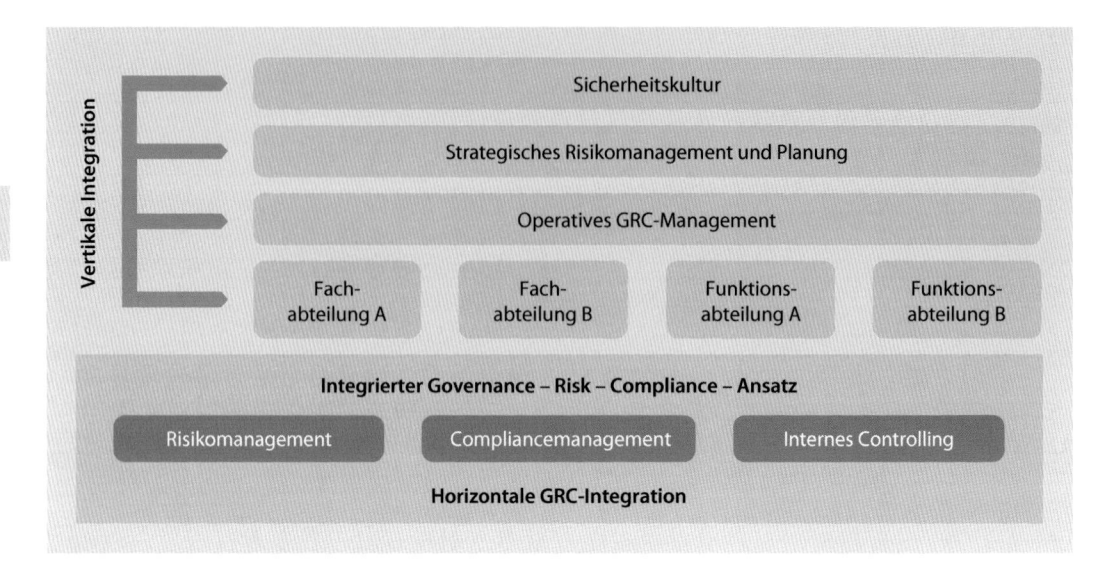

Abb. 22.9 Integrierter Governance-Risk-Compliance-Ansatz für Kliniken

dem rollenspezifischen Rechte und Aufgabenfelder verteilt sind. Das Hygienemanagement, die Apotheke und Medizintechnik sowie die IT-Abteilung sind eng mit dem cGRC verbunden und deren Führungskräfte sind für die Risikoerfassung in ihrer Abteilung mit verantwortlich. Hierzu müssen entsprechende personelle Stellen eingerichtet werden.

22.2.2 ISO-31000-Rahmenwerk für das Risikomanagement

Die ISO 31000 beschreibt modellhaft die Rahmenbedingungen und Bausteine eines Risikomanagementsystems. Weitergehende Details der Ausgestaltung bleiben dem jeweiligen Anwender selbst überlassen. Strategie und Risikopolitik, ebenso wie die Zuteilung der Ressourcen und Einrichtung des notwendigen Berichtswesens sind Aufgaben der Unternehmensleitung. Insofern bestehen große Freiheitsgrade in der Ausgestaltung des eigenen Risikomanagements.

Im Rahmen des ISO-Prozessmodells erfolgt das Risikomanagement anhand verschiedener zusammenhängender und teils aufeinander aufbauender Aktivitäten.

Ablauf des Risikomanagementprozesses
- Definition einer RM-Strategie unter Berücksichtigung der bestehenden Rahmenbedingungen (▶ Kap. 21. Wahl der Risikomanagementstrategie)
- Risikoidentifizierung durch Definition und Erfassung der Parameter (strategische und systemische Risiken sowie Einzelrisiken)
- Risikoanalyse durch sinnvolle Aufbereitung und Synthese der Daten
- Klassifizierung der Risiken in Risikobereiche (Geschäftsrisiko, Kreditrisiko, Patientenrisiko etc.)
- Risikobewertung (u. a. Schadenspotenzial, Wahrscheinlichkeit, Systemrelevanz) und Priorisierung
- Entwicklung eines Maßnahmenkatalogs und Durchführung zielgerichteter Maßnahmen
- Risikocontrolling (Evaluation der Maßnahmen), Prozessevaluation, Nachweis der Wirksamkeit, Kosten-Nutzen-Analyse
- Risikostrategie adjustieren

Risiken werden im Rahmen des Risikoassessment zunächst identifiziert, analysiert und beurteilt. Der Risikobeurteilung folgt die Entwicklung und Durchführung von Maßnahmen zur Risikobewältigung, die auf der Risikopolitik und Strategie sowie den bestehenden Risikozielen basieren. Hierbei unterstützt ein **Risikomaßnahmenmanagement** bzw. Projektmanagement. Flankiert wird dieser Prozess von einem regelmäßigen und institutionalisierten Kommunikations- und Informationsaustausch zwischen den relevanten Risikoverantwortlichen und durch ein umfassendes Risikocontrolling.

Im Rahmen einer kontinuierlichen Optimierung wird das Risikomanagement selbst einer regelmäßigen Überprüfung unterzogen. Dabei kann nicht oft genug betont werden, wie wichtig die Unterstützung der Unternehmensleitung (»mandate und commitment«, ISO 31000) für die Ausgestaltung der notwendigen Rahmenfaktoren ist. Das RM-System ist als dynamisches und lernendes Gebilde zu verstehen, welches flexibel auf neue und wechselnde Anforderungen reagieren muss.

22.2.3 Risikoassessment nach der ISO 31000

> Das Risikoassessment ist der zentrale Baustein des Risikomanagements. Mit einem sachgerechten und zielführenden Risikoassessment steht und fällt die Güte des gesamten Risikomanagements.

Das Risikoassessment gemäß ISO 31000 umfasst die Teilschritte (◘ Abb. 22.10):
— Risikoidentifikation
— Risikoanalyse
— Risikobewertung

Der gezeigte Ablauf der Prozessschritte einer Risikoanalyse bleibt weitgehend in allen ISO-Prozessmodellen derselbe. Er bietet sich somit als Strukturierungsmodell auch für die Erfassung, Bewertung und Management von Compliance-Risiken und Marktrisiken an. Der Ablauf wird dadurch für die verschiedenen Akteure verständlicher – »es wird dieselbe Sprache gesprochen«. In vielen Krankenhäusern sind bereits Managementsysteme mit vergleichbaren Prozesscharakteristika vorhanden. An erster Stelle steht das Qualitätsmanagement, welches überwiegend nach ISO 9001:2008 zertifiziert ist.

> **Praxistipp**
>
> Wichtig ist dabei, dass alle Systeme über geeignete Datenschnittstellen miteinander verknüpft und die Prozesse aufeinander abgestimmt sind. Kleineren Krankenhäusern ist zu empfehlen, das Qualitätsmanagement und Risikomanagement in einer Stabsstelle zu bündeln, um Parallelstrukturen zu vermeiden.

22.2.4 Risikoidentifizierung

Die Risikoidentifizierung ist der erste Teilabschnitt des Risikoassessments und leitet sich aus der formulierten Risikostrategie und dem vorab festgestellten priorisierten Handlungsbedarf ab. Da eine komplette Inventur aller Risiken jede Organisation überfordern würde, ist eine Festlegung von Dringlichkeit und Relevanz spezifischer Risiken, z. B. in Anlehnung an das bestehende Schadensprofil eine Grundvoraussetzung einer fokussierten Risikoidentifizierung. Es bietet sich in einem ersten Schritt an, z. B. die 10 wichtigsten Risiken pro Abteilung zu erfassen und zu bewerten. Eine gelungene Risikoidentifizierung durchzuführen erfordert detaillierte und umfassende Kenntnisse über die Prozesse und Infrastruktur der Organisation ebenso wie über die oft subtilen soziopsychologischen Eigenheiten der Organisation. Zur Risikoidentifizierung müssen fundierte medizinische Fachkenntnisse über die wichtigsten Kernprozesse in der Patientenversorgung vorhanden sein. Ein rein abstraktes Wissen der Prozesse ist nicht ausreichend. Es bedarf praktischer Erfahrungen, um die versteckten Risiken zu identifizieren, die neben den »offiziellen« Leitbildern und Regelwerken, z. B. im Kontext geheimer Regeln und kultureller Eigenheiten existieren und sich einem Branchenfremden nicht so ohne weiteres darstellen.

Zur Durchführung der Risikoidentifizierung sind des Weiteren fundierte Kenntnisse verschiedener Werkzeuge und Methoden zur Feststellung von Risiken erforderlich. Diese sind im Wesentlichen abhängig von der jeweiligen Fragestellung, die sich wiederum aus den strategischen Überlegun-

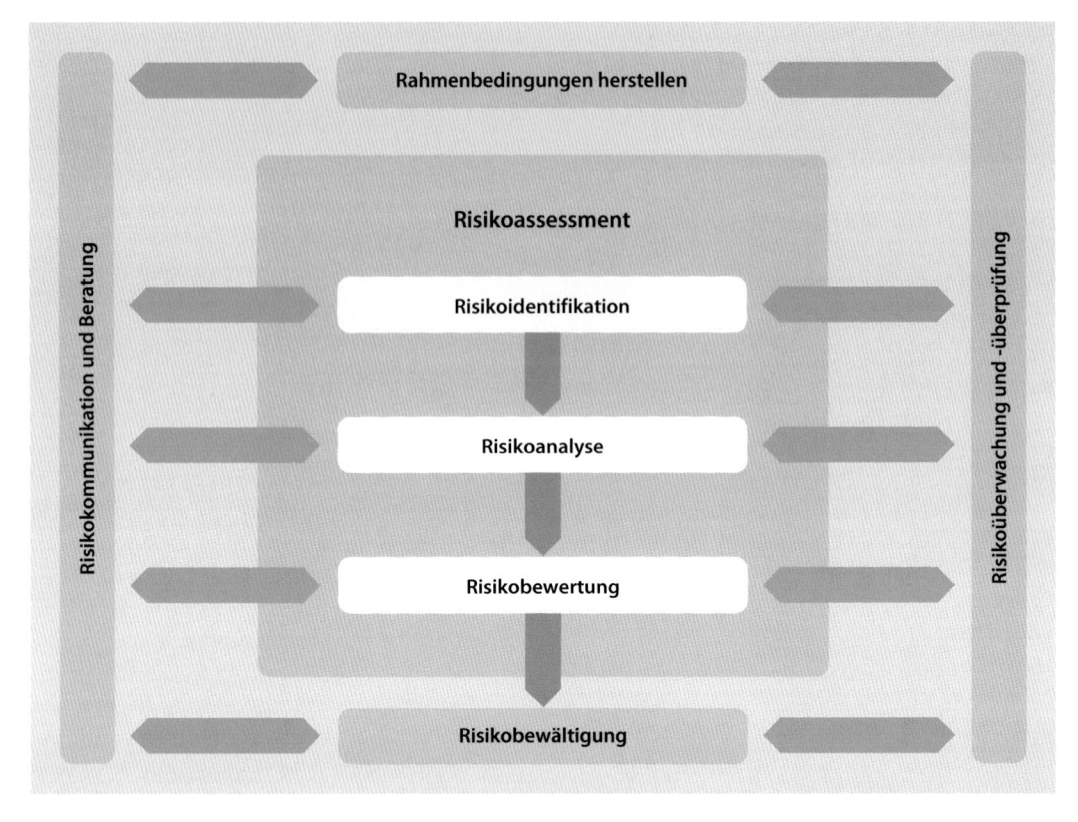

Abb. 22.10 Schema des Risikomanagementprozesses in Anlehnung an die ISO-31000-Norm

gen ableiten. Es finden sich unterschiedliche Risiken je nach gewählter Methode in verschiedenen Bereichen der Organisation. Mit einer geeigneten Methodenauswahl und einer bedarfsorientierten Modellierung der Methode, verbunden mit einer hohen Datenqualität, werden die Aussagekraft der Risikobewertung und die Effektivität der Risikobewältigung wesentlich erhöht.

Im Rahmen der Risikoidentifizierung nehmen die Erfassung **unerwünschter Ereignisse** (UE), worunter auch ungewollte Abweichungen vom geplanten Verfahren (Soll-Abweichung) ohne Schadensereignis fallen, das größte Datenvolumen sein. Diesbezügliche Daten können sowohl harte wie weiche Daten sein, z. B. die Durchführung der Zählkontrolle im Operationssaal (ja/nein) bzw. Kommunikation zwischen den Mitarbeitern im Operationssaal (Skala optimal bis unzureichend). Dabei sollten auch unauffällige Kenngrößen bzw. Normalwerte erfasst werden. Eine Fokussierung lediglich auf negative Aspekte ist zu einseitig. Liegen z. B. die Prozesse im erwünschten Risikobereich, liefert dies ebenfalls wertvolle Informationen für das Gesamtbild.

Dem Risikoassessment stehen eine Vielzahl an Methoden und Werkzeugen zur Datenerfassung und Analyse zur Verfügung. Diese sind zum Teil bereits etablierte Methodenwerkzeuge des generellen Managements bzw. Qualitätsmanagements.

Eine Auswahl ist in der folgenden Abbildung dargestellt, auf einzelne Instrumente wird in ▶ Kap. 33 »Analyse- und Reportingwerkzeuge« vertiefend eingegangen (◘ Tab. 22.2).

Ein Teil der Methoden werden nicht nur zur Erfassung und Analyse von Risiken eingesetzt, sondern können zugleich für Maßnahmen der Risikoreduktion verwendet werden. So können z. B. im Rahmen von Morbiditäts- und Mortalitätskonferenzen nicht nur objektive Missstände erkannt, sondern gleichzeitig ein hierarchiefreies Kommunizieren zwischen den verschiedenen Fach- und Berufsgruppen geübt werden (▶ Kap. 33.5 Morbidi-

Tab. 22.2 Methoden und Werkzeuge zur Risikoidentifizierung und -analyse

Methoden zur Datenerfassung	Analytische Methoden	Explorative prospektive Methoden
Checklisten	Peer Reviews	Workshops
Interviews	Strukturierter Fragenkatalog	Brainstorming
Patientenbefragungen	Root-Cause-Analyse	Brainwriting
Mitarbeiterbefragungen	London-Protokoll	Mindmapping
Auditergebnisse	Morbiditäts- & Mortalitätskonferenzen	Delphi-Methode
CIRS-Meldungen	Fehlerbaumanalyse	Szenarioanalyse
Beschwerdemanagement	Ishikawa-Diagramm	Morphologischer Kasten
§ 137-SGB-V-Daten	Osborn-Checkliste	Denkhüte von De Bono
KISS-RKI-Daten	Benchmarking	etc.
IQI-Daten	FMEA	
Störungsmeldungen-Tickets	HAZOP	
Intranet-/Webseitenaufrufe	SWOT und PESTEL	
etc.	etc.	

täts- und Mortalitätskonferenzen). Ebenso können im Rahmen der Beschäftigung mit Fallanalysen das Bewusstsein für risikobehaftete Vorgänge geschärft und darüber Einstellungen und Verhalten der Mitarbeiter verändert werden. Es bietet sich deshalb an das Potenzial dieser Methoden voll auszuschöpfen und insbesondere deren positive Effekte auf die Sicherheitskultur zu nutzen.

Einige Methoden der **Datenerfassung** stellen fehlerhafte Vorgänge aufgrund von Parameterabweichungen fest, während **analytische Methoden** überwiegend dazu dienen, Ursachen bzw. Kausalitäten zu ergründen. **Explorativen Methoden** eignen sich besonders für die prospektive Analyse potenzieller Gefährdungen, wobei hier auch ein Denken in »utopischen« Szenarien »out of the box« erlaubt, sogar erwünscht ist. Dabei können Krisenszenarien, Fehlerketten sowie versteckte Risikomuster analysiert werden. Sie dienen zur Analyse seltener schwer denkbarer bzw. schwer erkennbarer Risiken, die in der Risikofachsprache auch gerne als graue oder schwarze Schwäne bezeichnet werden. Schwarze Schwäne sind Ereignisse, die außerhalb des Erwartungshorizontes liegen. Bisher gab es nicht vergleichbares. Das Ereignis hat eine äußerst große Schadenswirkung. Häufig wird der Versuch unternommen retrospektiv den Vorfall erklärbar zu machen und so für die Zukunft kalkulierbar. Jedoch sind schwarze Schwäne sehr selten und wiederholen sich so gut wie nie.

22.2.5 Taxonomie der Risiken

Die **Klassifizierung** von Risiken, unerwünschten Ereignissen (»adverse events«), Fehlern und deren Ursachen ermöglicht
- eine quantitative, semiquantitative oder qualitative Einschätzung des Risikos,
- das Setzen von Prioritäten (Pareto-Prinzip),
- die Operationalisierbarkeit des Risikos (z. B. zur Berechnung von Versicherungsprämien) und
- eine Vergleichbarkeit zwischen Risikoklassen.

Die Beschreibung einzelner Risiken kann z. B. mittels einer spezifischen Risikotabelle erfolgen. Diese umfasst in Anlehnung an die ISO 31000 die in ◘ Tab. 22.3 aufgeführten Charakteristika.

Die **Kategorisierung** der Risiken kann nach ihrem Auftreten in Organisationsbereiche, oder mit Bezugnahme auf die dabei stattfindenden Prozesse, z. B. in Behandlungsfehler, Diagnostikfehler, Dokumentationsfehler, oder mit Bezug auf den Verursacher, als menschliches, systemisches bzw. organisatorisches Risiko, erfolgen. Ein universell anwendbares klinisches Klassifizierungssystem, wie es z. B. der ICD-10-Katalog für sich beansprucht, gibt es derzeit nicht.

Eine einheitliche Risikoklassifizierung ermöglicht ein frühzeitiges Erkennen ähnlicher bzw. verwandter Risikomuster und Häufungen. Besonders beim Einsatz eines CIRS-Systems wird deutlich, dass eine international verbindliche, allgemein

Tab. 22.3 Risiko-Chart: Detaillierte Risikobeschreibung. (Nach AIRMIC 2010)

1.	Risiko-ID-Name	Eindeutig zuordnungsbare ID und Titel, z. B. nosokomiale MRSA-Infektionsrate MRSA-InfR-KHx (2014)
2.	Risikobeschreibung	Zum Beispiel mögliche Effekte und Auswirkungen für Patient, Mitarbeiter und Krankenhaus
3.	Risikoklassifizierung	Zum Beispiel Menschlicher Fehler, IT-Fehler etc.
4.	Risikoverantwortlicher	Zum Beispiel hauptverantwortlicher Chefarzt, Risikomanager, Compliancemanager, Qualitätsmanager, Hygienearzt
5.	Risikobewertung	Zum Beispiel Wahrscheinlichkeit des Auftretens, Auswirkungen des Schadens (Best-case-/Worst-case-Einschätzung), Risikopriorisierung, R-Ranking (quantitativ, semiquantitativ, qualitativ)
6.	Risikoschaden	Zum Beispiel bereits manifestierter Schaden durch das eingetretene Risiko
7.	Risikobewältigung	Zum Beispiel welche Kontrollen und Prozeduren zur Erkennung existieren, welche Sicherheit der Detektion der Risiken bestehen
8.	Potenzial der Risikoreduktion	Zum Beispiel, wie viel Aufwand ist notwendig, das Risiko um wie viel zu reduzieren, welche Maßnahmen (Projekte) und Regeln sind dafür notwendig
9.	Weitere Risikostrategie	Zum Beispiel, welche zukünftigen strategische Maßnahmen haben durch wen zu erfolgen, und wer sollte die Ausführungen überprüfen

anerkannte Risiko-Taxonomie in Analogie zur Luftfahrt schmerzlich vermisst wird. Dies hat Einschränkungen in der Vergleichbarkeit nationaler und internationaler CIRS-Meldungen und Ursachen- bzw. Fallanalysen zur Folge.

Auswahl an Risikokategorien, Risikoursachen und Fehlerquellen
- Medizinische Risiken
  - Falsche Diagnose
  - Falsche Indikation
  - Falsche Wahl des Zeitpunktes
  - Falsche Medikation
- Personal (Menschliche) Risiken
  - Kommunikationsfehler (im Team, mit Patienten, mit anderen Ärzten)
  - Zeitliche Überbelastung des medizinischen Personals
  - Keine Aus- oder Weiterbildung, kein Training von Fertigkeiten (»skills«)
- Prozessrisiken
- Hygienerisiken
- Organisationsrisiken
  - Diensteinteilung – Personalstärke
  - Falsche Personalplanung (keine oder falsche Kompetenz vorhanden)
  - Kein Facharztstatus gewährleistet
  - Fort- und Weiterbildungsnachweise
  - Delegationsregeln
- Finanzielle Risiken
- Juristische Risiken
  - Keine oder mangelhafte Aufklärung
- Medizintechnisches Risiken
  - Einweisungen
  - Bedienungsfehler
  - Gerätefehler
- IT-Risiken
  - Usability(Anwender-)Probleme
  - Fehlprogrammierte Software
  - Keine oder mangelhafte Schnittstellen der Subsysteme
  - Netzwerkstörungen
  - Schadsoftware und Cyberangriffe
- Logistik und Einkauf-Risiken
- Bauliche und Infrastrukturrisiken
  - Alarmierungssysteme
  - Beleuchtung
  - Notausgänge
- Strategische Risiken
- Systemische Risiken

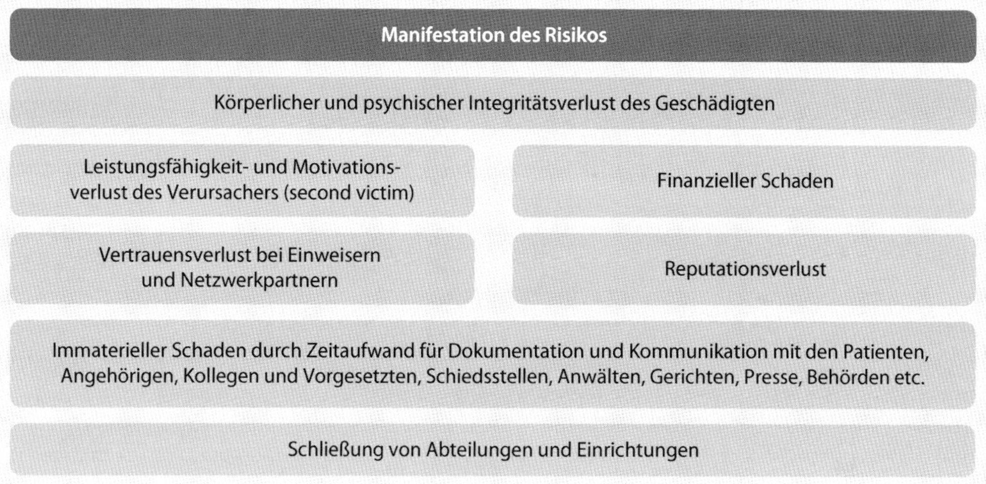

Manifestation des Risikos

- Körperlicher und psychischer Integritätsverlust des Geschädigten
- Leistungsfähigkeit- und Motivationsverlust des Verursachers (second victim)
- Finanzieller Schaden
- Vertrauensverlust bei Einweisern und Netzwerkpartnern
- Reputationsverlust
- Immaterieller Schaden durch Zeitaufwand für Dokumentation und Kommunikation mit den Patienten, Angehörigen, Kollegen und Vorgesetzten, Schiedsstellen, Anwälten, Gerichten, Presse, Behörden etc.
- Schließung von Abteilungen und Einrichtungen

Abb. 22.11 Auswirkungen der Risikomanifestation

Das **London-Protokoll** listet 7 Bereiche auf, die als individuelle und organisationale Fehlerquellen in Frage kommen können (Taylor-Adams u. Vincent 2007, Übersetzung der Stiftung für Patientensicherheit Schweiz):
- Patientenfaktoren
- Aufgaben- und Verfahrensfaktoren
- Individuelle Faktoren
- Teamfaktoren
- Faktoren der Arbeitsumgebung
- Organisation und Managementfaktoren
- Faktoren des institutionellen Rahmens

Als weitere individuelle Ursachen für unerwünschte Ereignisse, Fehler und Regelverstöße können in Anlehnung an die aus der Luftfahrt bekannten »**gefährlichen Grundhaltungen**« (»hazardous attitudes«) 5 Faktoren benannt werden:
- Fehlende Reflexions- und Kritikfähigkeit
- Selbstüberschätzung
- Impulsivität
- Resignation
- Gefühl der Unverletzbarkeit

Auch die physische und psychische Verfassung der Mitarbeiter spielen eine wichtige Rolle bei der Fehlerentstehung. So belegen Studien, dass Müdigkeit, Krankheit, Demotivation, Depressionen und Burnout im hohen Maße die Leistung beeinträchtigen und Organisationsdefizite bzw. individuelle Probleme reflektieren und das Risiko für Fehler erhöhen (Fahrenkopf et al. 2008).

22.2.6 Schadensklassen

Risiken können mit geschätzten Schäden assoziiert werden, wobei die quantitative Bemessung der finanziellen Schäden i. d. R. auf Erfahrungswerte aus der Versicherungsbranche basieren. Es werden prinzipiell 5 Schadenstypen unterschieden (Abb. 22.11):
- **Patientenschaden** mit Folgen eines körperlichen und psychischen Schadens
- **Mitarbeiterschaden** mit Folge eines körperlichen, psychischen oder immateriellen Schadens, z. B. durch Verlust der Leistungsfähigkeit und Motivation oder durch erhöhten zeitlichen Mehraufwand für die Abwicklung des Haftpflichtfalles
- **Finanzieller Schaden** für die Organisation aufgrund von Schadenszahlungen an den Patienten oder aufgrund von Zuschlägen auf die Haftpflichtprämie

- **Immateriellen Schaden** der Organisation (Imageschaden, Reputation und Vertrauensverlust)
- **Regulatorische Auflagen**, die direkt oder indirekt zu erhöhten finanziellen Belastungen führen, bis hin zur erzwungenen Schließung von Abteilungen und Einrichtungen

Immaterielle Schäden werden häufig unterschätzt. Diese können z. B. ein hoher Reputationsverlust, eine hohe Mitarbeiterfluktuation oder der Abbruch von Kooperationen mit anderen Kliniken umfassen. Häufig entstehen in Folge eines Patientenschadens auch auf der Mitarbeiterseite deutliche Beeinträchtigungen bis hin zum Burnout, innerer Resignation, Schuldvorwürfen, verbunden mit Leistungsabfall und fachlicher Unsicherheit (Waterman et al. 2007) (▶ Kap. 30.10 Umgang mit den zweiten Opfern).

Generell gilt, Ursachen und Wirkungen so klar und konkret wie möglich zu beschreiben. Je klarer und umfassender diese beschrieben werden, desto leichter kann die gegebene Einschätzung der Eintrittswahrscheinlichkeit und Fallwahrscheinlichkeit nachvollzogen und damit transparent werden. Dabei sollten sich Kategorie bzw. Taxonomie an größeren Kollektiven, wie z. B. dem IQM-Verbund, Clinotel-Verbund, Deutschem Reanimationsregister, Aortenklappenregister, etc., oder etablierten Benchmarksystemen wie dem Traumregister des Traumanetzwerks und internationalen Konventionen orientieren.

Schätzungen spielen in der Risikobewertung eine zentrale Rolle. Dementsprechend liegen hier die größten Verzerrungen, die häufig unter dem Sammelbegriff des **Bias** zusammengefasst werden. Der Bias ist eine kognitive Verzerrung bzw. ein systematischer subjektiver Fehler bei kognitiven Prozessen wie Wahrnehmung, Erinnerung und Beurteilung. Das Ergebnis sind oft erfahrungsfehlgeleitete Heuristiken, die Bewertungen nur scheinbar vereinfachen. Die wichtigste Gegenmaßnahme gegen Bias-Fehler besteht darin, sich des Bias bewusst zu werden, stets seinen eigenen Bewertungen kritisch gegenüberzustehen, zusätzliche Meinungen aus einem vorab definierten Expertenkreis einzuholen, z. B. im Rahmen eines Delphi-Verfahrens,

und offen für Feedback und Kritik zu bleiben. Entscheidungen sollten stets begründet oder, falls nicht möglich als subjektive Schätzung gekennzeichnet werden.

Häufigkeitsverteilungen von Risiken können in verschiedensten Formen vorliegen und z. B. in Form von Quantilen der Normalverteilungen semiquantitativ geschätzt werden. Bestehen größere Datenbestände, können diese Ereignisse anhand von Verteilungskurven visualisiert werden. Eine typische Visualisierung der Verteilung ist eine Gauss´sche Normalverteilung oder eine Einteilung nach Quantilen der Chi-Quadrat-Verteilung (◘ Abb. 22.12). Kennt man das grobe Verteilungsmuster, kann darauf aufbauend die dazu passende Methode zur statistischen Analyse gewählt werden.

Treten Ereignisse häufig auf, können diese gemäß der ONR 49002 in 5 **Häufigkeitsstufen** semiquantitativ eingeteilt werden (◘ Tab. 22.4).

Die **FMEA** (»failure mode and effect analysis«), eine Methode die ursprünglich aus den USA kommt und bei militärischen Prozeduren (»military procedures« MIL-P-1629) sowie bei der NASA zum Einsatz kommt, fügt neben den beiden Kategorien **Wahrscheinlichkeit** (W) und **Auswirkung** (A) eine dritte Wertachse hinzu. Es wird eine Schätzung abgegeben, wie hoch das Potenzial der **Detektion** (D) des potenziellen Fehlers bzw. seiner Kontrolle sein könnte. Der Wert für die Detektion (D) wird auch als **Effektivität der Kontrollen** zur Verhinderung des Risikos oder seiner Entdeckung bezeichnet. Alle drei Werte W, A und D können zwischen 1–10 liegen, diese werden miteinander multipliziert und als **Risikoprioritätenzahl** (RPZ), »risk priority number« (RPN), dargestellt, wobei 1 der beste Wert und 1000 der schlechteste Wert mit dem höchsten Risiko ist.

> **Risikoprioritätenzahl (RPZ) = Wahrscheinlichkeit (W) × Auswirkung (A) × Detektionspotenzial (D).**

Ebenso wie es für die Risikoklassifizierung eine allgemeine Taxonomie gibt, sollte auch für die möglichen Auswirkungen des beschriebenen Risikos eine klare und sofern möglich, einheitliche Struk-

22.2 · Risikoassessment

Quantile der Normverteilung

q (50 %) = 0,0   q (75 %) = 0,7   q (90 %) = 1,3   q (95 %) = 1,6   q (99 %) = 2,3

Quantile der chi-Quadrat-Verteilung

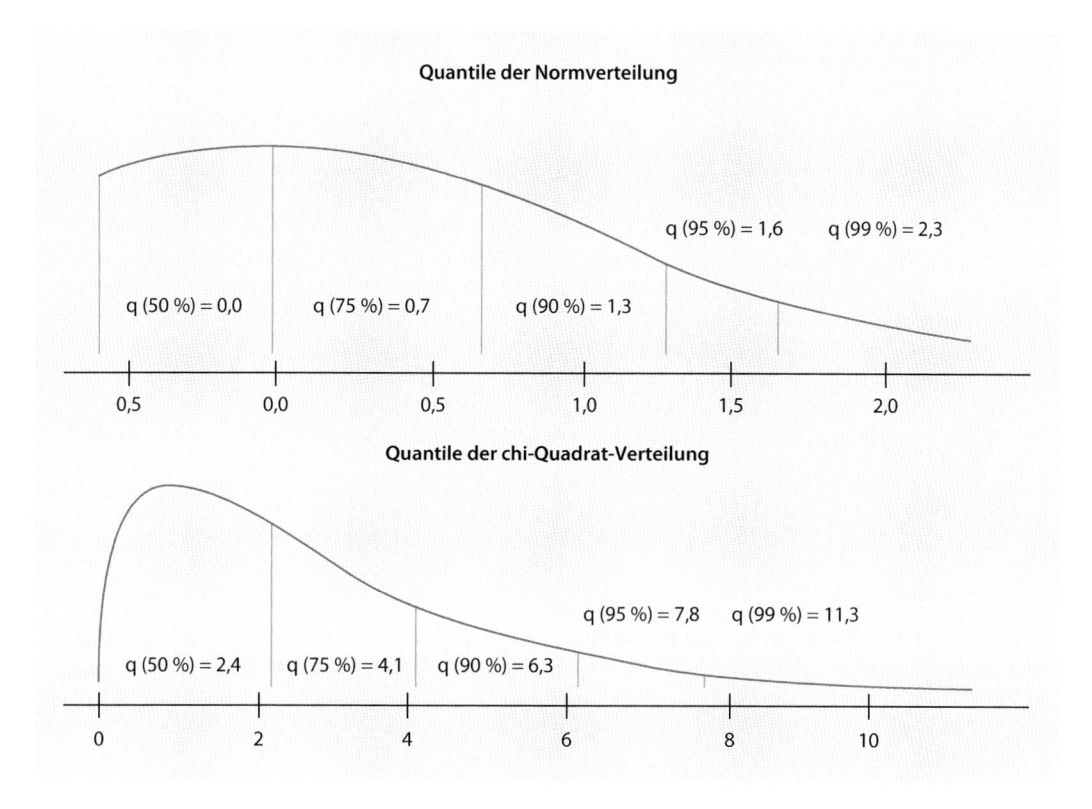

q (50 %) = 2,4   q (75 %) = 4,1   q (90 %) = 6,3   q (95 %) = 7,8   q (99 %) = 11,3

Abb. 22.12 Zwei Verteilungs- bzw. Dichtekurven, Normalverteilung und Chi-Quadrat-Verteilung

tur gefunden und ubiquitär genutzt werden: Eine Möglichkeit bietet die Klassifizierung der ONR 49002-2:2014, Tabelle A.9, welche die Einteilung der Schadensschwere auf die drei Zielbereiche Mensch, Leistungsfähigkeit und Reputation bezieht (Tab. 22.5).

22.2.7 NCC-MERP-Einteilung von Patientenschäden

Die Einteilung der Fehlerfolgen nach Grad A bis I des National Coordinating Council for Medication Error Reporting and Prevention (NCC MERP) wurde ursprünglich für die Kategorisierung von Medikationsfehler eingeführt. Sie bietet sich jedoch auch an, jedwede Fehlerfolgen zu kategorisieren und findet international große Verwendung. Dabei werden vier Hauptkategorien – kein Fehler A, Fehler ohne Schaden B–D, Fehler mit Schaden E–H und Fehler mit Tod des Patienten I – aufgeführt (Tab. 22.6).

Die 9 Schadenskategorien A–I werden anhand einer Beschreibung von 90 Hauptfeldern mit 2 Unterkategorien detailliert beschrieben, z. B. Feld 80 »Ursachen«, Feld 81 »Kommunikation«, Feld

Tab. 22.4 Definition der Häufigkeit von Ereignissen bei hoher Frequenz, gem. ONR 49002-2:2014, Anhang Tabelle A.3

Stufe	Interpretation Häufigkeit
Häufig	Einmal pro Monat oder häufiger
Möglich	Einmal pro Quartal
Selten	Einmal pro Jahr
Sehr selten	Einmal in 3 Jahren
Unwahrscheinlich	Weniger als einmal in 3 Jahren

Tab. 22.5 Einstufungen von Auswirkungen auf den Patienten und Mitarbeiter sowie auf Leistungsfähigkeit und Reputation im klinischen Umfeld, gem. ONR 49002-2:2014, Tabelle A.9

Stufe	Patient, Mitarbeiter	Leistungsfähigkeit	Reputation
Unbedeutend	Vorkommnis, jedoch ohne Folgen (»critical incident, near miss«)	Die Leistungsfähigkeit des Krankenhauses bleibt unberührt	Die Reputation wird kaum beeinträchtigt. Es entsteht intern Erklärungsbedarf
Gering	Leichter Gesundheitsschaden mit vorübergehenden Beschwerden/Schmerzen, bis zu drei Tagen (verlängerte) Hospitalisation	Die Leistungsfähigkeit des Krankenhauses bleibt unberührt, es entstehen kurzzeitige Störungen im Betriebsablauf und Mehrkosten	Es kommt zu Nachfragen von Angehörigen, die Medien interessieren sich für das Vorkommnis. Der externe Erklärungsbedarf hat noch keine direkten und anhaltenden Folgen
Spürbar	Schwerer Gesundheitsschaden ohne Dauerfolgen, mehr als drei Tage (verlängerte) Hospitalisation	Vorübergehende Minderung der Leistungsfähigkeit des Krankenhauses. Es entstehen Mehrkosten aus der Behandlung sowie aus den zusätzlichen Störungen der Prozesse	Die Reputation des Krankenhauses wird durch negative Berichte, Untersuchungen und lokale Medienberichterstattung beeinträchtigt
Kritisch	Schwerer Gesundheitsschaden mit Dauerfolgen ohne dauerhafte Pflegebedürftigkeit jedoch mit Berufseinschränkung	Die Leistungsfähigkeit des Krankenhauses wird andauernd beeinträchtigt. Das Leistungsangebot wird eingeschränkt	Die Reputation wird regional über längere Zeit geschädigt durch negative Medienberichte, Straf- und Haftpflicht-Klagen, und Untersuchungen, Patienten bevorzugen nach Möglichkeit andere Krankenhäuser
Katastrophal	Schwerer Gesundheitsschaden mit Dauerfolgen und dauerhafter Pflegebedürftigkeit, Tod des Patienten oder Mitarbeiters (Sentinel-Event)	Die Fortführung des Krankenhauses mit dem bisherigen Leistungsspektrum ist bedroht	Die Reputation wird überregional, irreparabel geschädigt, z. B. durch Strafrechtsklagen und negative Berichterstattung, Das Vertrauen in die Führung ist erschüttert, deshalb ist die Kapazitätsauslastung des Krankenhauses nicht mehr sichergestellt

81.2 Schriftlich »Fehlkommunikation«, Feld 81.2.1. »Unleserliche Handschrift«. Über dieses sehr fein abgestufte System können mit wenigen Ziffern detaillierte Informationen verschlagwortet und standardisiert werden, aus (NCC-MERP 1998).

22.2.8 Risikoanalyse

> Die Risikoanalyse erfolgt im Anschluss an die Risikoidentifizierung und umfasst die systematische Aufbereitung und Detaillierung der als Rohdaten vorliegenden identifizierten Risiken im Sinne einer Weiterverarbeitung und Kontextualisierung der Daten.

Die Risikoanalyse wird maßgeblich beeinflusst von der angewandten Methode. Die Daten werden unter Berücksichtigung ihrer limitierten Aussagekraft einer Synthese zugeführt, die es erlaubt, aus zuvor abstrakten, stichprobenartigen Informationen Risikomuster und Trends zu generieren. Erst durch Synthese der aggregierten Daten erhalten Risikoverantwortliche und Risikomanager ein umfassendes Bild des Sicherheitsstatus. Diese Informationen werden nunmehr mit den betriebswirtschaftlichen und organisatorischen Aspekten der Patientenversorgung für eine Risikobewertung zusammengeführt (Abb. 22.13).

Die Vielzahl denkbarer Risikoidentifikationsmethoden und deren unterschiedliche Ausgestal-

Tab. 22.6 NCC-MERP-Einteilung von Patientenschäden

Kategorie	Beschreibung: Fehler, Schaden, Auswirkung, Intervention
A	Die Umstände und Vorkommnisse haben das Potenzial Fehler (Irrtümer) zu bewirken, ein tatsächlicher Fehler fand nicht statt
B	Ein Fehler ist eingetreten, dieser erreichte den Patienten nicht (und konnte vorher korrigiert werden)
C	Ein Fehler ist eingetreten, diese erreichte den Patienten, ein Schaden folgte nicht daraus
D	Ein Fehler ist eingetreten, diese erreichte den Patienten, eine Überwachung wird notwendig um abzuschätzen ob ein Schaden eingetreten ist oder nicht und eine Intervention erforderlich wird
E	Ein Fehler ist eingetreten, der vermutlich zu einen temporären Schaden beigetragen oder bewirkt hat und eine Intervention erforderlich macht
F	Ein Fehler ist eingetreten, der vermutlich zu einen temporären Schaden beigetragen oder geführt hat und eine initiale oder verlängerte Hospitalisierung erforderlich macht
G	Ein Fehler ist eingetreten, der vermutlich zu einem permanenten Schaden beigetragen oder geführt hat
H	Ein Fehler ist eingetreten, der eine lebensunterstützende Intervention erforderlich machte
I	Ein Fehler ist eingetreten, der vermutlich zum Tod des Patienten beigetragen oder geführt hat

tung führen zu qualitativ sehr heterogenen und teils untersucherabhängigen Ergebnissen. Deshalb sollten mittels einer klar definierten Risikopolitik die in Frage kommenden Verfahren und die qualitativen Minimalanforderungen an eine Risikoanalyse sowie mögliche Konsequenzen aus den Ergebnissen vorab in einem Manual beschrieben werden.

Es ist ratsam, risikorelevante Daten aus allen in der Organisation etablierten Managementsystemen heranzuziehen und einer Synthese zuzuführen. Neben Daten aus dem QM, welches dem RM am nächsten steht, sind auch Daten des Hygienemanagements, der Apotheke, Medizintechnik und IT von hoher Relevanz. Voraussetzung ist eine enge Zusammenarbeit bzw. Integration der Systeme. Zenk und Kollegen haben am Beispiel eines Universitätsklinikums eine Zusammenlegung von Risiko- und Qualitätsmanagement beschrieben. Dabei werden die Qualitätsindikatoren aus dem QM-System einer Risikobewertung zugeführt und daraus Korrekturmaßnahmen abgeleitet (Zenk et al. 2011).

Die Risikoanalyse liefert primär wertfreie, kumulative und standardisierte Daten, wobei verschiedene Bereiche der Organisation je nach Methode und Erhebungsort berührt werden.

Spezialisierte, datenbankbasierte **Softwareprogramme** bieten mittlerweile »Dashboards« zur Visualisierung einer Vielzahl von Risikodaten an. Diese erleichtern den Überblick und lenken die Aufmerksamkeit auf auffällige Ergebnisse. Sie verwalten komplexe Datensätze und bieten die Möglichkeit u. a. strategische Prozesse des Risikomanagements abzubilden. Sie sind zugleich Dokumentationsmedium und unterstützen die Kontrolle der Maßnahmen.

Der Funktionsumfang der RM-Softwareprogramme umfasst u. a.:
- Funktionen des strategischen und operativen Risikomanagements
- Aufbau von Chancen-und Risikoregister
- Verwaltung von Risiken auf der Organisations-, Prozess-, Produkt-und IT-Ebene
- Identifizieren, dokumentieren, analysieren und bewerten von Risiken
- Definieren, dokumentieren und workflowgestützte Umsetzung von Maßnahmen
- Dokumentation von Reaktionen bei Risikoeintritt
- Risikoaggregation, Auswertungen und Berichte
- Aufbau eines Frühwarnsystems mit Festlegung auslösender Events und Trigger

Datensynthese

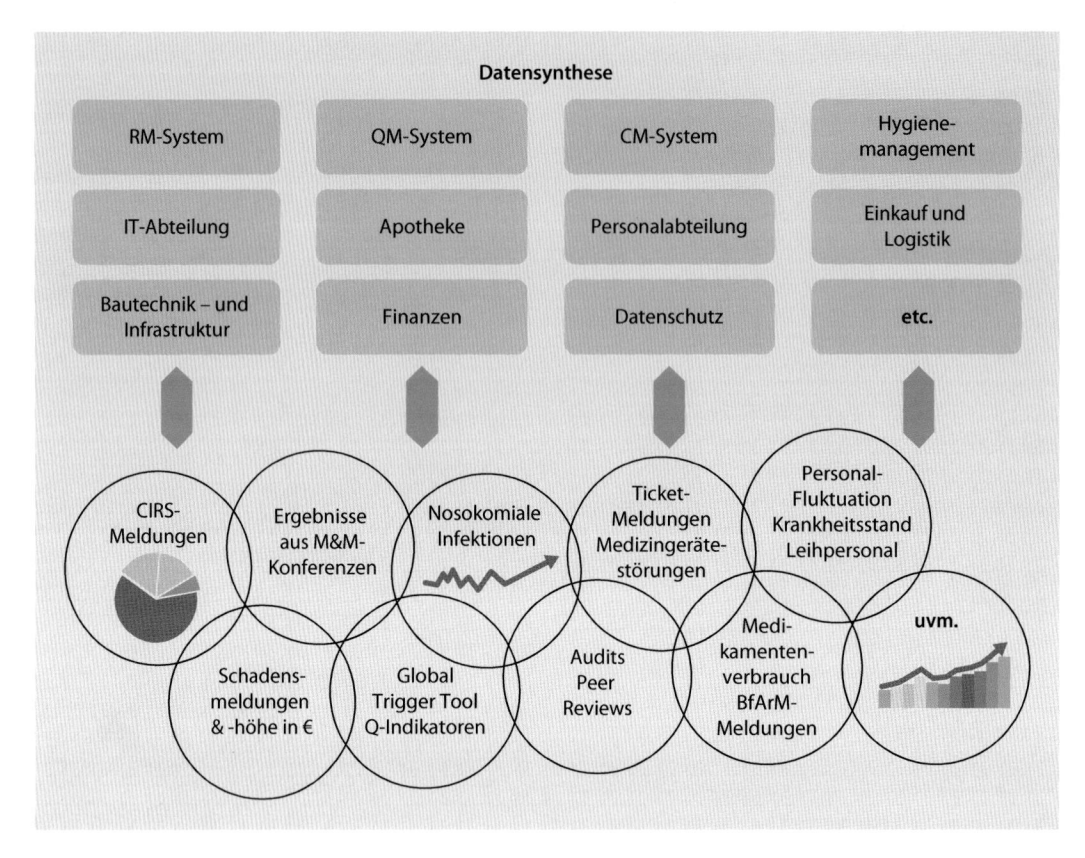

RM-System	QM-System	CM-System	Hygienemanagement
IT-Abteilung	Apotheke	Personalabteilung	Einkauf und Logistik
Bautechnik- und Infrastruktur	Finanzen	Datenschutz	etc.

Risikodaten (Kreise): CIRS-Meldungen; Ergebnisse aus M&M-Konferenzen; Nosokomiale Infektionen; Ticket-Meldungen Medizingerätestörungen; Personal-Fluktuation Krankheitsstand Leihpersonal; Schadensmeldungen & -höhe in €; Global Trigger Tool Q-Indikatoren; Audits Peer Reviews; Medikamentenverbrauch BfArM-Meldungen; uvm.

Abb. 22.13 Synthese der einzelnen Risikodaten zu einem Gesamtbild im Rahmen der Risikoanalyse

22.2.9 Risikobewertung

Die Risikobewertung schließt sich der Risikoanalyse an. Die bislang abstrakten, wertfreien und kumulierten Risikodaten müssen durch den Risikomanager und Risikoverantwortlichen, z. B. Chefarzt, Oberarzt oder Pflegeleitung, in einem vorab festgelegten transparenten Prozess sowie unter bedarfsbezogener Hinzuziehung von Fachexperten, z. B. der Hygienefachkraft, dem Medizintechniker, dem IT-Verantwortlichen oder externen Risikoberatern, im jeweiligen Kontext der Organisation bewertet werden (◐ Abb. 22.14). Es werden dabei größtenteils abteilungsspezifische Risikoprofile erstellt und mögliche Maßnahmen mit den identifizierten Risiken verbunden.

Dabei sollte beachtet werden, dass der Bewertung sowohl Maßnahmen der taktischen Risikobewältigung, i. d. R. kurzfristige Maßnahmen, als auch strategische Risikobewältigungsmaßnahmen, i. d. R. langfristige Maßnahmen folgen.

Zudem sollten Risiken, die in der Bewertung primär keinen Handlungsbedarf erfordern, nicht unterschätzt werden. Diese können in ihrer Summe zu einer Fehlerkette führen, deren Endresultat häufig unterschätzt wird. In der überwiegenden Mehrzahl der Fälle erfolgen Unfälle aufgrund einer Aneinanderreihung von Fehlern und dem Versagen verschiedener nachgeschalteter Schutzmechanismen.

Beispiel
Ein 70-jähriger rüstiger Mann wurde vom Hausarzt am Vormittag in ein Krankenhaus aufgrund anamnestischer Blutbeimengungen im Stuhl seit einer Woche eingewiesen. Der Hämoglobinwert lag bei Aufnahme bei 7,5 g/dl. Es wurde sofort eine Gastroskopie durchgeführt, welche ein großes, von

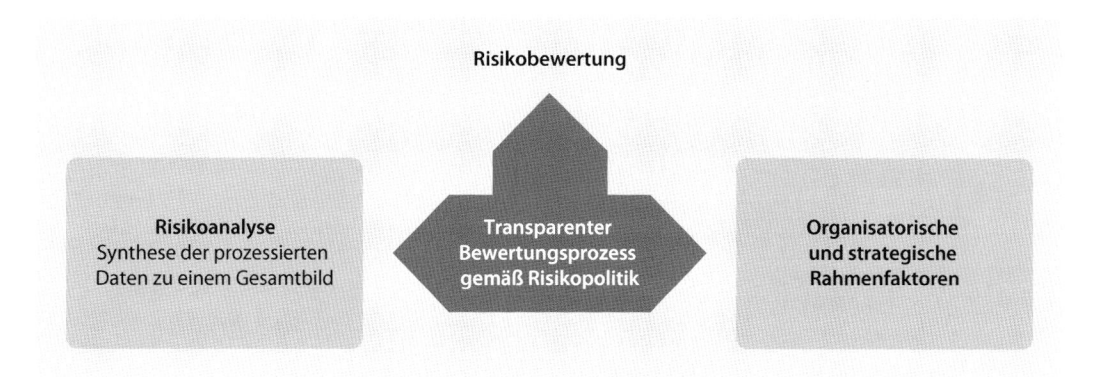

Abb. 22.14 Risikobewertung durch Verknüpfung aggregierter Daten mit organisatorischen und strategischen Rahmenfaktoren

Blutkoageln bedecktes Magengeschwür aufwies. Die Anamnese ergab vor 6 Jahren eine kurzzeitig transitorisch ischämische Attacke (TIA).

Nach der Gastroskopie wurde der Patient auf die internistische Intensivstation verlegt, wo ihm insgesamt 11 Blutkonserven transfundiert wurden. Abends klagte der Patient über starke Bauchschmerzen, war kaltschweißig und zeigte eine ausgeprägte Schocksymptomatik. Es erfolgte notfallmäßig eine zweite Gastroskopie durch den Oberarzt der Inneren Medizin und zugleich eine erste Konsiliaranforderung an den Chirurgen. Der gemeinsam erhobene Gastroskopiebefund ergab einen Magen voller Blut. Der Hb-Wert lag bei 5,7 g/dl. Nun stellte sich zudem heraus, dass keine OP-Kapazität zur notfallmäßigen Operation vorhanden war. Es erfolgte eine notfallmäßige Verlegung in ein anderes Krankenhaus, was den Eingriff deutlich verzögerte. Dort wurden eine subtotale Gastrektomie und eine Massentransfusion an Blutkonserven durchgeführt. Aufgrund der ausgeprägten Schocksymptomatik kam es postoperativ zu einer Duodenalstumpfinsuffizienz und einem Infarkt der A. cerebri media mit Linksseitenlähmung.

In der gutachterlich beanstandeten Behandlung haben sich mehrere kleinere Fehler zu einer fatalen Fehlerkette entwickelt. So wurde die Bedrohlichkeit der Magenblutung grob unterschätzt und der Patient nach anfänglich richtig indizierter Gastroskopie lediglich auf die Intensivstation verlegt, ohne die Möglichkeit einer Notfalloperation mit ins Kalkül zu ziehen. Der Chirurg und der Operationssaal wurden nicht rechtzeitig verständigt, so dass zur Durchführung des notwendigen Eingriffs eine Verlegung erfolgen musste. Eine rechtzeitige Information sowie das Freihalten von OP-Kapazitäten sowie ein schnelleres Eingreifen bei Gabe von bereits 11 Blutkonserven hätte die Entwicklung der schweren Komplikationen verhindern können.

In diesem Zusammenhang weisen Weick und Sutcliffe auf ihr 3. Prinzip der »Sensibilität für betriebliche Abläufe« hin, wonach »Sensibilität für betriebliche Abläufe bedeutet, dass man die zu erwartenden Wechselwirkungen in einem komplizierten und häufig schwer durchschaubaren System überwacht und auf die unerwarteten Wechselwirkungen prompt reagiert (Weick u. Sutcliffe 2010). Des Weiteren fordern die Autoren, auf die schwachen Fehlersignale zu achten, die sich im Auftreten häufen, im klinischen Kontext z. B. unerwartete oder ungewöhnliche Ereignisse, ein hoher unerklärlicher Medikamentenverbrauch, eine stark schwankende Sterberate auf der Intensivstation, häufige Dokumentationsverstöße etc.

All diese Zeichen können als **Prodromi** für schwerwiegendere Ereignisse stehen. Die Risikodarstellung in einer Heatmap oder Risikolandschaft wird diesem Aspekt nicht gerecht (▶ Kap 6.3 Fehlermodelle). Es bedarf somit auch immer einer Einschätzung, ob isolierte Einzelrisiken in ihrem Zusammenwirken in Fehlerketten oder einer synchronen Kumulation zu potenziell schwersten Schäden führen können.

Risiken, die extrem selten, aber mit einem katastrophalen Schadensereignis sich manifestieren,

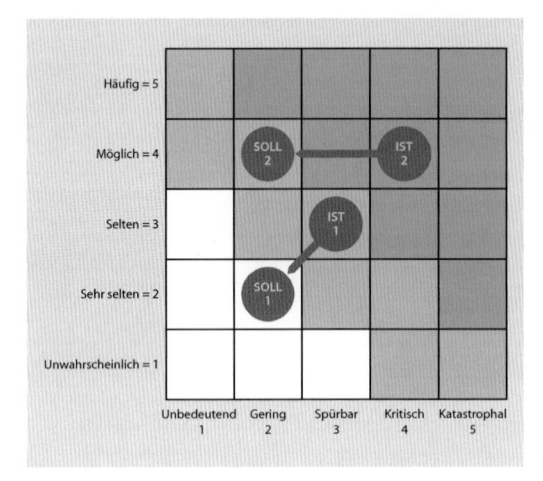

Abb. 22.15 Risikolandschaft mit zwei Prozessteilschritten und der Bewertungen von Ist und Soll

werden gemäß ONR 49000 als »credible worst case«, im medizinischen Umfeld als **Sentinel Event**, in der Atomindustrie als GAU (größter anzunehmender Unfall) oder figurativ gerne auch als grauer bzw. schwarze Schwan bezeichnet. In der Regel sind diese Risiken schwer operationalisierbar. Konkrete Maßnahmen bestehen überwiegend in der Delegation möglicher finanzieller Risiken an Versicherungsunternehmen. Kollateralschäden wie Reputationsverlust und psychische Folgen für die Mitarbeiter können nicht abgedeckt werden. Bei solch extrem seltenen Ereignissen kann ein gut eingespieltes Krisenmanagement helfen den Schaden zu begrenzen (▶ Kap. 25 Krisenmanagement). Häufig erfolgt die Bewertung potenzieller Schadensrisiken mittels Darstellung in einer **Risikolandschaft** bzw. Heatmap (2 Kategorien), Risikoprioritätenzahl RPN (3 Kategorien) oder per Rangfolge (frei wählbar), was eine Priorisierung der identifizierten Risiken ermöglicht (◘ Abb. 22.15). Kumulative Risikoberechnungen verschiedener Einzelrisiken zu einem potenziellen Gesamtrisiko erfolgen durch diese Methoden nicht.

Trotz der einfachen und illustrativen Darstellbarkeit von Risiken in Matrizen oder Risikotabellen sind solche schematischen Bewertungen mit Vorsicht zu interpretieren. So ist z. B. das aggregierte Gesamtrisiko eines Klinikpfades nicht zwangsläufig gleich der Summe der Einzelrisiken, da die komplexen Interdependenzen der einzelnen Risiken nicht verlässlich abbildbar sind, sondern lediglich ein Hilfskonstrukt zur Risikoabschätzung sind. Vielmehr kann eine Darstellung mittels Rangordnung oder einer Heatmap eine Sicherheit illustrieren, die so gar nicht vorhanden ist. Wird die subjektive Einschätzung der Risiken durch unerfahrene oder bewusst risikoaffine Mitarbeiter durchgeführt, oder ist die Bewertungsgrundlage unklar, können gravierende Fehleinschätzungen die Folge sein. Es bietet sich daher an, stets 2 oder mehrere unabhängige Schätzungen durch erfahrene und neutrale Fachexperten durchzuführen.

▶ **Subjektive Schätzungen zur Eintrittswahrscheinlichkeit eines Risikos unterliegen stets einem systematischen Bias.**

Besonders ungeeignet sind Risikolandschaften für die Mitberücksichtigung von Regelverstößen. Regelverstöße lassen aufgrund der fehlenden Datenlage kaum Abschätzungen ihrer Wahrscheinlichkeiten des Auftretens zu. Katastrophale Krisen wie die Tötung von Patienten oder sexuelle Vergehen sind als nicht zu quantifizierende Ereignisse einzustufen. Für derlei Risiken müssen alternative Bewertungsmethoden gewählt werden. Ebenso fällt es schwierig, Sentinel-Events wie die eines asphyktischen Kindes aufgrund einer CTG-Fehlinterpretation einzuschätzen.

Menschen bewerten Ereignisse eher in Szenarien und Ereignisbandbreiten, weniger in konkreten Zahlen. So werden z. B. häufige Ereignisse subjektiv eher in einer Bandbreite zwischen 60–80 % bewertet. Ebenso werden Schäden eher in medizinische Schadensszenarien, z. B. ein übersehener Herzinfarkt mehr als mögliche reanimationspflichtige Situation mit Folgedauerschäden und weniger als konkrete Kostensumme betrachtet. Die prognostizierten Schadenssummen in einer Risikolandschaft könnten dementsprechend nicht die tatsächlichen Schäden repräsentieren.

▶ **Eine lediglich auf 2 Dimensionen reduzierte Risikolandschaft (Schaden und Wahrscheinlichkeit) ist blind für die wesentlichen immateriellen Risiken, kommt methodisch schnell an ihre Grenzen und führt bei alleiniger Verwendung zu einer Risikobuchhaltung.**

Bewertungen von Risiken und die Entwicklung von Gegenmaßnahmen können auch jenseits der Auflistung konkreter Schadenswahrscheinlichkeiten im Rahmen interdisziplinärer Expertentreffen, **szenariogestützter Fallanalysen** oder im Rahmen verschiedener Kreativitäts- und Simulationsmethoden durchgeführt werden. Dabei können unter der Vorgabe risikobehafteter Rahmenfaktoren Szenarien entwickelt werden, die Zusammenhänge erkennen lassen, die anders nicht erkannt worden wären, und womöglich auf den ersten Blick völlig abwegige Wechselwirkungen erkannt werden, die erst im Zusammentreffen mit weiteren Faktoren zu schwersten Konsequenzen führen. Dies könnte ein fehlender Operationsschlüssel für den separaten Notfalloperationssaal im Kreißsaalbereich sein, der in Kombination mit dem Verlust des Ersatzschlüssels sowie dem Fehlen eines Handwerkers, der rechtzeitig die Tür aufbrechen könnte, und gleichzeitiger Belegung alternativer Operationssäle, eine Notsectio um wertvolle Minuten verzögern, mit gravierenden Auswirkungen für Mutter und Kind. Häufig sind es banale alltägliche Situationen wie verstellte Zufahrtswege, ein fehlendes Patientenleitsystem, eine defekte Videoüberwachung in der Notfallaufnahme, die den Kollaps des Wartenden nicht erfasst, oder der nicht an seinem Platz befindliche Pförtner am Klinikempfang, der gerade bei der Notdurft ist, und deswegen den nächtlichen Reanimationsalarm von Station nicht entgegen nimmt, woraufhin der Patient an einem Herzinfarkt verstirbt.

»Was-wäre-wenn«-**Fragetechniken** (»what if when«) können auf versteckte Kausalzusammenhänge hinweisen, die durch ein schematisches Abarbeiten bekannter Risiken nicht mit erfasst worden wären.

Bewertungen betreffen Aspekte wie
- Risikoursache,
- Risikowirkung, z. B. Schäden etc.,
- Risikokontrolle, z. B. Trigger-Momente, Schwellenwerte, Reaktionsmanagement, Prävention, Früherkennung etc.,
- das eigene Risikomanagement bzw. cGRC-Management hinsichtlich Effektivität, Kosten-Nutzen-Aufwand, Weiterentwicklung etc.,
- und als Gesamtergebnis aller Faktoren die Sicherheitskultur.

Häufig werden Risikobewertungen der Übersicht halber in einem **Risikoinventar** (Risikokatalog) zusammengefasst. Da die überwiegende Mehrzahl der Risiken sich nur schwer mit einem verlässlichen Risikoschadenswert und exakten Wahrscheinlichkeiten erfassen lassen, sollte das Risikoinventar verschiedene Risikobewertungsmethoden miteinbeziehen oder gänzlich darauf verzichten. Für Kliniken und Klinikverbünden bietet es sich an ihre Risikobewertungen in Benchmark-Portalen mit ähnlichen Einrichtungen zu vergleichen, wobei wissenschaftlich belastbare Kriterien, z. B. Patientensicherheitsindikatoren, derzeit noch in der Erforschung sind.

22.2.10 Kognitive Bias

Bei der Bewertung von Risiken besteht die Gefahr subjektiver Fehler durch kognitive Bias. Diese treten unbewusst auf und führen zu fehlerhaften Wahrnehmungen, Einschätzungen und Urteilen.
Typische Beispiele sind:
- **Verfügbarkeit-Bias**: Bewertung aufgrund einfacher Erinnerung an ein Beispiel kürzlich aus der Vergangenheit
- **Ankerheuristik**: Der erste Eindruck wird als Maßstab (Anker) für die weitere Bewertung herangezogen, zum Anker wird alles in Relation gesetzt
- **Framing-Effekte**: Durch unterschiedliche Einrahmungen (Rahmenfaktoren) des selben Inhalts werden verschiedene Botschaften oder Informationen gesendet und verändern so den Inhalt
- **Blinder Gehorsam**: Nicht plausible Fakten werden für bare Münze genommen
- **Selektive Wahrnehmung**: Aufgrund Fixierung oder Ablenkung werden nur bestimmte Aspekte wahrgenommen
- **Kausalattribution**: Einem Ereignis oder einer Person wird eine Ursache zugeschrieben, um den beobachteten Vorgang besser einordnen zu können, wobei diese Ursache falsch oder richtig sein kann

Des Weiteren treten auch gruppendynamische Effekte auf, die zu Fehlbeurteilungen führen können. Ein typisches Beispiel ist das Streben nach Übereinstimmung in der Gruppe oder der Vorgesetztenmeinung, abweichende Meinungen werden aus Rücksicht auf die Gruppe nicht abgegeben.

22.3 Risikobewältigung

Die Risikobewältigung ist logische Folge des vorab durchgeführten Risikoassessments und erfordert in der Regel eine Vielzahl verschiedener Maßnahmen, die ineinander greifen und koordiniert werden müssen. Die erfolgreiche Umsetzung von Risikobewältigungsmaßnahmen ist zugleich der anspruchsvollste Teil des gesamten klinischen Risikomanagement, da erst mit ihrer Umsetzung faktisch eine Risikoreduktion erreicht werden kann. Häufig wird jedoch gerade der damit verbundene Aufwand unterschätzt oder Ressourcen nicht in dem erforderlichen Maße freigestellt. Maßnahmen wie sporadische Frontalvorträge zur Patientensicherheit, Monologe über festgestellte Risiken in Morgenbesprechungen oder das bloße Übermitteln von Risikodaten ohne weitere Erläuterungen seitens der Klinikleitung sind gelebte Praxis und werden häufig leitungsseitig als ausreichend eingeschätzt. Zielführende risikoreduzierende Maßnahmen sind jedoch weitaus anspruchsvoller und umfassen einen Katalog an Aktionen, die jeweils bedarfsgerecht aufeinander abgestimmt werden sollten (s. unten).

Aus dem Risikoassessment muss zwingend **Handlungswissen** generiert werden, welches die Grundlage liefert für risikoreduzierende Gegenmaßnahmen. Ist das Risikoassessment fehlerhaft oder ungenügend, werden Maßnahmen nicht die erwünschte Wirkung erzielen. Häufig betreffen die notwendigen Veränderungen nicht nur fehlerbehaftete Prozesse, sondern erfordern organisatorische und personelle Veränderungen. Hier gelten die Regeln des Changemanagement (▶ Kap. 23). Dabei müssen oft tradierte Verhaltensmuster und defizitäre Sicherheitskulturen überwunden werden.

Erschwerend kommt hinzu, dass Ressourcen für risikoreduzierende Projekte oft deutlich eingeschränkt sind. In kleineren Krankenhausorganisationen fehlen häufig die erforderlichen Management- und Implementierungsfähigkeiten. Veränderungsprojekte werden zwar engagiert, aber ohne fachliche Expertise bezüglich des Changemanagements angestoßen, versanden aber nicht selten. Lediglich größere Einrichtungen oder Krankenhausverbünde können sich eigene, gut ausgebildete, interdisziplinäre Teams für die **Organisationsentwicklung** oder ein **Projektmanagement-Büro** (PMO) leisten. Kleinere Häuser sind bei der Reorganisation ihrer klinischen Prozesse häufig fachlich und personell überfordert und sollten daher für die Umsetzung prioritärer Risikobewältigungsmaßnahmen die Unterstützung externer Beratung einholen.

Unternehmensleitung und zuständige Risikoverantwortliche, i. d. R. die Chefärzte, sind die ersten Adressaten für die Risikobewältigung und müssen als Personal- und Budgetverantwortliche ausreichende Ressourcen zur Verfügung stellen.

22.3.1 Prinzipien der Risikobewältigung

Prinzipiell stehen zur Risikobewältigung die klassischen vier Optionen zur Auswahl:
- **Aktives Reduzieren** der Risiken durch Einleitung effektiver Gegenmaßnahmen (Schulungen, Supervision, Feedback, Prozessoptimierung, Infrastrukturmaßnahmen, Ressourcenallokation, etc.)
- **Risikoverlagerung** an Dritte, z. B. Verlegung von Patienten bei Entwicklung von Komplikationen auf eine höhere Versorgungsstufe, Abschließen einer Haftpflichtversicherung
- **Duldung der Risiken** soweit diese vertretbar sind, dabei Fördern verstärkter Achtsamkeit unter den Mitarbeitern durch Aufklärung über die bestehenden Risiken
- **Abstellen der Risiken** durch Risikoselektion und Verzicht auf die damit verbundenen Behandlungsangebote

Das Tolerieren von Risiken, die bekanntermaßen Patientenschäden verursachen, ist nicht verhandelbar und illegitim. Es muss vorausgesetzt werden können, dass jegliches medizinisches Handeln gemäß dem Grundsatz »**Primun nil nocere**« erfolgt und die Organisation sowie ihre Mitarbeiter sich stets darum bemühen, ihre Patienten sicher und mit bestmöglicher Qualität zu behandeln. Die hierfür geltenden ethischen Werte bilden die Leitbilder der Organisation und sind Grundlage der Sicherheitskultur.

Die Strategie der **Risikoselektion**, d. h. die Vorhaltung spezifischer auf die Kompetenzen und Kapazitäten der jeweiligen Organisation zugeschnittene Behandlungsangebote, stellt für kleinere Krankenhäuser durchaus eine Option dar. Für Maximalversorger oder Universitätskliniken ist eine solche Risikovermeidungsstrategie nicht umsetzbar. Ziel einer aktiven Risikopolitik ist somit überwiegend eine Verminderung der stets vorhandenen systeminhärenten Risiken (▶ Kap. 6.2 Eigenschaften von Hochrisikoorganisationen), und zeigt sich in der Implementierung zahlreicher Instrumente und Lösungsansätzen (▶ Sektion IV Lösungen).

Es ist ratsam, nicht nur Maßnahmen der Risikoverhinderung, sondern zusätzlich auch Maßnahmen der **Risikoeindämmung** zu implementieren. Beispielsweise kann dies im Falle des Auftretens einer nosokomialen Infektion bedeuten mit einer spezifischen Antibiotikatherapie nach Vorgaben des Antibiotic-stewardship-Programms rechtzeitig und zielgerichtet den Patienten zu behandeln. Des Weiteren sollten sinnvolle Sicherheitsvorkehrungen etabliert werden, um erneute Infektionen zu vermeiden.

Die **Risikoverlagerung** auf Dritte, meist auf Haftpflichtversicherungen, ist zwar aus betriebswirtschaftlicher Sichtweise sinnvoll und anzuraten, verhindert aber per se keine Patientenschäden. Im Gegenteil scheint es bei einigen wenigen Akteuren, die Gewissheit eines risikofreien Arbeitens, mit entsprechend achtlosem oder hoch risikoaffinem Handeln zu verstärken.

Eine Abwälzung von Risiken auf die Patienten selbst ist ethisch nicht zu vertreten, da in einer Situation der Hilfsbedürftigkeit keine freie Wahl für den Patienten besteht und zudem einem risikoaffinen Handeln noch weiter Tür und Tor geöffnet werden. Dies bedeutet jedoch nicht im Rahmen einer »Healthliteracy«-Strategie (▶ Kap. 32 Die aktive Patientenrolle im Risikomanagement) mehr Mitsprache und aktive Teilnahme auf die Patienten zu übertragen. Ziel dieser Maßnahme ist es jedoch, die Patientensicherheit zu erhöhen und nicht die Risiken zu verlagern.

Krankenhausverbünde und kapitalstarke Krankenhausträger entscheiden sich aufgrund der zunehmend ansteigenden Haftpflichtprämien immer häufiger dazu, durch eine **eigenkapitalgestützte Rücklagenbildung** Risiken finanziell selbst abzusichern. Dies erfordert jedoch neben der Rücklage hoher Geldbeträge, die derzeit aufgrund der geringen Zinserträge nur wenig rentabel sind, auch die Einrichtung einer umfassenden und professionellen Schadensabwicklung, die zuvor von den Versicherungsunternehmen durchgeführt wurde. Zunehmend kommen auch aus dem US-Markt bekannte Versicherungsmodelle mit so genannten Multi-Line-Stop-Loss-Policen auf den deutschsprachigen Markt, welche einen großen Eigenanteil erfordern und erst ab hohen, teils (Millionen-)Schäden, versicherungstechnisch wirksam werden. Inwieweit damit Anreize geschafft werden, mehr eigeninitiativ Risikobewältigungsmaßnahmen durchzuführen, bleibt noch abzuwarten. Zum Beispiel könnten Teile der eingesparten Prämien gezielt für risikoreduzierende Maßnahme verwendet werden.

22.3.2 Handlungsebenen für risikoreduzierende Maßnahmen

Maßnahmen zur Risikobewältigung gibt es vielfältige und ihr Spektrum sollte voll ausgeschöpft werden. Diese müssen effektiv und effizient eingesetzt und dabei die lokalen Bedingungen berücksichtigen. Ein Restrisiko wird immer bestehen bleiben, da Medizin stets auch ein Handeln in Unsicherheit ist. Zur nachhaltigen Risikoreduzierung greifen nur Maßnahmen, welche die Sicherheitskultur positiv beeinflussen. Klar identifizierte Risiken müssen konsequent angegangen werden, da ein Nichthandeln ggf. zivilrechtliche oder strafrechtliche Folgen nach sich ziehen kann. Dabei wird eine Regulierung, Strukturierung und enge Supervision von Prozessen besonders dort notwendig, wo besonders risikobehaftete Prozesse ablaufen, wie z. B. im Schockraum, auf der Intensivstation, im Operationsbereich, in der Notaufnahme und in der Geburtshilfe.

Grundsätzlich kann zwischen **spezifischen** auf klare Missstände fokussierte, i. d. R. reaktive Maßnahmen und **allgemeinen**, weitwirkenden, i. d. R. präventive Risikobewältigungsmaßnahmen unterschieden werden. Dabei geht es im ersten Fall vornehmlich darum, gezielt fehlerbehaftete Pro-

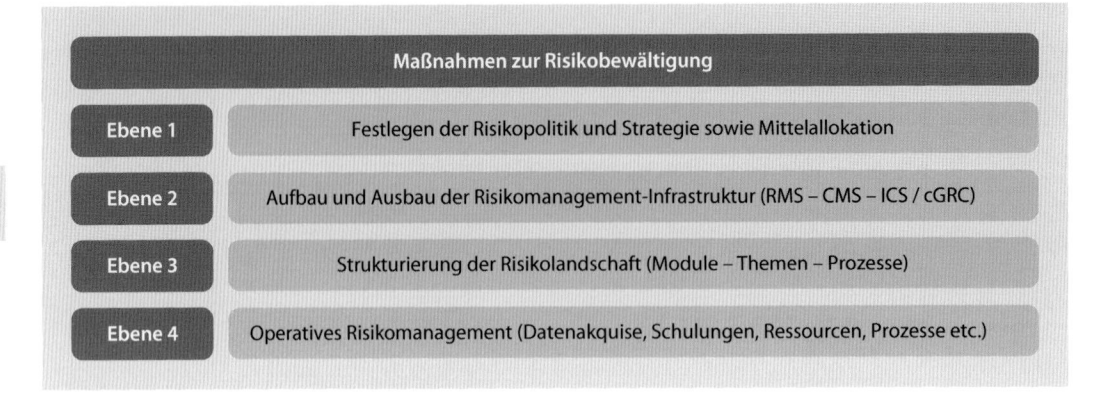

Maßnahmen zur Risikobewältigung	
Ebene 1	Festlegen der Risikopolitik und Strategie sowie Mittelallokation
Ebene 2	Aufbau und Ausbau der Risikomanagement-Infrastruktur (RMS – CMS – ICS / cGRC)
Ebene 3	Strukturierung der Risikolandschaft (Module – Themen – Prozesse)
Ebene 4	Operatives Risikomanagement (Datenakquise, Schulungen, Ressourcen, Prozesse etc.)

Abb. 22.16   4 Handlungsebenen für risikoreduzierenden Maßnahmen

zesse zu verbessern und deren fehlerbegünstigende Rahmenfaktoren zu korrigieren, z. B. im Rahmen der Reanimationsalarmierung die Notrufnummer für das gesamte Krankenhaus zu vereinheitlichen oder Prozessregeln, SOPs, Verfahrensanweisungen etc. hinsichtlich ihrer Nützlichkeit und Aktualität zu überprüfen, während es im zweiten Fall darum geht, Maßnahmen zur Stärkung der allgemeinen Sicherheitskultur durchzuführen, sei es durch Kommunikationstrainings, Teambildungsmaßnahmen, CRM-Trainings, Durchführung von M&M-Konferenzen, Implementierung eines CIRS oder die Adaptierung und Optimierung des RMS bzw. des gesamten cGRC-Systems.

Es empfiehlt sich, die Maßnahmen zur Risikobewältigung auf 4 verschiedenen Ebenen durchzuführen, wobei jede Ebene ihren eigenen Schwerpunkt hat (Abb. 22.16). Die Ebenen 2 und 3 sind von entscheidender Bedeutung dafür wie die Prozesse innerhalb des Risikomanagement geregelt werden und ihre Ausgestaltung sowie kontinuierliche Optimierung können maßgeblich dazu beitragen zu eruieren wie effizient und ökonomisch das Risikomanagement arbeitet.

22.3.3 Maßnahmen zur Stärkung der Clinical Governance, Risk und Compliance

Maßnahmen, die den ganzheitlichen Clinical-Governance-Risk-and-Compliance-Ansatz (cGRC) stärken, bestehen überwiegend darin, die **organisatorischen Rahmenfaktoren** so zu gestalten, dass ein optimales Zusammenwirken der drei Standbeine des klinischen Risikomanagements – RMS, CMS und ICS – in enger Abstimmung mit dem Qualitätsmanagementsystem möglich wird.

Diese (strategischen) Maßnahmen können auf 3 Ebenen ansetzen:
- **Unternehmensleitungsebene**: Aufsichtsrat und Vorstand erhalten einen Jahresbericht zur Darstellung der Risikopolitik mit Fokus auf die systemischen Risiken. Sie legen die langfristige Strategie fest.
- **Führungsebene**: Geschäftsleitung und Klinik- bzw. Abteilungsleitungen erhalten vierteljährliche, sowie anlassbezogene Risikoreports vom Risikomanager. Das Interne Risikocontrolling unterstützt dabei logistisch und operativ die Erstellung der Reports. Die Führungskräfte initiieren risikoreduzierende Maßnahmen.
- **Unabhängige neutrale Kontrollebene**, z. B. die Konzernrevision, Zertifizierungsagenturen oder externe Risikoberater, führen in zeitlichen Abständen von 1–3 Jahren umfassende Risikoaudits durch. Sie geben eine Risikobewertung ab und schlagen ihrerseits risikoreduzierende Maßnahmen vor.

Eine besondere Herausforderung besteht in einer Vereinheitlichung der IT-Landschaft und der lokalen Erfassungsprozesse von Risiken. Dazu gehört die Integration von RMS, CMS und ICS, wozu neben der Lösung der informationstechnischen Herausforderungen auch eine Veränderung der Organisationsstruktur erforderlich ist.

> Langfristig sollten alle Prozesse des klinischen Risikomanagements digital abgebildet werden. Dabei müssen jegliche IT-gestützte Datenerfassungswerkzeuge sowie Analyse- und Reporting-Tools den Nachweis erbringen, die Arbeit der Risikomanager, Qualitätsmanager und der betroffenen Mitarbeiter spürbar zu erleichtern.

Die informationstechnischen Applikationen müssen die spezifischen Anforderungen des Risikomanagements und Compliancemanagement der verschiedenen Abteilungen berücksichtigen. Es bietet sich an, dass Risiko- und Compliancethemen in einem gemeinsamen Maßnahmenkatalog zusammengefasst werden. Dies dient u. a. der Transparenz und ermöglicht eine ganzheitliche Herangehensweise der Risikoreduktion.

22.3.4 Maßnahmen zur Verbesserung der Sicherheitskultur

Durch eine bestmögliche medizinische Behandlung durch ausgewiesene Fachexperten, sowie einer Optimierung der Behandlungsabläufe, z. B. durch ein stringentes Entlassungsmanagement im Rahmen des Qualitätsmanagements bzw. Prozessmanagements werden bereits spürbare risikoreduzierende Effekte erzielt. Prinzipiell ist die gute medizinische Versorgung durch kompetente Ärzte und Pflegekräfte Grundvoraussetzung für eine sichere Patientenversorgung. Die Aufgabe des Risikomanagements besteht nun darin die Sicherheit, die in allen Prozessen bereits in der ein oder anderen Ausprägung angelegt ist, noch weiter zu erhöhen, wobei primär besonders die hochrisikobehafteten Prozesse im Mittelpunkt stehen. Dazu gehört die Ausgestaltung der Rahmenfaktoren und Etablierung von Strukturen, welche langfristig die Sicherheitskultur verbessern, z. B. durch die Förderung des organisationalen Lernens (▶ Kap. 6.1 Sicherheitskultur und Patientensicherheit).

Diese Faktoren – eine bestmögliche fachlich-medizinische Behandlung und die Etablierung von Sicherheitskultur fördernder Rahmenfaktoren - wirken wechselseitig aufeinander ein, so dass optimierte medizinische Prozesse einerseits die Sicherheitskultur verbessern, andererseits die verbesserte Sicherheitskultur die Prozesse wieder optimiert. Die Autoren einer Metastudie »Research scan: Does improving safety culture affect patient outcomes?« kommen zu der Schlussfolgerung, dass wechselseitige Effekte von Patienten-Outcome, Mitarbeiter-Outcome und Sicherheitskultur und -klima bestehen (The Health Foundation 2011).

Im Grunde sind es »scheinbar« simple und allgemeine Verhaltensregeln, wie die von Weick und Sutcliffe, die dazu betragen die Sicherheitskultur wesentlich zu verbessern (Weick u. Sutcliffe 2010). Die Autoren stellen die folgenden 5 Merkregeln auf:

- Kleinere Fehler und Störungen aufspüren
- Groben Vereinfachungen widerstehen
- Sensibel für betriebliche Abläufe sein
- Flexibel reagieren
- Die Orte des jeweils größten Sachverstandes nutzen

Diese recht einfach klingenden Grundregeln, die in der Praxis jedoch häufig nur mit Mühen umsetzbar sind, liefern die Antwort, um der Komplexität des medizinischen Handelns, der deutlichen Arbeitsverdichtung sowie den sich ständig veränderten Rahmenfaktoren gerecht zu werden.

James Reason hat in ähnlicher Weise ein Modell in Adaption an Earl Wiener zur Verbesserung der Widerstandskraft der Organisation gegen das Eintreten von Risiken beschrieben und 12 Indikatoren einer **resilienten Organisation** aufgelistet, die sich aus den Kombinationen der drei Treiber Commitment, Kompetenz und Wachsamkeit sowie den vier Wirkungsfeldern Prinzipien (und Leitbildern), Risikopolitik, Prozesse und Praxis ergeben (Reason 2008) (◘ Abb. 22.17).

22.3.5 Kommunikation und Reporting von Risikopolitik und Risiken

Die Kommunikation der Risikopolitik sollte möglichst mit einer Stimme und Hinweise auf identifizierte Risiken verständlich und prägnant erfol-

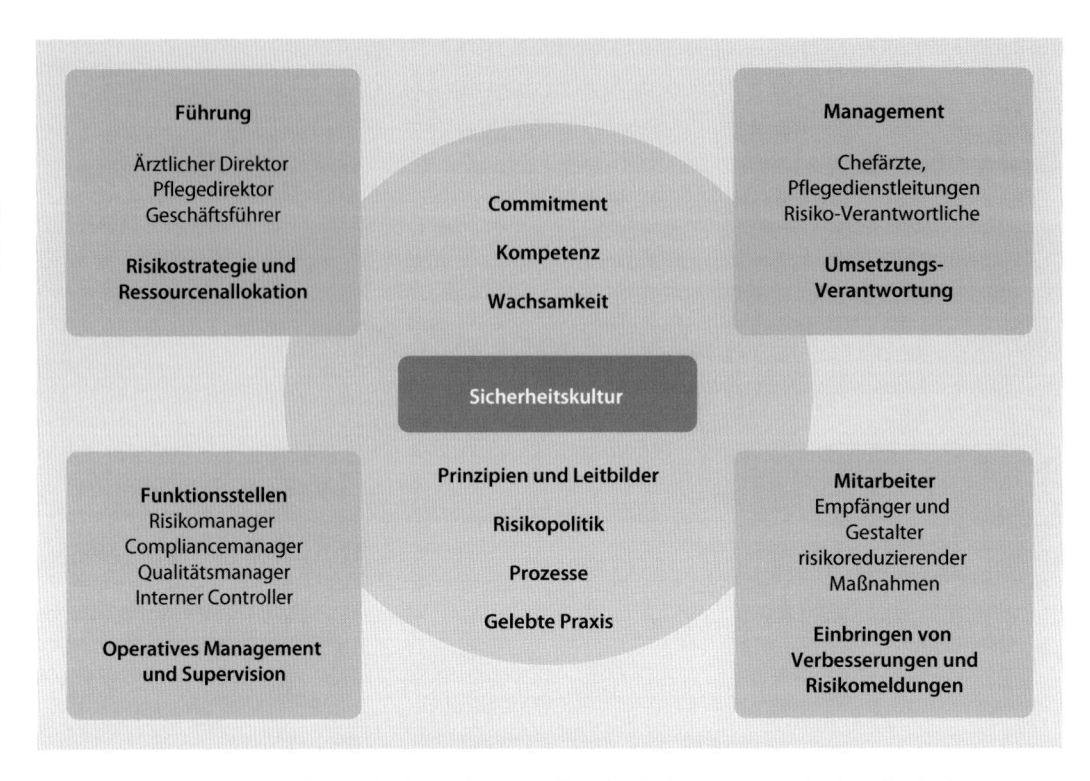

Abb. 22.17 Zusammenspiel der verschiedenen Akteure im klinischen Risikomanagement in einem Krankenhaus, deren Verantwortlichkeiten und Aufgaben

gen. Geschäftsleitung, Risikoverantwortliche und Risikomanager benötigen übersichtlich strukturierte Berichte bzw. nachvollziehbare Meldungen. Dies erfordert die Einrichtung einer professionellen Kommunikations- und Berichtsstruktur, z. B. über lokale Risikomanager und Risikobeauftragte. Diesem Auf- bzw. Ausbau der Strukturen (meist unter Zuhilfenahme von IT-Systemen) wird bisweilen nicht die angemessene Beachtung geschenkt, spielt aber in der täglichen Arbeitsroutine eine entscheidende Rolle, da der Verlust womöglich kritischer Risikoinformationen für sich genommen bereits ein ernst zu nehmende Risiko darstellt.

Risikopolitik und -strategie müssen den Mitarbeitern plausibel erklärt werden, um ihre Unterstützung für die Ziele des klinischen Risikomanagements zu gewinnen. Dies erfordert eine Kommunikation der Risikopolitik, die auf die verschiedenen Berufsgruppen der Organisation zugeschnitten ist. Die etablierte Kommunikations- und Berichtsstruktur erleichtert zudem die Durchführung der Risikobewältigungsmaßnahmen, z. B. durch rechtzeitige Information aller betroffenen Mitarbeiter, und dient mitunter der Erfassung der Effektivität der Maßnahmen durch Einholung eines qualifizierten und zeitnahen Feedbacks.

Prinzipiell sollte zwischen einer **operativen** und **strategischen Risiko- und Reportingkommunikation** unterschieden werden, deren Adressaten häufig unterschiedliche sind (Löber 2015) (Tab. 22.7). Dies hilft die Kommunikationsabläufe übersichtlicher zu gestalten und dringende sowie wichtige Informationen zu priorisieren. So bedingen die Anforderungen an die Kommunikation mit einem CIRS-Melder oder Melder eines Compliance-Problems die Sicherstellung einer verbindlichen Vertraulichkeit, ggf. durch Einrichtung getrennter Kommunikationskanäle, während die Erstellung eines Jahresbericht an die Unternehmensleitung eine aussagekräftige Zusammenfassung aggregierter Risiken und qualifizierte Einschätzung des Status quo erfordert. Der Geschäftsleitung bleibt es vorbehalten, die strategischen Risikoziele zu kommunizieren. Abteilungs- und mitarbeiterspezifische Risikoziele können dagegen auch auf der Oberarzt- und Stationsleiterebene z. B. in Zielvereinbarungsgesprächen kommuniziert werden.

Jede Organisation entwickelt im Laufe der Zeit eine eigene Sprache der Risikokommunikation. Die Sprache kann mit überwiegend positiven oder negativen Konnotationen und Botschaften versehen sein. Risikomanagement kann über die entsprechende Sprachwahl als Belastung oder Chance, als notwendiges Übel oder Verbesserungswerkzeug, als Bestrafung oder Unterstützung verstanden und kommuniziert werden.

> Die Kunst einer gelungen Risikokommunikation besteht darin, alle Facetten des Risikomanagements mittels einer gemeinsamen Sprache so abzubilden, dass deren Begrifflichkeiten klar und eindeutig sind und ihre Ziele weitestgehend motivierend wirken.

Es ist oft erforderlich, aus verschiedenen Quellen die wichtigsten Botschaften herauszufiltern und einer größeren Gruppe bzw. der gesamten Belegschaft zu kommunizieren. Hierfür sind entsprechende Verfahrensregeln notwendig, um insbesondere Vertraulichkeit und Schweigepflichtauflagen zu respektieren. Da es sich in der Regel um brisante, teils emotional negativ behaftete Informationen handelt, sollte die Kommunikation stets neutral, wertschätzend und wohlgesonnen von statten gehen. Dabei ist auf eine **Anonymisierung** und ggf. Pseudonymisierung zu achten. Werden z. B. in einem persönlichen Gespräch Missstände angemahnt, sollte die Kommunikationsform weiterhin die Regeln der **wertschätzenden Kommunikation** beachten (▶ Kap. 9 Das Team – Kooperation und Kommunikation). Die Nutzung informeller Kommunikationskanäle kann ebenfalls hilfreiche, häufig sehr vertrauliche Informationen liefern. Diese sollten jedoch nie offizielle Kanäle ersetzen. Sie können jedoch, z. B. auf Chefarztvisiten (»executive ward rounds«) wertvolle Informationen liefern, ebenso wie ein zwangloses Gespräch an der Kaffee-Ecke.

Tab. 22.7 Elemente der Risikokommunikation und dem Risikoreporting. (Nach Löber 2015)

	Operativ	Strategisch
Intern	Verfahrensanweisungen SOPs CIRS-Meldung Beschwerden-Feedback Auditberichte etc.	Risikobericht mit Gefährdungsanalysen Kosten-Nutzen-Kalkulationen für die Geschäftsführung Executive-Summary-Aufsichtsrat etc.
Extern	Versicherungsberichte zu Einzelschäden Rechtsanwaltschreiben Schiedsstellenberichte Aqua-Daten § 137 SGB V Robert-Koch-Institut § 23-ISG-Daten BfArM-Meldungen Zertifizierungsaudits etc.	Netzwerkpartner Haftpflichtversicherer Schadenzusammenfassungen Pressemeldungen Berichte an Fachgesellschaften, Berufsverbände, Interessenverbände Stakeholder Gesellschafter etc.

22.4 Risikocontrolling

Nach der ISO 31000:2009 (E) sollte das Monitoring und die Bewertung des Risikomanagements folgende Elemente umfassen (International Organization for Standardization 2009):
- Regelmäßige Leistungsfähigkeitsmessung des RM anhand von Parametern und Indikatoren, die fortwährend auf ihre Angemessenheit hin geprüft werden (z. B. Sollwert-Korrektur der maximal gewünschten Dekubitusinzidenz im Krankenhaus auf Basis eines neuen evidenzbasierten Expertenstandards)
- Regelmäßige Überprüfung des »Kurses« und des Erfüllungsgrads der gesetzten RM-Ziele

- Regelmäßige Überprüfung des RMS, der Risikopolitik und der RM-Ziele auf Kongruenz mit dem sich ggf. dynamisch verändernden, externen und internen Kontext des Krankenhauses (z. B. Einführung eines Meldesystems für Beinahezwischenfälle aufgrund geänderter gesetzlicher Anforderungen)
- Etablierung regelmäßiger Reports über den Stand der RM-Ziele undEinhaltungsgrad der etablierten Risikopolitik (z. B. Quartalsbericht zum Durchdringungsgrad einer Operationschecklisteje Fachklinik)
- Regelmäßige Effektivitätsprüfung des installierten RMS bzw. RM-Rahmenwerks (z. B. externe Auditierung oder Zertifizierung des RMS)

Das **Datenvolumen** im Rahmen des Risikoassessments und Risikocontrollings (ICS) (▶ Kap. 27 Risikocontrolling) wird in den kommenden Jahren weiter deutlich zunehmen. Bereits heute wird den Mitarbeitern aufgrund der Dokumentationsauflagen zur rechtlichen Absicherung eine große Bürde abverlangt. Deshalb wird es notwendiger denn je sein, mit Hilfe **automatisierter Erfassungsalgorithmen** die Mitarbeiter zu entlasten. Hier bietet sich besonders die Auswertung schon vorhandener Routinedaten an. Derzeit werden verschiedene Verfahren wie z. B. Patientensicherheitsindikatoren dahingehend untersucht, brauchbare Risikoinformationen zu liefern (Romano et al. 2009). Letztendlich sind alle Informationsflüsse risikorelevanter Prozesse von größerer oder geringerer Bedeutung. Es besteht jedoch die Gefahr sich in der Datenflut – Stichwort **Big Data** – zu verlieren und unwichtige von wichtigen Informationen nicht mehr unterscheiden zu können.

Im Krankenhaus findet ständig ein Informationsaustausch, zu teils hochrisikobehafteten Prozessen statt, an denen zahlreiche Berufsgruppen und Abteilungen (von der Mikrobiologie über die Radiologie, IT, Einkauf bis zur Entsorgung) beteiligt sind. Betreffen diese Verfahren und Methoden Aspekte des Risikomanagements und sind sie von Relevanz, z. B. durch Überschreiten einer vorab definierten Meldeschwelle, sollten diese Risikoinformationen elektronisch gemäß einer festgelegten Taxonomie dem Datenpool des Risikomanagements zugeführt werden. Ein erster, freiwilliger Ansatz besteht in der Einrichtung von CIR-Systemen. Jedoch könnten diese Meldungen durch automatisierte BfArM-Meldungen, Medizinproduktemeldungen, Meldungen zu gefährlichen Keimnachweisen oder nationale/internationale Warnhinweise (»Alerts«) ergänzt werden.

Hochrisikobehaftete Prozesse, die sich in der täglichen Routine bewährt und als zielführend erwiesen haben, müssen lediglich überwacht werden, um kritische Abweichungen frühzeitig zu erkennen. Idealerweise sollte sich aus der aggregierten Betrachtung der einzelnen RM-Maßnahmen ein Bild über den Erfüllungsgrad der eingangs gesetzten Risikoziele ergeben (▶ Kap. 27 Risikocontrolling und Kap. 28 Steuerungswerkzeuge für das klinische Risikomanagement). Bei Verwendung eines Balanced-Scorecard-basierten RMS ist dies über einen Vergleich zwischen Soll und Ist der definierten Risikokennzahlen möglich. Sind solche Risikokennzahlen direkt oder indirekt in Geldsummen definiert, können ihr Erfüllungsgrad Auskunft über eine Monetarisierung bzw. Quantifizierung der eingesetzten Risikoressourcen und damit über die Effektivität und Effizienz der Maßnahmen geben (Löber 2015). Sie bleiben jedoch stets nur Annäherungen und Abschätzungen und sollten, wie oben bereits erwähnt, nicht zu einer Risikobuchhaltung verleiten.

Die ISO 31000 nennt 2 Feedbackmechanismen:
- Monitoring und Überprüfung der Ergebnisse
- Kommunikation und Beratung

Das Reporting und die Offenlegung werden in der ISO 31000 zwar kurz angesprochen, die Norm geht jedoch nicht weiter in die Details. Dabei sollte prinzipiell jedes Controlling überprüfen,
- ob die angewandten Methoden die angestrebten Ziele erreicht haben,
- die Methoden dabei effizient waren im Sinne eines vertretbaren Aufwand-Nutzen-Verhältnisses
- ausreichende Informationen für ein fundiertes Risikoassessment zur Verfügung standen
- welche Lektionen aus den Erkenntnissen gezogen werden können, um sich weiter zu verbessern

Literatur

AIRMIC (2010) A structured approach to Enterprise Risk Management (ERM) and the requirements of ISO 31000, ▶ www.theirm.org/media/886062/ISO3100_doc.pdf

Dörner D (2012) Die Logik des Misslingens. Strategisches Denken in komplexen Situationen, 11 Aufl. Rowohlt, Berlin

Dückers M, et al. (2009) Safety and risk management interventions in hospitals: a systematic review of the literature. Med Care Res Rev 66 (6 Suppl): 90S–119S

Fahrenkopf AM, et al. (2008) Rates of medication errors among depressed and burnt out residents: prospective cohort study. BMJ 336 (7642): 488–491

ISO/IEC Guide 51:2014 (en), ▶ www.iso.org/iso/catalogue_detail.htm?csnumber = 53940

Kahneman D (2012) Schnelles Denken Langsames Denken. Siedler, München

Lega F, DePietro C (2005) Converging patterns in hospital organization: beyond the professional bureaucracy. Health Policy 74 (3): 261–281

Lipczak H, et al. (2011) Safety hazards in cancer care: findings using three different methods. BMJ Qual Saf 20 (12): 1052–1056

Löber N (2015) Persönliche Kommunikation

Naessens JM, et al. (2009) A comparison of hospital adverse events identified by three widely used detection methods. Int J Qual Health Care 21 (4): 301–307

NCC-MERP (1998) NCC MERP Taxonomy of Medication Errors

Reason J (2008) The human contribution: unsafe acts, accidents and heroic recoveries. Ashgate, Farnham Surrey, England

Romano PS, et al. (2009) Validity of Selected AHRQ Patient Safety Indicators Based on VA National Surgical Quality Improvement Program Data. Health Serv Res 44 (1): 182–204

Shojania KG (2010) The elephant of patient safety: what you see depends on how you look. Jt Comm J Qual Patient Saf 36 (9): 399–401

Taylor-Adams S, Vincent C (2007) System Analysis of Clinical Incidents – The London Protocol (dt. Systemanalyse klinischer Zwischenfälle – Das London-Protokoll. Clinical Safety Research Unit, Imperial College London, Department of Surgical Oncology and Technology, St Mary's Hospital, London

The Health Foundation (2011) Research scan: Does improving safety culture affect patient outcomes?

Vassar M, Holzmann M (2013) The retrospective chart review: important methodological considerations. J Educ Eval Health Prof 10: 12

Waterman AD, et al. (2007) The emotional impact of medical errors on practicing physicians in the United States and Canada. Jt Comm J Qual Patient Saf 33 (8): 467–476

Weick KE, Sutcliffe KM (2010) Das Unerwartete Managen. Wie Unternehmen aus Extremsitutionen lernen. 2 Aufl. Schäffer-Poeschel, Stuttgart

Yule S, et al. (2006) Development of a rating system for surgeons' non-technical skills. Med Educ 40 (11): 1098–1104

Zenk K, et al. (2011) Risikomanagement und Qualitätsmanagement – ein gemeinsamer Lösungsweg? Gesundh Ökon Qual Manag 16: 335–340

Changemanagement – Organisation des Wandels

Alexander Euteneier

23.1 **Einführung** – 294
23.1.1 Wandel und Fortschritt – 294
23.1.2 Psychologie des Wandels – 294
23.1.3 Das Prinzip der Autonomie und Partizipation – 294

23.2 **Changemanagement und Risikomanagement** – 295
23.2.1 Changemanagement ist Risikomanagement – 296
23.2.2 Vorreiter Luftfahrt – 296

23.3 **Ebenen des Veränderungsprozesses** – 297

23.4 **Veränderbare und unveränderbare Welten** – 298

23.5 **Erfolgsfördernde Faktoren des Wandels** – 299

23.6 **Modelle des Changemanagement** – 300
23.6.1 Greiner-Modell der 6 Phasen – 300
23.6.2 8-Stufen-Modell nach Kotter – 300
23.6.3 CUSP und TeamSTEPPS – 301

23.7 **Management des Wandels** – 302
23.7.1 Organisatorischer Wandel als Spezialistensache – 303
23.7.2 Organisatorischer Wandel als Einzelprojekt – 303
23.7.3 Organisatorischer Wandel als stetiger Prozess – 304
23.7.4 Organisatorischer Wandel als Ausnahme – 304

23.8 **Praktische Tipps für Veränderungsprozesse** – 304

Literatur – 305

A. Euteneier (Hrsg.), *Handbuch Klinisches Risikomanagement*, Erfolgskonzepte Praxis- & Krankenhaus-Management, DOI 10.1007/978-3-662-45150-2_23, © Springer-Verlag Berlin Heidelberg 2015

23.1 Einführung

23.1.1 Wandel und Fortschritt

Der technologische Fortschritt hat sich auch in der Medizin in den letzten Jahrzehnten rasant beschleunigt. Aktuelle Schätzungen gehen davon aus, dass sich das verfügbare Wissen alle 5–12 Jahre verdoppelt. Was vor zehn Jahren noch »state of the art« in der Medizin war, mag heute schon überholt sein und als Kunstfehler bewertet werden. Die diagnostischen und therapeutischen Möglichkeiten haben sich von Grund auf verändert, dazu kommen pharmakologische Erkenntnisse, die neue Behandlungsansätze ermöglichen. Selbst viele etablierte chirurgische Operationstechniken wurden im Laufe der Jahre durch minimal-invasive Operationstechniken und mikrochirurgische, teils robotergesteuerte Verfahren ersetzt oder durch multimodale Therapieansätze ergänzt.

Das Personal von Krankenhauseinrichtungen und sonstigen Versorgungseinrichtungen benötigt eine hohe **Veränderungsfähigkeit und -bereitschaft** um den Anforderungen gerecht zu werden und mit den neuen Entwicklungen Schritt zu halten. Die Fähigkeit und Bereitschaft, bisher genutzte Prozesse und Methoden in Frage stellen zu können, und konstant nach neuen Möglichkeiten zu suchen, sind von großer Wichtigkeit für die Patientensicherheit und von zentraler Bedeutung für eine medizinische Versorgung stets nach neuesten wissenschaftlichen Erkenntnissen.

23.1.2 Psychologie des Wandels

Menschen suchen nach Beständigkeit, weil dies ein Gefühl von Sicherheit verleiht. Sie finden es in den heutigen Zeiten zunehmend schwerer, alles zu überblicken und die oftmals komplexen Zusammenhänge zu verstehen. Dies resultiert in dem Versuch, die eigene Handlungswelt zu vereinfachen, die Komplexität zu reduzieren und das eigene Wissen und Können als gesichert anzusehen. Jeder sieht dabei nur seinen spezifischen Teilausschnitt in seiner eigenen Arbeitsumwelt und möchte sich diesen Blick bewahren. Dieser Widerstand gegen Veränderung hat sowohl Ursachen, die individuell in der Persönlichkeit des Einzelnen begründet sind, als auch Ursachen, die in der Organisation selbst liegen.

Bei manchen Mitarbeitern besteht Furcht vor **Kompetenzverlust** durch Neuverteilung von Aufgaben und Zuständigkeiten (»Wissen ist Macht«), es entstehen womöglich neue Machtgefüge, mit denen man sich erst mühsam neu arrangieren muss, es entsteht Transparenz, wo vorher Unklarheit herrschte und es drohen Wert- und Prestigeverlust. Diese und viele weiteren Gründe erzeugen Widerstand gegen Änderungen auf der individuellen Ebene. Neben dem individuellen Aspekt, der Akzeptanz zur Veränderung, müssen auch Bedingungen des Könnens und Dürfens erfüllt sein. So nützt Veränderungsbereitschaft alleine wenig, wenn der Mitarbeiter die dafür notwendige Qualifikation nicht besitzt oder sein Vorgesetzter den Wandel nicht unterstützt.

23.1.3 Das Prinzip der Autonomie und Partizipation

Der Theorie der **kognizierten Kontrolle** (Osnabrügge et al. 1985) zufolge sind Menschen bestrebt, »auf Ereignisse Einfluss nehmen zu können, sich erklären zu können, warum ihnen ein bestimmtes Ereignis zugestoßen ist, oder zumindest vorhersehen zu können, was ihnen zustoßen wird. Je mehr Beeinflussungsmöglichkeit, Erklärbarkeit und Vorhersehbarkeit aufgrund von Partizipation vorhanden ist, umso mehr sind Mitarbeiter auch bereit, aversive Situationen zu ertragen, und umso mehr identifizieren sie sich mit den Führungspersonen, dem Unternehmen und dessen Zielen. Ein großer Teil des Fehlschlagens von Changemanagement-Prozessen liegt wohl darin begründet, dass sich Mitarbeiter und Führungskräfte zu wenig eingebunden fühlen und daher von oben vorgegebene Entscheidungen nicht mittragen« (Frey et al. 2001).

Die Theorie der kognizierten Kontrolle gibt laut den Autoren Frey et al. in Anlehnung an Osnabrügge et al. auch gleichzeitig Hinweise, wann

Menschen Verantwortung im Sinne von Partizipation ablehnen:
- wenn sie sich überfordert fühlen, und
- wenn die Übernahme von Verantwortung mit dem Risiko von negativen Sanktionen verbunden sein könnte.

So überrascht es nicht, dass sich gelegentlich in Kliniken Mitarbeiter finden, die den Facharztstatus nicht anstreben, sondern vielmehr über Jahrzehnte im Status eines Assistenzarztes arbeiten wollen. Es zeigt sich auch an der Tatsache, dass mancherorts Chefarztpositionen unbesetzt bleiben, da die Arbeitsbedingungen durch Knebelverträge und enge Zielvorgaben massiv die Autonomie und Entscheidungsfreiheit des Chefarztes beschneiden.

> Die Problematik der Verantwortungsdiffusion ist strukturell fixiert, da Organisationen so aufgebaut sind, dass Wandel erfolgreich nur von Gruppen und Teams befördert werden kann, als Entlohnungsmodell jedoch lediglich den Einzelnen adressiert.

Oftmals fehlt in Organisationen die notwendige gemeinsame Veränderungsbereitschaft der relevanten Gruppen. Infolgedessen wird die Veränderung nur von einigen wenigen vorangetrieben, während die meisten anderen sich nicht in der Pflicht sehen oder sogar eine Blockadehaltung einnehmen. Häufig werden Veränderungen auch auf Fachabteilungsebene blockiert, besonders dann, wenn es darum geht, Einflüsse und Pfründe abgeben zu müssen oder Gewohnheiten zu ändern, beispielsweise wenn Patientenabrechnungsfälle einer anderen Fachabteilung zugesprochen werden sollen. Die heutige **Krankenhausbudgetierung** erfolgt leistungsbezogen auf der Fachabteilungsebene und setzt demnach wirtschaftliche Anreize, die ein fachübergreifendes Agieren erschweren. Jede Abteilung wird versuchen, sich diesbezüglich bestmöglich zu positionieren, auch wenn dies für den Patienten wenig Nutzen bringt. Die verantwortlichen Chefärzte fordern von ihren Mitarbeitern Loyalität, nicht selten mit Hinweis auf die Profitabilität und wirtschaftliche Zwänge. Dies führt mitunter dazu, dass Patienten eher auf einer Station behalten als in eine andere Abteilung transferiert werden, oder im umgekehrten Fall, die Abteilung, die einen Patienten weiterbehandeln soll, kein Interesse an einer Übernahme signalisiert, abhängig davon, wer die Fallpauschale erhält.

Häufig zeigt sich **Widerstand gegenüber Veränderung** durch die Verwendung von Killerphrasen. Typische Killerphrasen sind z. B.:
- Das haben wir schon immer so gemacht.
- Das haben wir noch nie so gemacht.
- Das funktioniert sowieso nicht weil ….
- Das ist hier nicht durchsetzbar, da macht der Chef(arzt) garantiert nicht mit.

Arbeitsverdichtung und Zunahme der Komplexität der Arbeit haben deutlich zugenommen. Burnout und innere Kündigung sind heute gängige Schlagworte. Mitarbeiter finden im Hamsterrad der Krankenversorgung immer weniger ihren Sinn und Berufung. Die Medizin hat unter dem Primat der Gewinnoptimierung viele Mitarbeiter, die mit großem Idealismus begonnen haben, resignieren lassen, Ältere gehen in die innere Kündigung und Jüngere schreckt es von vornherein ab den Beruf zu ergreifen. Die Arbeit am Patienten wird so zum reinen Broterwerb und dient nicht als Quelle für Befriedigung und zur Erfüllung persönlicher Ziele. Unter solchen Bedingungen fällt Wandel besonders schwer.

Ein weiteres Problem, sind die vielen bereits **gescheiterten Veränderungsprojekte**. Fast jedes Krankenhaus kann eigene Beispiele für gescheiterte Veränderungsprojekte vorweisen, die zum Teil von externen Beratern konzipiert wurden oder aufgrund politischer Vorgaben überhastet erfolgten, die die Organisationen überforderten oder lediglich abstrakte theoretische Lösungen angeboten haben, ohne die organisations- und branchenspezifischen Besonderheiten zu berücksichtigen. Besonders oft ist dies der Fall, wenn Lösungen aus medizinfremden Branchen auf Krankenhauseinrichtungen übertragen wurden, ohne dass die Befürworter praktische Erfahrungen in der Krankenversorgung und entsprechende Detailkenntnisse vorzuweisen haben.

23.2 Changemanagement und Risikomanagement

Ohne ein funktionierendes Changemanagement kann kein Risikomanagement auf Dauer bestehen.

Die äußeren Rahmenfaktoren ändern sich ständig, dementsprechend muss sich auch das Risikomanagement stets neu ausrichten und anpassen. Dabei stellt Flexibilität eine wichtige Eigenschaft eines effizienten Risikomanagements dar. Veränderungen wiederum sollten gemäß der Erkenntnisse und Methoden des Changemanagements vollzogen werden, da diese etablierte Managementmethode die größten Erfolgsaussichten verspricht.

23.2.1 Changemanagement ist Risikomanagement

Um klinische Risiken zu reduzieren und Patientensicherheit zu erhöhen, müssen stetig Veränderungen auf der Organisationsebene und auf der individuellen Mitarbeiterebene im Handeln jedes Einzelnen erfolgen.

> Proaktives Risikomanagement ist stets zugleich auch Changemanagement.

Veränderungen können in kleinen Schritten erfolgen oder durch große Aktionen. Weick empfiehlt eher den Weg der »**kleinen Gewinne** (»small wins«)« zu wählen, da große Projekte Mitarbeiter und Organisation oft überfordern, während erfolgreich durchgeführte kleine Veränderungsschritte dazu motivieren weiterzumachen (Weick u. Sutcliffe 2010).

Jede Veränderung braucht den Rückhalt von oben, somit ist Changemanagement immer auch eine **Führungsaufgabe**. Risikomanagement bedeutet proaktiv zu handeln und sich durch glaubwürdige Veränderungsbereitschaft den neuen Herausforderungen zu stellen. Alternativ dazu könnten Risiken auch bewusst, unter Abwägung aller Für und Wider, in Kauf genommen werden. Während in klassischen Unternehmen, z. B. in Versicherungen und Banken versucht wird, wirtschaftliche Risiken mittels komplizierter Formeln zu berechnen, lassen sich im klinischen Bereich Risiken auf diesem Weg entweder überhaupt nicht oder nur sehr vage kalkulieren. Werden Anstrengungen zur Optimierung und Anpassung bzw. zur Etablierung neuer Prozesse unterlassen, kann es mittel- und langfristig zu Problemen kommen, die regelrecht in Krisen münden und ein Krisenmanagement erforderlich machen.

Der verständliche Wunsch von Führungskräften ist es, Veränderungen auf schnellstem Wege zu bewirken. Wie mit einem Schnellboot sollen Klippen umschifft, Fahrtstrecke gewonnen und der Konkurrent abgehängt werden. Nachhaltiges klinisches Risikomanagement zu betreiben heißt jedoch die Sicherheitskultur zum Besseren zu verändern. Dies bedeutet, um im Bild des oben genannten Beispiels zu bleiben, einen Tanker zu steuern. Die Beschleunigung ist kaum spürbar, der Wendekreis immens groß, Richtungsänderungen nur langsam möglich. Wer als Risikoverantwortlicher versucht, die Sicherheitskultur einer Klinik schnell oder mit Druck zu verändern, wird enttäuscht werden. Führung und Mitarbeiter brauchen einen langem Atem und eine Strategie, die über Jahre geht.

23.2.2 Vorreiter Luftfahrt

Am 27. März 1977 kollidierte eine startende Boeing 747 der KLM mit einer Boeing 747 der Pan Am, die sich noch auf der Startbahn befand. Bei dieser bisher schwersten Katastrophe in der zivilen Luftfahrt kamen 583 Menschen ums Leben, 61 Passagiere der Pan-Am-Maschine überlebten das Unglück. Es folgte eine bis dahin nicht gekannte umfassende Ursachenanalyse, die eine Aneinanderreihung verschiedenster Fehler und Regelverstöße ergab. Als eine der Konsequenzen wurde der Funkverkehr zur Starterlaubnis weltweit neu definiert.

Es folgten viele weitere Studien, besonders aus der **Human-Factor-Forschung**, und darauf aufbauend wurden Trainingsprogramme wie das Crew-Ressource-Management entwickelt, das zur Optimierung prozessualer und kommunikativ-interpersoneller Prozesse dient. Studien und die praktischen Erfahrungen aus Hochrisikoorganisationen belegen, wie wichtig es ist, nicht nur Prozesse (prozedurale Kompetenz) und Wissen (technische Kompetenz), sondern die interpersonellen Kompetenzen zu verbessern. Durch eine sehr selektive Bewerberauswahl, ein strenges Schulungsprogramm, dem sehr hohen Sicherheitsanspruch (Leitbild) und dem kontinuierlichen Streben nach

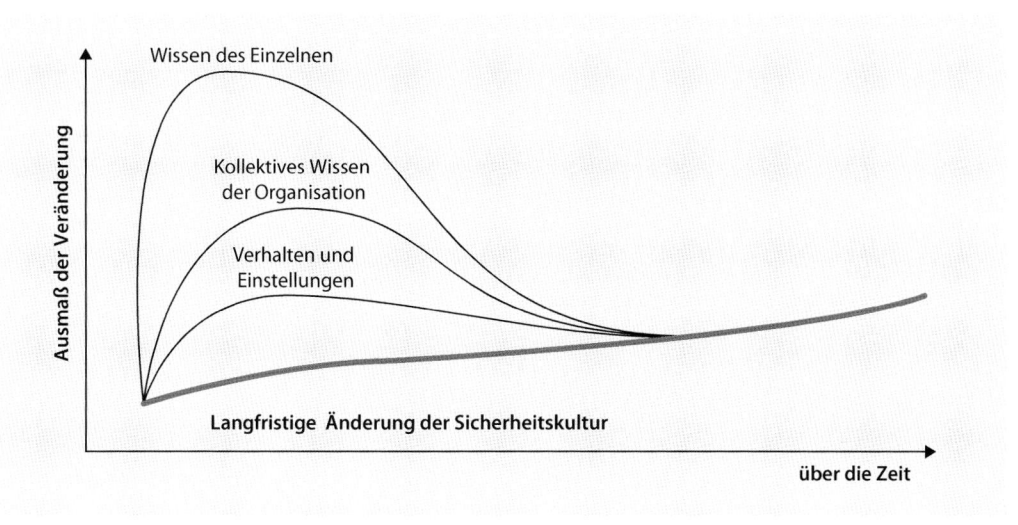

Abb. 23.1 4 Ebenen der Veränderungsprozesse; Die 3 Ebenen »Wissen des Einzelnen«, »Kollektives Wissen der Organisation« und »Verhalten und Einstellungen des Einzelnen« bilden in ihrem Zusammenwirken das Korrelat der Sicherheitskultur

Exzellenz ist die zivile Luftfahrt heute die sicherste Transportmethode unserer Zeit.

Einen Beitrag zu diesem hohen Sicherheitslevel leisteten die strengen Reglementierungen durch staatliche Aufsichtsbehörden und der hohe Aufwand an Trainings der Mitarbeiter. Ähnliche Standards finden sich für den Betrieb von Flugzeugträgern, von Ölplattformen oder bei der Bekämpfung von Waldbränden. Bestehende Prozesse werden kontinuierlich analysiert, verändert, angepasst, aussortiert oder komplett neue implementiert. Oft müssen alte Gewohnheiten fallen gelassen werden, um sicherer zu werden bzw. unnötige Risiken zu vermeiden. Neue Erkenntnisse der Human-Factor-Forschung fließen in die Abläufe mit ein und Regelwerke werden fortlaufend auf ihre Sinnhaftigkeit und Effizienz hin überprüft.

Diese Erkenntnisse mögen nicht 1:1 auf das Gesundheitswesen übertragbar sein, jedoch zeigen die Auswertungen vermeidbarer Todesfälle die aufgrund von Fehlern und Regelverstößen in der Patientenversorgung auftreten, die hohe Relevanz des Themas und die häufige Mitbeteiligung von Human Faktoren.

23.3 Ebenen des Veränderungsprozesses

Der Veränderungsprozess kann auf 4 verschiedenen Ebenen im Betrieb erfolgen (Abb. 23.1):

- **Wissen des Einzelnen**: Neue Informationen werden zu individuellem Wissen und führt zur Einsicht.
- **Kollektives Wissen der Organisation**: Neues kollektives Wissen beeinflusst die Gestaltung von Strukturen und Prozessen.
- **Verhalten und Einstellungen des Einzelnen**: Individuelle, unbewusste Verhaltenspräferenzen führen zur Einhaltung von Regeln und der Beachtung organisationaler Leitbilder.
- **Unternehmens- und Sicherheitskultur**: Kollektive unbewusst praktizierte Unternehmenskultur führt zu langfristigen Verbesserungen in der Patientensicherheit.

Dabei verlaufen die Dynamiken der initial angestoßenen Veränderungen auf der jeweiligen Ebene und ihr möglicher Rückfall in alte Prozesse und Gewohnheiten unterschiedlich. Während eine

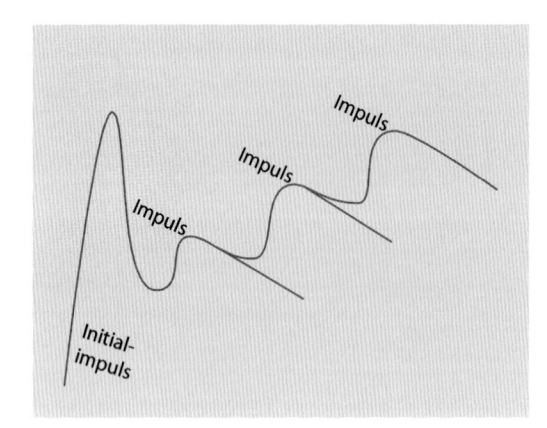

Abb. 23.2 Initialimpuls und weitere Impulse zur Stabilisierung der Veränderungsmaßnahme

Änderung des individuellen aktuellen Wissensstandes noch relativ schnell durch Schulungen zu erreichen ist, und ihr Effekt auch schnell wieder verschwinden kann, trifft dies bereits für eine gesamte Abteilung oder Organisation nicht mehr zu.

> **Praxistipp**
>
> Um die notwendige kritische Masse an neuem Wissen zu verstetigen, sollten Schulungen eine ausreichende Anzahl an Mitarbeitern erreichen. Hierfür hat sich die Faustformel bewährt, mindestens 10 % der Mitarbeiter innerhalb eines kurzen zeitlichen Rahmens zu schulen.

Änderungen auf der Ebene des Verhalten und der Einstellungen sind weitaus schwerer langfristig zu stabilisieren. Sie hängen von vielen verschiedenen Faktoren ab, die häufig der Veränderungsbereitschaft hemmend entgegenstehen. Mitarbeiter, und hier besonders langjährige Mitarbeiter, führen die meisten ihrer Tätigkeiten unbewusst aus. Ihr Verhalten und ihre Einstellungen haben häufig Einfluss auf das Verhalten und Einstellungen neuer Mitarbeiter, die sich diesen, oft ungeschriebenen, Regeln schnell anpassen. Handeln Führungskräfte nicht als Vorbild und sind die tatsächlichen, zum Teil **geheimen Unternehmensziele** nicht kongruent mit den offen kommunizierten Veränderungszielen, ist eine Änderung der Sicherheits- und Unternehmenskultur nicht möglich, im Gegenteil, die Folge sind Zynismus und Boykott.

Um eine kontinuierliche, langfristig stabile Veränderung zu bewirken, die in das unbewusste kollektive Verhalten und in die Sicherheitskultur des Unternehmens übergeht, bedarf es regelmäßiger Auffrischungsimpulse (◘ Abb. 23.2).

23.4 Veränderbare und unveränderbare Welten

Führungskräfte und Mitarbeiter benötigen für Veränderungen ausreichende Gestaltungs- und Handlungsspielräume. Veränderungen scheitern, wenn zu viel auf einmal verlangt wird. Gesetzliche Rahmenbedingungen, politische, ökonomische, soziale und technische Faktoren sind nur schwer zu beeinflussen. Die bestehende Ressourcenknappheit von Personal und Infrastruktur sind Tatsachen, die erforderlich machen, dass zum Teil komplett **neue Denk- und Lösungsansätze** genutzt werden müssen (»Thinking out of the Box«). Veränderungsziele müssen zwar realistisch bleiben, dennoch sollten stets **alle Welten**, inklusive der vermeintlich unveränderbaren Welten, betrachtet werden. Es sollte immer die Frage gestellt werden: »Was kann ich verändern und was kann ich nicht selbst verändern?«. Frey argumentiert, dass ob eine Welt als veränderbar oder nicht veränderbar angesehen wird, subjektiv und somit vom Betrachter abhängig ist. Es bedeutet jedoch **nicht,** dass man sich mit den Zuständen in den unveränderbaren Welten abfinden muss. Dieter Frey appelliert, gerade hier nicht vorschnell zu resignieren, sondern durch **Innovationen** Veränderungen zu bewirken. Er argumentiert »Innovationen werden oft initiiert, indem man in so genannte nicht veränderbare Welten eindringt. Dies kann dadurch geschehen, dass man sich Idealwelten ausdenkt und gleichzeitig konkrete Aktionsschritte überlegt, wie man diese erreicht.« (Frey et al. 2006).

In vielen Fällen werden vermeintlich unveränderbare Welten mit eigenen diffusen Vorurteilen und gemischten Gefühlen besetzt, die jedoch in Idealwelten transformiert werden können. Frey empfiehlt hier die Technik der **Positiv-Negativ-**

Fokussierung. Dabei werden unveränderbare Welten in positive Bereiche mit ihren Chancen, Stärken und Kernkompetenzen getrennt von den negativen Bereichen mit ihren Schwächen, Defiziten und nicht-veränderbaren Welt(-anteilen). Wichtig ist es dann zu differenzieren, welche dieser negativen Anteile veränderbar sind und »damit in Innovationen und Höchstleistungen münden können. Erst danach wird klar, mit welchen Defiziten man leben muss, da sie nicht veränderbar erscheinen.« In der Hochleistungsmedizin mit ihren hochrisikobehafteten Bereichen, z. B. in der Kinder- und Kardiochirurgie, Intensiv-, Notfall- oder Frühgeborenenmedizin, ist es von besonders großer Wichtigkeit, sich mit scheinbar unveränderbaren Welten nicht zufrieden zu geben. Hier braucht es ideologiefreie und ausgeprägte Problemlösungsfähigkeiten und eine hohe Innovationsbereitschaft.

Beispiel
Chefärzte klagen häufig über unveränderbare Welten, z. B. faktische Zwänge, wie das Primat der Wirtschaftlichkeit. Sie verkennen dabei aber oftmals ihre Möglichkeiten mit vielen kleinen Schritten ihr Arbeitsumfeld positiv zu beeinflussen und zu verändern. Häufig geäußerte Klagen betreffen das schlecht ausgebildete ärztliche und pflegerische Personal, ohne dass daraus sichtbare Bemühungen erkennbar werden, die Ausbildung der Mitarbeiter selbst zu verbessern, um die fehlenden Kompetenzen abzudecken. Das Zurückziehen auf die Position des »Nichts ändern können« scheint der bequemere Weg zu sein und dient gleichzeitig als Rechtfertigung für das eigene »Nicht-Handeln in diesem Verantwortungsbereich«.

23.5 Erfolgsfördernde Faktoren des Wandels

Von Lewin wurden auf Basis verschiedener Experimente in den 1960er Jahren so genannte goldene Regeln des erfolgreichen organisatorischen Wandels aufgestellt (zitiert in Steinmann et al. 2005):
- Aktive Teilhabe am Veränderungsgeschehen
- Die Gruppe ist das wichtigste Wandelmedium
- Kooperation fördert die Wandelbereitschaft
- Auftauen alter Gewohnheiten

Darauf aufbauend wurde von Lewin der Prozess der Veränderung in **drei Phasen** unterteilt (Lewin 1958):
- Auftauen (»unfreezing«)
- Verändern (»moving«)
- Stabilisieren (»refreezing«)

Dieses recht mechanische Konzept von Lewin wird heute in Frage gestellt. In der heutigen schnelllebigen Zeit einer Wissensgesellschaft sind Führung und Mitarbeiter in Unternehmen wie Krankenhäusern (High-Reliability-Organisationen) ständig gefordert, Veränderungsbereitschaft zu zeigen. Demnach kann ein stabiler Zustand nie erreicht werden und kontinuierlicher Wandel ist der Normalzustand. Weick spricht von einer »chronically unfrozen organization«.

Versuche, erfolgreichen Wandel über akribische Planung zu erzwingen stellten sich als wenig erfolgreich heraus. Eine Veränderung kann noch so gut geplant werden, eine Garantie für die erfolgreiche Umsetzung gibt es aufgrund der vielen beteiligten Faktoren nicht. Erfolgreicher Wandel ist vielmehr das Resultat aus dem gelungenen Zusammenwirken einer Vielzahl teils nur schwer direkt beeinflussbarer Faktoren, die zudem oftmals erst zeitlich verzögert Reaktionen oder Ergebnisse hervorrufen und die stets aufs Neue zusammengesetzt werden müssen. Ein allgemeingültiges Master-Rezept für erfolgreiche Veränderungsprozesse gibt es nicht. Der Führung bleibt nur die Möglichkeit optimale Voraussetzungen für Veränderungen zu schaffen. Dazu gehört, als ein wichtiger Baustein das organisationale Lernen. Das Wissensmanagement hat es sich zur Aufgabe gemacht dabei zu helfen von einem ganzheitlichen Ansatz aus betrachtet, das organisationale Lernen zu unterstützen (▶ Kap. 6.1 Sicherheitskultur und Patientensicherheit).

Gapgemini Consulting befragte in einer nun bereits mehrmals durchgeführten Umfrage 2010 insgesamt 116 verschiedene deutschsprachige Wirtschaftsunternehmen nach ausschlaggebenden Erfolgsfaktoren hinsichtlich stattgefundener Veränderungsprozesse. Die Führungskräfte konnten bis zu drei Kriterien, sortiert nach ihrer Wichtigkeit, nennen. Drei Erfolgsfaktoren haben sich als besonders wichtig herauskristallisiert:

- Mobilisierung und Commitment sicherstellen 66 %
- Situation und Umfeld analysieren und verstehen 51 %
- Führung fördern durch Entwicklung eines gemeinsamen Führungsverständnis 35 %

Es folgten als weitere Faktoren, Organisation und Prozesse erfassen und designen (27 %), Erfolge identifizieren und verankern (24 %), Qualifizierung und Entwicklung zielgruppenorientiert durchführen (20 %), Ausrichtung und Alignment forcieren (17), Strukturen und Monitoring entwickeln und aufbauen (15 %), Konflikte und Widerstände reduzieren oder vermeiden (14 %), Kultur weiterentwickeln (13 %).

Die 10 aufgelisteten Aktionsfelder können gleichzeitig als **kritische Punkte** (»painpoints«) bzw. Stellhebel für Transformationsprozesse verwendet werden. Laut den Autoren der Studie basieren erfolgreiche Veränderungsprozesse auf dem vielbeschworenen »Mitnehmen der Menschen« und dem Motto »erst denken, dann handeln« (von Kyaw u. Claßen 2010).

23.6 Modelle des Changemanagement

23.6.1 Greiner-Modell der 6 Phasen

Greiner hat 1967 als Best-practice-Modell ein 6-Phasen-Modell entworfen, welches im Grundsatz den partizipativen Grundcharakter betont und als idealtypisches Erfolgsmuster repräsentativ für die Organisationsentwicklung gilt (Steinmann et al. 2005).
- **Phase 1: Druck und Aufrüttelung:** In dieser Phase muss Veränderungsbereitschaft der Führung und Mitarbeiter erzeugt werden. Häufig fällt dies leichter nach stattgefundenen Krisen bzw. großen Schadensfällen.
- **Phase 2: Intervention und Neuorientierung:** In diese Phase fällt das Zusammenstellen eines Teams, zuweilen auch das Hinzuziehen von externen unabhängigen Beratern, die die Situation von der Metaebene aus beurteilen (»change agents«).
- **Phase 3: Diagnose und Erklärung:** Der eigentliche Veränderungsprozess erfolgt in Phase 3. Am Anfang steht die kritische unvoreingenommene Analyse. Umso breiter die Informationsbasis, umso genauer kann ein Bild der tatsächlichen Situation vor Ort erfolgen. Häufig finden sich neben den offiziellen Abläufen Abkürzungen und Seitenwege oder andere Wirklichkeiten wieder, die der offiziellen Doktrin bzw. dem äußeren Erscheinungsbild widersprechen.
- **Phase 4: Neue Lösungen und Selbstverpflichtung:** In dieser Phase gilt es die gesamte Veränderungsenergie zu mobilisieren um Blockaden zu überwinden. Kreative Lösungen, das Engagement und die Vorschläge der Mitarbeiter sind gefragt. Wird in dieser Phase schlechte oder unzureichende Überzeugungsarbeit geleistet oder werden grobe Kommunikationsfehler begangen und versäumt die Zustimmung der Betroffenen einzuholen, wird der Veränderungsprozess mit hoher Wahrscheinlichkeit in dieser Phase scheitern.
- **Phase 5: Experimentieren und Ergebnissuche:** Meist werden Veränderungen im Rahmen von Pilotprojekten gemäß des PDCA-Zyklus probeweise eingeführt und ihre Effektivität evaluiert. Stellt sich dabei heraus, dass das Veränderungsprojekt nicht die gewünschten Ziele erreicht, sollte eine Umkehr in dieser Phase noch möglich sein und nach neuen Lösungen gesucht werden.
- **Phase 6: Verstärkung und Akzeptanz:** Sind die Ergebnisse des Experimentierens vielversprechend, werden diese verstetigt, z. B. durch Übernahme in den Routinebetrieb oder notwendigen Veränderungen der Infrastruktur.

Nach dem Prinzip des ständigen Wandels sollten in regelmäßigen Abständen diese Erneuerungen selbst wieder kritisch geprüft werden, sei es nach einem festgesetzten Zeitplan oder aufgrund äußerer Anlässe.

23.6.2 8-Stufen-Modell nach Kotter

Das 8-Stufen Modell nach Kotter ist ein weiteres lineares Modell. Es greift einige Aspekte des 6-Phasen-Modells von Greiner auf, wobei Kotter betont dass der Wandel ein Prozess und kein Ereignis sei. Er empfiehlt Führungskräften, sich an diese 8 Stufen zu halten und betont dabei die Wichtigkeit, dass die Stufen aufeinander aufbauen und deshalb ihre Reihenfolge konsequent eingehalten werden sollte (Kotter 2007).

8-Stufen des Change-Modells nach Kotter
- 1. Gefühl der Dringlichkeit vermitteln
- 2. Führungskoalition aufbauen
- 3. Vision und Strategien entwickeln
- 4. Vision kommunizieren
- 5. Hindernisse aus dem Weg räumen
- 6. Kurzfristige Erfolge sichtbar machen
- 7. Veränderung weiter vorantreiben, nicht nachlassen
- 8. Veränderungen in der (Unternehmens-) Kultur verankern

Kotter untersuchte dabei auch die Ursachen, warum Veränderungsprozesse fehlschlagen. Er nannte hierzu für die einzelnen Stufen einige Beispiele spezifischer Fallgruben.
- **Stufe 1:** Unterschätzen der Schwierigkeit Mitarbeiter aus ihrer Komfort-Zone zu bringen; von den möglichen Risiken (der Veränderung) wie gelähmt zu sein
- **Stufe 2:** Keine Vorerfahrung in der Teamzusammenarbeit auf Führungsebene; Relegieren der Teamführung an einen Personaler, Qualitätsmanager oder strategischen Planer anstatt an einen erfahrenen Linien-Manager (z. B. Oberarzt)
- **Stufe 3:** Eine Vision zu präsentieren, die zu kompliziert oder zu vage ist, um sie in 5 Minuten kommunizieren zu können
- **Stufe 4:** Die Vision wird kaum kommuniziert; das gezeigte Verhalten ist entgegengesetzt zur Vision
- **Stufe 5:** Versagen, einflussreiche Widersacher, die sich dem Wandel verweigern, auf faire Weise zu neutralisieren
- **Stufe 6:** Kurzfristige Erfolge dem Zufall überlassen; Erfolge sich nicht zeitig genug zuschreiben zu lassen (12–24 Monate zum Veränderungsprozess)
- **Stufe 7:** Den Erfolg zu früh erklären – bereits bei der ersten Leistungsverbesserung; den Blockierern erlauben die »Truppen« zu überzeugen, dass der Krieg gewonnen wurde.
- **Stufe 8:** Keine neuen sozialen Normen und Werte schaffen, die mit dem Wandel konsistent sind; Mitarbeiter in Führungspositionen zu promoten, die die neue Vorgehensweise nicht leben.

Kotter zog 2009 als Ergebnis seiner vielen Studien das Resümee, dass in der Anfangsphase die größten Fehler gemacht werden. »Fehlt das Verständnis für die Dringlichkeit… fehlt die Grundlage für alles Folgende. Das muss an der Spitze der Organisation anfangen« (Kotter u. Roehl 2009).

23.6.3 CUSP und TeamSTEPPS

Die Agency for Healthcare Research and Quality (AHRQ) in den USA entwickelte ein vereinfachtes Verfahren des Changemanagement im klinischen Setting auf Basis der 8 Stufen nach Kotter. Die modifizierten 8 Stufen nach Kotter werden im Rahmen eines »Comprehensive Unit-based Safety Program« (**CUSP**, umfassendes abteilungsspezifisches Sicherheitsprogramm) eingesetzt, welches Ärzte, Pflegekräfte und weitere klinische Mitarbeiter dabei unterstützen soll die Patientenversorgung sicherer zu gestalten. CUSP dient vornehmlich der Einführung von Programmen zur Verbesserung der Patientensicherheit. Die Vorgehensweise nach Kotter bietet sich ebenfalls für das Strukturieren von Teamarbeit an.

Das AHRQ-Format **TeamSTEPPS** (Team Strategies & Tools to Enhance Performance & Patient Safety) legt dabei seinen Fokus auf die gute Teamarbeit und gute Kommunikation von Teams. Da Changemanagement nur erfolgreich in Teams erfolgen kann, ergeben sich hier viele Berührungspunkte von CUSP, TeamSTEPPS und dem Stufenmodell nach Kotter (AHRQ 2014).

◘ Tab. 23.1 vergleicht das 8-Stufen-Modell nach Kotter, CUSP und TeamSTEPPS.

Tab. 23.1 Vergleich der 3 Veränderungsmodelle Kotter, CUSP und TeamSTEPPS

Step	Kotter	CUSP Toolkit Modules	TeamSTEPPS
Step 1:	Create a sense of urgency	Understand the Science of Safety	Create a change team
Step 2	Create a guiding coalition	Assemble the Team Engage the Senior Executive	Define the problem
Step 3	Develop a shared vision	Identify Defects Through Sensemaking	Define the aims
Step 4	Communicate the vision	Understand the Science of Safety Identify Defects Through Sensemaking	Design an intervention
Step 5	Empower others to act	Assemble the Team Identify Defects Through Sensemaking Implement Teamwork and Communication	Develop a plan for testing the effectiveness
Step 6	Generate short term wins	Implement Teamwork and Communication	Develop an implementation plan
Step 7	Consolidate gains and produce more change	Identify Defects Through Sensemaking	Develop a plan for sustained improvement
Step 8	Anchor new approaches in culture	Understand the Science of Safety Implement Teamwork and Communication	Develop a communication plan

23.7 Management des Wandels

In einer Umfrage der Capgemini Consulting aus dem Jahre 2003/2008 wurden Unternehmen befragt, wie sie ihre Veränderungsprozesse organisieren. Dabei wurde Changemanagement am häufigsten von der jeweiligen Projektleitung mit betreut (57 %) oder von anderen Mitarbeitern in Ergänzung bzw. in Erweiterung ihrer fachlichen Aufgaben (47 %) mitgemacht. In 51 % wurde auf externe Experten zurückgegriffen. Für 36 % ist Veränderungsmanagement Aufgabe des Personalbereichs (Capgemini 2008). Diese Ergebnisse offenbaren auch das Grundproblem von Veränderungsprozessen, was in Einrichtungen der Patientenversorgung vermutlich noch deutlicher ausfallen dürfte. Veränderungsprojekte werden meisten nebenbei betreut und die Verantwortlichen haben keinen oder zu wenig professionellen Hintergrund für diese spezifische Aufgabe.

Wichtig für eine dauerhaft befriedigende Lösung ist es in der Organisation ein Veränderungsmanagement fest zu implementieren. Dabei handelt es sich weniger um eine hauptamtliche Freistellung von Mitarbeitern, sondern vielmehr um definierte Rahmenbedingungen mit Mindestanforderungen, in denen Veränderungsprozesse zu erfolgen haben. Es kann sich so bereits bei kleinen Einrichtungen lohnen Veränderungsprozesse dauerhaft und verbindlich zu organisieren. Müssen ansonsten für jede Veränderung stets von neuem Teams mühsam gefunden werden, dabei quasi der PDCA-Zyklus jedes Mal neu erfunden werden, erscheint es sinnvoller primär eine Inventur bestehender Instrumente des Wandels in der eigenen Organisation durchzuführen und je nach Anforderung eine erfolgversprechende Zusammenstellung von Teams und notwendigen Instrumenten durchzuführen. Dabei können typische Stolpersteine (s. oben, Kotter) von vornherein vermieden werden.

Besonders in größeren Unternehmen sollten **Projektmanagement Offices** (PMO) dauerhaft verankert werden, die die verschiedenen, oft parallel laufenden Projekte eines Unternehmens mitbegleiten und sich dabei vornehmlich um die administrative Abwicklung kümmern. Der Vorteil der PMOs liegt darin, die fachlichen Experten der Projektgruppe zu entlasten und moderierend bzw. coachend die Projektgruppe zu unterstützen.

Alle Beteiligten, Vorstand, Linienmanager (Oberärzte, Stationsleitungen, etc.), Fachspezialisten, Qualitätsbeauftragte, Risikomanager, externe

Experten und unternehmensinterne Multiplikatoren tragen alle ihren Teil der Verantwortung am Gelingen des Veränderungsprozesses. Initial federführend sollte ein multidisziplinäres Projektteam die notwendigen Veränderungslösungen vorschlagen.

> **Werkzeuge und Methoden zur Unterstützung von Veränderungsprozessen (Auswahl)**
> — **Analyse** (▶ Risikoanalyse)
>   – Strategie und Visionsentwicklung
>   – Statusanalyse und Bedarfsanalyse, z. B. Organisationsanalyse nach Weisbord, im Kontext zum Risikomanagement auch Screenings und Audits
>   – Mitarbeiterumfragen, Patientenbefragungen, Einweiser-Befragungen, Interviews
>   – Umfeldanalyse (PESTE)
> — **Durchführung**
>   – Projektmanagement, welches als Methode am häufigsten eingesetzt wird
>   – Team Building, Coaching, Mentoring
>   – Transformations-Fahrplan bzw. Roadmap mit verbindlicher Zeitplanung der Aktivitäten, Meilensteine und Ergebnisse
>   – Roll-out (Projekteinführung) mit Fort- und Weiterbildungsveranstaltungen und Events (Firmenfeiern, Betriebsausflüge), um das Commitment der Betroffenen zu gewinnen
>   – Konflikt- und Sanktionsmanagement bei Boykott von Veränderungsmaßnahmen
>   – Workshops, Trainings, Schulungen
> — **Sicherung und Stabilisierung**
>   – Evaluation
>   – Personalentwicklung
>   – Interviews
>   – Nachhaltigkeitsworkshops mit den Projektverantwortlichen, Changemanagern, Meinungsführern und Multiplikatoren

Die Autoren Steinmann, Schreyögg und Koch erheben 4 Einwände der konzeptionellen Kritik an dem Organisationsentwicklungsansatz, die sich auch auf das Changemanagement übertragen lassen (Steinmann et al. 2005):
- Organisatorischer Wandel als Spezialistensache
- Organisatorischer Wandel als Einzelprojekt
- Organisatorischer Wandel als stetiger Prozess
- Organisatorischer Wandel als Ausnahme

23.7.1 Organisatorischer Wandel als Spezialistensache

Es besteht die Gefahr, dass Veränderungsprozesse mehr und mehr an Spezialisten, z. B. Qualitätsbeauftragte und Risikomanager, delegiert werden, wodurch eine Entkopplung zwischen Veränderungsteams und der restlichen Mitarbeiterschaft entsteht. Verstärkt wird diese Entwicklung durch die zunehmenden Zertifizierungsaktivitäten, die den Spezialisten noch mehr Gewicht und Bedeutung geben, die Zertifizierungsmaßnahmen aber nur noch wenig Einfluss auf die tatsächliche Arbeit haben. Die ursprüngliche Begründung durch eine Zertifizierung, sei es KTQ, ISO oder sonstige Norm, die Prozesse zu optimieren läuft dabei oft ins Leere.

Die Autoren Steinmann, Schreyögg und Koch empfehlen: »Die Veränderung und Neuausrichtung einer Organisation ist im Kern eine **Linienaufgabe**. Die Delegation dieser Aufgabe an Spezialisten bringt den Wandlungsprozess in zu große Distanz zum Handlungsgeschehen. Die verantwortlichen Entscheidungsträger müssen im Zentrum des Wandlungsprozess sein«.

23.7.2 Organisatorischer Wandel als Einzelprojekt

Wie bereits Kotter argumentieren die Autoren, dass Wandel nicht als eine einzelne Projektaufgabe verstanden werden darf, die primär außerhalb der Routine erfolgt. Dadurch ergeben sich zwangsläufig Implementierungsprobleme, oft aufgrund mangelnder Akzeptanz.

Besonders die traditionell gewachsenen Facharztgrenzen erschweren Veränderungsprozesse in der gesamten Organisation. So bestehen häufig für ähnliche oder gleiche Krankheitsbilder verschiedene alternative Vorgehensweisen, z. B. gehen Internisten vermutlich bei abdominellen Schmerzen anders vor als Viszeralchirurgen. Um dem Symptom »Abdominelle Schmerzen« besser gerecht zu werden, müssten Veränderungsprozesse im Behandlungsablauf gemeinsam von Chirurgen und Internisten, ggf. im Schulterschluss mit den Radiologen, gestaltet werden.

23.7.3 Organisatorischer Wandel als stetiger Prozess

Die Autoren verweisen darauf, dass sich Wandel durchaus nicht immer kontinuierlich und in überschaubarer Weise vollzieht, sondern auch ausgelöst durch Krisen oder Neuausrichtungen, z. B. durch Neubesetzung einer Chefarztstelle, plötzlich erfolgen kann. Die Autoren fordern, dass Organisationen beide Typen des Wandels bewältigen müssen.

Beispiel
In einer Universitätsklinik werden in der Schockraumversorgung bekanntermaßen stark veraltete Verfahren der Schwerstverletztenversorgung durchgeführt. Auf Nachfrage, warum nicht ein den Oberärzten bereits bekanntes modernes Schockraumversorgungskonzept (ATLS) eingeführt wurde, kam als Antwort, »man würde erst abwarten, was der neue Chefarzt, der wohl in einem Jahr komme, für Vorstellungen habe«. Das irritierende daran ist, dass dies nicht ein Einzelfall ist, sondern dass häufig entscheidende Veränderungen erst mit einem Chefarztwechsel stattfinden. An Universitäten erfolgt dieser ca. alle 16 Jahre.

23.7.4 Organisatorischer Wandel als Ausnahme

Die Autoren Steinmann, Schreyögg und Koch kritisieren, dass Wandel als Ausnahme von der Regel angesehen wird. Dabei argumentieren sie, dass Unternehmen vielmehr kontinuierliche Veränderungsbereitschaft aufweisen müssen.

Eine Einrichtung zur Versorgung von Patienten ist eine Organisation die hohe Zuverlässigkeit als Funktionsbedingung verlangt, auch High-Reliability-Organisation oder Hochrisikoorganisation (HRO) genannt. Dementsprechend werden an eine HRO Maßstäbe angelegt, die strenger und genauer sind als in Unternehmen ohne diese Kategorisierung.

> Eine Strategie für Veränderungsprozesse muss von allen Entscheidungsträgern, Führungskräften und Betroffenen mitgetragen werden. Kontinuierliche Veränderungsbereitschaft ist in HRO-Einrichtungen wie Krankenhäusern bereits aufgrund der häufig aktualisierten Behandlungsleitlinien, interner neuer Daten und Erkenntnissen (CIRS, M&M-Konferenzen, Fallbesprechungen etc.) eine conditio sine qua non.

23.8 Praktische Tipps für Veränderungsprozesse

— Holen sie sich das Commitment der obersten Führung und kommunizieren sie dieses Commitment an alle Mitarbeiter, z. B. durch Rundbriefe, im Rahmen von Fortbildungsveranstaltungen etc.
— Holen sie bereits in der Planungsphase ihren Finanzverantwortlichen mit ins Boot und entkräften sie finanzielle Bedenken soweit möglich. Der finanzielle Aufwand umfasst nicht nur die Personalkosten und Infrastrukturmaßnahmen, sondern auch die Kosten für das gesamte Roll-out, die Mitarbeitertrainings und die Evaluation.
— Machen Sie die Ziele der Veränderung zu den Zielen der Mitarbeiter. Verbinden Sie die Ziele mit den Wünschen und Erwartungen der Betroffenen und berücksichtigen sie dabei stets das typische Verhalten der Mitarbeiter. Mitarbeiter wollen entlastet und nicht zusätzlich belastet werden. Schaffen sie eine Balance. Berücksichtigen sie alle betroffenen Fachdisziplinen und Berufsgruppen.

- Prozesse sollen sicherer und einfacher werden, nicht noch komplizierter. Prozessregeln müssen von hoher Qualität sein, ansonsten werden sie nicht befolgt.
- Unterschätzen Sie die Anforderungen an Strategie und Roll-out nicht. Der Roll-out sollte die Mitarbeiter nicht überfordern.
- Nutzen Sie alle Kommunikationskanäle.
- Lassen Sie größere Veränderungen durch professionelle externe Berater begleiten (Change Agents).
- Fördern Sie den positiven Spirit ihres Teams und loben sie die Anstrengungen.
- Eine geeignete Methode, Dringlichkeit von Veränderungen zu Beginn des Veränderungsprozesses zu erzeugen, ist es, z. B. im Rahmen eines Workshops, ein Szenario-Spiel »Was wäre wenn« durchzuführen. Dabei sollten Fragen in der Art eines »Worst-Case-Szenario gestellt werden, wie: Was wäre das schlimmste mögliche Ereignis, wenn sich nichts ändert?« und »Was wäre die Idealvorstellung nach einer gelungenen Änderung?« Häufig wird den Teilnehmern in dieser Übung die Wichtigkeit der Veränderung unmissverständlich bewusst.
- Überfordern Sie Ihre Belegschaft nicht, sondern priorisieren sie die geplanten Veränderungen. Zerlegen sie die Maßnahmen in umsetzbare und überschaubare Teilschritte.
- Lassen Sie Workshops zu heiklen Themen extern moderieren von einem neutralen Moderator, der seine Erfahrungen miteinbringen kann.
- Antizipieren Sie vor Beginn von Veränderungsmaßnahmen mögliche Hürden und Stolpersteine und beziehen sie diese mit in die Planung ein.
- Lassen Sie die Ergebnisse ihrer Veränderungen durch unabhängige Dritte kritisch prüfen, z. B. im Rahmen von Peer Reviews, externen Audits oder durch Netzwerkpartnern.
- Ab einer gewissen Unternehmensgröße macht es Sinn, Ihr Changemanagement durch einen festen Stab an Mitarbeitern in einem Projektmanagement Office zu institutionalisieren.

Wandel ist unser steter Begleiter und wer sich nicht kontinuierlich anpasst oder bereit ist, neue Wege zu gehen, neue Methoden zu nutzen und eine grundsätzliche Offenheit aufweist, bisher genutzte Verfahren zu hinterfragen und kritisch zu reflektieren, wird langfristig nicht überlebensfähig sein. Dies trifft besonders für Krankenhauseinrichtungen zu, da hier der Erwartungsdruck an eine HRO bezüglich der Sicherheit von Patienten und Mitarbeiter besonders groß ist.

Veränderungen dürfen von den Mitarbeiter nicht als zusätzliche Bürde betrachtet werden, sondern vielmehr als Chance verstanden werden, dem Anspruch nach Exzellenz näher zu kommen, in dem Wissen, das Ziel nie endgültig zu erreichen. Changemanagement gelingt nur durch ein klares Commitment der Führung und einer Miteinbindung der Mitarbeiter. Veränderungsprozesse müssen ihren Mehrwert beweisen und dürfen nicht als Aktionismus missbraucht werden. Veränderungsprozesse erfordern ein Höchstmaß an Überzeugungskraft durch Kommunikation – »Walk the Talk« – den Worten sollten Taten folgen.

Gelebte kontinuierliche Wandelbereitschaft zeigt sich in der Art und Weise wie organisationales »Lebenslanges Lernen« gefördert und gefordert wird. Klinische Organisationen die der Fort- und Weiterbildung ihrer Belegschaft nicht den Stellenwert zumessen der ihr gebührt, sowohl was das Ansehen betrifft, aber auch was die zur Verfügung gestellten Ressourcen (Infrastruktur, Arbeitszeit, Kursgebühren etc.) betrifft, sind meist wandelresistent und langfristig mit hohen Risiken behaftet.

Literatur

AHRQ Agency for Healthcare Research and Quality (2014) ▶ www.ahrq.gov/professionals/education/curriculumtools/cusptoolkit/modules/learn/index.html

Capgemini Consulting (2008) Change Management 2003/2008 Bedeutung, Strategien, Trends. ▶ www.capgemeni.com

Frey D, et al. (2001) Führung im Center of Excellence. In: Friederichs P, Althauser U (Hrsg.) Personalentwicklung in der Globalisierung. Luchterhand, München

Frey D, et al. (2006) Psychologie der Innovationen in Organisationen. Roman Herzog Institut, München

Kotter JP (2007) Leading Change. Why Transformation Efforts Fail. Harvard Business Review January

Kotter JP, Roehl H (2009) Inseln im Sturm – Interview. Organisationsentwicklung: Zeitschrift für Unternehmensentwicklung und Change Management 3: 12–16

Kyaw von F, Claßen M (2010) Change Management Studie 2010. Capgemini Consulting. ▶ www.capgemeni.com

Lewin K (1958) Group decision and social change. In: Maccoby EE, Newcomb TM, Hartley EL (eds.) Readings in social psychology, 3rd ed. Methuen, New York

Osnabrügge G, et al. (1985) Die Theorie der kognizierten Kontrolle. In Frey D, Irle M (Hrsg.) Theorien der Sozialpsychologie: Band III. Motivations- und Informationsverarbeitungstheorien. Huber, Bern

Steinmann H., et al. (2005) Management. Grundlagen der Unternehmensführung. Konzepte - Funktionen - Fallstudien, 6. Aufl. Gabler, Wiesbaden

Weick KE, Sutcliffe KM (2010) Das Unerwartete Managen. Wie Unternehmen aus Extremsitutionen lernen. 2 Aufl. Schäffer-Poeschel Stuttgart

Implementierung von Risikomanagementprojekten

Anne Hinrichs und Hans-Joachim Standke

24.1 Schaffen geeigneter Rahmenfaktoren – 308
24.1.1 Projektauftrag – 308
24.1.2 Projektstatusbericht – 309
24.1.3 Projektabschlussbericht – 309

24.2 Roll-out von Projekten – 311
24.2.1 Roll-out-Strategien – 312
24.2.2 Begleitende Schulungsmaßnahmen und Informationsweitergabe – 314

24.3 Evaluation der Projektergebnisse – 315

24.4 Fazit – 318

24.1 Schaffen geeigneter Rahmenfaktoren

Risikomanagementprojekte können durch die Geschäftsführung eines Unternehmens, von einzelnen Bereichen oder auch »bottom up« z. B. durch Mitarbeitereingaben im Ideenmanagement initiiert werden. Die Projekte können übergeordnete Abläufe, beispielsweise Vorgaben zum Verhalten in Gefahrensituationen oder zur Ressourcenallokation, oder spezifische Risikosituationen adressieren, wie z. B. erkannte klinische Risikosituationen im Nachgang von M&M-Konferenzen, CIRS-Meldungen oder Mitarbeiterbeobachtungen. Die Entscheidung, welche Risikomanagementprojekte umgesetzt werden sollen und in welcher Reihenfolge, erfolgt in Abhängigkeit von der Art der Projekte durch die ärztliche oder administrative Leitung eines Bereiches, eines Krankenhauses oder eines Unternehmens. In der Regel werden diejenigen Projekte umgesetzt und mit hoher Priorität versehen, die einen besonders risikobehafteten Bereich betreffen und/oder für die Erreichung der strategischen Ziele des Unternehmens wichtig sind. Daneben kann es jedoch auch **äußere Einflussfaktoren** geben wie beispielsweise die Notwendigkeit zur Umsetzung des **Patientenrechtegesetzes**, die zu einem Projekt führen. Risikobehaftete Bereiche werden zumeist in der Risikoberichterstattung benannt, die z. B. im jährlichem Turnus aufführt, wie man diese Risiken mittels geeigneter Risikomanagementprojekte minimieren bzw. abstellen kann..

Das Einrichten einer Projektgruppe ist besonders dann sinnvoll, wenn mehrere Abteilungen/Bereiche für die Zielerreichung verantwortlich sind, die Zuständigkeiten insbesondere für die Schnittstellen definiert werden müssen oder die Mitarbeiter aus verschiedenen Bereichen mithilfe eines gemeinsamen Ansatzes »mitgenommen« werden müssen. Hingegen ist für eine Maßnahme, die über eine Linienfunktion »per Order« getroffen werden kann, i. d. R. keine eigenständige Projektgruppe erforderlich.

> Projekte sind zeitlich begrenzte und singuläre Maßnahmen im Gegensatz zu Prozessen, die dauerhaft und wiederkehrend sind. Projekte dienen oft dazu, Prozesse zu initialisieren und zu optimieren. Projekte bedürfen eines Projektmanagements durch eine Projektleitung mit Steuerungsbefugnissen.

Die wesentlichen Elemente der Projektabwicklung finden in den folgenden Dokumenten ihr Gegenstück:
- Projektauftrag mit Projektplan (Projektziel, Ressourcen, Zeitvorgaben)
- Projektstatusberichte
- Projektabschlussbericht

Durch diese wichtigen Dokumente wird dem Auftraggeber und den teils wechselnden Projektteilnehmern ein Überblick über den Projektstand ermöglicht, eine Kontrolle bezüglich des geleisteten Ressourceneinsatzes und eine zeitlich-inhaltliche Verlaufskontrolle eingerichtet, auf deren Grundlage eine Bewertungsanalyse des Projektes für die Geschäftsführung möglich ist.

Die Projektdimensionen (Kosten, Zeit, Personal etc.) müssen mit dem Projektziel vorab festgelegt werden. Allerdings sollten gewisse Spielräume bestehen bleiben, um neue Erkenntnisse, die während des Projektverlaufs hinzukommen, in die Modifizierung der Projektziele mit einfließen zu lassen. Die Anzahl der Projektmitarbeiter ist abhängig vom Projektvorhaben selbst sowie seiner anvisierten Durchdringung im Unternehmen, wobei abzuwägen ist, ob eine Unterteilung in Teilprojekte ab einer gewissen Projektgröße zielbringender erscheint.

> Für den Erfolg eines Projektes ist ein strukturiertes Vorgehen essenziell. Für größere Projekte ist ein Projektmanager sinnvoll, der das Projekt koordiniert und begleitet und sich vornehmlich um die administrative Abwicklung kümmert.

Der Vorteil eines Projektmanagers liegt darin, als Fachexperte der Projektgruppe zu entlasten, sowie moderierend bzw. coachend die Projektgruppe zu unterstützen.

24.1.1 Projektauftrag

Der Projektauftrag ist der »Vertrag« zwischen Auftraggeber und Projektleitung.

> Im Projektauftrag werden Ziel und Zweck des Projektes, die Kompetenzen und Zuständigkeiten der Projektgruppenmitglieder, der Ressourceneinsatz sowie die Zeitschiene mithilfe von Meilensteinen festgehalten.

Die **Projektleitung** hat dadurch einen legitimierten Auftrag, der das Projekt einerseits gegenüber möglichen Zusatzwünschen des Auftraggebers abgrenzt, andererseits die Projektmitglieder zur aktiven Mitarbeit verpflichtet. Bei der Auswahl der **Kerngruppenmitglieder** ist ein bereichs- und berufsgruppenübergreifender Ansatz stets anzuraten, da klinische Projekte und Prozesse fast immer mehrere Berufsgruppen und Abteilungen betreffen. Alle mit dem Thema befassten oder von den Ergebnissen betroffenen Abteilungen (»**interne Stakeholder**«) sollten in der Projektgruppe vertreten sein oder zumindest gehört werden, um so bereits früh im Projektverlauf deren jeweilige Sichtweise, und ggf. auch Bedenken, mit einzubringen. So kann nach Projektabschluss nicht argumentiert werden, dass man nicht eingebunden wurde. Durch das Angebot, alle Betroffenen zu Wort kommen zu lassen, werden die Chancen eines nachhaltigen Projekterfolgs deutlich erhöht.

Die Erfahrung zeigt, dass für die Arbeit in der Kerngruppe eine Anzahl von **7–10 Mitgliedern** noch überschaubar und steuerbar ist.

Um einer gewissen Betriebsblindheit entgegen zu wirken, kann ein frischer **Blick von außen**, z. B. durch Mitarbeiter, die erst kurz im Unternehmen tätig sind, hilfreich sein. Alternativ dazu können auch die Dienste einer externen Beratung oder von Mitarbeitern aus Klinikverbünden bzw. Partnernetzwerken in Anspruch genommen werden. Wichtig ist es, die Projektgruppe personell so zu gestalten und im Projektverlauf so zu moderieren, dass neue und auch kritische Sichtweisen erwünscht sind und offen diskutiert werden können.

Vor Projektbeginn sollte eine kritische Analyse der bestehenden Rahmenbedingungen, gesetzlicher Vorgaben, das Projekt fördernde Begleitumstände und möglicher Hindernisse erfolgen. All diese Faktoren können das anvisierte Projekt wesentlich beeinflussen. Als Werkzeug hierfür bietet sich z. B. die Durchführung einer **SWOT-Analyse** an (▶ Kap. 21.2 Methoden zur Strategieentwicklung).

Für das Unternehmen Vivantes wurde trägerweit ein für alle verbindliches pdf-Formular für Projektaufträge entwickelt, welches im Intranet allen Mitarbeitern zugänglich ist. In den auszufüllenden Spalten befinden sich Hinweise, die das Ausfüllen erleichtern. Damit wird einer breiten Mitarbeiterbasis die Möglichkeit gegeben, in strukturierter Form einen Projektantrag einzureichen (◘ Tab. 24.1).

24.1.2 Projektstatusbericht

Der Projektstatusbericht sollte möglichst prägnant und übersichtlich sein und in Stichworten aufführen:
- Was wurde in diesem Projektabschnitt getan?
- Wo steht das Projekt hinsichtlich Zeit (im Plan oder nicht) und Kosten (über/unter Plan)?
- Gibt es Probleme? Muss der Auftraggeber eingreifen?
- Was sind die nächsten Schritte?

24.1.3 Projektabschlussbericht

Projektabschlussberichte informieren Auftraggeber, Projektbeteiligte und die in das Projekt einbezogenen Fach- und Funktionsbereiche über den Verlauf, die Ergebnisse und die Umsetzung. Der Bericht wird als Fließtext verfasst, damit auch späteren Lesern der Inhalt möglichst verständlich und eindeutig ist. Zur Darstellung gehören die Veränderungen vom Ist-Zustand zum Soll-Konzept und die Umsetzung, ergänzt durch detailliertere Informationen, Projektpläne, Ergebnisse und Vorschläge zur Evaluation der Projekte, damit das erwünschte Projektziel dauerhaft erreicht und die Nachhaltigkeit gesichert werden können. In der Anlage können im Detail die Projektergebnisse, z. B. die in Zukunft zu verwendenden Formulare und Vorlagen, hinzugefügt werden.

> **Projektabschlussbericht**
> Folgende Inhalte sollten im Projektabschlussbericht enthalten sein:
> - Hintergrund des Projektes
> - Projektauftrag mit Zielen und Zusammensetzung der Projektgruppe (einschl. der Linienfunktion und zugewiesenen Aufgaben der Teilnehmer)
> - Umsetzungsplan
> - Kennzahlen
> - Evaluationsmethode und Maßnahmen zur Nachhaltigkeit
> - Weitere erforderliche Schritte

Tab. 24.1 Projektauftragsformular des Vivantes Netzwerk für Gesundheit GmbH mit Rubriken der detaillierteren Beschreibung der wesentlichen Projektaspekten

Projektbezeichnung	Arbeitstitel, der den Kerninhalt wiedergibt (möglichst »griffige« Bezeichnung)
Auftraggeber	Auftraggeber sind Verantwortliche eines größeren Bereiches, die über Projektmittel einschließlich Personal entscheiden können.
Zielsetzung	Darstellung dessen, was nach Umsetzung erreicht werden soll
Leitung Projektgruppe	Eine Person, die das Projekt führt. Sie ist verantwortlich für die Einhaltung von Kosten und Zeit und berichtet dem Auftraggeber bzw. dem Lenkungsgremium
Kerngruppe	Beteiligung von mindestens 1 Vertreter aus jedem beteiligten Bereich, so dass vorhandene Schnittstellen beachtet werden. Empfehlung: ein ausgewogener Erfahrungsmix unter den Beteiligten
Lenkungsausschuss	Übernimmt Kontrollfunktionen hinsichtlich der Projektumsetzung
Weitere Projektmitglieder	Personen, die als weitere Experten nur zeitweise in der Kerngruppe benötigt werden
Verantwortliche für Umsetzung vor Ort	In der Regel die Linienverantwortlichen (die »Chefs«) der Bereiche, in denen das Projekt umgesetzt werden soll
Projektbeginn	Datum – Projektbeginn ... Datum – Projektende
Meilensteine	Zum Beispiel »Die Festlegung des Soll-Prozesses ist beendet« + Datum etc. Meilensteine sind Ereignisse von besonderer Bedeutung, die den Abschluss einer Projektphase markieren. Die Formulierung sollte das Ende immer genau beschreiben
Zu erarbeitende Ergebnisse	Ergebnisse möglichst konkret darstellen. Hier wird die Zielsetzung weiter aufgegliedert und präzisiert
Rahmenbedingungen	Hier können Gesetze, Verordnungen, unternehmensweite Regelungen genannt werden. Empfehlung: Sammeln und Aufführen von möglichen Erschwernissen des Projektes, ggf. als Argumentationshilfe für die Projektleitung, wenn die Umsetzung »außer Plan« läuft
Kennzahlen	Hier sollten Kennzahlen stehen, die für das Controlling des Projektes relevant sind. Man kann nur sicher bewerten, was man messen kann
Projektstatusberichte	Obligat ist der Projektstatusabschlussbericht. Empfehlung: bei längeren Projekten Projektstatusberichte nach jedem Meilenstein und ggf. Angaben aus Messintervallen
Termine/Projektsitzungen	Frequenz der Projektsitzungen der Kerngruppe, ggf. auch von Teilgruppen
Kosten-Nutzen-Analyse	Kostenkalkulation: Zeitaufwand der Beteiligten, Beschaffungskosten, Folgekosten etc. Gegenüberstellung des Nutzens (wenn möglich in € beziffern). Zusätzlich aufführen: Kosten, wenn das Projekt nicht durchgeführt wird. Bei umfangreichen Projekten ggf. Splitting von Kosten und Nutzen, bezogen auf das jeweilige Kalenderjahr

Wichtig ist es, im Projektabschlussbericht noch einmal zu reflektieren, ob die geplanten Ziele vollends oder teils erreicht wurden, ob aus der gewählten Vorgehensweise ggf. Erkenntnisse gewonnen werden konnten, wie mit zukünftigen Projekten zu verfahren ist. Der Projektabschlussbericht sollte neben einer prägnanten auf den Punkt gebrachten Synthese der verschiedensten Informationen auch kritische Reflexionen zulassen. In der Reflexion können neben dem Erreichten auch bereits im Projektverlauf erkannte Schwachstellen oder antizipierte Bedrohungen für den weiteren Projekterfolg benannt werden und konstruktive Verbesserungsvorschläge gemacht werden.

Es liegt in der Natur der Sache, dass sich viele Schwachstellen erst in der täglichen Praxis zeigen.

Daher ist obligat, dass eine **Evaluation** nach einer gewissen Zeit, spätestens nach 6 Monaten, durchgeführt wird. Erst damit wird man dem vielzitierten **PDCA-Zyklus** (»plan – do – check – act«) gerecht. Nach der Ergebniskontrolle (»check«) durch ein bereits bei Projektplanung festgelegtem Evaluationsverfahren anhand definierter Kennzahlen erfolgt im 4. Schritt bei festgestellten Defiziten bzw. lückenhafter Zielerreichung eine Anpassung (»act«) des Prozesses. Hierzu kann es notwendig werden, noch einmal in kleinerer Runde eine Arbeitsgruppe zu installieren.

Zum Projektende hin ist es wichtig, dass alle Projektteilnehmer einen abschließenden Blick auf das Projekt werfen und für sich und das Team ein Resümee ziehen. Erfolge sollten gemeinsam angemessen gefeiert werden, Misserfolge Anlass geben, die dafür vorliegenden Gründe zu finden, um sie in Zukunft zu vermeiden.

Für ein größeres Unternehmen ist ein zentrales **Projektcontrolling** zu empfehlen . Es bietet sich an, alle Projekte in einem zentralen, idealerweise datenbankbasierten Register zu führen, welches alle relevanten Projektunterlagen vorhält und verwaltet. So wird sichergestellt, dass die Geschäftsführung und Projektverantwortlichen (ggf. auch zukünftige Projektleiter) einen schnellen Überblick über die große Anzahl der Risikomanagementprojekte erhalten.

Alle Projektbeteiligten sollten sich stets bewusst sein, dass nicht jedes Projekt erfolgreich sein wird, zum Teil sind nur Teilerfolge zu verzeichnen. Mögliche Gründe können darin liegen, dass das Projekt von Anfang an zu ambitioniert bzw. zu umfassend war, die Ziele womöglich im Dickicht der operativen Arbeit verloren gingen, oder sich die Projektarbeit in der Bearbeitung von Detailfragen verlor. Zwei kleinere Projekte sind oft erfolgreicher als ein großes, welches womöglich die Ressourcen der Teilnehmer überfordert. In diesem Zusammenhang sind **kleinere Erfolgsprojekte**, so genannte »quick wins«, vielversprechender, da sie die Motivation stärken und für zukünftige Projekte werben.

Häufige Ursache für ein **Scheitern** sind die zu knapp bemessenen personellen Ressourcen und fehlende strukturelle Unterstützung. Häufig wird übersehen dass die Projektmitarbeiter neben der Projektarbeit noch ihre Routinearbeit verrichten müssen oder aufgrund bestehender Personalengpässen diese nicht delegieren können.

Es kann auch vorkommen, dass mit großen Anstrengungen zwar das Projektziel erreicht wird, aber es »**versandet**«, weil entweder die Umsetzung im Routinebetrieb zu schwierig, die finanziellen Ressourcen nicht mehr vorhanden sind oder die strategische Ausrichtung sowie die Rahmenbedingungen sich zwischenzeitlich geändert haben. Eine SWOT-Analyse vor Beginn des Projektes ist hier hilfreich: Potenzielle »Stolpersteine« werden dabei identifiziert, so dass diese bereits im Projektverlauf im Blick behalten werden und frühzeitig auf Gefahren reagiert werden kann. Dabei sollten Projektleiter immer eine gewisse Gelassenheit, sprich professionelle Distanz zur Aufgabe zeigen und sich nicht im »Klein-Klein« aufreiben. Projektleiter sollten das Motto »Verschiedene Wege führen nach Rom« beherzigen, um sich unnötigen Ärger und Sorgen zu ersparen und nicht im Konflikt der verschiedenen Partikularinteressen zerrieben zu werden.

24.2 Roll-out von Projekten

Anhand von zwei Beispielen aus dem Vivantes-Netzwerk für Gesundheit GmbH, einem Klinikunternehmen mit 5.570 somatischen und psychiatrischen Betten und ca. 230.000 stationären sowie ca. 310.000 ambulanten Fällen (2014), soll exemplarisch gezeigt werden, wie Risikomanagementprojekte im Alltag umgesetzt wurden (Roll-out).

Beispiel 1: Konsequenzen aus dem Patientenrechtegesetz

Bei dem Projekt zum Patientenrechtegesetz (BGB §§ 630ff) handelte es sich um ein kurzfristiges Projekt, das sich aus den veränderten gesetzlichen Rahmenbedingungen ergab. Am 26. Februar 2013 ist das neue Patientenrechtegesetz in Kraft getreten, in dem die Grundzüge der Behandlungsdokumentation, das Recht auf Einsichtnahme der Patienten in die Patientenakte, die Informationspflicht der behandelnden Ärzte, die Einholung der Einwilligung des Patienten sowie die Aufklärungspflicht, auch hinsichtlich von Behandlungsfehlern, zusammengefasst wurden. Vieles davon wurde schon in der auf der bestehenden Rechtsprechung basierten Praxis von Vivantes angewandt. Neu war die Verpflichtung des Arztes, dem Patienten zeitnah nach seiner Einwilligung/Aufklärung eine für ihn bestimmte Kopie des Dokumentes mit den Unterschriften von Arzt und Patient auszuhändigen. Auch muss der Patient auf Verlangen eine Kopie oder elektronische Abschrift seiner Patientenakte gegen Entgelt erhalten. Wichtig ist auch, dass der Patient immer über die Umstände, die die Annahme eines Behandlungsfehlers begründen, informiert werden muss, falls dies zur Abwendung gesundheitlicher Gefahren erforderlich ist. Ebenso, wenn er selbst danach fragt.

Beispiel 2: Implementierung eines Beschwerdemanagement
Als Projekt mit langfristiger Zielsetzung wird beispielhaft die Implementierung des Beschwerdemanagements aus dem Jahre 2002 vorgestellt, das einen wichtigen Teil des klinischen Risikomanagements darstellt. Die Risiken bzw. Schäden, die aus nicht oder nicht fachgerecht bearbeiteten Beschwerden resultieren, sind für jedes Krankenhaus erheblich. Aus langjährigen Erfahrungen bei der Beschwerdebearbeitung ist aus Untersuchungen im Krankenhaus bekannt, dass bis zu 85% der mit einem Unternehmen unzufriedenen Leistungsempfänger mit 7–25 Personen außerhalb des Unternehmens über ihr negatives Werturteil sprechen. Zufrieden gestellte Beschwerdeführer weisen hingegen gegenüber anderen Leistungsempfängern eine doppelt so hohe Unternehmenstreue auf, wobei der Nutzen der Beschwerdebearbeitung mit der Schnelligkeit der Reaktion korreliert. Der Anteil von weiterhin loyalen Patienten und Angehörigen kann nach zufrieden stellender Beschwerdebearbeitung insbesondere durch eine zügige und verbindliche Reaktion auf bis zu 95% gesteigert werden.
Kliniken, die die Beschwerden ihrer Patienten nicht ausreichend ernst nehmen, müssen eher mit einer Klage ihrer Patienten rechnen. Untersuchungen aus USA haben gezeigt, dass die aktive Kontaktaufnahme mit dem Patienten die Häufigkeit einer gerichtlichen Klage reduziert. Ein gutes Beschwerdemanagement dient also unmittelbar der präventiven Deeskalation drohender juristischer Auseinandersetzungen. Ein weiteres Risiko besteht darin, dass die Kliniken ihren guten Ruf verlieren können und mit einem nachhaltigen Rückgang ihrer Umsätze rechnen müssten.

Ein systematisch und zentral geregeltes Beschwerdemanagement der bis dahin eher zufällig verlaufenden Bearbeitung von Beschwerden in allen 9 Klinikstandorten wurde von der Geschäftsführung der Vivantes GmbH bei ihrer Abteilung für Qualitätsmanagement in Auftrag gegeben. Folgende Zielstellungen (Projektziele) standen hierbei im Vordergrund:
– Beschwerdemanagement als Führungsaufgabe begreifen und die Zuständigkeiten bei der Bearbeitung verbindlich regeln
– Alle Leistungen des Krankenhauses wo immer möglich auch aus Sicht der Patienten sehen und bewerten
– Beschwerden als wertvolle Beratung über mögliche Risiken verstehen
– Fehlerhafte Abläufe und Ursachen für Schäden finden und korrigieren
– Ergänzende Beratungsleistungen und andere Unterstützung im Rahmen der Beschwerdebearbeitung an Patienten und ihre Angehörigen geben
– Auch und gerade im Beschwerdemanagement: schnell, verbindlich und entgegenkommend agieren

24.2.1 Roll-out-Strategien

Beispiel 1: Fortsetzung
Ein großes praktisches Problem stellte im klinischen Alltag die in dem Gesetz verankerte Pflicht zur Aushändigung von Aufklärungskopien an alle Patienten dar. Es wurde eine Projektgruppe gegründet, in der sich Vertreter aus den Bereichen Recht, Einkauf, IT, Patientenverwaltung und Klinikmanagement zusammen mit klinisch tätigen Ärzten aus den operativen und internistischen Fachgebieten in mehreren Besprechungen über das weitere Vorgehen abstimmten. Die Teilnahme von Ärzten war besonders wichtig, da sie für eine sorgfältige Aufklärung des Patienten rechtlich verantwortlich

sind, und die Erfahrung zeigte, dass aus einer mangelhaften Aufklärung viele durch den Kläger gewonnene Rechtsstreitigkeiten resultierten.
Zunächst wurde eine Ist-Analyse durchgeführt: 2012 wurden im Vivantes Netzwerk für Gesundheit ca. 350.000 Patienteneinwilligungen durchgeführt, davon ca. 60 % auf bestehenden Papierdruckversionen und 40 % als Download aus dem Krankenhausinformationssystem (KIS). Für den neuen Prozess zur Konformität mit dem Patientenrechtegesetz gab es 3 Möglichkeiten:

- Anfertigung einer Kopie (einfach, aber durch wen?)
- Einscannen der Aufklärung in die Patientenakte im KIS (papierlose elektronische Ablage als elektronisches Verfahren der Zukunft, aber hohe Personalbindung)
- Durchschreibebögen (teuer, aber nah am derzeitigen Prozess)

Die Ärzte waren in der Mehrheit für Durchschreibebögen, auch unter Berücksichtigung der erforderlichen Aufklärungen z. B. in den Nachtdiensten. Große Funktionsbereiche wie Röntgen oder Ambulanzen wollten hingegen ihre nichtärztlichen Mitarbeiter anweisen, das Dokument für jeden sichtbar in der elektronischen Akte abzulegen, und dem Patienten zeitnah eine Kopie auszuhändigen.

Die Geschäftsführung hatte daher beschlossen, dass unter Berücksichtigung der derzeitigen Abläufe Durchschreibebögen für die häufigsten Eingriffe (z. B. Allgemeinanästhesie Erwachsene) im Lager vorgehalten werden sollten. Die Bestellung in großen Mengen verringerte den Preis für die sehr teuren Durchschreibebögen. Parallel dazu wurde die Scanner-Lösung in den Bereichen eingeführt, zu deren häufigen Routinetätigkeiten Standardaufklärungen gehören (z. B. in präoperativen Ambulanzen oder radiologischen Abteilungen). Die Klinikstandorte erhielten dazu von der Projektgruppe Formulare, in die die Scanner-Arbeitsplätze eingetragen wurden, so dass der Einkauf der Scanner und die elektronische Anbindung an das KIS zeitnah und ressourcenschonend realisiert werden konnte.

Für diese Patientenaufklärung, die häufig zu Beanstandungen in Streitfällen führen kann, wurden also verschiedene Prozesse zugelassen, um zu einer 100 %igen Durchdringung zu kommen, berücksichtigend, dass die praktischen Abläufe in verschiedenen Bereichen unterschiedlich sind.

Beispiel 2: Fortsetzung
Projektziel: Die Abteilung Qualitätsmanagement hatte von der Geschäftsführung den Auftrag erhalten, in einem Jahresprojekt Grundzüge für ein strukturiertes Beschwerdemanagement zu erarbeiten. Dabei wurde von der Geschäftsführung deutlich gemacht, dass sich alle Führungskräfte der besonderen Verantwortung und Vorbildfunktion als Beschwerdeeigentümer bewusst sein müssen.
Projektergebnisse: Durch die Projektarbeit wurde folgender Standardprozess für den Soll-Ablauf einer Beschwerdebearbeitung festgelegt (◘ Abb. 24.1):

- Alle eingehenden Beschwerden werden an den Qualitätsmanager des betreffenden Standortes übermittelt.
- Von dort aus wird jedem Beschwerdeführer innerhalb von 24 Stunden der Eingang seiner Nachricht bestätigt und die für den betreffenden Bereich verantwortliche Führungskraft verbindlich als Beschwerdeeigentümer benannt.
- Chefärzte, Pflegedirektoren bzw. die möglichst hochrangige Führungskraft des von der Beschwerde hauptsächlich betroffenen Bereichs beantworten das Anliegen der Beschwerdeführer innerhalb von maximal 14 Kalendertagen abschließend schriftlich oder immer häufiger auch durch ein persönliches Gespräch mit dem Beschwerdeführer.
- Falls mehrere Klinik-Bereiche an der Beschwerde beteiligt sind, priorisieren die Qualitätsmanager der Standorte die Reihenfolge der Bearbeitung, unterstützen die Beschwerdeantwort der Führungskräfte im gesamten Ablauf und koordinieren die Zusammenführung aller Informationen für einen schnellen Abschluss der Beschwerdebearbeitung.
- Sobald zum Beispiel abrechnungstechnische oder haftungsrechtliche Anliegen vom Beschwerdeführer in den Vordergrund gestellt werden, erfolgt eine vollständige Fallabgabe an die jeweiligen Fachexperten der betreffenden Geschäftsführungsbereiche.

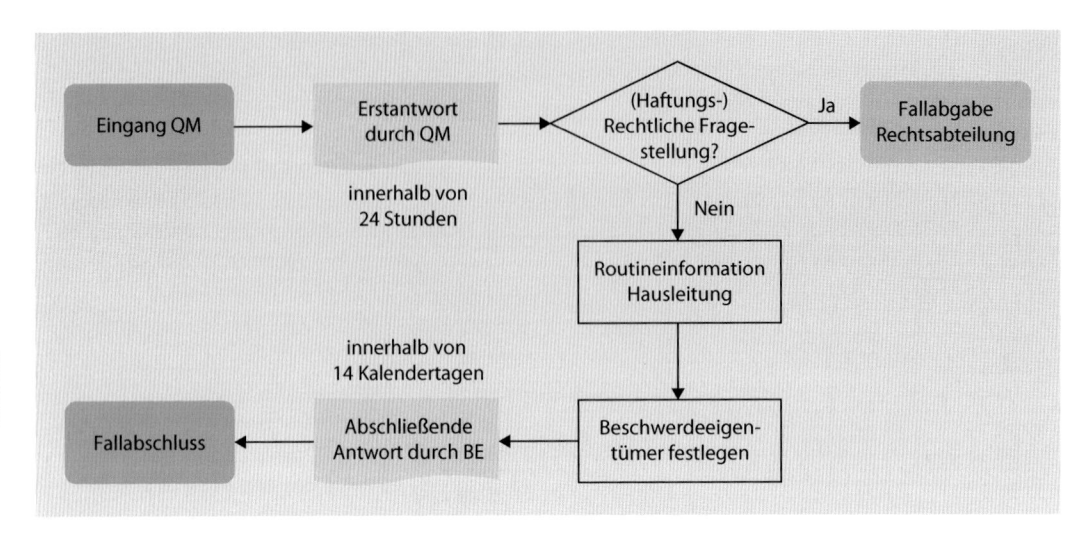

◘ Abb. 24.1 Flow-Chart zum Ablauf der Beschwerdebearbeitung im Vivantes-Netzwerk für Gesundheit. BE = Beschwerdeeigentümer, QM = Qualitätsmanager am Standort, GeschD = Geschäftsführender Direktor am Standort, PD = Pflegedirektor am Standort

Die Einführung des zentralen Beschwerdemanagements wurde von einer unternehmensweit gültigen Richtlinie bzw. Verfahrensanweisung begleitet, die von der Geschäftsführung unterzeichnet wurde. Die Einhaltung der zentralen Richtlinien und Verfahrensanweisungen der Geschäftsführung gilt als arbeitsrechtlich relevante Verpflichtung für alle Mitarbeiter, um anhand der Beschwerden Problemfelder aufzudecken, die im Sinne eines kontinuierlichen Verbesserungsprozesses bearbeitet werden müssen. Dies beugt rechtlichen Auseinandersetzungen durch die Beschwerdeführer vor, die langwierig und kostenintensiv sein können.

24.2.2 Begleitende Schulungsmaßnahmen und Informationsweitergabe

Häufig erfolgt über **Pilotprojekte** ein Austesten der Wirksamkeit von Projektergebnissen. Hierzu müssen die betroffenen Mitarbeiter, die von den Veränderungen primär betroffen sind, z. B. die einer (Pilot-)Abteilung, über die Veränderungen früh informiert werden. Begleitende Schulungen sind dabei ein unverzichtbares Mittel, um die Projektergebnisse in die Prozesse des Klinikablaufs erfolgreich zu integrieren bzw. neu zu implementieren. Die Schulungsmaßnahmen werden meistens durch Mitglieder der Kerngruppe in ihren Bereichen durchgeführt. Dabei empfiehlt es sich informelle Meinungsmacher in die Schulungen mit einzubeziehen, da dadurch die Akzeptanz steigt. Schließlich sollen durch die Schulungsmaßnahmen alle Beteiligten auf die Veränderungen vorbereitet werden, so dass die Umsetzung reibungslos verlaufen kann.

Nach dem Motto »Tue Gutes und sprich darüber« können bei längeren Projekten bereits während der Konzeptions- und Evaluationsphase über entsprechende (Multi-)Informationskanäle des Unternehmens Zwischenstände zum Projektstand berichtet werden. Zum Projektabschluss und Übergang in den allgemeinen Routinebetrieb sollten die Veränderungen nicht nur auf schriftlichem Wege kommuniziert werden, sondern möglichst auch persönlich in die Mitarbeiterbereiche getragen werden. Hierfür bieten sich Führungsveranstaltungen, Stationsleitersitzungen, Morgenbesprechungen, Fortbildungsveranstaltungen, Ärzte- und Pflegeübergaben und/oder Mitarbeiterversammlungen an. Zur schriftlichen Weitergabe der Information bieten sich elektronische Medien wie ein Newsletter, die Startseite des Krankenhausinformationssystems oder Rund-Emails an, aber auch Printmedien wie Dienstanweisungen per Hauspost, Info-Flyers und Mitarbeiterzeitungen ergänzen das Spektrum (▶ Kap. 22.3 Kommunikation und Reporting von Risikopolitik und Risiken).

Die Notwendigkeit des »Multi-Channeling« begründet sich aus der Tatsache, dass Menschen Informationen auf unterschiedlichen Kanälen individuell unterschiedlich gut aufnehmen. Die Informationsweitergabe ist allerdings bei weitem noch kein Garant dafür, dass die Information verstanden wurden (▶ Kap. 9.2 Kommunikationsmodelle). Vielfältige Kommunikationswege und das Einholen von Feedbacktragen wesentlich zum Projekterfolg bei und werden leider oft vernachlässigt. Wichtig ist es bei den Mitarbeitern ein Feedback einzuholen, ob die Neuerungen verstanden und angenommen wurden. Bei risikorelevanten Themen ist es empfehlenswert, sich den Informationserhalt per Unterschrift bestätigen zu lassen.

> Eine Führungskraft, die mit ihrer ganzen Person, Integrität und Überzeugungskraft hinter einem Projekt steht, motiviert mehr als eine Rundmail an alle!

Beispiel 1: Fortsetzung
Nach Projektende wurde von der Projektleitung eine Präsentation erstellt, in der die Grundzüge des Gesetzes, die Implikationen für die Praxis, die Entscheidungen der Geschäftsführung und zusammenfassend die Kernbotschaften dargestellt wurden.
Im Hinblick auf die Aushändigung der Aufklärungskopien an die Patienten waren die Kernbotschaften:
— Prozessverantwortung beim Aufklärenden
— Zeitnahe Aushändigung der Kopie
— Aushändigung der Kopie dokumentieren
— Original in die Akte

Diese Präsentation wurde an alle Standortdirektionen der Klinikstandorte verschickt mit der Maßgabe, alle Abteilungsleitungen zu informieren, in deren Bereichen Aufklärungen über diagnostische oder therapeutische Maßnahmen erfolgen. Die Abteilungsleitungen wurden angehalten, die Information aller ihnen unterstellten Mitarbeiter zu dokumentieren.

Zusätzlich erfolgte an jedem Standort durch die Projektleitung eine mündliche Information über die neuen Gesetzesinhalte in den Chefarztkonferenzen, z. T. auch in Oberarztbesprechungen sowie in der Ständigen Konferenz der Pflegedirektoren. In allen Besprechungen wurde ein Ansprechpartner für Email- oder telefonische Kontakte zur Beantwortung von weitergehenden Fragen angeboten.

Beispiel 2: Fortsetzung
Neue Richtlinien und Verfahrungsanweisungen sowie die Überarbeitung von Regelungen sind regelmäßig Thema bei den überwiegend monatlich durchgeführten Routinebesprechungen der Führungskräfte mit ihren Vorgesetzten (Chefarztrunden mit der Geschäftsführenden Direktion der Standorte, Routinetreffen der Stationspflegeleitungen mit der Pflegedirektion, monatliche Besprechung der Geschäftsführenden Direktionen mit der zentralen Geschäftsführung usw.). Bei der Einführung des Beschwerdemanagements wurden dazu begleitend spezifische Führungskräfteinformationen und Schulungsveranstaltungen an allen Standorten des Unternehmens durchgeführt.

> Es muss festgelegt werden, wie alle Mitarbeiter, die in ihrer Arbeit mit den Projektinhalten zu tun haben, informiert werden. Für eine breite Information aller Mitarbeiter sollten möglichst mehrere Kommunikationskanäle genutzt werden! Bei risikorelevanten Themen ist es empfehlenswert, sich den Informationserhalt per Unterschrift bestätigen zu lassen.

24.3 Evaluation der Projektergebnisse

Der Erfolg eines Projektes sollte anhand von **Kennzahlen** bewertet werden. Daher empfiehlt sich zu Beginn des Projektes, Kennzahlen zu definieren, anhand derer man die Zielerfüllung oder eine Prozessverbesserung durch das Projekt nachweisen kann. So entstehen Transparenz und Nachvollziehbarkeit.

Eine **zeitnahe** Evaluation nach Prozessimplementierung, beispielsweise 4 Wochen nach Projektende, ist ratsam, um ggf. Probleme in der praktischen

Tab. 24.2 Anzahl der Aufklärungsbögen im Vergleich zwischen 2012 und 2014

	Aufklärungen gesamt	Ausdruck aus KIS	% von gesamt	Papierausdrucke	% von gesamt
2012	373.104	140.604	38%	232.500	62%
2014	461.118	178.928	39%	282.190	61%

Umsetzung frühzeitig aufzudecken. Dies kann über quantitative Kennzahlen mit Vergleich vorher/nachher erfolgen, oder über qualitative Parametern, z. B. durch einen standardisierten Fragebogen, mit dem die Mitarbeiter nach Prozessverbesserungen bzw. Schwachstellen gefragt werden. Nach der »Check«-Phase des PDCA-Zyklus folgt eine »Act«-Phase in Form einer Prozessanpassung.

Eine **erneute Evaluation** ist spätestens nach 1 Jahr zu empfehlen, da zu diesem Zeitpunkt der neue Prozess bereits Routine sein sollte. Auch hier wird man noch nachsteuern müssen, falls eine Verstetigung nicht erfolgte oder z. B. neue medizinische Verfahren oder neue rechtliche Rahmenbedingungen hinzugekommen sind.

> Begünstigend für eine große Nachhaltigkeit ist ein langfristiger Ansprechpartner für den Prozess (meist Prozesseigner).

Am Beispiel Beschwerdemanagement lässt sich zeigen, dass aus dem initialen Projekt durch die tägliche Praxis ein Prozess geworden ist, der für alle Anwender zur Selbstverständlichkeit wurde. Der feste Ansprechpartner war der Leiter des Beschwerdemanagements, der die Beschwerdebearbeitung regelmäßig evaluierte, bis das Ergebnis nur noch die erwünscht kurzen Reaktionszeiten auf eine Beschwerde aufwies. Dies belegte, dass der Algorithmus nicht nur auf dem Papier, sondern auch in den Köpfen fest implementiert war: »Jede Beschwerde, ob schriftlich oder mündlich, wird an das Beschwerdemanagement weitergegeben, wird ggf. mit dem Beschwerdeeigentümer erörtert und erhält eine Antwort«.

Beispiel 1: Fortsetzung

Um noch Fragen während der Umsetzung des Projektes zu klären, hat sich die Projektleitung als Ansprechpartner weiterhin zur Verfügung gestellt. In den ersten 6 Monaten nach Projektabschluss wurden etliche Fragen telefonisch oder per Mail formuliert: Zum Beispiel, ob es ausreicht, nur die letzte Seite des Aufklärungsbogens zu kopieren (nein), wo die Durchschreibesätze bestellt werden können (Tel. Nr. Ansprechpartner Einkauf genannt), aus welchem Budget die Mehrkosten für die Kopien der Patienten bezahlt werden (aus Abteilungsbudget) etc. Dies zeigt, dass der Prozess in vielen Bereichen, in denen noch Informationsbedarf bestand, durch ein rasches Feedback gedeckt werden konnte.

Die optimale Passung eines klinischen oder administrativen Prozesses in die bestehenden Abläufe erhöht die Wahrscheinlichkeit seiner exakten Anwendung und Durchdringung, was langfristig Nachhaltigkeit bewirkt.

Der Vergleich der Verbrauchszahlen des Jahres 2012 mit denen des ersten Halbjahrs 2014 ergab, dass das Verhältnis der Verwendung von Papierausdrucke zu Downloads von Ausdrucken aus dem KIS für Aufklärungen in etwa konstant blieb (**Tab. 24.2**). Insgesamt ist die Anzahl der Aufklärungsbögen zwischen 2012 und 2014 um 24 % gestiegen. Nur ein Teil dieser Steigerung ist durch die Fallzahlsteigerung von 7 % zwischen 2012 und 2014 zu erklären. Weitere mögliche Erklärungen sind der Ersatz von selbst entwickelten Aufklärungsformularen durch juristisch abgesicherte Standardformulare, sowie die Verwendung der Aufklärungsbögen auch für kleinste Eingriffe wie Abszessspaltungen, die bislang nur mit handschriftlicher Eintragung des Patienteneinverständnisses vorgenommen worden sein könnten.

Insgesamt sind die Kosten für die Aufklärungsbögen der Patienten von 2012 zu 2014 um 260.000 € gestiegen. Veränderungen der gesetzlichen Rahmenbedingungen wie hier am Beispiel des Patientenrechtegesetzes haben zu erheblichen Mehrkosten geführt. Unterschiedliche Prozessvarianten

24.3 · Evaluation der Projektergebnisse

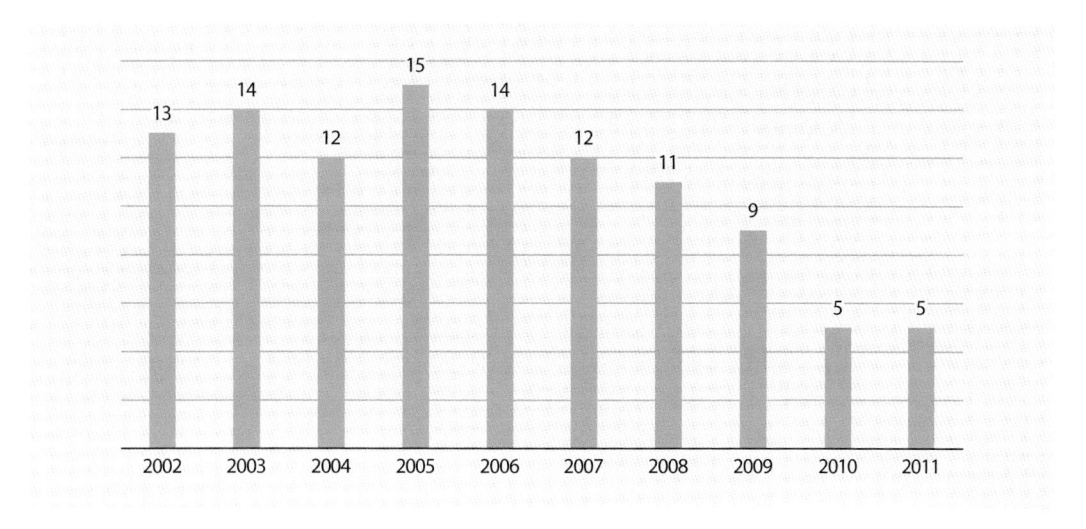

Abb. 24.2 Median der Kalendertage zwischen Beschwerdeeingang und -abschluss

(Durchschreibesätze vs. Kopie einer Aufklärung vs. Scanablage im KIS) wurden hinsichtlich Materialkosten und Personalbindung während des Projektes durchgerechnet, um eine möglichst ressourcenschonende Prozessänderung zu implementieren.

Beispiel 2: Fortsetzung
Jede Fallbearbeitung wird von den QM-Mitarbeitern in eine zentrale Datenbank eingegeben und zusätzlich durch begleitende Ablaufnotizen dokumentiert und überwacht. Die Bearbeitungszeiten und spezifische Probleme bei der Bearbeitung werden im Rahmen der Monatsgespräche der Abteilung QM überwacht, bewertet und bei Bedarf korrigiert.
Drei wichtige Kennzahlen werden von der zentralen Abteilung QM kontinuierlich beobachtet und an die Geschäftsführung und die Krankenhausleitungen berichtet:
- Verteilung der Beschwerdethemen: Durch die Clusterbildung werden risikorelevante Prozessprobleme aufgedeckt.
- Bearbeitungsdauer der Beschwerden: Eine rasche Reaktion auf den Beschwerdeführer begünstigt eine sachorientierte Auseinandersetzung und vermeidet die zusätzliche Involvierung von weiteren Angehörigen. Dadurch werden die negative Meinungsmache sowie die Klagewahrscheinlichkeit reduziert.
- Beschwerdefrequenz pro Standort: Die Dienstleistungsmentalität kann regional unterschiedlich sein. Bei hoher Beschwerdefrequenz sollte am Standort nach den Ursachen gesucht werden, um die Zufriedenheit der Patienten zu erhöhen.

Alle Ergebnisparameter werden standardmäßig zwischen allen Klinikstandorten des Unternehmens sowie im Verhältnis zu einem unternehmensweiten Durchschnittswert verglichen.
Die **Bearbeitungsdauer** einer Beschwerde, definiert als Anzahl der Kalendertage vom Beschwerdeeingang bei QM bis zum Beschwerdeabschluss, lässt sich gut darstellen und hat sich von 2002–2011 signifikant reduziert (**Abb. 24.2**). Die Bearbeitungszeit des QM sank von 13 Tagen in 2012 auf 5 Tage in 2014. Ein Grund hierfür ist, dass die Zahl der telefonischen Kurzbearbeitungen (Zeitspanne innerhalb von 24 Stunden) stark zugenommen hat. Gutes Beschwerdemanagement funktioniert nur, wenn die Führungskräfte ihre Rolle als Beschwerdeeigentümer ernst nehmen. Kurze Bearbeitungszeiten dokumentieren dies und zeigen, dass das Beschwerdemanagement als Motor für patientenzentrierte Prozessverbesserungen verstanden wird.

> **Die Nachhaltigkeit bei der Implementierung eines Projektes hängt auch davon ab, ob die Führungskräfte das Projekt zu ihrem Thema machen und ihrer Führungsfunktion nachkommen.**

24.4 Fazit

Projektarbeit ist eine interdisziplinäre Herausforderung und kann nur durch eine konzertierte Anstrengung zu einer breiten Durchdringung und hohen Akzeptanz führen. Es ist zu empfehlen, Projekte stets bereichs- und berufsgruppenübergreifend anzulegen, schrittweise bzw. mitunter mit »Quick-win«-Projekten zu beginnen, stets ein transparentes Berichtswesen zu installieren, welches Ausdruck einer strukturierten Herangehensweise ist. Die Einrichtung eines zentralen Registers ist für große Unternehmen mit einer Vielzahl von Projekten zu empfehlen.

Krisenmanagement

Jan Steffen Jürgensen und Nils Löber

25.1 Einführung – 320

25.2 Organisation des Krisenmanagements – 321
25.2.1 Planung des Krisenmanagements – 322
25.2.2 Krisenbewältigung im Rahmen des Krisenmanagements – 325
25.2.3 Evaluation des Krisenmanagements – 325

25.3 Zusammenfassung und Fazit – 326

Literatur – 326

25.1 Einführung

> Krisen sind unerwartete (thematisch nicht vorbereitete) Bedrohungen nicht nur einzelner Werte, sondern des Systembestands in seinem eingelebten Anspruchsniveau. Sie stimulieren und sammeln Aufmerksamkeit dadurch, dass sie den Erfüllungsstand zahlreicher Werte diffus, unbestimmt und unter Zeitdruck gefährden (Luhmann 1970).

Im Krankenhaus bedeuten Krisen daher den Höhe- oder Wendepunkt einer potenziell gefährlichen und dynamischen Entwicklung, die eine mehr oder wenige kritische Abweichung von einem antizipierten Sollprozess oder -ergebnis darstellt. Diese Abweichung lässt sich meist als plötzliches, ungeplantes, ungewolltes und zeitlich begrenztes Ereignis charakterisieren. Bezogen auf das Risikomanagement sind Risiken und Krisen zeitlich miteinander verbunden: Risiken können einerseits antizipierte Krisen darstellen; andererseits geben Krisen die Möglichkeit, Risiken nachträglich zu thematisieren und abzustellen (Alaybeyoglu 2007). Weitere Bezüge zur Krise weisen Begriffe mit scheinbar inhaltlich ähnlicher Bedeutung auf, die jedoch nicht scharf abgrenzbar sind (Michalak 2012): Instabilität, Konflikte, Störungen oder Katastrophen sind entweder selbst Auslöser von Krisen oder Teil der Krise (Garth 2008).

Krisensituationen im Krankenhaus können unterschiedlichste Formen und Ausprägungen annehmen, Beispiele für solche Krisensituationen sind (Fenger et al. 2013):
- Fehlerhafte Operationen
- Stromausfall in kritischen Bereichen (Operationssaal/Intensivstation)
- Infizierte Blutkonserven
- Falsch angewendete Operationstechniken
- Mangelnde Hygiene
- Häufung von Infektionsfällen

Auch in ihrer Bedeutung und ihren Auswirkungen können Krisen im Krankenhaus variieren, wobei die dynamische Entwicklung von Krisen mitunter deren Bewältigung erschwert (◘ Abb. 25.1).

Akute Krisenzustände führen in Krankenhäusern nahezu immer zu einem Vertrauensverlust, der dem von Patienten und Öffentlichkeit wahrgenommenen Image und der Reputation des Hauses schadet, und zu Nachfragerückgängen, Umsatzeinbußen und finanziellen Verlusten führt (Nemec u. Fritsch 2013).

Betrachtet man grundlegende **Ursachen für Krisen** im Krankenhaus finden sich Erklärungen in der System- und Prozessdimension von Krisen: Organisationen sind komplexe Systeme mit mehr oder weniger starker Eigendynamik (▶ Kap. 6.2 Eigenschaften von Hochrisikoorganisationen). Krankenhäuser als Hochrisikoorganisationen weisen eine hohe Eigendynamik und iatrogene Risiken auf. Viele Krisen im Krankenhaus sind deshalb Folgen einer generell erhöhten Systemkomplexität. Hier zeigt sich die systemimmanente Fehleranfälligkeit des Krankenhaussystems, die im Rahmen des (klinischen) Risikomanagements beherrschbar gemacht werden soll. Krisensituationen stören den funktionalen Auftrag des Krankenhauses, der über entsprechende Organisationsstrukturen, Prozesse und Handlungsmuster sichergestellt wird. Die ungewollte Abweichung oder Unterbrechung dieser Prozesse und Handlungsmuster ist charakteristisch für die Ursächlichkeit von Krisen.

Die **Wahrnehmung einer Krise** und die öffentliche Auseinandersetzung in den Medien hingegen sind eine konstitutive Folge von Krisen: Krisen entfalten in der Regel erst großes Schadenspotenzial und werden erst in breiter Öffentlichkeit wahrgenommen, wenn sie überhaupt öffentlich medial verarbeitet werden. Ihre Auswirkungen sind meist weder zeitlich noch inhaltlich vorhersehbar (Thießen 2011). Umso wichtiger ist deshalb ein effektives Krisenmanagement, welches ein Krankenhaus und seine Mitarbeiter und Stakeholder vor den unerwünschten Auswirkungen von Krisen schützt.

Unter Krisenmanagement versteht man das Vorhaben, mittels mehr oder weniger effektiver Aktionen die Folgen einer Krise zu bewältigen bzw. einzudämmen. Die getroffenen Maßnahmen beschränken sich dabei nicht auf eine alleinige Ex-post-Bewältigung, sondern können bereits im Vorfeld oder im Verlauf einer Krise Anwendung finden (Pearson u. Clair 1998).

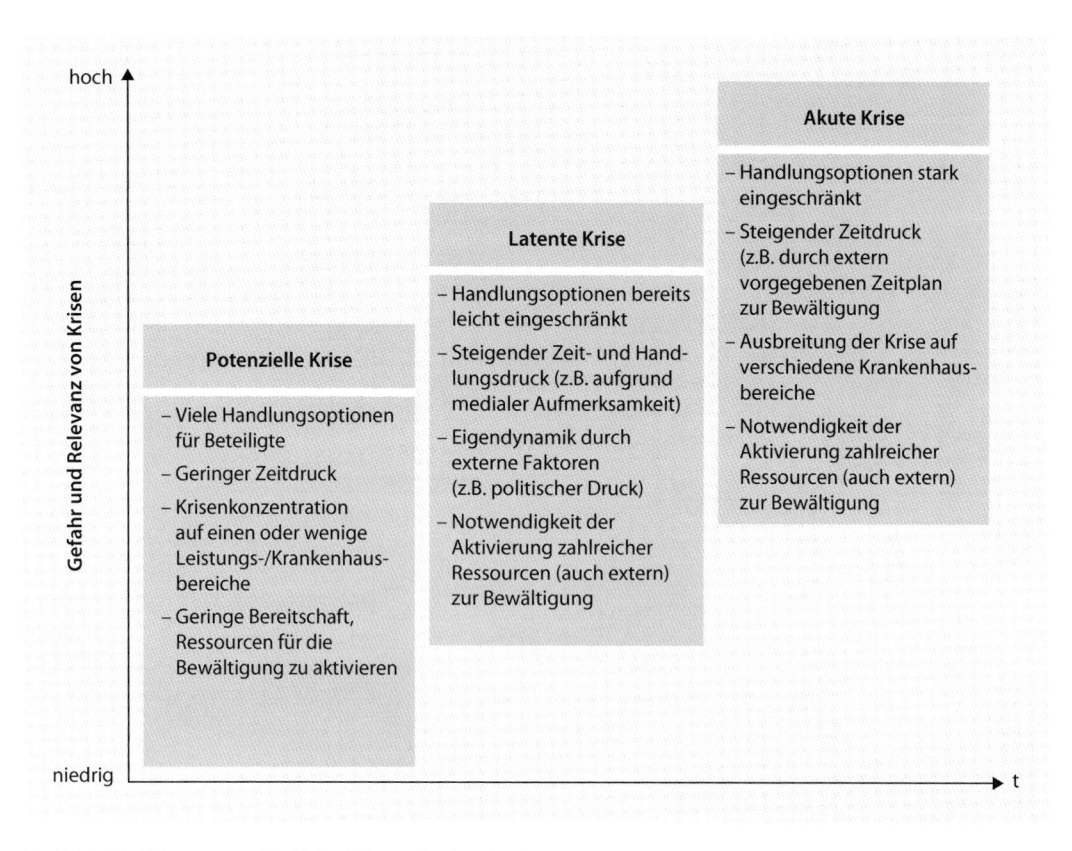

Potenzielle Krise
- Viele Handlungsoptionen für Beteiligte
- Geringer Zeitdruck
- Krisenkonzentration auf einen oder wenige Leistungs-/Krankenhausbereiche
- Geringe Bereitschaft, Ressourcen für die Bewältigung zu aktivieren

Latente Krise
- Handlungsoptionen bereits leicht eingeschränkt
- Steigender Zeit- und Handlungsdruck (z.B. aufgrund medialer Aufmerksamkeit)
- Eigendynamik durch externe Faktoren (z.B. politischer Druck)
- Notwendigkeit der Aktivierung zahlreicher Ressourcen (auch extern) zur Bewältigung

Akute Krise
- Handlungsoptionen stark eingeschränkt
- Steigender Zeitdruck (z.B. durch extern vorgegebenen Zeitplan zur Bewältigung)
- Ausbreitung der Krise auf verschiedene Krankenhausbereiche
- Notwendigkeit der Aktivierung zahlreicher Ressourcen (auch extern) zur Bewältigung

Abb. 25.1 Krisen unterschiedlicher Relevanz im Krankenhaus

25.2 Organisation des Krisenmanagements

Im Folgenden wird der Fokus auf das reaktive Krisenmanagement, also die Krisenbewältigung und deren Maßnahmen gelegt (sog. repulsives Krisenmanagement) (Krystek u. Moldenhauer 2007). Aktives, antizipativ- und reaktiv-krisenvermeidendes Management hingegen kann als originäre Managementaufgabe (z. B. im Rahmen des Risikomanagements) interpretiert werden und wird an dieser Stelle nicht thematisiert (▶ Sektion IV: Lösungen). Eine erfolgreiche Krisenreaktion erfordert bereits im Vorfeld (d. h. vor Eintreten der Krise) eine umfassende Vorbereitung und Aufstellung von Reaktionsplänen, z. B. in Bezug auf Aufbau- und Ablauforganisation des Krisenmanagements. Während der Krise selbst bestehen weder Zeit noch Ressourcen, um Abläufe neu zu definieren. Ohne eine verbindliche und allen bekannten Vorplanung ergeben sich zusätzliche Fehler im Lösungsprozess der Krise mit ggf. desaströsen Konsequenzen für das betroffene Krankenhaus.

Häufige Fehler bei der Bewältigung von Krisen (Steinke 2014)
– **Negation der Krise:** Der größte Kardinalfehler im Umgang mit Krisen ist zweifelsohne die öffentliche Verneinung und Abstreitung einer Krise. Insbesondere frühe Krisenstadien werden häufig ignoriert, bis sie existentielle und akute Formen annehmen. Spätestens dann wird die Frage nach dem korrekten Krisenumgang evident und es ergeben sich spieltheoretisch betrachtet die zwei generischen Optionen der maximalen Transparenz oder des möglichst

langen Abstreitens der Krise. Häufig tendieren Organisationen (auch Krankenhäuser) dabei zur suboptimalen und gefährlichen Option des Negierens und Vertuschens, anstelle einer detaillierten, offenen, ehrlichen und auch plausiblen Kommunikation der Krise in Medien und Öffentlichkeit.

- **Unklare Verantwortlichkeiten:** Allzu menschlich ist es, in schmerzhaften Situationen Verantwortung nicht selbst anzunehmen, sondern hierarchisch weiter zu delegieren. Insbesondere in Krisensituationen ist dieses Verhalten von Führungskräften häufig zu beobachten und ein Zeichen mangelhafter Organisationskultur oder mangelhaften Krisenmanagements. Umso wichtiger ist ein systematisches Krisenmanagement mit klar bekannten Ansprechpartnern und Verantwortlichen.
- **Zu viele involvierte Personen:** Genauso schädlich für die Lösung von Krisen ist der umgekehrte Fall, die Verteilung von Verantwortlichkeiten auf zu viele verschiedene Köpfe und Organisationsbereiche im Krankenhaus. In der Folge entstehen kommunikative Missverständnisse und Fehlinformationen, die ein schnelles und effektives Beheben von Krisensituationen behindern oder die Krise weiter anfachen.
- **Aktionismus:** Häufig werden reflexartig angreifende Maßnahmen gegenüber denjenigen ergriffen, die als Verstärker oder Auslöser der Krise gesehen werden. Das ist in den meisten Fällen die Medienberichterstattung, die z. B. häufig mit Unterlassungsklagen »mundtot« gemacht werden soll. Der entgegengesetzte Effekt setzt dann häufig ein und kann die Krise unkontrolliert verstärken und deren Medienpräsenz verlängern.
- **Abschottung und beschränkte Wahrnehmung der Krise:** Krisen stärken das Zusammengehörigkeitsgefühl der betroffenen Organisation oder Organisationseinheit, insbesondere gegenüber »Außenstehenden« wie den Medien. Dies kann dazu führen, dass z. B. der Presse falsche oder unvollständige Informationen zu einem Vorfall geliefert werden. In organisatorisch stark fragmentierten Krankenhäusern ergibt sich zudem das Problem der mangelnden Anerkennung von Krisen als Gesamtproblem des Hauses: So wird z. B. ein singuläres Hygieneproblem auf einer bettenführenden Station häufig als isolierte Krise der betroffenen Station deklariert und nicht als systemisches, das ganze Krankenhaus betreffende, Problem wahrgenommen.

Ein zeitgemäßes Krisenmanagement im Krankenhaus muss daher verschiedene Aspekte der Krise antizipieren, aufgreifen und organisatorisch sowie prozessual abbilden (◘ Abb. 25.2).

Erkennbar ist zunächst, dass das Krisenmanagement – analog zu anderen modernen Managementsystemen – als Regelkreislauf bzw. Prozess verstanden werden kann, der typischerweise eine Planungs-, Umsetzungs- und Kontrollphase aufweist. Innerhalb dieses Prozesses wird die Institution des Krisenmanagements konkret definiert und beschrieben, welche Personen und Gruppen das Krankenhaus vor bzw. in der Krise führen. Aus strategischer Perspektive heraus ordnet das vorab gezeigte System des Krisenmanagements die Aktionsfelder der Krisenvermeidung und -bewältigung den Phasen der Krise (potenziell, latent und kritisch) zu (Krystek u. Moldenhauer 2007).

25.2.1 Planung des Krisenmanagements

Die Planung des Krisenmanagements sollte in Zeiten des (ungestörten) Normalbetriebs des Krankenhauses erfolgen und im Ergebnis ein tragfähiges, auf die individuellen Gegebenheiten des Hauses angepasstes, **Krisenkonzept** bilden. Dieses Konzept muss zunächst den geltenden gesetzlichen Bestimmungen und Erfordernissen entsprechen (z. B. Maßnahmen zur Ersten Hilfe, Brandbe-

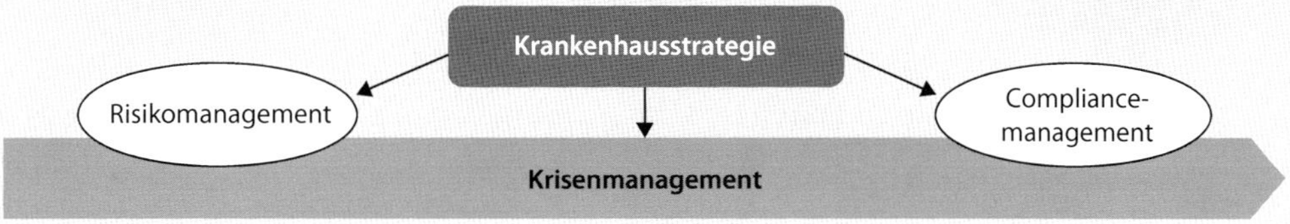

25.2 · Organisation des Krisenmanagements

Planung	Realisation	Kontrolle
Vor der Krise (Normalbetrieb)	Während der Krise (Starke Beeinträchtigung des Betriebs)	Nach/Vor der Krise (Normalbetrieb)
Aufbauorganisation – Krisenstab – Verantwortlichkeiten – Kompetenzen **Ablauforganisation** – Krisenhandbuch/Alarmplan – Kommunikation – Krisensimulation – Lagepläne/Material	**Bewältigung** – Informationssammlung – Lagepläne – Lagedarstellung – Schutzmaßnahmen für Mensch und Krankenhausinfrastruktur – Medien- und PR-Arbeit – Krisendokumentation – Einschätzung – Krisenentwicklung	**Nachbereitung** – Krisenevaluation – Ggf. Anpassung von Aufbau-/Ablauforganisation des Krisenmanagements – Ggf. Folgeprojekte für andere Managementsysteme

Abb. 25.2 Organisation und Prozess des Krisenmanagements

kämpfung und Evakuierung gem. § 10 ArbSchG), darüber hinaus aber auch mit der zentralen strategischen Positionierung und Ausrichtung fachverwandter Managementsysteme wie dem klinischen Risiko-, Qualitäts- und Compliancemanagement in Einklang stehen. So beeinflusst z. B. die in der Risikostrategie (▶ Kap. 21 Wahl der Risikomanagement-Strategie) fixierte Risikoneigung die Frage, bei welchen Vorfällen oder vorliegenden Gefahrenzuständen die Aufbau- und Ablauforganisation des Krisenmanagements aktiviert, und konkrete Maßnahmen der Krisenbewältigung eingeleitet werden. Das Krisenkonzept muss deshalb betroffenen Krankenhausmitarbeitern in Form eines universell zugänglichen **Krisenhandbuchs** (und weiteren verbundenen Materialien wie z. B. Taschenkarten oder Ablaufschemata) kenntlich und zugänglich gemacht werden.

Zentraler Teil des Krisenkonzepts ist eine agil und professionell handelnde Ablauforganisation im Ernstfall, die von einer entsprechenden Aufbauorganisation getragen wird. Typischerweise wird die Arbeit im Krisenmanagement von einem **Krisenstab** bestimmt, der im Krankenhaus, je nach Ausmaß und Natur der Krise, unterschiedlich ausgestaltet sein kann. Er sollte zwischen 4 und maximal 10 Mitgliedern umfassen und die folgenden Funktionen und Bereiche abdecken (Steinke 2014):

- Leiter des Krisenstabs
- Ausgebildeter Notfallmanager
- Krankenhauskommunikation
- Recht und Compliance, ggf. Qualitätsmanagement/klinisches Risikomanagement
- Personalbereich
- Betroffener medizinischer Fachbereich (ärztlich und pflegerisch)
- Krankenhaussicherheit
- Krankenhaus-IT
- Protokollant/Dokumentation

Zusätzlich können auch sog. »**ereignisspezifische Mitglieder**« in den Krisenstab berufen werden, die je nach Erfordernis der Lage aus dem eigenen Krankenhaus stammen oder von extern hinzugezogen werden können (Gahlen u. Kranaster 2008). Die Auswahl der Krisenstabsmitglieder sollte streng in Abhängigkeit der erforderlichen Kompetenzen erfolgen. Dafür sind die genannten Rollen zu definieren, die Aufgaben und Verantwortungen der einzelnen Mitglieder zu bestimmen und die variablen Mitglieder (z. B. externe PR-Berater) für eine situative Unterstützung zu benennen. Eine möglichst hohe **fachliche Diversität** des Krisenstabs ist insbesondere in komplexen Krisensituationen für die Entwicklung von Entscheidungsszenarien förderlich, um z. B. auch Chancen im Rahmen einer Krise zu erkennen (Carrel 2010). Die **Krisenkompetenz** des Stabes muss durch Schulungen und Trainings initial und fortwährend durch regelmäßige Simulationen und Übungen aufgebaut und erhalten werden.

Dem generellen Problem der Kontrollier- und Steuerbarkeit von Krisensituationen kann ansatzweise mit dem Krisenhandbuch begegnet werden (Kuss 2013), in dem die Ablauforganisation der Krisenbewältigung vor Eintreten der Krise so gut als möglich dokumentiert wird. Folgende **Inhalte** sollten in einem Krisenhandbuch detailliert werden und als autarke Information (d. h. unabhängig von den bestehenden IT-Systemen) sowohl digital als auch physisch in Papierform den Mitgliedern des Krisenstabes etc. zugänglich sein (Herbst 2004; Steinke 2014):

- Zusammensetzung des Krisenstabs und Kontaktmöglichkeiten (Adresse, Telefon, Mobiltelefon, privates Telefon etc.)
- Entscheidungs- und Vertretungsregeln des Krisenstabs (Aufgaben und Weisungsbefugnisse des Krisenstabs)
- Interne und externe Informationsketten und Kommunikationsregeln (Krisensprecher, Kontakt zu Presse, Behörden und anderen öffentlichen Einrichtungen, Information der eigenen Mitarbeiter)
- Dokumentationsregeln im Krisenfall (Aufgaben des Protokollanten, Dokumentationsvorlagen/-hilfen, Anforderungen an die Qualität/Quantität krisenbezogener Dokumentation)
- Räumliche Informationen (»war room« des Krisenstabs, Raum für Pressekonferenz etc.)
- Prototypische Checklisten für das Management verschiedener Krisensituationen
- Aktuelle Adressliste der Krankenhausleitung mit mindestens zwei verschiedenen Kontaktmöglichkeiten für jede Person
- Interne und externe Alarmpläne für verschiedene Themenbereiche und Situationen
- Aktuelle Kontaktlisten wichtiger »Dienstleister« in der Krise (Anwaltskanzleien, Unfallsachverständige/Gutachter, Sicherheitsdienste, Detekteien, Kommunikationsberater etc.)
- Vorlagen für Pressemitteilungen, Ad-hoc-Informationen, interne Mitarbeiterrundbriefe, Bürger- und Patienteninformationen sowie Hintergrundmaterial zu denkbaren Krisenereignissen
- Presseverteiler
- Dokumentenlenkung des Krisenhandbuchs (Aktualitätsprüfung und Revisionsstand)

Die »informative und operative Belastbarkeit« des Krisenhandbuchs muss regelmäßig in simulierten **Krisenübungen** anhand von Szenarien auf den Prüfstand gestellt werden. Je komplexer, kaskadierter und eskalierender eine solche Krisensimulation (z. B. auch mit Hilfe externer Anbieter für Krisensimulation und -training) konzipiert wird, desto besser kann die Qualität des Krisenhandbuchs und die Krisenkompetenz der Stabsmitglieder und der Krankenhausleitung überprüft und ggf. nachgebessert werden.

Die Natur von Krisen verhindert eine absolute Vorhersehbarkeit und damit auch Planbarkeit. Krisenkonzepte und -handbücher verbessern jedoch die konkrete Krisenarbeit im Schadensfall durch Reduktion von Unsicherheit und Unklarheit und gehören – zusammen mit Konzepten für den Katastrophenschutz – zum unverzichtbaren Teil des klinischen Risikomanagements. Weitere vorbereitende Maßnahmen wie z. B. die Einrichtung von sog. »dark sites« (Einrichten einer krisenspezifischen Website, die bei Bedarf freigeschaltet wird) können im konkreten Krisenfall viel Zeit sparen und sollten, je nach verfügbarer Ressourcenlage, in ein bestehendes oder zu entwickelndes Krisenkonzept integriert werden.

25.2.2 Krisenbewältigung im Rahmen des Krisenmanagements

Wenn es im Krankenhaus trotz installierter Frühwarnsysteme zu einer Krise oder einem krisenähnlichen Schadensereignis kommt, müssen die Bewältigungsinstrumente, die im Rahmen des Krisenhandbuchs und des Krisenkonzepts beschrieben sind, aktiviert werden, um mögliche Schäden einzudämmen. Krisenmanagement und die Bewältigung von Schadensereignissen hat deshalb stets eine **operative** und eine **kommunikative Komponente** (Hofmann u. Höbel 2013).

Kommen im Rahmen einer Krise beispielsweise Patienten zu Schaden, sind die etablierten Maßnahmen, Informationsketten und Reaktionen des Schadensmanagements (▶ Kap. 26) einzuleiten. Gefährdet die unkontrollierte Ausbreitung multiresistenter Erreger die Gesundheit von Patienten und Angehörigen, sind Dekontaminationsmaßnahmen durch eigenes Hygienefachpersonal oder externe Dienstleister schnellstmöglich anzustoßen.

> Die individuelle und ernstgemeinte Fürsorge von Geschädigten (und deren Angehörigen) sowie Anteilnahme sind eine der ersten und wichtigsten Reaktionen im Rahmen der Krisenbewältigung (Ennker u. Pietrowski 2009).

Deeskalierendes, verständnisvolles und kulantes Verhalten der Krankenhausleitung vermeidet darüber hinaus häufig die juristische Auseinandersetzung und begrenzt die mediale Aufmerksamkeit.

Mit zunehmender Ausbreitung der Krise treten operative Fragen der Bewältigung oft in den Hintergrund und die kommunikative Tragweite der Krise (sowohl intern als auch extern) vergrößert sich. Hier zeigt sich gleichfalls das größte Risiko einer Krise: Schlechte oder unzulängliche Kommunikation des Krankenhauses im Rahmen der Krisenbewältigung (Riecken 2013). Die inhaltlichen Erfordernisse an die Krisenkommunikation sind stark von der jeweiligen Krisensituation abhängig, gleichwohl beschreibt die Literatur allgemeingültige Leitsätze und Überlegungen zur Krisenkommunikation in zahlreichen Büchern zur Krisenkommunikation, die an dieser Stelle nicht beleuchtet werden (▶ Kap. 31.16 Krisenbewältigung und Umgang mit der Presse).

25.2.3 Evaluation des Krisenmanagements

Die rückwirkende Betrachtung und Analyse von schwerwiegenden Ereignissen zeigt neben dem Vorliegen von latenten und aktiven Fehlern häufig auch noch ein Versagen des Krisenmanagements (Paula 2007).

> Eine Kontrolle der Krisenbewältigung und eine Nachbereitung der Krise sind daher unabdingbarer Teil des Krisenmanagements, um aus den Fehlern der Vergangenheit zu lernen.

Führungsseitig muss hierfür die Bereitschaft, Transformationsprozesse im Krankenhaus anzugehen, durch gutes Wissens- und Changemanagement (▶ Kap. 23 Changemanagement – Organisation des Wandels) gegeben sein (Töpfer 2013). Je nach Ausmaß einer Krise kann es sinnvoll sein, die Krisenevaluation als eigenes Projekt zu definieren und durchzuführen und ggf. auch auf externe Berater mit unverstelltem Blick zurückzugreifen. Dabei müssen die Investitionen der »Krisen-Performance« berücksichtigt werden (z. B. Präventionsaufwände, Kosten/Aufwände für den Prozess der Krisenvorbereitung und Krisenbewältigung) und den beobachteten Effekten oder Auswirkungen der Krise (z. B. wirtschaftliche Effekte, Reputationseffekte, Veränderungen in fachverwandten Managementsystemen) gegenübergestellt werden (Besson 2013). Aus diesen Abwägungen ergibt sich nahezu immer Veränderungsbedarf für das Krankenhaus, entweder auf individueller Mitarbeiterebene oder auf Gesamtorganisationsebene (▶ Kap. 31 Prozesse).

Typische **individuelle Maßnahmen** sind z. B. Schulungen zu Themen wie Krisenstabsarbeit, Crew-Ressource-Management, Kommunikation in kritischen Situationen oder Umgang mit der Presse. Einzelne **organisatorische Konsequenzen** ergeben sich mitunter für fachlich verwandte Geschäftsbereiche und Managementsysteme, wenn z. B. die

Einrichtung eines neuen Risikofrühwarnsystems als Reaktion auf eine bestimmte Krise oder Schadenssituation erforderlich wird. Auch die Aufbau- und Ablauforganisation des Krisenmanagements kann von solchen Konsequenzen betroffen sein (z. B. Austausch einzelner Mitglieder des Krisenstabs). Organisationsweite Lernprozesse in Bezug auf Krisensituationen können über die bereits erwähnten Simulationen von Krisen und deren Intensivierung realisiert werden.

Die Nachbereitungsphase einer Krise entspricht gleichzeitig dem Zustand vor einer neuen Krise (◘ Abb. 25.2), ist jedoch durch krisenbezogene Veränderungsarbeit gekennzeichnet, die bei den betroffenen Geschäftsbereichen und Mitarbeitern schnell zu Konflikten führen kann. Die Krisenevaluation ist deshalb immer auch eine Phase des Konfliktmanagements (Schreyögg u. Ostermann 2013) und erfordert entsprechend sensible und verständnisvolle Führungsarbeit. Nur so können Krisen als Lernschritte einer kontinuierlichen Weiterentwicklung des Krankenhauses dienen.

25.3 Zusammenfassung und Fazit

Aufgrund der Systemkomplexität (▶ Kap. 8 Management komplexer Systeme) und des steigenden medialen und öffentlichen Interesses von kritischen Leistungsstörungen und Krisen benötigen Krankenhäuser ein Krisenmanagement, das jenseits der Erklärung kausaler Krisenzusammenhänge auch das kreative Potenzial von Krisen nutzt (Kuss et al. 2013). Eine Strategie und eine Organisation zur Lösung von Krisen können nur dann effektiv im Krankenhaus funktionieren, wenn das zugrundeliegende strategische Verständnis auch operativ (durch eine entsprechende Aufbau- und Ablauforganisation) umgesetzt werden kann. Dabei ist insbesondere die interne und externe Kommunikation in Bezug auf Krisen von fundamentaler Bedeutung für Krankenhäuser. Umgekehrt hat der strategische Umgang mit Krisen neben funktionalen Zielen (meist Abwendung oder Begrenzung der Krise) auch sinnstiftenden und normativen Nutzen, da eine Strategie für den Umgang mit Krisen immer auch eine Reflexion zentraler Krankenhauswerte ist (▶ Kap. 21 Wahl der Risikomanagement-Strategie).

Krisen bedeuten häufig eine kritische Abweichung von einem vorher definierten Sollprozess, also eine Diskontinuität in einem eigentlich beherrschbaren Prozess der Leistungserstellung. Die Existenz und Akzeptanz solcher Diskontinuitäten ist eine zentrale Voraussetzung für die Realisierung von Chancen und neuen, innovativen Ideen. Dies erfordert aber auch die grundlegende Einsicht, dass effektives Krisenmanagement nicht nur nachteilige und für die Krankenhausorganisation unerwünschte Effekte hat, sondern gleichermaßen auch positive neue Potenziale mit sich bringen kann.

Literatur

Alaybeyoglu D (2007) Krisenkommunikation von Unternehmen in Risikobranchen. Prämissen, Probleme, Perspektiven. VDM Verlag Dr. Müller, Saarbrücken

Besson N (2013) Strategische Krisenevaluation im Zeitalter von Social Media. In: Thießen A (Hrsg.) Handbuch Krisenmanagement, S. 359–378. Springer, Wiesbaden

Carrel LF (2010) Leadership in Krisen. Ein Leitfaden für die Praxis, 2. Aufl. Gabler, Wiesbaden

Ennker J, Pietrowski D (2009) Krankenhausmarketing. Ein Wegweiser aus ärztlicher Perspektive. Steinkopff, Darmstadt

Fenger H, Holznagel I, Neuroth B, Gesenhues S (2013) Schadensmanagement für Ärzte. Juristische Tipps für den Ernstfall, 2. Aufl. Springer, Berlin

Gahlen M, Kranaster M (2008) Krisenmanagement. Planung und Organisation von Krisenstäben. Kohlhammer, Stuttgart

Garth A J (2008) Krisenmanagement und Kommunikation. Das Wort ist ein Schwert – die Wahrheit ein Schild. Gabler, Wiesbaden

Herbst D (2004) Krisen-PR. In: Gemeinschaftswerk der Evangelischen Publizistik (Hrsg.) Öffentlichkeitsarbeit für Nonprofit-Organisationen, S. 275–301. Gabler, Wiesbaden

Hofmann T, Höbel P (2013) Krisenkommunikation. 2. Aufl. UVK, Konstanz

Krystek U, Moldenhauer R (2007) Handbuch Krisen- und Restrukturierungsmanagement. Generelle Konzepte, Spezialprobleme, Praxisberichte. Kohlhammer, Stuttgart

Kuss J (2013) Strategie als Krise – Explikation und Enthemmung der Organisationsentwicklung. In: Thießen A (Hg.) Handbuch Krisenmanagement, S. 19–27. Springer, Wiesbaden

Kuss J, Thießen A, Rademacher L, Langen R, Wreschniok R (2013) Strategieaufruf: Theoriegeleitete Neubestimmung des Strategiebegriffs. In: Zerfaß A, Rademacher L,

Wehmeier S (Hrsg.) Organisationskommunikation und Public Relations, S 193–221. Springer, Wiesbaden

Luhmann N (1970) Soziologische Aufklärung. Westdeutscher Verlag, Opladen

Michalak D (2012) Direkte und indirekte Führung in Krisensituationen mittelständischer Unternehmungen. Kovač, Hamburg

Nemec S, Fritsch H J (Hrsg.) (2013) Die Klinik als Marke. Springer, Berlin

Paula H (2007) Patientensicherheit und Risikomanagement. Im Pflege- und Krankenhausalltag. Springer, Heidelberg

Pearson CM, Clair J A (1998) Reframing Crisis Management. The Academy of Management Review 23 (1): 59–76

Riecken M (2013) Erfolgskritische Faktoren der angewandten Krisenkommunikation. In: Thießen A (Hrsg.) Handbuch Krisenmanagement, S. 317–330. Springer, Wiesbaden

Schreyögg G, Ostermann SM (2013) Krisenwahrnehmung und Krisenbewältigung. In: Thießen A (Hrsg.) Handbuch Krisenmanagement, S 117–139. Springer, Wiesbaden

Steinke L (2014) Kommunizieren in der Krise. Nachhaltige PR-Werkzeuge für schwierige Zeiten. Springer, Wiesbaden

Thießen A (2011) Organisationskommunikation in Krisen. Reputationsmanagement durch situative, integrierte und strategische Krisenkommunikation. Verlag für Sozialwissenschaften, Wiesbaden

Töpfer A (2013) Die Managementperspektive im Krisenmanagement – Welche Rolle spielt das Management bei der Bewältigung von Krisensituationen? In: Thießen A (Hrsg.) Handbuch Krisenmanagement, S 237–268. Springer, Wiesbaden

Schadensmanagement

Beate Wolter

26.1 Einführung – 330

26.2 Festlegung der Rahmenbedingungen und Verantwortlichkeiten – 330

26.3 Werkzeuge und Methoden – 332
26.3.1 Szenarioanalyse – 332
26.3.2 Einrichtung eines Krisenstabs – 332
26.3.3 Gespräch mit dem betroffenen Patienten und Angehörigen – 333
26.3.4 Dokumentationspflichten – 334
26.3.5 Zusammenarbeit mit Haftpflichtversicherer und Versicherungsmakler – 335
26.3.6 Unterstützung für die beteiligten Mitarbeiter – 335
26.3.7 Einrichtung eines Analyseteams – 336
26.3.8 Umgang mit den Medien – 336
26.3.9 Schadensmanagementkonzept – 337

26.4 Schadensfallanalysen – 341

26.5 Zusammenfassung – 341

Literatur – 342

26.1 Einführung

Das Schadensmanagement ist ein integraler Bestandteil des klinischen Risikomanagements. Schadensmanagement beinhaltet die strukturierte Bewältigung von Sachschäden und Patientenschäden. Hierzu gehören
- Festlegung der Rahmenbedingungen und der Verantwortlichkeiten im Rahmen des klinischen Risikomanagements
- Kommunikation mit dem Patienten
- Externe Kommunikation
- Strukturierte Ursachenanalyse
- Betreuung und Unterstützung der beteiligten Mitarbeiterinnen und Mitarbeiter

Schadensmanagement ist eine **Führungsaufgabe**, welche in der Verantwortung der Geschäftsführung bzw. des Vorstandes liegt. Ziele eines strukturierten Schadensmanagements sind die Auswirkungen eines Schadens zu begrenzen, die Handlungsfähigkeit des Krankenhauses sicherzustellen und die notwendigen Ressourcen zur Schadensbewältigung zur Verfügung zu stellen. Ein Schaden ist jede materielle oder immaterielle Beeinträchtigung oder Verlust, welche eine Person oder eine Sache durch ein Ereignis erleidet.

Je nach Schadensereignis wird zwischen Personenschäden, Sachschäden, Umweltschäden oder Reputationsschaden unterschieden. Die Auswirkung eines Schadensereignisses wird durch die Dauer, Art der Beeinträchtigung und Reversibilität unterschiedlich gewichtet. Die **Gewichtung** und Kategorisierung des Schadensausmaßes wird durch die Leitung der Organisation festgelegt. Eine mögliche Kategorisierung ist die Unterscheidung zwischen unbedeutende, geringfügige, spürbare, kritische oder katastrophale Auswirkung eines Schadens. Personenschäden oder Reputationsschäden werden in der Regel qualitativ bewertet, Sach- oder Vermögensschäden quantitativ.

Nicht jede fehlerhafte Handlung führt zu einem **Patientenschaden**. Ein Patientenschaden kann reversible oder irreversible Folgen haben oder zum Tode führen. Ursache eines Patientenschadens können z. B. Behandlungsfehler, Diagnosefehler, Fehler bei der Indikationsstellung oder Fehler im Rahmen der postoperativen Nachsorge sein. »Die Tatsache, dass der beabsichtigte Behandlungserfolg nicht eingetreten ist oder ein Patientenschaden aufgetreten ist, bedeutet nicht zwangsläufig, dass ein schuldhaftes Verhalten zu Grunde liegt. Die Arzthaftung beruht auf dem Verschuldensprinzip, d. h. nur ein für das Schadensereignis ursächliche und vorwerfbarer Pflichtverstoß kann Schadensersatzansprüche, Ansprüche auf Schmerzensgeld oder strafrechtliche Folgen nach sich ziehen.« (Ulsenheimer 2008).

Es ist zwischen zivilrechtlichen und strafrechtlichen Ansprüchen zu unterscheiden. Im **Zivilrecht** geht es um Ansprüche auf Schadensersatz und Schmerzensgeld. Demgegenüber geht es in einem **Strafprozess** um einen persönlichen Schuldvorwurf. Bei **groben Behandlungsfehlern**, wo nachweislich gegen fachärztliche wissenschaftlich Standards oder gesicherte medizinische Erkenntnisse verstoßen wurden, greift im Zivilrecht die Beweislastumkehr zu Gunsten des Geschädigten. Auch bei einer unterlassenen oder lückenhaften Dokumentation greift im Zivilrecht die Beweislastumkehr. So muss beispielsweise der Arzt nachweisen, dass das Medikament gegeben oder die Therapie durchgeführt wurde, wenn dies nicht oder nur unvollständig dokumentiert wurde (Ulsenheimer 2013).

26.2 Festlegung der Rahmenbedingungen und Verantwortlichkeiten

Die Rahmenbedingungen sind die Festlegung der Organisation und Verantwortlichkeiten in Bezug auf die Erreichung der festgelegten Ziele. Dies bedeutet die Bereitstellung von notwendigen Ressourcen, die Festlegung der Rollen und Verantwortlichkeiten, die Festlegung der Kommunikationswege sowie die Qualifikation der verantwortlichen Mitarbeiter. Das Schadensmanagement ist ein Bestandteil des Risikomanagements. Im Rahmen des Risikomanagements sollte der Risikomanagementprozess, angepasst an die Organisation des Krankenhauses implementiert und für alle Mitarbeiter transparent und nachweisbar sein. Es sollte gewährleistet sein, dass jederzeit, auch außerhalb der Regelarbeitszeit am Wochenende oder an Feiertagen, die Klinikleitung und die Geschäftsfüh-

26.2 · Festlegung der Rahmenbedingungen und Verantwortlichkeiten

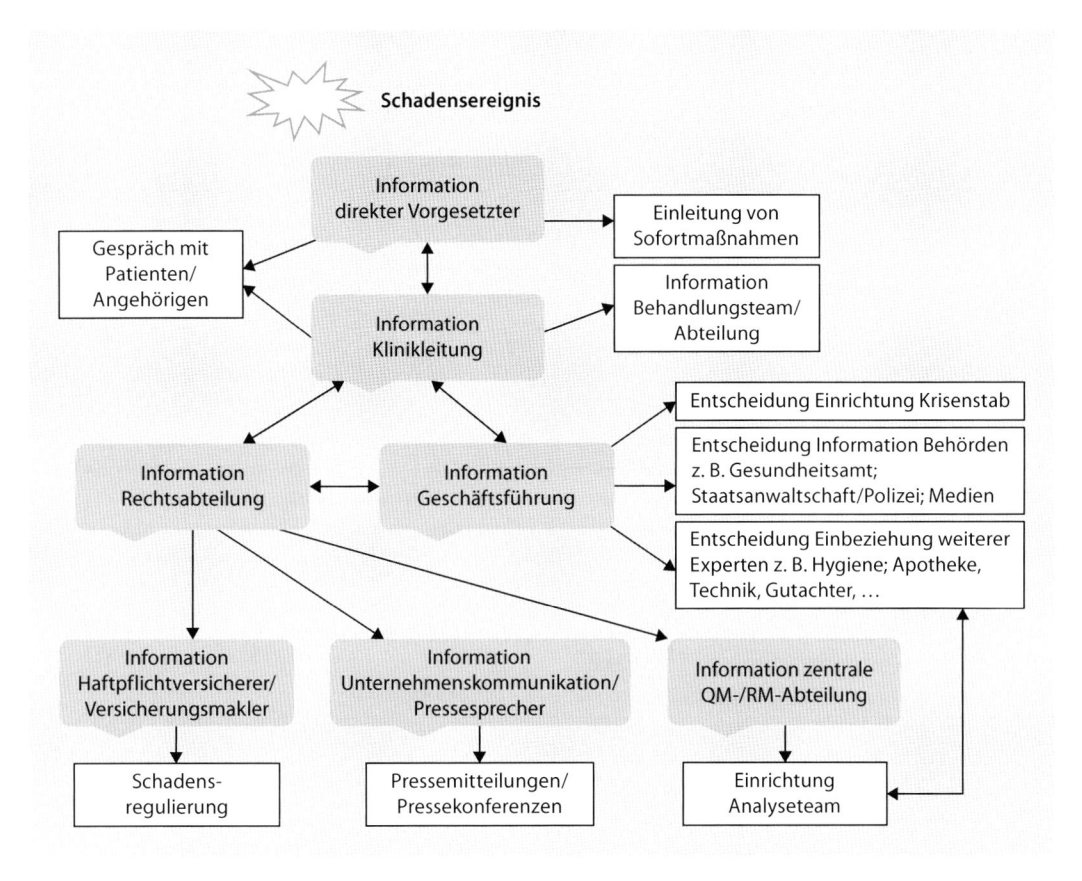

Abb. 26.1 Beispiel Vorgehensweise Eintritt eines Schadensereignis Musterkrankenhaus

rung unmittelbar über das Schadensereignis informiert werden. Dies gilt insbesondere bei schwerwiegenden Schadensereignissen oder bei Fällen, in denen eine mögliche Gefährdung weiterer Personen besteht.

Die **Kommunikationswege** und **Verantwortlichkeiten** sind verbindlich festzulegen und schriftlich zu dokumentieren (Abb. 26.1). Entsprechend den Verantwortlichkeiten müssen die Mitarbeiter für ihre Aufgaben qualifiziert und geschult werden. Alle Mitarbeiter sind zu informieren, was zu tun ist, wenn ein Schadensereignis eintritt. Auch neue Mitarbeiter sind im Rahmen ihrer Einarbeitung auf die festgelegte Vorgehensweise bei Schadensereignissen zu informieren. Eine vertrauensvolle und wertschätzende Zusammenarbeit und eine positive Fehlerkultur sind die Basis für eine erfolgreiche Bewältigung eines Schadenereignisses.

Damit für alle Beteiligten im Schadensfall erkennbar ist, wer wann wen und in welcher Form informiert hat, sollte ein **Berichtswesen** mit Protokollierung der Informationsweitergabe und der eingeleiteten Maßnahmen implementiert werden. Diese Informationen sollten allen Beteiligten zeitnah zur Verfügung gestellt werden. Empfehlenswert ist es, einen **Koordinator** zu benennen, welcher alle Informationen zusammenfasst und den Beteiligten zeitnah zu Verfügung stellt. Auch die Organisation von Besprechungen der Entscheidungsträger kann vom Koordinator erfolgen. Der Koordinator und ein Vertreter sowie die Festlegung seiner Aufgaben sind vor Eintritt eines Schadensereignisses schriftlich festzulegen.

26.3 Werkzeuge und Methoden

26.3.1 Szenarioanalyse

Zur Festlegung eines effektiven Schadensmanagements ist die Szenarioanalyse ein mögliches Instrument. In einer Szenarioanalyse wird im Top-down-Ansatz ein schlimmstmöglicher, aber noch glaubwürdiger Fall – »**credible worst case**« – angenommen. Anhand der Szenarioanalyse werden mögliche Ursachen und Auswirkungen beschrieben und die notwendigen Maßnahmen abgeleitet. Dabei werden die wesentlichen Risiken des Szenarios nach Auswirkung und Eintrittswahrscheinlichkeit analysiert. Auf Basis der Risikoanalyse können notwendige Maßnahmen priorisiert und abgeleitet werden (ONR 49002-2).

> **Praxistipp**
>
> Anhand eines konkreten Szenarios ist es einfacher, konkrete Handlungsempfehlungen und Verfahrensweisen festzulegen oder die bestehenden Handlungsempfehlungen zu prüfen und bei Bedarf zu optimieren. Auch können tatsächlich stattgefundene Szenarien aus anderen Krankenhäusern mit der Fragestellung geprüft werden, kann dies auch bei uns passieren (z. B. die Verwechslung des Eingriffsortes oder die Verwechslung des Zugangsweges oral/intravenös)?

Als Teilnehmerkreis einer Szenarioanalyse wird die Einbindung der obersten Führungsebene empfohlen, z. B. die Geschäftsführung des Krankenhauses, Chefärzte einer konservativen und chirurgischen Abteilung, die Pflegedienstleitung sowie angepasst an das Szenario weitere Fachexperten, z. B. Hygieniker, Apotheker, Logistiker. Die Zusammensetzung ist auf die Organisation des Krankenhauses individuell anzupassen. Besondere Strukturen und Anforderungen der Organisation sind hierbei zu beachten. Empfehlenswert ist, die Szenarioanalyse durch eine qualifizierte und erfahrene Person moderieren zu lassen.

Es können auch mehrere Szenarien je nach Schweregrad der Auswirkung analysiert werden, z. B. wenn ein geringfügiger reversibler Schaden entstanden ist oder ein Behandlungsfehlervorwurf seitens des Patienten oder Angehörigen geäußert wird.

Beispiel
Als »credible worst case« wird in einem Musterkrankenhaus in einer Szenarioanalyse der Tod eines Patienten aufgrund einer im Krankenhaus erworbenen Legionellen-Infektion angenommen. Drei weitere Patienten sind innerhalb von 2 Tagen ebenfalls erkrankt und werden auf der Intensivstation behandelt. Die Infektionsquelle ist noch nicht lokalisiert. Die Angehörigen des Patienten haben angekündigt, Strafanzeige zu stellen und sich an die Medien zu wenden. Die Mitarbeiter sind beunruhigt, dass auch sie erkranken könnten. Das Gesundheitsamt wurde informiert.

Als wesentliche Ziele werden im Musterkrankenhaus festgelegt, die Infektionsquelle schnellstmöglichst zu identifizieren, eine zivil- oder strafrechtliche Auseinandersetzung zu vermeiden sowie die Vermeidung eines Reputationsschadens mit Vertrauensverlust und Rückgang der Patientenzahlen. Es wird ein Konzept mit folgenden Maßnahmen erarbeitet:

- Einrichtung eines Krisenstabs
- Gespräch mit dem betroffenen Patienten und Angehörigen
- Erfüllung der Dokumentationspflichten
- Zusammenarbeit mit dem Haftpflichtversicherer/Versicherungsmakler
- Bereitstellung einer therapeutischen Unterstützung für die beteiligten Mitarbeiter
- Einrichtung eines Analyseteams
- Umgang mit den Medien

26.3.2 Einrichtung eines Krisenstabs

Das Notfall- und Krisenmanagement ist Teil des Risikomanagements (▶ Kap. 25 Krisenmanagement). Die Einrichtung eines Krisenstabs ist nicht bei jedem Schadensereignis indiziert und richtet sich nach der Schwere der Auswirkung des Schadensereignisses, die mögliche Gefährdung weiterer Personen oder die Unsicherheit in Bezug auf den

Ausgang des Ereignisses. Wenn beispielsweise die Staatsanwaltschaft oder die Polizei eingeschaltet werden und das Medieninteresse groß ist, ist die Einrichtung eines Krisenstabs empfehlenswert.

> Ziel eines Krisenmanagements ist es, die materiellen und immateriellen Auswirkungen eines kritischen Ereignisses oder einer Notfallsituation so gering wie möglich zu halten und die Handlungs- und Betriebsfähigkeit der Organisation zu gewährleisten.

Aufgabe des Schadensmanagements ist die konkrete Bewältigung des Schadensereignisses bei begrenzter Auswirkung des Schadens. Wichtig ist, den richtigen Zeitpunkt zu erkennen, ab wann ein Schadensereignis zu einer Krise wird und dem entgegenwirkend das Krisenmanagement aktiviert werden muss. Hierzu kann die **Festlegung von Kriterien** hilfreich sein, z. B. Tod eines Patienten, mögliche Gefährdung weiterer Personen, die Unsicherheit in Bezug auf die Ausweitung des Schadensereignisses mit einer möglichen Gefährdung der Betriebsfähigkeit des Krankenhauses.

Die **Verantwortung** für die Vorbereitung und konkrete Bewältigung von Krisensituationen liegt immer bei der obersten Leitung einer Organisation, z. B. der Geschäftsführung oder dem Vorstand. Dieser legt auch fest, wann ein Krisenstab einberufen werden soll. Zur Vorbereitung auf ein Notfall- oder Krisenszenario gehört die Festlegung der Teilnehmer des Krisenstabs unter Beachtung der Hinzuziehung aller notwendigen Expertisen.

Aufgaben des Krisenstabs sind die Beschaffung von Informationen und die Beurteilung der Lage, die Einleitung von Sofortmaßnahmen, die Sicherstellung der internen und externen Krisenkommunikation, die Verbindung zu den Einsatzkräften, zu den zuständigen Behörden und den Medien sowie die Ergreifung von Maßnahmen für die Aufrechterhaltung und Weiterführung der Organisation (ONR 49002-3). Die Alarmierung, Funktionsfähigkeit und Durchführung eines Krisenstabs sollte regelmäßig in einem Notfall- und Krisenszenario geübt werden, z. B. jährlich.

26.3.3 Gespräch mit dem betroffenen Patienten und Angehörigen

Ein vertrauensvolles Gespräch mit dem Patienten und ihren Angehörigen ist ein wesentliches Element, welches den weiteren Verlauf des Schadensereignisses maßgeblich beeinflusst. Je nach Schwere der Auswirkung des Ereignisses sind die Patienten und die Angehörigen traumatisiert, insbesondere, wenn es sich um eine irreversible Schädigung handelt oder den Tod des Patienten zur Folge hatte. Eine zusätzliche Traumatisierung durch eine abwehrende und ablehnende Haltung und Negierung des Schadensereignisses durch die verantwortlichen Ärzte und der Leitung des Krankenhauses muss vermieden werden (Vincent u. Saunders 2004). Patienten und Angehörige wollen wissen, was passiert ist, wollen verstehen, warum es zu diesem schicksalhaften Verlauf gekommen ist, und was getan wird, um zukünftig ähnliche Ereignisse zu vermeiden.

Das Gespräch sollte in einem **ruhigen und freundlichen Gesprächsrahmen** stattfinden, Unterbrechungen sind zu vermeiden. Auch sollte das Gespräch auf Augenhöhe in einer empathischen Form und in einer für den Patienten und den Angehörigen verständlichen Sprache geführt werden. Die Sachlage sollte offen, verständlich und wahrheitsgemäß dargestellt werden. Eine Verharmlosung oder Belehrung ist zu vermeiden. Ein Ausdruck des Bedauerns ist kein Schuldeingeständnis. Auch die im Patientenrechtegesetz aufgeführte **Fehleroffenbarungspflicht** in § 630 Abs. 2 S. 2 BGB bedeutet nicht, die Schuld auf sich zu nehmen, sondern die Verpflichtung des Arztes auf Nachfrage dem Patienten oder Angehörigen wahrheitsgemäß über gesundheitliche Komplikationen oder Gefahren zu informieren. Ein Schuldeingeständnis: »Ich bin schuld« oder »Die Versicherung wird für den Schaden aufkommen« darf jedoch nicht ausgesprochen werden.

> Wichtig ist, dass sich der Patient und die Angehörigen ernst genommen fühlen und dass sie nicht das Gefühl erhalten, dass etwas vertuscht oder verharmlost werden soll. Auch

sollte darauf geachtet werden, dass bei dem Gespräch ein weiterer Teilnehmer als Zeuge anwesend ist.

Angepasst an die Schwere des Ereignisses sollte das Gespräch durch den Leiter der Abteilung oder mindestens durch den verantwortlichen Oberarzt geführt werden. Es ist abzuwägen, ob der betroffene Mitarbeiter, welchem die fehlerhafte Handlung passiert ist, an dem Gespräch teilnehmen soll. Unbedingt ist zu vermeiden, dass unterschiedliche Stellungnahmen oder Ansichten durch verschiedene Personen mit dem Patienten oder Angehörigen geführt werden. Dem Patienten oder Angehörigen sollte die Möglichkeit gegeben werden, nach Bedarf mehrere Gespräche mit den verantwortlichen Ärzten zu führen.

Nach jedem Gespräch ist ein persönliches **Gesprächsprotokoll** mit den wichtigsten Ergebnissen von den Teilnehmern anzufertigen. Dieses Protokoll darf nicht zusammen mit den Patientenunterlagen aufbewahrt werden. Aus Sicht der Patienten und Angehörigen steigt die Motivation eine gerichtliche Klärung herbeizuführen, wenn kein klärendes Gespräch und Bedauern seitens der verantwortlichen Ärzte geführt wird (Thomeczek et al. 2009; Aktionsbündnis Patientensicherheit 2012).

26.3.4 Dokumentationspflichten

Die Dokumentationspflicht wurde im Gesetz zur Verbesserung der Rechte von Patientinnen und Patienten im Februar 2013 konkretisiert. Im § 630f BGB Abs. 2 (Patientenrechtegesetz) heißt es: » Der Behandelnde ist verpflichtet, in der Patientenakte sämtliche aus fachlicher Sicht für die derzeitige und künftige Behandlung Maßnahmen und deren Ergebnisse aufzuzeichnen« und diese » …, zum Zweck der Dokumentation in unmittelbaren zeitlichen Zusammenhang mit der Behandlung eine Patientenakte in Papierform oder elektronisch zu führen« (Abs. 2). »Berichtigungen und Änderungen von Eintragungen in der Patientenakte sind nur zulässig, wenn neben dem ursprünglichen Inhalt erkennbar bleibt, wann sie vorgenommen worden sind. Dies ist auch für elektronisch geführte Patientenakten sicherzustellen.« (§ 630f BGB Abs. 2).

Jede nachträgliche Änderung oder Ergänzung der Patientenunterlagen kann als Urkundenfälschung geahndet werden, wenn diese nicht nachweisbar gekennzeichnet sind. Die Dokumentation über den Behandlungsverlauf sollte sich ausschließlich auf die medizinischen Maßnahmen und Befunde beziehen, persönliche Wertungen oder Meinungsäußerungen sind nicht Bestandteil der Dokumentation.

> **Ein Verstoß gegen die Dokumentationspflicht führt zu Lasten des Arztes zur Umkehr der Beweislast beim Zivilprozessverfahren. Das bedeutet, dass der Arzt nachweisen muss, dass nicht dokumentierte medizinische Maßnahmen auch tatsächlich stattgefunden haben (Ulsenheimer 2014).**

Bei einem staatsanwaltlichen Ermittlungsverfahren kann die Behörde die Beschlagnahmung aller Krankenunterlagen inklusive Bildmaterialien fordern, der beschuldigte Arzt erhält selbst keine Akteneinsicht und kann diese nur über seinen Verteidiger erlangen. Deshalb ist es wichtig, bei Hinzuziehung der Staatsanwaltschaft oder der Polizei eine Kopie aller Krankenunterlagen inklusive aller Bildmaterialien anzufertigen (Ulsenheimer 2013).

Auch ist es empfehlenswert, dass alle vom Ereignis verantwortlichen und betroffenen Mitarbeiter ein persönliches **Gedächtnisprotokoll** anfertigen, welches getrennt von den Patientenunterlagen und gesichert aufbewahrt werden sollte. Hier können wesentliche beitragende Vorkommnisse, Zeitpunkte, Auffälligkeiten oder Zeugen aufgeführt werden. Dieses Gedächtnisprotokoll gehört zu den persönlichen Notizen des betroffenen Mitarbeiters zur eigenen Unterstützung bei späteren Nachfragen oder im Rahmen von gerichtlichen Verfahren.

Patienten haben grundsätzlich ein Anrecht auf Herausgabe ihrer Krankenunterlagen in Kopie, die Originalunterlagen verbleiben im Krankenhaus. Bei Angehörigen darf dies nur bei Vorliegen einer Vollmacht des Patienten erfolgen. Im Todesfall müssen die Angehörigen durch einen Erbschein oder Vollmacht ihre Berechtigung auf Einsichtnahme im Sinne des Verstorbenen nachweisen.

26.3.5 Zusammenarbeit mit Haftpflichtversicherer und Versicherungsmakler

Jedes Schadensereignis und jeder Haftpflichtanspruch seitens des Patienten oder Angehörigen müssen unverzüglich dem zuständigen Haftpflichtversicherer oder dem Versicherungsmakler gemeldet werden. Hierzu gehören auch vorsorgliche Meldungen, wenn noch nicht sicher ist, ob ein Haftpflichtanspruch besteht. Der Versicherungsschutz ist gefährdet, wenn die Information nicht innerhalb einer Woche an die Haftpflichtversicherung oder dem Versicherungsmakler weitergeleitet wird (Ulsenheimer 2013).

Bei der Fertigung von schriftlichen Stellungnahmen ist darauf zu achten, dass »sich diese Mitteilung ausschließlich auf die Schilderung des Sachverhaltes ohne persönliche Wertungen bezieht, d. h. auf den tatsächlichen Geschehnisablauf, der objektiven Chronologie der Ereignisse ohne eigene Beurteilung«. Je nach Sachlage und Schwergrad des Schadensereignisses ist eine juristische Prüfung der Stellungnahme vor Weiterleitung an den Anspruchsteller empfehlenswert (Ulsenheimer 2013).

Im Zivilrechtverfahren ist der Haftpflichtversicherer bevollmächtigt, die Schadensregulierung und alle damit zusammenhängenden Maßnahmen durchzuführen. Der Haftpflichtversicherer ist dem Versicherungsnehmer gegenüber berechtigt, Handlungsempfehlungen vorzugeben. In einem Strafprozessverfahren ist die Hinzuziehung eines Anwalts vorgeschrieben.

Sehr oft werden **Ärztliche Gutachterkommissionen** oder **Schlichtungsstellen** seitens des Patienten oder Angehörigen zur Klärung des Behandlungsfehlervorwurfs eingeschaltet. Auch sind diese Institutionen ein wichtiges Instrument, eine außergerichtliche Einigung zwischen den Parteien zu erzielen. Dies setzt allerdings in den meisten Landesstellen das Einverständnis sowohl des Patienten als auch des Arztes voraus. Es ist jedoch erforderlich, dass die Zustimmungserklärung des Arztes nur nach Rücksprache und im Einverständnis mit dem Haftpflichtversicherer erfolgt. (Ulsenheimer 2013). Eine Ausnahme bildet die Ärztekammer Nordrhein. Hier kann auch ohne Zustimmung des Arztes ein Schlichtungsverfahren eingeleitet werden (▶ Kap. 31.17 Einbindung einer Gutachterkommission oder Schlichtungsstelle im Schadensfall).

26.3.6 Unterstützung für die beteiligten Mitarbeiter

»Wie konnte das passieren?« Für Ärzte, Pflegende und andere Berufsgruppen ist es eine sehr belastende Situation, wenn Ihnen aufgrund eines Fehlers ein Patient zu Schaden gekommen ist oder sogar verstirbt. Die Beteiligung an einem Schadensereignis hinterlässt oft tiefe emotionale Spuren, welche schwere emotionale, gesundheitliche und berufliche Krisen auslösen können. Diese emotionalen Reaktionen können von Schuldgefühlen und dem Gefühl des persönlichen Versagens bis hin zu Selbstzweifel, dem Zweifel an der beruflichen Eignung; Isolation und Rückzug bis zur Wut sich selbst gegenüber oder gegenüber Kollegen verbunden sein (Patientensicherheit Schweiz 2010).

> Die betroffenen Mitarbeiter benötigen je nach Schwere der Auswirkung des Ereignisses eine Unterstützung, um das traumatische Erlebnis bewältigen zu können und psychische Langzeitfolgen zu vermeiden.

Es ist deshalb wichtig, den Betroffenen eine psychologische oder psychotherapeutische Unterstützung anzubieten. Dieses Angebot muss bereits vor einem Schadensereignis geregelt sein, um zeitliche Verzögerungen bei Schadenseintritt zu vermeiden. Entweder können klinikinterne Ressourcen genutzt werden, wenn im Krankenhaus eine psychotherapeutische oder psychosomatische Einrichtung vorhanden ist. Falls dies nicht möglich ist, sollte eine Kooperation mit einer externen psychotherapeutischen oder psychosomatischen Einrichtung angestrebt werden.

Für die Betroffenen ist es oft hilfreich, über das Ereignis reden zu können und sich an der Aufarbeitung zu beteiligen. Das bedeutet: sich nicht zurückzuziehen oder das Ereignis zu verdrängen, sondern die Emotionen zuzulassen und bei Bedarf professionelle Hilfe in Anspruch zu nehmen.

Die Kollegen und Kolleginnen sollten gesprächsbereit sein und die Emotionen des

Betroffenen ernst nehmen. Eine emotionale und fachliche Unterstützung sollte bei Bedarf angeboten werden. Die Kollegen und Kolleginnen sollten wachsam gegenüber Rückzug und Isolierung des Betroffenen sein. Eine Beteiligung an Schuldzuweisungen oder Ausgrenzungsverhalten sollte in jedem Fall vermieden werden.

Ein Schadensereignis ist eine Notfallsituation. Für Führungskräfte ist es wichtig, auf ein Schadensereignis vorbereitet zu sein. Entweder können Sie selber davon betroffen sein oder es ist notwendig, einen betroffenen Mitarbeiter zu unterstützen. Wichtig ist es auch hier, Gesprächsbereitschaft und Empathie zu zeigen und Schuldzuweisungen zu unterlassen. Zudem geben die Zusicherung von Vertraulichkeit, die Einrichtung von Nachbesprechungen sowie die strukturierte Aufarbeitung des Schadensereignisses den betroffenen Mitarbeitern das Gefühl von Rückhalt im Krankenhaus. Auch sollte auf die Belastungsreaktion des Mitarbeiters geachtet und bei Bedarf interne oder externe Hilfe angeboten werden (Patientensicherheitschweiz 2010; Wulf 2013).

26.3.7 Einrichtung eines Analyseteams

Ein wichtiges Element im Schadensmanagement ist die Einrichtung eines Analyseteams zur strukturierten Analyse der Ursachen des Schadensereignisses. Wichtig sind hierbei die systemische Aufarbeitung des Schadensereignisses und die Identifizierung von latenten, nicht offensichtlichen Fehlerquellen. Es sollte vor Eintritt eines Schadensereignisses festgelegt werden, wer für die Einrichtung und Durchführung der Analyse verantwortlich ist. Die Verantwortlichen des Analyseteams müssen in der Durchführung von systemischen Ursachenanalysen geschult werden.

Die Zusammensetzung der Teilnehmer richtet sich nach der Art und Schwere des Schadensereignisses. Es kann hilfreich für die Betroffenen sein, sich an der Ursachenanalyse zu beteiligen. Die Erkenntnis, dass viele fehlerbegünstigende Faktoren zu dem schicksalhaften Verlauf beigetragen haben, kann für den Betroffenen sehr entlastend sein. Wenn die Betroffenen hierarchisch unterhalb der Führungsebene zugeordnet sind, sollte geprüft werden, ob die Führungsebene und die Betroffenen geleichzeitig im Analyseteam eingebunden werden sollen, da dies für die Betroffenen belastend sein kann. Hier bietet sich als eine mögliche Lösung an, die Ergebnisse des Analyseteams der Führungsebene nachträglich vorzustellen. Auch sollten bei Bedarf zusätzliche Experten eingebunden werden.

Ein geeignetes Instrument zur systemischen Ursachenanalyse des Schadensfalls und zur Aufdeckung der fehlerbegünstigenden Faktoren ist das **London-Protokoll** (Vincent et al. 2000).

26.3.8 Umgang mit den Medien

Der Umgang mit Medien macht eine professionelle Vorbereitung notwendig, bevor ein Schadensereignis auftritt. Auch erfordert die Kommunikation mit den Medien geschulte Pressevertreter oder Mitarbeiter. Wenn diese Ressourcen nicht im eigenen Hause vorhanden sind, sollte eine Kooperation mit speziellen Presseagenturen oder Medienberatern angestrebt werden. Die Vorbereitung und Koordination sollte in einer Hand liegen, z. B. in der Abteilung für Unternehmenskommunikation oder bei einer externen Agentur (Ulsenheimer 2013).

> Grundsätzlich sollte vermieden werden, dass unterschiedliche Äußerungen verschiedener Mitarbeiter verlautbart werden. Auch die Betroffenen sollten sich nicht vor der Presse äußern.

Je nach Schweregrad und Auswirkung des Schadensereignisses kann es empfehlenswert sein, wenn sich die Geschäftsführung oder der Vorstand zu dem Sachverhalt äußert. Auch vorsorgliche Pressemitteilungen können bei Bedarf hilfreich sein. Analog zu dem Gespräch mit dem Patienten oder Angehörigen sollte in der Öffentlichkeit der Eindruck vermieden werden, dass etwas vertuscht oder verharmlost werden soll. Die »Salamitaktik«, nur das zuzugeben, was schon bekannt ist, kann diesen Eindruck möglicherweise in der Öffentlichkeit hervorrufen.

Die Pressemitteilungen oder Pressekonferenzen sollten vor Verlautbarung juristisch geprüft und bei Bedarf mit dem Haftpflichtversicherer oder dem Versicherungsmakler abgestimmt werden. Mutmaßungen oder Bewertungen sind zu vermeiden. Auch der Zeitfaktor spielt eine wichtige Rolle. Es sollte gewährleistet sein, dass die Geschäftsführung oder der Vorstand zeitnah, auch am Wochenende oder an Feiertagen über ein Schadensereignis informiert werden, um bei Bedarf sofort reagieren zu können. Die Zuständigkeiten und Kommunikationsregeln sind verbindlich festzulegen und allen Mitarbeitern transparent zu machen.

26.3.9 Schadensmanagementkonzept

Zur Festlegung eines Schadensmanagementkonzeptes können abgestuft weitere Szenarien und die notwendigen Maßnahmen abgeleitet werden (▶ Beispiele). Anhand der verschiedenen Schadensszenarien mit unterschiedlichen Eintrittswahrscheinlichkeiten und Auswirkungen kann ein abgestuftes Schadensmanagement aufgebaut werden.

Beispiel
Es ist ein reversibler Personenschaden aufgetreten, z. B. behandlungsbedürftige Verletzung aufgrund eines Sturzes. Hier werden folgende Maßnahmen im Musterkrankenhaus festgelegt:
Zur **Vorbeugung**:
- Umsetzung der Empfehlungen des Expertenstandards Sturzprophylaxe in der Pflege
- Strukturierte Erfassung des Sturzrisikos bei Aufnahme des Patienten
- Festlegung von Maßnahmen zur Reduzierung des Sturzrisikos, z. B. Einrichtung von Haltevorrichtungen, Mobilisierung des Patienten
- Schulung der Mitarbeiterinnen und Mitarbeiter

Bei **Schadenseintritt**:
- Einleitung von Sofortmaßnahmen
- Gespräch mit dem betroffenen Patienten und Angehörigen
- Erfüllung der Dokumentationspflichten
- Information der Rechtsabteilung/Justiziariat
- Meldung an den Haftpflichtversicherer bzw. den Versicherungsmakler
- Einrichtung eines Analyseteams
- Ableitung von Maßnahmen zur Vorbeugung von weiteren Schadensereignissen
- Information der Mitarbeiterinnen und Mitarbeiter

Beispiel
Es wird das Schadensmanagement bei Verlust von Wertgegenständen des Patienten festgelegt. Zu den Wertgegenständen zählen neben dem Verlust von Schmuck oder Bargeld auch persönliche Gegenstände wie Gebissprothesen, Brillen, Hörgeräte oder Telekommunikationsgeräte z. B. Smartphones, Tablets oder Laptops. Hier werden folgende Maßnahmen im Musterkrankenhaus festgelegt:
Zur **Vorbeugung**:
- Einrichtung von kleinen Safes in den Schränken der Patientenzimmer
- Erstellung eines Informationsflyers für Patienten und Angehörige.
- Anbringen von Hinweisschildern in den Patientenzimmern und Wartebereichen
- Einführung eines Formulars zur strukturierten Erfassung von Wertgegenständen bei Aufnahme des Patienten mit Integration in das Patienteninformationssystem.
- Verwendung von speziellen Aufbewahrungsbehältnissen für Wertgegenstände, Kleidung und anderen persönlichen Gegenständen des Patienten, welche gesondert gekennzeichnet sind.
- Schulung der Mitarbeiterinnen und Mitarbeiter

Bei **Schadenseintritt**:
- Erfüllung der Dokumentationspflichten
- Information der Rechtsabteilung/Justiziariat
- Meldung an den Haftpflichtversicherer bzw. den Versicherungsmakler
- Einrichtung eines Analyseteams bei größeren Sachschäden
- Ableitung von Maßnahmen zur Vorbeugung von weiteren Schadensereignissen
- Information der Mitarbeiterinnen und Mitarbeiter

Im Musterkrankenhaus wird ein fallbezogenes Vorgehen bei Sachschäden (◘ Tab. 26.1) bzw. bei Personenschäden oder Haftpflichtansprüchen des Patienten/Angehörigen (◘ Tab. 26.2) festgelegt und in einer Verfahrensanweisung dokumentiert.

Tab. 26.1 Fallbezogenes Vorgehen bei Sachschäden

Maßnahme	Verantwortlicher	Wann	Dokumentation
Information direkter Vorgesetzter/Leiter der Abteilung	Mitarbeiter, welcher die Schadensmeldung entgegengenommen hat	Sofort	Patientenakte
Information Rechtsabteilung/Justiziariat	Direkter Vorgesetzter/Leiter der Abteilung	Sofort	Formular Meldung eines Haftpflichtschadens
Information Haftpflichtversicherer/Versicherungsmakler	Rechtsabteilung/Justiziariat	Sofort	Formular Meldung eines Haftpflichtschadens
Einleitung von Sofortmaßnahmen (wenn erforderlich)	Mitarbeiter, welcher die Schadensmeldung entgegengenommen hat oder direkter Vorgesetzter/Leiter der Abteilung	Sofort	Patientenakte
Gespräch mit dem Patienten/Angehörigen	Direkter Vorgesetzter/Leiter der Abteilung	Sofort	Gesprächsprotokoll
Juristische Bearbeitung der Schadensmeldung	Rechtsabteilung/Justiziariat in Kooperation mit dem Haftpflichtversicherer/Versicherungsmakler	Zeitnah	Schadensdatenbank

Tab. 26.2 Fallbezogenes Vorgehen bei Personenschäden oder Haftpflichtansprüchen des Patienten/Angehörigen

Maßnahme	Verantwortlicher	Wann	Dokumentation/Zusammenarbeit
Information direkter Vorgesetzter/Leiter der Abteilung	Beteiligte/r Mitarbeiter	Sofort	Patientenakte: sachgerechte, fachliche Dokumentation des Behandlungsverlaufs, der eingeleiteten Maßnahmen und der Auswirkung des Schadensereignisses
Einleitung von Sofortmaßnahmen (wenn erforderlich)	Behandlungsteam, direkter Vorgesetzter/Leiter der Abteilung	Sofort	Dokumentation in Patientenakte. Bei Bedarf Hinzuziehung weiterer Experten
Gespräch mit dem Patienten/Angehörigen	Direkter Vorgesetzter/Leiter der Abteilung und einer weiteren Person	Sofort	Gesprächsprotokoll (getrennt von den Patientenakte aufzubewahren)
Erstellung eines Gedächtnisprotokolls	Beteiligte/r Mitarbeiter	Zeitnah	Persönliche Darstellung des Sachverhalts mit Aufführung von beteiligten Mitarbeitern und Zeugen. Getrennte Aufbewahrung von der Patientenakte
Information Rechtsabteilung/Justiziariat	Direkter Vorgesetzter/Leiter der Abteilung	Sofort	Formular Meldung eines Haftpflichtschadens und Einreichen einer Stellungnahme mit chronologischer sachgerechter Darstellung der Ereignisse und der Auswirkungen

26.3 · Werkzeuge und Methoden

Tab. 26.2 Fortsetzung

Maßnahme	Verantwortlicher	Wann	Dokumentation/Zusammenarbeit
Information Haftpflichtversicherer/Versicherungsmakler	Rechtsabteilung/Justiziariat	Sofort	Formular Meldung eines Haftpflichtschadens mit Weiterleitung der Stellungnahme
Information Geschäftsführung	Rechtsabteilung/Justiziariat	Sofort bei schwer-wiegenden Ereignissen, insbesondere bei Tod eines Patienten, bestehende Gefährdung weiterer Personen, Eskalation der Auswirkungen des Ereignisses mit unsicherem Ausgang	Stellungnahme der Abteilung mit chronologischer sachgerechter Darstellung der Ereignisse und der Auswirkungen
Prüfung Einrichtung eines Krisenstabs	Geschäftsführung	Sofort, je nach Art und Schwere des Ereignisses und der Auswirkungen, s. oben	Einrichtung eines Alarmierungssystems, indem alle verantwortlichen Führungskräfte und Experten zu jeder Zeit informiert werden können.
Prüfung Information Staatsanwaltschaft/Polizei und andere Behörden	Geschäftsführung	Sofort, je nach Art und Schwere des Ereignisses und der Auswirkungen, s. oben	In enger Kooperation mit dem Haftpflichtversicherer/Versicherungsmakler und der Rechtsabteilung/Justiziariat
Prüfung Information Medien	Geschäftsführung	Zeitnah je nach Art und Schwere des Ereignisses und der Auswirkungen, s. oben	In enger Kooperation mit dem Haftpflichtversicherer/Versicherungsmakler, der Rechtsabteilung/Justiziariat und der Unternehmenskommunikation/Pressestelle
Information zentrale QM-/RM-Abteilung	Rechtsabteilung/Justiziariat	Zeitnah je nach Art und Schwere des Ereignisses und der Auswirkungen, s. oben	Stellungnahme der Abteilung
Kopie aller Patientenunterlagen und relevanten Befunde	Direkter Vorgesetzter/Leiter der Abteilung	Zeitnah je nach Art und Schwere des Ereignisses und der Auswirkungen, s. oben	Weiterleitung an Rechtsabteilung/Justiziariat
Bei Bedarf Freistellung der beteiligten Mitarbeiter und Bereitstellung von Unterstützungsangeboten	Direkter Vorgesetzter/Leiter der Abteilung	Sofort je nach Art und Schwere des Ereignisses und der Auswirkungen, s. oben	In Kooperation mit einer psychosozialen Einrichtung
Bereitstellung von Ressourcen zur Bewältigung und Aufarbeitung des Schadensereignisses	direkter Vorgesetzter/Leiter der Abteilung/Geschäftsführung	Sofort – zeitnah je nach Art und Schwere des Ereignisses und der Auswirkungen, s. oben	Unterstützung und Freistellung der Mitarbeiter zur Teilnahme am Analyseteam und zur Umsetzung der festgelegten Maßnahmen
Einrichtung eines Analyseteams	Zentrale QM- und RM-Abteilung	zeitnah	Durchführung einer systemischen Ursachenanalyse mit Ableitung von Maßnahmen

Tab. 26.2 Fortsetzung

Maßnahme	Verantwortlicher	Wann	Dokumentation/Zusammenarbeit
Juristische Bearbeitung der Schadensmeldung, juristische Beratung und Unterstützung	Rechtsabteilung/Justiziariat in enger Kooperation mit dem Haftpflichtversicherer/Versicherungsmakler	Sofort	Dokumentation in Schadensdatenbank. Ansprechpartner für Behörden, Staatsanwaltschaft und Polizei in enger Kooperation mit der Geschäftsführung, der betroffenen Abteilung und der Unternehmenskommunikation/Pressestelle
Information und Kommunikation, was aus dem Ereignis gelernt wurde und welche Maßnahmen abgeleitet wurden	Direkter Vorgesetzter/Leiter der Abteilung/Geschäftsführung	Zeitnah, nach Vorliegen der Ergebnisse des Analyseteams	Ergebnisprotokolle; Präsentationsvorlage
Evaluation der Wirksamkeit der abgeleiteten Maßnahmen	Zentrale QM- und RM-Abteilung	Je nach Art und Schwere der Auswirkung des Ereignisses, nach einem ½ oder einem Jahr	Ergebnisbericht

Musterchecklisten für den beteiligten Mitarbeiter
- **Bei allen Haftpflichtschäden**
  - Einleitung von Sofortmaßnahmen, bei Bedarf Hinzuziehung weiterer Experten
  - Information des Behandlungsteams
  - Sofortige Information des direkten Vorgesetzten/Leiter der Abteilung
- **Zusätzlich bei Patientenschäden oder Haftpflichtansprüchen des Patienten oder Angehörigen**
  - Fachliche Dokumentation des Behandlungsverlaufs mit sachgerechter Darstellung der medizinischen Maßnahmen und Befunde
  - Erstellen eines persönlichen Gedächtnisprotokolls welches gesondert (getrennt von den Patientenunterlagen) aufbewahrt wird
  - Bei Bedarf Gespräche mit Vertrauenspersonen
  - Annahme von Unterstützungsangeboten, wenn erforderlich
  - Beteiligung an der Ursachenanalyse im Analyseteam, wenn erforderlich und gewünscht

Musterchecklisten für den Vorgesetzen/Leiter der Abteilung
- **Bei allen Haftpflichtschäden**
  - Sofortige Information der Rechtsabteilung/Justiziariat
  - Einleitung von Sofortmaßnahmen, bei Bedarf Hinzuziehung weiterer Experten
- **Zusätzlich bei Patientenschäden oder Haftpflichtansprüchen des Patienten oder Angehörigen**
  - Gespräch mit dem Patienten und den Angehörigen (mit Anwesenheit eines Zeugen)

- Ergebnisprotokollierung der geführten Gespräche (getrennt von den Patientenunterlagen aufbewahren)
- Sofortige Information der Geschäftsführung bei schwerwiegenden Ereignissen, insb. bei Tod oder irreversible Schädigung eines Patienten, bestehende Gefährdung weiterer Personen, Eskalation der Auswirkungen des Ereignisses mit unsicherem Ausgang
- Bei Bedarf Freistellung der beteiligten Mitarbeiter und Bereitstellung von Unterstützungsangeboten
- Bereitstellung von Ressourcen zur Bewältigung und Aufarbeitung des Schadensereignisses
- Unterstützung des Analyseteams
- Information und Kommunikation, was aus dem Ereignis gelernt wurde und welche Maßnahmen abgeleitet wurden

26.4 Schadensfallanalysen

Alle Schadensfälle und Haftpflichtansprüche sollten in einer **Schadensdatenbank** erfasst werden. Eine Vorlage einer Schadensdatenbank wird oft von dem Versicherungsmakler zur Verfügung gestellt. Auch ist es möglich, diese in Form einer Excel-Liste oder in einer speziellen Risikomanagementsoftware zu erstellen. Hier sollten neben den Schadensdaten auch die Ergebnisse der Ursachenanalyse, wenn erfolgt, und die abgeleiteten Maßnahmen mit den Verantwortlichkeiten und Fristen dokumentiert werden. Die Ergebnisse der Schadensfallanalysen sollten auch in einem Risikobericht einfließen.

Empfehlenswert ist es, alle Informationen über mögliche Risiken und Gefährdungen aus der Schadensdatenbank, dem Critical-Incident-Reporting-System, dem Beschwerdemanagement, Abweichungen aus internen Audits und Sicherheitsbegehungen, sicherheitsrelevante Befragungsergebnisse, Komplikations- und Infektionsstatistiken in einer Übersicht mit Kategorisierung der Risikofelder und einer gemeinsamen Maßnahmenliste zusammenzufassen. Hilfreich kann hier eine spezielle Risikomanagementsoftware sein, welche alle relevanten Identifikationssysteme zusammenfasst, z. B. Incident Reporting, Beschwerdemanagement, Audits und Sicherheitsbegehungen. Die Ergebnisse sollten in einem Risikobericht zusammengefasst werden, welcher jährlich oder halbjährlich je nach Umfang der Daten, durch die zentrale Qualitäts- und Risikomanagement-Abteilung in Kooperation mit anderen verantwortlichen Abteilungen erstellt wird.

26.5 Zusammenfassung

Das Schadensmanagement ist eine Führungsaufgabe der obersten Leitung und erfordert eine strukturierte Vorbereitung, bevor ein Schadensereignis auftritt. Die Umsetzung und Überwachung der Einhaltung von gesetzlichen Anforderungen zum Schutze des Patienten, z. B. das Patientenrechtegesetz, das Infektionsschutzgesetz, die Medizinprodukte-Betreiberverordnung oder das Transfusionsgesetz sollten im Rahmen eines klinischen Risikomanagements nachweisbar geregelt sein. Auch die Einhaltung der Aufklärungs- und Dokumentationspflichten sollten nachweisbar geregelt sein und regelmäßig überprüft werden.

Ziel eines strukturierten Schadensmanagements ist es, die Auswirkungen eines Schadens zu begrenzen, die Schadensabwicklung durch professionelles Handeln zu koordinieren bzw. zügig umzusetzen und zu gewährleisten, dass alle Verantwortlichen und Beteiligten zeitnah informiert werden. Ein Schwerpunkt ist, die Handlungsfähigkeit des Krankenhauses sicherzustellen und die notwendigen Ressourcen zur Schadensbewältigung zur Verfügung zu stellen.

Die Auswirkung eines Schadensereignisses wird durch die Dauer, Art der Beeinträchtigung und Reversibilität unterschiedlich bewertet. Zur Festlegung der Vorgehensweise kann die Szenarioanalyse ein hilfreiches Instrument sein. Anhand eines Fallbeispiels werden konkrete Handlungsempfehlungen für die Schadensabwicklung festgelegt. Es können unterschiedliche Szenarien je nach Schwergrad eines Schadensereignisses bearbeitet werden. Die Organisation und die Verantwortlichkeiten sollten festgelegt und die Qualifizierung der mit dem Schadensmanagement beauftragten Mitarbeiter gewährleistet werden. Die Regelungen und die Vorgehensweise des Schadensmanagements sollten allen Mitarbeitern transparent gemacht werden. Ein wichtiger Aspekt des Schadensmanagements ist die interne Kommunikation innerhalb des Krankenhauses, die Kommunikation mit dem Patienten und den Angehörigen sowie die externe Kommunikation mit der Öffentlichkeit.

Es sollte eine enge Zusammenarbeit mit dem Haftpflichtversicherer und dem Versicherungsmakler angestrebt werden. Zum Schadensmanagement gehören auch die Unterstützung der betroffenen Mitarbeiter und eine systemische Analyse der Ursachen. Ein wesentliches Element zur erfolgreichen Bewältigung eines Schadensereignisses ist eine positive Sicherheitskultur des Krankenhauses, in dem die konstruktive Analyse und Bewältigung des Ereignisses ohne Schuldzuweisungen im Vordergrund steht.

Literatur

Aktionsbündnis Patientensicherheit e.V (2008) Aus Fehlern lernen. Bonn

Aktionsbündnis Patientensicherheit e.V. (2011) Reden ist Gold Kommunikation nach einem Zwischenfall. Bonn

Bock RW, Biermann E, Wulf H (2013) Umgang mit schweren Behandlungskomplikationen und belastenden Verläufen. Anästh Intensivmed 54: 490–494

Gesetz zur Verbesserung der Rechte von Patientinnen und Patienten (2013) Bundesgesetzblatt, Jahrgang 2013, Teil I, Nr. 9

ONR-Norm 49000, 49001; 49002-2; 49002–3

Patientensicherheitschweiz (2006) Wenn etwas schief geht Kommunizieren und Handeln nach einem Zwischenfall. Schriftenreihe Nr.1

Patientensicherheitschweiz (2010) Täter als Opfer Konstruktiver Umgang mit Fehlern in Gesundheitsorganisationen Nr. 3

Thomeczek C, Hart D, Hochreutener MA, Neu J, Petry FM, Ollenschäger P, Sänger S, Frank O (2009) Kommunikation Schritt 1 zur Patientensicherheit – auch nach dem unerwünschten Ereignis. Chir Praxis 70: 691–700

Ulsenheimer K (2008) Arztstrafrecht in der Praxis, 4. Aufl. Beck, München

Ulsenheimer K (2014) Patientenrechtegesetz Konsequenzen für die ärztliche Heilbehandlung. Der Anaesthesist 63: 98–104

Ulsenheimer K, Bock RW (1998) Verhalten nach einem Zwischenfall. Rheinisches Ärzteblatt 6/98: 10–14

Ulsenheimer K, Bock RWV (2013) Der juristische Notfallkoffer, Sonderbeitrag. Berlin, S. 585–599

Vincent C, Taylor-Adams S, Chapman EJ, Hewett D, Prior S, Strange P, Tizzard A (2000) How to investigate and analyse clinical incidents: Clinical risk unit and association of litigation and risk management protocol. British Medical Journal 18 (320): 777–781

Vincent C, Saunders A (2004) Die Auswirkungen iatrogener Schadensereignisse auf Patienten und Ärzte. ZaeFQ 98 (7): 593–599

Risikocontrolling

Alexander Euteneier

27.1 Definition – 344

27.2 Ziele und Aufgaben des Risikocontrollings – 344
27.2.1 Aufbau von IKS-Strukturen zur Datenerfassung und -verarbeitung – 345
27.2.2 Daten-Reporting – 346
27.2.3 Controlling des Risiko- und Compliancemanagements – 346

Literatur – 347

27.1 Definition

Der Begriff Controlling wird heute sowohl für die **Planung** und **Steuerung** von Unternehmensaufgaben anhand etablierter Informations- und Planungsinstrumenten als auch für die **Überwachung von Planabweichungen** verwendet. Synonym wird der Begriff des Internen Kontrollsystem (IKS oder ICS) verwendet. Das IKS wird in Unternehmen häufig als Teil des umfassenden Governance-Risk-and-Compliance-Ansatzes verstanden.

Im rein betriebswirtschaftlichen Kontext kommt dem IKS die Aufgabe der Absicherung der Wirtschaftlichkeit der Geschäftstätigkeit, z. B. gemäß dem § 107, Abs. 3 AktG i. d. F. des BilMoG und die Sicherstellung der Ordnungsmäßigkeit der Rechnungslegung zu, wobei damit der Begriff nach gängiger Praxis heute zu eng gefasst ist.

Nach Steinmann, Schreyögg und Koch (2005) begleitet das Controlling bzw. das strategische Controlling als selbstständiges Steuerungsinstrument den Planungsprozess im Sinne eines **kritisch absichernden fortlaufenden Monitorings**. Die Autoren argumentieren, dass in der Organisation das Bestreben besteht, der vorhandenen Unsicherheit und Unklarheit durch das Setzen von Annahmen eine künstliche Eindeutigkeit gegenüberzustellen. »Es (das Controlling) muss durch Interpretationsmuster, Prioritätensetzung, Filterung usw. die aus Unsicherheit und Komplexität resultierende Ambiguität gewissermaßen auf ein bearbeitbares Maß reduzieren. Dieser ganze Reduktionsprozess ist gekennzeichnet durch das Ausblenden und Wegfiltern, er ist – nach Voraussetzung – nicht voll beherrschbar und somit selektiv«.

Die Autoren verstehen Kontrolle als eine Funktion des Risikomanagements. Besonders im klinischen Risikomanagement fällt es jedoch schwer, eine exakte Standortbestimmung bezüglich der bestehenden Risiken zu erstellen. Umso wichtiger erscheint es, dem klinischen Risikomanagement (RM) und dem Compliancemanagement (CM), welche die strategische und operative (fachlich-inhaltliche) Ausrichtung zu verantworten haben, eine eigenständige unabhängige Kontrollinstanz gegenüber zu stellen. Deren Aufgabe besteht nicht in der operativen Durchführung von Aufgaben und Projekten, sondern vielmehr in ihrer Begleitung und Überwachung.

In kleineren Organisationseinheiten von Krankenhäusern kann aufgrund der bestehenden Personalengpässe häufig bereits die Besetzung von Qualitätsmanager und Risikomanager ein Problem darstellen und die eigenständige Besetzung mit einem RM-Controller schlichtweg nicht umsetzbar sein. Dennoch sollte das Risikomanagement-Controlling als eigenständiges Aufgabenfeld angesehen und von einem Mitarbeiter geführt werden, der Kompetenzen im Controlling aufweist, dabei kein Weisungsempfänger des RM und CM ist, sondern dem Vorstand direkt unterstellt ist. Dies kann z. B. in Personalunion mit dem Controller des Rechnungswesens oder einem Mitglied der Geschäftsführung erfolgen.

Das IKS liefert der Geschäftsleitung nachvollziehbare und verlässliche Daten. Dabei muss es selbst seine Wirksamkeit unter Beweis stellen.

Das IKS übernimmt hier Steuerungs-, Planungs- und Kontrollfunktionen für das RM-System und CM-System (Abb. 27.1). Das Controlling stellt seine Kompetenzen, Methoden, Instrumente und Informationen allen Fach- und Funktionsabteilungen zur Verfügung, damit diese ihrer Mitverantwortung für das RM und CM gerecht werden können. Damit besitzt das Controlling eine zentrale bereichsübergreifende Funktion.

27.2 Ziele und Aufgaben des Risikocontrollings

Die Aufgaben des Risikocontrollings (RC) umfassen überwiegend folgende Teilbereiche:
- Aufbau von IKS-Strukturen zur Datenerfassung und -verarbeitung
- Daten-Reporting
- Controlling des Risiko- und Compliancemanagements

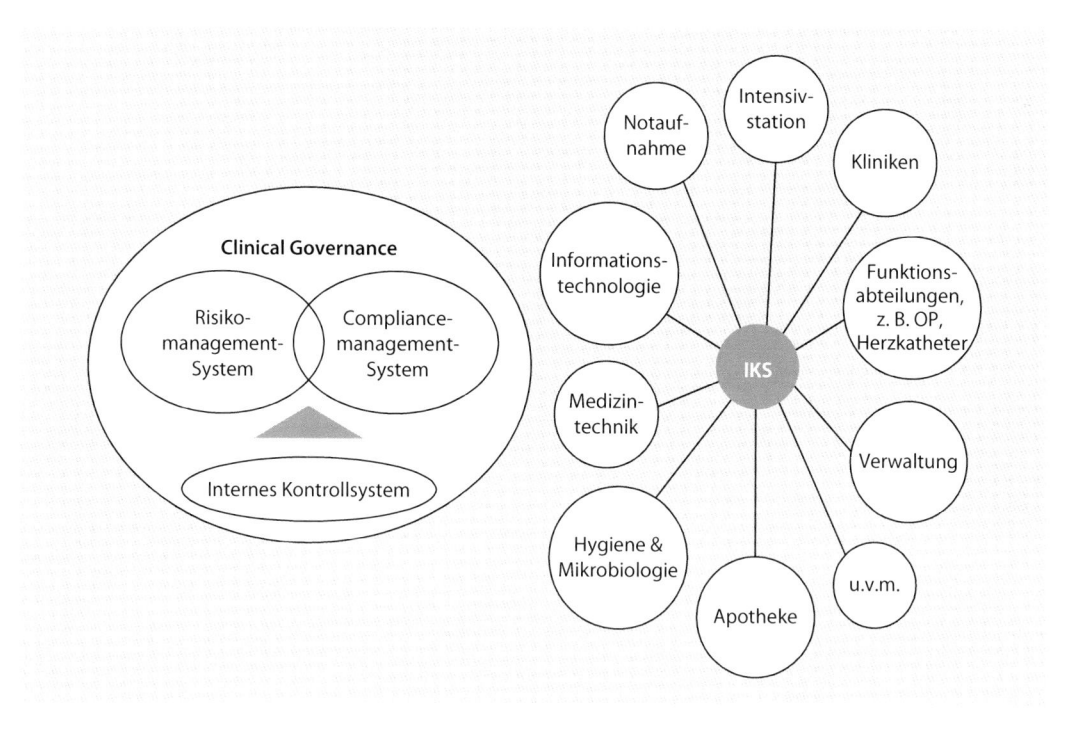

Abb. 27.1 Positionierung des IKS zum RM-System und CM-System sowie im Gesamtumfeld des Unternehmens

27.2.1 Aufbau von IKS-Strukturen zur Datenerfassung und -verarbeitung

Praktisch existieren lediglich finanziell ausgerichtete Controlling-Strukturen im Krankenhaus, wodurch ein effektives und effizientes IKS für die Belange und Überwachung des klinischen RM und CM nicht vorhanden ist. Eine Umfrage des Berufsverbandes Deutscher Chirurgen 2011 zur Zusammenarbeit zwischen leitenden Chirurgen und Klinik-Geschäftsleitungen ergab, dass bezüglich Betriebssteuerung und Controlling über 49 % (n = 584) der leitenden Chirurgen keine praktischen Steuerungsinstrumente besitzen (Kapitza u. Tonus 2012).

Verschiedenste klinische und administrative Informationen werden derzeit noch oft in mühseliger Handarbeit ad hoc erfasst und ohne definierte und transparente Systematik interpretiert. Die wichtigste strategische Aufgabe des Controllings besteht deshalb primär darin, durch intelligente Strukturen von einer zentralen Position des Unternehmens ausgehend zwischen den Schnittstellen der Fach-, Funktions- und Serviceabteilungen verschiedenste risikorelevante Daten zu erfassen und einem Risikoassessment zuzuführen. Dies erfolgt idealerweise über ein entsprechend konfiguriertes IT-System, das unternehmensweite **Kontrollfunktionen für alle Geschäftsprozesse** abbildet. Isolierte Einzellösungen oder Systeme mit geringer IT-Unterstützung können diese Aufgaben heute nicht mehr leisten, gilt es doch vielfältige Subsysteme informationstechnisch miteinander zu vernetzen und einen sinnvollen Datenaustausch zu gewährleisten.

Der Risikocontroller bestimmt demnach mit fachlicher Unterstützung durch Risikomanager und Compliancemanager das Kontrollumfeld und den Umfang der Kontrollaktivitäten. Der Controller unterstützt den Risikomanager, risikorelevante Daten zu erfassen. Dabei besteht sein Beitrag vornehmlich darin, geeignete Methoden und IT-Verfahren zur Verfügung zu stellen, die es erlauben, aufwandsgerecht die notwendigen Daten in verlässlicher Qualität zu erfassen. Hierfür sollten soweit dies möglich ist automatisierte Prozesse installiert werden. Des Weiteren sollte auch den Mitarbeitern selbst die Möglichkeit gegeben werden, sich aktiv zu beteiligen, sei es bei der Risikoerfassung und der Bewertung oder bei der Einschätzung der Wirksamkeit von Risikomaßnahmen.

27.2.2 Daten-Reporting

Die Hauptaufgabe des operativen IKS besteht darin, die erfassten Daten nach ihrer primären Analyse (▶ Kap. 22 Risikoassessment und ▶ Kap. 33 Analyse- und Reportingwerkzeuge) den Verantwortlichen vorzulegen. Dies sollte unter Einsatz geeigneter Visualisierungs-Tools, wie es IT-gestützte Daten-**Dashboards** anbieten, erfolgen. Moderne IT-Systeme bieten hier vielfältige Konfigurationsmöglichkeiten.

Derzeit besteht der größte Nachteil der § 137 Qualitätsindikatoren-Daten darin, dass die gemeldeten Daten den Kliniken viel zu spät als summatives Ergebnis zurückgemeldet werden. Ziel des Controllings sollte es deshalb sein, risikorelevante Daten »on the fly« (»just in time«) im Sinne eines »**online analytical processing**« auf Basis spezifischer Auswertungsalgorithmen als temporäres Zwischenergebnis abrufen zu können und so schnell auf Veränderungen reagieren zu können. Das **IKS-Reporting** erfolgt in definierten Berichtszeiträumen, wobei sich folgende Zeiträume anbieten:

— **Alerts**, unverzügliche Warnmeldungen, die auf akute kritische Bedrohungssituationen sofort erfolgen, z. B. die Feststellung gehäufter Infektionen multiresistenter Keime, einem nicht erklärbaren hohem Medikamentenverbrauch, eine hohe Reanimationsfrequenz auf einer Station, langen Versorgungszeiten in der Notfallaufnahme und im Schockraum, etc. Dabei können statistisch signifikante Trendabweichungen erste Anhaltspunkte geben, die in der Folge dann stets intern überprüft werden müssen.
— **Monatliche Risikoberichte** pro Abteilung, die überwiegend automatisierte Rückmeldungen der erfassten Daten geben.
— **Quartalsberichte**, die klinikbezogen neben dem Feedback von risikorelevanten Daten in Zusammenarbeit mit dem Risikomanager und Qualitätsmanagementbeauftragten sowie weiterer Spezialisten (Hygienefachkräfte, Pharmakologen, KISS-Mitarbeiter etc.) auch Risikoprofile und Bewertungen, sowie Handlungsempfehlungen abgeben.
— **Jährlicher Risikobericht** an die Unternehmensleitung. In diesem jährlichen Bericht erfolgt eine Zusammenfassung aller risikorelevanter Daten, der laufenden Risikomanagementprojekte bzw. deren Evaluationsergebnisse. Der Bericht umfasst die gesamte Organisation aus vielfältigen Perspektiven und bildet die Basis für weitere strategische Entscheidungen.

Es soll an dieser Stelle darauf hingewiesen werden, dass die Berichte lediglich das wiedergeben können, was gemessen wurde. Daher ist es wichtig, die Methoden der Datenerfassung und Datenanalyse stetig zu optimieren, um so ein zunehmend verlässlicheres Bild der tatsächlichen Risikosituation zu erhalten (▶ Kap. 33 Analyse- und Reportingwerkzeuge). Man sollte nicht die Illusion einer scheinbar gemessen Sicherheit erzeugen. Treffender ist es in Anlehnung an den Begriff des Institute of Medicine »Sicherheit als Abwesenheit eines Schadens« (»freedom from accidental injury«) zu interpretieren (Kohn et al. 2000). Der Risikobericht kann dementsprechend lediglich eine Approximation des retrospektiv betrachteten Risikos sein.

27.2.3 Controlling des Risiko- und Compliancemanagements

Das **operative Controlling** konzentriert sich auf quantifizierbare Größen als Grundlage für den Steuerungsprozess, während das **strategische Controlling** auch die qualitativen Faktoren in den Planungsprozess mit einbezieht.

Das IKS vergleicht die Soll-Parameter mit den Ist-Parametern und stellt einen Abgleich der Daten an. Dazu muss vorab ein Kennzahlensystem etabliert worden sein. Einen Ansatz bietet hier das **Balanced-Scorecard-System**. Die Qualität und Kohärenz der Daten wird auf Konsistenz- und

Plausibilitätsschwächen hin überprüft. Dadurch sollen unter anderem operative Schwachstellen, Risiken und mögliche Complianceverstöße identifiziert werden.

Strategische Kontrolle hat die Aufgabe einer Filterfunktion, indem z. B. fehlerhafte und unvertretbare risikobelastete Prozesse frühestmöglich erkannt und revidiert werden können. Fehlsteuerungen und Fehlselektionen können dadurch früh entdeckt und korrigiert werden. Die bestehende Strategie dient primär als Referenzpunkt und sollte selbst in regelmäßigen Abständen auf ihre Gültigkeit und Wirksamkeit überprüft und gegebenenfalls Anpassungen unterzogen werden.

Literatur

Kapitza T, Tonus C (2012) Kooperation oder Konflikt – Die Zusammenarbeit zwischen leitenden Chirurgen und Klinik-Geschäftsleitungen. Ergebnisse der BDC-Umfrage 2011 »Chirurg-Manager«. Passion Chirurgie März 2 (03), Artikel 02_03

Kohn LT, et al. (2000) To err is human, Building a Safer Health System. Institute of Medicine Committee on Quality of Health Care in America(National Academy of Sciences

Steinmann H, Schreyögg G, Koch J (2005) Management. Grundlagen der Unternehmensführung. Konzepte – Funktionen – Fallstudien, 6. Aufl. Gabler, Wiesbaden

Steuerungswerkzeuge für das klinische Risikomanagement

Alexander Euteneier

28.1 Planung und Steuerung – 350

28.2 Einsatz von Balanced Scorecards – 351

28.3 Vorteile des Balanced-Scorecard-Systems – 356

28.4 Aufbau von Kommunikations- und Reportingstrukturen – 357
28.4.1 Design der Kommunikations- und Reportingstrukturen – 357
28.4.2 Aufbau einer Kommunikations- und Reporting-Matrix – 358

28.5 Anreize zur positiven Mitarbeitermotivation – 361
28.5.1 Stärkung der motivierenden Arbeitsumgebung – 361
28.5.2 Steuerung über finanzielle Anreize – 364
28.5.3 Steuerung über immaterielle Anreize – 365
28.5.4 Motivation und der Flow-Zustand – 366

Literatur – 367

28.1 Planung und Steuerung

Jede Organisation benötigt wirksame Werkzeuge zur Planung und Steuerung ihrer Unternehmensziele. Ebenso wie die Geschäftsleitung benötigen der Risikomanager und alle weiteren Verantwortlichen des Risikomanagements Einflussmöglichkeiten auf die Gestaltung der Organisationsstrukturen, auf das Verhalten und die Motivation der Mitarbeiter, auf die Allokation vorhandener Ressourcen und auf die erfolgreiche Durchführung von risikoreduzierender Maßnahmen. Wenn dies nicht gegeben ist, ist ein wirkungsvolles Risikomanagement nicht möglich.

Planung und Steuerung sollten dabei eher als eine »unsichere Selektion von Maßnahmen« verstanden werden. Sie erfolgen letztendlich unter hypothetischen Annahmen, auch wenn diese so realistisch wie möglich getroffen werden. Planung erhält dabei mehr die Funktion einer Vorsteuerung, die jederzeit revisionsbedürftig werden kann (Steinmann et al. 2005). Aufgrund dessen werden Steuerungswerkzeuge benötigt, die einerseits schnell und präzise Korrekturen anbringen können, andererseits auch langfristig Einfluss auf die Strukturen der Organisation nehmen, die es so erst möglich machen, die Aufgaben und Ziele des Risikomanagement erfolgreich umzusetzen. Die eingerichteten Strukturen können ein effizientes Maßnahmenmanagement (z. B. durch eine schlagkräftige Projektmanagement-Office) oder ein verlässliches Reporting über das interne Controllingsystem (ICS) unterstützen, oder ein wirksames Compliancemanagementsystem erst ermöglichen, welches Regelverstöße frühzeitig aufdeckt.

Die bestehenden Strukturen erlauben nur eine limitierte Aktionsbreite für eine strategische Neuausrichtung, wobei durch Umsetzung der Strategieziele neue Strukturen geschaffen werden können, die ihrerseits wieder strategische Änderungen zulassen. Bei diesem Vorgang bestehen somit rekursive Effekte von Risikostrategie und implementierter Struktur (◘ Abb. 28.1).

> Eine langfristige Steuerung kann nur durch eine Änderungen der Bedingungen und somit der Strukturen erfolgen.

Kommunikation und **Reporting** sind die wesentlichen Medien bzw. Methoden der Steuerung. »Die klassischen Managementfunktionen Organisation, Personaleinsatz, Führung und Kontrolle treten aus der Plandurchsetzungsperspektive heraus und stehen neben der Planung als eigenständige, getrennt einsetzbare Steuerungspotenziale zur Verfügung« (Steinmann et al. 2005).

Organisationen verfolgen zum Teil widersprüchliche Ziele und die strategische Planung muss alle diese Aspekte integrieren. Hier bieten **Balanced-Scorecard-Systeme** die Möglichkeit, verschiedene, teils gegenläufige Interessen, in einem System zu integrieren und auszubalancieren. Durch die Vorgabe greifbarer Kennzahlen bzw. eines verbindlichen Kennzahlensystems können je nach Notwendigkeit beim Feststellen von Sicherheitsdefiziten und der Erfassung von Planabweichungen Maßnahmen ergriffen werden, damit die Sicherheitsziele und damit ihre korrelierenden Kennzahlen weiterhin erreicht werden können.

Mangelnde Planung und Steuerung, die sich häufig an einer insuffizienten Kommunikation der anvisierten Planungsziele und fehlender Überwachung des Erreichungsgrades festmacht, kann ebenso wie eine **Unter-** oder **Überorganisation**, ein Hinderungsgrund für die Umsetzung von RM-Maßnahmen sein. In der Planung gemachte Fehler, z. B. aufgrund fehlerhafter Annahmen oder schlicht überambitionierter Zielvorgaben, führen in den weiteren Phasen der Umsetzung zu weitaus höheren **Fehler-** bzw. **Verhütungskosten**. Gemäß einer pauschalen Fehlerformel aus der Industrie erhöhen sich diese Kosten pro Projektphase um ca. den Faktor 10 (◘ Abb. 28.2).

Überträgt man diese Erfahrungen aus der industriellen Produktion auf das klinische Setting, kann daraus abgeleitet werden, dass präventive Maßnahmen, die in der Planungsphase angelegt wurden, um ein Vielfaches günstiger sind als reaktive Maßnahmen bzw. Post-Ereignis-Maßnahmen, die überwiegend einem korrigierenden Gegensteuern entsprechen.

Ein weiterer entscheidender Faktor besteht darin, die Mitarbeiter zu **motivieren**, an der Umsetzung der Planungsziele mitzuwirken, die Ziele als ihre eigenen Ziele zu akzeptieren und Verantwortung zu übernehmen. Steinmann, Schreyögg

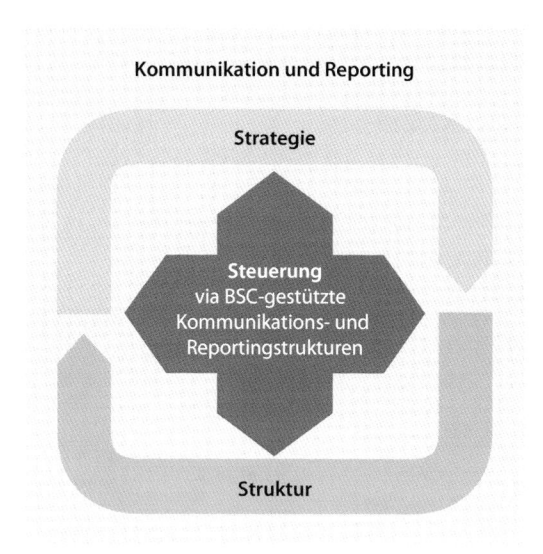

Abb. 28.1 Rekursive Wirkung von Strategie und Struktur

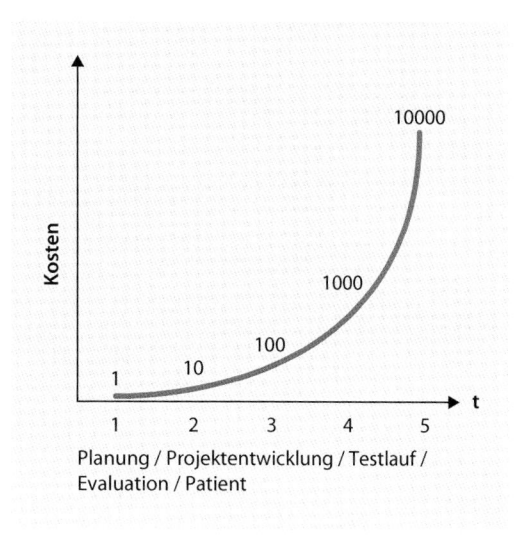

Abb. 28.2 Schematischer Zusammenhang zwischen dem Zeitpunkt der Fehlerverursachung und den korrelierenden Fehlerkosten

und Koch sprechen davon, dass »Wachsamkeit, Anpassungsfähigkeit und Eigeninitiative, die vorrangig gefragten Handlungsweisen sind, die es gilt durch andere Managementfunktionen, nämlich durch Motivationen und Personaleinsatz aufzubauen« (Steinmann et al. 2005).

Häufig wird in Kliniken der Aspekt der **institutionalisierten Kommunikation** vernachlässigt. Kommunikation betrifft jedoch so gut wie alle Vorgänge. Neben den offiziellen Kommunikationskanälen werden häufig auch informelle Wege gewählt. Werden diese überwiegend verwendet und offizielle Wege übergangen, entstehen Intransparenz, Willkür und Incompliance. Dabei sind Kommunikationsdefizite die häufigste Ursache für unerwünschte Vorfälle und Patientenschäden. Die Joint Commission hat als Ursache (»root cause«) von Sentine-Events **Kommunikationsprobleme** neben den Human Factors als zweitgrößten Anteil festgestellt (Joint Commission 2013) (Abb. 28.3). Ziel von jeder Organisation muss es sein, eine aktive offene und hierarchiefreie Kommunikationskultur zu erreichen. Dies gelingt nur wenn effiziente und verbindliche Kommunikationsstrukturen etabliert werden.

Kommunikationsstrukturen wirken auf mehreren Ebenen:
— Ansprechen der Mitarbeiter
— Steuerung bzw. Koordination von Prozessen
— Einholen von Rückmeldungen (Reporting)

Kommunikationsinhalte werden zumeist erst durch ihre Verschriftlichung verbindlich. Informelle Kommunikation fördert dagegen eine Parallelwelt mit geheimen Regeln und wirkt langfristig innovativhemmend und risikofördernd.

Im Folgenden werden drei wichtige Steuerungswerkzeuge besprochen:
— Einsatz von Balanced Scorecards als unternehmensweites kennzahlenbasiertes Steuerungswerkzeug
— Aufbau von Kommunikations- und Reporting-Strukturen
— Schaffen von Anreizsystemen zur Mitarbeitermotivation

28.2 Einsatz von Balanced Scorecards

Das unter der Leitung von Kaplan und Norton zusammen mit weiteren US-amerikanischen Unternehmen entwickelte Balanced-Scorecard-System (BSC) ist das bislang leistungsfähigste Kennzahlensystem und wird auch im Gesundheitswesen bereits seit Jahren erfolgreich zur Unternehmenssteuerung eingesetzt. Bereits 1998 publizierte z. B.

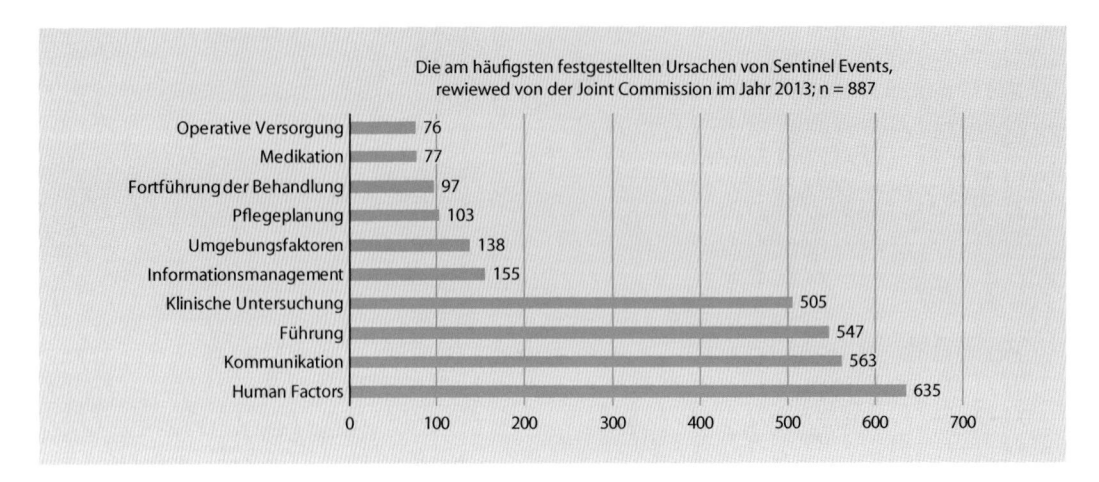

Abb. 28.3 Ursachen für Sentinel Events (Auswertung 2013 der Joint Commission)

Ursachen (Anzahl):
- Operative Versorgung: 76
- Medikation: 77
- Fortführung der Behandlung: 97
- Pflegeplanung: 103
- Umgebungsfaktoren: 138
- Informationsmanagement: 155
- Klinische Untersuchung: 505
- Führung: 547
- Kommunikation: 563
- Human Factors: 635

---

das Universitätsklinikum Basel ihre auf BSC basierten Unternehmensziele (Heberer 1998).

Die Balanced Scorecard für Einrichtungen des Gesundheitswesens bietet mit ihren **4 Perspektiven** (»Cards«) auf
- Finanzen,
- Prozesse,
- Mitarbeiter/Lernen und
- Patienten

die Möglichkeit einer »**Korrektur des Konsistenzgebots** klassischer Zielführungssysteme«, wobei »an die Stelle der Idee der widerspruchsfreien Ordnung im modernen Managementprozess die Möglichkeit tritt, die Konsistenz von Plänen und Zielen nach Maßgabe der aktuellen Systemsteuerungsprobleme zu variieren« (Steinmann et al. 2005). An Stelle der reinen Shareholder-Value-Orientierung tritt eine ausbalancierte strategische Zieldefinition mit messbaren Kennzahlen, deren sinnvolle Verknüpfung eine systemische Kohärenz ermöglichen, bei der alle 4 Perspektiven ausgewogen berücksichtigt werden. Einrichtungen der Patientenversorgung eignen sich naturgemäß besonders gut für eine ausgewogene Zieldefinierung, da ihr gesetzlicher und ethischer Auftrag einer optimalen Patientenversorgung dem finanziellen Aspekt der Wirtschaftlichkeit zumindest gleichgestellt, wenn nicht darüber gestellt, werden muss.

Die BSC hat dabei **4 Hauptfunktionen** und verbindet Strategie und Visionen mit der Leistungserbringung:
- Steuerungs- und Führungsfunktion
- Integrationsfunktion
- Kommunikations- und Reportingfunktion
- Lernfunktion und Veränderungsfunktion

Jede einzelne BSC-Perspektive (Finanzen, Prozesse, Mitarbeiter, Patienten) wird durch mehrere Balanced Scorecards beschrieben. Jede einzelne BSC ist wiederum in 4 deskriptive Dimensionen unterteilt, ähnlich einem PDCA-Zyklus. Die BSC integrieren über ihre 4 Dimensionen strategische Ziele, Messmethodik und Erfassung der Zielerreichung sowie Maßnahmen und deren Ursache-Wirkungs-Beziehung.

> Die BSC dienen als Grundlage für die Kommunikation der Strategie und der erreichten Ziele. Sie eignen sich auch als Grundlage für Zielvereinbarungsgespräche mit Mitarbeitern.

So sinnvoll es erscheint, über nachvollziehbare Erfolgsparameter Transparenz in den **Zielvereinbarungen** zu schaffen, so kritisch müssen erfolgsabhängige Gehaltsanteile, Boni oder sonstige Incentives betrachtet werden. Hans-Peter Bruch, ehemaliger Präsident des Berufsverbandes der

28.2 · Einsatz von Balanced Scorecards

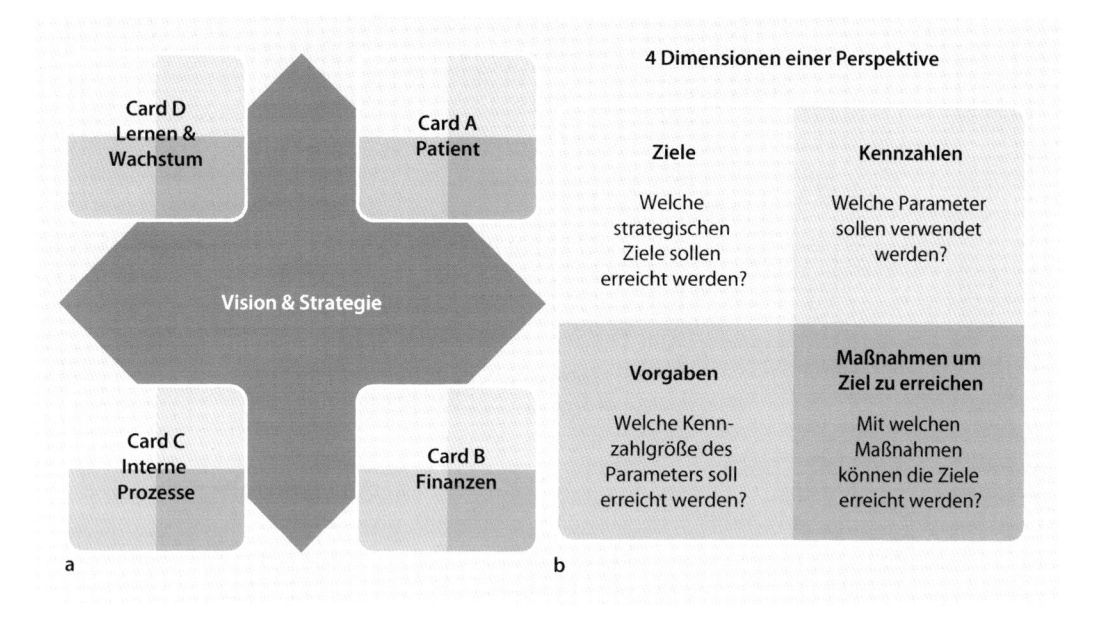

Abb. 28.4 a,b Perspektiven und Elemente einer Balanced Scorecard: Vier Perspektiven der Unternehmensziele, die durch jeweils 4 Dimensionen in einer Balanced Scorecard beschrieben werden

Deutschen Chirurgen, moniert zu Recht, dass »der ökonomische Druck von den Krankenhausträgern an die Administrationen und von diesen häufig ungebremst an die Leistungsträger weitergereicht wird« (Bruch 2012).

Werden Zielvereinbarungen mit Gehaltszahlungen gekoppelt, erhöht dies langfristig nicht die Motivation, da die finanzielle Kompensation lediglich einen Hygienefaktor im Motivationskatalog darstellt (▶ Kap. 11 Motivation und Verhalten), sogar demotivierende Effekte erzeugt. Dazu kommt, dass die Kopplung von Fallzahlen an Boni, die nicht selten 30–40 % des Gehalts ausmachen, Einfluss auf die Indikationsstellung und leitliniengerechte Therapie und Nachsorge haben können. Bruch kritisiert, dass »weltfremd sei, wer glauben mag, dies hätte dauerhaft keine Auswirkungen auf die Indikationsstellung und die Zahl medizinischer Interventionen«.

Die BSC ermöglicht als strategisches Werkzeug einen Ausblick in die Zukunft, ausgehend von den bestehenden Strukturen des Unternehmens. Sie verlangt die **Quantifizierung der Fernziele** durch das Nennen von Zielkenngrößen. Dabei besteht die Herausforderung darin, die passenden Kenngrößen auf der BSC zu verankern und keine »falsche Excellence« zu verfolgen. Die Kenngrößen sollten valide und messbar bzw. spezifisch und sensitiv auf die jeweiligen Fragestellungen anwendbar sein, und müssen einer jährlichen Adjustierung unterzogen werden. Die BSCs werden in den Controlling-Regelkreis mit integriert und komplementieren so den Regelkreis. Sie bieten der Organisation eine Transmissionsmethode von der strategischen Planung bis zur operativen Umsetzung.

Die BSC soll Möglichkeiten schaffen, um gezielt Anreize zur Verbesserung der Sicherheitskultur zu setzen. Hierzu bietet es sich an, eine **Gewichtung** der einzelnen Kategorien durchzuführen, wobei definierte Minimum-Schwellenwerte vorgegeben werden, die stets erreicht werden müssen. Kritisch muss betrachtet werden, dass einige Parameter nur subjektiv bewertet werden können, z. B. Qualität des Patientenservice oder die Mitarbeiterzufriedenheit. Hier sollte eine Ausgewogenheit zwischen subjektiven weichen und objektiven harten Kennzahlen vorhanden sein. Wichtig ist es zudem, die BSC Kategorie »Lernen und Wachstum« sowie »Interne Prozesse« eng mit der Kategorie »Finanzen« zu verzahnen, um dem ganzheitlichen Aspekt Rechnung zu tragen. Die Kategorien, die keine Erlöse generieren, haben erfahrungsgemäß einen geringeren Stellenwert in der Organisation und es

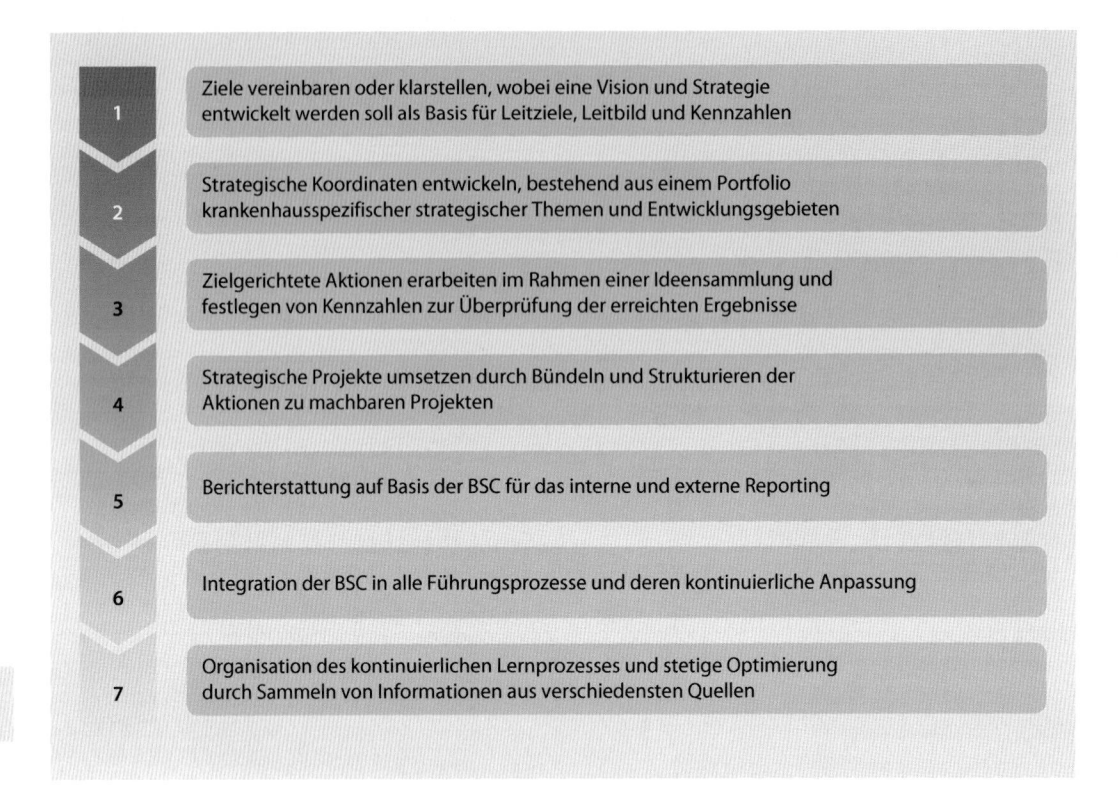

1	Ziele vereinbaren oder klarstellen, wobei eine Vision und Strategie entwickelt werden soll als Basis für Leitziele, Leitbild und Kennzahlen
2	Strategische Koordinaten entwickeln, bestehend aus einem Portfolio krankenhausspezifischer strategischer Themen und Entwicklungsgebieten
3	Zielgerichtete Aktionen erarbeiten im Rahmen einer Ideensammlung und festlegen von Kennzahlen zur Überprüfung der erreichten Ergebnisse
4	Strategische Projekte umsetzen durch Bündeln und Strukturieren der Aktionen zu machbaren Projekten
5	Berichterstattung auf Basis der BSC für das interne und externe Reporting
6	Integration der BSC in alle Führungsprozesse und deren kontinuierliche Anpassung
7	Organisation des kontinuierlichen Lernprozesses und stetige Optimierung durch Sammeln von Informationen aus verschiedensten Quellen

Abb. 28.5 Vom Plan zum medizinischen Handeln. (Adaptiert nach Friedag u. Schmidt 2004)

besteht die Tendenz, bei finanziellen Engpässen eben diese als erstes zu vernachlässigen.

Die BSC erlaubt darüber hinaus die Einbeziehung des **EFQM-Modells,** einem ganzheitlichen Qualitätsmanagementsystem (▶ Kap. 33.16 Ganzheitliche Bewertung des klinischen Risikomanagements). Das EFQM-Modell basiert auf einer Bewertungsmatrix (RADAR-Matrix) die viele Überschneidungen mit den BSCs zulässt. Insbesondere wird der Aufteilung nach Befähiger- und Ergebniskriterien und der Frage nach einer Korrelation von Ursache und Wirkung bei beiden Modellen viel Bedeutung zugemessen. Allerdings dienen die Bewertungen nach der EFQM-Methode mittels der RADAR-Matrix überwiegend der retrospektiven Analyse.

Die BSC priorisiert Entwicklungsprojekte (Veränderungsprozesse) durch ihre begrenzte Anzahl auf 4 Perspektiven und ermöglicht so einen realistischen, machbaren und zukunftsorientierten Planungsprozess.

Häufig ist aufgrund der Komplexität der Krankenhausorganisation keine lineare Prognose möglich. Die Kaskaden an Ereignissen sind nicht vorhersehbar, insbesondere Krisen, wie z. B. ein Hygieneskandal oder ein schwer geschädigtes neugeborenes Kind. Das Priorisieren und Fokussieren auf das Wesentliche sowie das explorative Austesten von Hypothesen fördert strategisches Lernen. Um BSCs optimal einzusetzen, ist es notwendig, eine Reihe an strategischen Daten zur Überprüfung von Annahmen und Effekten zu erfassen. Aufgrund seiner zentralen Rolle liefert hier das Interne Controlling die notwendige Datenbasis, um ein strategisches Feedback-System zu etablieren. Die Führung der Krankenhäuser ist hier aufgefordert, eine Vielzahl verschiedener Parameter und Indikatoren zu erfassen, um so die Beurteilung der 4 BSC-Perspektiven nicht nur der subjektiven Einschätzung Einzelner zu überlassen.

Die Autoren Friedag und Schmidt schlagen eine fest definierte **Abfolge an Prozessschritten** vor, um so BSCs am effektivsten einzusetzen (Friedag u. Schmidt 2004) (◘ Abb. 28.5).

Die BSCs können durch Einbringung risikorelevanter Kenngrößen finanzielle und personelle

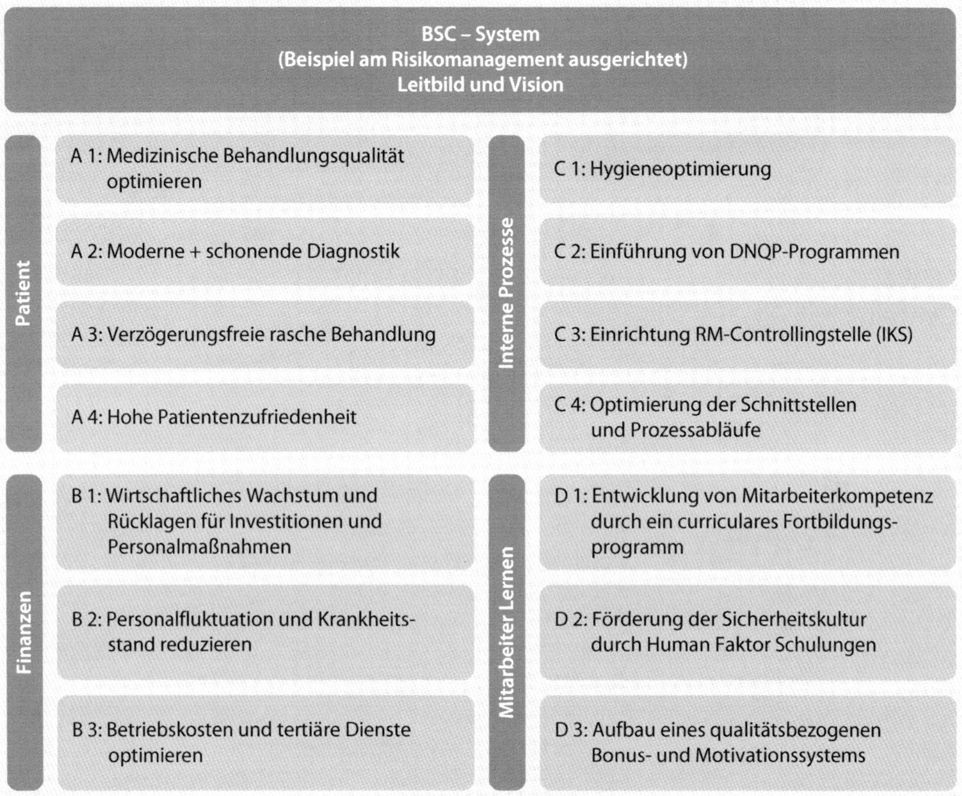

BSC – System
(Beispiel am Risikomanagement ausgerichtet)
Leitbild und Vision

Patient
- A 1: Medizinische Behandlungsqualität optimieren
- A 2: Moderne + schonende Diagnostik
- A 3: Verzögerungsfreie rasche Behandlung
- A 4: Hohe Patientenzufriedenheit

Finanzen
- B 1: Wirtschaftliches Wachstum und Rücklagen für Investitionen und Personalmaßnahmen
- B 2: Personalfluktuation und Krankheitsstand reduzieren
- B 3: Betriebskosten und tertiäre Dienste optimieren

Interne Prozesse
- C 1: Hygieneoptimierung
- C 2: Einführung von DNQP-Programmen
- C 3: Einrichtung RM-Controllingstelle (IKS)
- C 4: Optimierung der Schnittstellen und Prozessabläufe

Mitarbeiter Lernen
- D 1: Entwicklung von Mitarbeiterkompetenz durch ein curriculares Fortbildungsprogramm
- D 2: Förderung der Sicherheitskultur durch Human Faktor Schulungen
- D 3: Aufbau eines qualitätsbezogenen Bonus- und Motivationssystems

◘ **Abb. 28.6** Beispiel eines BSC-Systems zum Thema Leitbild und Vision des klinischen Risikomanagements

Perspektiven mit Aspekten des Risiko- und Compliancemanagement verbinden. Diese Vorgehensweise erfordert als Voraussetzung ein umfassendes Risikoassessment der Gesamtorganisation und die Definition risikorelevanter Kennzahlen (► Kap. 33 Analyse- und Reportingwerkzeuge). Dabei ist es notwendig spezifische Kennzahlen auf Fach- und Funktionsabteilungsebene festzulegen.

◘ Abb. 28.6 demonstriert ein BSC-System welches am Risikomanagement ausgerichtet ist und zu den 4 Perspektiven verschiedene strategische Ziele (A1 – A4, B1 – B3, C1 – C4, D1-D3) festlegt. Diese können frei gewählt werden, wobei es sich empfiehlt die Anzahl der BSCs überschaubar zu halten. Die verschiedenen BSCs referenzieren aufeinander und werden in ihren Zielen miteinander ausbalanciert.

Ein konkretes Beispiel liefert die Uniklinikum Basel (Heberer 1998). Für jede Dimension wurden untergeordnete Ziele, Kriterien, quantitative Zielgrößen und geeignete Maßnahmen zur Umsetzung definiert:

Das Universitätsklinikum Tübingen führte 2011 ebenfalls flächendeckend ein BSC-System ein, welches zuvor in drei Bereichen im Rahmen von Pilotprojekten getestet wurde (Stäbler u. Maschmann 2012).

BSC-Beispiele zu zwei ausgewählten Perspektiven des Universitätsklinikum Tübingen:
- **Patienten und Partner:** Subziel: »Unsere Kompetenz mit Herz einsetzen und vermitteln« – gemessen an den Weiterempfehlungen der Eltern und Problemhäufigkeit in der Arzt-Eltern-Beziehung, Patientenbefragung alle 2 Jahre und mittels Online-Auswertung.

◻ **Tab. 28.1** Zusammenfassung der Dimensionen einer balancierten Unternehmensstrategie der Universitätsklinik Basel (Heberer 1998)

	Finanzen	Kunden	Prozesse	Lernen
Subziele	Kostentransparenz Marktgerechte Preisgestaltung Wachstum über Durchschnitt	Bindung von Hausärzten Zufriedenheit bei Patienten, Zuweisern und Kostenträgern	Innovation Organzentren Outsourcing Allianzen	Berufsgruppenübergreifende Teams Zufriedenheit und Qualifikation der Mitarbeiter (MA)
Kriterien	Prozesskosten Marktanteil	Zuweisungsrate Zufriedenheit	Operationsfrequenzen Verlegungen	Weiterbildung Zufriedenheit
Zielgröße	Kosten von 80 % der Diagnosen 2/3 aller Operationen in Basel-Stadt >0 % außerkantonale Operationen	Anstieg der Zuweisungen der wichtigsten Hausärzte >95 % zufriedene Kunden	90 % der Operationen sind Routine und profitabel 5 wirksame Innovationen/Klinik und Jahr	1 Kurs/Mitarbeiter und Jahr >95 % zufriedene Mitarbeiter >2 Vorschläge/ Mitarbeiter und Jahr
Maßnahmen	ABC-Costing (»activity based costing«, Prozesskostenrechnung) Differenzierung der Preise	Integration der Hausärzte in Transplantationsplanung Front-Back-Office Kundenbefragung	Innovationsbudget Reorganisation	Strategiekonformes Kursangebot Mitarbeiterbefragung

— **Mitarbeiter:** Subziele: »Attraktivität als Arbeitgeber steigern, gemeinsame Führungskultur und Kommunikation und Zusammenarbeit stärken und fördern sowie Potenziale erkennen, entwickeln, einsetzen und honorieren«.

Flankierend erfolgt die Einrichtung einer gemeinsamen Maßnahmen-Datenbank sowie alle 3 Monate ein Treffen der BSC-Maßnahmenverantwortlichen. Dabei werden die Entwicklungen einzelner Maßnahmen unter Anwesenheit der ärztlichen Direktoren präsentiert. Die BSC ist des Weiteren Gegenstand für Jahresgespräche mit dem Klinikumsvorstand.

28.3 Vorteile des Balanced-Scorecard-Systems

Der Nutzen des Balanced-Scorecard-Systems besteht besonders darin, dass es einen ganzheitlichen Managementrahmen bietet, von der strategischen Steuerung der Unternehmensziele bis hin zur operativen Umsetzung über festgelegte Kennzahlen und Informationskaskaden und in die einzelnen Fachbereiche und die individuelle Mitarbeiterebene (z. B. Zielvereinbarungsgespräche). Das BSC-System bietet für sich genommen bereits ein umfassendes Kommunikations- und Reportingsystem. Über die erfassten Kennzahlen und einem Ist-Soll-Vergleich können verbindliche Zielvereinbarungen getroffen werden und entsprechende Anreize geschaffen werden.

> Damit BSC-Systeme erfolgreich eingesetzt werden, müssen diese die Unterstützung der Führung und die Akzeptanz der Mitarbeiter haben und dafür einen klaren Mehrwert demonstrieren. Umso höher der Integrationsgrad der BSC in die weiteren Prozesse der Organisation ist, umso höher ist der Benefit und Nutzungsgrad.

Berücksichtigt werden muss, dass der Einsatz von BSC-Systemen eine **Lernkurve** bedingt und laufend Anpassungen und Optimierungen erforderlich sind.

28.4 Aufbau von Kommunikations- und Reportingstrukturen

Ein funktionsfähiges Risikomanagement ist stets im Bilde über alle in der Organisation erfassten Risikodaten sowie über laufende risikoreduzierende Maßnahmen und Projekte. Dabei erhält es Unterstützung durch das Interne Kontrollsystem (IKS) (▶ Kap. 27 Risikocontrolling) sowie aus allen Fach- und Funktionsabteilungen der Organisation. Ohne umfassende, datenbankbasierte sowie netzwerkgestützte Kommunikations- und Reportingstrukturen ist dies nicht möglich. Aufgaben und Ziele bedingen das Strukturdesign, sowie die damit verbundenen Rollen- und Berechtigungsmodelle und Schnittstellen der einzelnen Organisationseinheiten. Vor der Implementierung einer unterstützenden Software-Lösung müssen diese Fragen prinzipiell geklärt sein. Das Software-System selbst bildet anschließend lediglich die gewählte Struktur ab.

Krankenhäuser verfügen derzeit über qualitativ sehr heterogene Kommunikations- und Reportingstrukturen. Während einige Organisationen bereits kennzahlengestützt auf Basis von BSCs regelmäßige und alle Berufsgruppen umfassende Mitarbeitergespräche mit Zielvereinbarungen durchführen, gibt es auch Einrichtungen, die weder Geschäftsleitungssitzungen protokollieren noch mit einer Tagesordnung dazu einladen.

Hier besteht noch deutlicher Handlungsbedarf. Denn nur über ein ausgereiftes Kommunikations- und Reportingsystem kann die Organisation erfolgreich gesteuert werden.

28.4.1 Design der Kommunikations- und Reportingstrukturen

> Kommunikationsstrukturen haben überwiegend einen bidirektionalen Charakter des Informationsaustausches, während Reportingstrukturen überwiegend das unidirektionale zielgerichtete Melden von Informationen unterstützen.

Regeln bilden die Grundlage für die Struktur

Kommunikation und Reporting basieren beide auf verbindlichen Regeln und einer nachvollziehbaren Aufgabenverteilung, wobei definiert werden muss, was über reglementierte formale Kommunikation ablaufen muss, und welche Kommunikationsinhalte informell bleiben können. Z. B. sollten klare Regeln bestehen, welche unerwünschten Ereignisse oder fehlerhafte Vorgänge gemeldet werden müssen, wobei in diesem Fall die Regel aufgrund des ergebnisoffenen Charakters nur qualitativ beschrieben werden kann. Des Weiteren müssen **Kommunikationsregeln** offen bleiben für unerwartete Ereignisse und Entwicklungen. Die Herausforderung besteht darin, ein Optimum an notwendigen Regeln aufzustellen, die von allen noch akzeptiert und im Alltag umgesetzt werden können.

Formale Kommunikation und schriftliche Dokumentation sind zwei Seiten einer Medaille. Werden Mitarbeiter bezüglich der Verschriftlichung ihrer Kommunikation überfordert, z. B. bei Vorgabe einer routinemäßigen schriftlichen Dokumentation von Übergabegesprächen bei Schichtwechsel auf einer peripheren Station, werden höchstwahrscheinlich Kommunikationsregeln ignoriert bzw. konterkariert. Jedoch kann es in gewissen Situationen durchaus sinnvoll sein, die wichtigsten Schlüsselinformationen, z. B. beim Schichtwechsel auf einer Intensivstation, zu verschriftlichen, um das Auftreten von Informationsverlusten zu verringern. In den meisten Fällen muss individuell abgewogen werden wie hilfreich und nutzbringend die formale Kommunikation ist. Zunehmend können Software-Lösungen diesen Prozess nutzerfreundlich unterstützen. So könnte es z. B. vorteilhaft sein, risikorelevante Informationen bereits während des regulären Arbeitens digital zu markieren, um bei Übergabe automatisiert eine Zusammenfassung aller risikorelevanten Informationen zu erhalten.

Struktur

Die Struktur ergibt sich aus den spezifischen Aufgaben bzw. Prozessen der Organisation. So können z. B. fest etablierte Prozesse im Krankenhaus, wie die Patientenvorbereitung, Operationseinschleusung,

Operationsdurchführung und Operationsausschleusung sowie Verlegung in den Aufwachraum oder auf Intensivstation, gut über **Patientenleitpfade** im Krankenhausinformationssystem abgebildet werden.

Organisationen sind in der Regel entsprechend ihrer Aufgaben in funktionale Einheiten untergliedert, z. B. Leitung, Verwaltung, Patientenversorgung, Logistik etc. Durch die Spezialisierung nach fachlicher Kompetenz wird zwangsläufig ein Silodenken gefördert, was im Extremfall zur Abschottung und Zurückhaltung von Informationen führen kann. Eine optimale Patientenversorgung erfordert in der heutigen Zeit jedoch die interdisziplinäre und berufsgruppenübergreifende Versorgung und damit eine Kommunikations- und Reportingstruktur, die über das eigene Fachgebiet hinausgeht.

> **Allgemeine Regeln zu Kommunikation und Reporting**
> - Es gibt ein für alle verbindliches Organigramm der Organisation, in dem der Aufbau der Fach- und Funktionsabteilungen, sowie deren Verantwortliche mit ihren ausgewiesenen Weisungsbefugnissen erläutert werden.
> - In dem Organigramm werden die Verantwortlichkeiten und Zuständigkeiten benannt.
> - Gemäß dem Organigramm sind Kommunikationswege und Meldewege, verantwortliche Ansprechpartner inklusive Vertretungen, sowie Inhalte und Zeitintervalle beschrieben.
> - Allen Mitarbeitern wird das Organigramm erläutert und die damit verbundenen Rechte und Pflichten erklärt.
> - Es werden für den Bedarfsfall Ansprechpartner für Fragen, Konfliktlösungen und zur Meldung von Regelverstößen genannt.

Es werden verbindliche **Dokumentationsrichtlinien** genannt, die Form, Qualität und Dringlichkeit (Zeitrahmen) umfassen. Die Informationen sollten zentral in einer Datenbank gemäß verteilter Rollen und Rechte abrufbar sein und die Terminologie der Inhalte für alle verständlich, standardisiert (nach Parametern des BSC-Systems) und damit vergleichbar bzw. akkumulierbar sein. Die Informationen müssen gemäß der vereinbarten Kennzahlen in das BSC-System integrierbar sein. Die Informationen werden Adressaten genau verteilt, d. h. es erfolgt eine bedarfsorientierte Verteilung der Information, die eine Informationsflut ausschließt. Die Informationen sollten, z. B. mittels semantischer Filter, automatisiert vorselektiert bzw. ausgewertet werden können, woraus im Bedarfsfall Ad-hoc-Statusberichte und rasche Warnmeldungen generiert werden können. Auditinformationen fließen ebenfalls in das Reporting ein.

Das Monitoring- und Reportingsystem für das Risikomanagement und Compliancemanagement führt verschiedene Informationsquellen zusammen, führt Vergleiche und Gegenchecks sowie Plausibilitätsprüfungen durch und erlaubt summative Zusammenfassungen. Das Reporting fokussiert sich auf die wesentliche Risiken, liefert Rückschlüsse auf die Sicherheitskultur und Compliance-Kultur, ermöglicht eine Bewertung der Effektivität von risikoreduzierenden Maßnahmen aufgrund deren kennzahlenbasierter Evaluation. Die Reports sind so abgefasst, dass Maßnahmen daraus ableitbar und Trends verfolgbar sind. Das Reporting ermöglicht auch die Erfassung und Auswertung von nicht strukturierten und qualitativen Informationen, die anhand definierter Kategorien operabel gemacht werden können.

> Unbedingt vermieden werden müssen parallele oder widersprüchliche Datenansammlungen sowie verschiedene Stammdatensätze.

28.4.2 Aufbau einer Kommunikations- und Reporting-Matrix

Die divisionale Organisationsstruktur ist die Regel in Krankenhäusern. Die einzelnen Fachabteilungen arbeiten dabei in getrennt voneinander agierenden Bereichen, die von einem weitgehend medizinisch autarken und allein verantwortlichen Chefarzt geleitet werden. Eine Department-Struktur, wie sie

28.4 · Aufbau von Kommunikations- und Reportingstrukturen

z. B. in England die Regel ist, bleibt eher die Ausnahme.

Prinzipiell lassen sich aus der divisionalen Organisationsstruktur mehrere Vor- und Nachteile ableiten:

- **Vorteile**
  - Spezifische fachliche Ausrichtung fördert das Spezialistentum.
  - Die Abteilungen sind kleiner als die Gesamtklinik, damit leichter steuerbar.
  - Die Führung ist nahe am Geschehen der aktiven Leistungserbringung und hat somit enge Kontrollmöglichkeiten.
  - Die Abteilungen können prinzipiell autonomer handeln.
- **Nachteile**
  - Die multidisziplinäre Behandlung von Patienten wird aufgrund geteilter Verantwortlichkeiten und Behandlungssichtweisen erschwert.
  - Vervielfachung von Führungspositionen mit Kompetenzgerangel und gegenseitiger Blockade
  - Interessenkollisionen aufgrund unterschiedlicher Ziele und Entlohnungensmodi.
  - Unterschiedliche Qualitätsanforderung- und Umsetzung, die stark von der Leitungsposition abhängt.
  - Unterschiedliche Risikowahrnehmungen und Tendenz der Risikoverlagerung
  - Silodenken

Zieht man die neuesten Forschungsergebnisse zu Hochrisikoorganisationen und zur Human-Factor-Forschung zu Rate, wird verständlich, warum eine flexible und »wachsame« Organisationsstruktur, eine gleichsam organische Struktur, einer mechanistischen Organisationsstruktur überlegen ist.

Nach Burns und Stalker (1961, zitiert in Steinmann et al. 2005) und durch Mintzberg und viele weitere Risikoforschern bestätigt, können organische Organisationsformen in einer »turbulenten Umwelt« mit ihrer funktionalen Autorität, lateralen Interaktion, netzartigen Kommunikationsstruktur und vielen Entscheidungszentren, und Mitarbeitern mit Hingabe für die Aufgaben und der fortgesetzten Neudefinition der Aufgaben, schneller und erfolgreichen agieren. Dies spiegelt sich auch in einem modernem Führungsverständnis (▶ Kap. 10 Führung und Risikomanagement) wider.

In der heutigen Zeit wird, aufgrund der Komplexität und Notwendig einer multidisziplinären Patientenversorgung, eine enge Zusammenarbeit über die Fach- und Berufsgruppen hinweg als Conditio sine qua non erforderlich. Hier bietet sich die **Matrixorganisation** als Ausrichtung an. Analog der Matrixstruktur werden die korrespondierenden Kommunikations- und Reportingstrukturen angelegt. Mit der Komplexität der Organisation wächst auch die Komplexität der Kommunikations- und Reportingstrukturen. Die Etablierung einer Matrixorganisation scheint hier dem Ansatz nach den neuen Ansprüchen gerecht zu werden.

In der Matrixorganisation patientenversorgender Einrichtungen werden alle klinischen Fach- und Funktionsabteilungen (horizontale Anordnung, s. unten) von aufgabenorientierten Abteilungen (Qualitätsmanagement, Risikomanagement, Compliance-Aufgaben) durchzogen. Die Abteilungsleiter (z. B. Chefärzte, Stationsleitungen) haben neben der Aufgabe, die fachlich optimale Patientenversorgung zu organisieren und sicherzustellen, nun auch die Verantwortung, sich mit den zuständigen Vertretern der aufgabenorientierten Querschnittsfunktionen konstruktiv auseinander zu setzen (◘ Abb. 28.7). Die Verantwortlichen der Querschnittsfächer wiederum müssen die verschiedenen, teils konträren Interessen der einzelnen Fachvertreter bündeln und in ein gemeinsames Konzept integrieren. Dadurch werden zwar Effizienzpotenziale und Skaleneffekte genutzt in der Absicht, das Gesamtunternehmen und deren Gesamtziele zu stärken, dies birgt aber auch Konfliktpotenzial aufgrund der bestehenden diversen Einzelinteressen, die zudem oft miteinander konkurrieren. Dies erfordert mehr denn je eine offene Kultur der Zusammenarbeit und des gegenseitigen Vertrauens und der Wertschätzung, die im Führungsstil ihren Ausdruck findet.

Betrachtet man eine Klinik der Grund- und Regelversorgung, so bietet sich eine gemeinsame **Stab-Linien-Organisation** für das Risiko- und Compliancemanagement an, die mit der Matrixstruktur kombiniert wird. Kleinere Krankenhäuser verfügen selten über die Ressourcen, gleich mehrere Stabstellen schaffen zu können. Selbst die

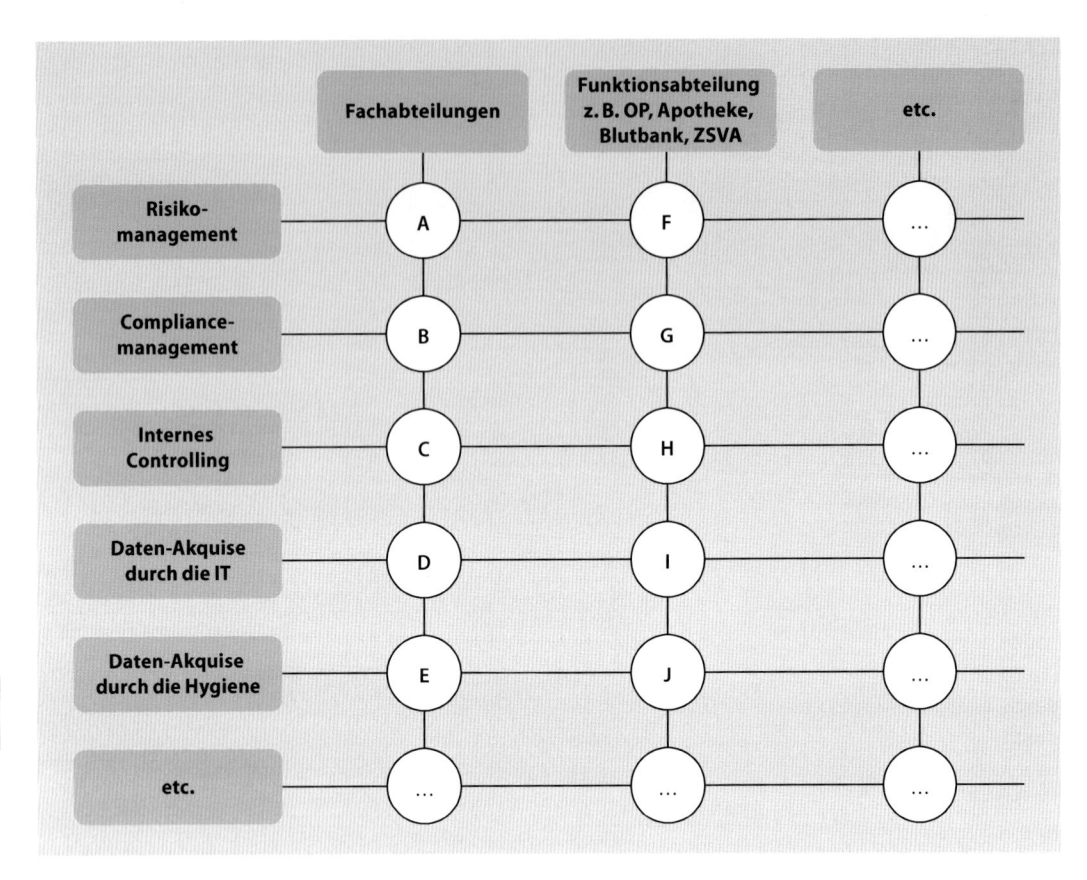

Abb. 28.7 Die Matrixorganisation und ihre Schnittstellen in der Klinik. Entsprechende Kommunikations- und Reportingstrukturen müssen etabliert werden

Stelle des Qualitätsmanagementbeauftragten ist zuweilen eine Teilzeitstelle und etliche Qualitätsmanagementbeauftragte haben zusätzliche Aufgaben, meist in der unmittelbaren Patientenversorgung. Es bietet sich aus praktischen Gründen deshalb an, Risiko- und Compliancemanagement sowie Qualitätsmanagement in einer Stabstelle zusammenzufassen, um so Parallelstrukturen zu vermeiden (◘ Abb. 28.8). Die Stab-Linien-Struktur erfordert Ansprechpartner in den jeweiligen Fach- und Funktionsabteilungen, die z. B. durch die risikoverantwortliche Chefärzte und Stationsleitungen (Abteilungsleitungen) sowie durch speziell beauftragte Risikokoordinatoren gestellt werden können.

Die Integration verschiedenster Fach- und Funktionsabteilungen mit den Querschnittsaufgaben des Risiko- und Compliancemanagement in die Matrixorganisation erfordert einen erheblichen Kommunikations- und Reporting-Mehraufwand (laterale Kommunikation), ohne den jedoch keine wirksame Steuerung und Abstimmung erfolgen kann.

Den **Vorteilen** der Matrixstruktur, wie einer höherer Gesamtzielorientierung und besseren Abstimmung der Abteilungen miteinander, sowie einer höheren Gesamtqualität und Patientensicherheit stehen auch **Nachteile** wie ein deutlich erhöhter Abstimmungsbedarf und mehr Bürokratie gegenüber. Den Nachteilen kann nur dadurch entgegengewirkt werden, indem Kommunikations- und Reporting-Regeln für alle verbindlich und transparent ihre Anwendung finden und entsprechend gut konfigurierte IT-Systeme die Dokumentation erleichtern. Zudem erfordert dies eine gewisse Be-

28.5 · Anreize zur positiven Mitarbeitermotivation

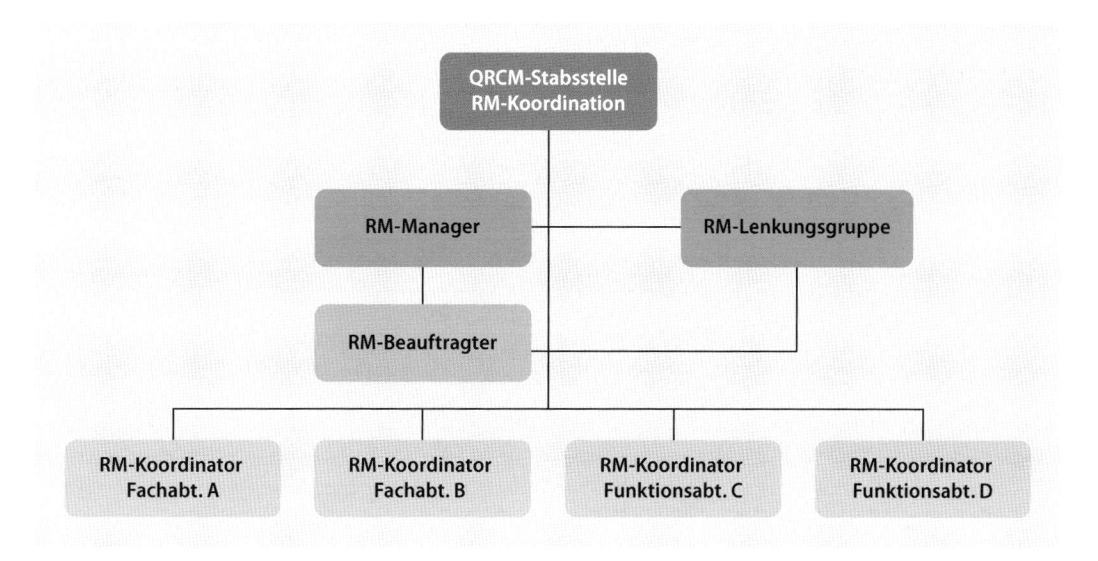

Abb. 28.8 Exemplarischer Aufbau einer gemeinsamen Stabsstelle QRCM für das Qualitäts-, Risiko- und Compliancemanagement und ihre Stab-Linien-Organisation

reitschaft zum Machtverzicht und rüttelt an alten, tradierten Hierarchievorstellungen. Gerade diese sind es oftmals, die Veränderungen so erschweren.

Weitere Organisationsmodelle wie dynamische Netzwerke, »Adhocratie« nach Mintzberg, modulare Netzwerke etc. basieren im Wesentlichen auf informeller Kommunikation, die in HRO-Organisationen wie Krankenhäusern jedoch schon aus Gründen der individuellen Verantwortlichkeit und der gesetzlichen Vorgaben schwer umsetzbar sind. Solche Organisationen ebenso wie deren Kommunikationsstrukturen können womöglich in der Forschung und im kreativen Bereich Vorteile bringen, sind aber im klinischen Kontext nur schwer denkbar.

28.5 Anreize zur positiven Mitarbeitermotivation

Die positive Beeinflussung der Motivation nimmt in der Diskussion über die richtige Mitarbeiterführung einen immer höheren Stellenwert ein. Das Verhalten von Menschen hängt ursächlich von deren Einstellungen, Werten und Zielvorstellungen ab, die wiederum von der intrinsischen und extrinsischen Motivation maßgeblich beeinflusst werden.

Einstellungen zur Arbeit sind dabei jedoch keine stabilen Persönlichkeitseigenschaften, sondern in der Regel Ergebnis von in einem bestimmten Umfeld erworbenen Erfahrungen und den in Bezugsgruppen entwickelten Normen (Argyris 1990). Die Human-Factor-Forschung konnte ebenfalls Abhängigkeiten zwischen der bestehenden Motivation und der individuellen Performance sowie dem Auftreten von Fehlern und Regelverstößen nachweisen.

28.5.1 Stärkung der motivierenden Arbeitsumgebung

Achtsamkeit, der Wunsch, die Arbeit gut zu machen und Aufgeschlossenheit, Neues zu lernen, sind Ergebnisse einer positiv motivierten Grundeinstellung. Es ist eine Kernaufgabe der Führung, durch gezielte Anreize und Schaffen eines entsprechenden Arbeitsklimas die Motivation positiv zu beeinflussen, um die Performance und damit einhergehend die Patientensicherheit zu verbessern. Im ▶ Kap. 11 Motivation und Verhalten wurden die Grundmodelle zur Motivationstheorie bereits beschrieben. Dabei hat sich besonders das **Herzberg-Modell** für die Übertragung in den Arbeitsalltag als praktisch erwiesen. Kennen Führungskräfte und die Unternehmensleitung die Prinzipien der Motivationstheorie und deren »Stellschrauben«, können auch gezielt Anreize zur motivierenden Arbeitsgestaltung gesetzt werden.

Dabei muss ein Missverständnis vorab geklärt werden. Aufgabe der Führungskraft ist es nicht, den Mitarbeiter im Sinne eines »pursuit of happiness« zufrieden zu stellen. Ein »Feel-good-Management« ist nicht umsetzbar, da Unternehmensziele einerseits und die hohe Variabilität der Mitarbeitererwartungen andererseits nie kongruent werden können. Es geht auch darum, anzuerkennen, dass in jedem Betrieb Tätigkeiten schlichtweg aus Notwendigkeit getan werden müssen. Besonders in der Patientenversorgung wird ein hohes Maß an **Eigenverantwortung** und **Disziplin** verlangt, was die Bewältigung von teils großen physischen und psychischen Belastungssituationen betrifft. Des Öfteren müssen Tätigkeiten an einem hilfebedürftigen Patienten verrichtet werden, der durch seine Erscheinung und sein Auftreten eher Abwehr erzeugt, z. B. erfordert die medizinisch fachgerechte Behandlung eines randalierenden Alkoholikers in der Notfallambulanz um 3:00 Uhr morgens die gleiche Sorgfalt, wie sie auch sonst Standard ist. Hier gibt es keinen Platz für eigene Befindlichkeiten.

Es geht also nicht primär darum, die Mitarbeiter glücklich zu machen, sondern vielmehr darum, ein Arbeitsumfeld zu schaffen, in dem die Ergebnisse der Arbeit optimiert werden können. Hier setzt die **positive Motivation** an. Malik spricht von der Freude an den Ergebnissen der Arbeit (Malik 2014).

> Je höher die Arbeitszufriedenheit, umso eher sind die Mitarbeiter auch bereit sich uneigennützig über das geforderte Maß hinaus für das Unternehmen zu engagieren.

Die Motivationsforschung bietet die Basis für effektive Maßnahmen der motivierenden Arbeitsgestaltung. Dabei werden in den Theorien übereinstimmend die folgenden Aspekte genannt die es gilt in der Gestaltung der Arbeitsumgebung zu berücksichtigen:
- Autonomie
- Kompetenz
- Meisterschaft
- Sinnerfüllung

Hackmann und Oldham (1975, zitiert in Steinmann et al. 2005) haben ein erweitertes Konzept mit fünf bedürfnisrelevanten Arbeitsdimensionen entwickelt:
- Aufgabenvielfalt
- Ganzheitlichkeit der Aufgabe
- Bedeutungsgehalt der Aufgabe
- Autonomie des Handelns
- Rückkoppelung

Dabei können über die 5 Dimensionen Vergleiche zwischen einzelnen Fachgruppen und Positionen aufgestellt werden, die die relative Bewertung und damit ein Gesamtverständnis für die unterschiedlichen Motivationspotenziale erleichtern (exemplarisch in ◘ Abb. 28.9 dargestellt).

Es lassen sich aus den fünf bedürfnisrelevanten Arbeitsdimensionen mehrere konkrete Maßnahmen ableiten:
- **Job-Rotation:** Die Aufgaben variieren durch Wechsel der Stelle innerhalb der Organisation. Für Assistenzärzte in der Weiterbildung ist die Rotation durch verschiedene Abteilungen und Schwerpunkte Voraussetzung für die Erlangung der Facharztreife. Gelingt es, diese Rotation gut zu strukturieren und bereits bei Beginn der Weiterbildung verbindlich zu vereinbaren, wie es z. B. für Assistenzärzte in den USA die Regel ist, wird ein wesentlicher Beitrag zu Motivationsförderung geleistet. Leider ist es heute noch gängige Praxis, dass Weiterbildungsrotationen das Ergebnis von Zufall, auf Sympathie basierender Willkür oder schlichtweg einem zu kompensierenden Mangel sind.
- **Job-Enlargement:** Durch das Hinzufügen von Aufgaben kann die Aufgabenvielfalt zunehmen. Im Zuge der zunehmenden Delegation von Aufgaben, die heute in Krankenhäusern überall festzustellen ist, muss jedoch bedacht werden, dass die **Delegation** aus der puren Personalnot heraus schnell zur Überlastung und Überforderung des Mitarbeiters führen kann und so gegenteilige Effekte der Motivation erzeugt. Des Weiteren leidet die Qualität

28.5 · Anreize zur positiven Mitarbeitermotivation

Exemplarisches Schema der Aufgabendimensionen

Achse: Aufgabenvielfalt, Ganzheitscharakter, Bedeutungsgehalt, Autonomie, Rückkoppelung
Legende: Geschäftsführung, Chefarzt, Assistenzarzt, Exam. Pflegekraft, Schreibkraft

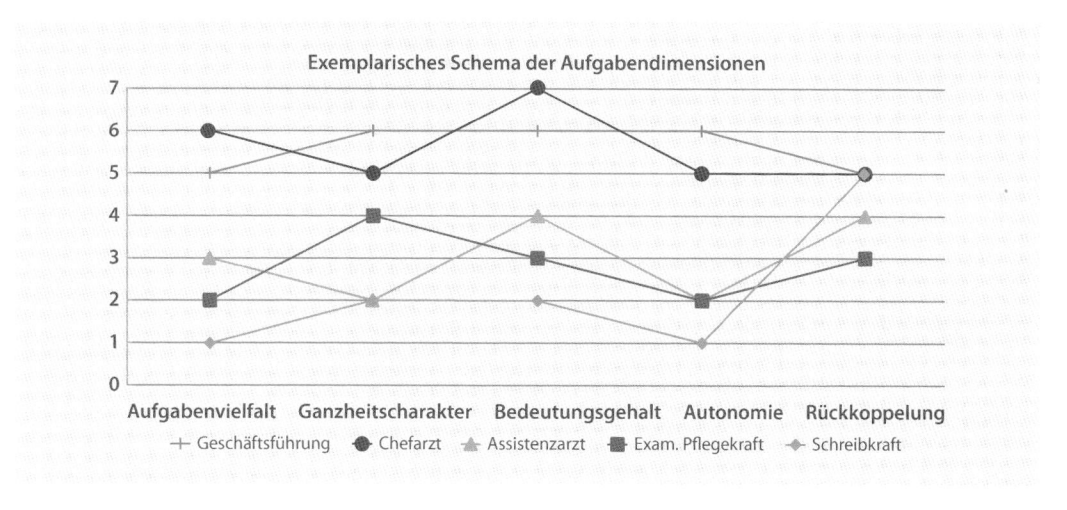

Abb. 28.9 Exemplarisches Schema der 5 bedürfnisrelevanten Arbeitsdimensionen verschiedener Berufsgruppen im klinischen Setting. (Adaptiert nach Hackmann u. Oldham)

und Sicherheit der Versorgung mangels fehlender Kompetenz oder Kontrolle. So kann es z. B. nicht Aufgabe einer Pflegekraft in einer niedergelassenen onkologischen Praxis oder in einem Krankenhaus sein, Chemotherapeutika selbst anzumischen und dem Patienten zu applizieren, ohne dabei ärztlich beaufsichtigt zu werden.

– **Job-Enrichment:** Im Zuge der Arbeitsanreicherung werden vermehrt Entscheidungs- und Kontrollkompetenzen dem Mitarbeiter übertragen. Dieses Konzept setzt fachliche Kompetenz, ein gewissenhaftes Selbstmanagement und eine kritische Selbstreflexion voraus. Es bietet jedoch ein großes Maß an Autonomie und Arbeitszufriedenheit. Job-Enrichment kann auch durch den Aufbau **teilautonomer Arbeitsgruppen** erfolgen. Dieses Vorgehen bietet einen zeitgemäßen Ansatz und verbindet die Notwendigkeit einer kompetenten multidisziplinären Patientenversorgung mit einer motivierenden Arbeitsumgebung. Dabei müssen eine Matrixorganisation und teilautonome Arbeitsgruppen nicht im Widerspruch stehen. Durch die Ad-hoc-Zusammensetzung von z. B. Schockraum- oder Reanimationsteams, die ein gemeinsames Ziel verfolgen, werden hochfunktionale Teams gebildet, die ihre Aufgabe exzellent (Streben nach Meisterschaft) und damit für alle hoch motivierend erfüllen können. Nach Erledigung der zeitlich begrenzten Arbeit löst sich die Gruppe wieder auf und widmet sich den Routinearbeiten. Eine der Erfolgsgründe für den Einsatz der Checkliste »Sichere Chirurgie« (Haynes et al. 2009) ist es, die ständig wechselnden Teams in Operationssälen, was besonders in größeren Organisationseinheiten der Fall ist, zumindest ansatzweise eine Teambildung durch Vorstellung der einzelnen Teammitglieder zu bewirken.

Der Wunsch nach **Ganzheitlichkeit** der Arbeit ist in der Gesundheitsversorgung in der heutigen Zeit immer schwerer zu erfüllen. Schätzungen nach sind 100 Personen und mehr an der Versorgung eines einzigen, mittelschwer erkrankten/verletzten Patienten beteiligt und jeder Mitarbeiter überblickt dabei zumeist nur seinen kleinen Teilbereich. Durch die Zunahme der Komplexität und weiterer Spezialisierung, z. B. in Organzentren, wird die Fragmentierung der Patientenversorgung noch weiter zunehmen. Dem können die Idee eines gemeinsamen Leitbildes und eine integrierende Unternehmensvision entgegenwirken. Sie wirken als unsichtbare Klammer über alle Teiltätigkeiten und betonen den Sinn und Beitrag für das Ganze.

Deshalb ist es wichtig, das Vision und Leitbild authentisch gelebt werden und in Sprache und Wort omnipräsent sind.

Eine Möglichkeit, den Verlust der Ganzheitlichkeit zu kompensieren, besteht in einem ausgeklügelten **Feedbacksystem**. Rückkopplung ist ein wichtiger Motivator und liefert zudem wichtige Informationen über die Qualität der getanen Arbeit. Beides, sowohl der motivierende Aspekt der Rückkopplung an sich als auch die wichtige Ergebniskontrolle im Sinne einer Qualitätsüberprüfung, fallen zunehmend schwerer. Im DRG-Zeitalter bleiben Patienten wesentlich kürzer im Krankenhaus, Fortschritte des Patienten in der Rehabilitation oder Anschlussheilbehandlung werden häufig nicht rückgemeldet, ebenso manifestieren sich aufgrund des kurzen stationären Aufenthalts Komplikationen häufiger erst nach Entlassung. Des Weiteren besteht oft Unklarheit über den weiteren Verlauf ambulant versorgter Patienten der Notfallambulanzen, die dem niedergelassenen Kollegen zur Weiterversorgung zugewiesen werden. Dieser gibt jedoch aufgrund eines fehlenden institutionalisierten Rückmeldungsverfahrens, aber auch aufgrund der eigenen hohen Arbeitsbelastung oder in Unkenntnis der Bedeutung für die Motivation, kein Feedback.

Die Unternehmensleitung und Führungskräfte auf allen Ebenen sind aufgefordert unter Berücksichtigung dieser Prinzipien, teils in Kombination verschiedener Methoden, ein positiv motivierendes Arbeitsumfeld zu gestalten. Dabei können Job-Enrichment-Maßnahmen mit Job-Rotationen und Job-Enlargement-Maßnahmen in einem Gesamtkonzept verbunden werden. Mitarbeiter-Feedback durch die Vorgesetzten kann verstärkt gegeben werden und dessen Wert für die Motivation genutzt werden. Zusätzliche motivierende Maßnahmen gilt es so zu setzen, dass diese dauerhaft wirken. Sie können sich direkt oder indirekt an den individuellen Arbeitnehmer richten, z. B. über extra dafür geschaffene Infrastrukturangebote wie die Nutzung einer betrieblichen Kindertagesstätte oder der eigenen Sporteinrichtungen.

28.5.2 Steuerung über finanzielle Anreize

Der klassische Ansatz, Mitarbeiter zu motivieren, erfolgt über die Zahlung von Geld-Boni, eine Methode, die in der Wirtschaft seit Jahren Standard ist. Dabei wird zum Festgehalt eine variable Geldsumme, meistens abhängig von der Erreichung vorher festgelegter Zielkriterien, dazu bezahlt. Die Leistungszulage kann sich im Kontext der Patientenversorgung z. B. an den folgende Kriterien orientieren:

- Qualität der Patientenversorgung
- Erlössituation des Krankenhauses
- Erlössituation der Fachabteilung
- Schadensstatistiken
- Patientenzufriedenheit
- Mitarbeiterzufriedenheit
- Mitarbeiterausbildung- und Förderung

Die Erreichung der Kriterien wird, z. B. über BSC, anhand der Kenngrößen festgestellt, wobei i. d. R. prozentual zum Erreichungsgrad die Bonuszahlung ansteigt.

Die Ausschüttung von Bonuszahlungen hat hinsichtlich der Motivationsförderung jedoch einige Limitationen:

Erlösabhängige Bonuszahlungen

Viele Studien haben belegt, dass besonders bei höher qualifizierten Tätigkeiten Geldzahlungen nicht zu einer Steigerung der Motivation führen, sondern einen gegenteiligen Effekt haben. Nach dem Herzberg-Modell ist das Gehalt lediglich ein Hygienefaktor, d. h. es tritt schnell ein Gewöhnungseffekt ein.

Werden Bonuszahlungen in Abhängigkeit der Erlössituation des Krankenhauses oder der Abteilung ausgeschüttet, besteht der Anreiz, dass dieses Instrument dazu missbraucht wird, Fallzahlen der eigenen Fachabteilung, z. B. durch Ausweitung der Indikationsstellung für Operationen und Interventionen oder durch eine restriktive Verlegungspolitik nach oben zu schrauben. Weitere negative Effekte sind eine mögliche Kannibalisierung in der eigenen Organisation, Verstärkung des Silo-Denkens, Selektion vergütungsintensiver Leistungen zum

Nachteil nicht vergütungsrelevanter strategischer Leistungen, Spaltung der Belegschaft in Mitarbeiter mit und ohne Bonuszahlungen bzw. Leistungsdelegierung an Mitarbeiter. Häufig kann zudem vom einzelnen Mitarbeiter auf die Erlössituation aufgrund struktureller Limitationen kein maßgeblicher Einfluss genommen werden. Erschwerend kommt hinzu, dass durch die Medien aufgegriffene Vorwürfe des Betrugs und der Körperverletzung im Rahmen nicht indizierter Eingriffe die Diskussion über Bonuszahlungen stark anfeuern und die Bevölkerung dadurch verunsichert wird. Die Bundesärztekammer und die Deutsche Krankenhausgesellschaft lehnen deshalb eine fallzahlabhängige Bonuszahlung strikt ab.

Bonuszahlungen, die auf der reinen Umverteilung und nicht auf einer zusätzlichen Ausschüttung von Geldern beruhen, bekommen zudem schnell den Charakter einer Bestrafung. Hier können Fehler oder Underperforming schnell zu einer kollektiven Bestrafung führen und ein Wiederaufflammen der **Name-Blame-Shame-Kultur**, jetzt auf kollektiver Basis, befördern. Boni werden dann zu Druckmittel und schaffen gegenteilige Anreizeffekte.

Die Nachteile des finanziellen Motivationsansatzes überwiegen bei weitem, während eine langfristige positive Motivationsförderung nicht belegt ist.

Qualitätsabhängige Bonuszahlungen

Die Kopplung von Qualitätskriterien und Boni erscheint auf den ersten Blick sehr plausibel. Doch die Erfassung und Bewertung von Qualität bringt methodische Schwierigkeiten mit sich, die Anlass für Konflikte sind, die der »Pay-for-performance«-Debatte entsprechen. Die größten Probleme dieser Vorgehensweise bestehen in der Gefahr einer Selektion von Patienten und Risiken, in der Verschleierung von Qualitätsproblemen und in einer exakten Bewertung von Qualität (Wachter 2012). Des Weiteren besteht auch hier das Problem der Ursachenzuordnung von Qualitätsproblemen. Die methodischen Schwierigkeiten aus der Messung von Qualität zuverlässig und gerecht die einzelnen Wirkgrößen auf die Ergebnisqualität herauszufiltern überfordern insbesondere kleinere Einrichtungen. Qualitätsindikatoren beziehen sich häufig auf die gesamte Klinik oder Abteilung, die erbrachte Qualität ist jedoch häufig teamspezifisch oder individuell stark unterschiedlich.

Mitarbeiterabhängige Bonuszahlungen

Alternative Beurteilungskriterien wie die Belohnung für eine gute Mitarbeiterausbildung, z. B. Pflegeschüler und Weiterbildungsassistenten, scheint ein eher denkbarer Weg zu sein. Der Aufbau einer lernenden Organisation ist ein zentrales Element im klinischen Risikomanagement und betrifft alle Mitarbeiter. Die Erfassung und Bewertung der Zielerreichung bringt jedoch ebenfalls methodische Probleme mit sich, wie z. B. Objektivität und Fairness der Beurteilung des Vorgesetzen durch die Mitarbeiter, Schaffung von Abhängigkeiten oder strukturelle Probleme, wie geringe Operationszahlen, für die der Vorgesetzte verantwortlich gemacht wird. Zudem kommt ein kulturelles Problem hinzu. Im deutschsprachigen Raum sind Bewertungen der Mitarbeiter und Vorgesetzen im Gegensatz zum angelsächsischen Raum, wo es eine lange Tradition der Mitarbeiter- und Vorgesetztenbeurteilung gibt, immer noch recht unüblich. Werden diese Methoden eingesetzt, müssen erst kulturelle Widerstände überwunden werden.

> Effekte der extrinsischen Motivation sind langfristig nicht wirksam. Die rein auf finanziellen Boni basierenden Incentives zerstören die intrinsische Motivation und führen nicht zu einer nachhaltigen Motivations- und Leistungssteigerung.

28.5.3 Steuerung über immaterielle Anreize

Über die Schaffung von nicht materiellen Anreizen (Incentives) kann eine langfristige, dauerhafte Motivationssteigerung und damit indirekt auch eine verbesserte Qualität und Zunahme des Leistungsumfanges erfolgen. Immaterielle Anreize haben sich erfolgversprechender als finanzielle erwiesen. Berücksichtig man, dass drei der Hauptantriebsfedern der Motivationsförderung die
– Schaffung von Autonomie,
– Förderung der Meisterschaft und das
– Schaffen von Sinnhaftigkeit

sind, können daraus konkrete Maßnahmen abgeleitet werden.

Autonomie

Um mehr Autonomie zu bewirken, können modulare rollenbasierte Weiterbildungseinheiten mit einem Kernbestandteil und einem individuellen Anteil an Weiterbildungsinhalten den Bedürfnissen des Individuums deutlich gerechter werden. Festgelegte Weiterbildungsrotationen schaffen bereits am Anfang der Weiterbildung Klarheit und Verbindlichkeit. Flexible Arbeitszeitmodelle, die Vollzeit und Teilzeit gleichberechtigt anbieten, können es Eltern erleichtern, ihre Familienwünsche zu integrieren im Sinne einer »Work-Life-Balance«.

Die Teambildung sollte auch den gruppenspezifischen Aspekt der Autonomie berücksichtigen, wozu das Führungsparadigma von einer strikten Hierarchie auf die Steuerung selbstorganisierter Teams wechselt. Ein Mitspracherecht bei der Festlegung definierter Arbeitsbereiche und Aufgabenschwerpunkte, die selbstständig durchgeführt werden, verleiht den Mitarbeitern ein Gefühl der Teilhabe und Selbstwirksamkeit. Die Art und Weise der Umsetzung der Leistungsvorgaben bleibt den Mitarbeitern selbst überlassen, was dem »Leading-by-objectives«-Ansatz (Malik 2014) entspricht. Notwendig für das Gelingen sind klare Vorstellungen der Leistungsziele und Erwartungen sowie Kenntnisse der zur Verfügung stehenden Ressourcen. Die institutionalisierte Mitbestimmung bei der jährlichen Ressourcenzuteilung und Budgetierung für die einzelnen Arbeitsbereiche, z. B. ab der mittleren Leitungsebene, stellt die Endstufe dar.

Meisterschaft

Die meisten Menschen haben den Wunsch zur Meisterschaft und wollen mit der Zeit ihre Fähigkeiten immer mehr verbessern und sich weiterentwickeln. Menschen wollen etwas erschaffen, eine Hinterlassenschaft geben und einen Beitrag für etwas Größeres leisten, dessen Wunsch mit ihrem Alter zunimmt. Der Arbeitgeber kann das Erlangen von Expertentum und Meisterschaft durch umfassende Angebote der professionellen Weiterentwicklung (»continuous professional development«) fördern. Zusätzlich kann die Einrichtung eines Mentoring-Programms auf allen beruflichen Ebenen unterstützend bei der individuellen Weiterentwicklung wirken. Führungsverantwortlichen könnte ein berufliches Coaching angeboten werden, wobei ein solches Angebot auch als gewünschtes strategisches Element der Weiterentwicklung kommuniziert werden muss. Wie stark die Antriebsfeder, der Wunsch zur Meisterschaft, sein kann zeigt sich in der Entwicklung von Open-source-Projekten, wie Linux, Wikipedia und Android, die zu Weltmarktprodukten avancierten.

Sinnhaftigkeit

Eine weitere wichtige Antriebsfeder ist die Stärkung der Sinnhaftigkeit. Viele Menschen, besonders in den Gesundheitsberufen, haben den Wunsch, durch ihre Arbeit die Welt ein wenig besser zu machen. Dementsprechend kann die Kommunikation von Leitbildern dazu beitragen, allen Mitarbeitern den Sinn ihrer Aufgabe zu verdeutlichen und im Arbeitsalltag daran zu erinnern, warum die eigene Arbeit so wertvoll ist. Dabei ist es wichtig, dass ethische Regeln und Leitbilder tatsächlich praktiziert werden und nicht nur leere Worthülsen sind. Soziales Engagement geht über den eigentlichen Beruf hinaus, z. B. könnten Mitarbeiter sich zusammen mit der Klinikleitung in gemeinnützigen Arbeiten für die Kommune engagieren und dabei auf Ressourcen der Organisation zurückgreifen.

> Menschen sind Purpose-Maximizer, nicht Profit-Maximizer!

Ärzte ohne Grenzen, Amnesty International oder die SOS-Kinderdorf-Organisation sind nur eine kleine Auswahl der vielen international tätigen karitativen Einrichtungen, die Mitarbeiter rekrutieren, denen eine sinnstiftende Tätigkeit besonders wichtig ist.

28.5.4 Motivation und der Flow-Zustand

Eine Herausforderung für die zukünftige Gestaltung von Anreizsystemen wird es sein, Anreize so zu setzen, dass die Qualität der Leistung, besonders der leistungsschwachen Mitarbeiter, erhöht wird und gleichzeitig die bereits hochmotivierten Mitarbeiter ihre Qualität noch zusätzlich steigern oder zumindest auf sehr hohem Niveau halten können.

Bonussysteme sollten unabhängig von finanziellen Anreize etabliert werden und auf immaterielle Anreize setzen. Die Ziele der Anreizsysteme müssen der Belegschaft transparent dargestellt, Einflussfaktoren benannt und entflochten werden, so dass die tatsächlich Verantwortlichen auch belohnt werden. Alle Bonussysteme müssen ihre Wirksamkeit auf Basis valider Evaluationen nachweisen. Dazu sind geeignete und vor allem messbare Indikatoren für die Zielerreichung zu definieren. Die Frage muss stets sein, wie kann man durch ein geeignetes Bonussystem die Leistung erhöhen und sicherer machen? Der Verwaltungsaufwand darf dabei nicht zu noch mehr Bürokratie führen. Führungskräfte und Geschäftsleitung sollten sich stets der Vor- und Nachteile der Anreize bewusst sein. Bonussysteme müssen gerecht sein, z. B. durch eine Standardisierung der Bewertungsverfahren, und das Richtige belohnen.

Häufig hat es bereits positive Auswirkungen, wenn eine **demotivierende Arbeitsgestaltung** vermieden wird. Faktoren wie übermäßige und sinnlose Bürokratie, hoher Zeitdruck und hohe Arbeitsbelastung, mangelhafte Anleitung und fehlendes Feedback, fehlende Bestätigung und Anerkennung sowie das Gefühl keine Einflussnahme nehmen zu können, diktatorische Vorgesetzte, eine strenge und steile Hierarchie, schlechte Bezahlung, ein monotones Arbeitsumfeld, hohe Fluktuation der Mitarbeiter, ständige Personalknappheit, fehlende materielle Ressourcen oder eine fehlende bzw. fehlgeleitete Corporate Identity können dazu betragen Mitarbeiter maßgeblich zu demotivieren.

Wie ultimative Freude an der Arbeit aussehen kann und ein Beispiel für höchste intrinsische Motivation ist, beschreibt Csikszentmihalyi 1975 in seinem Hauptwerk »Flow«. Der Flow-Zustand ist gemäß dem Pädagogen Kurt Hahn **schöpferische Leidenschaft** oder laut Maria Montessori eine **Polarisation der Aufmerksamkeit.**

> »In der gekonnten Chirurgie ist alles, was du tust, wesentlich, jede Bewegung ist gut und notwendig; da ist Eleganz, wenig Blutverlust und minimales Trauma… Das ist sehr angenehm, besonders dann, wenn die Gruppe problemlos und wirkungsvoll zusammenarbeitet.« (Csikszentmihalyi 1975)

Literatur

Argyris C (1990) Overcoming Organizational Defenses: Facilitating Organizational Learning. Prentice Hall, Upper Saddle River, NJ

Bruch H-P (2012) Zoff im Krankenhaus. Passion Chirurgie 2 (03): Artikel 01_01

Burns T, Stalker GM (1961) The management of Innovation. Oxford University Press, Oxford New York

Csikszentmihalyi M (1975) Beyond boredom and anxiety – experiencing flow in work and play. Jossey-Bass, San Francisco

Friedag HR, Schmidt W (2004) My Balanced Scorecard. Haufe Mediengruppe, 3. Auflage, Freiburg i. Br.

Hackman, J. R., et al. (1975) A New Strategy for Job Enrichment. California Management Review 17 (4): 57–71

Haynes AB, et al. (2009) A surgical safety checklist to reduce morbidity and mortality in a global population. N Engl J Med 360 (5): 491–499

Heberer M (1998) Success factors in hospital management. Chirurg 69 (12): 1305–1312

Joint Commission (2013) Sentinel Event Data Root Causes by Event Type 2004–2013. Präsentation ► www.jointcommission.org/Sentinel_Event_Policy_and_Procedures/

Malik F (2014) Führen Leisten Leben Wirksames Management für eine neue Welt. Campus, Frankfurt New York

Stäbler W, Maschmann J (2012) Vom Leitbild zur Umsetzung: Die Balanced Score Card als nützliches Werkzeug? Erfahrungen am Universitätsklinikum Tübingen. Präsentation 6. Nationaler Qualitätskongress Gesundheit, Berlin

Steinmann H, Schreyögg G, Koch J (2005) Management. Grundlagen der Unternehmensführung. Konzepte – Funktionen – Fallstudien, 6. Aufl. Gabler, Wiesbaden

Wachter RM (2012) Understanding Patient Safety, 2nd ed. McGraw-Hill Medical

Prozessmanagement

Alexander Euteneier

29.1 **Einführung – 370**
29.1.1 Definition – 370
29.1.2 Prozessmanagement versus Projektmanagement – 371
29.1.3 Prozessarten – 371
29.1.4 Prozessmodelle – 371
29.1.5 Sicherstellung von Prozesskonformität – 372
29.1.6 Prozesslandschaften – 372

29.2 **Techniken der Prozessgestaltung – 372**

29.3 **Prozessintegration in die Organisation – 374**
29.3.1 Hürden der Prozessintegration – 374
29.3.2 Evaluation der Prozesse – 375

29.4 **Prozesszertifizierung und Benchmarking – 375**
29.4.1 ISO – KTQ – EFQM – 375

29.5 **Sicherstellung der Nachhaltigkeit – 377**
29.5.1 Grundprinzipien der Nachhaltigkeit – 378

Literatur – 379

A. Euteneier (Hrsg.), *Handbuch Klinisches Risikomanagement*, Erfolgskonzepte Praxis- & Krankenhaus-Management, DOI 10.1007/978-3-662-45150-2_29, © Springer-Verlag Berlin Heidelberg 2015

Die medizinische Versorgung des Patienten durch die Ärzte und Pflegekräfte ist der Kernprozess im Krankenhaus. Alle weiteren Prozesse dienen der Unterstützung und Optimierung der Behandlung. Ziel ist die Heilung des Patienten oder Linderung seiner Beschwerden.

29.1 Einführung

Prozesse begleiten unser medizinisches Handeln in so gut wie allen Abschnitten der Patientenversorgung. Die etablierten Routinen erleichtern unser Handeln, machen Abläufe reproduzierbar und optimieren so die Qualität der Versorgung.

Prozesse werden in Regeln festgehalten, wobei diese schriftlich, mündlich, informell oder geheim vorliegen können. Es wird erwartet, dass sich jeder an die vereinbarten Regeln bzw. Prozesse hält. Ohne geregelte Abläufe käme es schnell zu Chaos und Ineffizienz und das Krankenhaus wäre nicht in der Lage die ihr aufgetragenen oft hochrisikobehafteten Aufgaben zu erfüllen. Chaos führt zum Funktionsverlust der Organisation.

In jeder Organisation laufen auch fehlerhafte Prozesse ab, sie sind
- Häufig ungeschrieben und »kulturell« tradiert
- Häufig veraltet
- Ineffektiv und ohne Beleg ihrer Wirksamkeit
- Teils hoch risikobehaftet

Umso sorgfältiger der Prozess entworfen ist, umso höher ist die Wahrscheinlichkeit, das anvisierte Prozessergebnis zu erhalten, sei es die Minimierung nosokomialer Infektionen auf einer Frühchen-Intensivstation durch eine standardisierte Zubereitung der Infusionen oder die schnelle Wiedereröffnung von Herzkranzgefäßen mittels eines Ballonkatheters in einem Herzkatheterlabor. Je besser die verschiedenen Prozesse aufeinander abgestimmt sind, umso effizienter und effektiver und damit für alle wertschöpfender ist das Gesamtergebnis.

Prozesse sind sich im Aufbau häufig ähnlich, lediglich ihr **Standardisierungs-** und **Ausformulierungsgrad** und die damit verbundene Verschriftlichung sowie mögliche Konsequenzen bei Prozessabweichungen variieren erheblich. Dem **Prozessdesign** und dem korrekten Einsatz des Prozesses kommt eine zentrale Bedeutung in Hochrisikoorganisationen zu. Erst mit einer durchgehend hohen Prozessgüte wird Patientensicherheit und ein erfolgreiches klinisches Risikomanagement möglich.

29.1.1 Definition

> Ein Prozess ist eine geplante und systematische Abfolge von Schritten, die ein gewünschtes Ziel erreichen oder einen Ausgangszustand zu einem definierten Endzustand führen soll. Somit kann jede medizinische Aktivität als Prozess oder Teilprozess angesehen werden, die einen Beitrag zur Zielerreichung leisten soll (Breilinger-O'Reilly et al. 1997).

Der Patient ist Ausgangspunkt, Mittelpunkt und Ergebnis des klinischen Prozesses. Prozesse werden im Rahmen eines Prozessmanagement initiiert, entwickelt, zusammengefasst und organisiert.

Bausteine des Prozessmanagements
- Prozessdenken- und Handeln und deren strategische Ausrichtung festlegen
- Kern- oder Schlüsselprozesse identifizieren
- Prozessmodell spezifisch für die Organisation entwickeln
- Prozessteams benennen und Aufgaben delegieren
- Prozess-Design der einzelnen Prozesse in den Fachgruppen
- Prozesse implementieren und evaluieren
- Prozesse adaptieren und optimieren
- Prozesse kontinuierlich aktualisieren und re-evaluieren

Prozessmanagement bzw. Geschäftsprozessmanagement (GPM) beschäftigt sich mit der Identifikation, Gestaltung, Dokumentation, Implementierung, Steuerung und Verbesserung von Geschäftsprozessen. Ganzheitliche Ansätze des Geschäftsprozessmanagements adressieren neben den fachlichen Fragestellungen insbesondere auch organisatorische Aspekte sowie deren Einbettung in die gesamtstrategische Ausrichtung. Sie sind stets auch Ausdruck der jeweils bestehenden Organisationskultur und Prozessphilosophie (vom Brocke u. Rosemann 2010).

»Wer macht was, wann, wie und womit?« sind die zentralen Fragen im Rahmen der Prozessgestaltung und Implementierung. Zur Verbesserung und Steuerung werden Kennzahlen verwendet. Diese können z. B. Finanzdaten, klinische Daten (für das ärztlich-pflegerische Management) oder die Kennzahlen eines Balanced-Scorecard-Systems (BSC) sein.

Mit dem Prozessmanagement werden die wichtigen Prozesse eines Unternehmens immer wieder ziel-und ergebnisorientiert verbessert und aktualisiert. **Ziel des Prozessmanagements** ist es durch Organisation der Kompetenzen, Verantwortungen und Aufträge (Aufgaben) in einem Unternehmen die Ziele der Einrichtung zu erreichen.

Die Ziele sind:
- Patientenzufriedenheit (Kundenorientierung)
- Patientensicherheit (Risikominimierung)
- Mitarbeiterzufriedenheit (Teamoptimierung)
- Sicherung des langfristigen Betriebs der Einrichtung

Prozessmanagement erfordert immer zugleich ein Changemanagement. Neue Prozesse sind zugleich Veränderungsprozesse und rufen häufig Blockaden hervor. Dabei gilt es, alte Praktiken in Frage zu stellen und den Beweis anzutreten, dass die neuen Prozesse überlegen sind.

29.1.2 Prozessmanagement versus Projektmanagement

Das Projektmanagement umfasst eine zeitlich begrenzte einmalige Aufgabe, die überwiegend dazu dient Prozesse zu initiieren, Produkte zu entwickeln oder Infrastrukturmaßnahmen durchzuführen. Ein eigenes Projekt-Team entwickelt z. B. im Rahmen eines Pilotprojektes den DNQP-Prozess »Entlassungsmanagement«, welcher viele überlappende Teilprozesse und Schnittstellen berücksichtigen muss (Klinik, Reha/AHB, Hausarzt, Versicherung, Angehörige etc.).

Prozesse sind stets wiederkehrende Vorgänge, die durch ihre optimierte Abfolge die Ergebnisqualität verbessern. Sie interagieren mit weiteren Prozessen.

29.1.3 Prozessarten

Prinzipiell wird in **Kernprozesse** (KP) sowie **Führungs- und Unterstützungsprozesse** unterschieden. Jeder Prozess kann in Teilprozesse untergliedert werden. »Kernprozesse bestehen aus der Verknüpfung von zusammenhängenden Aktivitäten, Entscheidungen, Informationen und Materialflüssen, die zusammen wesentlich für den Wettbewerbsvorteil eines Unternehmens verantwortlich sind« (Kaplan u. Murdock 1991). Merkmale von KP sind ihre strategische Bedeutung für die Einrichtung bzw. Abhängigkeit der Einrichtung von ihnen. KP sind mit einer Kernkompetenz verbunden und bieten einen wahrnehmbaren Patientennutzen. KP durchlaufen (häufig) verschiedene Funktionsabteilungen. In der Patientenversorgung sind KP häufig **indikationsspezifisch** stratifiziert.

Beispiele typischer Kernprozesse in der Patientenversorgung sind pflegerische und ärztliche Untersuchungen und Behandlungen, Aufklärung und Dokumentation, Laufträge, Medikation, DNQP-Expertenprogramme oder Routinen zur Verbesserung der Patientensicherheit.

29.1.4 Prozessmodelle

Ein bekannter Vertreter eines gesamtheitlichen Geschäftsprozessmodells ist das **St. Galler Managementmodell** (Rüegg-Stürm u. Grand 2014), welches in Managementprozesse, Geschäftsprozesse und Unterstützungsprozess unterteilt, wobei die zentralen Geschäftsprozesse die Kundenprozesse, Leistungserbringungsprozesse sowie Innovationsprozesse umfassen.

Ein weiteres Prozessmodell ist das **Geschäftsprozessmodell nach Schmelzer und Ellringmann**, welches drei Prozessebenen – Vorbereitungsphase, Definitionsphase und Betriebs- und Organisationsphase – mit 9 Teilelemente unterscheidet (Schmelzer u. Sesselmann 2013). Das **General-Management-**

Modell von Malik stellt Führung in den zentralen Mittelpunkt, um den sich alle weiteren Managementprozesse anordnen (Malik 2014).

29.1.5 Sicherstellung von Prozesskonformität

Jeder Prozess muss definiert werden, sodass ein Höchstmaß an Prozessqualität und Prozessergebnisqualität erzielt werden kann. Hierzu bieten sich eine Vielzahl an Regelwerke und Normen an, z. B.:

- **Leitlinien** (LL): Aktuelle, allgemeine nationale Therapieempfehlungen auf Basis eines Konsensverfahrens medizinischer Fachgesellschaften mit S1–3-Evidenzgraden (▶ Arbeitsgemeinschaft der Wissenschaftlichen Medizinischen Fachgesellschaften, ▶ www.awmf.de).
- **Standard Operating Procedures** (SOP): Schriftliche Anweisung einer Organisation wie wiederkehrende Prozeduren gemäß dem aktuellen ärztlichen und pflegerischen Wissensstand durchgeführt werden sollen, adaptiert an die Bedingungen vor Ort.
- **Verfahrensanweisungen** (VA): Wie SOP, ggf. weiter gefasst und mehrere Prozesse umfassend.
- **Checklisten** (CL): Stark vereinfachtes Abfragen wesentlicher Teilschritte eines Prozesses anhand einer Liste.
- **Regelwerke**: Z. B. RM-/QM-Handbuch, Hygiene-Handbuch, Transfusionsmedizin-Handbuch etc., meist Kompendien, die alle essenziellen Prozesse in einer strukturierten Form zusammenstellen
- **Dienstanweisung** (DA): Organisationsvorschrift, arbeitsrechtlich verbindlich, bezieht sich auf bestehende SOPs, VA, Standards, Regeln etc.
- **Gesetze**: § 137 SGB V, § IfSG 23 etc.; Sie haben normativen Charakter.

29.1.6 Prozesslandschaften

Prozesslandschaften geben dem Manager einen systematischen Überblick über zusammenhängende Einheiten von Prozessen und erleichtern deren Steuerung. Prozesse finden nicht isoliert statt, sondern sind Teil eines **Prozessnetzwerkes**. Durch die starke Detaillierung der Prozesse entstehen viele Schnittstellen, die für sich genommen bereits zu Informationsverlusten, Redundanzen und Verzögerungen führen können. Mit zunehmender Anzahl an Schnittstellen wächst die Komplexität der Prozesse.

29.2 Techniken der Prozessgestaltung

Die Prozessgestaltung ist eine der Schlüsselstellen des Prozessmanagement, die leider in der Praxis nicht die ihr gebührende Beachtung und Professionalität erhält. Prozessvorschriften sind Regeln, die es gilt einzuhalten. Umso wichtiger ist es, diese qualitativ hochwertig zu erstellen. Dies setzt voraus, dass keine prozessinhärenten Widersprüche vorliegen, keine Konflikte mit weiteren Prozessen bestehen und die Prozesse dem aktuellen Stand der Medizin entsprechen. Wie komplex und aufwändig die Erstellung von Prozessen sein kann, demonstrieren z. B. die beiden Flugzeugbauer Boeing und Airbus, die ganze Abteilungen für die Erstellung von sinnvollen und zweckerfüllenden Checklisten beschäftigen. Diese Checklisten stellen ein Optimum an Funktionalität dar. Sie lassen Überflüssiges weg und betonen das Wichtige mit richtigen Maße (Gawande 2009).

Bisweilen finden sich in Krankenhäusern in bester Absicht erstellte SOPs, VAs, LL, DAs oder Handbücher über hunderte von Seiten in verschiedenen Darstellungen und Designs. Diese werden jedoch mangels Bekanntheit kaum beachtet, sind teils auf Intranet-Seiten der Organisation versteckt oder praktisch schwer anwendbar.

Zur Prozessgestaltung ist folgendes Vorgehen zu empfehlen (◘ Abb. 29.1):

- **Durchführung einer Komplexitätsreduktion**: Um einen Prozess operationalisieren zu können, muss die Komplexität des Prozesses reduziert und seine Kernelemente identifiziert werden.
- Die **Prozessziele** müssen klar definiert, **Verantwortlichkeiten** benannt und **Kennzahlen** vorgegeben werden. Die Dokumentation muss nachvollziehbar und schnell erfassbar sein.

29.2 · Techniken der Prozessgestaltung

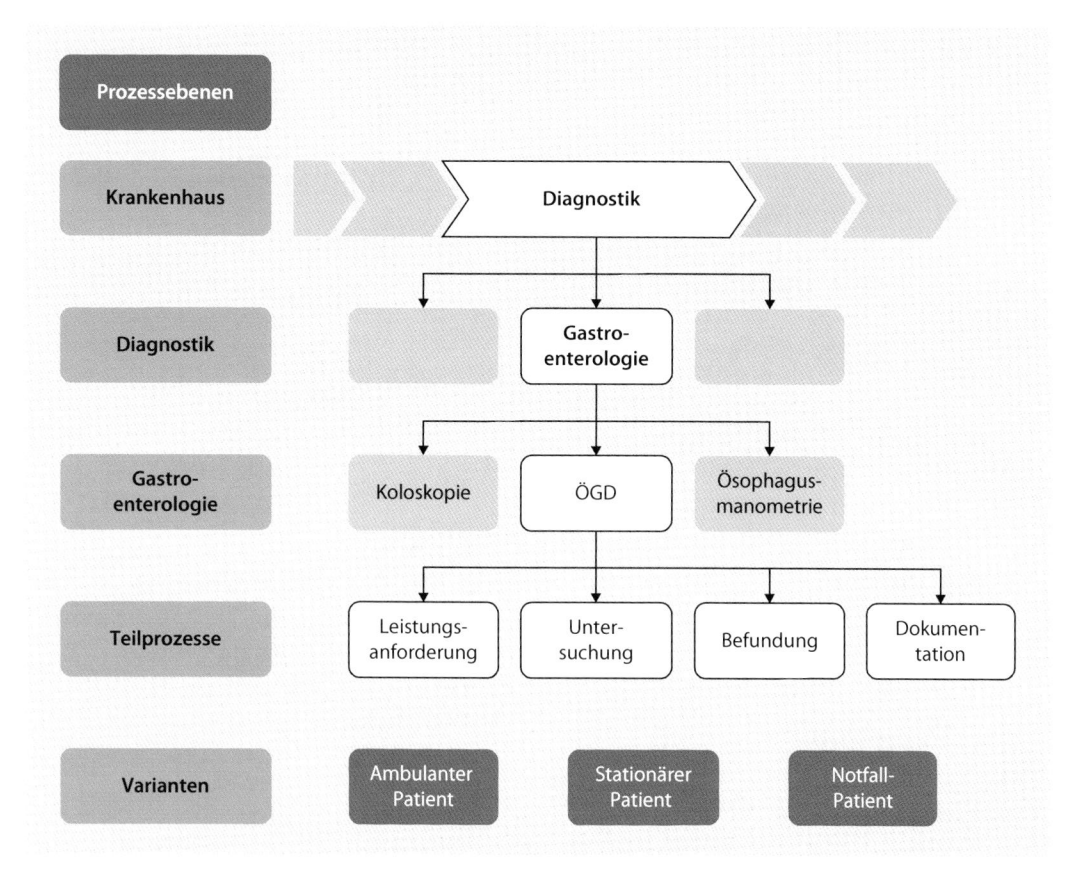

Abb. 29.1 Prozessgestaltung durch Bildung von Teilprozessen und Prozessebenen

Der Prozess wird so angelegt, dass eine kontinuierliche Evaluierung und Re-Adjustierung möglich ist.
- **Zerlegung des Prozesses in seine Bestandteile:** Der Prozess wird in seine Teilprozesse zerlegt und diese wiederum in Teilprozesse, solange bis eine weitere Gliederung nicht mehr sinnvoll erscheint. Eine zu feine Detaillierung führt in eine zu starre Prozessbeschreibung, die nicht mehr praktikabel ist. Anstatt »Durchregulierung« kann die Festlegung eindeutiger Verantwortlichkeiten Handlungsspielräume bieten, in denen die ausgeübte Eigenverantwortung den regelfreien Raum ausfüllt. Es entsteht eine hierarchische Gliederung des Prozesses, in der sich die Hierarchieebenen durch den Grad der Detaillierung unterscheiden.
- **Bildung von Prozessebenen:** In der Prozessanalyse erfolgt die Zerlegung des Prozesses durch die Bildung von Prozessebenen. Als Ausgangspunkt dient der Kernprozess der Patientenbehandlung. Ausgehend vom Kernprozess werden die für die Analyse benötigten Prozesse in Ihre Teilprozesse zerlegt, woraus die Hierarchieebenen hervorgehen. Die Bildung der Ebenen erfolgt nach dem Kriterium des Ortes der Durchführung, da der Prozessauslöser »Patient« konstant bleibt.

Die Prozessgestaltung und Steuerung kann mittels spezieller **Softwaresysteme** unterstützt werden. Hierzu gibt es für alle Ausbaustufen dimensionierte Anwendungen. Auf dem Markt befinden sich Software-Tools, welche die gesamte Prozesslandschaft, z. B. über 5 Sichtweisen auf einen Prozess als Organisations-, Daten-, Leistungs-, Funktions- und Steuerungssicht, abbilden können (ARIS-Haus). Ihre Implementierung ist jedoch aufwändig und für kleinere Organisationseinheiten kaum rentabel. Alternative Stand-alone-Programme unterstützen z. B. die Visualisierung der Algorithmen und können datenbankgestützt eine moderate Geschäftsprozessmodellierung anbieten, sind jedoch im Funktionsumfang deutlich eingeschränkt.

Visuelle Darstellungsmöglichkeiten des Prozesses
— Algorithmus
— Flow-Chart
— Checkliste
— Stufenschema
— Tabelle
— Protokoll etc.

29.3 Prozessintegration in die Organisation

Das Prozessteam ist verantwortlich für die Integration des Prozesses in die Organisation. Vorab erfolgte bereits eine **Pilotierung**, die entweder vom Prozessteam oder einem speziell dafür gebildeten Projektteam durchgeführt wurde. Die Integration erfolgt gemäß der Managementregeln des Changemanagements, z. B. gemäß der 8 Stufen nach Kotter oder adaptiert für Organisationen der Patientenversorgung z. B. nach dem CUSP-Schema, dem Comprehensive Unit-based Safety Program der Agency for Healthcare Research and Quality (► Kap. 23 Changemanagement).

An der Integration zeichnen sich spezifische Personengruppen mit verantwortlich:
— **Steuerungsteam – Lenkungsgruppe**, organisiert die Integration und Interaktion aller Prozesse, häufig fest implementiert in der Organisation, z. B. als Stab der Geschäftsleitung.
— **Prozesskoordinator**, koordiniert, betreut und kontrolliert die einzelnen Prozessteams, betreibt internes Marketing für die Prozesserstellung und Anwendung, klärt Konflikte, informiert Führungskräfte, legt Prioritäten fest, stellt Schulungen und Qualifikationen für die Prozesse sicher.
— **Prozessteam**, setzt sich zusammen aus dem Prozesseigentümer (Hauptverantwortlichen), Prozessexperte, Prozessmoderator und Prozessbenutzer. Das Team ist für den einzelnen Prozess oder eine Prozessgruppe verantwortlich.

Der Prozessbenutzer setzt den Prozess im Rahmen seiner Arbeit ein. Letztendlich entscheidet er, in welchem Setting, in welcher Form und in welchem Umsetzungsgrad der Prozess eingesetzt wird. Er ist neben dem Prozesskunde (Patient) Hauptnutznießer des Prozesses. Er soll durch die Prozessanwendung spürbare Vorteile erhalten, sei es durch Verbesserung der Durchführungsqualität seiner Arbeit, erhöhter Sicherheit oder einer verbesserten Patientenzufriedenheit. Der Anwender ist am nächsten am Prozesseinsatz und erfährt seine Vor- und Nachteile unmittelbar. Dementsprechend ist er verpflichtet seine Erfahrungen mitzuteilen, um kontinuierliche Verbesserungen des Prozesses aktiv mit zu gestalten.

> Die Nachhaltigkeit klinischer Prozesse wird durch eine ressourcenschonende Verstetigung erreicht. Es findet regelmäßig eine Optimierung und Adjustierung an neue Rahmenbedingungen statt, der Prozess fügt sich harmonisch in die bestehende Prozesslandschaft und berücksichtigt alle Interessen der »internen Stakeholder«. Die Anwendung des Prozesses wird so integraler Bestandteil der Unternehmenskultur.

Die großflächige Durchdringung bzw. Anwendung der Prozesse bedarf einer kontinuierlichen Stimulation und regelmäßiger Kontrollen ihrer korrekten Anwendung. Dies kann durch erneute Schulungen und Trainings sowie Überprüfungen erfolgen um das einmal Erlernte zu stabilisieren.

29.3.1 Hürden der Prozessintegration

Prozesse beginnen häufig als Projekte und Fehler in der Projektphase pflanzen sich dementsprechend in der verstetigten Prozessphase fort. Krankenhausverbünden oder Maximalversorgern ist die

Einrichtung eines permanenten **Projektmanagement-Office** (PMO) oder eines Lenkungsteams für das Prozessmanagement zu empfehlen. Sie können aufgrund ihrer Erfahrung etliche Fehler bereits in der Konzeptionsphase korrigieren und mit ihrer Professionalität die Prozessteams organisatorisch und methodisch unterstützen.

Die Hürden in der Prozessintegration betreffen überwiegend typische Fehler des Changemanagements (▶ Kap. 23 Changemanagement). Die Praxis zeigt jedoch auch, dass oft der Regelgestaltung selbst nicht die notwendige Beachtung geschenkt wird. Starre Regelsysteme, die keine Handlungsspielräume mehr zulassen, verhindern eine individuelle Patientenbehandlung. Prozesse und Regeln dürfen nicht zur Kochbuchmedizin führen oder sonstige Nachteile für die Patienten mit sich bringen (▶ Kap. 13 Regelverstöße). Häufig werden Prozesse und deren Regeln und Regelwerke weder interdisziplinär noch zwischen den einzelnen Berufsgruppen abgeglichen.

Neben der Erstellung eines auf evidenzbasierten Prozesses müssen Aspekte der Umsetzbarkeit, Kommunikation und Schulung sowie Überprüfbarkeit berücksichtigt werden. Durch Spezialistentum und Silodenken oder mangelnder Kommunikation entstehen häufig Blockaden an kritischen Schnittstellen. Zusätzliche Effizienzverluste entstehen aufgrund zu komplexer und unübersichtlicher Prozesslandschaften und einer damit verbundenen überforderten Koordinationsarbeit bezüglich der unterschiedlichen Prozesse.

29.3.2 Evaluation der Prozesse

Die Evaluation der Prozesse entspricht dem dritten Schritt (Check) des PDCA-Zyklus. Dies kann jedoch nur mittels vorab festgelegter Prozesskennzahlen erfolgen. In der Regel erfolgt die Prozessanalyse als Feststellung einer Abweichung vom Soll-Wert, wobei bereits die Benennung des Soll-Werts eine Herausforderung sein kann. Sind primär die Erwartungen unrealistisch – Ziele sollten nach der **SMART-Regel** (definiert werden: **s**pezifisch, **m**essbar, **a**kzeptiert, **r**ealistisch, **t**erminiert) – führt dies zu Unmut und Frustration. Die Gefahr besteht dann, dass der gesamte Prozess als untauglich abgelehnt wird. Prozessverantwortliche und Auditoren müssen sich die Fragen stellen:

- Welche Prozesse sind gut beherrscht, d. h. erzielen bereits gute Ergebnisse?
- Wie gut ist ihre Durchdringung?
- Welche Probleme sind bei den einzelnen Prozessen aufgetreten?
- Welche Teilprozesse sind besonders störanfällig?
- Wie kritisch sind die Prozessabweichungen für das Gesamtergebnis?

Prozesse durchlaufen einen typischen Zyklus und müssen in der Regel nachgebessert werden. Dies veranschaulicht die Darstellung des Verbesserungsprozesses »Easy Guide to Clinical Practice Improvement, A Guide for Healthcare Professionals« des New South Wales Health Department in Australien (◘ Abb. 29.2).

Ab der Phase 3 des Verbesserungsprozesses wird dieser kontinuierlich überprüft und adaptiert. Der gesamte Verbesserungsprozess benötigt ca. 6 Monate bis zur Reife.

> **Praxistipp**
>
> Hilfreich zur Bewertung der Prozesse können Werkzeuge wie z. B. die Osborne-Checkliste, Netzdiagramme zu ausgewählten Prozesskennzahlen, die 4M-Checkliste (Mensch, Maschine, Material, Methode) oder Analyse-Tools wie die Schildkrötenmethode des TÜV Süd sein (TÜV Süd 2014).

29.4 Prozesszertifizierung und Benchmarking

29.4.1 ISO – KTQ – EFQM

Zertifizierungen betreffen in aller Regel die Begutachtung bestehender Prozesse einer Organisation. Die ISO-Zertifizierung des Qualitätsmanagement nach der **ISO 9001** ist das wohl am häufigsten in Deutschland angewandte Zertifizierungsverfahren und drückt damit die bereits seit 2005 bestehende Qualitätsmanagement-Richtlinie für

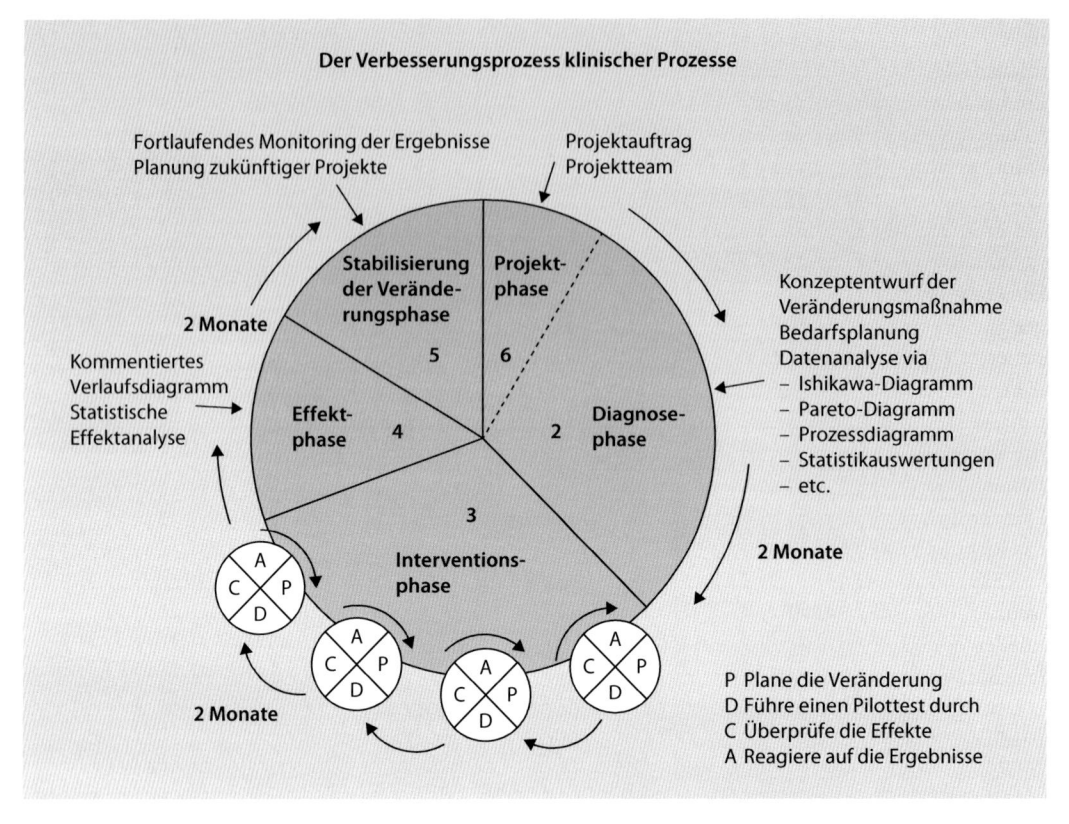

Der Verbesserungsprozess klinischer Prozesse

Fortlaufendes Monitoring der Ergebnisse
Planung zukünftiger Projekte

Projektauftrag
Projektteam

2 Monate

Kommentiertes
Verlaufsdiagramm
Statistische
Effektanalyse

Stabilisierung der Veränderungsphase — 5
Projektphase — 6
Effektphase — 4
Diagnosephase — 2
Interventionsphase — 3

Konzeptentwurf der Veränderungsmaßnahme
Bedarfsplanung
Datenanalyse via
– Ishikawa-Diagramm
– Pareto-Diagramm
– Prozessdiagramm
– Statistikauswertungen
– etc.

2 Monate

2 Monate

P Plane die Veränderung
D Führe einen Pilottest durch
C Überprüfe die Effekte
A Reagiere auf die Ergebnisse

Abb. 29.2 Beispiel eines kompletten Verbesserungsprozesses. (Adaptiert nach Easy Guide to Clinical Practice Improvement, New South Wales Health Department Australien)

Krankenhäuser des Gemeinsamen Bundesausschusses über die grundsätzlichen Anforderungen an ein einrichtungsinternes Qualitätsmanagement für nach § 108 SGB V zugelassene Krankenhäuser aus. Dabei werden grundlegende Anforderungen an die Ablauf- und Aufbauorganisation eines anwendbaren Qualitätsmanagementmodells mit den Elementen
- Patientenorientierung,
- Patientensicherheit,
- Verantwortung und Führung,
- Wirtschaftlichkeit,
- Prozessorientierung,
- Mitarbeiterorientierung und -beteiligung,
- Zielorientierung und Flexibilität,
- Fehlervermeidung und Umgang mit Fehlern und
- kontinuierlicher Verbesserungsprozess

verknüpft mit der Verpflichtung zu einer ethischen, moralisch und humanitären Werteorientierung bzw. Qualitätskultur, zu lesen in der Qualitätsmanagement-Richtlinie Krankenhäuser des Gemeinsamen Bundesausschuss (2014).

Neben dem ISO-Format können sich Krankenhäuser und Praxen anhand eines eigens für die medizinische Versorgung zugeschnittenen Zertifizierungsformats **Kooperation für Transparenz und Qualität im Krankenhaus (KTQ)** ihre Prozesse bewerten lassen. Dabei muss berücksichtigt werden, dass beide Zertifizierungen lediglich eine Bewertung der internen Prozesse, nicht aber deren Ergebnisse vornimmt. Dies wird auch als größter Kritikpunkt an den teils überbordenden Zertifizierungsaktivitäten angeführt, besteht doch die Gefahr sich der Illusion einer sicheren und qualitätsorientierten Organisation hinzugeben ohne das Patientenergebnis zu berücksichtigen. Letztendlich zählt alleinig das Ergebnis, welches sich jedoch deutlich schwieriger methodisch erfassen lässt.

Das **EFQM-Format** stellt das weitaus umfassendste Bewertungsformat da. Im Unterschied zu ISO und KTQ bewertet EFQM neben den Prozessen auch deren Ergebnisse, es erfolgt keine Ausstellung eines Zertifikats, sondern es besteht die Möglichkeit an der Teilnahme an einem nationalen Wettbewerb mit Preisverleihung.

Eine mögliche Alternative bietet das **Benchmarking**, welches einen Vergleich ähnlicher Kliniken anhand standardisierter Datensätze ermöglicht und damit eine relative Bewertung der eigenen krankenhausinternen Prozessergebnisse zulässt. Hierzu haben sich in den letzten Jahren große **Netzwerke** wie das Traumanetzwerk der DGU, Initiative Qualitätsmedizin, Clinotel-Verband, der Verbund 4QD-Qualitätskliniken, regionale MRSA-Netzwerke oder das Nationale Referenzzentrum für Surveillance von nosokomialen Infektionen am Robert-Koch-Institut zusammengeschlossen.

> **Durchführung des Benchmarking**
> - Identifizieren der Benchmarking-Prozesse: Besteht die Möglichkeit der Vergleichbarkeit von Ergebnissen und Prozessen?
> - Identifizieren des Benchmarking-Partners, meistens ein Netzwerk mit großem Datenpool, ansonsten im Einzelvergleich mit einem ähnlichen Partner
> - Festlegen der Methoden zur Datenermittlung, häufig bereits vorgegeben durch bestehendes Benchmarking-Netzwerk
> - Prozessdaten ermitteln und sammeln nach Vorgabe des Netzwerkes
> - Vergleich eigener Daten mit Vergleichswerten des Benchmarking-Pool und ermitteln bestehender Defizite
> - Identifizieren der Stärken und Schwächen unter Zuhilfenahme von Peer Reviews und externer Expertise
> - Ergebnisse den Mitarbeitern kommunizieren und neue Ziele vereinbaren
> - Entwicklung eines Aktionsplans, Projekte initiieren, um Prozesse zu optimieren
> - Durchführen eines erneuten Benchmarking, meist im jährlichen Abstand

29.5 Sicherstellung der Nachhaltigkeit

Nachhaltigkeit – derzeit ein omnipräsenter Begriff, der positive Assoziationen auf Beständigkeit und Langlebigkeit wecken soll. Dabei ist diese Vorstellung im Kontext der medizinischen Versorgung falsch und trügerisch.

> Nachhaltigkeit bedeutet, jenes in Frage zu stellen, was ist und danach zu streben, stets von neuem Lösungen für medizinische Fragestellungen und veränderte Umweltbedingungen zu finden, um so auch in Zukunft das richtige zu tun.

Nachhaltigkeit bedeutet immer wieder kritisch zu hinterfragen, ob das, was man gerade macht, auch in Zukunft noch das richtige ist. Nachhaltigkeit bedeutet nicht die Sicherung des Status quo bzw. die Bewahrung von Prozessen. Nachhaltigkeit richtet ihren Blick in die Zukunft und misst mit den Erfahrungen der Vergangenheit.

Insofern unterliegen Prozesse einem steten Wandel und sind im Optimalfall eine **beste temporäre Lösung**. Dabei ist die Veränderung kein Selbstzweck, sondern dient der steten Optimierung der medizinischen Patientenversorgung mit all ihren Facetten.

Sir Karl Popper (1934) beschreibt in seiner Wissenschaftstheorie mit dem Hauptwerk »Logik der Forschung« den Umgang mit Wissen in der Wissensgesellschaft. Popper fordert darin einen kritischen Umgang mit wissenschaftlichen Ergebnissen, eine stete Bereitschaft zur Diskussion und Skepsis gegenüber einer wahrheitsautoritären Einstellung. Er stellt dabei 3 Prinzipien auf:
- Prinzip der Fehlbarkeit
- Prinzip der vernünftigen Diskussion
- Prinzip der Annäherung an die Wahrheit

Nachhaltigkeit heißt eben nicht nur eine einzige Organisationskultur und Sicherheitskultur zuzulassen bzw. zu forcieren, sondern auch das **Zulassen von Subkulturen**, soll heißen, andere Sichtweisen auf die Dinge zuzulassen, die im kreativen Konflikt stehen mit der bestehenden Organisationskultur. Dadurch entstehen im positiven Sinne unter der

Prämisse einer vernünftigen Diskussion ein steter Austausch und eine Suche nach den besseren Argumenten. Dabei geht jede Kulturform anders mit ihren Mehrdeutigkeiten um. Nach Weick und Sutcliffe besteht die Gefahr, dass Mehrdeutigkeit durch Integration auch geleugnet werden kann, durch Differenzierung selektiv geklärt und durch Fragmentierung akzeptiert und beiseite gestellt werden kann (Weick u. Sutcliffe 2010).

Das praktizierte Konzept der Nachhaltigkeit ist Ausdruck der jeweils bestehenden Organisation- und Sicherheitskultur und bleibt ein gedankliches Konstrukt, das uns dabei helfen soll, den Blick in die Zukunft zu richten.

Beispiel
Eine Klinik stellt Defizite im Bereich der Handhygiene fest. Der Verbrauch an Desinfektionsmittel liegt im Benchmarking weiterhin deutlich unter dem bundesweiten Durchschnitt, obwohl infrastrukturelle Maßnahmen wie das Anbringen von Spendern und Einweisungen in die Händedesinfektion im gesamten Hause stattgefunden haben. Nach anfänglicher Erhöhung der Verbrauchsmenge fiel in den kommenden Monaten der Verbrauch auf die Ausgangszahlen zurück. Erst als nun im zweiten Anlauf die Klinikleitung die Maßnahmen intensiv bewarb, zudem regelmäßige externe Audits durchführte und weitere, teils einfache Bedingungen zur Verbesserung der Nutzerfreundlichkeit optimiert wurden, führte dies zu einer nachhaltigen Veränderung im Verhalten der Mitarbeiter.

29.5.1 Grundprinzipien der Nachhaltigkeit

Nachhaltiges Managen bedeutet den Wandel als Dauerprozess zu institutionalisieren und durch stete Anpassung an die sich ändernden Rahmenfaktoren Lösungen zu erarbeiten. Der Wandel muss gemäß den Prinzipien des Changemanagements (▶ Kap. 33 Analyse- und Reportingwerkzeuge) gesteuert und gefördert werden.

Das Beispiel oben verdeutlicht, dass erst in der weiteren Auseinandersetzung zusätzliche Lösungswege beschritten wurden, da die initialen Ansätze nicht ausreichend wirkten. Ein Grundprinzip der nachhaltigen Herangehensweise ist es, dort Lösungen zu suchen, wo noch keine sind und sich nicht mit der bloßen Aktion an sich zufrieden zu geben, die ansonsten im reinen Aktionismus endet. Im PDCA-Zyklus (»plan – do – check – act«) entspricht dies dem vierten Schritt des Agierens, gemäß dem »act«, eben weitere Lösungen auf Basis der gemachten Erfahrungen und Ergebnisse zu suchen und umzusetzen.

Nachhaltigkeit ist immer auch als Gesamtergebnis des praktizierten **Mitarbeiter-Engagements** zu verstehen, benötigt wiederholte und ggf. aufeinander aufbauende Schulungen für bestehende und neue Prozesse und ist stark vom Commitment der Führungskräfte abhängig. Die Infrastruktur muss die Veränderungen unterstützen und darf keine »work arounds« zulassen, wenn einmal die Entscheidung zur Veränderung getroffen wurde. Prozessveränderungen müssen jedoch ihren dauerhaften Nutzen und Mehrwert für die Organisation beweisen, und dieser muss glaubhaft kommuniziert werden.

> **Nachhaltigkeit als theoretisches Konstrukt im Kontext des klinischen Risikomanagements ist die positive Summe einer »good clinical governance« und eines proaktiven, achtsamen sowie stets kritischen Vorausschauens.**

Betrachtet man Nachhaltigkeit aus der volkswirtschaftlichen Gesamtperspektive, so kann die Sicherstellung der bestmöglichen Patientenversorgung mit größtmöglichen Nutzen für die Gesellschaft mit den gegebenen limitierten Ressourcen Merkmal einer nachhaltigen Versorgung sein und damit einhergehend die **Erfüllung des Gemeinwohlauftrages**.

Tritt man noch einen Schritt weiter zurück und betrachtet Nachhaltigkeit in der Medizin von einer globalen Perspektive aus als Schutz und Förderung der menschlichen Gesundheit, wie es die Agenda 21, ein entwicklungs- und umweltpolitisches Aktionsprogramm für das 21. Jahrhundert und zugleich Leitpapier zur nachhaltigen Entwicklung macht, treten globale politische Ziele wie soziale Programme zur Armutsbekämpfung, der Zugang zur medizinischen Versorgung, die Bekämpfung übertragbarer Krankheiten und umweltbedingte Gesundheitsrisiken in den Vordergrund. Die Agenda 21 wurde von 172 Staaten auf der Konferenz für Umwelt und Entwicklung der Vereinten Nationen (UNCED) in Rio de Janeiro 1992 beschlossen und führt unter Punkt 6 »Schutz und Förderung der menschlichen Gesundheit« wichtige globale Gesundheitsziele auf (United Nations 1992).

Literatur

Breinlinger-O'Reilly J, et al. (1997) Das Krankenhaus-Handbuch. Wegweiser für die tägliche Praxis. Hermann Luchterhand, Neuwied

Brocke J vom, Rosemann M (2010) Handbook on Business Process Management: Strategic Alignment, Governance, People and Culture. Springer, Berlin Heidelberg New York

Gawande,A (2009) The Checklist Manifesto, How to get things right. Metropolitan Books. New York

Gemeinsamer Bundesausschuss (2014) Qualitätsmanagement-Richtlinie Krankenhäuser, Stand: 23. Januar 2014, ► www.g-ba.de/downloads/62-492-865/KQM-RL_2014-01-23.pdf

Kaplan RB, Murdock L (1991 Core Process Redesign. The McKinsey Quarterly, Nr. 2: 27–43

Malik F (2014) Führen Leisten Leben Wirksames Management für eine neue Welt. Campus, Frankfurt New York

Popper K (1934) Logik der Forschung: Zur Erkenntnistheorie der modernen Naturwissenschaft. Julius Springer, Wien

Rüegg-Stürm J, Grand S (2014) Das St. Galler Management-Modell. Haupt, Bern

Schmelzer HJ, Sesselmann W (2013) Geschäftsprozessmanagement in der Praxis, 8. Aufl. Hanser, München

TÜV Süd (2014) ► www.tuev-sued.de/management_systeme/unsere_gesellschaft/prozessanalyse.

United Nations (1992) Agenda 21. Konferenz der Vereinten Nationen für Umwelt und Entwicklung. ► www.un.org/Depts/german/conf/agenda21/agenda_21.pdf

Weick KE, Sutcliffe KM (2010) Das Unerwartete Managen. Wie Unternehmen aus Extremsituationen lernen, 2 Aufl. Schäffer-Poeschel, Stuttgart

Lösungen

Kapitel 30 **Personaleinsatz – 383**
*Peter Maschke, Alexander Euteneier, Johannes Albes,
Regina Euteneier, Andreas Büscher, Heiko Stehling,
Ingeborg Singer, David Schwappach und Marc Deffland*

Kapitel 31 **Prozesse – 453**
*Heiko Stehling, Andreas Büscher, Alexander Euteneier,
Jan-Thorsten Gräsner, Christoph Wölfl, Hanna M. Seidling,
Marion Stützle, Walter E. Haefeli, Petra Gastmeier,
Jan Steffen Jürgensen, Christian Schlesiger und Alban Braun*

Kapitel 32 **Die aktive Patientenrolle im Risikomanagement – 551**
David Schwappach

Kapitel 33 **Analyse- und Reportingwerkzeuge – 557**
Alexander Euteneier, Ines Chop und Maria Eberlein-Gonska

Kapitel 34 **Infrastruktur und Technologie – 617**
Peter Langkafel, Kurt Kruber und Petra Gastmeier

Personaleinsatz

Peter Maschke, Alexander Euteneier, Johannes Albes, Regina Euteneier, Andreas Büscher, Heiko Stehling, Ingeborg Singer, David Schwappach und Marc Deffland

30.1 Human-Resource-Management aus Sicht der Human-Factor-Forschung – 386
30.1.1 Rahmenbedingungen – 386
30.1.2 Anforderungen an das klinisch tätige Personal – 387
30.1.3 Maßnahmen zur Auswahl klinischen Personals – 388
30.1.4 Training – 390
30.1.5 Fazit – 393

30.2 Risikomanager – 393
30.2.1 Die Rolle des Risikomanagers – 393
30.2.2 Ausbildung zum Risikomanager – 394

30.3 Individuelle chirurgische Qualität messbar machen – 395
30.3.1 Einführung – 395
30.3.2 Entwicklung des Bewertungsinstruments – 396
30.3.3 Ergebnisse der individuellen Bewertung – 397
30.3.4 Zusammenfassung – 399

30.4 Optimierung von Teamprozessen – 399
30.4.1 Teamarbeit und Patientensicherheit – 400
30.4.2 Maßnahmen zur Optimierung von Teamleistungen – 401

30.5 Interdisziplinäre und berufsgruppenübergreifende Zusammenarbeit – 407

30.6 Organisationales Lernen – 410
30.6.1 Organisationales Lernen und individuelles Lernen – 410
30.6.2 Lernmethoden – 412
30.6.3 Hochrisikoorganisationen und ihre Lernangebote – 415
30.6.4 Gestaltung der ärztliche Weiterbildung – 417
30.6.5 Lernen mit Simulationen – 418

30.6.6	Crew-Resource-Management-Training – 419	
30.6.7	Curriculum-Entwicklung und Curricula zur Patientensicherheit – 420	

30.7 Simulationstraining im Kreißsaal – 422
- 30.7.1 Notfall im Kreißsaal – 422
- 30.7.2 Teambildung im Notfall – 422
- 30.7.3 Projektidee – 423
- 30.7.4 Wissenschaftlicher Hintergrund – 424
- 30.7.5 Projektziele – 424
- 30.7.6 Programm simparteam – 425
- 30.7.7 Evaluation – 427
- 30.7.8 Ausblick – 427

30.8 Strukturierte Mitarbeitereinarbeitung und Mentoring-Programme – 427
- 30.8.1 Strukturierte Mitarbeitereinarbeitung – 427
- 30.8.2 Kompetenzbasierte Einarbeitungskonzepte – 428
- 30.8.3 Ziele des Mentorings – 429
- 30.8.4 Einführung von Mentoring-Programme – 429
- 30.8.5 Vorteile für das Risikomanagement – 429

30.9 Aus-, Fort- und Weiterbildung in der Pflege – 430
- 30.9.1 Einführung – 430
- 30.9.2 Ausbildung in der Pflege – 430
- 30.9.3 Akademisierte Ausbildung in der Pflege – 431
- 30.9.4 Weiterbildung in der Pflege – 432
- 30.9.5 Fortbildung in der Pflege – 433
- 30.9.6 Empfehlungen des Deutschen Bildungsrates für Pflegeberufe (DBR) – 433
- 30.9.7 Fazit – 434

30.10 Umgang mit den zweiten Opfern – 434
- 30.10.1 Die »Second-victim«-Symptomatik – 434
- 30.10.2 Unterstützung von »second victims« – 435

30.11 Compliance-Programme – 437
- 30.11.1 Überblick – 437
- 30.11.2 Schwerpunkt: prozessintegrierte Überwachungsmaßnahmen – 438
- 30.11.3 Fazit – 439

30.12	**Whistleblower-Systeme – 439**
30.12.1	Überblick – 439
30.12.2	Vor- und Nachteile von Whistleblower-Systemen – 440
30.12.3	Implementierung von Whistleblower-Systemen – 441
30.12.4	Fazit – 444
30.13	**Verhalten in Konfliktsituationen – 445**
30.13.1	Konflikt und Toleranz – 445
30.13.2	Konfliktursachen und Konfliktformen – 445
30.13.3	Erscheinungsformen von Konflikten – 446
30.13.4	Konfliktmanagement – 447

Literatur – 448

30.1 Human-Resource-Management aus Sicht der Human-Factor-Forschung

Peter Maschke

Der Mensch ist der entscheidende Faktor für die Sicherheit des klinischen Systems, einerseits, weil durch professionelles, flexibles und situationsgerechtes Handeln die Arbeitsqualität sichergestellt werden kann, andererseits aber auch, weil durch die dem Menschen immanente Fehleranfälligkeit das mit Abstand größte Risikopotenzial verbunden ist. Weinger et al. (1998) definieren Human Factors als »… the study of the interrelationships between humans, the tools they use, and the environment in which they live and work«. Was sind die kritischen Elemente, an denen Human-Resource-Management-Maßnahmen ansetzen sollten? Dupont (Schlier 2008) spricht von den »dirty dozen«, den 12 unfallträchtigsten **Human-Factor-Problembereichen**:

- Mangel an Kommunikation
- Selbstgefälligkeit
- Mangel an Wissen
- Ablenkung
- Mangel an Teamarbeit
- Erschöpfung
- Mangel an Ressourcen
- Druck
- Mangelnde Durchsetzungsfähigkeit
- Stress
- Mangelnde Aufmerksamkeit
- Unklare Vorschriften

Unabhängig davon, welche der einzelnen inhaltlichen Teilaspekte im Rahmen von Humanfaktoren angesprochen werden, sind prinzipiell drei Ansätze zur **Erhöhung der menschlichen Zuverlässigkeit** und damit der Minimierung von Risiken im Human-Factor-Bereich entscheidend:

- Das Setzen qualitätsorientierter Rahmenbedingungen im Unternehmen
- Professionelle Personalauswahl (nach Definition der spezifischen Berufsanforderungen)
- Fundiertes (besonders auch nicht-technisches) Training

30.1.1 Rahmenbedingungen

Mehr als früher ist klinisches Personal heute in ein komplexes System von technischen Anlagen, verschiedenen Teams unterschiedlicher Kompetenzen und Richtlinien sowie bürokratischen Strukturen eingebunden. All dies hat wesentlichen Einfluss auf die Qualität und Risiken im Hinblick auf das Personal. Eine Kultur, in der Qualität Vorrang vor ökonomischen Interessen hat, ist leicht formuliert, entscheidend ist aber, dass sich die Kultur auch in den Strukturen wiederfindet und im klinischen Alltag gelebt wird.

Inzwischen ist positiver Standard, dass Kliniken verpflichtend ein umfassendes **Qualitätsmanagementsystem** haben (gemäß § 137 SGB V) und zum Teil nach internationalen Standards (ISO 9001) zertifiziert sind. Ein Beispiel für eine weiterführende sinnvolle Maßnahme ist die Einführung von **Critical-Incident-Reporting-Systemen** (Reason 1997). Dabei handelt es sich um Berichtssysteme, in denen Mitarbeiter/innen kritische Vorkommnisse melden können. Das Ziel sollte dabei stets sein, im Rahmen von Fehleranalysen nicht eine Schuldfrage zu klären, sondern eine Verbesserung der Rahmenbedingungen zu erreichen, um in Zukunft kritische Vorfälle zu verhindern.

Als weiteres Beispiel für eine positive Maßnahme zur Risikominimierung in klinischen Abläufen hat sich die Einführung von **Checklisten** bewährt. Der Nutzen dieses einfachen, ursprünglich aus der Luftfahrt stammenden Verfahrens wurde exemplarisch an einer Checkliste »Safer Surgery« von der WHO in Rahmen einer weltweiten Pilotstudie an 8 Kliniken, wovon 4 in unterentwickelten und 4 in hochentwickelten Ländern sich befanden, belegt. Es zeigte sich in der Studie eine deutliche Verbesserung der perioperativen Sicherheit in allen Krankenhäusern (▶ Kap. 31.5 Checklisteneinsatz). Der nutzbringende Gebrauch von Checklisten ist allerdings abhängig von einer hohen Compliance bzw. Bereitschaft der Mitarbeiter sich an allgemein verbindliche Regeln zu halten.

30.1.2 Anforderungen an das klinisch tätige Personal

Die Analyse der Berufsanforderungen ist eine grundlegende Voraussetzung zur Definition von Personalauswahlkriterien und Trainingsmaßnahmen. Grundsätzlich kann man zwischen eher unsystematischen und nach wissenschaftlichen Kriterien standardisierten Anforderungsanalysen unterscheiden. **Unsystematische Vorgehensweisen** (wie z. B. Gespräche mit Vorgesetzten oder Mitarbeiter, Beobachtung des Arbeitsplatzes) können erste Hinweise über die Anforderungen geben und bieten sich insbesondere an, wenn es um hochrisikobehaftete Arbeitsplätze und sehr spezifische Tätigkeiten geht. Ein Problem besteht meist darin, die oft umfangreichen, aber wenig systematisch gesammelten Informationen in einem Anforderungsprofil zusammenzuführen.

Dies gelingt besser mit **systematischen Methoden**, die allerdings meist einen höheren Aufwand erfordern. Das gilt beispielsweise für die weit verbreitete »**Critical Incident Technique**« (CIT) nach Flanagan (1954). Die CIT kann in den verschiedensten Feldern der Organisationsentwicklung, u. a. in der Personalauswahl und Schulung sowie in der Arbeitsplatzgestaltung zum Einsatz kommen. Die Methode wird dazu eingesetzt, erfolgsfördernde oder erfolgsmindernde Verhaltensweisen und deren zugrunde liegende Wirkmechanismen innerhalb der Organisation zu analysieren bzw. aufzudecken. Die Analyseergebnisse dienen dazu, Organisationsprozesse durch gezielte Maßnahmen zu optimieren und geeignete Mitarbeiter gemäß dem neu definierten Anforderungsprofil zu rekrutieren.

Bei der CIT handelt es sich um ein induktives Verfahren, bei dem prinzipiell davon ausgegangen wird, dass sich an der Bewältigung außergewöhnlicher Situationen (so genannte Schlüsselereignisse) entscheidet, ob jemand den Anforderungen eines Berufes gerecht wird oder nicht. In systematischen Befragungen von Berufsexperten werden mit dem Verfahren jobtypische kritische (positive und negative) Situationen erfragt und analysiert und Konsequenzen für Personalauswahl und Training erarbeitet. Insofern ist diese Methode insbesondere im Bereich des klinischen Risikomanagements angezeigt, werden doch gerade hier die besonderen Anforderungen an das Personal nicht nur in klinischen Alltagssituationen, sondern auch bei Komplikationen und in der Bewältigung von Krisensituationen deutlich.

Die CIT kann in 5 Teilschritte untergliedert werden:

- Zieldefinition (was soll verbessert werden?) und Festlegung der Kenngrößen zur Erreichung des Ziels
- Festlegung der Methode zur Datenerfassung (wer, wann, wo und womit erfolgt die Datenerfassung? Welche Daten, z. B. objektive und subjektive Daten aus Beobachtungsstudien und Interviews oder 360°-Befragungen sind von Relevanz)
- Festlegung der Stichprobengröße
- Durchführung der Datenerfassung (wobei das kritische Schlüsselereignis stets im Fokus der Datenerfassung steht)
- Analyse der Daten und Festlegung erfolgsversprechender Maßnahmen und Anforderungsprofilen risikobehafteter Stellen

Ein weiteres wissenschaftlich anerkanntes und zugleich ökonomisches Verfahren stellt das »**Fleishman-Job-Analyse-System für eigenschaftsbezogene Anforderungsanalysen**« dar (Kleinmann et al. 2010). Es handelt sich um ein System von 73 Skalen, wobei Experten die jeweilige Bedeutung für eine Arbeitstätigkeit anhand von Beispielankern einschätzen. Ergebnis ist ein Profil, das die Anforderungen einer spezifischen Tätigkeit repräsentiert. Ein Vorteil des Verfahrens besteht in seiner direkten Umsetzbarkeit in eignungsdiagnostische Verfahren. Als beispielhaftes Ergebnis sei hier ein Profil von Tätigkeiten im Rettungsdienst genannt, bei dem »Zuverlässigkeit« oder »Problemwahrnehmung« besonders wichtige und »Nahsicht« oder »Hörsensitivität« eine weniger wichtige Bedeutung im Anforderungsprofil für Tätigkeiten im Rettungsdienst haben (Kleinmann et al. 2010). So lassen sich prinzipiell Anforderungen aller Berufe in einem Profil darstellen. Wichtig ist dabei, sinnvolle Differenzierungen innerhalb einzelner Berufe zu berücksichtigen, z. B. sehen Oubaid und Jähne (2013) Fähigkeiten wie »räumliche Orientierung« und »Multitasking« als zentrale Anforderungen bei Chirurgen an. Bei einem Psychiater würden sicher andere Anforderungsmerkmale das Profil prägen.

30.1.3 Maßnahmen zur Auswahl klinischen Personals

> Im industriellen Bereich gilt als Faustregel, dass ein Fehler, der eine Ebene später erkannt wird, die Fehlerbehebung um Faktor 10 verteuert.

So könnte beispielsweise die Korrektur eines Fehlers, der direkt in der Produktion am Fließband erkannt wird, 10 €, in der Endkontrolle 100 € und bei einer Rückrufaktion 1000 € kosten. Dieser Grundgedanke ist prinzipiell auch auf personelle Maßnahmen im klinischen Bereich übertragbar: Einen für die Position ungeeigneten Bewerber abzulehnen, verursacht weit weniger Kosten, als wenn dies erst in der Probezeit oder gar im langfristigen klinischen Alltag erkannt wird. Will man im Personalbereich Risiken und Kosten minimieren, ist also der erste und damit kostengünstigste Ansatz eine anforderungsorientierte Personalauswahl.

Für die **Auswahl zukünftiger Medizinstudenten** gibt es seit vielen Jahren mehr oder weniger standardisierte Verfahren, nach denen die Entscheidungen entweder über Schulzensuren (Numerus Clausus) oder spezifische Tests, z. B. den Test für medizinische Studiengänge (TMS) oder spezielle Verfahren der Hochschulen, gefällt werden. Ein Grundproblem besteht darin, dass in diesen Auswahlverfahren der Fokus auf die Ausbildungseignung bzw. auf den Ausbildungserfolg gelegt wird, allerdings kaum Wert auf die **Berufseignung** (Oubaid u. Anheuser 2014). Die Voraussage der Berufseignung (»wird jemand ein guter Mediziner«) ist allerdings erheblich bedeutsamer als die Prognose des Studienerfolgs (»ist jemand erfolgreich in der universitären Ausbildung«). Deshalb sollte in Zukunft verstärkt Wert auf eine qualifizierte Berufseignungsdiagnostik gelegt werden.

Da die Universitäten sich derzeit und vermutlich auch in Zukunft auf die Frage der Studieneignung konzentrieren, kommt die Rolle, eine qualifizierte (über die Studieneignung hinausgehende) Berufseignungsdiagnostik durchzuführen, in erster Linie den großen Kliniken zu, da diese meist an der Schwelle zwischen Studium und **Berufseinstieg** stehen. Ein Problem kann darin gesehen werden, dass für eine sinnvolle Bewerberauswahl eine hinreichende Zahl von Bewerben notwendig ist. Insofern muss den Kliniken bewusst sein, dass sie nur dann eine Bestenauswahl treffen können, wenn sie attraktiv für Bewerber sind.

Leider ist eine wissenschaftlichen Standards entsprechende Personalauswahl in klinischen Einrichtungen noch nicht flächendeckend etabliert oder nur ansatzweise in der praktischen Anwendung: Vielfach wird nach wie vor allein aufgrund von Bewerbungsschreiben, Hochschul- und Arbeitszeugnissen sowie einem wenig standardisierten Einstellungsgespräch eine Entscheidung getroffen. Dabei handelt es sich um Methoden, die aus wissenschaftlicher Sicht nur eine geringe Prognosequalität haben, insbesondere, wenn sie kaum standardisiert sind, worauf schon Triebe (1976) hinwies.

Eine wissenschaftlich fundierte Bewerberauswahl sollte neben den klassischen Kriterien Anforderungsbezug, Objektivität, Reliabilität und Validität auch die **Ökonomie** (Kosten/Nutzen-Verhältnis) berücksichtigen, d. h. bei einem geringen Aufwand für die Auswahl sollte ein höchstmöglicher Erfolg gegeben sein.

Weiterhin sollte das Verfahren von den Bewerbern als transparent, fair und angemessen empfunden werden. Dieser Aspekt (oft auch als »soziale Validität« bezeichnet) hat in den vergangenen Jahren an Bedeutung zugenommen, weil Unternehmen die Bewerberauswahl zunehmend auch als Werbung für sich betrachten (bzw. im negativen Fall ihren Ruf gefährdet sehen).

Entsprechend unterschiedlicher eignungsdiagnostischer Ansätze können verschiedene Methoden zum Einsatz kommen:

— **Eigenschaftsorientierte Verfahren:** Mittels (Test-)Verfahren wird auf Eigenschaften von Personen und deren (berufliches) Verhalten geschlossen. In diesen Bereich gehören die »klassischen« psychologischen Testverfahren, insbesondere kognitive Fähigkeitstests, Persönlichkeitstests und Wissenstests. Die Vorteile dieser Verfahren liegen durch hohe Standardisierung in ihrer hohen Objektivität und Messgenauigkeit, ein Nachteil ist die teilweise nur eingeschränkt gegebene Akzeptanz bei Bewerbern. Das ist insbesondere bei hochqualifizierten Tätigkeiten der Fall, so wird (unabhängig von der wissenschaftlichen Validität

des Verfahrens) erfahrungsgemäß ein Krankenpflegebewerber eher die Durchführung eines Aufmerksamkeitstests für angemessen halten als ein Bewerber für die Chefarztposition in der Chirurgie.
- **Simulationsorientierte Verfahren:** Das Verhalten des Bewerbers wird in arbeitstypische Situationen beobachtet. Hier handelt es sich vorwiegend um die sog. **Assessment-Center-Verfahren** mit Rollenspielen, Gruppendiskussionen, Präsentationen oder Fallstudien (Schuler 2000). Zusätzlich sind hier **Arbeitsproben** des medizinischen Alltags und in Zukunft auch zunehmend **Medizinsimulatoren** im Studium und der beruflichen Ausbildung zu nennen (Rosen et al. 2011). Ihre Verwendung könnte neben dem Trainingsbereich auch in der Bewerberauswahl Eingang finden, da sie sehr berufsnah sind und gute Möglichkeiten der Standardisierung bieten, ohne »echte« Patienten zu involvieren. Simulationsorientierte Verfahren zielen nicht nur auf grundlegende Eignungsfaktoren (z. B. Raumorientierung), sondern interpretieren Verhalten in komplexen Situationen ganzheitlich. Dieser Ansatz ist deshalb auch besonders gut geeignet, Informationen über »risikoaffine« bzw. »risikoaversive« Bewerber zu erhalten, diagnostizierbar z. B. daran, ob ein Bewerber bewusst Fehler gegenüber Schnelligkeit der Ausführung in Kauf nimmt, ob er risikobehaftete Lösungswege wählt oder auf redundante Absicherung Wert legt. Generell sind simulationsorientierte Verfahren wegen ihrer Situationsdynamik nicht so messgenau wie klassische Tests, besitzen aber unter der Voraussetzung hoher Anforderungsnähe gute Validitäten und auch Akzeptanz bei Bewerbern.
- **Biographie-orientierte Verfahren:** Die Herangehensweise folgt dem Prinzip, dass die beste Voraussage zukünftigen Verhaltens das bisherige Verhalten sei. Zu diesem Ansatz gehören die Analyse von Bewerbungsunterlagen und Referenzen sowie biographische Fragebögen und biographische Interviews. Am bisherigen Werdegang orientierte Verfahren sind umso aussagekräftiger, je ähnlicher die bisherige und die angestrebte Tätigkeit sind. Besondere Vorsicht ist allerdings bei Arbeitszeugnissen und Referenzen geboten. Selbst wenn man glaubt, die vermeintlichen Codes der Zeugnissprache zu kennen: Kann man davon ausgehen, dass auch der Beurteiler sie beim Schreiben des Zeugnisses kannte? Kann man sicher sein, dass ein Mitarbeiter nicht »weggelobt« werden soll?

Wie könnten solche Maßnahmen der Personalauswahl in der Praxis aussehen? Hierbei sind wiederum der konkrete Anforderungsbezug und die Rahmenbedingungen zu berücksichtigen. Dabei gilt, dass ein hoher Aufwand in der Personalauswahl dann besonders lohnend ist, wenn es um Positionen geht, die mit besonderer Verantwortung und/oder hohem Risiko verbunden sind, z. B. in der Transplantationschirurgie, einer Sterilgutversorgungsanlage, einer Intensivstation oder als leitende Führungskraft wie Pflegedienstleitung oder Chefarzt einer Abteilung. Solche Positionen sind meist auch attraktiv und es gibt eine hinreichende Zahl an Bewerbern. Grobe personelle Fehlentscheidungen in diesen Bereichen können im Extremfall die Existenz einer gesamten Klinik gefährden, deshalb sollte in diesen Bereichen eine hochprofessionelle Personalauswahl erfolgen und nicht am falschen Ende gespart werden.

Eine solche Auswahl könnte entsprechend der Vor- und Nachteile aus einer Kombination der oben genannten drei Ansätze bestehen (**trimodaler Ansatz**). So könnte man sich für die Praxis vorstellen, dass anhand von Bewerbungsunterlagen eine grobe Vorauswahl nach formalen Kriterien getroffen wird (erfüllt die Bewerberin oder der Bewerber die Mindestvoraussetzungen?), danach werden die Kandidaten unter Zuhilfenahme von Testverfahren, Assessment-Center-Übungen und/oder in einem Medizinsimulator beurteilt, müssen vielleicht noch einen Fachvortrag halten und sich am Ende des Verfahrens den abschließenden Fragen der Entscheidungskommission stellen. Qualitätsverbessernd wirken sich dabei klare Kriterien, eine hohe Standardisierung und die Einbeziehung von Personalauswahlexperten aus.

Während zweifelsfrei die fachlich-medizinische Perspektive z. B. in einem Bewerbungsgespräch bei entsprechend versierten medizinischen Experten

(z. B. einem Chefarzt oder einem Ärzteteam) am besten repräsentiert ist, ist bei Anwendung und Interpretation psychologischer Testverfahren die Einbeziehung wissenschaftlich ausgebildeter Psychologen notwendig. Das gilt insbesondere für persönlichkeitsorientierte Verfahren, bei denen ohne entsprechende Fachkenntnis das Risiko einer Über- oder Fehlinterpretation besteht. Aber auch bei Einstellungsinterviews kann ein Training zur Standardisierung die Qualität deutlich erhöhen, für Beobachter in Assessment-Center-Übungen ist es zwingend erforderlich.

Für welche klinischen Personengruppen ist der Aufwand einer systematischen Personalauswahl gerechtfertigt? Während ein hoher Aufwand in der Auswahl von klinischem »**High-Level**«-Personal für viele nachvollziehbar (wenn auch in der Praxis oft noch nicht vollzogen) erscheint, wird die Notwendigkeit bei anderen Berufsgruppen (z. B. Pflegepersonal) oft gar nicht gesehen und zwar unabhängig von dem oft gegebenen Problem mangelnder Bewerber. Als Vergleich sei hier genannt, dass beispielsweise alle renommierten Fluggesellschaften nicht nur bei der Einstellung von Piloten, sondern auch bei der von Flugbegleiter standardisierte Auswahlverfahren anwenden. Was also im klinischen Bereich heute noch als höchst innovativ gilt, ist in anderen Bereichen längst etabliert. Dabei ist keineswegs jede Maßnahme aufwändig und teuer, im Gegenteil: So könnte ein erster Schritt darin bestehen, aktuelle Auswahlinstrumente in ihrer Vorhersagekraft zu erhöhen. Hierzu drei Beispiele:

- Bewerbungsunterlagen können mit Hilfe einer Checkliste analysiert werden. So lassen sich unnötige Einladungen und Bewerbungsgespräche vermeiden.
- Vorab definierte Kompetenzprofile (z. B. auf Grundlage der CIT) werden mit den Kompetenzen des Bewerbers abgeglichen (ggf. fehlende Kompetenzen werden gemäß von Zielvereinbarungen nachträglich erworben).
- Bewerbungsinterviews werden anhand eines Gesprächsleitfadens geführt. Dadurch sind die Interviews standardisiert und vergleichbar, subjektive Eindrücke können reduziert werden und die objektive Aussagekraft steigt.

30.1.4 Training

Hinsichtlich des Zusammenhangs von Personalauswahl und Training ist zunächst festzustellen, dass die Auswahl dafür geeignet ist, als Basis die grundlegende Eignung zu diagnostizieren, während Trainingsmaßnahmen darauf aufbauen. Zwar gibt es Überschneidungen zwischen den Bereichen (z. B. wird Eignung durch entsprechendes Verhalten sichtbar und ist durch Training weiter entwickelbar), grundsätzlich ist aber beides von großer Bedeutung für das klinische Risikomanagement. Das eine kann das andere nicht ersetzen: Ein Arzt mit mangelhafter Raumorientierung und geringen psychomotorischen Fähigkeiten wird auch mit gutem Training schwerlich ein guter endoskopischer Chirurg werden können, umgekehrt kann trotz vorhandener Grundfähigkeiten nicht auf eine gute Ausbildung verzichtet werden. So wie dieser Grundsatz für fachliche Eignung/Training gilt, ist dies auch im nichttechnischen Bereich (heute oft als »soziale Kompetenz« bezeichnet) der Fall. Im Folgenden werden beispielhaft einige sinnvolle Ansätze für Trainingsmaßnahmen genannt.

Kommunikationstraining zur Risikominimierung

Moderne Medizin kann heute nur in z. T. großen Teams qualitätsorientiert realisiert werden. Grundvoraussetzung für die Effektivität von Teams ist eine funktionierende Kommunikation. Der Kommunikationsprozess wird dabei in seiner Komplexität oft unterschätzt, was ◘ Abb. 30.1 verdeutlichen mag: Hier ist der Prozess der Kommunikation in einem Operationssaal dargestellt und zwar in sehr vereinfachter Weise für ein kleines Team, bestehend aus Chirurg und Assistenz (für große Operationsteams wären die Kommunikationsprozesse kaum noch graphisch darstellbar): Eine Nachricht wird vom Chirurgen kodiert übermittelt und von der Assistenz dekodiert und empfangen. Über eine Feedbackschleife (die Assistenz wird nun zum Sender und der Chirurg zum Empfänger) soll sichergestellt sein, dass die Kodierungs- und Dekodierungsprozesse gleichartig verlaufen. So wird die Ein-Wege-Kommunikation zur Zwei-Wege-Kommunikation.

Die Problematik besteht nun darin, dass der Kommunikationsprozess von erheblichen **Störein-**

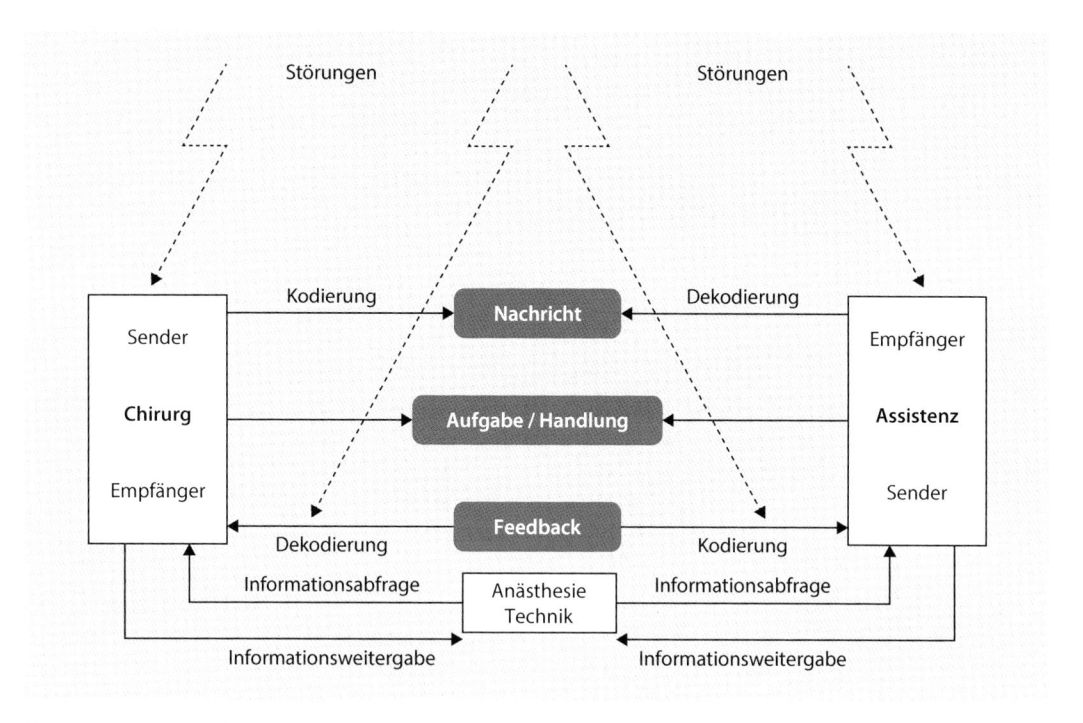

30.1 · Human-Resource-Management aus Sicht der Human-Factor-Forschung

Abb. 30.1 Vereinfachtes Modell der Kommunikation im Operationssaal

flüssen beeinflusst wird, die nicht vollständig kontrollierbar sind. Diese Störprozesse unterschiedlicher Art können auf alle Elemente der Kommunikation einwirken und dort zu Fehlern im Sinne von Missverständnissen führen: Die Bandbreite geht dabei von einer unklaren Ausdrucksweise bis hin zu Vorerfahrungen mit dem Kommunikationspartner oder kulturellen Einflüssen. Als besonders risikoträchtig im klinischen Bereich erweisen sich dabei folgende **Kommunikationsdefizite**, die deshalb besonders sinnvolle Ansatzpunkte für Trainingsmaßnahmen sind:
– Fehlender Austausch von Absichtserklärungen
– Unpräzise/nicht standardisierte Ausdrucksweise
– Unnötige oder sachfremde Kommunikation
– Belastete zwischenmenschliche Beziehungen

Kommunikation zwischen Mensch und Technik

Kommunikationstraining im erweiterten Sinn sollte nicht nur die Prozesse zwischen klinischem Personal selbst betreffen, sondern auch die Kommunikation zwischen Mensch und Technik. Teampartner des Menschen werden hier zunehmend technische Systeme im Sinne hoher **Automation** werden. Automation im klinischen Bereich ist zwar prinzipiell positiv zu sehen, unterstützt sie den Menschen doch signifikant und entlastet ihn z. B. von Routinearbeiten. Allerdings sind Menschen schlecht in der Rolle eines passiven Überwachers: Mit zunehmender Automatisierung kann hier das Problem der »**Complacency**« entstehen: ein falsches Gefühl der Sicherheit, das aus dem blinden Vertrauen in die Technik resultiert.

Als Beispiel sei hier ein medizinisches Gerät zur Überwachung der Lebensfunktionen genannt, das wegen eines Computerfehlers fälschlicherweise keinen Alarm auslöst. So wie echte Redundanz in Teams von Menschen nur durch gegenseitige Überprüfung hergestellt werden kann, ist dies auch in Mensch-Maschine-Teams erforderlich. Geschult werden sollte hier eine erhöhte situative Aufmerksamkeit, gerade auch im Sinne eines gesunden Misstrauens in die Technik. Dies kann z. B. durch bewusste Zuwendung/Konzentration auf wesentliche Parameter und Kontrolle erfolgen. Da der Mensch eine Tendenz zur Konformität hat (Informationen »passend« zu interpretieren), sollte in Teamtrainings ein besonderes Augenmerk auf die gegenseitige Wachsamkeit für widersprüchliche Informationen (im Sinne einer »**shared situation awareness**«) gelegt werden, z. B. durch regelmäßiges Abfragen der Teampartner, wie »Sehen das alle so?«, »Ist der Patient weiter stabil?«, Irgendwelche Einwände?«

Angemessene Hierarchie: In vielen Kliniken herrscht nach wie vor ein relativ starkes Hierarchiegefälle. Hierarchie ist besonders da notwendig, wo Entscheidungen zeitkritisch zu fällen sind, z. B. im Operationssaal. Hier muss es jemanden geben der/die Informationen koordiniert und klare Entscheidungen trifft. Ziel kann es deshalb keineswegs sein, Hierarchien abzuschaffen, also einen horizontalen Hierarchiegradienten einzuführen. Allerdings ist aus allen sicherheitskritischen Bereichen, wie z. B. Luftfahrt oder Kraftwerksleitstände, bekannt, dass ein zu starkes Hierarchiegefälle (also ein steiler Hierarchiegradient) der Sicherheit abträglich ist. So ist es für die Sicherheit sinnvoll, dass die Ressourcen des Teams optimal genutzt werden, was bedeutet, dass jedes Teammitglied seine Fähigkeiten und entsprechende Vorschläge oder Bedenken einbringen sollte. Was im Klinikbereich passieren kann, wenn das Hierarchiegefälle zu groß ist, mögen Extremfälle verdeutlichen, wie z. B. der in die deutsche Rechtsgeschichte unter dem Namen »Bernbeck-Skandal« eingegangene Fall (▶ Beispiel).

Beispiel: Der Bernbeck-Skandal
Über viele Jahre hatte ein Chefarzt zahlreiche massive Fehler bei orthopädischen Operationen gemacht. Letztlich musste die Stadt Hamburg als Arbeitgeber insgesamt 30 Millionen an geschädigte Patienten auszahlen. Der eigentlich Skandal waren dabei nicht allein die Fehler selbst (schließlich macht jeder Mensch Fehler), sondern dass diese massiven Operationsfehler über viele Jahre zahlreichen Mitarbeitern bekannt waren. Offenbar traute sich niemand, die Probleme anzusprechen. So mag es auch kein Zufall gewesen sein, dass erst nach der (noch mit großen Ehrungen versehenen) Pensionierung des Mediziners die Probleme ans Tageslicht kamen.

Was kann man daraus lernen? Im Extremfall müssen auch eine Krankenpflegerin oder ein Assistenzarzt in der Lage sein, den Chefarzt auf Arbeitsfehler aufmerksam zu machen. Warum ist das im genannten Beispiel über viele Jahre nicht erfolgt und wie kann man das ändern? Trainingsmaßnahmen können hier helfen, ein der Sicherheit angemessenes Hierarchiegefälle im Team zu entwickeln. So kann die Leitung lernen, explizit zu Kritik aufzufordern, eigene Fehler einzugestehen, ohne dass dabei ihre Autorität in Frage gestellt wird. Andere Teammitglieder sollten lernen, ihre Position offen einzubringen, aber auch Entscheidungen der Führung zu akzeptieren (▶ Übersicht). Wichtig ist, dass solche Teamtrainings eine möglichst hohe Arbeitsnähe haben und alle Teammitglieder einbeziehen.

Trainingsbeispiel: »Angemessenes Hierarchiegefälle«
— Teilnehmer: klinische Teams aller Hierarchieebenen
— Teilnehmerzahl: maximal 15
— Moderatoren: 1 Mediziner (Fachexperte), 1 Psychologe/Pädagoge (Trainingsexperte)
— Zeitrahmen: maximal 1 Tag
— Lernziele:
   – Risiken von zu hohem und niedrigem Hierarchiegefälle kennenlernen – Definition risikoarmer Hierarchiestrukturen
   – Mentale Modelle für Konfliktfälle verfügbar haben
— Methoden:
   – Einführungspräsentation: Fallbeispiele für zu geringes/zu hohes Hierarchiegefälle
   – Plenum: Aufarbeitung von persönlichen Erfahrungen der Teilnehmer
   – Brainstorming in drei Gruppen: Was sind fördernde Faktoren für zu hohes/angemessenes/zu niedriges Hierarchiegefälle
   – Plenum: Erarbeitung einer Rangreihe zur Eskalation konstruktiven Verhaltens in Konfliktsituationen

30.1.5 Fazit

Qualitätsorientierte Rahmenbedingungen sind im klinischen Bereich eine substanzielle Basis für gutes Fachpersonal. Durch eine wissenschaftlich fundierte Auswahl können Risiken durch Fehlbesetzungen deutlich verringert werden, was neben Qualitätssteigerungen auch wesentliche finanzielle Vorteile für das Unternehmen (Vermeidung von unnötiger Einarbeitung oder Folgekosten) wie auch für die Betroffenen (Berufszufriedenheit) mit sich bringt. Eine an den spezifischen Berufsanforderungen optimierte Personalauswahl und (nicht-technisches) Training erfordert die Einbindung von entsprechenden psychologischen Experten.

30.2 Risikomanager

Alexander Euteneier

30.2.1 Die Rolle des Risikomanagers

Ein exzellentes klinisches Risikomanagement erfordert einen Risikomanager der die Fähigkeit besitzt, klinische, strategische und organisatorische Problem- und Fragestellungen gleichermaßen zu verstehen. Der Risikomanager interpretiert seine Aufgabe als ganzheitlichen Auftrag, mit dem primären Ziel, Risiken vom Patienten und Mitarbeitern abzuwenden. Dabei müssen stets Kompromisse zwischen den unterschiedlichen Denkweisen und Perspektiven, der medizinischen Patientenversorgung mit dem Anspruch auf eine bestmögliche Versorgung, und dem betriebswirtschaftlichen Management, welches auf Gewinn und Sicherung des langfristigen Überlebens ausgerichtet ist, erarbeitet werden.

Der Risikomanager muss 5 verschiedene Bereiche adressieren. Dazu gehören die systeminhärenten
- **Prozesse der Organisation**, die wesentlich von der
- **Infrastruktur** beeinflusst werden und sich in den
- **Therapieergebnissen** widerspiegeln.

Zu diesen 3 klassischen Säulen, wie sie auch das Qualitätsmanagement nach Donabedian (2005) vorsieht, kommen 2 weitere Bereiche hinzu. Diese sind die
- **Entwicklung von Mitarbeiterkompetenzen** und die
- **Partizipationsmöglichkeiten für Patienten**.

Der Risikomanager schafft auf Basis fundierter und belastbarer Risikoanalysen das Fundament einer lernenden Organisation, welches Voraussetzung ist, für ein nachhaltiges klinisches Risikomanagement (▶ Abschn. 30.6). Besonders interpersonelle Kompetenzen wie Kommunikation, Konfliktmanagement, Führung, Selbstmanagement, »situation awareness« und »shared decision making« müssen den Mitarbeitern und Führungskräften vermittelt werden, um sich langfristig in Richtung einer resilienten Hochrisikoorganisation zu entwickeln. Lernen umfasst hier das Erlernen von »Human-Factor«-Fähigkeiten und das Erlernen und Verbessern prozessualer Fähigkeiten, um damit komplexe Zusammenhänge und Abläufe im Team besser zu verstehen und diese optimieren zu können. Der Risikomanager braucht auch Kenntnisse im Bereich der Personalentwicklung, insbesondere im Aufbau von Strukturen, die Lernen in der Organisation fördern. Technik und Infrastruktur unterstützen lediglich die Prozesse, können aber nicht interpersonelle Kompetenzen ersetzen.

Die fünfte und aktuellste Aufgabe des klinischen Risikomanagement ist die Einbindung des Patienten als aktiven, kritisch hinterfragenden Patienten, der seine eigenen Vorstellungen und Erwartungen zum Thema Sicherheit in den Behandlungsprozess mit einbringt. Der Risikomanager unterstützt den Patient dabei, seine »**health literacy**« zu verbessern, um größtmögliche Eigenverantwortung im Behandlungsprozess zu erlangen und gemeinsam mit dem Arzt und der Pflege die vorhandenen Sicherheitspotenziale auszuschöpfen.

Der Risikomanager als »Exekutive der Klinikleitung« muss Überblick über alle risikorelevanten Abläufe innerhalb der Organisation schaffen. Dazu braucht er die volle Unterstützung der Führung und der Kollegen. Als **Moderator** unterstützt er die Entwicklung resilienter Prozesse in Zusammenarbeit mit den Klinikern, berät beim Aufbau hierarchiefreier, transparenter Kommunikationsstrukturen und unterstützt die Integration von IT und Medizintechnik. Dies gelingt nur durch Verteilung der vielfältigen Aufgaben und Verantwortlichkeiten für Risiken auf viele engagierte Mitarbeiter.

Der Risikomanager ist hauptverantwortlich für die Generierung valider Risikoanalysen, auf deren Basis strategische und operative Entscheidungen getroffen werden. Die derzeitigen Risikomanagement-Methoden und Werkzeuge werden häufig in ihrer Komplexität unterschätzt, hinsichtlich ihrer Validität, z. B. von Patientensicherheitsindikatoren, hingegen überschätzt. Es ist zu bezweifeln, dass zur Lösung der Aufgaben sich eine oder ein paar wenige »magic bullets« finden werden. Vielmehr verlangt es vom Risikomanager Einfühlungsvermögen in die individuelle Situation vor Ort und die konstante Suche nach kreativen Problemlösungsstrategien. Die Stärkung interpersoneller Kompetenzen und der Aufbau einer lernenden Organisation helfen dabei, Flexibilität im Denken und Handeln der Mitarbeiter zu erzeugen, was sie befähigt, auf die komplexen Herausforderungen in der medizinischen Versorgung frühzeitig und adäquat zu reagieren.

Reason stellt in seinem Buch »The Human Contribution« (2008) die Frage, welche Antriebskräfte es braucht, um eine Hochrisikoorganisation von einer vulnerablen Organisation in eine Organisation mit maximaler Widerstandskraft gegenüber Fehlern und Risiken zu entwickeln. Er richtet dabei den Blick auf die Metaebene der Aufgaben eines Risikomanagers und nennt als entscheidende Antriebskräfte (»cultural drivers«) Commitment, Kompetenz und Wachsamkeit.

Eine Organisation sollte sich primär auf das konzentrieren, was beeinflussbar ist. Dabei besteht die Problematik, dass Zielgrößen wie reduzierte Fehlerquoten nur eine Seite der Medaille darstellen. Ungeplante Ereignisse sind naturgemäß nicht kontrollierbar. Anstatt sich ausschließlich auf die Erreichung von Zielgrößen zu konzentrieren, empfiehlt Reason, sich mehr dem Gesamtkonstrukt, der **Schaffung eines resilienten Sicherheitsraumes**, zu widmen. Es sind die klinischen Kernprozesse, die im Wesentlichen die Sicherheit beeinflussen. Aufgrund dessen sollte der Risikomanager in alle zentralen Kernprozesse des Krankenhauses involviert sein. Diese Prozesse sollten nun einer Analyse unterzogen werden, die weit über die Bewertung der alleinigen Prozesszielerreichung hinausgeht. Als Grundlage dienen Kriterien, die Reason den 4 Bereichen aus Philosophie (»principle«), Politik, Prozeduren und Praxis zuteilt, und jeweils mit den Antriebskräften Commitment, Kompetenz und Wachsamkeit korreliert. Somit erhält man 12 Kriterienfelder, die zusammen betrachtet dem Risikomanager einen weitaus umfassenderen Statusbericht über eine resiliente, wehrhafte Organisation liefern. Jedem dieser 12 Felder kann der Risikomanager anhand eines Kriterienkatalogs Bedingungen zuordnen, deren Einhaltung und Erfüllung angestrebt werden sollten. Werden diese Prinzipien und Bedingungen erreicht bzw. eingehalten, besteht gute Aussicht, eine sicherheitsaffine resiliente Organisation zu schaffen.

30.2.2 Ausbildung zum Risikomanager

Die Nachfrage nach einer professionellen Ausbildung zum Risikomanager steigt mit dem Grad der Institutionalisierung des klinischen Risikomanagements. Eine staatlich vorgeschriebene Berufsausbildung zum klinischen Risikomanager gibt es nicht. Es gibt einige Organisationen, die spezifische Schulungen und Trainings zur Qualifizierungen eines Risikomanagers anbieten. Derzeit gibt es auf dem Weiterbildungsmarkt mehrwöchige Lehrgänge, mittels derer die wesentlichen Lerninhalte vermittelt werden sollen. Diese können sich z. B. an den Standards der **ISO 31000** und der Personenzertifizierung nach der **ONR 49003** orientieren.

Es sollte jedoch darauf geachtet werden, die oben genannten Kompetenzen und die damit verbundenen Qualifikationen dergestalt zu vermitteln, um als Risikomanager den Blick für das Ganze bzw. auf die Metaebene nicht zu verlieren. Eine rein auf das Generieren von Risikokennzahlen und Technikfragen fokussierte Ausbildung wird den komplexen Aufgaben eines Risikomanagers nicht gerecht. Klinisches Risikomanagement ist mehr als nur Risikobuchhaltung. Der Risikomanager verfügt zwar über eine große Anzahl an Werkzeugen und Analysemethoden, die bedarfsgerecht für die jeweiligen Anforderungen eingesetzt werden können, diese dienen jedoch dem größeren Plan, dem kontinuierlichen Streben nach Schaffung einer sicherheitsaffinen resilienten Hochrisikoorganisation.

Zusammenfassend besteht die Rolle des klinischen Risikomanagers darin,
- die Aufgaben des Risikomanagements methodisch und inhaltlich zu beherrschen,
- dabei Risiken anhand geeigneter Analysemethoden zu erfassen, zu beurteilen und zu bewerten
- sowie anhand geeigneter Maßnahmen in Kooperation mit der Geschäftsleitung und den Mitarbeitern diese zu bewältigen,
- das gelungene Zusammenspiel verschiedener IT-Systeme für das klinische Risikomanagement, Compliancemanagement und interne Risikocontrolling zu koordinieren,
- das Schadensmanagement und Krisenmanagement zu unterstützen
- und langfristig die bestehende Sicherheitskultur in eine resiliente Sicherheitskultur zu transformieren.

30.3 Individuelle chirurgische Qualität messbar machen

Johannes M. Albes

Beispiel
Oberarzt Dr. B. ist ein schneidiger Herzchirurg. Er gilt als schnell und sicher. Er operiert zügig und souverän. Anästhesie und Pflege arbeiten gerne mit ihm zusammen »wenn DER operiert, kommt man wenigstens mal rechtzeitig nach Hause«. Auf der Intensivstation besucht er »seine« Patienten gerne in Bereichskleidung mit übergeworfenem Kittel und ist hinsichtlich weiterer Maßnahmen sehr entscheidungsfreudig. »Der fackelt nicht lange«. Insbesondere die weiblichen Pflegekräfte sehen ihn dort sehr gerne ob seiner lässigen Art und den Bonmots, die er gerne aus dem operativen Betrieb feil gibt.
Frau Dr. A. ist gerade Oberärztin geworden. Ihre Ausbildung zur Fachärztin hat länger gedauert. Wegen ihrer beiden Kinder hat sie zwischenzeitlich die operative Ausbildung unterbrechen müssen und einige Jahre überwiegend in Ambulanzen gearbeitet. Sie ist ein stiller, kontemplativer Mensch. Schnelle Entscheidungen sind ihre Sache

nicht. Indikation zu operativen Maßnahmen überlegt sie hin und her. »Die kommt doch nicht zu Potte«. Im Operationssaal ist sie daher auch langsam und zögerlich in ihrer Herangehensweise und braucht grundsätzlich eher länger für einen Fall. Anästhesie und Operationspflege verdrehen daher die Augen, insbesondere wenn Frau Dr. A. für einen Nachmittagsfall eingeteilt ist. »Hier kommen wir doch nie mehr weg«. Auf der Intensivstation taucht sie unauffällig auf, um nach den postoperativen Drainagemengen zu sehen. »Guck, da schleicht sie wieder um ihre Patienten rum«. Sie tut sich schwer mit Entscheidungen zur Re-Thorakotomie oder zu Koronarangiographien bei Verdacht auf Bypassdysfunktion und holt sich gerne Rat bei erfahrenen Kollegen bzw. sichert sich beim Abteilungsleiter ab.
Seit einiger Zeit kommt OA Dr. B. immer wieder mal zum Abteilungsleiter, beklagt die Performance von Frau Dr. A. und gibt vor, auch für die anderen Mitarbeiter zu sprechen. »Chef, wir machen uns alle Sorgen, die A. kann es nicht, die bringt hier unsere Patienten um!«.
Der Abteilungsleiter ist erschrocken und überprüft die Operationen von Frau Dr. A aus den letzten Monaten. Tatsächlich waren zwei perioperative Todesfälle zu beklagen, die allerdings nach Durchsicht der Akten ganz eindeutig medizinisch korrekt versorgt wurden.
Der Chef ist ratlos, ist Frau Dr. A. ein so genannter »Underperformer«? Wie kann das belastbar überprüft werden? Nach reichlichem Nachdenken entwickelt er ein Bewertungssystem für die individuelle Leistung des Operateurs und überprüft die Performance aller Operateure der Abteilung anhand eines objektiven Kriterienkataloges. Das Ergebnis überrascht. Während sich Frau Dr. A. im guten Mittelfeld befindet, zeigt sich, dass Dr. B. ein Underperformer ist. Nach interner Diskussion der Ergebnisse ist Dr. B. deutlich kleinlauter, Frau Dr. A. hingegen blüht auf.

30.3.1 Einführung

Mit der Verpflichtung zur Qualitätssicherung nach §§ 135–137 SGB V hat der Gesetzgeber die Rahmenbedingungen zur Sicherstellung der Behandlungsqualität sowohl ambulant als auch stationär geschaffen, um Risiken zu erfassen und zu minimieren. Dies hat zu etlichen strukturierten internen und externen Evaluationen geführt, die auch bewusst als Benchmarking ausgeführt sind, um Vergleichbarkeit herzustellen. Dies bezieht sich allerdings nur auf die institutionelle Bewertung von Krankenhäusern oder auch einzelner Abteilungen.

In der Herzchirurgie wird aufgrund des Umstandes einer überschaubaren Zahl von 79 Zentren und der Homogenität der Leistungen seit geraumer Zeit die externe Qualitätssicherung direkt bundesweit über das AQUA-Institut gewährleistet. In Deutschland bisher nicht umgesetzt wurde allerdings das Konzept einer individuellen Bewertung des Operateurs, wie es im angloamerikanischen Bereich bereits praktiziert wird (»public reporting«) (Clarke et al. 2005; Glance et al. 2006; Treasure et al. 2002).

Die individuelle Bewertung der Leistungen eines Operateurs kann in der Herzchirurgie über das Outcome des Patienten sowie über Auftreten und Häufigkeit typischer Komplikationen durchaus seriös bewertet werden. Wichtig ist hierbei aber der Abgleich mit dem individuellen Risikoprofil des Patienten, welches wiederum gerade in der Herzchirurgie gut mit einem etablierten Risikoscore erfasst werden kann. Hierfür kommt in Deutschland der **EuroSCORE** in Betracht (Roques et al. 2003). In Nordamerika wird ein ähnliches System, der **STS-Score** verwandt. Diese aus großen Datenbanken generierten Risikoscores bilden das individuelle Risiko der Frühsterblichkeit anhand verschiedener Items, wie Alter, Nebenerkrankungen, Dringlichkeit, präoperativer Zustand und Eingriffstyp recht zuverlässig ab. Nicht erfasst wird allerdings der Einfluss seltener, nicht in statistisch relevanter Zahl in den Datenbanken erfasster Erkrankungen auf das individuelle Risiko. Leberzirrhose und chronische Krebsleiden fließen zum Beispiel nicht in die Betrachtung ein. Dennoch kann dem EuroSCORE und seiner Weiterentwicklung und Präzisierung, dem EuroSCORE II sowie dem STS-Score ein akzeptabler prädiktiver Wert zugemessen werden.

Die öffentliche Präsentation der individuellen Leistung eines angestellten Operateurs ist in Deutschland aus arbeitsrechtlichen Gründen nicht ohne ausdrückliche Einwilligung möglich und demnach als problematisch anzusehen. Auch zeigen die Erfahrungen aus dem angloamerikanischen Raum, dass die öffentlichen Präsentation der Frühsterblichkeit der von einem bestimmten Operateur behandelten Patienten dazu führt, dass Operateure zur Verringerung dieser Zahl geneigt sind, die Behandlung von Risikopatienten zu verringern oder gar abzulehnen (»**cherry picking**«).

Dennoch kann eine individuelle Bewertung der Operateure in einer Abteilung für das interne Qualitätsmanagement sehr sinnvoll sein. Die Performance und damit auch die Underperformance können, wenn sie statistisch sauber analysiert werden, abseits von anekdotischen Einzelbewertungen und persönlichen Animositäten erfasst und im Team zusammen mit dem Abteilungsleiter offen besprochen werden. So kann es gelingen, Schwächen oder systematische Fehler zu erkennen und abzustellen. Vor nunmehr neun Jahren war diese Überlegung Anlass, in einer großen herzchirurgischen Abteilung mit etwa 1500 Operationen am offenen Herzen pro Jahr ein solches individuelles Bewertungssystem für den einzelnen Operateur zu entwickeln und klinisch zu etablieren (Hartrumpf et al. 2005).

30.3.2 Entwicklung des Bewertungsinstruments

Zunächst wurden alle operierenden Fach- und Oberärzte der Abteilung vom Abteilungsleiter gefragt, ob sie einer solchen, jährlich erfassten Bewertung, die in einer internen vertraulichen Teambesprechung, an der nur die Operateure der Abteilung (zu der der Abteilungsleiter selbst auch gehört) besprochen werden sollte, zustimmen. Dies war nach Rücksprache mit der Mitarbeitervertretung der Fall. Danach erfolgte die Entwicklung des Bewertungssystems. In der Abteilung wurde seit 2003 ein eigenes Abteilungs-Datenbanksystem geführt, in dem verschiedene Items zu jedem Patienten in einer Excel-Tabelle erfasst wurden. Hierzu gehörte auch, welcher Operateur den Eingriff vorgenommen hatte, der logistische EuroSCORE (logES) (%), die Frühletalität und verschiedene Frühkomplikationen. Somit waren eine Auswertung aller vom Operateur in einem bestimmten Zeitraum vorge-

30.3 · Individuelle chirurgische Qualität messbar machen

$$SPI = \cfrac{\cfrac{FL}{logES} + \cfrac{\left(\cfrac{ReTh}{logES} \times 2\right) + \left(\cfrac{ReDr}{logES} \times 1\right) + \left(\cfrac{Med}{logES} \times 3\right)}{6}}{2}$$

$$SPI = \frac{6FL + 3Med + 2ReTh + ReDr}{12 logES}$$

FL = Frühsterblichkeit
logES = Logistischer EuroSCORE (%)
ReTh = Frühe Brustkorberöffnung wegen Nachblutung
ReDr = Stabilisierung des Brustbeins
Med = Infektion des OP-Gebietes (Mediastinum)

Abb. 30.2 Berechnung des SPI und Überführung in die der Excel-Tabelle zugeführten Formel

nommenen Eingriffe sowie ein Vergleich der Operateure untereinander möglich.

Für die Darstellung der individuellen Leistung des Operateurs wurde die Risiko-adjustierte **Frühletalität** (FL/logES) sowie drei typische Frühkomplikationen (**Re-Thorakotomie** bei Nachblutung (ReTh), **Reverdrahtung** wegen Instabilität (ReDr) und **Infektion des Mittelfellraums** (Mediastinitis; Med) gewählt, da diese Items nicht unwesentlich von der operativen Qualität des Operateurs abhängen (Baskett et al. 2002; Holzhey et al. 2007; Carey et al. 2005). Nicht einbezogen wurden Komplikationen mit eher multifaktorieller Ursache, wie postoperative neurologischer Ausfälle (Schlaganfall, transitorische ischämische Attacke, Delirium), Nierenfunktionsstörungen, die Aufenthaltsdauer auf der Intensivstation sowie die gesamte Hospitalisationszeit. Da die gewählten perioperativen Komplikationen in der Häufigkeit ihres Auftretens vom EuroSCORE abhängig sind, wurden auch diese entsprechend adjustiert (ReTh/logES; ReDr/logES; Med/logES). Aufgrund der unterschiedlich starken Konsequenz der Komplikationen auf das Gesamt-Outcome wurden diese überdies gewichtet. Der Mediastinitis wurde das höchste Gewicht mit Faktor 3, der frühen Re-Thorakotomie wegen Nachblutung der Faktor 2 und der Reverdrahtung wegen Instabilität der Faktor 1 zugewiesen. Alle drei risikoadjustierten gewichteten Komplikationen bekamen im Anschluss dasselbe Gewicht wie die risikoadjustierte Frühletalität. Beide wurden sodann zu einer dimensionslosen Kennzahl verdichtet, dem **Surgeon-Performance-Index** (SPI), der den Neutralwert 1 aufwies (via ES erwartete Performance/individuelle Performance). Ein Wert über 1 wies auf eine »Underperformance«, ein Wert unter 1 auf eine »Overperformance« hin.

Der SPI wurde jeweils am Anfang des Folgejahres anhand der gesamten 12-monatigen Vorperiode für jeden Operateur inklusive des Abteilungsleiters berechnet und allen Operateuren zusammen mit den zugrundeliegenden Rohdaten (gesamte Excel-Tabelle sortiert nach Operateuren) zur Verfügung gestellt (Abb. 30.2). Danach erfolgte eine Teambesprechung.

30.3.3 Ergebnisse der individuellen Bewertung

Es zeigten sich sowohl interindividuelle Unterschiede in der aktuellen Betrachtung als auch intraindividuelle Unterschiede im Periodenverlauf. Bereits im ersten Jahr konnte auf die interindividuellen Unterschiede eingegangen werden und mit den »Underperformern« eine Optimierungsstrategie erarbeitet werden. Hierzu gehörte z. B. die Herausnahme überfordernder Komplexeingriffe, die Zur-Verfügung-Stellung erfahrener Assistenz (Oberarzt), aber auch die vollständige Beendigung der operativen Tätigkeit und die Findung eines nicht-operativen Arbeitsplatzes.

Überraschend war, dass auch bei Abwesenheit spezifischer Maßnahmen sowohl die Streuung des

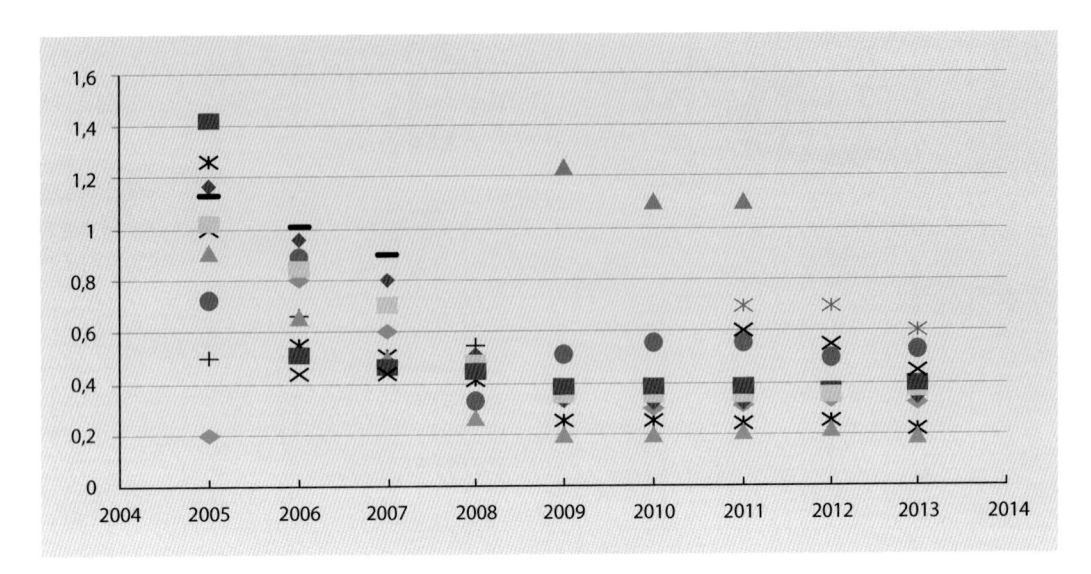

Abb. 30.3 Individueller SPI aller Operateure pro Periode

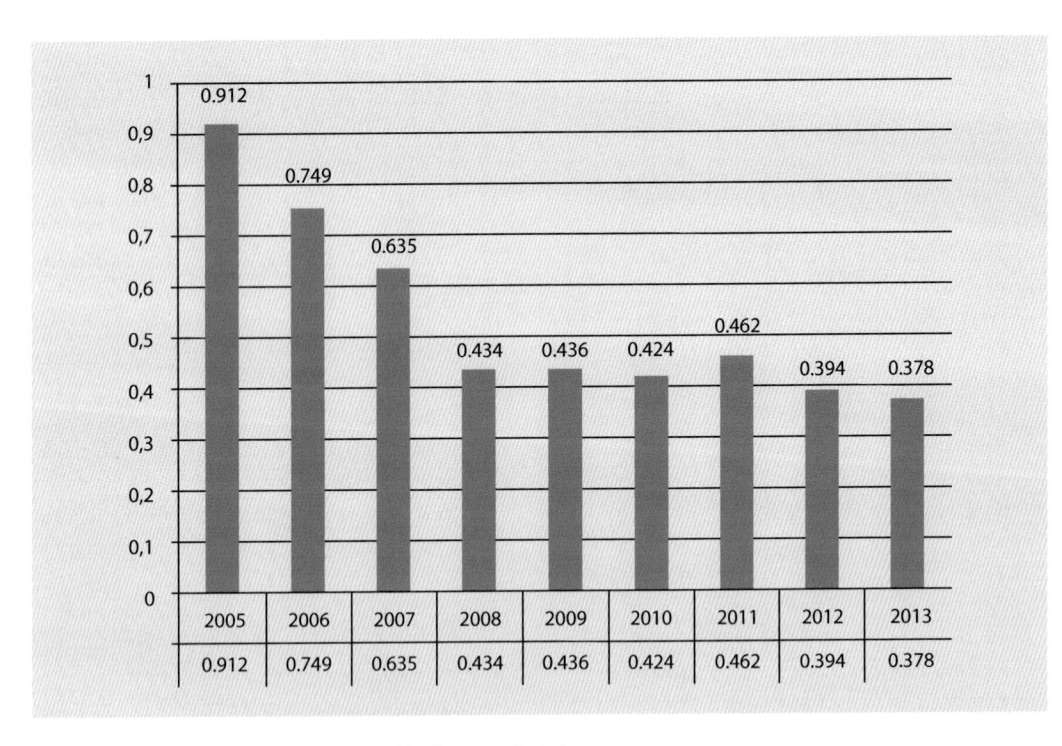

	2005	2006	2007	2008	2009	2010	2011	2012	2013
	0.912	0.749	0.635	0.434	0.436	0.424	0.462	0.394	0.378

Abb. 30.4 SPI-Mittelwert der gesamten Abteilung pro Periode

SPI als auch der Durchschnitts-SPI der gesamten Abteilung abnahm im Sinne einer individuellen und institutionellen Steigerung der Behandlungsqualität (◘ Abb. 30.3 und ◘ Abb. 30.4). Der SPI strebte in Folge asymptotisch einem Grenzwert zu. In den letzten zwei ausgewerteten Perioden war allerdings bedingt durch die Einbindung frisch ausgebildeter Fachärzte die Streuung wieder größer. Auch konnte in den letzten Jahren ein »Ausreißer« identifiziert und nachfolgend auch dessen Minderleistung verbessert werden. Allerdings nicht nachhaltig, sodass aufgrund dessen die Zusammenarbeit ganz beendet wurde.

Die aktuellen Mittelwerte liegen etwa bei 40 % der im EuroSCORE erwarteten Frühsterblichkeit. Dies ergibt sich zum einen aus dem Umstand, dass der SPI mit gleicher Gewichtung alle Komplikationen bewertet, aber auch aus der Erkenntnis, dass langjährig etablierte herzchirurgische Abteilungen in Deutschland ganz generell in vielen Leistungsbereichen die Vorhersagewerte des EuroSCORE dauerhaft unterschreiten. Im Vordergrund der SPI-Bewertung steht aber sowohl individuell als auch institutionell der Verlauf der Performance und weniger die absoluten Werte.

30.3.4 Zusammenfassung

Die individuelle Leistung eines Operateurs in der Herzchirurgie kann belastbar erhoben und bewertet werden. Für weitere chirurgische Fächer müssen sicher andere Kriterien, als in der Herzchirurgie gewählt werden, die die Besonderheiten des jeweiligen Fachs genauer abbilden. Gleichwohl können auch interventionell tätige, internistische Abteilungen anhand geeigneter Kriterien die individuelle Leistung abbilden. Diese muss aber immer **risikoadjustiert** erfolgen, um die Leistung erfahrener Operateure, die naturgemäß die komplexeren Patienten versorgen, mit den Ergebnissen jüngerer Fachärzte, die vornehmlich »einfache« Patienten behandeln, vergleichbar zu machen.

Die Verdichtung zu einer einzigen Kennzahl ist nicht zwingend notwendig, visualisiert das Ergebnis aber sehr deutlich und führt zu einem gesunden Wettbewerb der »**Peers**«. Die Analyse der Ergebnisse im Team unter den eigentlichen »Peers« wird ganz generell akzeptiert, wenn alle Daten einsehbar sind. Der Abteilungsleiter selbst sollte sich diesem Verfahren selbst auch unterwerfen, um aus der Teambesprechung heraus authentisch zu Lösungsmöglichkeiten zu kommen, die ja ggf. auch zu persönlichen Härten führen.

Eine öffentliche Darstellung der individuellen Performance ist in Deutschland gegenwärtig nicht vorgesehen und nach Einschätzung des Autors auch nicht notwendig, da bereits die **interne Evaluation** zu einer deutlichen Qualitätsverbesserung führt und diese dann institutionalisiert sichtbar ist. In anonymisierter Form kann natürlich der SPI für das Fachpublikum dargestellt werden. Auch hierzu sollte im Vorfeld die Zustimmung der Kollegen eingeholt werden.

Nach 9 Jahren Laufzeit in einer herzchirurgischen Abteilung haben der SPI und dessen abteilungsinterne Evaluation die in ihn gesetzten Erwartungen vollumfänglich erfüllt. Der SPI hat sich nicht nur als ein belastbares Erfassungsinstrument bewährt, sondern leistet auch systemimmanent selbst ohne Sanktionsbewehrung einen Anreiz zur Verbesserung und kann überdies auch im Rahmen des Personalmanagements, hier insbesondere der Personalentwicklung wertvolle Entscheidungshilfen geben, die über die Objektivierung der Kernleistung des Operateurs subjektive Bewertungen und damit Ungerechtigkeiten zu überwinden hilft.

30.4 Optimierung von Teamprozessen

Alexander Euteneier und Regina Euteneier

Effektive Teamarbeit ist ein entscheidender Sicherheitsfaktor in der Patientenversorgung. Patienten, die zunehmend älter und multimorbider sind, erfordern ein gelungenes Zusammenarbeiten verschiedenster Fachdisziplinen und Berufsgruppen. Neben der Anforderung im Team selbst gut zusammen zu arbeiten, müssen Teams über die Teamgrenzen hinweg ebenfalls miteinander gut kooperieren, z. B. das chirurgische mit dem anästhesiologischen Team im Operationssaal oder Pulmologen mit Thoraxchirurgen in einem gemeinsamen Organzentrum. Aufgrund kürzerer Arbeits- und Anwesenheitszeiten, dem Trend zur Bildung flexibler multidisziplinärer Teams und der Zentralisierung von Leistungen, z. B. in einer zentralen Notaufnahme, wechseln Teams ihre Mitglieder häufiger durch oder werden komplett neu zusammengestellt. Besonders in größeren Einrichtungen kann es deshalb schnell vorkommen, dass Mitglieder zum ersten Mal zusammenarbeiten. Ausreichend Zeit zur Teambildung bleibt dabei selten. Umso wichtiger ist die Einhaltung konsentierter Teamregeln im Umgang miteinander.

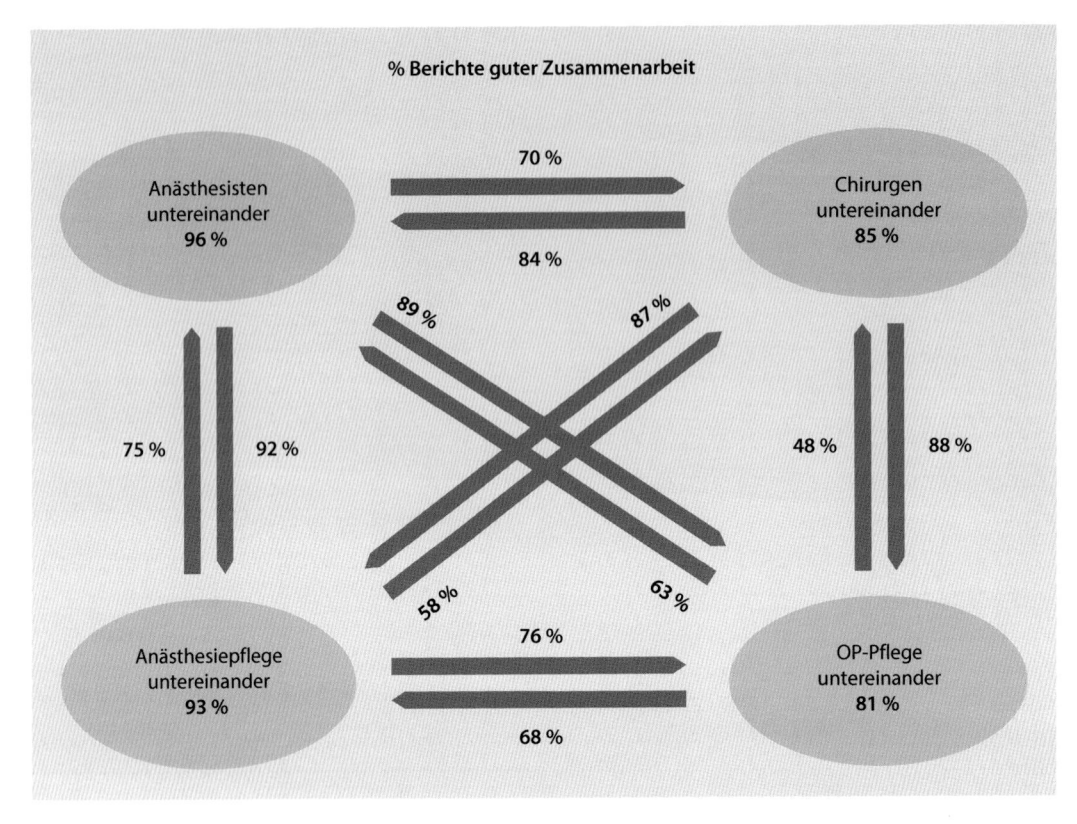

```
                    % Berichte guter Zusammenarbeit

                              70 %
    ┌─────────────┐    ═══════════════    ┌─────────────┐
    │ Anästhesisten│                       │  Chirurgen  │
    │untereinander│    ═══════════════    │untereinander│
    │    96 %     │         84 %          │    85 %     │
    └─────────────┘                       └─────────────┘
                       89 %      87 %
          ║  ║            ╲    ╱              ║    ║
       75 %  92 %           ╲╱             48 %    88 %
          ║  ║            ╱    ╲              ║    ║
                       58 %      63 %
    ┌─────────────┐                       ┌─────────────┐
    │Anästhesiepflege│  ═══════════════   │  OP-Pflege  │
    │untereinander│        76 %           │untereinander│
    │    93 %     │    ═══════════════    │    81 %     │
    └─────────────┘        68 %           └─────────────┘
```

◘ **Abb. 30.5** Diskrepante gegenseitige Bewertung einer guten Zusammenarbeit im Operationssaal zwischen den Teammitgliedern der verschiedenen Berufsgruppen von Chirurgie und Anästhesie. (Adaptiert nach Makary et al. 2006)

30.4.1 Teamarbeit und Patientensicherheit

Eine Studie von Makary et al. (2006) hat im Rahmen einer Umfrage in 60 Krankenhäusern in den USA unter 222 Chirurgen und 1.058 Operationspflegekräften sowie 170 Anästhesisten und 121 Anästhesiepflegern deutliche Diskrepanzen der gegenseitigen Einschätzung guter Zusammenarbeit festgestellt (◘ Abb. 30.5).

So verwundert es nicht, dass diese Fehleinschätzungen eine der häufigsten Ursachen für Konflikte und Fehler im Operationssaal sind. Dabei fiel auf, dass Chirurgen besonders deutlich ihre »gute Zusammenarbeit mit den Pflegekräften« überbewerteten, während Pflegekräfte diese Zusammenarbeit wesentlich kritischer beurteilten.

Mickan und Rodger (2005) haben Ergebnisse effektiver Teamarbeit zusammengestellt, die sowohl die Organisation als Ganzes, das Team, den Patienten und den individuellen Teammitarbeiter betreffen (◘ Tab. 30.1).

Mickan und Rodger haben 6 Charakteristika erfolgreicher Teams herausgearbeitet:
— Gemeinsames Ziel und Aufgabe
— Messbares Ziel
— Effektive Führung
— Effektive Kommunikation
— Guter Zusammenhalt
— Gegenseitiger Respekt

Weitere Faktoren sind die Grundhaltung und Motivation der individuellen Teammitglieder zur Aufgabe, die Fähigkeit zur individuellen Aufgabenbeherrschung, die Möglichkeit das Arbeitsergebnis rückgemeldet zu bekommen, Konflikte konstruktiv zu lösen und daraus zu lernen, sowie sich ständig darum zu bemühen einen Überblick über die aktu-

30.4 · Optimierung von Teamprozessen

◘ Tab. 30.1 Vorteile einer effektiven Teamarbeit. (Nach Mickan u. Rodger (2005))

Benefits der Organisation	Team-Benefits	Patienten-Benefit	Teammitglieder-Benefit
Reduzierter Krankenhausaufenthalt und Kosten	Verbesserte Koordination der Patientenversorgung	Verstärkte Zufriedenheit mit der Versorgung	Verstärkte Zufriedenheit mit der Arbeit
Verringerte unerwartete Einweisung	Effiziente Verwendung von Dienstleistungen	Akzeptanz der Behandlung	Besseres Rollenverständnis
Bessere Verfügbarkeit für Patienten	Verstärkte Kommunikation und professionelle Verschiedenheit	Verbesserte Gesundung und Qualität der Versorgung, reduzierte medizinische Fehler	Verstärktes subjektives Wohlbefinden

elle Situation zu erhalten (»situation monitoring«) (World Health Organization 2011).

Mehrere Studien, wie z. B. die von Mazzocco et al. (2009) haben einen signifikanten Zusammenhang zwischen der Häufigkeit von Komplikationen bzw. Todesfällen und der Konstanz in der Teamzusammensetzung belegt. Die Autoren konnten nachweisen, dass die Eintrittswahrscheinlichkeit von unerwünschten Ereignissen umso höher war, je weniger Zeit verwendet wurde für
- den Informationsaustausch während der intraoperativen Phase und
- die Einweisung (Briefing) während der Übergabephase.

30.4.2 Maßnahmen zur Optimierung von Teamleistungen

Anforderungen an Teamprozesse und Teamarbeit

Vom US-amerikanischen National Quality Forum (NQF) wurde 2010 ein Katalog mit 34 sicherheitsrelevanten Richtlinien aufgestellt, wobei die »Richtlinie 3« die Anforderungen an Teamprozesse und Teamarbeit folgendermaßen beschreibt:

»Organisationen des Gesundheitswesens müssen einen proaktiven, systematischen und in der gesamten Organisation gültigen Ansatz etablieren, um teamfokussierte Versorgung zu entwickeln und zu trainieren. Dazu bedarf es, mittels Teamtrainings, Weiterbildungen und der Schulung von Teamführungskompetenzen die benötigten Fähigkeiten so auszubauen, dass die vermeidbaren Schäden für Patienten reduziert werden. Trainingsprogramme sollten sich systematisch an den Prinzipien einer effektiven Teamführung und den Erkenntnissen zur Teamentwicklung orientieren«. (National Quality Forum 2010).

Teams müssen sich ihrer gemeinsamen, meist sehr spezifischen, Aufgaben bewusst sein. Das setzt voraus, dass diese bekannt sind und von der Führung klar kommuniziert werden. Die Rollen der Teammitglieder und ihre individuellen Aufgaben müssen ebenfalls jedem bekannt sein. Teams müssen belastbar sein und unter Stress weiterhin gute Leistungen zeigen. Die Teammitglieder verstehen und akzeptieren die Tatsache, dass das beste Gesamtergebnis nur daraus resultieren kann, dass sie kooperieren und eigene Bestleistungen erbringen.

Voraussetzungen für ein erfolgreiches Team

Die im ▶ Kap. 9.1 »Kooperationsmodelle« genannten Voraussetzungen für gute Teamarbeit sind Arbeits- und Handlungsgrundlage für die Schaffung förderlicher Bedingungen einer erfolgreichen Teamzusammenarbeit. Um Teamprozesse zu steuern und zu verbessern, sind einige der folgenden Aspekte als Basisvoraussetzungen erforderlich, weitere sind nur in einem konstanten Prozess aller Beteiligten leistbar.

> **Voraussetzungen für erfolgreiche Teams**
> – Klare Verantwortlichkeitsbereiche
> – Ressourcen und Arbeitsmittel sind vorhanden
> – Die Führungskraft ist Teil des Teams
> – Anweisungen und Anordnungen werden direkt gegeben
> – Kommunikation ist eindeutig, direkt, verständlich und hierarchiefrei
> – Wertschätzung und Respekt im Umgang
> – Situationsbewusstsein und Verantwortung für das Gesamtergebnis

Klare Verantwortlichkeitsbereiche

Es besteht eine klare Zuordnung der einzelnen Verantwortlichkeitsbereiche und Tätigkeiten und es gibt fest etablierte Strukturen. Arbeitsprozesse sind definiert und jedem bekannt, der damit befasst ist. Die Arbeitsprozesse sind für jeden verständlich formuliert. Dies beginnt bei einem neuen Mitarbeiter mit einem strukturierten Einarbeitungskonzept und phasenweiser Übernahme von Verantwortung. Verantwortlichkeiten sind primär im Arbeitsvertrag festgelegt worden.

Ressourcen und Arbeitsmittel

Jeder hat die für seinen Tätigkeitsbereich notwendigen Ressourcen und Arbeitsmittel. Hier liegt die Verantwortung für die Bereitstellung der Mittel auf Seiten der Organisation. Der einzelne Mitarbeiter trägt in seiner Funktion jedoch dazu bei, dass die Verantwortlichen in der Organisation Kenntnis haben, sowohl von der Notwendigkeit bestimmte Ressourcen zu beschaffen, als auch, diese in Kenntnis zu setzen über den Zustand der eingesetzten Arbeitsmittel.

Das jahrelange Hinnehmen von Zuständen, die Kompromisslösungen darstellen, muss auch von Seiten der Mitarbeiter kritisch hinterfragt werden.

Beispiel

In einem mittelgroßen städtischen Krankenhaus werden nosokomiale Infektionen auf der gynäkologischen Station nur handschriftlich erfasst, weil das hierfür notwendige spezifische Modul des IT-Systems seit Jahren nicht funktioniert. Die aufgetretenen Infektionen werden in Folge dessen u. a. nicht im QM-Bericht vermerkt. Hier tritt ein Problem auf, von dem der einzelne Mitarbeiter zwar betroffen ist, keiner jedoch die klare Verantwortung hat, sich um eine Lösung zu kümmern und sich daher jeder aus der Verantwortung nimmt.

Führungskraft als Teil des Teams

Die Führungskraft sieht und begreift sich als Teil des Teams. Dies bedeutet insbesondere, dass die Führungskraft offene Kommunikation fördert und alle Teammitglieder dazu ermutigt, Fragen zu stellen, Vorschläge zu machen und eigene Beobachtungen bzw. Einschätzungen zur Diskussion zu stellen. Die Führungskraft macht sich in regelmäßigen Abständen ein Bild von der wahrgenommenen Qualität der Zusammenarbeit und greift gegebenenfalls steuernd ein. In Entscheidungssituation ist es wesentlich, dass innerhalb des Teams gemeinsame mentale Modelle (»shared mental models«) vorhanden sind. Wenn diese nicht gegeben sind, kann es dazu kommen, dass Teammitglieder die gleichen Tatsachen und Informationen unterschiedlich interpretieren. Dies kann dazu führen, dass trotz gleicher Informationslage unterschiedliche Entscheidungen getroffen werden. Regelmäßige, nach einem festen Schema ablaufende Teambriefings können die Grundlage sein um den Wissens- und Informationsstand bei allen Beteiligten anzugleichen.

Anweisungen und Anordnungen

Anweisungen und Anordnungen werden dem Betreffenden **direkt** gegeben, nicht über Dritte. Nach den Grundprinzipien der Kommunikation liegt die Verantwortung für die Sicherstellung, dass eine Anweisung »richtig« verstanden wird bei dem der sie äußert. Ein Teammitglied, das nicht sicher ist, wer gemeint ist, was genau gemacht werden soll oder wie es ausgeführt werden soll, hat aber ebenfalls die Verantwortung nachzufragen bzw. den Sachverhalt durch Rückfragen zu klären. Ein gutes Kommunikationsklima erkennt man daran, dass es bei unklaren Mitteilungen oder Aussagen für Teammitglieder eine Selbstverständlichkeit ist, Rückfragen zu stellen.

Kommunikation

Das zentrale Element für die Teamarbeit stellt die Kommunikation dar. Gute Kommunikation ist eindeutig, direkt und verständlich, was die Artikulation, Sprachformulierung und das gemeinsame Vokabular betrifft. Es bestehen keine Kommunikationshindernisse aufgrund hierarchischer Strukturen oder einem Machtgefälle. Gerade im Klinikbetrieb finden sich auch heute noch oft relativ starre und verkrustete Strukturen. In solch einem Umfeld wird gemacht, was der hierarchisch höher Positionierte entscheidet oder sagt, selbst wenn diesem in bestimmten Situationen nicht alle Detailinformationen vorliegen oder dieser nicht das notwendige Fachwissen aufweist. Diese antiquierten Strukturen sind nachteilig für die Qualität der Zusammenarbeit und selbstredend nicht förderlich für die Patientensicherheit. Jedes Teammitglied, egal, welcher Position oder aus welchem Fachbereich, muss das Gefühl haben, sich frei äußern zu können, ohne mit Nachteilen oder negativen Bemerkungen rechnen zu müssen.

Umgang miteinander

Der Umgang miteinander ist geprägt von gegenseitiger **Wertschätzung** und **Respekt**. Eine unterstützende Grundhaltung im täglichen Arbeiten, Hilfsbereitschaft und Füreinander einstehen, sind nicht nur die Basis für gute Teamarbeit, sondern auch eine notwendige Bedingung für die eingangs erwähnte Sinnwahrnehmung in der Arbeitstätigkeit. Ein einfaches Beispiel für gelebte Wertschätzung ist, im Gespräch Augenkontakt zu halten, die Worte »bitte« und »danke« zu verwenden und aktiv zuzuhören, wenn jemand spricht. Diese einfach klingenden Grundprinzipien für den Umgang miteinander würden schon zu einer deutlichen Verbesserung der Arbeitsatmosphäre führen, es gibt jedoch unzählige Beispiele aus der Praxis, wo diese Minimalstandards nicht gelebt werden.

Situationsbewusstsein und Verantwortung für das Gesamtergebnis

Jedes Teammitglied zeigt Situationsbewusstsein (»situation awareness«) und übernimmt Verantwortung für das Gesamtergebnis. Dies stellt keineswegs einen Widerspruch zum Punkt »Klare Verantwortungsbereiche« dar. Trotzdem die Verantwortlichkeiten klar definiert sein müssen, hat jeder Mitarbeiter die Gelegenheit, Situationen und Abläufe zu erleben, wo erkennbar ist, dass etwas nicht optimal läuft. Dies kann die Beobachtung sein, dass eine Tätigkeit unzureichend erledigt wurde, eine Aufgabe nicht abgeschlossen wurde, oder etwas vergessen wurde. Eine Pflegekraft, die den Oberarzt darum bittet, die Eintragungen bei der Visite leserlicher zu schreiben, oder einen Kollegen darauf aufmerksam macht, die Händedesinfektion beim Verbandswechsel gründlicher vorzunehmen usw., übernimmt Verantwortung für das Gesamtergebnis und wirkt als Korrektiv für potenziell patientengefährdendes Verhalten. Einstellungen oder Grundhaltungen im Sinne von »geht mich nichts an« oder »ist nicht mein Bereich« sind extrem schädlich für das Arbeitsklima und für die Ergebnisqualität im Sinne der Patientensicherheit. Sie sind in den seltensten Fällen Ausdruck einer individuellen Charakterprägung, als vielmehr das Ergebnis eines schleichend abgelaufenen Resignationsprozesses.

Teamtraining

Die Durchführung von Teamtrainings ist in der freien Wirtschaft schon seit Jahren gelebte Praxis. Im medizinischen Umfeld wird diese Form der Mitarbeiterschulung jedoch erst seit wenigen Jahren verstärkt eingesetzt. Der Fokus von Fortbildungen lag bisher mehr auf dem Erwerb von Wissen und Fertigkeiten. Häufig bestehen die Fortbildungen aus Frontalvorträgen. Wirksame Teamtrainings, die mit dem Ziel durchgeführt werden, Teamprozesse zu verbessern, benötigen im Unterschied zu althergebrachten Fortbildungsmaßnahmen einen umfassenderen konzeptionellen Rahmen. Kritische Elemente für den Erfolg sind aktiv eingebrachte Lernaktivitäten, die die gemeinsame Entwicklung und Verbesserung von Wissen, Fähigkeiten und Einstellungen, die bei Teamprozessen zum Tragen kommen, zum Ziel haben. Dies unterscheidet Teamtrainings klar von technisch oder prozedural fokussierten Trainings und Lernangeboten.

Dabei verfolgen Teamtrainings in den letzten Jahren immer mehr den so genannten **Crew-Resource-Management (CRM)-Ansatz** (▶ Abschn. 30.6, Crew-Resource-Management-Training), der ursprünglich von der Luftfahrtindustrie entwickelt wurde und mittlerweile in vielen Hochrisikoorganisationen zum Einsatz kommt. CRM in der Patientenversorgung zielt darauf ab, Teamarbeit und Kommunikation zu verbessern und Abläufe sicherer zu gestalten. CRM verwendet hierfür komplexe Schulungsmethoden unter Einbeziehung verschiedenster Informationsquellen, Instrumente und Gerätschaften sowie verschiedener Rollenbilder, bis hin zu aufwändigen Simulationen und Feedbackmethoden.

Teamentwicklung
Teams setzen sich aus teils sehr unterschiedlichen Persönlichkeiten zusammen. Allen Teammitgliedern und der Führung sollte dabei klar sein, dass die Verschiedenheit der Charaktere von Vorteil ist und gefördert werden sollte. Eine bekannte Typeneinteilung liefert das **Modell von Belbin** (1993) mit seinen 9 Rollen, die sich in jeweils 3 handlungs-, kommunikations- und wissensorientierte Rollen zusammen fassen lassen:

- **Completer – Finisher – Vollstrecker:** sorgfältig, gewissenhaft, sucht Fehler und Versäumnisse, pünktlich
- **Implementer – Umsetzer:** diszipliniert, verlässlich, konservativ, effizient, setzt Ideen in praktische Aktionen um
- **Team-Worker – Teamarbeiter:** kooperativ, einfühlsam, diplomatisch, hört zu, baut Reibungen ab, wirkt ausgleichend
- **Specialist – Spezialist:** zielgerichtet, eigenmotiviert, engagiert, stellt Wissen und Fertigkeiten zu Verfügung
- **Monitor Evaluator – Beobachter:** nüchtern, strategisch und kritisch
- **Coordinator – Koordinator:** fördert Entscheidungsprozesse, extrovertiert, erfahren
- **Plant – Erfinder:** kreativ, unorthodox, löst Probleme
- **Shaper – Macher:** herausfordernd, dynamisch, Stress resistent, überwindet Hindernisse
- **Resource Investigator – Weichensteller:** extrovertiert, kommunikativ, exploriert Chancen, baut Kontakte auf

Eine weitere einfache Einteilung liefert die Typologie in 4 Typen (Frey et al. 2001)

- **Performance-Typ:** zielorientiert, zeitbewusst, effizient
- **Autonomie-Typ:** ideensprühend, spontan, begeisternd
- **Perfektions-Typ:** logisch, beharrlich, vorsichtig
- **Partner-Typ:** hilfsbereit, integrierend, vertrauend

Alle die damit assoziierten Eigenschaften können sowohl vor- als auch nachteilig in einer spezifischen Situation sein, je nach Ausprägung und Situation. Teams entwickeln über die Zeit ihren eigenen Team-Spirit. Dabei werden von den Teammitgliedern positive Assoziationen aufgrund von Erfahrungen mit dem Team verbunden, wodurch die Motivation steigt und ein größeres Zugehörigkeitsgefühl entsteht. Der Austausch an Informationen fällt leichter, ebenso der Umgang mit Kritik. Gut eingespielte Teams, typischerweise im Mannschaftssport oder in der Forschung sind an ihren Ergebnissen erkennbar, sie bauen nicht selten eine emotionale Gruppenintelligenz auf, die zu Vertrauen, Identifikation mit der Gruppe und Optimismus führt. Dadurch werden über eine stärkere Integration in der Gruppe und engere Zusammenarbeit bessere und kreativere Entscheidungen getroffen und eine höhere Leistung erzielt (Druskat u. Wolff 2001). Die Autoren unterscheiden dabei zwischen der individuellen Ebene, der Gruppenebene und der gruppenübergreifenden Ebene mit Blickrichtung auf die gesamte Organisation.

TeamSTEPPS
Ein praktischer Ansatz der systematischen Entwicklung von Teams bietet das von der Agency for Healthcare Research and Quality (AHRQ) (2015) mitentwickelte Konzept »TeamSTEPPS«. Dabei geht es vornehmlich um die standardisierte Herangehensweise medizinische Teams im Rahmen eines **3-Phasen-Modells** zu trainieren.

- **Phase 1:** Pre-Training-Assessment (Lokalität, Sicherheitskultur, Kennzahlen)
- **Phase 2:** Entwurf eines Aktionsplans, Training, Test und Implementation
- **Phase 3:** Stabilisierung (Kulturwandel, Coaching, Planüberwachung, kontinuierliche Optimierung)

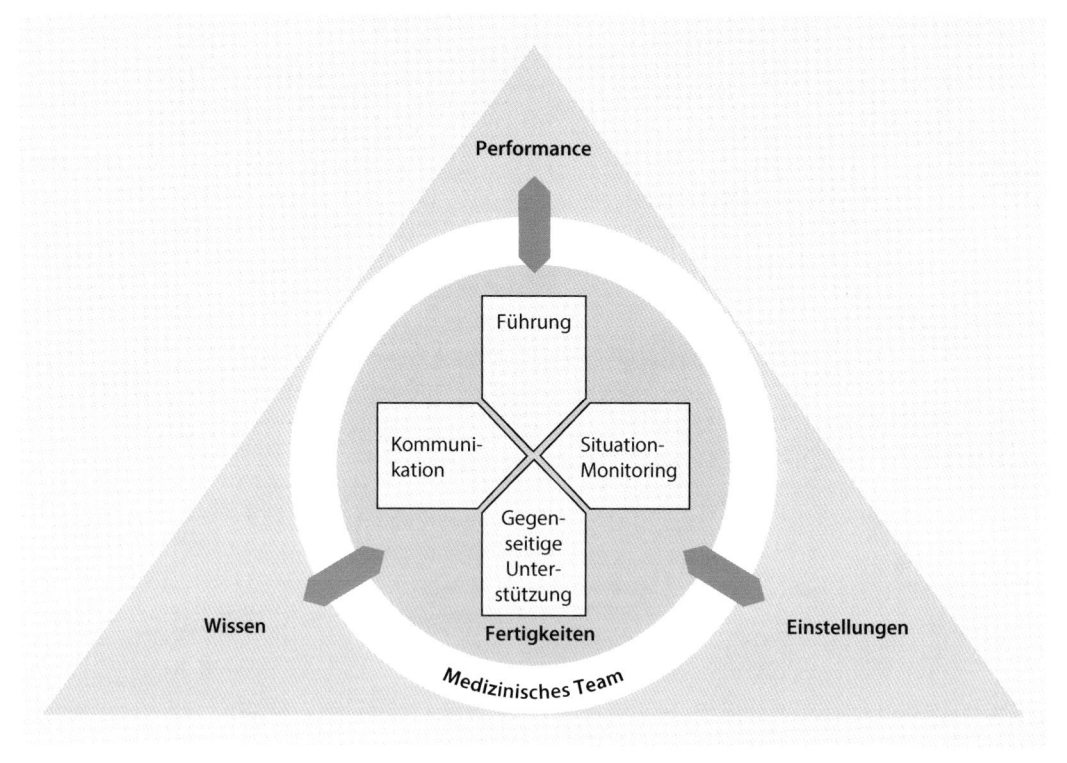

Abb. 30.6 Vier Kernkompetenzen (Führung, Situation-Monitoring, gegenseitige Unterstützung, Kommunikation) werden im Rahmen des TeamSTEPPS-Programms trainiert. (Adaptiert nach Agency for Healthcare Research and Quality 2015

Das Training fokussiert sich dabei auf **5 Kernbereiche:**
- **Teamstruktur** (Größe, Mitglieder, Führung, Zusammensetzung, Identifikation, Verteilung)
- **Führung** (Koordination, Shared-decision-Modell, Ressourcenstellung)
- **Situation-Monitoring** (Scannen und Überprüfen der Situation, Wachsamkeit)
- **Gegenseitige Unterstützung** (Antizipation der Teambedürfnisse)
- **Kommunikation** (klarer und eindeutiger Informationsaustausch)

Die Ergebnisse der trainierten **Teamkompetenzen** sind:
- Gemeinsames Wissen über die Anwendung eines Shared-mental-Modell
- Einstellung des gegenseitigen Vertrauens und der Teamfokussierung
- Performancesteigerung durch Anpassungsfähigkeit, Genauigkeit, Produktivität, Effizienz und Sicherheit

Elemente einer effektiven **Teamführung** sind die Organisation des Teams, Vorgabe klarer Ziele, Informationssammlung von allen Teammitgliedern und Treffen einer Entscheidung, dabei den Mitgliedern das Gefühl zu geben, sich zu Wort melden zu können und Dinge in Frage stellen zu können, wenn Bedarf besteht, aktiv die gute Teamarbeit zu fördern und Konflikte konstruktiv zu lösen. Die Teamführung ist verantwortlich für die Durchführung von Teamaktionen einschließlich Planung und Briefing der Teammitglieder, der Durchführung der Aktion/Aufgabe und anschließender Prozessverbesserung durch ein informelles Debriefing. Hierzu können bei Bedarf Checklisten verwendet werden.

Entscheidungen treffen im Team
Die Fähigkeit, eine Situation unter Stress und Zeitdruck mit reduzierter Informationsverfügbarkeit richtig zu beurteilen und geeignete Maßnahmen daraus zu schlussfolgern, wird durch den Begriff

»situation awareness« von Endsley (1995) zusammengefasst. Dabei werden 3 ineinandergreifende Komponenten beschrieben:

Wahrnehmung und Sammlung von Informationen (»elements«) innerhalb einer gewissen Zeitspanne und eines gewissen Raumes sowie deren richtige Interpretation (»comprehension«) und Projektion der weiteren Entwicklung des jetzigen Status oder Zustandes in die nahe Zukunft.

Der **Situations-Monitoring-Prozess** geht dabei noch einen Schritt weiter und beschreibt einen Kreislauf aus der individuellen »situation awareness« und der Beurteilung des Patientenstatus, dem Teilen dieser Informationen mit dem Team im Rahmen des Shared-mental-Modell und dem sich anschließenden individuellen Situations-Monitoring, d. h. der Überprüfung der getätigten Maßnahmen bezüglich ihre Effekte.

Elemente dieser Abfolge werde auch in der Luftfahrt in dem Modell **F-O-R-D-E-C-Modell** beschrieben, welches besonders in Krisensituationen dem Individuum eine strukturierte Herangehensweise zur Lösung an die Hand gibt, um das Risiko von falschen Entscheidung die unter Stress getroffen werden, zu reduzieren.

Das F-O-R-D-E-C-Modell besteht aus den 6 Schritten:
- F – Facts: Faktensammlung
- O – Options: Sammeln und Abwägen der Optionen
- R – Risks and Benefits: durch eine Risikoanalyse der Vor- und Nachteile
- D – Decision: Treffen einer Entscheidung
- E – Execution: Durchführung der Entscheidung
- C – Cross-Check: Überprüfung, Gegenkontrolle

Kontrolle und Gegenkontrolle sowie Feedback geben und einholen sind weitere wichtige Maßnahmen, um die Sicherheit für den Patienten zu erhöhen. Dabei geht es nicht darum, jegliche Aktion ständig zu hinterfragen, was für sich genommen zur Paralyse des Handels führt, sondern darum, ein ausgewogenes Gleichgewicht der eigenen Aktionen und der Selbstkontrolle, sowie der Kontrolle der Kollegen zu praktizieren. Kontrolle und Überprüfungen dürfen hierbei nicht als negativer Akt der Geringschätzung interpretiert werden, sondern als wohlwollende Unterstützung zur Erhöhung der Patientensicherheit. Kollegen sollen darauf achten, dass die Arbeitsüberlastung, die zweifelsohne im klinischen Setting häufig auftreten kann, nicht zu Fehlern und Patientenschäden führt. So wie Pilot und Copilot sich gegenseitig kontrollieren und Feedback geben, sollten medizinisch tätige Teams ihre Arbeit auch gegenseitig überprüfen.

Dennoch kann es zu Fehlern und unerwarteten Abweichungen kommen, die von Einzelnen nicht bemerkt werden. Es ist dann Aufgabe der Teammitglieder, auf eine Gefährdung hinzuweisen und als Fürsprecher für den Patienten aufzutreten. Hierfür wurde der englische Terminus »**two challenge rule**« eingeführt. Die zweistufige Aufforderungsregel wurde von Human-Factor-Experten für Piloten entwickelt, um Gefahren, z. B. aufgrund von Ablenkungen oder einem momentanen Lapsus ihrer Urteilsfähigkeit, abzuhalten. Im klinischen Setting sollen Teammitglieder ihre Kollegen (heraus-)fordern (»challenge«) und um Klarstellung bitten, wenn Bestätigungen (z. B. Abwiegeln) ihre Sorgen bezüglich der Patientensicherheit nicht verringern können (World Health Organization 2011).

Beispiel
Die erste Aufforderung (»challenge«) erfolgt in Form einer Frage, z. B. Pflege: Ich bin besorgt um Frau Schmidt in Zimmer 23. Sie sieht unwohl aus und die Symptome sind andere, als sie sonst hat. Können Sie mal nach ihr sehen?
Die zweite Aufforderung erfolgt, wenn die Bedenken weiterhin bestehen bzw. nicht ausgeräumt werden konnten in Form einer Ansprache mit direktiven Charakter. Pflege: Ich bin wirklich besorgt um Frau Schmidt. Ihre Symptome beunruhigen mich. Ich denke, dass man nach ihr sehen muss.

> Es geht um das Wohl des Patienten! Falls Ihr Gegenüber nicht reagiert, sollten wirksamere Maßnahmen unternommen werden durch Hinzuziehen eines Vorgesetzten.

Techniken für eine sichere Kommunikation

Das Verständnis von Kommunikationsmodellen und das Aufstellen von Regeln sowie der Einsatz technischer Hilfsmittel, z. B. zur Dokumentation, sind hilfreich, um die Fehleranfälligkeit der Kommunikation und damit das Eintreten unerwünschter Ereignissen oder Fehler systematisch zu verringern (▶ Kap. 31.10 »Techniken und Regeln zur sicheren Kommunikation«). Um das Auftreten von Verständnisproblemen (s. oben) aufgrund von Sprachdefiziten und/oder unterschiedlicher Auslegung von Äußerungen zu verringern, gibt es etablierte Vorgehensweisen, die häufig ihren Ursprung in der Luftfahrt haben.

Dazu gehören im medizinisch-klinischen Umfeld (World Health Organization 2011):
- »Check-back«-Technik
- »Call-out«-Technik
- »Two-challenge«-Regel
- »CUS«-Technik, deutsch BUS-Technik: **b**in besorgt – mir ist **u**nwohl dabei – dies ist ein **S**icherheitsthema
- »DESC«-Regel für das Lösen von Konflikten: »**d**escribe – **e**xpress – **s**uggest – **c**onsequences«
- »ISBAR«-Technik: »**i**ntroduction – **s**ituation – **b**ackground – **a**ssessment – **r**ecommendation«
- »I-pass-the-baton«-Übergaberegel: Die Übergabe des Staffelstabes symbolisiert die Übergabe der Verantwortung

Weiteres wird in ▶ Kap. 31.10 »Techniken und Regeln zur sicheren Kommunikation« erläutert.

30.5 Interdisziplinäre und berufsgruppenübergreifende Zusammenarbeit

Andreas Büscher und Heiko Stehling

Eine besonders wichtige Rolle kommt im klinischen Risikomanagement der interdisziplinären Zusammenarbeit zu. Kaum ein Bereich der gesundheitlichen Versorgung ist ausschließlich monodisziplinärer Natur. Entsprechend wird eine gute Kooperation der verschiedenen Berufsgruppen als unabdingbar für eine qualitativ hochwertige und damit für die Adressatinnen und Adressaten auch sichere und risikoarme Versorgung angesehen. Umso mehr verwundert es, dass keineswegs immer von einer gelingenden interdisziplinären Zusammenarbeit in der Gesundheitsversorgung ausgegangen werden kann, sondern eher Anzeichen einer problematischen Zusammenarbeit anzutreffen sind.

Diese waren auch Anlass für die Robert-Bosch-Stiftung, in einem Memorandum zur Kooperation der Gesundheitsberufe und einer Denkschrift zum Thema »Gesundheitsberufe neu denken, Gesundheitsberufe neu regeln« (Robert-Bosch-Stiftung 2011, 2013) Wege aufzuzeigen, wie die Kooperation strukturell wieder besser verankert werden kann. In diesem Kapitel werden einige grundlegende Hinweise zum **Aufbau interdisziplinärer Zusammenarbeit** gegeben und anschließend an ausgewählten Aspekten des genannten Memorandums aufgezeigt, wie im Rahmen des betrieblichen Risikomanagements die interdisziplinäre Zusammenarbeit befördert werden kann.

Ein Grund für die Schwierigkeiten in der interdisziplinären Zusammenarbeit ist darin zu sehen, dass oftmals keine klare Festlegung darüber besteht, was genau damit gemeint ist. Dies reflektiert sich auch in unterschiedlichen Perspektiven auf interdisziplinäre Praxis: Für einige ist sie eine Frage der Arbeitsorganisation (»To get the right workers with the right skills in the right place doing the right things«, WHO 2006) und für andere eine Frage der Bündelung verschiedener Kompetenzen zur Lösung komplexer Problemlagen in der Gesundheitsversorgung. Eine umfassende und weit reichende Definition findet sich bei Drinka und Clark (2000):

»In einem interdisziplinären Team im Gesundheitswesen sind verschiedene Individuen mit unterschiedlichen Ausbildungen und Hintergründen integriert und arbeiten zusammen als eine definierte Einheit bzw. als definiertes System. Die Mitglieder des Teams arbeiten regelmäßig zusammen an der Lösung von Patientenproblemen, die zu komplex sind, um durch eine Berufsgruppe oder die sequenzielle Bearbeitung verschiedener Berufsgruppen gelöst zu werden. Um die Versorgung so effizient wie möglich zu gestalten, entwickeln interdisziplinäre Teams formelle und informelle Strukturen, die gemeinsame Problemlösungen ermöglichen. Die Mitglieder des Teams bestimmen die gemeinsamen Ziele und die Mission des Teams; sie arbeiten interdependent an der Bestimmung und Behandlung von Patientenproblemen; sie lernen Differenzen zwischen den Berufsgruppen, unterschiedliche

Machtbefugnis und sich überlappende Rollen zu akzeptieren und sich zu Nutze zu machen. Um das zu erreichen, übernehmen sie wechselseitig die Leitungsrolle, so wie es den vorhandenen Problemen angemessen ist und sie fördern die Anwendung unterschiedlicher Herangehensweisen in der Auseinandersetzung und Zusammenarbeit (…).« (Drinka u. Clark 2000, Übersetzung Büscher).

Aus dieser Definition ergeben sich einige zentrale **Bestandteile interdisziplinärer Teams**:
- Diese sind zu verstehen als definierte Einheiten zur Bearbeitung komplexer Problemlagen.
- Zur interdisziplinären Zusammenarbeit gehören persönliche und professionelle Aspekte, die die gemeinsame Praxis direkt beeinflussen und nicht ignoriert werden können. Oftmals bilden sich interdisziplinäre Teams vor dem Hintergrund gewachsener Strukturen, die sich in den Formen der Zusammenarbeit verfestigt haben.
- Interdisziplinäre Teams praktizieren in institutionellen Kontexten und entsprechend wirken sich organisationsbezogene Aspekte in der Praxis aus.
- Die Forderung nach interdisziplinärer Praxis ist generell sehr allgemeiner Natur und richtet sich nicht an bestimmte Stellen oder Berufsgruppen allein. Da entsprechend für den Aufbau der interdisziplinären Zusammenarbeit niemand strukturell verantwortlich ist, bilden sich interdisziplinäre Teams weniger aufgrund inhaltlicher und struktureller Anforderungen, sondern aufgrund individueller Initiativen und sind daher oftmals entsprechend von Zufällen abhängig.
- Für die interdisziplinäre Praxis ist eine **klare Zieldefinition** erforderlich. Zudem ist die Klärung von **Verantwortlichkeiten** ein entscheidender Aspekt, z. B. die Frage, ob es eine ärztliche Gesamtverantwortung gibt oder ob die Verantwortung zwischen den Berufsgruppen geteilt ist.
- Für die mittel- und langfristige interdisziplinäre Zusammenarbeit bedarf es Maßnahmen zur Sicherstellung von Kontinuität, wie z. B. interdisziplinärer Teambesprechungen zur Reflexion der gemeinsamen Praxis, zur eingehenden Betrachtung einzelner Fälle oder zur Evaluation gemeinsam entwickelter Arbeitsabläufe

Die interdisziplinäre Zusammenarbeit ist an Voraussetzungen gebunden, die sich auf interpersonelle, strukturelle und zielorientierte Aspekte beziehen. Auf der **interpersonellen Ebene** wird die Entwicklung einer autonomen und vertrauensvollen Beziehung für ebenso wichtig erachtet wie das gegenseitige Vertrauen in die Fähigkeiten der Partner im interdisziplinären Team. Die Mitglieder des Teams müssen also ein Bewusstsein für die gegenseitige Interdependenz entwickeln und dabei ihre berufliche Identität und Autonomie wahren können.

Die **strukturellen Aspekte** beziehen sich auf die Gewährleistung von Parität in der Verfügbarkeit über die notwendigen Ressourcen wie Räume, Zuständigkeit für bestimmte Patientengruppen oder -konstellationen und unterstützendes, vorwiegend administratives Personal.

> **Die paritätische, niederschwellige Verfügbarkeit über Informationen, die sich in einer gemeinsamen Informationsbasis aller Beteiligten im Team widerspiegelt, ist für die interdisziplinäre erfolgreiche Zusammenarbeit eine Grundvoraussetzung.**

An der Schnittstelle zwischen strukturellem und interpersonellem Bereich liegen die zwischen den Berufsgruppen konsentierten Entscheidungen sowie die gegenseitige Überweisung von Fällen und die Konsultation. Sie können durch strukturelle Vorgaben unterstützt werden, benötigen jedoch auch die interpersonelle Ebene, um wirklich greifen zu können.

Letztlich bedarf es des Zusammentreffens einer Reihe von Bestandteilen und Kompetenzen, um eine interdisziplinäre Zusammenarbeit zu implementieren. Als essenzielle Bestandteile formuliert Kuehn (2009):
- Getrennte und eindeutige Praxissphären
- Gemeinsame Ziele
- Geteilte Machtkontrolle
- Berücksichtigung gegenseitiger Interessen und Perspektiven

Zu den **Schlüsseleigenschaften** zählt sie eine vertrauensvolle Beziehung und das Vertrauen in die Fähigkeiten des Partners im interdisziplinären

Team, aber auch die Fähigkeit zu konsentierten Entscheidungen sowie gleichberechtigten Berichten und Evaluationen. Damit ist gemeint, dass die einzelnen Teammitglieder kompromissfähig im Sinne einer bestmöglichen Zielerreichung sein müssen und sich an Teambeschlüsse halten sollten. In der Dokumentation und Berichterstattung der Arbeit des interdisziplinären Teams ist es wichtig, dem Beitrag aller Beteiligten Raum zu geben. Letztlich verlangt die interdisziplinäre Kooperation auch nach individuellen Kompetenzen in Bezug auf Kommunikationsfähigkeiten, fachliche Fähigkeiten und Konfliktmanagement. Aber auch die Dialogbereitschaft und die Fähigkeit zur Entscheidungsfindung sind erforderlich.

Die Auflistung verdeutlicht, dass viele der angesprochenen Aspekte dem Bereich der Haltung und Verhaltensweisen zuzuordnen sind und entsprechend weniger durch administrative Maßnahmen realisiert werden können, sondern bereits im Laufe der professionellen Ausbildung und Sozialisation erlernt und kontinuierlich aufgefrischt werden sollten.

In der bisherigen deutschen gesundheitspolitischen Diskussion zur interdisziplinären Zusammenarbeit wird der Fokus vor allem auf die Frage der Zuständigkeit und rechtlichen Verantwortlichkeit für einzelne Tätigkeiten gelegt, wie sich auch am Gutachten des Sachverständigenrates (2007) zeigt. Darin wird zwar auf Begriffsklärungen im Sinne definitorischer Festlegungen verzichtet, aber es werden verschiedene, tätigkeitsorientierte Kooperationsformen aufgezeigt: die Übertragung von Tätigkeiten von einer Berufsgruppe (in der Regel der Ärzte) auf eine andere Berufsgruppe in Form von **Delegation** oder **Substitution**, die **Spezialisierung** einzelner Berufsgruppen auf bestimmte Aufgaben und die als **Diversifikation** bezeichnete Integration von Aufgabenfeldern in die Aufgaben einer Berufsgruppe oder die Herausbildung neuer Berufsgruppen (SVR 2007).

Faktisch sind die in vielen Gesundheitseinrichtungen zu beantwortenden Fragen jedoch komplexerer Natur als der einer adäquaten Zuteilung von Einzeltätigkeiten an bestimmte Berufsgruppen. Im Memorandum der Robert-Bosch-Stiftung (2011) sind diese in einigen **Forderungen** konkretisiert, u. a.:

– Neuausrichtung arbeitsteiliger Prozesse an der Perspektive des Patienten
– Ausrichtung von Leitungsstrukturen an inhaltlichen Zielen statt an Statusfragen (mit einer entsprechenden Qualifikation der Leitung interdisziplinärer Teams)
– Aufbau von Organisationen mit Blick auf Versorgungsziele und Förderung der Zusammenarbeit (im Sinne flacherer, an Zielvorgaben orientierter Organisationsstrukturen)
– Förderung von Teambildungsprozessen durch Schulung und Strukturen (wie z. B. Team- oder Fallbesprechungen auf der Basis besonders gut gelungener oder besonders problematischer Versorgungsprozesse) und
– Erstellung von Leitlinien und Standards unter Beteiligung aller betroffenen Berufsgruppen und Fachgesellschaften

Einigkeit besteht unter vielen Autoren, dass die Implementierung interdisziplinärer Praxis hohe Anforderungen an alle beteiligten Akteure stellt und trotz der weithin akzeptierten Notwendigkeit entsprechender Ansätze **vielfältige Barrieren** bestehen, die einer breiten Umsetzung entgegenstehen. Kuehn (2009) benennt getrennte Ausbildungen, professionellen Elitismus, organisationelle Hierarchien, die Konfusion von Rollen und Sprache, unangemessene Kommunikationsmuster sowie professionelle Dissonanzen als die wichtigsten Hinderungsgründe.

Als Ausdruck einer interdisziplinären Zusammenarbeit bietet sich das Instrument der **Verfahrensregel/-anweisung** oder gemeinsamer **Standard Operating Procedures** (SOPs) an (▶ Kap. 29. Prozessmanagement). Gute Verfahrensregeln adressieren das gesamte Team, fokussieren alle Teammitglieder auf ein gemeinsames Ziel und nennen klare Rahmenbedingungen und Verantwortlichkeiten. Verfahrensregeln bzw. SOPs können in den meisten Fällen nur dann zum gewünschten Erfolg führen, wenn diese interdisziplinär und berufsgruppenübergreifend im Team angegangen werden. Sie werden meistens aufgabenspezifisch und mit einer klaren Zielsetzung (wie z. B. diverse SOPs des Entlassungsmanagement oder Schmerzmanagement) formuliert und regeln das Zusammenwirken unterschiedlicher Berufsgruppen bei der Erreichung der vorgegebenen Ziele.

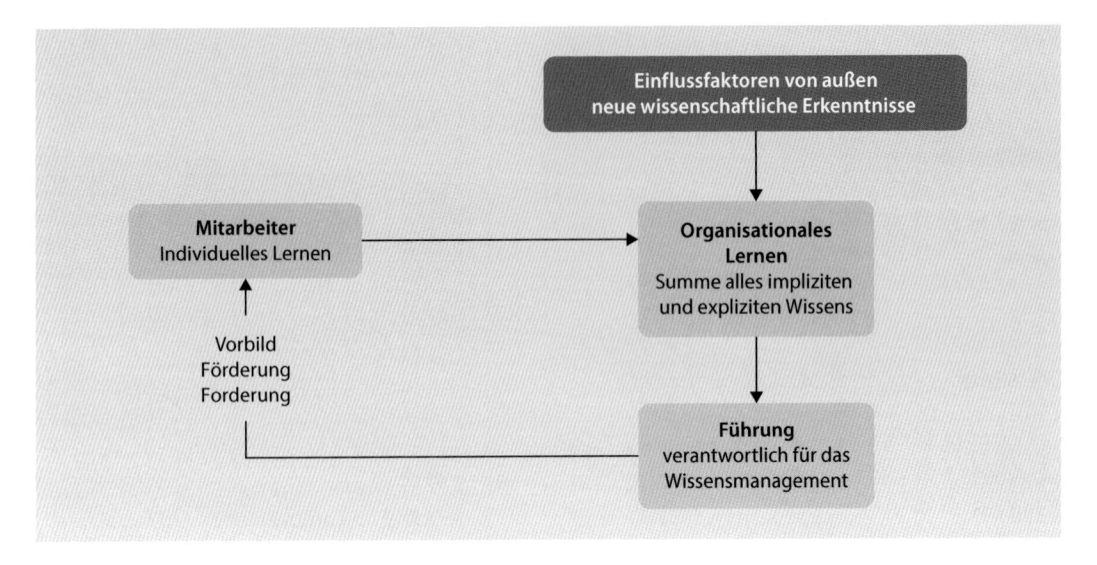

```
                          Einflussfaktoren von außen
                       neue wissenschaftliche Erkenntnisse
                                      │
                                      ▼
   Mitarbeiter                  Organisationales
Individuelles Lernen ──────────►    Lernen
        ▲                      Summe alles impliziten
        │                      und expliziten Wissens
     Vorbild                          │
     Förderung                        │
     Forderung                        ▼
        │                          Führung
        └───────────────────► verantwortlich für das
                                Wissensmanagement
```

Abb. 30.7 Organisationales Lernen, Wissensmanagement und das Individuum

Insbesondere risikobehaftete Versorgungsfragen wie das Sturzrisiko, der Umgang mit Medikamenten oder die Vermeidung nosokomialer Infektionen sind geeignet für Verfahrensregeln oder -anweisungen, da sie nur interdisziplinär wirksam beantwortet werden können. Verfahrensregeln helfen dabei, Unsicherheiten in der interdisziplinären Zusammenarbeit zu überwinden und die Kooperation zielorientiert zu gestalten. Nicht zuletzt sind sie ein geeignetes Mittel, die interdisziplinäre Zusammenarbeit auch neuen Mitarbeiterinnen und Mitarbeitern aus unterschiedlichen Berufsgruppen zu vermitteln und sie damit unabhängiger von der engagierten Initiative Einzelner zu machen.

30.6 Organisationales Lernen

Alexander Euteneier

30.6.1 Organisationales Lernen und individuelles Lernen

Organisationales Lernen ist der Zwillingsbegriff des Changemanagement. Lernen und Wandel sind wesensverwandt (Steinmann et al. 2005). Gelebtes Risikomanagement erfordert eine lernende Organisation, die sich ständig den neuen Herausforderungen stellt und neue Problemlösungen erarbeitet. Ein lernfreundliches Umfeld bedingt eine offene Organisation bzw. Gesellschaft, die es erlaubt, Dinge in Frage zu stellen und Neues auszuprobieren. Mitarbeiter arbeiten hier nicht nur, um ihre Aufgabe zu erfüllen, sondern werden durch die Organisation aufgefordert und gefördert, ihr Wissen zu erweitern und altes Wissen zu hinterfragen.

Die Unterstützung des individuellen Lernens muss heute vielmehr noch als früher als eine Aufgabe der Organisation betrachtet werden. Reason spricht davon, dass nur eine »informierte Kultur« eine Sicherheitskultur ist. »In einer informierten Kultur haben die Menschen, die das System leiten und betreiben, aktuelle Informationen über die menschlichen, technischen, organisatorischen und umweltbezogenen Faktoren, die über die Sicherheit des Systems als Ganzes bestimmen (Reason 1998).

Die oberste Betriebsleitung steht in der Verantwortung Strukturen wie ein Wissensmanagement einzurichten und ihre Führungskräfte in die Pflicht zu nehmen, ihrer Verantwortung als »lehrende« Aus-, Fort- und Weiterbilder gerecht zu werden. Sie sind nicht nur Vorbild, sondern fordern auch von ihren Mitarbeitern eine kontinuierliche Bereitschaft zum Lernen ein (◘ Abb. 30.7).

30.6 · Organisationales Lernen

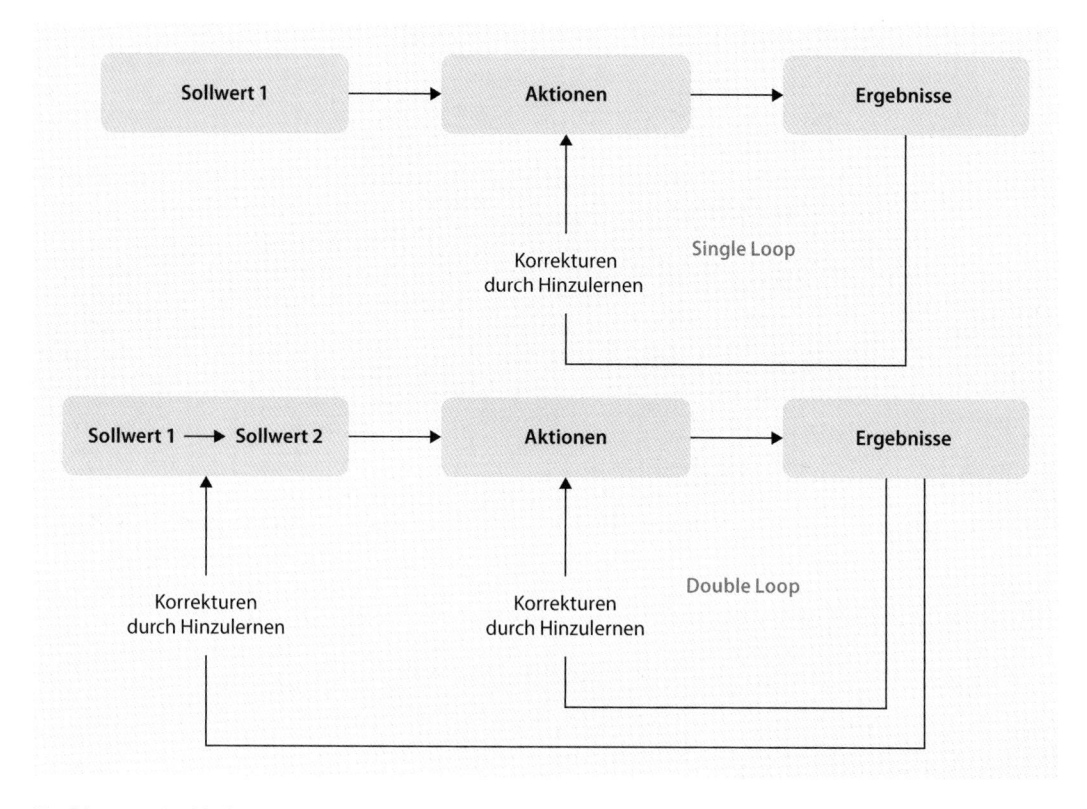

Abb. 30.8 Double-loop-Lernen als Merkmal einer lernenden Organisation

Der Begriff »organisationales Lernen« wurde von Argyris und Schön (1996) wesentlich geprägt, wonach sich das Wissen einer Organisation im Wesentlichen in Form von organisationsspezifischen Handlungstheorien manifestiert, die sich im weiteren in Theorien zur Begründung ihres Handelns (»espoused theory«) einerseits, und Theorien – oftmals unbewusst – des tatsächlichen Handelns (»theory in use«) andererseits, unterscheiden lassen (Argyris u. Schön 1996).

Argyris und Schön sprechen von **Single-loop-Lernen** als eine der am häufigsten praktizierten Formen des Lernens. Dabei werden Abweichungen eines vorab definierten Sollwertes über einen Lernprozess korrigiert, um den Sollwert noch zu erreichen. In der Regel handelt es sich dabei um operative Anpassungen.

Lernende Organisation verfahren nach dem **Double-loop-Lernen** (◘ Abb. 30.8). In diesem Regelkreis werden bei Abweichungen vom Sollwert nicht nur der Prozess, sondern auch die Prämisse des Sollwertes selbst hinterfragt. So kann es sein, dass die Zielgröße selbst nicht exakt definiert oder falsch ist. Reason spricht hier auch vom Erkennen der richtigen Exzellenz und der falschen Exzellenz. Wird nun nicht nur der Prozess, sondern ggf. auch die Zielgröße selbst in Frage gestellt und ein alternativer Sollwert definiert, kann dies unter Umständen zu Konflikten innerhalb der Organisation führen. Balanced Scorecards bieten hier z. B. die Möglichkeit, nicht nur die Maßnahmen und Prozesse anzupassen, sondern zusätzlich die Kenngrößen zu modifizieren.

Die Leitung steht in der Verantwortung, Strukturen aufzubauen bzw. Angebote anzubieten, um das Lernen an sich zu erleichtern. Lernen zu lernen, was auch als, Lernmethodenkompetenz, Meta-Lernen oder Deutero-Lernen (Argyris u. Schön 1996) bezeichnet wird, korreliert eng mit den Aufgaben und Zielen eines Wissensmanagement. Lernverhalten und Lernerfolge werden hinsichtlich ihrer Effizienz und Effektivität analysiert und Lernangebote entsprechend den Bedürfnissen der Organisation erstellt. Daraus resultiert eine Vielzahl verschiedener Vermittlungspraktiken um Wissen zu erwerben, z. B. Frontalvorträge, interaktive Trainings und Simulationen bis zu Morbiditäts & Mortalitäts-Konferenzen und Fallursachenanalyen (s. unten).

Über ein **Wissensmanagement** werden die betrieblichen Voraussetzungen etabliert, die es dem Mitarbeiter ermöglichen den Lernprozess selbstreflexiv und motivierend zu erleben. Wissensmanagement dient zur Verstetigung der in der Organisation praktizierten Lernprozesse. Wissensmanagement ist dabei weniger ein eigenes Managementsystem als vielmehr ein Konstrukt, das alle organisatorischen Ebenen durchdringt.

Wissensmanagement kann grob in **4 Aufgabenbereiche** unterteilt werden:
- Generierung von Wissen
- Wissensdarstellung, Archivierung, Verwaltung und Kontrolle
- Wissensverteilung, Dokumentation von Lernaktivitäten
- Schaffen eines Lerner freundlichen Umfelds

Lernen umfasst nicht nur kodifiziertes, d. h. in spezifischen Lernsettings zu erwerbendes Wissen, sondern auch nicht-kodifiziertes Wissen. Z. B. stellen alle kognitiv fordernden Handlungen wie chirurgische Eingriffe oder das Auffinden seltener Diagnosen zugleich eine **Lernerfahrung** dar. Diese informellen Lernerfahrungen bilden einen Teil des impliziten Wissens des Individuums und der Gesamtorganisation. Dieses Wissen ist weder aufgeschrieben noch ist es direkt abrufbar. Kliniken wie Maximalversorger, Spezialkliniken oder Universitätskliniken im Besonderen können aufgrund ihrer Diversität oder Spezifität auf einen immensen Wissensfundus, gespeichert in den Mitarbeitererfahrungen, zurückgreifen. Lernende Organisationen haben Mechanismen gefunden, dieses Wissen effektiv zu nutzen. Eine der Voraussetzungen hierfür ist die aktive Teilhabe der Mitarbeiter an der lernenden Organisation.

Große Mengen an **implizitem Wissen** finden sich häufig in eingespielten Teams. Sie können auch als Interessengemeinschaften, Wissensgruppen oder »**communities of practice**« betrachtet werden, die einen gruppenspezifischen Wissenspool teilen (◘ Abb. 30.9). Häufig erfolgt die Wissensvermittlung innerhalb der »community of practice« über »story telling«, einer narrativen Form der Wissensübermittlung. Das **narrative Lernen** in der Gruppe ist zusammen mit dem »**Meister-Schüler**«-**Prinzip** eines der ältesten und aufgrund seiner Unmittelbarkeit eine der stärksten Formen der Wissensvermittlung. Problematisch wird das Lernen in der Gruppe bzw. dem Team, wenn das Wissen aus dem Team nicht heraustritt und quasi an der Gruppe klebt (»sticky knowledge«). Häufig wird in diesem Kontext Wissen auch als Macht und Währung in der Organisation eingesetzt. Organisationen tun gut daran, dieses implizite Wissen der Teams durch fest installierte Austauschforen, z. B. im Rahmen wöchentlicher interdisziplinärer und interprofessioneller Fortbildungen, allen anderen zur Verfügung zu stellen.

Informelle Weitergabe von Wissen und Lernen wird dann problematisch, wenn keine Kontrolle über die Richtigkeit der Information erfolgt. Gruppeninternes Lernen kann ohne Qualitätskontrolle schnell in der Aneignung falschen Wissens, auch **Nicht-Wissen** genannt, enden. Aufgrund dessen sollten stets die Kriterien der Evidenz-basierten Medizin bzw. eine wissenschaftliche Begründung herangezogen werden.

30.6.2 Lernmethoden

Beim Erwachsenen spielen Ergebnisorientierung und Selbstwirksamkeit als Schlüsselfaktoren für eigenmotiviertes Lernen eine wesentliche Rolle. Vorratslernen ist keine Option. Die dafür notwendige Selbstlernkompetenz umfasst:
- Selbstmotivation als Basis für den Wissenserwerb
- Reflexivität
- Lernmethodenkompetenz

Die **Motivation** speist sich aus dem zu erwartenden Ergebnis und der damit verbundenen Selbstwirksamkeit. Der Lerner wägt seine eigenen Ressourcen ab, bewertet die Wahrscheinlichkeit der Zielerreichung und seinen Nutzen und prüft ob das Lernergebnis relevante Folgen nach sich zieht. Bestehen in der Organisation Strukturen, die ein eigenverantwortliches Arbeiten stark unterdrücken und in

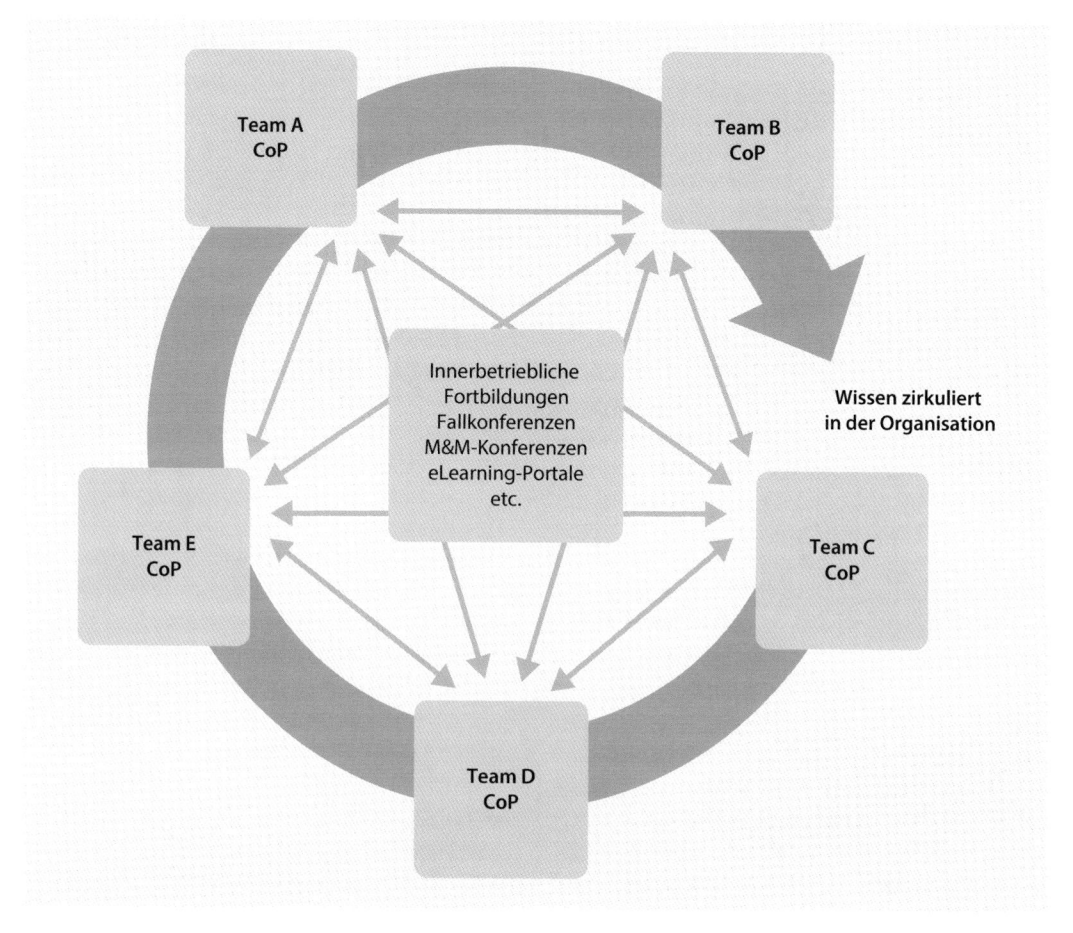

Abb. 30.9 Wissen zirkuliert in der Organisation: Verschiedene Teams (»communities of practice, CoP) tauschen sich über feste Kommunikationsstrukturen aus

denen Mitsprache nicht gewünscht wird, besteht wenig Motivation zum Lernen. Weitere Motivatoren sind z. B. damit verbundene Aufstiegschancen, Anerkennung oder auch ein finanzieller Nutzen.

Reflexivität erfordert eine Beobachtungs- und Analysefähigkeit sowie die Fähigkeit, das neue Wissen in die tägliche Praxis zu integrieren. **Lernmethodenkompetenz** wiederum umfasst Lerneffektivität und Effizienz, z. B. im Erlernen von Fähigkeiten in einem »skills lab« oder am Phantom, Medienkompetenz im Umgang mit der vorhandenen Medienvielfalt sowie eine Strukturierungsfähigkeit des eigenen Lernens bzw. im Kontext der Organisation, des organisationalen Lernens anhand von Curricula, Lernmodulen, Nutzen/Angebot von Support und Mentoring.

Lernen wird dabei nach Merrill (2002) unterstützt, wenn
- die Lerner in die Lösung von alltagsnahen Problemen einbezogen werden,
- Vorwissen als Basis für das neue Wissen aktiviert wird,
- neues Wissen dem Lerner demonstriert wird,
- neues Wissen vom Lerner angewendet wird,
- neues Wissen in die Welt des Lerners integriert wird.

Lernen findet dabei in einem sich ständig neu vollziehenden Lernzyklus statt (Abb. 30.10). Auslöser sind definierte Fragestellungen und Probleme, die eine konkrete Lösung verlangen. Dadurch wird der Wunsch zum Lernen aktiviert. Besonders die hand-

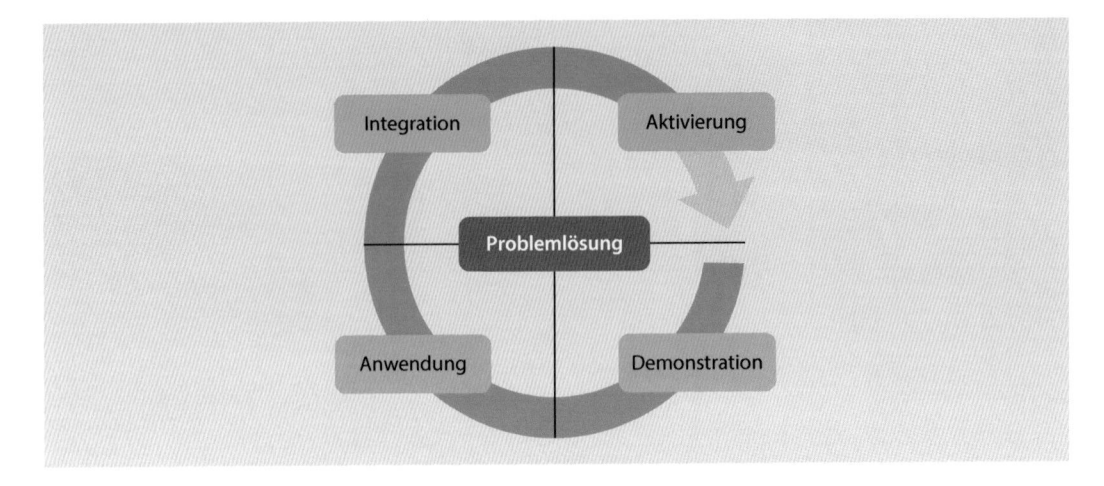

◘ Abb. 30.10 Lernzyklus in 4 Schritten. (Adaptiert nach Merril 2001)

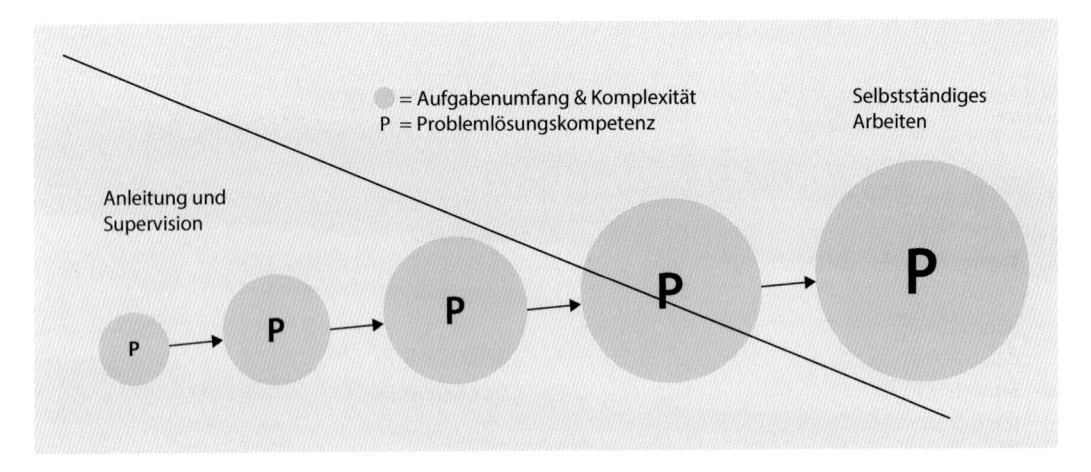

◘ Abb. 30.11 Schrittweiser Aufbau von Problemlösungskompetenzen und gleichzeitige Reduktion von Anleitung und Supervision

werklichen Fertigkeiten müssen erst demonstriert und durch eigene Anwendung geübt werden, um so durch die gelebte Praxis in das Repertoire der bereits erworbenen eigenen Kompetenzen integriert zu werden.

Dabei sollte der Lernende schrittweise auf die Übernahme von Aufgaben hingeführt werden (◘ Abb. 30.11). Mit zunehmender eigener Kompetenz kann die Supervision reduziert werden.

Walker und Peyton (1998) haben dies für das Lernen der Chirurgie im Operationssaal im Rahmen einer »**Meister-Schüler**«-**Beziehung** veranschaulicht. Sie betrachten »Chirurgie als eine Kunstfertigkeit auf Basis von Gewissheit, welche sich von einer risikobehafteten Unternehmung mit unsicheren Ausgang zu einer reproduzierbaren Operation mit vorhersehbarem guten Ergebnis bewegt.«

Die Autoren schlagen 4 Schritte vor, um chirurgische Fähigkeiten zu unterrichten:
- Erster Schritt: Zeigen der gesamten Prozedur (Operation) im Überblick durch den Chirurgen.
- Zweiter Schritt: Chirurg führt die Operation aus und erklärt diese im Detail.
- Dritter Schritt: Chirurg führt die Operation aus und lässt den Trainee die Operation er-

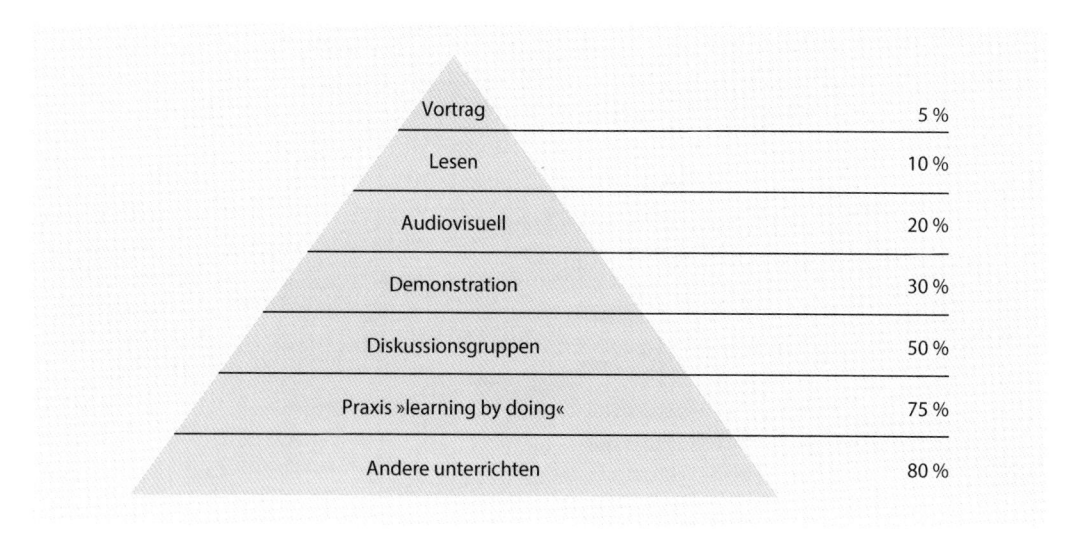

```
                    Vortrag                         5 %
                    Lesen                          10 %
                  Audiovisuell                     20 %
                 Demonstration                     30 %
              Diskussionsgruppen                   50 %
           Praxis »learning by doing«              75 %
             Andere unterrichten                   80 %
```

Abb. 30.12 Schematische Darstellung der Lerneffizienz verschiedener Methoden

klären. Der Chirurg hört zu und fügt Fragen ein, um sicher zu stellen, dass der Trainee die Prozedur versteht.
- Vierter Schritt: Trainee führt definierte Teile der Operation selber durch, wobei mit jeder Operation mehr Operationsschritte durch den Trainee selbstständig durchgeführt werden.

Die Frage beim Lernen bleibt stets: Mit welcher didaktischen Methode erreiche ich am besten das zuvor definierte Ziel? Dabei zeigen sich bezüglich der nachhaltigen Lerneffizienz und dem Behalten von Wissen deutliche Unterschiede zwischen den verschiedenen Lernmethoden.

Die **Lernpyramide** des National Training Laboratories veranschaulicht bildhaft die Unterschiede der zu erwartenden nachhaltigen Lerneffizienz, wobei diese Werte lediglich als grobe Anhaltspunkte dienen (Abb. 30.12). Umso effizienter die Lernmaßnahmen sein sollen, umso interaktiver sollten sie sein. Damit einhergehend steigen die Produktionskosten und Personalressourcen. Frontalvorträge haben den geringsten nachhaltigen Lerneffekt, jedoch ist diese Form der Wissensvermittlung aufgrund ihrer schnell und einfach zu produzierenden Weise noch immer die am weitesten verbreitete Methode.

30.6.3 Hochrisikoorganisationen und ihre Lernangebote

Lernende Hochrisikoorganisationen (HRO) müssen ihre Lernangebote so gestalten, dass sich diese Lernprozesse in die tägliche Arbeitsroutine integrieren lassen. HROs sollten einerseits verbindliche Lernthemen vorgeben, die besonders der Sicherheit von Patienten und Mitarbeiter dienen, andererseits auch eine freie Gestaltung an Lerninhalten zulassen, die zu individuellen Spezialisierungen führen, wie z. B. die Ausbildung zu einem Risikomanager, Qualitätsmanagementbeauftragten, Operationskoordinator, Hygienebeauftragten Arzt, Wundexperten, Schmerztherapeuten oder Antibiotic-stewardship-Experten für die Belange des klinischen Risikomanagements.

Ziel der Organisation sollte es sein, im Rahmen eines **Wissensmanagement** die verschiedensten Lernaktivitäten sinnvoll in Themenblöcke zu einen attraktiven Curriculum zusammenzufassen und den Mitarbeitern mit Prüfungen und Feedback-Einheiten die Möglichkeit zu geben, ihren Wissensstand zu erweitern bzw. zu reflektieren. Interne Fort- und Weiterbildungen werden mit externen Angeboten kombiniert und in einem gemeinsamen **Curriculum** festgehalten. Teile des Curriculums sind fach- und berufsgruppenübergreifend, weitere

Teile spezifisch auf die Bedürfnisse der jeweiligen Zielgruppe zugeschnitten.

Typische **Lernaktivitäten** und **Wissensspeicher** sind:
- Vorträge
- Print- und Online-Bibliotheken
- Wissensdatenbanken
- Audiovisuelle Medien (z. B. webbasierte problemorientiere interaktive Patientenfälle)
- eLearning
- Prüfungen (online und vor Ort)
- Feedbackmaßnahmen (arbeitsplatzbasierte Assessments wie DOBS, Mini-CEX, NOTSS, Notechs Behavioural Markers, ▶ Kap. 33 Analyse- und Reportingwerkzeuge)
- Demonstrationen (Prozeduren werden vorgeführt, z. B. im Operationssaal, im Kreißsaal, im Herzkatheterlabor, vor Ort oder per Videokonferenz)
- Eigenes Demonstrieren unter Supervision (Walker u. Peyton)
- Diskussionsgruppen (z. B. onkologische Konferenzen, M&M-Konferenzen, Fallursachenanalysen)
- Simulationstrainings, Rollenspiele und Crew-Resource-Management-Trainings
- Andere Mitarbeiter als Dozent oder Mentor unterrichten

In Kliniken ist es teils Praxis, dass die angebotenen Fortbildungsinhalte, z. B. im Rahmen einer wöchentlichen Fortbildungsveranstaltung, eher dem Zufall und der Verfügbarkeit und weniger dem tatsächlichen Bedarf, geschuldet sind. Die Erstellung eines organisationsspezifischen Fortbildungscurriculums setzt eine **Bedarfsanalyse** bei den Mitarbeitern und der Leitung voraus. Qualitativ hochwertige innerbetriebliche Fortbildungen sollten deutlich mehr als bisher fach- und praxisorientiert verpflichtend für alle Mitarbeiter sein.

> Alle Lernaktivitäten können über persönliche Lern-Portfolios gesteuert und verwaltet werden und Grundlage der jährlichen Mitarbeiterentwicklungsgespräche sein.

Im universitären Bereich sowie in der Industrie haben sich in den letzten Jahren zunehmend **eLearning-Portale** etabliert, die alle Lernaktivitäten online in einer Lernumgebung abbilden. Der wesentliche Vorteil liegt darin, verschiedenste Lernaktivitäten bedarfsgerecht zu einem persönlichen Skills-Management für die Personalentwicklung kombinieren zu können, welches die individuellen Bildungsziele berücksichtigt. Dabei stehen selbst gesteuerte Lernprozesse, die in Eigenverantwortung gestaltet werden im Sinne eines adaptiven Lernens im Vordergrund. Werden webbasierte Lernmodule den Präsenzschulungen im Sinne eines »**blended learnings**« vorgeschaltet, erhöht dies die Effizienz der Präsenzveranstaltung. Die Teilnehmer haben so in der Präsensveranstaltung einen aufeinander abgestimmten Wissenshintergrund und mehr Zeit für die Bearbeitung komplexer Fragestellungen, die sich online nur schwer abbilden lassen.

Die schrittweise Weiterentwicklung von einem heute häufig noch unkoordiniertem organisationalen Lernen hin zu einem strukturierten Lernangebot, unter Verwendung multimedialer Lernmedien sowie curricularer Steuerung der selbigen über ein eLearning-Portal und Komplementierung mit Übungen/Simulationen an Modellen zur Verbesserung der handwerklichen Fertigkeiten ist essenzielle Aufgabe eines Wissensmanagements von HR-Organisationen (◘ Abb. 30.13).

Als vorbildliche Lösung einer Kompetenzentwicklung des Flugpersonals kann das »Basic-competence-for-optimum-performance«-Programm der Lufthansa gelten. In Anbetracht der vielen Fehlerquellen aus dem Human-Factor-Bereich entwickelte die Lufthansa eine Ausbildungsprogramm, welches 9 Felder aus den drei Kompetenzbereichen Technik – Prozeduren – Interpersonales Verhalten adressiert (Lufthansa Flight Safety Project 97–99; Brandt 2010).

Übertragen auf den medizinischen Bereich sind dies:
- **Medizinische Fachthemen**
  - Klassische Fort- und Weiterbildungsthemen
  - Querschnittsthemen wie Hygiene, Pharmakologie etc.
- **Prozedurale Abläufe**
  - Organisation
  - Notfallmanagement
  - Patientenpfade
  - Patientensicherheit etc.

30.6 · Organisationales Lernen

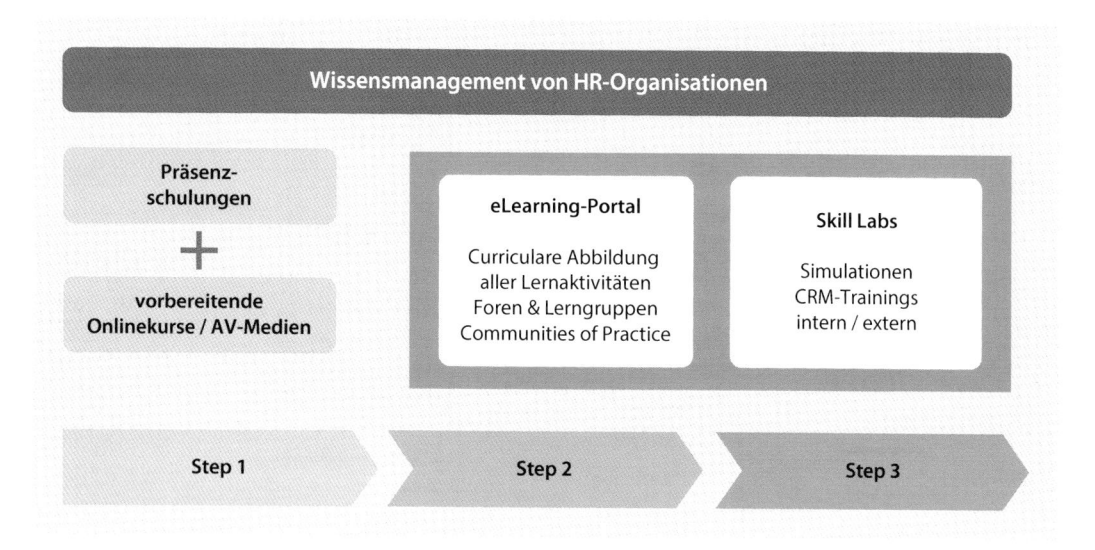

Abb. 30.13 Wissensmanagement für HR-Organisationen: 3-phasiger Entwicklungsplan für die Etablierung eines Wissensmanagement

- Interpersonelle Kompetenzen
  - Führung
  - Kommunikation
  - Selbstmanagement
  - Situation awareness
  - Shared decision making etc.

30.6.4 Gestaltung der ärztliche Weiterbildung

Die ärztliche Weiterbildung in Deutschland befindet sich im Umbruch und wird unter den aktuell bestehenden Umständen zunehmend schwieriger zu leisten. Schon aufgrund des bestehenden Ärztemangels, der Arbeitsverdichtung und der daraus resultierenden fehlenden Zeit für die Weiterbildung wird es zu einem systemischen Problem. Die Weiterbildungslandschaft und die Qualität der Weiterbildung erscheinen sehr heterogen und intransparent. Die Ermächtigung zur Weiterbildung wird vornehmlich an der fachlichen Kompetenz des Chefarztes festgemacht, besondere didaktische Kompetenzen werden von den Weiterbildern nicht gefordert.

Während Universitätsklinika noch Ressourcen für die Weiterbildung, häufig querfinanziert über die Lehre, zur Verfügung stellen, bestehen besonders in Krankenhäusern der Grund- und Regelversorgung für das Management kaum Anreize zur ärztlichen Weiterbildung. Der damit verbundene Mehraufwand wird im DRG-System nicht kompensiert. Dennoch sind gerade diese Einrichtungen heute besonders gefordert, attraktive Weiterbildungskonzepte anzubieten, um Mitarbeiter zu gewinnen bzw. zu qualifizieren und zu halten. Private Klinikverbünde haben dies seit längerem erkannt und werben mit attraktiven Weiterbildungsoptionen. Dazu gehören u. a. feste Rotationen in spezifische Fachabteilungen, ein eigenes Weiterbildungsbudget und Zeitkonten sowie das Angebot von Mentoring.

> Die bestehenden und bekannten Defizite in der Weiterbildung können nur überwunden werden, wenn die Organisation es sich selbst zur Aufgabe macht eine lernbereite, offene Organisation zu sein und dies in der täglichen Praxis unter Beweis stellt.

Für den ärztlichen Bereich existieren seitens der Fachgesellschaften bereits vermehrt **Weiterbildungscurricula**, die zur Orientierung für die Ausgestaltung der einrichtungsinternen Weiterbildung dienen können. Diese Curricula sollten durch die jeweiligen Weiterbildungsbeauftragten auf die Bedingung vor Ort zurecht geschnitten werden und ggf. fehlende Weiterbildungsinhalte durch Zusammenschluss von Weiterbildungsnetzwerken ergänzt werden.

Das bereits verpflichtende **Logbuch** für Weiterbildungsassistenten, was derzeit mehr oder weniger ein Dokumentationswerkzeug ist, sollte wie in der Fortbildung zu einem persönlichen Weiterbildungsportfolio erweitert werden. Dieses dient neben der Dokumentation auch der Reflexion der zuvor definierten Weiterbildungs- und Kompetenzentwicklungsziele und bildet die Basis der jährlichen Mitarbeitergespräche und des persönlichen Entwicklungsplans. Feste Supportstrukturen und fest zugeteilte Mentoren unterstützen die Lernaktivitäten der Weiterzubildenden (David et al. 2013).

30.6.5 Lernen mit Simulationen

Der Einsatz von Simulationen ist in Hochrisikoorganisationen nicht mehr wegzudenken. Zu groß wäre das Risiko, z. B. Piloten ein neues Flugzeugmuster fliegen zu lassen, ohne dass diese vorab möglichst wirklichkeitsgetreu Routine- und Notfallszenarios üben.

Typische Branchen für den Einsatz von Simulationen sind:
- Luftfahrt- und Raumfahrt
- Kernkraftwerke
- Ölindustrie (Ölförderungsplattformen)
- Militär, Polizei
- Feuerwehr, Katastrophenschutz
- Medizin

Die Vorteile der Simulation bestehen besonders darin, unter kontrollierten Bedingungen anhand verschiedener Schwierigkeitsgrade und einer großen Bandbreite klinischer Settings komplexe Fertigkeiten und Prozesse durch Wiederholungen einzuüben. Dabei erhält der Proband sofort ein konstruktives Feedback, um Defizite zu korrigieren. Die Simulation gibt dem Trainee die Möglichkeit, neben dem Einüben handwerklicher Fertigkeiten auch gezielt Problemstellungen und unerwartete Notsituationen zu lösen. Das Üben am Simulator verbessert so auch die Motivation des Praktizierenden, da mit einer größeren subjektiven Sicherheit auch die Kompetenz insgesamt steigt.

Heutige Simulationspuppen, die z. B. für das **Megacode-Training** zur Übung von Reanimationen eingesetzt werden, verfügen über eine Vielzahl an Interventionsmöglichkeiten und lebensechten Reaktionsmuster. Sie werden isoliert oder integriert in Rollenspielen und Übungsszenarios, z. B. in Simulationszentren oder »skill labs« eingesetzt.

Die Übung chirurgischer Fertigkeiten am Simulator ist besonders für chirurgische Anfänger geeignet und verlagert den Beginn der oft flachen Lernkurve vor den Operationssaal und verkürzt die Lernkurve deutlich. Dabei bieten sich Simulationen für die Übung laparoskopischer Eingriffe aufgrund des hohen apparativen Einsatzes besonders an. Seymour und Kollegen (2002) konnten nachweisen, dass virtuelles Training die Performance der laparoskopischen Gallenblasenentfernung signifikant verbessert. Für die laparoskopische Viszeralchirurgie stehen bereits verschiedene Simulationssysteme zur Verfügung, die einfache bis hin zu sehr komplexen Eingriffen, wie eine laparoskopische Sigmaresektion, simulieren (Maschuw et al. 2010).

Trainings in High-end-Simulatoren, z. B. Flugsimulatoren für Eurofighter-Piloten, dessen Anschaffungskosten sich auf ca. 50 Millionen € belaufen, versetzen Piloten unter starkem psychischen Druck und gehen an die Grenzen der Belastbarkeit. In diesen Grenzsituationen werden vor allem Fertigkeiten der »**cognitive readiness**« abverlangt, die sich wiederum aus einer Anzahl verschiedener Kompetenzen wie Problemlösungsfertigkeiten, Entscheidungsfindungsfertigkeiten, Emotionskontrolle, kognitive Flexibilität und metakognitive Fertigkeiten um die eigenen Denkprozesse zu regulieren, zusammensetzt (Blaschke 2012).

Simulationen müssen jedoch nicht zwangsläufig mit hochtechnischen Apparaten erfolgen. Die Prüfungsmethode »**Objective Structured Clinical Examination**« (OSCE), die z. B. in Deutschland, Kanada und den USA häufig eingesetzt wird, verwendet ebenso wie das weltweit eingesetzte »**Advanced-Trauma-Life-Support**« (ATLS)-Trainingsprogramm Schauspieler, die Erkrankungen und Verletzungen simulieren und erzielen damit einen hohen Realitätsgrad.

30.6 · Organisationales Lernen

In einem einfachen klinischen Trainings-Setting können Mitarbeiter ebenso Rollen einnehmen, beispielsweise Patienten simulieren. Das Rollenverhalten und mögliche Reaktionsmuster sollten dabei, angepasst an die jeweilige Intervention, in einem Skript vorab exakt festgelegt werden. Übernehmen Mitarbeiter die Patientenrolle, hat dies den zusätzlichen Vorteil eines Perspektivenwechsels und schafft dadurch neue Erfahrungen.

Simulationen können auch im Risikomanagement (▶ Kap. 33.13 Szenarioanalysen) eingesetzt werden. Sie können Abläufe wie klinische Patientenpfade oder Patientenströme modellieren und dabei helfen, diese zu optimieren. Sie legen so Schwachstellen frei, die ansonsten zu Patientenschäden geführt hätten.

30.6.6 Crew-Resource-Management-Training

Das Crew-Resource-Management (CRM)-Training kommt ursprünglich aus der Luftfahrt und integriert wesentliche Erkenntnisse der Human-Factor-Forschung in ihr komplexes Trainingskonzept. Das CRM-Training dient im Besonderen dem Üben der Kompetenzen
- Führungsverhalten,
- situative Aufmerksamkeit (»situation awareness«),
- Entscheidungsfindung (»shared decision making«, »shared situation awareness«),
- Kommunikation (»closed loop communication«),
- Koordination und Kooperation in der Gruppe

während des Lösens definierter Aufgaben. Dabei werden die Aufgaben in der Gruppe auf die Teammitglieder aufgeteilt.

In der Regel sind dies risikobehaftete kritische Ereignisse, z. B. kann im Rahmen eines Katastropheneinsatzes oder der Bekämpfung eines Seuchenausbruchs nosokomialer Infektionen das Verhalten des Krisenstabes trainiert werden. In der Medizin wird das CRM-Trainingsformat zum Üben von Notfallsituationen im Kreißsaal »simparteam« (▶ Kap. 30.7 Simulationstraining im Kreißsaal) eingesetzt.

Es verläuft in 3 Phasen:
- »Initial-awareness«-Training (Einführung in das Human-Factor-Konzept, Sensibilisierung für das Thema)
- Simulationsübung eines realistischen Szenarios in der Gruppe mit verteilten Rollen und Aufgaben
- Auffrischungstraining (z. B. im Rahmen eines Seminars)

Metastudien zur **Effektivität von CRM-Trainings** in Gesundheitswesen liefern sehr heterogene Ergebnisse. Connor und Kollegen (2013) sehen anhand einer Meta-Analyse von 14 Studien lediglich Vorteile in der Anwendung von CRM-Trainings, was die Beeinflussung von Verhalten betrifft, sowie mittlere bis geringe Effektgrößen bei der Reduzierung von unerwünschten Ereignissen bzw. Zeit bis zum Abschluss der klinischen Aufgabe. Die Aufenthaltsdauer des Patienten wurde dadurch nicht verkürzt. Die Autoren kommen zur Schlussfolgerung, dass trotz methodischer Limitationen der Metastudie ein Nutzen der CRM-Trainings im medizinischen Setting vorhanden ist. Allerdings sollten die Ergebnisse von CRM-Trainings in Bezug auf Patientensicherheit und Versorgung noch besser evaluieren werden (O'Connor et al. 2013).

CRM-Trainings sind sehr personalaufwändig und kostspielig. Sie sollten deshalb vor allem in klinisch hochrisikobehafteten Settings eingesetzt werden, wo ihre Vorteile voll zur Geltung kommen. Sie haben ihre Stärke besonders dort, wo viele Mitarbeiter unter Zeitdruck und hohem psychischen Stress oft komplexe lebensrettende Aufgaben zu erfüllen haben. Hierzu gehören u. a. der Kreißsaal und der Schockraum.

Kritisch muss jedoch erwähnt werden, dass CRM-Trainings nur dann sinnvoll sind, wenn bereits im Vorfeld die Rollen, Verantwortlichkeiten und Aufgaben der Teammitglieder klar definiert sind und dementsprechend auch in der täglichen Praxis so gelebt werden. Ansonsten besteht die Gefahr, dass sich über das CRM-Training fehlerhaftes Wissen einschleift und im Kontext (der tatsächlichen Situation) ineffektives Verhalten hervorbringt. Gemessene Verbesserungen liegen dann lediglich dem Hawthorne-Effekt zugrunde (Hunt u. Callaghan 2008).

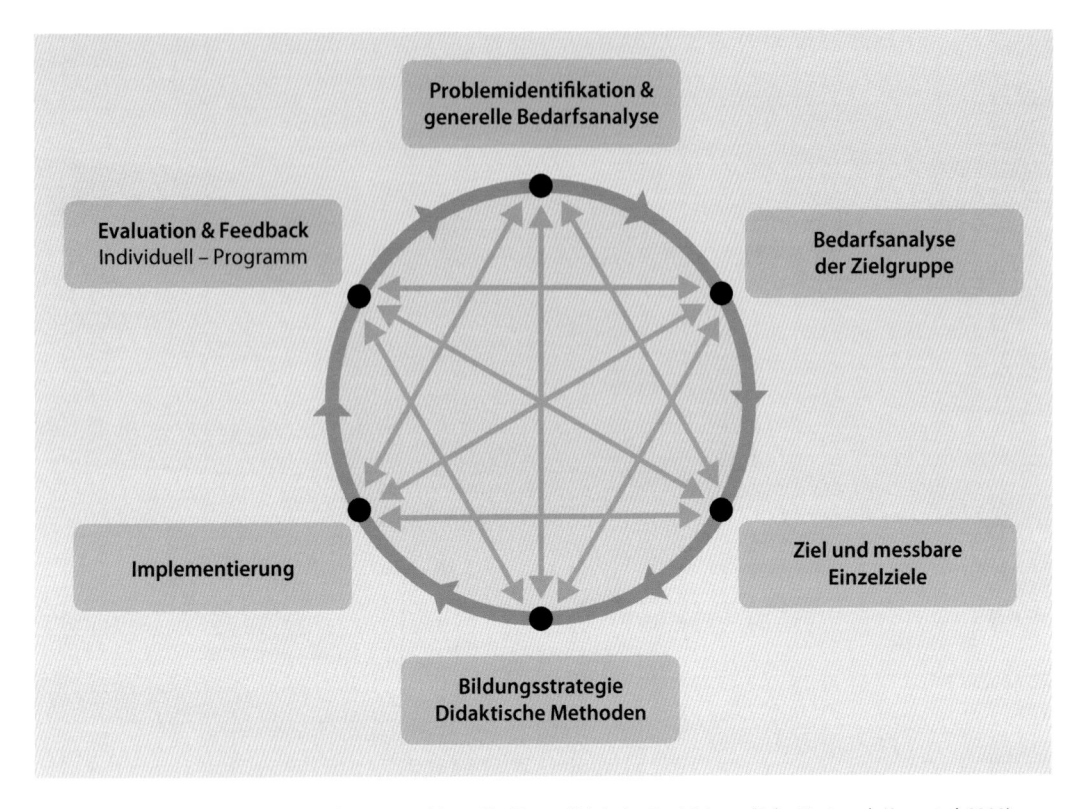

Abb. 30.14 6 Schritte zur Curriculum Entwicklung für die medizinische Ausbildung. (Adaptiert nach Kern et al. 2009)

»CRM-Trainings in der Luftfahrt fallen in ein gut gemachtes Bett, wo Human-Factor-Wissen seit langem praktiziert wird und Sicherheitsprozeduren wie stetige Gegenkontrollen, Peer Reviews, Befähigungskontrollen die Regel sind. Piloten wissen um Entscheidungsbildung, Hierarchiegradienten, kognitive Fixierungen und Automations-Überraschungen«. Solch ein fruchtbarer Boden an Vorkenntnisse im Human-Factor-Bereich besteht in medizinischen Umfeld nicht (Dekker 2008).

Aufgrund dessen sollten CRM-Trainings gezielt und wohldosiert eingesetzt werden. Alternative und kostengünstigere Trainingsformate können hier effizienter und mit größerem Nutzen eingesetzt werden.

Zudem tritt hier eine Grundproblematik aller Trainingsmaßnahmen zu tage. Werden im Trainingssetting **Rahmenfaktoren** vorausgesetzt, die in der Realität nicht vorhanden sind oder nicht praktiziert werden, wird das Training ad absurdum geführt. Aufgrund dessen erscheint es bei jeder Form von Trainingsmaßnahme essenziell, vorab eine genaue **Analyse der bestehenden Situation** vor Ort, der gelebten Praxis und den bestehenden Defiziten durchzuführen. Erst dadurch können sinnvolle effektive Trainingsmaßnahmen ihre volle Wirkung entfalten.

30.6.7 Curriculum-Entwicklung und Curricula zur Patientensicherheit

Bei der Erstellung von Lernplänen bietet es sich an gemäß der 6 Schritte der Curriculums-Entwicklung nach Kern et al. (2009) vorzugehen (◘ Abb. 30.14).
— **Generelle Bedarfsanalyse.** Die Problemidentifizierung und generelle Bedarfsanalyse erfordert einen Abgleich zwischen den Zielen und Erwartungen der Organisation bzw. Fachabteilung, entsprechend ihrem angebotenen Leistungsspektrum und den bestehenden Lücken an Wissen und Fertigkeiten der Mitarbeiter.

Bezogen auf das klinische Risikomanagement müssen primär bestehende Sicherheitsdefizite und deren mögliche Ursachen erkannt werden.

- **Bedarfsanalyse der Zielgruppe.** In einem zweiten Schritt geht es darum festzustellen, welche Trainings- und Schulungsmaßnahmen erforderlich sind, um die Mitarbeiter zu befähigen mehr Patientensicherheit zu gewährleisten und widerstandfähiger gegen Fehler zu machen. In diesem Zusammenhang ist es wichtig zu wissen, welche Trainings- und Schulungsmaßnahmen bereits stattfanden bzw. noch geplant sind, und welche Leistungsnachweise, Befähigungen, Defizite und Bedürfnisse vorliegen. Des Weiteren sollten präferierte Lernmethoden und Lernstrategien, mögliche Hindernisse und verstärkende Faktoren sowie vorhandene Ressourcen wie Budget, Personal und Zeit festgestellt werden. Daran scheitert es bereits häufig in der Praxis.
- **Ziele.** Die anzusteuernden Ziele der Trainings- und Schulungsmaßnahmen sollten klar definiert sein, nur so ist eine Evaluation hinsichtlich Effektivität und Effizienz der Maßnahme möglich. Die wichtigsten Ziele könnten z. B. als Parameter in Balanced Scorecards hinterlegt werden, um diese langfristig zu steuern. Im Kontext des Lernens sind typische Ziele die Aneignung neuen Wissens, Änderung von Verhaltenseinstellungen und der Erwerb von psychomotorischen und handwerklichen Fertigkeiten. Die Lernziele können mit globalen Kriterien wie der Reduzierung der Fehlerrate oder Reduzierung von Patientenschäden in Beziehung gesetzt werden, obwohl es oftmals schwer ist, aufgrund vielfältiger Einflussgrößen eine eindeutige Korrelation zu den Trainings- und Schulungsmaßnahmen herzustellen. Dennoch sollten globalen Patientensicherheitsziele dem Curriculum vorstehen, um den Gesamtkontext der Maßnahme zu betonen. Zu fein granulierte Ziele sind dagegen zu vermeiden, da sie nur noch wenig Spielraum für kreative alternative Lösungen zulassen bzw. das Curriculum unnötigerweise aufblähen.
- **Lernstrategie.** Die Lernstrategie umfasst die intelligente Verbindung von Lerninhalten und ihrer methodischen Darstellung, wobei jede Methode ihre Vor- und Nachteile hat. Zu empfehlen ist ein Mix an verschiedenen Methoden die gezielt entweder kognitive, affektive, psychomotorische oder handwerkliche Lernziele am besten vermitteln können. Die Lernstrategie sollte sich an dem Lernen von Erwachsenen orientieren, welches überwiegend selbstgesteuert und eigenmotiviert ist. Dennoch sollte das Curriculum Verbindlichkeit haben und muss ggf. verpflichtend umgesetzt werden.
- **Implementierung.** Die gelungene Implementierung eines Curriculums mit den damit verbundenen Trainings- und Schulungsmaßnahmen stellt eine weitere Herausforderung dar. Neben der Überwindung des Ressourcenproblems und möglicher Vorurteile geht es vornehmlich um die Gewinnung der aktiven Unterstützung der Führung und Meinungsbildner. Ohne einem Roll-out-Plan und ausreichender Werbung für die eigene Sache wird die Implementierung scheitern.
- **Evaluation.** Jede Trainings- und Schulungsmaßnahme sollte nach einem einheitlichen Standard evaluiert werden. Die Evaluation dient der kontinuierlichen Verbesserung der einzelnen Lerneinheiten und des Curriculums als Ganzes. Des Weiteren können summative Prüfungen (Tests) eine Lernzielkontrolle zur Selbstüberprüfung anbieten, sollten jedoch im Bereich der betrieblichen Fort- und Weiterbildung keinen Bestehenscharakter haben.

Curricula zur Patientensicherheit

Weltweit gibt es einige sehr etablierte und renommierte Curricula zur Patientensicherheit. Eine Auswahl gibt der folgende Überblick:
- WHO patient safety curriculum guide: multiprofessional edition, 2011 (▶ www.who.int)
- Patient Safety: A Curriculum for Teaching Patient Safety in Emergency Medicine (ACAD EMERG MED, January 2003, Vol. 10, No. 1, ▶ www.aemj.org)
- National Patient Safety Education Framework, 2005, Australian Council for Safety and Quality in Health Care (▶ www.safetyandquality.gov.au)

- Bundesärztekammer Fortbildungskonzept Patientensicherheit, 2009, Herausgeber: Bundesärztekammer, Kassenärztliche Bundesvereinigung, Ärztliches Zentrum für Qualität in der Medizin und Expertenkreis Patientensicherheit des ÄZQ (► www.bundesaerztekammer.de)
- Wege zur Patientensicherheit, Lernzielkatalog für Kompetenzen in der Patientensicherheit, Eine Empfehlung des Aktionsbündnis Patientensicherheit e.V., 2012 (► www.aps-ev.de)

30.7 Simulationstraining im Kreißsaal

Ingeborg Singer

Im Folgenden berichtet die Leiterin des Pilotprojektes simparteam über ein neues interdisziplinäres Trainingsprogramm zu Notfallsituationen im Kreißsaal. Das Projekt dient der Erhöhung der Sicherheit von Mutter und Kind bei Notfällen unter der Geburt. Im Mittelpunkt steht ein simulationsbasiertes Training des erweiterten Kreißsaal-Teams, dessen direkte Effekte anhand eines Fallbeispiels demonstriert werden.

30.7.1 Notfall im Kreißsaal

Beispiel
Bei Frau Hoffmann, einer 32-jährigen Zweitgebärenden, waren alle auf eine problemlose Geburt eingestellt. Schon das erste Kind war vor zwei Jahren mühelos spontan auf die Welt gekommen, und auch die jetzige Schwangerschaft verlief wieder regelrecht. Am 13. Mai um 15:00 Uhr kam Frau Hoffmann mit Wehen in Begleitung des Ehemannes direkt in den Kreißsaal. Die nette Hebamme, die eine Öffnung des Muttermundes auf schon erfreuliche 2 cm diagnostizierte, kannte sie zum Glück bereits und sie ließ sich entspannt auf die Situation ein. Wie erwartet, kam es in den folgenden Stunden zu einem guten Geburtsfortschritt. Doch um 21:00 Uhr wimmelt der Kreißsaal plötzlich von Menschen, die durcheinander rufen und hektisch agieren. Man kann den Stress regelrecht spüren.

Der Notfall im Kreißsaal gefährdet in der Regel zwei Personen, was von vornherein den Personalaufwand erhöht. Da es sich bei den in Gefahr befindlichen Notfallpatienten um ein Neugeborenes und eine Gebärende handelt, wird der benötigte Expertenkreis, der hier zusammenarbeiten muss, sehr speziell. Im Ernstfall müssen folgende Personen plötzlich und unvorbereitet mit einander zusammenarbeiten:
- 1–2 Hebammen
- Geburtshilfliche/r Assistent/in
- Geburtshilfliche/r Oberarzt/-ärztin
- Anästhesist/in
- Anästhesiepfleger/-schwester
- Neonatologe/login
- Neonatologiepfleger/-schwester

> **Nur durch Beteiligung aller Berufsgruppen lässt sich der Notfall im Kreißsaal realitätsnah simulieren.**

30.7.2 Teambildung im Notfall

Wie bei fast allen unvorhergesehenen bedrohlichen Zwischenfällen muss auch im Kreißsaal zunächst einmal jemand den Notfall erkennen und die Alarmierung weiterer Personen veranlassen. Dass dies durchaus mit Problemen behaftet sein kann, verdeutlicht die Tatsache, dass es noch immer Geburtshilfeabteilungen gibt, die nicht geklärt haben, wer z. B. eine eilige Sectio oder eine Notsectio überhaupt ausrufen darf. Es ist unklar, ob dies im Befugnisbereich der Hebamme vor Ort liegt oder diese sich erst mit dem dazu gezogenen Arzt rückverständigen muss, was kostbare Zeit in Anspruch nimmt. Hier ergeben sich zwangsläufig auch Fragen zum konkreten Alarmierungsablauf. Werden die Alarme z. B. über einen Alarmserver abgesetzt oder laufen diese als Anrufe über die Pforte? Wie und ob die Alarme quittiert werden müssen, sind weitere wichtige Fragen, die in einer Notfallsituation klar geregelt sein müssen.

> **Hausinterne Regeln sparen kostbare Zeit in Notfallsituationen. In einer Simulation zeigt sich, inwieweit die Akteure solche Regeln verinnerlicht haben.**

Bei zeitlich versetztem Eintreffen der Alarmierten – vermutlich wird jeder Einzelne für den Notfall von einem anderen Einsatzort seines Klinikalltages plötzlich abgerufen – muss der jeweils Hinzukommende über den aktuellen Stand kurz und bündig informiert werden, um möglichst schnell seinen Platz in dem Aktionsgefüge zu finden.

Innerhalb von Sekunden muss eine Teambildung stattfinden, um den Wettlauf gegen die Zeit so effektiv wie möglich zu gestalten. Dazu bedarf es klarer Ansagen und Feedbacks. Und bei allem Zeit- und Erledigungsdruck sollte auch noch eine aufklärende und beschwichtigende Kommunikation mit der Gebärenden stattfinden.

> Informations- und Handlungsdichte des Notfallgeschehens lassen sich ideal über den Videomitschnitt des Szenarios demonstrieren und analysieren.

Beispiel: Fortsetzung
Bei Frau Hoffmann war es nach einer unauffälligen Eröffnungsperiode bis zur Vollständigkeit des Muttermundes zu Wehenschwäche gekommen. Auch mit medikamentöser Unterstützung verlief die Austreibungsphase des Kindes verzögert. Bei in Beckenmitte befindlichem Kopf verschlechterte sich das Kardiotokogramm (CTG) als Hinweis auf fetalen Sauerstoffmangel. Die Mikroblutuntersuchung (MBU) bestätigte eine nur noch grenzwertige Versorgung des Kindes mit Sauerstoff. Die Oberärztin empfahl dringend die Entscheidung für einen Vakuumextraktionsversuch (Saugglocke) in Sectiobereitschaft, dem Frau Hoffmann schriftlich zustimmte.

30.7.3 Projektidee

2011 entstand die Idee, im Rahmen eines Pilotprojektes geburtshilfliche Notfälle als Teamtraining zu simulieren und dabei erstmals gezielt alle Berufsgruppen, die in Frage kommen, zu beteiligen. Durch Anwendung des in der Luftfahrt entwickelten »Crisis-Resource-Management (CRM)-Trainingskonzeptes sollte bewusst dem Umstand Rechnung getragen werden, dass in 70 % nichttechnische Fertigkeiten (»human factors«) für Fehler oder Zwischenfälle in komplexen Hochrisikobereichen verantwortlich gemacht werden können (Rall u. Lackner 2010; Rall 2010).

Die drei Silben des Projektnamens **simparteam** deuten die Schwerpunkte bereits an: **Sim**ulation, **Par**tus (lat. Geburt), **Team**training. Je mehr Menschen zusammenkommen, umso schwieriger, aber auch umso wichtiger wird eine gute und zielgerichtete Kommunikation und Interaktion.

Beispiel: Fortsetzung
Im Falle von Frau Hoffmann waren wegen der CTG-Verschlechterung schon der diensthabende Geburtshelfer, die Oberärztin, eine Hebamme und eine Hebammenschülerin anwesend. Letztere wurde beauftragt, Anästhesie und Babynotarzt zu verständigen sowie den Operationssaal in Bereitschaft zu versetzen. Derweil unternahm die Oberärztin mit Assistenz des Diensthabenden einen Vakuumextraktionsversuch, der misslang. Die eintreffende Crew der Anästhesie wurde bereits empfangen mit dem Zuruf »Notsectio«. Der Ehemann wollte endlich wissen, was los ist. Er hielt den spürbaren Stress nicht mehr aus. Oberärztin und Anästhesist sprechen beide mit ihm und seiner Frau, gleichzeitig werden Formulare ausgefüllt, noch ein venöser Zugang und ein Dauerkatheter gelegt und der schnelle Abtransport in den Sectio-Operationssaal nebenan vorangetrieben. Dort haben die Operationsschwestern bereits den Instrumententisch gedeckt.

> »Crisis-Resource-Management (CRM) ist die Fähigkeit, das Wissen, was getan werden muss, auch unter den ungünstigen und unübersichtlichen Bedingungen der Realität eines medizinischen Notfalls in effektive Maßnahmen umzusetzen«.

Dieser viel zitierte Satz von David Gaba, Stanford, umreißt ganz klar, was das Projekt simparteam trainieren will. Geht man davon aus, dass das Facharztniveau das erforderliche Wissen für Notfallmanagement beinhaltet, so kann die Fähigkeit der Umsetzung dieses Wissens im Stress und Trubel eines echten Notfalls doch sehr beeinträchtigt werden.

- Es können sich z. B. Gedankenblockaden einstellen.
- Durch zwanghafte Fixierung auf eine bestimmte Aufgabe kann der Blick auf das Gesamtgeschehen verloren gehen.
- Unadressierte Aufforderungen können sich im Raum verlieren.
- Unerfahrene Beteiligte können eingeschüchtert werden und sehenden Auges Fehler oder wichtige Beobachtungen verschweigen.
- Das Teamleading kann aus hierarchischer Tradition in weniger kompetente Hände geraten, weil zu wenig Verständigung darüber erfolgt.
- Die Idee, weitere Hilfe anzufordern oder die vorhandenen Ressourcen besser zu nutzen, kann in einer anhaltenden Überforderungssituation völlig blockiert werden.

Crisis-Resource-Management geht davon aus, dass diese Phänomene durch Training von Krisensituationen positiv beeinflusst werden können. Selbstvertrauen und Souveränität gegenüber der Situation an sich nehmen bei allen Akteuren in der Weise zu, dass sie wesentlich mehr Aufmerksamkeit auf den eigentlichen Fall lenken und somit auch dynamischer agieren können.

30.7.4 Wissenschaftlicher Hintergrund

Welche wissenschaftliche Evidenz existiert zur Wirksamkeit von Simulations- und CRM-Trainings in der Medizin und speziell in der Geburtshilfe?

Auch wenn insgesamt bislang die Zahl methodisch guter und insbesondere kontrollierter Evaluationsstudien gering ist, belegen diese wenigen Untersuchungen (z. B. Neily et al. 2010; Kory et al. 2007; Wayne et al. 2008) die Verbesserung patientenrelevanter Ergebnisparameter durch Simulationstrainings im Team. Es erscheint daher berechtigt, solche aufwändigen Maßnahmen zu proklamieren, wie Lou Halamek (2008) es für die Geburtshilfe und andere es für die Ausbildung in den Gesundheitsberufen insgesamt tun (Reynolds u. Kong 2010).

Für die Geburtshilfe im speziellen existieren erst wenige, oft nur kasuistische Belege (Zabari et al. 2006) für die Vermeidung von schweren Geburtsschäden durch Notfalltrainings im Simulationssetting. Insgesamt ist die Evidenzlage gemäß zweier systematischer Übersichtsarbeiten hierzu noch unzureichend (Black u. Brocklehurst 2003; Merien et al. 2010). Shannon (2009) berichtet über positive Schadensentwicklungen bei den Versicherern der geburtshilflichen Abteilungen der Harvard-Krankenhäuser in den USA durch systematische Teamtrainings, Draycott et al. (2006) zeigen in England eine Verbesserung der durchschnittlichen 5-Minuten-APGAR-Werte und der Zahl von Sauerstoffmangelzuständen bei Neugeborenen nach CRM-Training in bestimmten Häusern.

Insgesamt ist von einer Übertragbarkeit der positiven Befunde aus anderen Bereichen der Notfallmedizin auf die Geburtshilfe auszugehen, wo einige erste Wirksamkeitshinweise für CRM-Training gegeben werden konnten.

Beispiel: Fortsetzung

Frau Hoffmann hat einen gesunden Sohn zur Welt gebracht. Die APGAR-Werte des Kleinen haben sich schnell erholt, obwohl zunächst ein schlaffes, asphyktisches, bradykardes Baby per Kaiserschnitt entbunden wurde. Die Sectio-Indikation wurde gerade noch rechtzeitig gestellt, und das Team hat Hand in Hand gearbeitet. Damit ist Frau Hoffmann eine der vielen Tausend Mütter, die vom hohen Niveau deutscher Geburtshilfe profitiert haben.

30.7.5 Projektziele

Laut Statistischem Bundesamt in Wiesbaden wurden im Jahr 2013 682.069 Kinder in Deutschland lebend geboren (Statistisches Bundesamt 2014). Die früher so gefürchtete perinatale Sterblichkeit ist auf 0,48 % zurückgegangen und die Sauerstoffunterversorgung reifer Einlinge direkt nach der Geburt beträgt aktuell 0,18 % (Aqua-Institut 2014).

Trotz dieser guten Zahlen fällt es nicht schwer, sich dem Statement anzuschließen, dass jede vermeidbare Schädigung eines Kindes unter der Geburt »eine zuviel« ist! An dieser Stelle kann ein ganzes Leben zerstört werden, noch bevor es eigentlich begonnen hat. Aus diesem Grund hat jede Überlegung, die sich für ein noch besseres Outcome der Neugeborenen stark macht, ihre Berechtigung.

Die Relevanz geburtshilflicher Komplikationen wird darüber hinaus auch besser nachvollziehbar,

Tab. 30.2 Ablauf des ersten Trainingstags simparteam

Modul	Ziel
Einführung	Einstimmung auf das Projekt Kennenlernen Team und Teilnehmer Abstecken des Erwartungshorizontes
CTG-Workshops	Vermittlung von CTG-Basiskenntnissen für nicht geburtshilflich Tätige
	Entscheidungstraining anhand von Original-CTGs und Kasuistiken für Geburtshelfer und Hebammen
Workshop Erweiterte Neugeborenenerstversorgung	Erlernen praktischer Fertigkeiten an Neugeborenenmodellen
Präsentationen: Fehlermeldesysteme, Crisis-Resource-Management	Erfassen elementarer Grundbausteine von Fehlermanagement und Sicherheitskultur
Diskussion	Antwort auf offene Fragen

wenn man sich die Schadenssummen für geburtshilfliche Fehler vor Augen führt. Sie liegen bezogen auf den Einzelfall an erster Stelle aller Schadensersatzzahlungen mit nicht unüblichen Summen von 1–4 Millionen € pro Schadensfall.

> Jede vermeidbare Schädigung eines Kindes unter der Geburt ist »eine zuviel«.

Eine Arbeitsgruppe des Aktionsbündnis Patientensicherheit (APS), die sich speziell mit der Auswertung von **Behandlungsfehlerregistern** befasst hat, fand 2011 heraus, dass in der Geburtshilfe immer noch folgende Fehler ganz vorne rangieren:
- Verzögerte Sectio-Indikation
- Fehlinterpretation des CTG
- Fehlende oder unklare interne Kreißsaalleitlinien
- Kommunikationsstörungen im Team

Das Projektteam simparteam, das sich aus dieser Arbeitsgruppe entwickelte, hat sich deshalb zur Aufgabe gemacht, diese Risiken im Besonderen anzugehen.

30.7.6 Programm simparteam

Der folgende Absatz erläutert die Chronologie und die Hintergründe einer simparteam-Trainingseinheit, die für jeden Teilnehmer 1,5 Arbeitstage beinhaltet.

Tag 1 (Beginn am Nachmittag, Tab. 30.2)
Den Auftakt des Programms bildet eine allgemeine Präsentation über Fehler- und Risikomanagement und deren Relevanz für simparteam-Trainings. Es folgt die Darlegung des geplanten Trainingsprogramms und der Lernziele für eineinhalb Tage. Die Instruktoren stellen sich persönlich vor und versuchen, den Teilnehmern die Angst vor einer Prüfungssituation oder einer kollektiven Bewertung zu nehmen.

> Die Teilnehmer werden ermuntert, schon im Vorfeld alle Fragen zu stellen, die sie hinsichtlich des Trainings bewegen.

Als praktische Aufwärmübung am Vortag der zentralen Simulation bietet simparteam eine Reihe von Skills-Trainings-Plätzen an Neugeborenenmodellen an. Es handelt sich um diverse Intubations-, Punktions- und Insufflationsübungsplätze mit Medizinprodukten und anatomischen Modellen verschiedener Größen und Materialien. An jedem Arbeitsplatz erfolgt eine Einweisung in die jeweilige Technik, so dass auch solche Teilnehmer mitmachen können, die im normalen Berufsalltag nicht konkret mit der Durchführung der geübten medizinischen Maßnahme betraut sind.

> Durch berufsübergreifendes Üben von Techniken wird Verständnis geweckt für die Perspektive der anderen beteiligten Berufsgruppen.

Tab. 30.3 Ablauf des zweiten Trainingstag simparteam

Uhrzeit	Thema			
08:00–08:30	Warm-up Teilnehmer und Trainerteam, Gruppeneinteilung			
08:30–09:30	Familiarisation/Kennenlernen des Simulators			
09:30–09:45	Kaffeepause			
09:45–13:15	Simulationsblock 1			
	Gruppe 1: Geburtshilfe 2–3 Szenarien		**Gruppe 2:** Neonatologie 2–3 Szenarien	
13:15–14:15	Mittagspause			
14:15–17:45	Simulationsblock 2			
	Gruppe 2: Geburtshilfe 2–3 Szenarien		**Gruppe 1:** Neonatologie 2–3 Szenarien	
17:45–18:30	Feedback, Evaluation, Abschluss			

Im weiteren Programm sind CTG-Seminare für zwei unterschiedliche Kenntnis-Levels enthalten. Um den beteiligten nicht-geburtshilflichen Professionen einen Einblick in die Systematik und die Fallstricke des Wehenschreibers zu verschaffen, absolvieren diese auf niedrigem Level einen Kurs zum Erwerb von Basiswissen mit Fallbeispielen. Die Geburtshelfer nehmen an einem praxisorientierten Forum mit TED-Abstimmung teil, in dem auf der Basis von bekannten Schadensfällen über CTGs und deren Konsequenzen diskutiert wird.

Präsentationen und Diskussionen über Critical-Incident Reporting-Systems (CIRS) und Crisis-Resource-Management (CRM) runden den ersten Tag ab und leiten über zu der am nächsten Tag geplanten Notfallsimulation. Ausführlich wird in diesem Zusammenhang auch über Sinn und Notwendigkeit hauseigener Leitlinien diskutiert.

Tag 2 (ganztägig, ◘ Tab. 30.3)

Der zweite Tag hält sich an einen strengen Zeitplan: nach einer Einführung in die Simulatoren und dem »warm up« der Gruppen werden 6 Szenarien durchgespielt, videotechnisch aufgezeichnet bzw. mitverfolgt und jeweils anschließend nachbesprochen. Am Ende des Tages diskutiert das Plenum die Erfahrungen in einer Feedback- und Evaluationsrunde. Pro Teilnehmer umfasst das Training insgesamt ca. 12 Stunden.

Im Mittelpunkt des simparteam-Programms steht das simulatorbasierte Teamtraining mit den oben beschriebenen Aspekten des Crisis-Resource-Management. Eigens für das Pilotprojekt ausgebildete Instruktoren stehen zur Verfügung, um für jede der teilnehmenden Fachrichtungen Experten vor Ort zu haben.

Typische **Notfallszenarien** wie Schulterdystokie, atone Nachblutung, Uterusruptur, Eklampsie und andere wurden detailliert vorbereitet und im Vorfeld durchgespielt.

Das Programm orientiert sich dabei selbstredend an den jeweils aktuellen medizinischen Leitlinien. Zu jedem Fall existieren Anamnesen und Kurvenblätter, um den Einstieg in die Simulation so realitätsnah wie möglich zu gestalten.

Das Pilotprojekt wurde ausschließlich vor Ort in den teilnehmenden Kliniken durchgeführt. Die Initiatoren gehen davon aus, dass eine vertraute Arbeitsumgebung das Realitätsempfinden der Teilnehmer für die Szenarien deutlich verstärkt. Allerdings ist es auch denkbar, simparteam in einem externen Simulationskreißsaal durchzuführen.

Die erstgenannte, von den Initiatoren bevorzugte Variante stellt an die Vorbereitung und Technik besonders hohe Ansprüche. Schließlich muss das gesamte Equipment vor Ort angeliefert und aufgebaut werden. Ausführliche Vorgespräche mit den jeweilig Verantwortlichen der Kliniken stellen sicher, dass ausreichend geeignete Räumlichkeiten zur Verfügung stehen, um insbesondere beim Debriefing, der so wichtigen Nachbesprechung, keine Kompromisse eingehen zu müssen, und um die notwendige Technik gut platzieren zu können.

Simparteam bietet allen teilnehmenden Krankenhäusern nach dem Training Beratungsgespräche zur Einführung von Critical-Incident-Systemen (CIRS) sowie Unterstützung bei der Überarbeitung ihrer hausinternen Leitlinien an.

30.7.7 Evaluation

Simparteam wurde im Lauf des Jahres 2012 in 7 bayerischen Kliniken unterschiedlicher geburtshilflicher und neonatologischer Levels pilotiert. Die Teilnehmer wurden mit Hilfe eines Fragebogens an 4 Zeitpunkten befragt. Die beteiligten Kliniken stimmten darüber hinaus zu, ihre anonymisierten Daten aus der Perinatalerhebung vor und nach dem Training für die Evaluation zur Verfügung zu stellen.

Die Evaluation der Selbsteinschätzungen hat mittelgroße bis große Verbesserungen ergeben. Dies betraf insbesondere die Einschätzung, Notfallkonstellationen künftig gefestigter entgegentreten zu können oder Kommunikation im Notfallsetting in Zukunft aufmerksamer und bewusster zu betreiben. Auch die Arbeitsumgebung wurde 6 Monate nach dem Training als sicherer für den Patienten wahrgenommen, und selbst auf Ebene der abteilungsweiten Sicherheitskultur ließen sich kleine Effekte nachweisen. Damit konnte gezeigt werden, dass sich das simparteam-Trainingsformat positiv auf eine gesamte Abteilung eines Krankenhauses auswirken kann. Die Ergebnisse dieser Evaluation werden in Kürze wissenschaftlich veröffentlicht (Zech et al. 2015).

30.7.8 Ausblick

Viele Experten sprechen sich dafür aus, dass simparteam flächendeckend in Deutschland als Trainingsangebot zur Verfügung stehen sollte. Inzwischen hat das Aktionsbündnis Patientensicherheit eine Kommission simparteam eingerichtet, die sich zur Aufgabe gemacht hat, simparteam qualitätsgesichert weiterzuentwickeln und deutschlandweit zu vermarkten. Die Kommission besteht aus den Institutionen und Fachgesellschaften, die sich auch für die Realisierung des Pilotprojektes verantwortlich zeigten:

- Aktionsbündnis Patientensicherheit e.V.
- AOK Bundesverband/AOK Bayern
- Deutsche Gesellschaft für Gynäkologie und Geburtshilfe e.V.
- Deutsche Gesellschaft für Perinatale Medizin e.V.
- Gesellschaft für Neonatologie und Pädiatrische Intensivmedizin e.V.
- Deutscher Hebammenverband
- Institut für Notfallmedizin und Medizinmanagement/Klinikum der Universität München
- MDK Bayern
- Tübinger Patientensicherheits- und Simulationszentrum/Universitätsklinikum Tübingen
- Versicherungskammer Bayern

Interessierte Kliniken wenden sich an das Aktionsbündnis Patientensicherheit e.V., ► www.aps-ev.de.

> Das Pilotprojekt simparteam ist in Bayern mit gutem Erfolg an 7 Kliniken gelaufen. Die Initiatoren erhoffen sich von einer flächendeckenden Verbreitung in Deutschland unter dem Dach des Aktionsbündnis Patientensicherheit eine erfolgreiche Weiterentwicklung des professionellen klinischen Risikomanagements in der Geburtshilfe.

30.8 Strukturierte Mitarbeitereinarbeitung und Mentoring-Programme

Alexander Euteneier

30.8.1 Strukturierte Mitarbeitereinarbeitung

Die strukturierte Mitarbeitereinarbeitung sollte als ein Standardverfahren in jeder Organisation bereits gelebte Praxis sein. Darunter ist zu verstehen, dass neue Mitarbeiter über einen Zeitraum von 3 bis 6 Monaten anhand eines festgelegten Schemas in die Abläufe der Abteilung strukturiert eingearbeitet werden. Hierzu wird dem Mitarbeiter ein Betreuer zur Seite gestellt. In der Regel ist dies der unmittelbare Vorgesetzte.

Im Pflegebereich wird diese Praxis bereits in vielen Krankenhäusern gelebt. In der Ärzteschaft besteht noch wesentlicher Nachholbedarf. Für Ärzte bleibt es in der Regel bei einem Laufzettel, den der Neueingestellte abzuarbeiten hat, um alle notwendigen Utensilien, wie Personalkleidung, Schlüssel, Telefon sowie Passwörter für das Klinikinformationssystem etc. zu erhalten. In diesen Fällen werden Chancen vertan, Mitarbeiter in ihre Aufgaben gezielt einzuarbeiten, dabei auch wesentliche sicherheitsrelevante Standards zu vermitteln und gleichzeitig ihnen ein Zeichen der Wertschätzung zukommen zu lassen. Zudem nimmt sich die Organisation die Möglichkeit bestehende Kompetenzen des neuen Mitarbeiters näher kennen zu lernen, mögliche Defizite frühzeitig zu erkennen und durch gezielte Schulungsmaßnahmen zu korrigieren.

Das Einarbeitungskonzept für Pflegekräfte und Ärzte sollte als Minimalstandard folgende Aspekte umfassen:

— 3 Feedbackgespräche zwischen dem neuen Mitarbeiter und dem Vorgesetzten zum Anfang, in der Mitte und am Ende der Einarbeitungszeit. Darin werden u. a. der aktuelle Kenntnisstand, noch bestehende Defizite, und die Erreichung der Einarbeitungsziele aus Sicht des neuen Mitarbeiters und des Betreuers besprochen.
— Vorstellung aller relevanten Fach- und Funktionsabteilungen samt ihrer Ablauforganisation sowie persönliche Vorstellung bei den Abteilungsleitungen bzw. deren Vertretungen.
— EDV-Schulung und spezielle Einführung in das Klinikinformationssystem, das QM-und RM-System und in die Befundsysteme (Radiologie, Kliniklabor, Mikrobiologie etc.), Einweisung in die Notfall-Alarmierungspläne und Prozesse der häufigsten Notfallsituationen
— Durchführung einer Schulung zur Patientensicherheit, der Hygiene, dem Medikamentenmanagement, dem Datenschutz, zu Aufklärung und Dokumentation
— Geräteeinweisung in alle relevanten Medizingeräte und Dokumentation der selbigen
— Vorstellung der sicherheitsrelevanten Regelungen zum Arbeitsschutz, Brandschutz und Katastrophenschutz
— Auflistung der wichtigsten Aufgaben und den dazu korrespondierenden Kompetenzen, in Anlehnung an das Stellenprofil, sowie Überprüfungsmöglichkeiten der Kompetenzen anhand definierter Kriterien, z. B. anhand eines Kompetenzprofils.

30.8.2 Kompetenzbasierte Einarbeitungskonzepte

Für eine effektive Einarbeitung ist es von Vorteil, bereits ausdifferenzierte **Kompetenzprofile** passend zur Mitarbeiterstelle entwickelt zu haben. Die Ausarbeitung von Kompetenzprofilen ist insbesondere in den Hochrisikobereichen der Fach- und Funktionsabteilungen wie Operationssaal, Intensivstation, Kreißsaal, ZNA, Herzkatheter, Chest Pain Unit und Stroke Unit angezeigt, z. B. als Weißbuch oder Handbuch. Kompetenzprofile bieten dem neuen Mitarbeiter und seinem Vorgesetzten Klarheit und Sicherheit über das verlangte Anforderungsspektrum und ermöglichen so eine systematische Überprüfung der Kompetenzen. Kompetenzprofile orientieren sich strukturell an den bestehenden Kompetenzprofile der CanMeds, WHO oder ärztlichen Approbationsordnung (▶ Kap. 10 Führung) und können aus bereits vorliegenden **Stellenausschreibungsprofilen** weiter entwickelt werden.

Werden in der Organisation Honorar- und Zeitarbeiterkräfte eingesetzt, sollte die Einarbeitung in selber Weise, ggf. verkürzt auf das strikt Notwendige, erfolgen. Hierbei gilt es noch gewissenhafter sich einen umfassenden Eindruck über die Kompetenzen des temporären Mitarbeiters zu verschaffen, um mögliche Sicherheitsdefizite frühzeitig zu erkennen.

30.8.3 Ziele des Mentorings

Mentoring ist eine bereits seit langem bestehende und in den letzten Jahren wiederentdeckte Personalentwicklungsmethode aus der freien Wirtschaft. Sie wird dort überwiegend für die Entwicklung junger Führungskräfte eingesetzt.

Im Kontext der Patientenversorgung sollte Mentoring gezielt dazu eingesetzt werden, um komplexe Abläufe den neuen bzw. unerfahrenen Mitarbeitern klarer verständlich zu machen, frühzeitig Konflikte und Missverständnisse zu klären und somit indirekt die Patientensicherheit zu verbessern. In den ersten Monaten findet eine entscheidende Prägung der Einstellungen und Verhaltensweisen des neuen Mitarbeiters statt. Werden in dieser Phase die Mitarbeiter mit ihren Fragen, Ängsten und Zweifeln allein gelassen, folgt eine große Demotivation der anfänglich hoch engagierten Mitarbeiter.

Ein Mentor ist nicht gleichzusetzen mit einem Betreuer für die Einarbeitungsphase. Gelegentlich kann die Einarbeitungszeit durch den Mentor begleitet werden, die Aufgabe des Mentors besteht jedoch darüber hinaus in einer langfristigen Betreuung des Mentees weit über die Einarbeitungsphase hinaus.

Mentoring bezeichnet die persönliche Betreuung eines ratsuchenden Mentee durch einen Mentor, der meist ein erfahrener Mitarbeiter des Hauses ist. Beide gehen eine Mentoring-Beziehung ein und übernehmen dabei Rechte und Pflichten. In einer Klinikorganisation können Mentoren z. B. Oberärzte, erfahrende Fachärzte oder Stations- und Abteilungsleitungen in der Pflege sein. Als Mentee kommen z. B. alle Mitarbeiter in Frage, die sich noch in der Weiterbildung befinden. So finden sich in einigen US-amerikanischen Weiterbildungsprogrammen für Ärzte (»internships«) fest installierte Mentoring-Programme.

Der Mentor steht dem Mentee über einen längeren Zeitraum, z. B. während seiner Weiterbildung oder eines Weiterbildungsabschnittes regelmäßig für Gespräche und Fragen zur Verfügung. Dabei werden Themen angesprochen, die der **Persönlichkeitsentwicklung** und Weiterentwicklung der fachlichen Kompetenzen des Mentees sowie der beruflichen Karriere förderlich sind. Der Mentee muss ein glaubhaftes Interesse an der persönlichen Weiterentwicklung zeigen und offen gegenüber den Vorschlägen des Mentors sein. Weitere Vorteile des Mentoring sind die Vermittlung informeller Regeln und ungeschriebener Abläufe sowie eine schnellere Integration in das Team.

> Der Mentor ist Vorbild in Fragen der Patientensicherheit. Er vermittelt in Konflikten und steht mit Ratschlägen dem Mentee zur Seite. Der Mentor achtet darauf, dass sein Mentee ein positives und förderliches Arbeitsumfeld vorfindet und fair von Kollegen und Vorgesetzten behandelt wird.

30.8.4 Einführung von Mentoring-Programme

Die erfolgreiche Implementierung eines Mentoring-Programms in eine Klinik erfordert zu allererst das Commitment der Führung und erfahrener Mitarbeiter, die sich als Mentoren zur Verfügung stellen. Aufgaben und Ziele des Programms sollten klar kommuniziert werden, ebenso die Zielgruppe potenzieller Mentees. Das Mentorenprogramm sollte verbindlich in das Unternehmen verankert und entsprechende Anreize für Mentoren gegeben werden, die bevorzugt immaterieller Art sind. Interessierte Mentoren sollten eine kurze Einschulung in die Aufgaben und Methoden des Mentorings erhalten. Ein Mentor sollte maximal 2–3 Mentees gleichzeitig betreuen. Der Mentor ist nicht nur ein fachlich erfahrener Mitarbeiter oder eine Führungskraft, sondern er besitzt auch soziale und empathische Fähigkeiten wie die eines guten Coachs. Das Zusammenbringen von Mentor und Mentee kann je nach Organisation und Präferenz durch persönliche Auswahl oder per Zufall erfolgen. Dabei sind Kombinationen mit unterschiedlichen Charakteren und Temperamente durchaus erstrebenswert.

30.8.5 Vorteile für das Risikomanagement

Mentoring-Programme setzen ein deutliches Zeichen der Mitarbeiterwertschätzung und fördern die

Mitarbeiterbindung und Motivation. Sie können über den direkten Weg des persönlichen und vertraulichen Gesprächs vieles abfangen, was ansonsten in der Hektik des Alltags nicht Gehör findet. Nicht nur Mentees profitieren so von einer engen und wertschätzenden Betreuung, auch die Mentoren gewinnen auf diese Weise einen Eindruck über die Sorgen und Nöten der jüngeren Mitarbeiter und können so z. B. Defizite der innerbetrieblichen Weiterbildung und Personalentwicklung erkennen und korrigieren. Durch die Vorbildwirkung des Mentors für seine Mentees und durch seine Ratschläge bezüglich eines risikoaversiven Verhaltens wirkt er auf die Einstellungen und das Verhalten ein und stärkt dadurch die Patientensicherheit.

30.9 Aus-, Fort- und Weiterbildung in der Pflege

Andreas Büscher und Heiko Stehling

30.9.1 Einführung

Eine hohe Bedeutung im Rahmen des klinischen Risikomanagements haben die verfügbaren qualifikatorischen Ressourcen der Mitarbeiterinnen und Mitarbeiter. Der folgende Beitrag vermittelt einen kurzen Überblick über die Situation der Aus-, Fort- und Weiterbildung in den Pflegeberufen und setzt diese in Bezug zum klinischen Risikomanagement.

Die Situation der Aus-, Fort- und Weiterbildung in den Pflegeberufen unterliegt seit einiger Zeit einer hohen Dynamik und ist dementsprechend nur schwer zu überblicken. Dies ist vor allem der Tatsache geschuldet, dass verschiedene Diskussionsstränge parallel verfolgt werden und mit verschiedenen Entwicklungen, Interessen und Erwartungen verknüpft sind. Für das klinische Risikomanagement sind Fragen der Aus-, Fort- und Weiterbildung vor allem vor dem Hintergrund eines adäquaten Skill-Mix, also der Frage, welche Qualifizierungen und Qualifikationsstufen die Mitarbeiter in einem Team bzw. einer Institution haben und in welcher Relation diese zueinander stehen sollten, von Interesse.

30.9.2 Ausbildung in der Pflege

Ausgangspunkte der Diskussion um die Ausbildung in den Pflegeberufen sind das **Krankenpflegegesetz** (KrpflG) und das **Altenpflegegesetz** (AltPflG). Anders als in anderen Ländern gibt es in Deutschland drei Pflegeberufe: die Gesundheits- und Krankenpflege, die Gesundheits- und Kinderkrankenpflege, deren Ausbildung sich am KrpflG orientiert, sowie die Altenpflege. Die Ausbildungen unterscheiden sich in Teilen hinsichtlich des Ausbildungsziels, vor allem aber hinsichtlich der Ausbildungsstruktur und institutionellen Organisation. Die Gesundheits- und Krankenpflege- sowie die Gesundheits- und Kinderkrankenpflegeausbildung finden in der Regel in Fachschulen, die an Krankenhäusern angesiedelt sind, statt. Die Altenpflegeausbildung erfolgt an Altenpflegeschulen in Kooperation mit Altenpflegeeinrichtungen. Zunehmend haben sich Bildungszentren gegründet, in denen alle drei Ausbildungen angeboten werden, und die darüber hinaus auch Ausbildungen in der Krankenpflegehilfe oder der Altenpflegehilfe anbieten.

Bereits seit längerem wird eine Diskussion um eine Zusammenführung dieser Ausbildungen geführt. Diese Diskussion basiert darauf, dass es im internationalen Vergleich eine **generalistisch ausgerichtete Erstausbildung** in der Pflege gibt, an die sich eine Spezialisierung für die Alten- oder die Kinderkrankenpflege anschließt. Dies trifft beispielsweise zu auf die Niederlande, die skandinavischen Länder und Großbritannien. Auch in Deutschland mehren sich die Stimmen, dass die Dreiteilung der Pflegeberufe zu überwinden und die Berufe aufgrund ihres doch erheblichen gemeinsamen Kerns zusammenzuführen sind. Nach wie vor wird jedoch innerhalb der Gesundheits- und Bildungspolitik sowie innerhalb der pflegerischen Berufsgruppe darüber gestritten, ob es sich dabei um eine generalistische Ausbildung handeln soll, bei der tatsächlich am Ende auch nur eine Berufsbezeichnung vergeben wird, oder ob die drei Ausbildungen integriert werden sollen, wodurch sich die großen Überschneidungsbereiche gemeinsam lehren ließen und dennoch die Differenzierung in drei Berufe beibehalten würde.

Die Ausbildungs- und Prüfungsverordnungen für die Kranken- und Altenpflege enthalten keine expliziten Anforderungen hinsichtlich des klinischen Risikomanagements. Es kann dennoch davon ausgegangen werden, dass die Ausbildungen Grundkenntnisse im Umgang mit risikobehafteten Situationen und Patientenkonstellationen vermitteln. Explizit vermittelt werden sollen beispielsweise Kompetenzen im Umgang mit Notfallsituationen, im Umgang mit Arzneimitteln und zu grundlegenden hygienischen Fragen. Darüber hinaus werden grundlegende Kompetenzen zur Qualitätsentwicklung und -sicherung in der Pflege vermittelt.

Unabhängig von der Frage einer generalistischen oder integrierten Ausbildung findet eine Auseinandersetzung um die Ansiedlung der Ausbildung statt. In der großen Mehrzahl finden die Ausbildungen an Krankenpflege- und Altenpflegeschulen bzw. an Bildungszentren statt. In hoher Intensität und mit Nachdruck entstehen daneben jedoch Ausbildungsgänge, die es den Auszubildenden ermöglichen, neben der berufspraktischen Ausbildung einen Hochschulabschluss in Form eines Bachelorgrades zu erwerben.

30.9.3 Akademisierte Ausbildung in der Pflege

Diese Form der Erstausbildung in der Pflege in Kombination von Hoch- und Fachschule wird in Deutschland in unterschiedlicher Form angeboten. Moers et al. (2012) unterscheiden das Anerkennungsmodell, Ergänzungsmodell, Ersetzungsmodell und Verschränkungsmodell.

- Das **Anerkennungsmodell** basiert auf einer bereits absolvierten Ausbildung, an die sich ein Studium anschließt, welches durch die Anerkennung von Ausbildungsanteilen verkürzt werden kann.
- Im **Ergänzungsmodell** werden während einer traditionellen Ausbildung bereits Hochschulmodule belegt. Nach erfolgreicher Ausbildung erfolgt eine Hochschulphase, über die ein akademischer Grad erworben wird.
- Im **Ersetzungsmodell** wird der theoretische Anteil der Pflegeausbildung, der bislang in den Fachschulen gelehrt wird, vollständig durch die Hochschule gelehrt. Die praktische Ausbildung erfolgt bei Kooperationspartnern der Hochschule. In diesem Modell ersetzt die Hochschule die Fachschule.
- Im **Verschränkungsmodell**, das auch als das duale Modell gilt, findet während der gesamten Ausbildung eine enge Verschränkung von Ausbildung und Studium statt. Faktisch bedeutet dieses Modell die enge Verzahnung von Hochschule, Fachschule und Fachpraxis, die die einzelnen Ausbildungs- und Studiumsinhalte untereinander koordinieren und eng abstimmen müssen.

Inhaltlich begründet wird die Notwendigkeit akademisierter Ausbildungsgänge mit den veränderten Anforderungen in der pflegerischen Arbeit. Diese sind gekennzeichnet durch komplexere Problemlagen der Patienten (z. B. Multimorbidität, chronische Erkrankungen, Pflegebedürftigkeit), die Weiterentwicklungen in Behandlungs- und Pflegeprozessen (z. B. durch technologische Entwicklungen) und die zunehmende Verfügbarkeit medizinischen Wissens bei den Patienten, durch die eine verstärkte Notwendigkeit zur Kommunikation und Begründung professioneller Entscheidungen besteht. Diese Anforderungen verlangen nach einer größeren Anzahl akademisch qualifizierter Pflegefachkräfte, die in der Lage sind, eigenständige Lösungen zu entwickeln.

Ob sich in Zukunft eines der dargestellten Modelle der akademisierten Ausbildung in der Pflege bundes- oder landesweit durchsetzen wird, kann im Herbst des Jahres 2015 nicht verlässlich beantwortet werden. Die Verantwortlichen in den Krankenhäusern und Pflegeeinrichtungen werden sich jedoch darauf einstellen müssen, dass sie in der nahen und mittleren Zukunft mit unterschiedlich ausgebildeten Pflegefachkräften zu tun bekommen werden. Neben die bisher an Fachschulen dreijährig qualifizierten Altenpflegerinnen und Altenpfleger, Gesundheits- und Krankenpflegerinnen sowie Gesundheits- und Kinderkrankenpflegerinnen treten Pflegefachkräfte, die neben dem Examen auch einen Bachelorabschluss vorweisen können.

Diese Situation wird zu einer Ausdifferenzierung des Pflegepersonals in den Krankenhäusern und Pflegeeinrichtungen führen. Sie geht zudem mit Unsicherheiten auf Seiten der Pflegefachkräfte einher. Die nicht akademisch Qualifizierten fühlen sich verunsichert, weil sie nicht genau wissen, was die akademisch Qualifizierten mehr oder vielleicht sogar besser können. Diejenigen mit einem Bachelorabschluss, bei denen es sich in der Regel um sehr junge Pflegefachkräfte handelt, verfügen derzeit noch nicht über Rollenvorbilder und müssen entsprechend ihre Rolle erst noch finden. Dennoch kann erwartet werden, dass diese Entwicklung einen Qualitätssprung mit sich bringen wird, da sie einerseits für gut qualifizierte junge Menschen eine wirkliche Karriereperspektive in der Pflege bietet und somit den Berufsverbleib fördern dürfte und andererseits die Anzahl von Fachkräften mit Fähigkeiten zur selbstständigen Entwicklung von Problemlösungen für komplexe Aufgabenstellungen, wie sie auch im klinischen Risikomanagement anfallen, erhöht.

Hinzu kommt ein weiterer Aspekt. Im Zuge der Akademisierung der Pflege in den 1990er Jahren sind **Studiengänge** in den Bereichen Pflegewissenschaft, Pflegemanagement und Pflegepädagogik entstanden, die in der Regel auf einer bereits absolvierten Ausbildung in einem Pflegeberuf aufbauen und deren Studierende oftmals über bereits mehrjährige Berufserfahrung verfügten. Von diesen ursprünglich als achtsemestrigen Diplomstudiengängen geplanten Studienprogrammen wurden einige im Zuge der Bologna-Reform in Bachelorstudiengänge (sowohl berufsbegleitend als auch in Vollzeit) überführt. Entsprechend finden sich derzeit auf dem pflegerischen Arbeitsmarkt sowohl Pflegefachkräfte, die einen Bachelor im Rahmen ihres berufsqualifizierenden Studiums erworben haben, solche mit einem Bachelor nach ihrer Ausbildung und mit Berufserfahrung sowie diejenigen, die eine reguläre Ausbildung ohne Bachelor absolviert haben. Für das Personalmanagement in den Einrichtungen erschwert diese Situation die Zusammenstellung des Pflegepersonals, sie bietet jedoch auch die Chance, unterschiedliche Qualifizierungs- und Erfahrungsstufen zu integrieren.

Die derzeit unübersichtliche Lage ist jedoch auch einem bereits seit längerem anstehenden Prozess der **Ausdifferenzierung** in den Pflegeberufen geschuldet. Die Diskussion um den Anteil akademisch qualifizierter Angehöriger der Pflegeberufe hat mittlerweile auch den Wissenschaftsrat und den Gesundheitsforschungsrat erreicht (Wissenschaftsrat 2012; Ewers et al. 2012), die sich beide deutlich für einen Anteil akademisch qualifizierter Pflegekräfte aussprechen. Als Begründung solcher Forderungen dienen die immer wieder diskutierten veränderten Anforderungen in der gesundheitlichen Versorgung: die demographischen Veränderungen, der Wandel des Krankheitsspektrums von akuten zu chronischen Erkrankungen, die steigende Verdichtung und Komplexität in Versorgungsprozessen. Vor diesem Hintergrund hält es der Wissenschaftsrat für erforderlich, in den Gesundheitsberufen die Fähigkeit zur Reflexion des eigenen Handelns auf der Basis wissenschaftlicher Erkenntnisse zu erhöhen und geht insgesamt von einem Bedarf von 10–20 % akademisch qualifizierter Personen pro Ausbildungsjahrgang aus – eine Zahl, die derzeit mit den bestehenden Ausbildungskapazitäten in Deutschland kaum zu erreichen ist.

Ohne diese Aspekte hier näher ausführen zu können, dürfte deutlich werden, dass diese Veränderungen Anpassungen in den derzeit maßgeblichen Qualifikationsanforderungen mit sich bringen. Nicht zuletzt sind es auch internationale Entwicklungen auf der Ebene der Europäischen Union, die ein Nachdenken über die Qualifikation in den Pflegeberufen in Deutschland erforderlich machen. In den meisten europäischen Staaten findet eine generalisierte Pflegeausbildung bereits auf Hochschulebene statt und führt zur Verleihung eines Bachelorgrades.

30.9.4 Weiterbildung in der Pflege

Ähnlich unübersichtlich wie in der Ausbildung gestaltet sich die Situation in der Weiterbildung der Pflegeberufe. Lange Jahre war es üblich, dass Pflegende die Möglichkeit besaßen, in Ergänzung einer Berufsausbildung in einem der Pflegeberufe eine für besondere Tätigkeiten qualifizierende Weiterbildung zu absolvieren. Ihren Anfang nahm diese Entwicklung in Weiterbildungen zur Qualifizierung für Lehr- oder Leitungsaufgaben. Ein zweiter Bereich, in dem die Weiterbildungen hohe Bedeutung erlangt haben, sind die Funktionsbereiche im Krankenhaus wie die Anästhesie- und Intensivpflege, die Arbeit im Operationssaal oder der Endoskopie. Auch für eine Spezialisierung in der psychiatrischen oder ambulanten Pflege oder der Palliativversorgung wurden Weiterbildungen angeboten. Mittlerweile gibt es darüber hinaus Weiterbildungen für einzelne Versorgungsfragen wie das Schmerzmanagement oder die Versorgung von Menschen mit chronischen Wunden.

Die sehr heterogene Entwicklung im Bereich der Weiterbildung ist auch darauf zurückzuführen, dass die Tätigkeit in den genannten Bereichen nicht zwingend an das Vorliegen einer entsprechenden Weiterbildung gebunden war und nach wie vor nicht ist. Es obliegt der Entscheidung des Krankenhausmanagements, ob, in welcher Relation und in welchem Ausmaß das Pflegepersonal in den Funktions- oder anderen Bereichen über eine entsprechende Weiterbildung verfügen muss.

Eine mögliche Konsequenz der geschilderten, sich gerade vollziehenden Veränderung in der Erstqualifikation in der Pflege ist die Verlagerung einiger Weiterbildungen in den Hochschulbereich auf die Ebene von **Masterstudiengängen** – eine Entwicklung, die in einigen Staaten bereits vollzogen ist. Bekannt sind Masterstudiengänge, die für professionelle Aufgaben im Sinne einer erweiterten Pflegepraxis (»advanced nursing practice«) qualifizieren aus den USA, Großbritannien oder den Niederlanden. Ziel dieser Qualifizierungen ist die Expertise für die Versorgung in bestimmten Bereichen oder bestimmter Patientengruppen. So finden sich Beispiele für Bereiche wie die Intensivpflege oder die primäre Gesundheitsversorgung.

In Deutschland hat es in den vergangenen Jahren eine anders gelagerte Entwicklung von Spezialisierungs- und Weiterbildungsangeboten gegeben. Diese wurden zunehmend funktionsbezogen ausgerichtet und im Hinblick auf die ärztliche Assistenz konzipiert. In diesem Sinne gibt es **Operationstechnische Assistenten** (OTA) und **Anästhesietechnische Assistenten** (ATA), die mittlerweile von Weiterbildungs- zu Ausbildungsangeboten geworden sind. Zunehmende Verbreitung finden auch **Physician Assistants**, bei denen es sich oftmals um Pflegefachkräfte handelt, die durch eine Weiterbildungsmaßnahme (ggf. auch ein Studium) für bestimmte Aufgaben zur Entlastung und Unterstützung des ärztlichen Diensts qualifiziert werden. Problematisch an dieser Entwicklung ist vor allem, dass sie zu großen Teilen abseits staatlicher Regelungen stattfindet und entsprechend kaum überschaubar ist (Dielmann 2013). Einige Krankenhäuser/Krankenhausträger haben eigene Weiterbildungskonzepte und -programme entwickelt, um erwarteten personalen Engpässen entgegen treten zu können.

30.9.5 Fortbildung in der Pflege

Die größten Einflussmöglichkeiten der Verantwortlichen für das klinische Risikomanagement liegen im Bereich der Fortbildungen. Wie in ▶ Kap. 31.1 »DNQP-Expertenstandards« aufgezeigt, empfiehlt sich für die Einführung von Innovationen oder besonderer Maßnahmen eine Erhebung des notwendigen Fortbildungsbedarfs und die Organisation eines entsprechenden Fortbildungsangebots. Nach Möglichkeit sollte dieses Angebot insgesamt mit anderen Fortbildungsaktivitäten des Hauses abgestimmt werden.

Entsprechend haben die Krankenhäuser im Bereich der Fortbildung selbst die Möglichkeit, Anzahl und Umfang von Fortbildungen zum klinischen Risikomanagement zu gestalten. Auf diese Weise wäre es möglich, die Mitarbeiter regelmäßig über den Stand und die Maßnahmen des klinischen Risikomanagements zu informieren. Insbesondere in der Einarbeitung neuer Mitarbeiter ließen sich somit die wesentlichen Inhalte des Risikomanagements vermitteln.

30.9.6 Empfehlungen des Deutschen Bildungsrates für Pflegeberufe (DBR)

Den umfassendsten Vorschlag zur zukünftigen Gestaltung der Aus-, Fort- und Weiterbildung in den Pflegeberufen hat der Deutsche Bildungsrat für Pflegeberufe (DBR) vorgelegt. In seinem Konzept hat der Rat die verschiedenen Diskussionsstränge ebenso wie die bestehenden Herausforderungen im Gesundheitswesen zum Anlass genommen, ein Bildungskonzept vorzulegen (DBR 2009). Dieses

Konzept sieht vor, dass die Erstqualifizierung generalistisch erfolgen soll und sowohl eine berufliche wie auch eine hochschulische Ausbildung erfolgen kann. Das Konzept sieht ebenso vor, dass die berufliche Ausbildung zu einer Hochschulzugangsberechtigung führt und den Absolventinnen und Absolventen somit den Zugang zu weiterführenden Studienangeboten eröffnet. Der Bildungsrat geht davon aus, dass die hochschulische Ausbildung zu erweiterten Kompetenzen im Sinne einer wissenschaftlichen Bewertung und Weiterentwicklung von Praxissituationen führen wird, und die Absolventinnen und Absolventen somit in der Lage sein werden, entsprechende Lösungen zu entwickeln.

Auch die Weiterbildung und Spezialisierung in den Pflegeberufen kann nach dem Konzept auf hochschulischer und auf beruflicher Ebene erfolgen. Die hochschulischen Angebote sollen zu einem Masterabschluss führen und die beruflichen im Sinne von modularisierten Weiterbildungen den Teilnehmerinnen und Teilnehmern die Möglichkeit bieten, ihre Kenntnisse gezielt zu erweitern oder modularisiert eine insgesamt höhere Qualifikation zu erwerben.

30.9.7 Fazit

Die Situation der Aus-, Weiter- und Fortbildung in der Pflege ist von vielfältigen Veränderungen gekennzeichnet und in ihrer Komplexität nicht einfach zu überblicken. Für das klinische Risikomanagement stellt diese Entwicklung gleichermaßen eine Chance und eine Herausforderung dar. Einerseits kann davon ausgegangen werden, dass durch die akademisierte Ausbildung in Zukunft eine größere Zahl besser qualifizierter Pflegender zur Verfügung stehen wird, andererseits ist es angesichts der Vielfältigkeit der Entwicklungen erforderlich, sehr genaue Vorstellungen davon zu entwickeln, wer mit welcher Qualifikation welche Aufgaben im Risikomanagement übernehmen soll und kann. Insgesamt kommt dem klinischen Risikomanagement in den pflegerischen Bildungsgängen oftmals nur eine indirekte Rolle zu. Es kann von einem Grundverständnis risikobehafteter Situationen in der Pflege ausgegangen werden, die Kenntnis umfangreicher Risikomanagementsysteme dürfte jedoch nur bedingt vorhanden sein. Daher kommt der hausinternen Fortbildung eine besondere Rolle zu. Da es bislang keine Verständigung zu einem verbindlichen Fortbildungskatalog in der Pflege gibt, wie er auch für die Ärzteschaft angestrebt wird, wird diese Situation mittelfristig fortbestehen.

30.10 Umgang mit den zweiten Opfern

David Schwappach

Neben der Aufarbeitung eines kritischen Zwischenfalls mit dem Ziel des Lernens und der Prävention kommt dem angemessenen und empathischen Umgang mit allen Beteiligten eine zentrale Bedeutung zu. An erster Stelle sind dies natürlich die von einem Zwischenfall betroffenen Patienten und ihre Angehörigen. Doch auch für die beteiligten, vielleicht sogar verursachenden, Fachpersonen kann ein Behandlungsfehler eine Extremsituation darstellen. Bereits im Jahr 2000 führte Wu die treffenden Begriffe »first victims« für Patienten, und »second victims« für die beteiligten Ärzte ein (Wu 2000). Empirische Untersuchungen der letzten Jahre dokumentieren eindrücklich, dass die Beteiligung an einem Fehler oft auch bei involvierten Ärzten und Pflegefachpersonen akute Belastungsreaktionen und intensive Emotionen wie Schuld, Scham, Selbstzweifel hervorruft. Bei einem Teil der Betroffenen chronifizieren diese und erhöhen das Risiko für Depressionen, Burnout und posttraumatische Belastungsstörungen (Schwappach u. Boluarte 2008). Die Prävalenz des »Second-victim«-Phänomens liegt bei etwa 10–40 % der Fachpersonen nach einem Zwischenfall.

30.10.1 Die »Second-victim«-Symptomatik

Die Beteiligung an einem Zwischenfall kann vielfältige gesundheitliche, soziale, verhaltensbezogene und berufliche Folgen haben. In einer Studie unter Ärzten in den USA und Kanada erlebten nach einer Fehlerbeteiligung 61 % Angst vor weiteren Fehlern, 44 % reduzierte Selbstsicherheit, 42 % Schlafstörungen, 42 % reduzierte Arbeitszufriedenheit und

30.10 · Umgang mit den zweiten Opfern

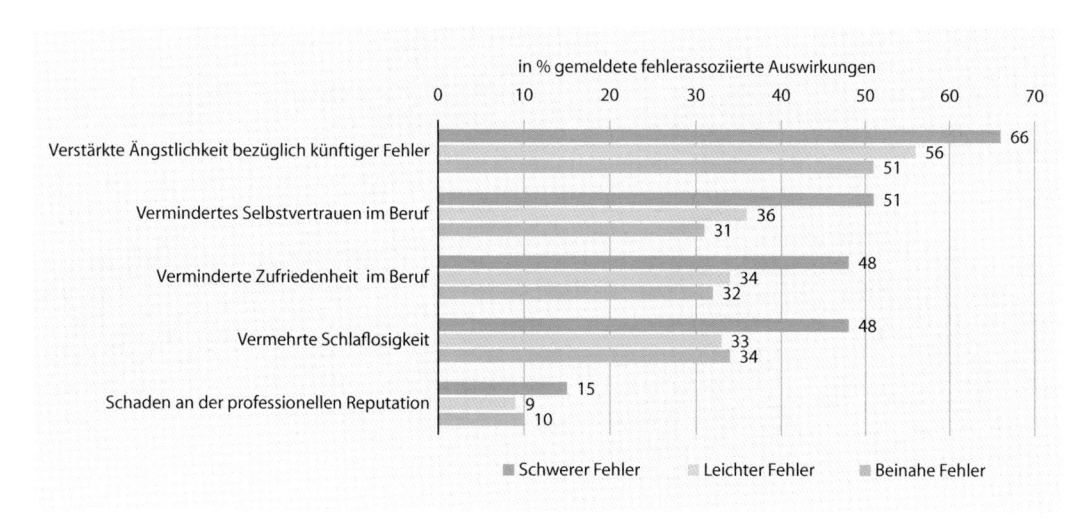

Abb. 30.15 Auswirkungen der Beteiligung an einem Fehler. (Adaptiert nach Waterman et al. 2007)

Bar chart: "in % gemeldete fehlerassoziierte Auswirkungen" (Schwerer Fehler / Leichter Fehler / Beinahe Fehler):
- Verstärkte Ängstlichkeit bezüglich künftiger Fehler: 66 / 56 / 51
- Vermindertes Selbstvertrauen im Beruf: 51 / 36 / 31
- Verminderte Zufriedenheit im Beruf: 48 / 34 / 32
- Vermehrte Schlaflosigkeit: 48 / 33 / 34
- Schaden an der professionellen Reputation: 15 / 9 / 10

13 % Sorge vor Verlust der Reputation (Waterman et al. 2007). Sogar nach einem Fehler ohne Schadensfolge berichtete ein erheblicher Teil der Ärzte von Belastungsreaktionen (◘ Abb. 30.15).

Die negativen Folgen können langwierig sein und für Monate oder sogar Jahre anhalten. Nach einem Fehler durchlaufen Betroffene typischerweise verschiedene Phasen der Erholung (Scott et al. 2009): Die erste Phase entspricht einer problembezogenen Bewältigung mit konkreter fehlerbezogener Aktivität. Die folgenden Phasen sind geprägt von Problemanalyse, Selbstbeschuldigung, Schuldzuweisung, und Rückzug mit Entwicklung von psychosomatischen Symptomen.

Ein Wendepunkt im Ablauf tritt ein, wenn im günstigen Fall emotionale und soziale Unterstützung durch andere Personen angenommen wird. Es kommt zur Bewältigung oder zu einer weniger günstigen Entwicklung mit Resignation oder sogar der Berufsaufgabe. Oftmals können bei Fachpersonen nach einem Zwischenfall auch Verhaltensänderungen in der Patientenversorgung beobachtet werden. Dazu gehören sowohl defensive (stetige Absicherung bei Kollegen; Vermeidung bestimmter Behandlungssituationen etc.) als auch konstruktive Verhaltensänderungen (gestiegene Aufmerksamkeit, besserer kollegialer Austausch).

Die Beteiligung an einem Fehler kann einen **reziproken Zyklus** aus Belastungsreaktion und zukünftiger suboptimaler Patientenversorgung auslösen (Schwappach u. Boluarte 2008): Behandlungsfehler sind assoziiert mit einer signifikanten Abnahme der Lebensqualität, reduzierter Empathie gegenüber Patienten, der Zunahme einer »Burnout«-Symptomatik, insbesondere der »Depersonalisierung« und der »emotionalen Erschöpfung«, sowie Hinweisen auf eine Depression (Shanafelt et al. 2010). Diese Symptome sind wiederrum assoziiert sind mit einer gestiegenen Wahrscheinlichkeit für **zukünftige Fehler** (West et al. 2009). Die Unterstützung von Fachpersonen ist daher nicht nur aus arbeitsmedizinischer oder berufspolitischer Sicht eine wichtige Aufgabe für Gesundheitsorganisationen, sondern ist auch für die Gewährleistung der Patientensicherheit von Bedeutung.

30.10.2 Unterstützung von »second victims«

Insbesondere die Kommunikation mit Kollegen und Vorgesetzten, den »peers«, hat eine herausragende Bedeutung für einen konstruktiven und protektiven Umgang mit Fehlern (Ullström et al. 2013).

Dabei geht es sowohl um den fachlich-inhaltlichen Austausch, als auch die kollegiale Empathie und das Verständnis. Gleichzeitig berichtet die Mehrheit der Fachpersonen nur unzureichende Unterstützung erhalten zu haben (Joesten et al. 2014). Folge Punkte sind für den Umgang mit betroffenen Mitarbeitern zentral und sollten in jeder Gesundheitseinrichtung berücksichtigt werden:

- **Kurze Auszeit von der klinischen Tätigkeit sicherstellen:** Die betroffene Person sollte für einige Stunden (zunächst maximal 1 Tag) von der klinischen Arbeit freigestellt werden um sich zu sammeln, und Risiken von anderen Patienten abzuwenden. Es sollte kommuniziert werden, dass dies keine Strafmaßnahme ist, sondern zum Schutz Aller geschieht. Im Gespräch mit dem Mitarbeiter muss klar verabredet werden, wann und wie weitere Schritte entschieden werden (z. B. »Morgen früh besprechen wir dann, wie es weiter geht.«). Es ist wichtig, an dieser Stelle den Kontakt nicht abreißen zu lassen. Längere Abwesenheiten von der klinischen Tätigkeit sind erfahrungsgemäß nur in Einzelfällen angezeigt, machen die Rückkehr oft schwer und bergen auch gewisse Risiken (z. B. Chronifizierung).
- **Aktives kollegiales Gesprächsangebot:** Hier geht es zunächst darum, wie in anderen persönlich schwierigen Situationen (z. B. familiärer Todes- oder Krankheitsfall), auf die betroffene Person zuzugehen und sich als Gesprächspartner anzubieten (z. B. »Ich habe mitbekommen was passiert ist. Magst du mir erzählen, wie es dir geht?«, »Kann ich etwas für dich tun?«). Dies sollte bilateral erfolgen, und kann von jedem Kollegen aber auch vom Vorgesetzten ausgehen. Der Vorgesetzte sollte sich kümmern, dass solche Gesprächsangebote erfolgen (»Wer ist auf XY zugegangen?« »Kannst du bitte auf XY zugehen und ihr das Gespräch anbieten.«). Es geht darum, dass das, was unter Kollegen selbstverständlich sein sollte, das informelle persönliche Gesprächsangebot, sicherzustellen, und nicht, den Fall in größerer Runde (Morbiditätskonferenz) aufzuarbeiten.
- **Bestätigung der fachlichen Kompetenz und des Selbstwertgefühls:** Hier geht es um die klare Botschaft »Auch gute Ärzte/Pflegefachpersonen machen Fehler«. Betroffene Personen zweifeln oft an ihrer grundsätzlichen Eignung für den Beruf. Zentrale Bedürfnisse von betroffenen Mitarbeitern nach einem Fehler sind die Bestätigung der grundsätzlichen Kompetenz, das Nachvollziehen und die Diskussion des (klinischen) Entscheidungsprozesses (»Wo habe ich etwas falsch gemacht?«) und die Bekräftigung des Selbstwertgefühls. Es ist daher eine wesentliche Unterstützungsleistung, durch gemeinsames Durchgehen der Prozesse, Entscheidungen und Handlungen, die zu einem Fehler geführt haben, und durch Feedback der Führungsperson wieder zu einer realistischen Selbsteinschätzung zu kommen.
- **Fachliche Unterstützung und Rückversicherung im klinischen Arbeiten anbieten:** Verunsicherung, Angst vor erneuten Fehlern und Zweifel an der eigenen Kompetenz führen bei Betroffenen oft dazu, dass sie ähnliche Situationen vermeiden oder dass sie ihre klinische Handlungen absichern, z. B. durch häufige Anfragen bei Kollegen und Vorgesetzten oder eine hohe Frequenz diagnostischer Maßnahmen. Es kann daher sinnvoll sein, temporär ein »Back-up« bei ähnlichen Fällen oder Situationen anzubieten. So kann es sehr sinnvoll sein, dem betroffenen Mitarbeiter eine Rücksprache mit der Kaderperson in spezifischen klinischen Fällen vorzuschlagen (»Wenn du weißt, wie du vorgehen möchtest, können wir es nochmals kurz zusammen anschauen.«). Dabei sollte klar kommuniziert werden, dass dies als temporäre Unterstützung und nicht als Sanktion gedacht ist.
- **An der Fehleranalyse und der Kommunikation mit Patienten beteiligen:** Grundsätzlich ist es wünschenswert, den Betroffenen in die Aufarbeitung des Falles (z. B. Root-cause-Analyse; Mortalitätskonferenz etc.) einzubinden. Es ist wichtig, dass der Beteiligte seine Sichtweise und Erlebnisse äußern kann (»Wie sah die Situation aus deiner Sicht aus? Was war der Grund, dass du so gehandelt hast?«). Der Betroffene sollte aber nicht die Rolle des Moderators oder Analysten einnehmen. Gleiches gilt für das Gespräch mit den betroffenen Patien-

Tab. 30.4 Ebenen und beispielhafte Maßnahmen eines Compliance-Programms

Prävention	Detektion	Reaktion
Tone from the top	Whistleblower-Systeme	Sanktionsmanagement
Verhaltenskodizes	Planmäßige Prüfungen der Internen Revision	Ursachenanalyse
Schulungen		Kommunikation
Richtlinien/Dienst- und Verfahrensanweisungen	Ad-hoc-Prüfungen der Internen Revision	Zielgerichtete Verbesserung des Internen Kontrollsystems
Compliance-Hotline	Aufdeckende Kontrollen des Internen Kontrollsystems	…
Laufende Verbesserung des Internen Kontrollsystems	…	
…		

ten, die den Kontakt mit den direkt Beteiligten oft wünschen. Dies kann für beide Seiten sehr heilsam sein, aber birgt auch die Gefahr einer emotionalen Überforderung. Das Gespräch mit den Patienten ist grundsätzlich Aufgabe der Führungsperson, die aber den Beteiligten in das Gespräch aktiv einbinden kann (z. B. Ausdruck des Bedauerns). Auf jeden Fall ist es wichtig, mit dem Betroffenen zu besprechen, welche Aktivitäten stattfinden, und an welchen er beteiligt ist oder wenigstens darüber informiert wird.

- **Vermeiden und Ächten von Schuldzuweisungen und Herabwürdigungen:** Ein häufiges Problem in Abteilungen sind offene oder verdeckte Schuldzuweisungen. Führungspersonen aber auch jeder einzelne Mitarbeiter sind gefordert, keinen negativen Umgang mit Fehlern im Team zuzulassen oder sich daran zu beteiligen. Machen Sie deutlich, dass Sie ein entsprechendes Verhalten nicht tolerieren.

Um eine zuverlässige Unterstützung zu gewährleisten, werden in verschiedenen Gesundheitseinrichtungen »**Peer-support-Systeme**« eingeführt, bei denen die Betreuung von Fachpersonen nach klinischen Zwischenfällen strukturell verankert ist (Schwappach et al. 2010; Scott et al. 2010). Unter »peer support« ist ein System zu verstehen, indem sich die Kollegenschaft füreinander einsetzt und in Krisensituationen gegenseitig Unterstützung anbietet. Es geht dabei um ein Netzwerk, in dem in Krisensituationen Zugewandtheit und Ansprache durch Kollegen sichergestellt wird. Es grenzt sich von einem Supervisionssystem darin ab, dass

es von vielen klinisch Tätigen getragen wird, die durch ständige Erreichbarkeit ein niederschwelliges kollegiales Gespräch anbieten und nicht ein qualifiziertes psychologisches Coaching. Diese Programme beinhalten je nach individuellen Bedürfnissen, Schwere des Zwischenfalls und zeitlichem Ablauf gestaffelte Unterstützungselemente. Sie müssen allerdings von der Führung und der Organisation im Rahmen eines Gesamtkonzeptes etabliert werden.

30.11 Compliance-Programme

Marc Deffland

30.11.1 Überblick

Compliance-Programme reflektieren die Grundsätze der implementierten Risikomanagementpolitik und beinhalten Maßnahmen zur Begrenzung von identifizierten Compliance-Risiken im Krankenhausbetrieb. Sie sind damit im Hinblick auf ihre Ausgestaltung abhängig von der Art und der Schwere der Compliance-Risiken. Die Programme wirken auf drei Ebenen: Prävention, Detektion und Reaktion (**Tab. 30.4**):

- **Präventive Maßnahmen** sollen die Wahrscheinlichkeit für das Eintreten eines Verstoßes reduzieren. Maßnahmen sind beispielsweise die Grundeinstellung und Verhaltensweisen des Managements (sog. »tone from the top«), Compliance-Schulungen, Verfahrensanweisungen und Verhaltenskodizes.

- **Detektive Maßnahmen** erhöhen die Wahrscheinlichkeit für ein Erkennen des Verstoßes. Maßnahmen sind beispielsweise Whistleblower-Systeme oder die Durchführung von Prüfungen.
- **Reaktive Maßnahmen** folgen auf festgestellte Verstöße. Maßnahmen sind beispielsweise die Koordination der internen Überprüfung sowie der internen und eventuellen externen Kommunikation, Anstoß der Ursachenanalyse, Einleitung arbeitsrechtlicher Maßnahmen (Sanktionsmanagement) (IDW 2011).

Das Compliance-Programm sollte im CMS-Handbuch des Krankenhauses niedergeschrieben sein. Bei der Konzeption von Compliance-Programmen sind das Risikominderungspotenzial einzelner Maßnahmen und die hierfür notwendigen Ressourcen kritisch zu beleuchten. Ziel ist die Erreichung eines von der Geschäftsführung akzeptierten Risikos mit möglichst geringem Ressourceneinsatz.

Zusammenfassend kann festgehalten werden, dass das Compliance-Programm abhängig von den individuellen Compliance-Risiken ausgestaltet werden muss. Hierbei sind auch wirtschaftliche Faktoren zu berücksichtigen.

30.11.2 Schwerpunkt: prozessintegrierte Überwachungsmaßnahmen

Im Folgenden werden prozessintegrierte Überwachungsmaßnahmen als Bestandteil des Internen Kontrollsystems auf der präventiven und aufdeckenden Compliance-Programmebene dargestellt. Diesen Maßnahmen kommt in der Praxis eine hohe Bedeutung zu.

Prozessintegrierte Überwachungsmaßnahmen sind organisatorische Sicherungsmaßnahmen und Kontrollen:

Organisatorische Sicherungsmaßnahmen umfassen fehlerverhindernde Maßnahmen in der Aufbau- und Ablauforganisation (IDW 2009). Sie sind größtenteils der präventiven Compliance-Programmebene zuzurechnen. Hierzu gehören beispielsweise:

- **Grundsatz der Funktionstrennung:** Eine Person bzw. Personengruppe sollte nie alle Prozessschritte eines Geschäftsvorfalls alleine durchführen und kontrollieren können. Ein Einkäufer im Krankenhaus sollte z. B. nicht die Eingangsrechnungen freigeben. Wenn die Einhaltung des Grundsatzes der Funktionstrennung nicht möglich ist, müssen äquivalente Maßnahmen ergriffen werden (stichprobenartige Kontrolle durch eine nicht beteiligte Person bzw. Personengruppe).
- **Sicherungsmaßnahmen in der EDV:** Betriebssysteme, Programme und Daten sind anhand von Zugriffsberechtigungen mithilfe von Passwörtern und individuellen Zugangskennungen zu schützen. Protokollierungen von Zugriffen sollten grundsätzlich in Betracht gezogen werden, um eventuelle Verbesserungen als Reaktion auf Verstöße ableiten zu können.
- **Sicherungsmaßnahmen durch Arbeits-, Dienst- bzw. Verfahrensanweisungen:** Durch Anweisungen können Prozesse nach standardisierten Verfahren durchlaufen werden. Die Erstellung von Checklisten zur Dokumentation bietet sich an. Etwaige Schnittmengen mit dem klinischen Risikomanagement bzw. Qualitätsmanagement sind zu berücksichtigen.
- **Genehmigungsverfahren und Unterschriftenregelungen:** In standardisierten Verfahren sollten risikoorientierte Genehmigungsstufen implementiert werden (4-Augen-Prinzip). Bestellungen ab einem gewissen Schwellenwert sollten durch die Einkaufs- oder Krankenhausleitung abgezeichnet werden.
- **Job-Rotation:** Beschäftigte wechseln in regelmäßigen Abständen den Arbeitsplatz. Neben einer erhöhten Transparenz der Tätigkeiten einzelner Verwaltungsstellen wird durch diese Maßnahme die Wahrscheinlichkeit der Aufdeckung von Unregelmäßigkeiten erhöht.

Kontrollen dienen der Verminderung der Fehlereintrittswahrscheinlichkeit (präventive Kontrollen) und dem Aufdecken von Fehlern (aufdeckende Kontrollen) (IDW 2009). Kontrollen können manuell oder automatisiert sein. Beispiele sind:

- **Manuelle Soll/Ist-Vergleiche:** Ein Beschäftigter zählt jeden Abend den Geldbestand der Kasse für Barzahlungen von Privatpatienten und gleicht diesen Bestand mit dem Kassenbuch ab (manuelle aufdeckende Kontrolle).
- **Automatisierte Plausibilitätsprüfungen:** Bei der Zuordnung eines Falls zu einer diagnosebezogenen Fallgruppe (DRG) prüft das System bei der Abrechnung einer Geburt, ob der Patient weiblich war (automatisierte präventive Kontrolle).

Automatisierte Präventivkontrollen werden in der klinischen Praxis, insbesondere vor dem Hintergrund der zunehmenden Automatisierung in medizinischen und administrativen Prozessen, bevorzugt implementiert. Automatisierte Kontrollen sind gegenüber manuellen Kontrollen in der Regel weniger fehleranfällig und ressourcenschonender. Präventive Kontrollen verhindern das Eintreten eines Fehlers und damit die Notwendigkeit einer Korrektur.

> Bei der Konzeption und Implementierung bzw. Restrukturierung von betrieblichen Abläufen sollte der Fokus daher immer neben der Wirtschaftlichkeit auch auf der Optimierung des Internen Kontrollsystems liegen.

Beispielsweise kann vor der Abrechnung überprüft werden, ob für eine Patientennummer gegebenenfalls zwei Fälle in unterschiedlichen und sich ausschließenden Abrechnungsarten erstellt wurden (automatisierte präventive Kontrolle).

30.11.3 Fazit

Compliance-Programme sind Grundsätze und Maßnahmen, die der Reduzierung identifizierter Risiken sowie dem Erkennen von und der Reaktion auf Verstöße dienen. Ein Bestandteil von Compliance-Programmen können die hier fokussierten prozessintegrierten Überwachungsmaßnahmen sein, welche sich aus organisatorischen Sicherungsmaßnahmen und Kontrollen zusammensetzen. Kontrollen sollten vorzugsweise präventiv und automatisiert sein.

30.12 Whistleblower-Systeme

Marc Deffland

30.12.1 Überblick

Ein Whistleblower ist ein Beschäftigter, der Missstände, von denen er an seinem Arbeitsplatz erfährt, an die Öffentlichkeit bringt (Seel 2012). Missstände sind beispielsweise illegales Handeln oder Verstöße gegen den Verhaltenskodex des Krankenhauses. Öffentlichkeit können unternehmensinterne und -externe Stellen sein. Hinweise können offen, vertraulich oder anonym erfolgen.

Es kann zwischen Whistleblower-Systemen und klassischem Whistleblowing unterschieden werden. Whistleblower-Systeme zeichnen sich durch zentrale Stellen zur Annahme von Hinweisen sowie eine strukturierte Bearbeitung dieser Hinweise aus. Diese institutionalisierte Form des Whistleblowings ergänzt damit die bereits bestehenden Kommunikationskanäle des Krankenhauses.

Beim klassischen Whistleblowing existieren weder zentrale Annahmestellen, noch ein strukturierter Bearbeitungsprozess. Der Hinweis kann entsprechend bei jeder unternehmensinternen oder -externen Stelle eingehen und auf unterschiedlichste Weise bearbeitet werden. Dies kann dazu führen, dass Hinweise öffentlich bekannt oder unstrukturiert bearbeitet werden. Beides kann die Reputation des Krankenhauses enorm schädigen. Daher wird die Implementierung von Whistleblower-Systemen sowohl von Geschäftsleitungen als auch Aufsichtsräten zunehmend gefordert.

Aktuelle Befragungen ausgewählter Unternehmen in Deutschland zeigen, dass ein erheblicher Nachholbedarf im Krankenhausbereich besteht (Schneider et al. 2013) (◘ Abb. 30.16).

Die zunehmende Bedeutung von Whistleblowing im Allgemeinen spiegelt sich auch in der aktuellen Gesetzgebung wieder: Seit dem 1. Januar 2014 müssen Banken gem. § 25a Abs. 1 Satz 6 Nr. 3 KWG institutionelle Prozesse einrichten, die die Anonymität von Hinweisgebern gewährleisten. In den USA wird die Implementierung von Whistleblower-Systemen durch den Sarbanes-Oxley Act (SOX) bereits seit 2002 gefordert.

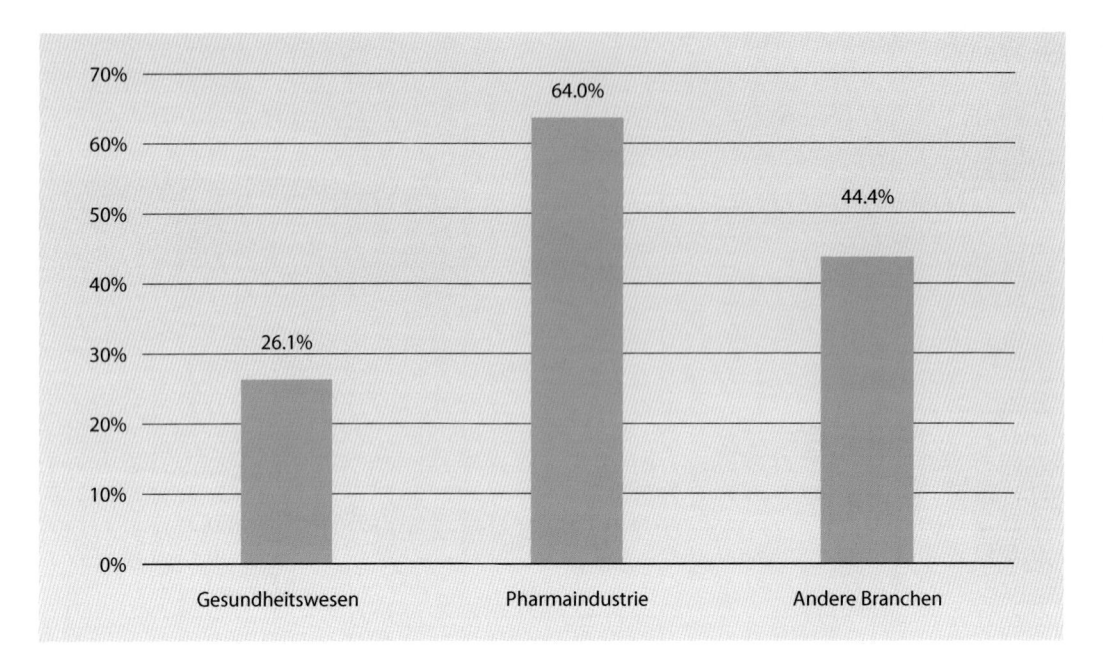

Abb. 30.16 Verbreitung von Whistleblower-Systemen. (Adaptiert nach Schneider et al. 2013)

Tab. 30.5 Allgemeine Vor- und Nachteile von Whistleblower-Systemen

Vorteile	Nachteile
Schutz der Reputation des Krankenhauses durch »geräuschlose Beseitigung«	Angst vor einer Kultur des Denunziantentums
Gesamtübersicht durch zentrale Anlaufstelle	Verunsicherung der Beschäftigten
Prävention durch Sensibilisierung der Beschäftigen	Bindung personeller und finanzieller Ressourcen

30.12.2 Vor- und Nachteile von Whistleblower-Systemen

Im Folgenden wird ein Überblick über die Vor- und Nachteile von Whistleblower-Systemen gegeben. Weiterhin werden praktische Fragestellungen im Hinblick auf die Konzeption und Implementierung von Whistleblower-Systemen diskutiert (Tab. 30.5).

Vorteile
- **Schutz der Reputation des Krankenhauses durch »geräuschlose Beseitigung«:** Whistleblower-Systeme bieten potenziellen Hinweisgebern eine unternehmensinterne Stelle als Kontaktmöglichkeit. Damit wird die Wahrscheinlichkeit reduziert, dass sich der Hinweisgeber sich an unternehmensexterne Stellen wendet. Krankenhäuser können daher unmittelbar eine umfassende interne Untersuchung sowie geeignete Gegenmaßnahmen einleiten und eventuell notwendige Kommunikationsstrategien entwickeln. Durch diesen professionellen und standardisierten Prozess kann der Hinweis bestenfalls »geräuschlos beseitigt« und damit die Reputation des Krankenhauses geschützt werden.
- **Gesamtübersicht durch zentrale Anlaufstelle:** Durch Whistleblower-Systeme werden Hinweise an zentraler Stelle erfasst. Diese zentrale

Stelle kann die Hinweise nach sinnvollen Kriterien zusammenfassen und auswerten. Hierdurch können eventuell vorhandene Muster, z. B. die Häufung von Meldungen aus einem speziellen Bereich bzw. zu einem einzelnen Themengebiet, erkannt und weitergehend analysiert werden. Das Whistleblower-System kann durch diese Analysen einen wesentlichen Beitrag zur kontinuierlichen Verbesserung des gesamten Compliancemanagementsystems (CMS) leisten.
- **Prävention durch Sensibilisierung der Beschäftigten:** Bereits das Wissen um das Vorhandensein eines Whistleblower-Systems im Krankenhaus erhöht die Sensibilisierung der Beschäftigten, da diese eine erhöhte Aufdeckungswahrscheinlichkeit bei der Durchführung doloser Handlungen antizipieren. Die Einführung eines Whistleblower-Systems kann daher als zentraler Baustein bei der Konzeption eines Compliance-Programms angesehen werden.

Nachteile
- **Angst vor einer Kultur des Denunziantentums:** Während der Nutzung eines Whistleblower-Systems besteht grundsätzlich das Risiko, dass Hinweise der Denunziation dienen sollen. Der Hinweis stellt dann eine Beschuldigung aus niederen persönlichen Beweggründen dar. Die hieraus gewonnenen Erkenntnisse sind in der Regel nicht relevant und gefährden die Unternehmenskultur. Auf die Abgrenzung des Whistleblowing zum Denunziantentum und das diesbezüglich bestehende Risiko wird im nächsten Abschnitt detaillierter eingegangen.
- **Verunsicherung der Beschäftigten:** Die Implementierung von Whistleblower-Systemen kann bei Beschäftigten die Sorge vor eigenen Fehlern erhöhen und damit insgesamt ein Gefühl der Verunsicherung hervorrufen. Im Rahmen der Implementierung sollte dem durch transparente Kommunikation sowie Schulungen entgegen gewirkt werden.
- **Bindung personeller und finanzieller Ressourcen:** Die Nutzung bindet aufgrund der notwendigen professionellen und strukturierten Bearbeitung personelle sowie aufgrund der notwendigen Infrastruktur finanzielle Ressourcen. Die Bindung personeller Ressourcen bezieht sich insbesondere auf nicht relevante bzw. nicht haltbare Hinweise, da diese nicht für Verbesserungen des Compliance-Programms genutzt werden können.

30.12.3 Implementierung von Whistleblower-Systemen

Im Rahmen dieses Abschnitts werden praktische Fragestellungen bezüglich der Konzeption und Implementierung eines Whistleblower-Systems diskutiert:
- Ist Whistleblowing mit Denunziantentum gleichzusetzen?
- Thematische Begrenzung des Whistleblower-Systems auf die Compliance-Ziele?
- Sollten und können Hinweise anonym entgegen genommen werden?
- Sollten Beschäftigte für Whistleblowing belohnt werden?
- Wer ist Adressatenkreis des Whistleblower-Systems?
- Ist der Betriebs- bzw. Personalrat in die Implementierung des Whistleblower-Systems einzubinden?
- Welche Meldestellen für Compliance-Hinweise gibt es?

Ist Whistleblowing mit Denunziantentum gleichzusetzen?
Im Kontext um Whistleblowing-Diskussionen wird Whistleblowing zum Teil mit Denunziantentum gleichgesetzt. Vor diesem Hintergrund erscheint es notwendig, beide Begriffe voneinander zu differenzieren: Während Denunzianten aus Eigennutz kommunizieren, handeln Whistleblower aufgrund ihres Gewissens.

Bei der Implementierung eines Whistleblower-Systems besteht grundsätzlich das Risiko, dass eingehende Hinweise der Denunziation dienen und die aus diesen Hinweisen gewonnenen Erkenntnisse für das CMS nicht relevant sind. Dieses Risiko wird jedoch in der Praxis nicht bestätigt:

- Nach Mengel erscheint das Szenario einer wesentlichen Verschlechterung des Betriebsklimas mit einer Kultur gegenseitigen Denunziantentums nach den bisherigen Erfahrungen zu pessimistisch (Mengel 2009).
- Zu einem ähnlichen Ergebnis kommen auch die Telekom AG und das Landeskriminalamt Niedersachsen, die den Anteil von denunzierenden Meldungen auf weniger als 0,3 % bzw. auf 0,1 % beziffern (BusinessKeeper o. J.).

Grundsätzlich wird das Risiko des Denunziantentums bei der Nutzung eines Whistleblower-Systems mit folgenden Bedingungen korrelieren: bereits vorhandene Unternehmenskultur, Kommunikation vor und während der Einführung, der thematischen Eingrenzung des Whistleblower-Systems sowie Reaktionen seitens der hinweisverarbeitenden Stellen bei eingegangen Hinweisen:
- Die Unternehmenskultur sollte von einer offenen und ehrlichen Kommunikation sowie einem respektvollen Umgang miteinander geprägt sein.
- Die Kommunikation vor und während der Einführung sollte die unterstützende Rolle des Whistleblower-Systems zur Vermeidung von Rechtsverstößen hervorheben. Hierbei sollte betont werden, dass die Verbesserung betrieblicher Prozesse und nicht die Sanktionierung von Beschäftigten im Mittelpunkt steht.
- Das Whistleblower-System sollte thematisch eingegrenzt werden, damit einige Problemstellungen weiterhin »auf dem normalen Dienstweg« gelöst werden. Dies wird im folgenden Abschnitt noch detaillierter diskutiert.
- Die hinweisverarbeitende Stelle muss eingehende Hinweise vor jeglicher Kommunikation detailliert auf Relevanz prüfen und als kompetenter und vertrauenswürdiger Partner wahrgenommen werden.

Thematische Begrenzung des Whistleblower-Systems auf die Compliance-Ziele?

CMS werden häufig auf spezielle Rechtsgebiete, beispielsweise Korruption oder risikoreiche Unternehmensbereiche, z. B. Medizinisches Versorgungszentrum ausgelegt. Entsprechend könnte auch das Whistleblower-System mit einer entsprechenden Einschränkung, u. a. in Form einer Hotline ausschließlich für Hinweise auf Korruption, eingeführt werden.

Diese Einschränkung bietet den Vorteil, dass nur Hinweise im Korruptionskontext eingehen und eine klare Kommunikation der zu meldenden Verstöße an die Beschäftigten möglich ist. Der Nachteil der Einschränkung liegt in der potenziellen Nicht-Identifizierung von Compliance-Risiken.

Die Nicht-Einschränkung des Whistleblower-Systems kann das Risiko des Denunziantentums erhöhen, wenn »weiche Faktoren« einbezogen werden. Wenn beispielsweise unfreundliches Verhalten eines Beschäftigten gegenüber Patienten als Verstoß gegen den Patientenkodex zu melden wäre, wird die Abgrenzung von Denunziantentum und Whistleblowing schwer fallen.

Weiterhin wird eine Nicht-Einschränkung von der Artikel-29-Datenschutzgruppe (Beratungsgremium der Europäischen Kommission für Datenschutz) kritisch gesehen.

Daneben besteht bei der Nicht-Einschränkung das Risiko der nicht sachgerechten Einschätzung von Verstößen durch Beschäftigte und die damit verbundene Verunsicherung: Ist z. B. schon das laut Hausordnung untersagte Betreten einer Grünfläche oder das Nicht-Einhalten des Raucherverbots ein Compliance-Verstoß?

Im Ergebnis sollte daher eine Eingrenzung der zu meldenden Sachverhalte durch das Krankenhaus vorgenommen werden. Dies bestätigt auch eine Compliance-Benchmark-Studie der KPMG AG, nach der die zu meldenden Verstöße klar kommuniziert werden sollten (KPMG AG 2013).

Anonyme Entgegennahme von Hinweisen?

Die öffentliche Diskussion um die Anonymität und die eventuellen Konsequenzen von Whistleblowing bezieht sich auf Fälle, in denen ein Beschäftigter einen Missstand an eine unternehmensexterne Stelle kommuniziert hat. Ein aktuelles Beispiel ist eine Anzeige von Pflegemissständen bei der Staatsanwaltschaft durch eine Berliner Altenpflegerin, der hierfür fristlos gekündigt wurde.

In diesen Fällen ist die Rechtslage komplex. Ein Versuch der Bundesregierung im Jahr 2008 eine klare und eindeutige Regelung mittels eines Hinweisgeberschutzgesetzes zu schaffen wurde aufgegeben. Nach dem derzeitigen Rechtsstand sind Einzelfallbewertungen notwendig (von Busekist et al. 2013).

Bei Whistleblower-Systemen ist der Hinweisempfänger jedoch grundsätzlich eine mittelbare oder unmittelbare unternehmensinterne Stelle. In diesem Kontext ist festzuhalten, dass die vorschriftsmäßige Nutzung eines vom Arbeitgeber eingeführten Whistleblowing-Systems keine Sanktionen für den Arbeitnehmer nach sich ziehen darf (Mengel 2009).Unabhängig von dieser rechtlichen Situation fürchten Whistleblower persönliche Nachteile im kollegialen Umgang.

Daher erhöht die Anonymität von Whistleblower-Systemen grundsätzlich die Meldebereitschaft. Auf der anderen Seite erhöht Anonymität jedoch auch das Risiko der Denunziation. Nach Auffassung der Artikel-29-Datenschutzgruppe ist Anonymität möglich, sollte aber nicht aktiv gefördert werden. Im Mittelpunkt solle vielmehr die Gewährleistung von Vertraulichkeit stehen.

Die Compliance-Benchmark-Studie der KPMG AG aus dem Jahr 2013 kommt zu dem Ergebnis, dass 79,4 % der befragten Unternehmen Anonymität bei Whistleblower-Systemen gewährleisten (KPMG AG 2013).

Im Ergebnis muss nicht für Anonymität, sondern Vertraulichkeit geworben werden. Eine anonyme Möglichkeit zur Meldung sollte jedoch zusätzlich angeboten werden.

Belohnung von Whistleblowiern?

Empirische Ergebnisse und theoretische Überlegungen sprechen gegen die Einführung von Belohnungen für Whistleblower, da eine Belohnung die Entscheidung für und gegen eine Meldung nicht maßgeblich beeinflusst (KPMG Austria GmbH 2011). Dies könnte darauf zurückzuführen sein, dass Whistleblower aus Gewissensgründen und gerade nicht aus Eigennutz handeln.

Unabhängig von diesen Erkenntnissen zahlt die Securities and Exchange Commission (SEC) in den USA Prämien an Whistleblower im Rahmen des sog. Bounty-Programms. Dort wird somit die unternehmensexterne Kommunikation an eine staatliche Einrichtung gefördert.

Bei Überlegungen zur erfolgreichen Konzeptionierung von Anreizsystemen kann nach typischen Motiven für Whistleblower gefragt werden. Diese werden im Wesentlichen durch folgende situationsbedingten Variablen beeinflusst:
- Persönliche Einschätzung der Schwere des Verstoßes
- Vertrauen in Anonymität (bzw. Repressionsfreiheit)
- Vertrauen in die Wirksamkeit der Meldung

Während die persönliche Einschätzung stark durch die Unternehmenskultur geprägt wird, muss für das Vertrauen in die Anonymität und das Vertrauen in Wirksamkeit der Meldung im Rahmen einer aktiven Compliance-Kommunikation geworben und dies im Krankenhaus auch gelebt werden.

Adressatenkreis des Whistleblower-Systems?

Neben Beschäftigten können auch Lieferanten, Patienten und die Öffentlichkeit über das Whistleblower-System informiert werden. Beispielsweise informiert die Siemens AG alle Interessierten über die Möglichkeiten zur Nutzung verschiedener Meldewege auf ihrer Homepage (Siemens 2013). Auch die Charité – Universitätsmedizin Berlin führt auf ihrer Homepage einen internen und einen externen Ombudsmann auf (Charité – Universitätsmedizin Berlin 2013).

Einbindung des Betriebs- bzw. Personalrat?

Eine Mitbestimmung kann sich aus § 87 Abs. 1 Nr. 1 (Fragen der Ordnung des Betriebs und des Verhaltens der Arbeitnehmer im Betrieb) und Nr. 6 (Einführung und Anwendung von technischen Einrichtungen, die dazu bestimmt sind, das Verhalten oder die Leistung der Arbeitnehmer zu überwachen) BetrVG ergeben:
- Eine Mitbestimmung aus § 87 Abs. 1 Nr. 1 BetrVG ergibt sich, wenn Beschäftigte zur Meldung von Verstößen verpflichtet werden (Bundesarbeitsgericht 2008).
- Eine Mitbestimmung aus § 87 Abs. 1 Nr. 6 BetrVG besteht nur, wenn die Telefondaten bzw. die IP-Nummern erfasst oder die Telefonate aufgezeichnet werden (Mengel 2009).

Unabhängig von den formalen Mitbestimmungsrechten sollte der Betriebs- bzw. Personalrat grundsätzlich einbezogen werden, um das Vertrauen der Beschäftigten in das Whistleblower-System zu stärken.

Meldestellen für Compliance-Hinweise?
Die Compliance-Benchmark-Studie der KPMG AG zeigt auf, dass in der Praxis der **Ombudsmann** (intern: 23,5 %, extern: 41,2 %) und die **Hotline** (intern: 52,9 %, extern: 35,3 %) genutzt werden (KPMG 2013). Die Unterscheidung zwischen intern und extern bezieht sich hierbei darauf, ob der Hinweis unmittelbar oder mittelbar in das Krankenhaus gelangt.

Bei der mittelbaren Variante dient häufig ein Rechtsanwalt als externer Ombudsmann oder ein Callcenter als externe Hotline. Während ein Callcenter häufig ausschließlich die Annahme von Hinweisen koordiniert, führen Rechtsanwälte häufig eine Erstbewertung des eingegangenen Hinweises durch.

Bei der unmittelbaren Variante kann nach der Compliance-Benchmark-Studie zwischen internem Ombudsmann und interner Hotline unterschieden werden. Zentrale Erfolgsfaktoren hierbei sind:

— Der Ombudsmann muss das Vertrauen der Beschäftigten und eine hohe Qualifikation aufweisen. Wenn der Whistleblower anonym bleiben möchte, kann diesem ein Kennwort für den nächsten Anruf gegeben werden, mit welchem sich dieser gegenüber dem Ombudsmann »ausweisen« kann.
— Eine Hotline sollte neben einer kostenlosen Rufnummer und einer hohen Verfügbarkeit auch eine hohe Qualifikation der hinweisannehmenden Compliance-Beschäftigten gewährleisten (Annuscheit 2009). Die hohe Verfügbarkeit außerhalb der Geschäftszeiten ist durch einen Anrufbeantworter sicher zu stellen. Der Anrufbeantworter hat jedoch den Nachteil, dass kein Kennwort vergeben werden kann und ein hinweisgebender Anrufer wahrscheinlich eher an einem Dialog interessiert ist. Damit besteht das Risiko, dass das eventuell kurze Zeitfenster der Bereitschaft zum Whistleblowing nicht genutzt werden kann.

Neben Ombudsmännern und Hotlines ist als unmittelbare Variante auch der Einsatz einer **Whistleblower-Software** oder die Einrichtung eines E-Mail-Accounts ausschließlich für Compliance-Hinweise möglich.

Bei der Whistleblower-Software erhalten Hinweisgeber die Möglichkeit, ihren Hinweis über eine Internetplattform zu melden. In einigen Systemen erhält der Hinweisgeber beispielsweise nach der Meldung ein Kennwort, mit dem dieser Nachrichten des Krankenhauses abrufen und somit auch ein anonymer Dialog stattfinden kann.

Im Ergebnis kann festgehalten werden, dass sich unterschiedliche Meldesysteme nicht ausschließen, sondern ergänzen. Die Implementierung mehrerer Meldesysteme bietet den Vorteil, dass unterschiedliche »Meldetypen« angesprochen werden können.

30.12.4 Fazit

Whistleblowing ist kein Ergebnis aktueller Compliance-Bestrebungen, sondern eine bereits seit Jahrzehnten genutzte Möglichkeit zur Aufdeckung von Missständen. Während in den vergangenen Jahrzehnten unterschiedlichste Kanäle eher unstrukturiert genutzt wurden, werden zunehmend professionelle zentrale Bearbeitungsstellen (Whistleblower-Systeme) in Krankenhäusern eingerichtet.

Mit Whistleblowing-Systemen können Verstöße frühzeitig erkannt und diesen begegnet werden. Weiterhin erhöht deren Implementierung die Entdeckungswahrscheinlichkeit von Non-Compliance und hat daher eine abschreckende Wirkung.

Für eine erfolgreiche Einrichtung eines Whistleblower-Systems bilden eine sinnvolle Eingrenzung der meldefähigen Themen, die Gewährleistung von Vertraulichkeit bzw. Anonymität und die Implementierung von Meldestellen die grundlegende Basis.

Während kleine Krankenhäuser eher auf externe Ombudsmänner zurückgreifen sollten, wird in größeren Häusern die Nutzung mehrerer Varianten empfohlen.

30.13 Verhalten in Konfliktsituationen

Alexander Euteneier

30.13.1 Konflikt und Toleranz

Konflikte sind per se nichts Negatives, sie sind Teil unseres täglichen Lebens. Sie dienen, falls sie geordnet nach anerkannten Spielregeln ausgetragen werden dazu, verschiedene Standpunkte miteinander zu vergleichen, um im Austausch der besseren Argumente die beste Lösung zu finden. Konflikte können als Chance betrachtet werden, um sich und das Team weiter zu entwickeln, sie dienen dem Abbau von Spannungen und helfen Missverständnisse zu beseitigen. Besteht im Team ein hohes **Konfliktlösungspotenzial** stärkt es die Gruppe.

Negative Auswirkungen aus Konflikten entstehen dann, wenn für die Meinung Andersdenkender keine Toleranz aufgebracht wird. Für Karl Popper ist die Akzeptanz von Pluralismus ein wesentlicher Baustein der zivilen Gesellschaft, wobei Popper damit nicht einen antiautoritären permissiven alles erlaubenden Pluralismus meinte, sondern in seiner Forderung nach Toleranz ein positives Gegenbild zu einer »geschlossenen Gesellschaft« entwirft. Eine »**offene Gesellschaft**«, die nicht am Reißbrett geplant, sondern sich pluralistisch in einem fortwährenden Prozess von Verbesserungsversuchen und Irrtumskorrekturen evolutionär fort entwickelt« (Popper 1992). Der Begriff »offene Gesellschaft« ist mittlerweile in den politischen Sprachgebrauch eingegangen.

> Auch Krankenhäuser brauchen eine Kultur der offenen Gesellschaft.

Eine der wichtigsten Aufgaben von Führungskräften ist es, Konflikte zu schlichten. Sie sollten deshalb die typischen Konfliktarten, deren Konfliktmodelle und verschiedene Konfliktlösungsstrategien kennen. Ein guter Gradmesser dafür, wie mit Konflikten in einer Organisation umgegangen wird, ist ihr **Umgang mit Fehlern**. An einem Pol findet sich die »culture of blame«, deren Protagonisten stets auf der Suche nach einem Schuldigen sind, am anderen Pol steht die »just culture«, deren Befürworter die tatsächlichen Ursachen von Fehlern herausfinden möchten und selbst eindeutig individuelle Fehler nicht zum Anlass für Sanktionen nehmen (▶ Kap. 6.1 Sicherheitskultur und Patientensicherheit).

30.13.2 Konfliktursachen und Konfliktformen

Konflikte zeigen sich als zwischenmenschliche Konflikte (interpersonell), innere Konflikte (intrapersonell), strukturelle Konflikte und kollektive Konflikte (z. B. zwischen verschiedenen Arbeits- und Berufsgruppen).

Konflikte können vielfältige Ursachen, haben, besonders häufige sind:
- Unzureichende Kommunikation und daraus resultierende Missverständnisse
- Machtmissbrauch und Ausnutzung von Abhängigkeiten
- Ungerechte Behandlung, harsche Kritik oder unfaire Beurteilungen und Entscheidungen
- Fehlende Verantwortlichkeit oder keine Festlegung von Zuständigkeiten
- Gegenseitiges Misstrauen bzw. Vorherrschen einer Misstrauenskultur
- Widersprüchliche Situationen und Anordnungen
- Übertriebene Empfindlichkeit und Narzissmus

Wechseln die Teammitglieder oder die Rollen der Teammitglieder häufig, werden Teams permanent einer neuen Umgebung oder neuen Situationen ausgesetzt, oder gibt es innerhalb des Teams ein starkes Hierarchiegefälle, kann es schnell zu Konflikten innerhalb oder zwischen Teams führen. Man spricht dann von **instabilen Teams**.

Auswirkungen und Eskalation von Konflikten im Team:
- Zunehmender Konformitätsdruck auf die eigene Gruppe
- Sinkende Toleranz von abweichenden Meinungen
- Die Gruppenmitglieder werden zu stillen Mitläufern
- Verengung und Entdifferenzierung der Wahrnehmung

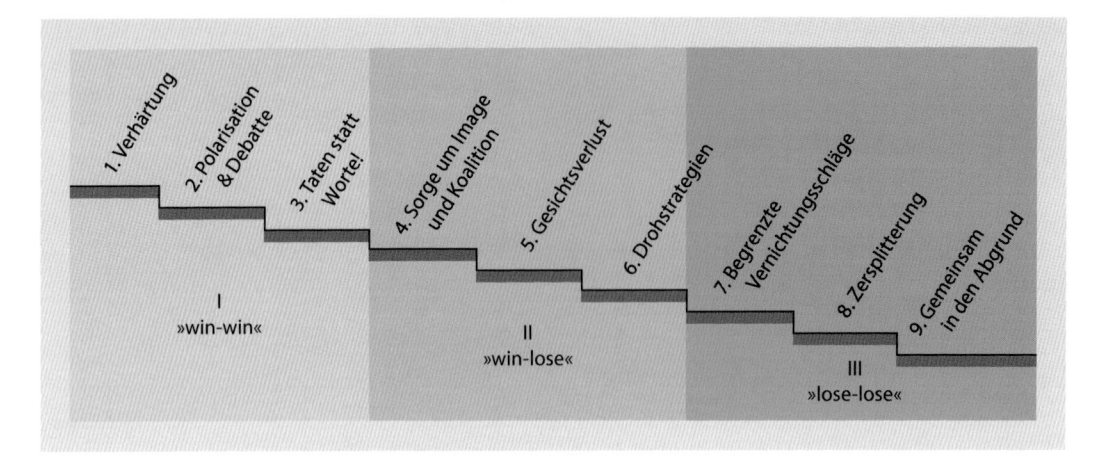

Abb. 30.17 Die 9 Eskalationsstufen nach dem Modell von Glasl

Stufen: 1. Verhärtung; 2. Polarisation & Debatte; 3. Taten statt Worte!; 4. Sorge um Image und Koalition; 5. Gesichtsverlust; 6. Drohstrategien; 7. Begrenzte Vernichtungsschläge; 8. Zersplitterung; 9. Gemeinsam in den Abgrund

I »win-win« II »win-lose« III »lose-lose«

- Kommunikation wird zur Einbahnstraße
- Eigene Denk- und Wahrnehmungsmuster werden durch Verleugnung abgeblockt.

Eine wachsame, differenzierte und kritische Informationsverarbeitung und Entscheidung ist dann nicht mehr möglich (Spillmann 1991).

30.13.3 Erscheinungsformen von Konflikten

Der **informale Konflikt** verläuft unkontrolliert und ist von Natur aus destruktiv. Typische Merkmale sind Beleidigungen, eine bewusst harte Konfrontation mit Vorwürfen und der Entstehung einer feindseligen Atmosphäre. Lösungen sind unter diesen Umständen nicht oder nur gegen große Widerstände möglich. Die Konsequenzen sind oft schädigend für die Organisation und ihre Mitarbeiter. Typische Folgen sind Mitarbeiterkündigungen, hohe Krankheitsstände und Fehlzeiten. Teams arbeiten nicht gut miteinander und die Abläufe laufen unrund.

Der **formalisierte Konflikt** findet im Austausch der besseren Argumente statt. Die Teilnehmer halten sich an bestimmte Regeln, die gleichermaßen für alle gelten. Merkmale sind Bereitschaft zum Zuhören, aber auch das Beharren auf eigene Argumente, Vorschriften und deren Auslegungen. Dabei gibt es verschiedene Ebenen des Konflikts auf denen der Konflikt ausgetragen werden kann:
- Sachebene
- Beziehungsebene
- Wertebene

Viele Konflikte, die auf der Sachebene ausgefochten werden, sind in Wirklichkeit **Beziehungskonflikte** bzw. eine Kombination aus Sach- und Beziehungskonflikten. Typische, meist nicht lösbare, Konflikte auf der Werteebene erfolgen aufgrund unterschiedlicher Lebenseinstellungen, ethischer Vorstellungen und eines unterschiedlichen Wertekanons. Religiöse Weltanschauungen und Lebensstile sollten im Arbeitsleben tabu sein und nicht Thema eines Konfliktes sein. Hier ist besondere Wachsamkeit gefordert.

Eines der bekanntesten Konflikteskalationsmodelle stammt von Glasl (2009) und beschreibt 9 Eskalationsstufen auf drei Ebenen: »win-win«; »win-lose« und »lose-lose« (Abb. 30.17).

In der **Win-win-Phase** verhärten sich die Fronten, jedoch wird noch ein beiderseitiger Kompromiss gesucht, während in der **Win-lose-Phase** zunehmend persönliche Kränkungen und ein aggressiver Grundton dazu kommen, um in der **Lose-lose-Phase** völlig die Sachebene zu verlassen und es nur noch um das Schädigen des anderen geht. Diese Konfliktstufen können sowohl individuell als auch von Teams durchlaufen werden.

30.13.4 Konfliktmanagement

Deeskalations- und Konfliktlösungsstrategien

> Das beste Konfliktmanagement ist die Vorbeugung und Null-Toleranz gegen Intoleranz und Mobbing.

Glasl (2012) weist den verschiedenen Eskalationsstufen folgende Strategiemodelle zur **Deeskalation** zu:
- Stufe 1–3: Moderation
- Stufe 3–5: Prozessbegleitung
- Stufe 4–6: Soziotherapeutische Prozessbegleitung
- Stufe 5–7: Vermittlung/Mediation
- Stufe 6–8: Schiedsverfahren/Gerichtliches Verfahren
- Stufe 7–9: Machteingriff

Konflikte können grundsätzlich auf verschiedene Arten angegangen werden. Je nach Durchsetzungsvermögen und Kooperationsbereitschaft einer Person, können diese folgendermaßen veranschaulicht werden:
- Konkurrierend: »nur auf meine Art zum Ziel«
- Kooperativ und kompromissbereit: »lass es uns konstruktiv aushandeln«
- Vermeidend: »ich verschiebe die Klärung«
- Anpassend: »ich erdulde es«

Jede der Konfliktbehandlungsarten hat ihre verschiedenen Vor- und Nachteile und sollte situationsbezogen überdacht werden.

Das Konfliktlösungsgespräch

Im Konfliktfall soll so früh wie möglich ein Gespräch mit den Beteiligten gesucht werden, um eine Eskalation zu vermeiden. Häufig klärt sich im Gespräch der vermeintliche Konflikt als Missverständnis auf. Für das Gespräch muss eine **sachliche Atmosphäre** geschaffen werden und es sollte geplant stattfinden und nicht zwischen Tür und Angel erfolgen. Mit einer Terminvereinbarung können zugleich Ziele des Gesprächs vereinbart und die Bereitschaft zur Konfliktlösung signalisiert werden. Im Gespräch selbst sollte am Anfang aus Sicht aller beteiligten Parteien jeweils eine kurze Darstellung des Konfliktes erfolgen. Dann wird eine Lösung angestrebt, die für beide Parteien akzeptabel ist. Dabei sind kreative, machbare Lösungen gefragt, um die Diskrepanzen zu beseitigen.

Sollte eine Lösung nicht in einem Gespräch gelingen, wird am besten ein weiterer Termin vereinbart. Manchmal macht es Sinn, wenn verschiedene **Lösungsalternativen** erarbeitet werden, um sich dann auf eine festzulegen, die im zeitlichen Abstand auf ihre Effektivität hin überprüft wird. Falls diese nicht zum Erfolg geführt hat, werden nacheinander die weiteren Alternativen ausprobiert.

Eine hilfreiche Konfliktlösungsstrategie bietet die professionelle Verhandlungstechnik der Autoren Fisher, Ury und Patton. Dafür ist es notwendig, dass die Verhandelnden 4 Aspekte beachten (Harvard Negotiation Project nach Fisher et al. 1983). Sie müssen
- die beteiligten Menschen und die Probleme getrennt voneinander behandeln,
- sich auf Interessen konzentrieren und nicht auf Positionen,
- Lösungen zum beiderseitigen Vorteil entwickeln
- und auf die Anwendung objektiver Kriterien bestehen.

Werden unfaire Verhandlungstricks angewendet, z. B. ungerechtfertigte oder persönliche Vorwürfe und Täuschungen, kommt es meist zu zwei unterschiedlichen Reaktionen. Manche erdulden die Taktiken, da sie kein Öl ins Feuer schütten wollen. Es erfolgt eine Appeasement-Politik, Ruhe bewahren und beschwichtigen. Häufig wird damit nicht das Ziel erreicht und man ist auf lange Sicht frustriert.

Andere, meist auf gleicher Hierarchieebene, zahlen mit gleicher Münze zurück. Sie täuschen ebenfalls, stellen unbewiesene Behauptungen auf, Drohungen werden mit Gegendrohungen gekontert. Meistens scheitern solche Verhandlungen. Die Autoren Fisher, Ury und Patton (1983) sehen in solchen Verhandlungstaktiken in Wirklichkeit einseitige Vorschläge über Verhandlungsverfahren und nicht über Inhalte, um so Vorteile in der eigentlichen Verhandlung zu erlangen. Die Autoren schlagen vor, in diesen Fällen die Verhandlung abzubrechen und zuerst über den Verhandlungsprozess an sich und die Spielregeln zu verhandeln.

> **Verhandeln über Spielregeln in drei Schritten**
> — Die unfaire Taktik erkennen, z. B. persönliche Angriffen.
> — Ansprechen, dass mit unfairen Spielregeln gearbeitet wird. Konfrontieren Sie ihr Gegenüber mit ihrer Wahrnehmung. Bisweilen reicht dies bereits aus, damit die Taktik nicht mehr weiterverfolgt wird.
> — Die Legitimität und Annehmbarkeit der Taktik hinterfragen. Ziel ist es, zuerst die Spielregeln zum Verhandlungsgegenstand zu machen, um dann auf Basis der Einigung über das Vorgehen und über die Regeln einer gemeinsamen Verfahrensweise, ein für beide Seiten akzeptables Übereinkommen erreichen zu wollen. Erst dann wird über die Inhalte verhandelt! (Harvard-Konzept).

Sind auch weiterhin keine Bestrebungen nach einer fairen und konstruktiven Verhandlungsweise erkennbar bleiben einem für diese Fälle nur noch wenige Möglichkeiten einer Lösung.

In diesem Falle bietet es sich gemäß dem Harvard Negotiation Project an, Folgendes zu tun:
— Ignorieren Sie Provokationen. Gelassen bleiben.
— Verteidigen und rechtfertigen Sie sich nicht.
— Helfen Sie, Dampf abzulassen, indem Sie zuhören.
— Sprechen Sie die anderen auf ihre Emotionen an.
— Wenn es zu viel wird, Stop sagen und die Situation/das Gespräch verlassen.
— Warten Sie, bis der Ärger verraucht ist.

Literatur

Zu ▶ Kap. 30.1

Flanagan JC (1954) The critical incident technique. Psychological Bulletin 51 (4): 327–359
Haynes AB et al. (2009) A surgical safety checklist to reduce morbidity and mortality in a global population. The New England Journal of Medicine 360: 491–499
Kleinmann M et al. (2010) Fleishman Job Analyse System für eigenschaftsbezogene Anforderungsanalysen. Hogrefe, Göttingen
Oubaid V, Anheuser P (2014) Der Mensch in Hochzuverlässigkeitsorganisationen: Systematische Personalauswahl als entscheidendes Kriterium. Urologe 53: 657–662
Oubaid V, Jähne J (2013) Human resource management: Wie finden wir die geeignetsten ChirurgenInnen? Chirurg 84: 55–58
Reason J (1979) Managing the risks of organizational accidents. Ashgate, Aldershot
Rosen MA et al. (2011) Simulation-based training for teams in health care: Designing scenarios, measuring performance, and providing feedback. In: Carayon P (ed) Human factors and ergonomics in health care and patient safety. CRC Press, London, pp 573–594
Schlier D (2008) Fehlerquelle Mensch: Ein industrieübergreifendes Problem: Human Factors und die Dirty Dozen in luftfahrtfremden Arbeitsprozessen. VDM-Verlag Saarbrücken
Schuler H (2000) Psychologische Personalauswahl. Einführung in die Berufseignungsdiagnostik. Hogrefe, Göttingen
Triebe (1976) Das Interview im Kontext der Eignungsdiagnostik. Huber, Bern
Weinger MB, et al. (1998) Incorporating human factors into the design of medical devices. JAMA 280 (17): 1484–1484

Zu ▶ Kap. 30.2

Donabedian A (2005) Evaluating the Quality of Medical Care. The Milbank Quarterly 83 (4): 691–729
Reason J (2008) The human contribution: unsafe acts, accidents and heroic recoveries. Ashgate, Farnham Surrey, England

Zu ▶ Kap. 30.3

Baskett RJ, Buth KJ, Legaré JF, Hassan A, Hancock Friesen C, Hirsch GM, Ross DB, Sullivan JA (2002) Is it safe to train residents to perform cardiac surgery? Ann Thorac Surg 74 (4): 1043–8; Discussion 1048–9
Carey JS, Danielsen B, Gold JP, Rossiter SJ (2005) Procedure rates and outcomes of coronary revascularization procedures in California and New York. J Thorac Cardiovasc Surg 129 (6): 1276–82
Clarke S, Oakley JG, Neil DA, Ibrahim JE (2005) Public reporting of individual surgeon performance. Med J Aust 183 (10): 543; author reply 547
Glance LG, Dick A, Osler TM, Li Y, Mukamel D (2006) Impact of changing the statistical methodology on hospital and surgeon ranking: the case of the New York State cardiac surgery report card. Med Care 44 (4): 311–9
Hartrumpf M, Claus T, Erb M, Albes JM (2009) Surgeon performance index: tool for assessment of individual surgical quality in total quality management. Eur J Cardiothorac Surg 35 (5): 751–8
Holzhey DM, Jacobs S, Walther T, Mochalski M, Mohr FW, Falk V (2007) Cumulative sum failure analysis for eight

surgeons performing minimally invasive direct coronary artery bypass. J Thorac Cardiovasc Surg 134 (3): 663–9

Roques F, Michel P, Goldstone AR, Nashef SA (2003) The logistic EuroSCORE. Eur Heart J 24 (9): 881–2

Treasure T, Valencia O, Sherlaw-Johnson C, Gallivan (2002) Surgical performance measurement. Health Care Manag Sci 5 (4): 243–8

Zu ▶ Kap. 30.4

Agency for Healthcare Research and Quality (2015) Pocket Guide: TeamSTEPPS. ▶ www.ahrq.gov/professionals/education/curriculum-tools/teamstepps/instructor/essentials/pocketguide.html (Publication #14-0001-2)

Belbin RM (1993) Team roles at work. Butterworth-Heinemann, Oxford

Druskat VU, Wolff SB (2001) Building the Emotional Intelligence of Groups. Harvard Business Review 79 (3): 80–90

Endsley MR (1995) Towards a Theory of Situation Awareness in Dynamic Systems. Human Factors 37 (1): 32–64

Frey D, et al. (2001) Center of Excellence. Seminar der Ludwig-Maximilians-Universität München, Institut für Sozial- und Wirtschaftspsychologie

Makary MA, et al. (2006) Operating room teamwork among physicians and nurses: teamwork in the eye of the beholder. J Am Coll Surg 202 (5): 746–752

Mazzocc, K, et al. (2009) Surgical team behaviors and patient outcomes. Am J Surg 197 (5): 678–685

Mickan SM, Rodger SA (2005) Effective health care teams: a model of six characteristics developed from shared perceptions. J Interprof Care 19 (4): 358–370

National Quality Forum (NQF) (2010) Safe Practices for Better Healthcare – 2010 Update: A Consensus Report

World Health Organisation (2011) WHO Patient Safety Curriculum Guide Multi-professional Edition.

Zu ▶ Kap. 30.5

Drinka TJK, Clark PG (2000) Health Care Teamwork. Interdisciplinary practice and teaching. Auburn House, Westport, Connecticut

Kuehn AF (2009) The kaleidoscope of collaborative practice. In: Joel LA (Ed) Advanced Practice Nursing. Essentials for role development. FA Davis, Philadelphia

Robert-Bosch-Stiftung (2011) Memorandum Kooperation der Gesundheitsberufe. Qualität und Sicherstellung der zukünftigen Gesundheitsversorgung. Robert-Bosch-Stiftung, Stuttgart

Robert-Bosch-Stiftung (2013) Gesundheitsberufe neu denken, Gesundheitsberufe neu regeln. Grundsätze und Perspektiven – Eine Denkschrift der Robert Bosch Stiftung. Robert-Bosch-Stiftung, Stuttgart

SVR (2007) Kooperation und Verantwortung. Voraussetzungen einer zielorientierten Gesundheitsversorgung. Gutachten 2007, Berlin

WHO (2006) Working together for health. The World Health Report 2006. WHO, Geneva

Zu ▶ Kap. 30.6

Argyris C, Schön DA (1996) Organizational Learning II, A theory of action perspective. Zitiert in: Steinmann H, Schreyögg G (2005) Management. Grundlagen der Unternehmensführung. Konzepte - Funktionen - Fallstudien, 6. Aufl. Gabler, Wiesbaden

Blaschke H (2012) Surprise & Experience Based Training - Den Umgang mit nicht erwartbaren Situationen und komplexen Systeme erlernen. Komplexität & Lernen Ausgabe 24

David DM, Euteneier A et al. (2013) The future of graduate medical education in Germany - position paper of the Committee on Graduate Medical Education of the Society for Medical Education (GMA). GMS Z Med Ausbild 30 (2): Doc26

Dekker SW (2008) Crew resource management gold rush: resisting aviation imperialism. ANZ J Surg 78 (8): 638–639

Hunt GJ, Callaghan KS (2008) Comparative issues in aviation and surgical crew resource management: (1) are we too solution focused? ANZ J Surg 78 (8): 690–693

Kern DE, et al. (2009) Curriculum Development for Medical Education – A Six-Step Approach, 2nd ed. The Johns Hopkins Univ. Press, Baltimore

Lufthansa Flight Safety Project 97–99 und T. Brandt (2010) Basic Performance of Flight Crew. Lufthansa Flight Safety Project (97–99). ▶ http://www.icao.int/Meetings/AMC/NGAP/Documentation/Basic%20Competence.pdf

Maschuw K, et al. (2010) Chirurgisches Training am Simulator. Der Chirurg 81 (1): 19–24

Merril MD (2002) First Principles of Instruction. Educational Technology Research and Development ETR&D 50 (3): 43–59

O'Connor P, et al. (2013) Is Crew Resource Management Training Effective in Healthcare Settings? Proceedings of the International Symposium of Human Factors and Ergonomics in Healthcare. ▶ http://hcs.sagepub.com/content/2/1/105:105

Reason J (1998) Achieving a safe culture: Theory and practice. Work & Stress: An International Journal of Work, Health & Organisations 12 (3): 293–306

Seymour NE, et al. (2002) Virtual reality training improves operating room performance: results of a randomized, double-blinded study. Ann Surg 236 (4): 458–463; discussion 463–454

Steinmann H, et al. (2005) Management. Grundlagen der Unternehmensführung. Konzepte - Funktionen - Fallstudien, 6. Aufl. Gabler, Wiesbaden

Walker M, Peyton R (1998) Teaching in theatre. Teaching and Learning in Medical Practice, pp 171–180. Manticore

Zu ▶ Kap. 30.7

Aqua-Institut GmbH (2014) Bundesauswertung zum Erfassungsjahr 2013, 16/1 Geburtshilfe Qualitätsindikatoren 23: 65. ▶ www.sqg.de/downloads/Bundesauswertungen/2013/bu_Gesamt_16N1-GEBH_2013.pdf

Black RS, Brockelhurst P (2003) A systematic review of training in acute obstetric emergencies. BJOG 110: 837–841

Draycott T, Sibanda T, Owen L et al. (2006) Does training in obstetric emergencies improve neonatal outcome? BJOG 113: 177–182

Halamek L (2008) The simulated delivery-room environment as the future modality for acquiring and maintaining skills in fetal and neonatal resuscitation. Semin Fetal Neonatal Med 13: 448–453

▶ http://www.sqg.de/downloads/Bundesauswertungen/2013/bu_Gesamt_16N1-GEBH_2013.pdf

Kory PD, Eisen LA, Adachi M et al. (2007) Initial airway management skills of senior residents – Simulation training compared with traditional training. Chest 132: 1927–1931

Merién AER, van de Ven J, Mol BW, Houterman S, Oei SG (2010) Multidisciplinary Team Training in a Simulation Setting for Acute Obstetric Emergencies – A Systematic Review. Obstet Gynecol 115: 1021–31

Neily J, Mills PD, Young-Xu Y et al. (2010) Association between implementation of a medical team training program and surgical mortality. JAMA 304: 1693–1700

Rall M (2010) Notfallmedizin für die Praxis. Notfallmedizin up2date 5: 277–295

Rall M, Lackner CK (2010): Crisis Resource Management (CRM) – Der Faktor Mensch in der Akutmedizin. Notfall und Rettungsmedizin 5: 349–356

Reynolds T, Kong ML (2010) Shifting the learning curve. BMJ 341: c6260

Shannon DW (2009) How a captive insurer uses data and incentives to advance patient safety. Patient Safety & Quality Healthcare Nov/Dec: 18–26

Statistisches Bundesamt, Wiesbaden, 2014. ▶ https://www.destatis.de/DE/ZahlenFakten/GesellschaftStaat/Bevoelkerung/Geburten/Tabellen/LebendgeboreneDifferenz.html

Wayne DB, Didwania A, Feinglass J et al. (2008) Simulation-based education improves quality of care during cardiac arrest team responses at an academic teaching hospital – A case-control study. Chest 133: 56–61

Zabari M, Suresh G, Tomlinson M et al. (2006) Implementation and case-study results of potentially better practices for collaboration between obstetrics and neonatology to achieve improved perinatal outcomes. Pediatrics 118: 153–158

Zech A, et al. (2015) Effects of Simulation Trainings on Patient Safety in Obstetrics. Manuskript in Vorbereitung, Institut für Notfallmedizin und Medizinmanagement (INM), Klinikum der Universität München

Zu ▶ Kap. 30.9

Deutscher Bildungsrat für Pflegeberufe (Hrsg.) (2007) Pflegebildung offensiv: Das Bildungskonzept des Deutschen Bildungsrates für Pflegeberufe 2006. Eckpunkte.
▶ http://www.bildungsrat-pflege.de (abgerufen am 18.07.2014)

Dielmann G (2013) Die Gesundheitsberufe und ihre Zuordnung im deutschen Berufsbildungssystem – eine Zuordnung. In: Robert-Bosch-Stiftung (2013) Gesundheitsberufe neu denken, Gesundheitsberufe neu regeln. Grundsätze und Perspektiven – Eine Denkschrift der Robert-Bosch-Stiftung, 148–176. Robert-Bosch-Stiftung, Stuttgart

Ewers M, Grewe T, Höppner H, Huber W, Sayn-Wittgenstein F, Stemmer R, Voigt-Radloff S, Walkenhorst U (2012) Forschung in den Gesundheitsfachberufen. Potenziale für eine bedarfsgerechte Gesundheitsversorgung in Deutschland. Deutsche Medizinische Wochenschrift 137: S37–S73

Moers M, Schöniger U, Böggemann M (2012) Duale Studiengänge – Chancen und Risiken für die Professionalisierung der Pflegeberufe und die Entwicklung der Pflegewissenschaft. Pflege & Gesellschaft 17 (3): 232–248

Wissenschaftsrat (2012) Empfehlungen zu hochschulischen Qualifikationen für das Gesundheitswesen. Drs. 2411–12. WR, Berlin

Zu ▶ Kap. 30.10

Joesten L, Cipparrone N, Okuno-Jones S, DuBose ER (2014) Assessing the Perceived Level of Institutional Support for the Second Victim After a Patient Safety Event. J Pat Saf DOI 10.1097/PTS.0000000000000060

Schwappach D, Boluarte T (2008) The emotional impact of medical error involvement on physicians: A call for leadership and organizational accountability. Swiss Med Weekly 139: 9–15

Schwappach DLB, Hochreutener MA, von Laue N, Frank O (2010) Täter als Opfer. Konstruktiver Umgang mit Fehlern in Gesundheitsorganisationen Empfehlungen für Kader, Kollegen und Betroffene. Schriftenreihe Patientensicherheit Schweiz, Band 3 Zürich, Stiftung für Patientensicherheit

Scott SD, Hirschinger LE, Cox KR, McCoig M, Brandt J, Hall LW (2009) The natural history of recovery for the healthcare provider »second victim« after adverse patient events. Qual Saf Health Care 18: 325–330

Scott SD, Hirschinger LE, Cox KR, McCoig M, Hahn-Cover K, Epperly KM, Phillips EC, Hall LW (2010) Caring for Our Own: Deploying a Systemwide Second Victim Rapid Response Team. Jt Comm J Quality Safety 36: 233–240

Shanafelt TD, Balch CM, Bechamps G, Russell T, Dyrbye L, Satele D, Collicott P, Novotny PJ, Sloan J, Freischlag J (2010) Burnout and Medical Errors Among American Surgeons. Ann Surg 251: 995–1000

Ullström S, Andreen Sachs M, Hansson J, Øvretveit J, Brommels M (2013) Suffering in silence: a qualitative study of second victims of adverse events. BMJ Quality & Safety DOI 10.1136/bmjqs-2013-002035

Waterman AD, Garbutt J, Hazel E, Dunagan WC, Levinson W, Fraser VJ, Gallagher TH (2007) The emotional impact of medical errors on practicing physicians in the United States and Canada. Jt Comm J Quality Safety 33: 467–476

West CP, Tan AD, Habermann TM, Sloan JA, Shanafelt TD (2009) Association of Resident Fatigue and Distress With Perceived Medical Errors. JAMA 302: 1294–1300

Wu AW (2000) Medical error: the second victim. BMJ 320: 726–727

Literatur

Zu ▶ Kap. 30.11

IDW (2009) IDW Prüfungsstandard: Feststellung und Beurteilung von Fehlerrisiken und Reaktionen des Abschlussprüfers auf die beurteilten Fehlerrisiken (IDW PS 261). IDW, Berlin

IDW (2011) IDW Prüfungsstandard: Grundsätze ordnungsmäßiger Prüfung von Compliance Management Systemen (IDW PS 980). IDW, Berlin

Zu ▶ Kap. 30.12

Annuscheit (2009) Whistleblowing und Hinweisgebersysteme. compliancemagazin.de. ▶ http://www.compliance-magazin.de/compliancefachbeitraege/entscheidungshilfen/whistleblowinghinweisgeberlrn020409.html. Zuletzt abgerufen am 23.05.2014

Buisness Keepers (o.J.) Anonymer Dialog gegen Denunziation. Zitiert nach ▶ http://www.business-keeper.com/whistleblowing-vs-denunziation.html. Zuletzt abgerufen am 5. Mai 2014

Bundesarbeitsgericht (2008) Beschluss vom 22.07. 2008, 1 ABR 40/07

Charité – Universitätsmedizin Berlin (2013) Compliance-Management an der Charité. ▶ http://www.charite.de/charite/organisation/compliance/. Zuletzt abgerufen am 10. Juli 2014

KPMG AG (2013) Compliance-Bechmark-Studie. Interne Präsentation. Ansprechpartner bei der KPMG AG: jlaue@kpmg.com

KPMG Austria GmbH Wirtschaftsprüfungs- und Steuerberatungsgesellschaft (2011) Compliance-Management-Systeme. ▶ http://www.kpmg.at/uploads/media/Compliance_Management_Systeme.pdf. Zuletzt abgerufen am 10. Juli 2014

Mengel A (2009) Compliance und Arbeitsrecht – Implementierung, Durchsetzung, Organisation, 1. Aufl. Beck, München

Schneider H, Grau K, Kißling K (2013) »Der Schock von Berlin saß tief!« – Ergebnisse eines empirischen Forschungsvorhabens zu Compliance im Gesundheitswesen und der Pharmaindustrie. Corporate Compliance Zeitschrift (CCZ), S. 48–54

Seel H-A (2012) Recht auf freie Meinungsäußerung - Wo sind die Grenzen des »Whistleblowing«? In: Monatsschrift für Deutsches Recht (MDR), S. 9–12

Siemens AG (2013) Das Siemens-Compliance-System: Erkennen. Zitiert nach ▶ http://www.siemens.com/sustainability/de/themenfelder/compliance/system/erkennen.htm. Zuletzt abgerufen am 7. Juli 2014

Von Busekist K, Fahrig S (2013) Whistleblowing und der Schutz von Hinweisgebern. Betriebsberater (BB) 3: 119–124

Zu ▶ Kap. 30.13

Fisher R, et al. (1983) Getting to yes: negotiating agreement without giving in. Penguin Books, London

Glasl F (2009) Konfliktmanagement: Ein Handbuch für Führungskräfte, Beraterinnen und Berater, 9. Aufl. Haupt, Bern

Glasl F (2012) Wie Organisationsmediation mit Macht in Konflikten umgehen kann. Gruppendynamik & Organisationsberatung 43: 153–171

Popper K (1992) Die offene Gesellschaft und ihre Feinde, Band I, 7. Aufl. Mohr Siebeck, Tübingen

Spillmann KR (1991) Konfliktdynamik und Kommunikation. Strategien der De-Eskalation. In: Prisching M, Mikula G (Hrsg.) Krieg, Konflikt, Kommunikation: Der Traum von einer friedlichen Welt. Berghof Foundation, Wien

Prozesse

Heiko Stehling, Andreas Büscher, Alexander Euteneier, Jan-Thorsten Gräsner, Christoph Wölfl, Hanna M. Seidling, Marion Stützle, Walter E. Haefeli, Petra Gastmeier, Jan Steffen Jürgensen, Christian Schlesiger und Alban Braun

31.1 DNQP-Expertenstandards – 456
31.1.1 Einführung – 456
31.1.2 Entwicklung von Expertenstandards – 457
31.1.3 Anwendung von Expertenstandards – 459
31.1.4 Fazit – 466

31.2 Schnittstellenmanagement aus pflegerischer Sicht – 466
31.2.1 Einführung – 466
31.2.2 Externe Schnittstelle: Einweisung in das Krankenhaus – 467
31.2.3 Externe Schnittstelle: Entlassung aus dem Krankenhaus – 468
31.2.4 Interne Schnittstellen – 469

31.3 Patientenübergaben – 469
31.3.1 Definition und Bedeutung von Patientenübergaben – 470
31.3.2 Funktionen von Patientenübergaben – 470
31.3.3 Ansatzpunkte zur Gestaltung von Übergaben – 471
31.3.4 Fazit – 473

31.4 Zentrale Notaufnahme und Patienten-Triage – 473
31.4.1 Einführung – 473
31.4.2 Aufbau einer ZNA-Infrastruktur – 474
31.4.3 Organisation der Mitarbeiter – 476
31.4.4 Organisation der Prozesse – 478
31.4.5 Qualitätssicherung und Optimierung der Prozesse – 480

31.5 Checklisten-Einsatz – 480
31.5.1 Zweck von Checklisten – 480
31.5.2 Beispiele für Checklisten – 481
31.5.3 Wirtschaftliche Vorteile von Checklisten – 481
31.5.4 Implementierung von Checklisten – 481

31.6 Sichere Patientenidentifikation – 483

A. Euteneier (Hrsg.), *Handbuch Klinisches Risikomanagement*, Erfolgskonzepte Praxis- & Krankenhaus-Management, DOI 10.1007/978-3-662-45150-2_31, © Springer-Verlag Berlin Heidelberg 2015

31.7 Aufklärung und Dokumentation – 485
31.7.1 Aufklärung – 485
31.7.2 Dokumentation – 487

31.8 Reduzierung chirurgischer Fehler – 489
31.8.1 Einführung – 489
31.8.2 Typische Komplikationen – 489
31.8.3 Allgemeine Maßnahmen zur Reduktion chirurgischer Fehler – 490
31.8.4 Spezielle Maßnahmen zur Reduktion chirurgischer Fehler – 492

31.9 Reduzierung von Diagnosefehlern – 495
31.9.1 Diagnosestellung und Diagnosefehler – 495
31.9.2 Typische Diagnosefehler – 497
31.9.3 Maßnahmen zur Reduktion diagnostischer Fehler – 497

31.10 Sicheres Kommunizieren – 499
31.10.1 Einführung – 499
31.10.2 Techniken und Regeln – 499
31.10.3 Richtig Feedback geben und nehmen – 501

31.11 Reanimation und innerklinische Notfallsituationen – 502
31.11.1 Einführung – 502
31.11.2 Vermeiden von innerklinischen Herz-Kreislauf-Stillständen – 502
31.11.3 Medical emergency teams und Reanimationsteams – 503
31.11.4 Ausbildung des Krankenhauspersonals – 504
31.11.5 Qualitätsmanagement für innerklinische Notfallsituationen und Reanimationen – 505

31.12 Koordiniertes Schockraummanagement – 506
31.12.1 Einführung – 506
31.12.2 Advanced-Trauma-Life-Support-Konzept – 506
31.12.3 Trauma-room-time-out-Checkliste als Sicherheitstool im Schockraum – 512
31.12.4 Impact von ATLS – 512

31.13 Alarmierung – 512
31.13.1 Problemstellung – 512
31.13.2 Risikomanagement-Maßnahmen – 514
31.13.3 Alarmierungssysteme – 515

31.14 Optimierung des Medikamentenmanagements – 516

31.14.1	Einführung – 516	
31.14.2	Die richtige Distribution – 517	
31.14.3	Die richtige Lagerung – 518	
31.14.4	Der richtige Patient – 518	
31.14.5	Die richtige Verordnung – 519	
31.14.6	Die richtige Verabreichung – 520	
31.14.7	Fazit – 520	

31.15 Maßnahmen zur Hygieneoptimierung – 520

31.15.1 Aufgaben der Krankenhausleitung – 520
31.15.2 Motivation für Veränderungen schaffen – 521
31.15.3 Horizontale und vertikale Infektionspräventionsansätze – 525

31.16 Krisenbewältigung und Umgang mit der Presse – 527

31.16.1 Einführung – 527
31.16.2 Krise und Medieninteresse – 527
31.16.3 Prinzipien effektiver Krisenkommunikation – 527

31.17 Arbeit der Gutachterkommissionen und Schlichtungsstellen – 534

31.17.1 Gutachterkommissionen und Schlichtungsstellen in Deutschland – 534
31.17.2 Schieds- bzw. Schlichtungsstellen in Österreich – 536
31.17.3 Die schweizerische »Außergerichtliche Gutachterstelle der FMH« – 536
31.17.4 Nutzen und Grenzen des Verfahrens – 536
31.17.5 Fazit – 538

31.18 Einbindung einer Gutachterkommission oder Schlichtungsstelle – 539

31.18.1 Der medizinische »Zwischenfall« – mehr als nur eine Frage der Haftung – 539
31.18.2 »Aufgliederung« der Beschwerdeinhalte – 539
31.18.3 Beitrag der Gutachterkommission und Schlichtungsstelle zur Fehlerkultur – 541
31.18.4 Gutachterverfahren – wenn, dann richtig! – 542
31.18.5 Behandlungsfehlervorwürfe – beteiligte Institutionen – 543
31.18.6 Exemplarischer Ablauf einer Begutachtung – 543
31.18.7 Fazit – 544

Literatur – 544

31.1 DNQP-Expertenstandards

Heiko Stehling und Andreas Büscher

31.1.1 Einführung

Der Umgang mit zentralen, wiederkehrenden Anforderungen und Qualitätsrisiken in der Patientenversorgung ist eine kontinuierliche Herausforderung für das Qualitäts- und Risikomanagement. Herausgefordert sind darüber hinaus die Angehörigen der Gesundheitsberufe, die durch ihr alltägliches Handeln einen erheblichen Einfluss auf die Qualität der Patientenversorgung haben und somit auch entscheidend für die Vermeidung von Risiken verantwortlich sind. Für den Bereich der pflegerischen Versorgung stellen seit dem Jahr 2000 die Expertenstandards des **Deutschen Netzwerks für Qualitätsentwicklung in der Pflege** (DNQP) ein viel genutztes Instrument zur Qualitätsentwicklung dar.

Bis Mitte 2014 konnten 8 Expertenstandards in der Pflege entwickelt, konsentiert und implementiert werden:
- Dekubitusprophylaxe in der Pflege
- Entlassungsmanagement in der Pflege
- Schmerzmanagement in der Pflege bei akuten Schmerzen
- Sturzprophylaxe in der Pflege
- Förderung der Harnkontinenz in der Pflege
- Pflege von Menschen mit chronischen Wunden
- Ernährungsmanagement zur Förderung und Sicherstellung der oralen Ernährung in der Pflege
- Schmerzmanagement in der Pflege bei chronischen Schmerzen

Eine Besonderheit stellt der 2014 entwickelte Expertenstandard zur Erhaltung und Förderung der Mobilität dar. Dieser Standard wurde im Auftrag der Vertragsparteien nach § 113a SGB XI entwickelt. Der Geltungsbereich liegt damit vorrangig im Bereich der Pflegeheime und ambulanten Pflegedienste im Rahmen der Pflegeversicherung.

Gemeinsam mit dem Verbund Hebammenforschung an der Hochschule Osnabrück konnten zudem im Rahmen der erfolgreichen Entwicklung und modellhaften Implementierung eines Expertinnenstandards für das Hebammenwesen zur Förderung der physiologischen Geburt darüber hinaus wertvolle Erfahrungen über die Anwendung der Methode zur Entwicklung von Expertenstandards in einer anderen Berufsgruppen im Gesundheitswesen gesammelt werden.

Expertenstandards sind ein professionell abgestimmtes Leistungsniveau zu zentralen Qualitätsrisiken in der Pflege. Sie sind evidenzbasierte Instrumente der pflegerischen Qualitätsentwicklung und dienen der internen Qualitätssicherung in Einrichtungen des Gesundheitswesens. Sie beschreiben durch die Berufsgruppe definierte Qualitätsniveaus komplexer und interaktionsreicher pflegerischer Aufgaben der Patienten- und Bewohnerversorgung. Sie können das klinische Risikomanagement z. B. durch die Erfassung von Stürzen oder durch die Dokumentation von neu entstehenden Dekubiti im individuellen Fall unterstützen.

In Deutschland hat das Deutsche Netzwerk für Qualitätsentwicklung in der Pflege (DNQP) auf der Basis qualitätsmethodischer Forschung, internationaler Anregungen und eigener Erfahrungen die methodischen Grundlagen zur Entwicklung von Expertenstandards vorgelegt (Schiemann et al. 2014). Das DNQP ist ein seit mittlerweile mehr als 20 Jahren bestehender Zusammenschluss von Personen aus Pflegepraxis, -wissenschaft und -management, die sich der Entwicklung der Pflegequalität verschrieben haben. Die offene Netzwerkstruktur ermöglicht eine sehr breit gefächerte Entwicklung der Pflegequalität an verschiedenen Orten und in verschiedenen Settings der pflegerischen Versorgung. Sie ermöglicht zudem eine hohe Identifikation mit dem Netzwerk. Gesteuert wird das DNQP von einem Lenkungsausschuss, der besetzt ist mit Vertreterinnen aus den verschiedenen Bereichen der Pflege. Der Lenkungsausschuss gibt die grundlegende Ausrichtung vor. Die alltägliche Arbeit wird durch das wissenschaftliche Team und die wissenschaftliche Leitung an der Hochschule Osnabrück geleistet.

Der folgende Beitrag skizziert das qualitätsmethodische Vorgehen zur Entwicklung von Expertenstandards, geht auf Inhalte und Ziele bislang entwickelter Expertenstandards ein und greift dabei ihren möglichen Nutzen für die Versorgung von Patienten im Gesundheitswesen und das klinische Risikomanagement auf.

31.1.2 Entwicklung von Expertenstandards

Die Expertenstandards werden in einem mehrstufigen Verfahren entwickelt, konsentiert, modellhaft implementiert und aktualisiert. Das zugrunde liegende methodische Verfahren ist ausführlich in einem Methodenpapier beschrieben (DNQP 2015a). Die qualitätsmethodische Steuerung der Entwicklung, Implementierung und Aktualisierung von Expertenstandards übernehmen das wissenschaftliche Team des DNQP und der DNQP-Lenkungsausschuss. Hierzu gehören auch die Auswahl von geeigneten Expertenstandardthemen und die Einberufung von Expertenarbeitsgruppen für deren inhaltliche Ausgestaltung.

Im Vordergrund der **Themenauswahl** für Expertenstandards steht die Frage, inwieweit es sich bei einem Thema um ein pflegeepidemiologisch relevantes und Versorgungssektoren übergreifend auftretendes potenzielles Qualitätsrisiko handelt. Darüber hinaus ist das Vorhandensein von themenspezifischer Forschungsliteratur sowie von Leitlinien in Bezug auf pflegerische Assessments und Interventionen von grundlegender Bedeutung. Damit wird sichergestellt, dass pflegewissenschaftliche Evidenz als Grundlage für die Entwicklung von Expertenstandardkriterien und Empfehlungen verfügbar ist und diese der Komplexität und dem Interaktionsreichtum der behandelten Themen gerecht werden.

Die **Expertenarbeitsgruppen** bilden sich aus Pflegefachpersonen aus Wissenschaft und Praxis mit ausgewiesener Fachexpertise zum jeweiligen Expertenstandardthema. Um ihre Mitwirkung gebeten werden außerdem Patienten- und Verbraucherschutzvertreter. Die Leitung der Expertenarbeitsgruppen übernehmen in der Pflegewissenschaft ausgewiesene Fachexperten für das jeweilige Thema. Sie stellen das wissenschaftliche Niveau von Expertenstandard und Literaturanalyse sicher. Sowohl wissenschaftliche Leitungen als auch Experten für die Arbeitsgruppen werden durch öffentliche Ausschreibung gewonnen.

Auch wenn Expertenstandards monodisziplinär entwickelt werden, hat es sich im Sinne der späteren berufsgruppenübergreifenden Zusammenarbeit bewährt, je nach Thema Fachexperten aus anderen Berufsgruppen in beratender Funktion hinzuzuziehen.

Zu einem Expertenstandard gehören neben einem Kapitel zum methodischen Vorgehen bei seiner Entwicklung bzw. Aktualisierung grundsätzlich:
- **Präambel:** Definition des Standardthemas, mögliche Themeneingrenzung, Benennung der Anwender, des Gültigkeitsbereichs und der Voraussetzungen für die Standardanwendung
- **Kommentierungen der Standardkriterien:** konkretisierende Aussagen zu den Expertenstandardkriterien und wichtige Hinweise für die einrichtungsspezifische Implementierung des Expertenstandards
- **Literaturanalyse:** gesichtete und methodisch bewertete Literatur als Grundlage der evidenzbasierten Expertenstandardempfehlungen und ebenso wie die Kommentierungen Hilfestellung bei der Implementierung der Expertenstandards
- **Bericht über die modellhafte Implementierung:** Hinweise über Vorgehen und Ergebnisse der erstmaligen, wissenschaftlich begleiteten Einführung des Expertenstandards und Belege seiner Anwendbarkeit und Akzeptanz

Aufbau der Expertenstandards

Der Aufbau eines Expertenstandards ist stark am Pflegeprozess – dem Instrument professionellen Pflegehandelns – orientiert. Die Standards bilden den gesamten Prozess von Risikoeinschätzung, Maßnahmenplanung, Information, Schulung und Beratung sowie Koordination, Durchführung und Evaluation von Interventionen zu einer Thematik ab. Diese Orientierung am Pflegeprozess entspricht weitestgehend dem Handlungsalltag der Pflege und trägt damit in erheblichem Maß zu Nachvollziehbarkeit und Umsetzbarkeit der Expertenstandards bei.

Die **Standardkriterien** werden als Struktur-, Prozess- und Ergebniskriterien formuliert und entsprechen den konsentierten Empfehlungen der Expertenarbeitsgruppe. Jeder Expertenstandard verfügt zudem über eine begründete Gesamtzielsetzung. Die Formulierung der Standardkriterien erfolgt in einer settingübergreifenden Form, um die Anwendbarkeit eines Expertenstandards in allen pflegerischen Aufgabenfeldern – Krankenhaus, Pflegeheim, ambulanter Pflegedienst – zu gewährleisten. Die Struktur-, Prozess- und Ergebniskriterien bilden dabei den aktuellen Stand des Wissens zu einem Thema ab, benennen Maßnahmen, professionelle Gestaltungsspielräume und die verantwortlichen Akteure. Sie zeigen Kooperationsebenen mit anderen Berufsgruppen und Institutionen auf und orientieren sich an den Bedürfnissen der jeweiligen Zielgruppe. Darüber hinaus erfüllen sie qualitätsmethodische Ansprüche an Trennschärfe und Messbarkeit und weisen sichtbare Interdependenzen zwischen Struktur-, Prozess- und Ergebnisqualität auf (DNQP 2015a).

Die Entwicklung der Standardkriterien erfolgt arbeitsteilig. **Aufgabe des wissenschaftlichen Teams** des DNQP ist die qualitätsmethodische Formulierung der Expertenstandardkriterien nach den oben genannten Prinzipien. Die **Aufgabe der Expertenarbeitsgruppen** besteht hingegen in der Erarbeitung von inhaltlichen Empfehlungen zu den zentralen pflegerischen Interventionen der Thematik. Basis dieser Empfehlungen sind die Ergebnisse der Literaturauswertung und die professionelle Expertise der Experten und Expertinnen in den Fällen, in denen literaturbasierte Evidenz nicht oder nicht in ausreichender Qualität vorliegt oder auf die deutsche Pflege- und Versorgungssituation nicht anwendbar und übertragbar ist. Die Empfehlungen werden im Rahmen eines Gruppenkonsenses der Expertenarbeitsgruppe verabschiedet und protokolliert.

Bei der Bewertung und Darstellung der Evidenz sowie der Ableitung von Empfehlungen unter Berücksichtigung von Evidenz und Experteneinschätzung orientiert sich das Entwicklungsverfahren an international anerkannten Verfahren. Auf Empfehlungsgrade wird dabei allerdings verzichtet und allen Struktur-, Prozess- und Ergebniskriterien im Sinne des besten verfügbaren Wissens ein höchstmöglicher Empfehlungscharakter zugewiesen. Expertenstandards legen damit ein innerhalb der Berufsgruppe abgestimmtes Leistungsniveau fest, das nicht unterschritten werden darf (DNQP 2015a).

Funktion von Kommentierungen und Literaturanalyse

Zu jedem Struktur-, Prozess und Ergebniskriterium eines Expertenstandards werden Kommentierungen formuliert, die der Konkretisierung der abstrakt und allgemeingültig formulierten Kriterien dienen und somit die Umsetzung der Kriterien in den verschiedenen Bereichen der Pflegepraxis sowie die Anpassung an deren spezifische Bedingungen unterstützen. Die Inhalte der Kommentierungen sind, ebenso wie die Standardkriterien, Ergebnis des Expertengruppenkonsenses und greifen die Diskussionsergebnisse der Expertenarbeitsgruppen auf.

Da nur in seltenen Fällen in den Standardkriterien selbst konkrete Einzelinterventionen benannt werden, die gleichermaßen in jedem denkbaren Fall pflegerischer Versorgung auftreten können, bieten die Kommentierungen Raum, auf Basis der Literaturanalyse und des Expertenwissens, konkrete Vorgehensweisen, Interventionsmöglichkeiten und Beispiele für die Ausgestaltung interdisziplinärer Prozesse zu benennen. So werden im Expertenstandard Sturzprophylaxe in der Pflege beispielsweise an die Einrichtungsarten angepasste zielgruppenspezifische Interventionsangebote aufgezeigt (Heinze et al. 2013) oder im Expertenstandard Schmerzmanagement in der Pflege bei akuten Schmerzen immer dann auf Besonderheiten des Schmerzmanagements bei Kindern hingewiesen, wenn es vom Schmerzmanagement bei erwachsenen Patienten und Bewohnern abweicht oder einer besonderen Beachtung bedarf (Osterbrink et al. 2011).

Generell attestieren erfahrene Pflegequalitätsbeauftragte, Pflegeleitungen und Pflegepraktiker den Kommentierungen eine hohe Funktionalität für die Implementierung der Expertenstandards und für die Gewährleistung, sein angestrebtes Qualitätsniveau zu erreichen und einzuhalten.

Die verfügbare Evidenz zum Thema wird gesichtet, analysiert, bewertet und nachvollziehbar zusammenfassend aufbereitet und der Expertenarbeitsgruppe zur inhaltlichen Bewertung zur Verfügung gestellt. Gleichzeitig steht sie mit den Expertenstandard-Veröffentlichungen auch der Pflegepraxis zur Verfügung und unterstützt deren wissensbasiertes Handeln. Somit leisten die

Literaturbewertungen und -darstellungen im Rahmen der Expertenstandardentwicklung einen wichtigen Schritt zum Theorie-Praxis-Transfer.

> Die Expertenstandards, die Kommentierungen und auch die Literaturanalyse bieten der Pflegepraxis Sicherheit hinsichtlich einzuführender und anzuwendender Maßnahmen und ermöglichen es Pflegefachkräften, fachlich begründete Einzelfallentscheidungen zu treffen (Büscher 2013).

Einbeziehung der Fachöffentlichkeit
Eine ausschlaggebende Rolle für die spätere Akzeptanz und verstetigte Anwendung der Expertenstandards in der Pflegepraxis spielt die Einbeziehung der Fachöffentlichkeit im Rahmen von Expertenstandardentwicklungen und -aktualisierungen. Hierunter wird insbesondere die Einbeziehung im Rahmen von Konsentierungsprozessen verstanden.

Die **Konsentierung** der Expertenstandards erfolgt in erster Linie durch Konsensuskonferenzen, an denen sich in den letzten Jahren jeweils 500–800 Pflegeexpertinnen und -experten beteiligt haben. Die Konferenzen haben sich im Rahmen von neun Expertenstandardentwicklungen in der Pflege und einer Entwicklung im Hebammenwesen als erfolgreiche Methode zur Herstellung eines berufsgruppenbezogenen Konsens erwiesen. Im Mittelpunkt der Konsensuskonferenzen steht der strukturierte Fachdiskurs mit einer breiten Fachöffentlichkeit über den von der Expertenarbeitsgruppe vorgelegten Expertenstandard-Entwurf. Der gesamte Konsentierungsvorgang wird protokolliert. Die Konferenzteilnehmer haben zusätzlich die Möglichkeit, schriftliche Anmerkungen einzureichen.

Die Protokolle, schriftlichen Anmerkungen und Stellungnahmen sind eine wichtige Grundlage für die abschließende Bearbeitung des Expertenstandards und der Kommentierungen durch die Expertenarbeitsgruppe. Konsensuskonferenzen haben sich als fester Bestandteil der Qualitätsentwicklungsbestrebungen in der Pflege etabliert.

Bei Aktualisierungen von Expertenstandards wird die Fachöffentlichkeit im Rahmen einer **Konsultationsphase** um Stellungnahmen zum Entwurf des aktualisierten Expertenstandards und der neu gefassten Kommentierungen gebeten. Ebenso wie im Rahmen von Konsentierungsprozessen bei Neuentwicklungen von Expertenstandards fließen die Rückmeldungen der Fachöffentlichkeit in die abschließende Bearbeitung der Expertenstandardentwürfe ein. Die Präsentation aktualisierter Expertenstandards geschieht im Rahmen von jährlich stattfindenden Netzwerkworkshops.

31.1.3 Anwendung von Expertenstandards

Es folgen Erkenntnisse aus acht modellhaften Implementierungsprojekten und der verstetigten Standardanwendung.

Der abschließende Schritt der Entwicklung eines Expertenstandards ist seine **modellhafte Implementierung** in Einrichtungen des Gesundheitswesens mit dem Ziel, Aufschluss über seine Anwendbarkeit und Akzeptanz in der Pflegepraxis sowie Hinweise darüber zu erhalten, welche Bedingungen eine erfolgreiche Einführung unter unterschiedlichen Bedingungen in verschiedenen Settings und bei verschiedenen Zielgruppen befördern.

An den bislang acht DNQP-Projekten der modellhaften Implementierung in den Jahren 2000–2014 konnten jeweils bundesweit zwischen 16 Einrichtungen im Pilotprojekt zur Implementierung des Expertenstandards Dekubitusprophylaxe im Jahr 2000 (Schiemann u. Moers 2004) und 27 Einrichtungen im Rahmen der Implementierung des Expertenstandards Schmerzmanagement in der Pflege bei chronischen Schmerzen (Stehling u. Moers 2015) beteiligt werden, was mit Blick auf die Steuer- und Durchführbarkeit der Projekte seitens des wissenschaftlichen Teams des DNQP eine Obergrenze darstellt. Dabei konnte zunehmend eine ausgeglichene Verteilung der beteiligten Einrichtungsarten verzeichnet werden. Waren an den ersten Projekten mehrheitlich Krankenhäuser beteiligt, erhöhte sich mit ihrem Fortschreiten die Zahl der teilnehmenden Einrichtungen der stationären Altenhilfe und der ambulanten Pflegedienste. Dieser Anstieg ist mit Blick auf aussagekräftige Ergebnisse zur Expertenstandardeinführung in diesen Einrichtungsarten sehr begrüßenswert. An den bislang acht Implementierungsprojekten in der Pflege waren 123 Einrichtungen beteiligt, darunter 60 Krankenhäuser, 37 Einrichtungen der stationären Altenhilfe und 26 ambulante Pflegedienste. 26 Einrichtungen haben sich im Laufe der Jahre mehr als einmal an Implementierungsprojekten beteiligt und ermöglichten über diese Teilkontinuität Einblicke in ihre einrichtungsbezogenen Erfahrungen in der Bewältigung der Projekte.

Die beteiligten Einrichtungen erhalten eine qualitätsmethodische Begleitung durch das wissenschaftliche Team des DNQP, in deren Rahmen Daten über die Projektverläufe in den Modelleinrichtungen und, mittels eines abschließenden Audits, über den Umsetzungsgrad der Standardkriterien gesammelt werden. Als Voraussetzung für die Teilnahme an den Projekten gelten für die Einrichtungen ein guter Entwicklungsstand hinsichtlich der systematischen und theoriegeleiteten Anwendung der Pflegeprozessmethode, Erfahrungen mit systematischer Qualitätsentwicklung in der Pflege und das Vorhandensein eines internen Qualitätsmanagements. Hinzu kommen die Zusicherung der Bereitstellung personeller und zeitlicher Ressourcen und die Benennung einer projektverantwortlichen Person, die über Erfahrungen mit Qualitäts- oder Pflegeentwicklungsprojekten verfügt.

Im Rahmen von acht Implementierungsprojekten von Expertenstandards in der Pflege und der Implementierung des Expertinnenstandards für das Hebammenwesen ist es gelungen, vielfältige Hinweise über einrichtungs- und themenbezogene Faktoren zu gewinnen, die die Implementierung von Expertenstandards hemmen oder befördern. Die nachfolgenden Ausführungen zu den Erkenntnissen aus den modellhaften Implementierungen und der verstetigten Anwendung von Expertenstandards enthalten somit auch Hinweise für deren Nutzung im Rahmen des klinischen Risikomanagements.

Standardeinführung nach dem Phasenmodell

Für die Implementierung von Expertenstandards wurde im Pilotprojekt zum Expertenstandard Dekubitusprophylaxe in Anlehnung an qualitätsmethodische Forschungsprojekte ein Phasenmodell zur Einführung entwickelt. Die Phasen sind:

- Fortbildung
- Anpassung des Standards an die besonderen Anforderungen der Zielgruppe
- Verbindliche Standardeinführung
- Abschließende Datenerhebung mit standardisiertem Auditinstrument (Schiemann u. Moers 2004; DNQP 2015a)

Das Phasenmodell hat sich im Rahmen der wissenschaftlich begleiteten Projekte ebenso bewährt wie in weiteren Implementierungsvorhaben und kann nach diesen Erfahrungen unter Beachtung der notwendigen Voraussetzungen uneingeschränkt zur Anwendung empfohlen werden.

Nach einer Vorbereitungsphase des Projekts, in der vorrangig Projektverantwortliche benannt, Arbeitsgruppen gebildet, Projektinformationsveranstaltungen angeboten und Kooperationen mit anderen beteiligten Berufsgruppen angebahnt werden, beginnt die erste eigentliche Projektphase mit der Organisation und Durchführung bedarfsorientierter, auf das Thema des zu implementierenden Expertenstandards ausgerichteter **Fortbildungen** für die Pflegeteams und für weitere am Projekt beteiligte Gruppen. Fortbildungen begleiten in der Folge den gesamten Implementierungsprozess, ihre zeitliche und inhaltliche Intensität verändert sich dabei je nach Stand des Projektes. Werden zu Projektbeginn vermehrt Fortbildungen zu umfassenderen Bereichen des Expertenstandardthemas angeboten, sind sie in späteren Phasen stärker auf die Umsetzung des Expertenstandards und sich verändernde Verfahrensweisen in der Einrichtung ausgerichtet. Dabei kommen auch Mikroschulungen im Stations- oder Wohnbereichsalltag zum Einsatz.

In der Phase der **Anpassung** des Expertenstandards an die besonderen Anforderungen der Zielgruppe oder der Einrichtung beginnt für die gebildeten Arbeitsgruppen und die projektverantwortliche Person die inhaltliche Auseinandersetzung mit den Standardkriterien und Kommentierungen. Ziel ist, die Standardkriterien so zu konkretisieren, dass ihre Umsetzung einrichtungsspezifisch und gemäß der jeweiligen Patientenzielgruppe möglich wird. Dies ist vor allem deshalb notwendig, da die Kriterien, wie bereits dargestellt, allgemeingültig formuliert sind, um ihre Anwendbarkeit in den unterschiedlichsten pflegerischen Versorgungsbereichen zu ermöglichen. Zu berücksichtigen sind dabei beispielsweise räumliche oder organisatorische Voraussetzungen der Einrichtung und besondere Bedingungen der Zielgruppe wie diagnosebezogene oder kulturelle Besonderheiten.

Häufige Kriterien, die einer Konkretisierung bedürfen, beziehen sich auf die Pflegeanamnese, das Assessment und die Dokumentation von Pflegemaßnahmen, auf die Auswahl zielgruppenspezifischer Hilfsmittel und Pflegeinterventionen sowie auf die inhaltliche Ausgestaltung multidisziplinärer Verfahren und das Festlegen von Zuständigkeiten. Wichtig ist, dass die Kernaussagen der einzelnen Struktur-, Prozess- und Ergebniskriterien des Standards unverändert bleiben und mit der Konkretisierung das angestrebte Qualitätsniveau des Standards nicht unterschritten wird (DNQP 2015a).

Mit der folgenden Phase der Anwendung des Expertenstandards beginnt die Praxiserprobung der angepassten Standardinhalte in der Pflegeeinheit. Die Pflegefachkräfte erhalten in dieser Phase angeleitete und supervidierte Gelegenheit zur Erprobung der im Expertenstandard empfohlenen Handlungsschritte. Als anleitende und unterstützende Personen dienen hierbei Mitglieder der Arbeitsgruppen und die projektverantwortliche Person, die als Prozessbegleitung auch für Rückfragen und Feedback zur Verfügung steht. Die **Standardeinführung** wird mit viel Aufmerksamkeit für den Anleitungsbedarf und die Akzeptanz der Pflegefachkräfte vor Ort durchgeführt und die Bewertung der veränderten Verfahren und Handlungsschritte durch die Pflegefachkräfte werden in den Arbeitsgruppen gegebenenfalls zum Anlass für eine weitere Anpassung des Expertenstandards oder die Feinjustierung der Verfahrensweisen genommen.

Die Implementierung schließt mit einem **Auditverfahren** ab. Die Datenerhebung erfolgt mittels eines standardisierten Auditinstruments, das inhaltlich auf den jeweiligen Expertenstandard abgestimmt wird. Im Rahmen des Audits werden alle Kriterienebenen des Standards überprüft. Dabei wird auf die Pflegedokumentation, die Patienten- bzw. Bewohnerbefragung und die Personalbefragung als Datenquellen zurückgegriffen. So ist es möglich, ein möglichst umfassendes Bild über den Umsetzungsgrad der Standardkriterien zu erhalten.

Mit Bezug zu den Strukturkriterien werden der Wissensstand der Pflegefachkräfte und die Umsetzungsmöglichkeit von Verfahrensregeln sowie die Möglichkeit erfasst, Hilfsmittel oder Dokumentations- und Beratungsmaterialien einzusetzen. Die Prozess- und Ergebniskriterien werden durch die Analyse der Dokumentation und die Befragung der Patienten bzw. Bewohner beleuchtet. Insbesondere die Patienten- und Bewohnerbefragung gibt dabei wertvolle Hinweise über ihre Wahrnehmung in Bezug auf die geleistete Pflegequalität. Durchgeführt wird das Audit von den Projektbeauftragten oder anderen Qualitätsexperten, die nicht in der zu auditierenden Pflegeeinheit als Pflegekräfte arbeiten, um eine Selbstbewertung auszuschließen.

Für die Projekte der modellhaften Implementierung wird jeweils ein Zeitraum von **sechs Monaten** für die Einführung eines Expertenstandards nach dem Phasenmodell veranschlagt. Außerhalb solcher Projekte, das zeigen Erfahrungen z. B. von Referenzeinrichtungen (s. unten), ist ein etwas längerer Zeitraum für die Implementierung anzuberaumen. Die Auditinstrumente, deren Einsatz nicht nur für Erst-, sondern auch für Folgeauditierungen empfohlen werden kann, stehen der Pflegepraxis auf der Website des DNQP frei zur Verfügung.

Themenunabhängige Erfahrungen der Expertenstandardimplementierungen

Erfahrungen zu Voraussetzungen, Hindernissen und hilfreichen Strategien zur Implementierung von Expertenstandards und Hinweise auf sich verändernde Qualität pflegerischer Versorgung liegen aus den Projekten zur modellhaften Implementierung und durch ein neu eingerichtetes und stetig wachsendes **Netzwerk von Referenzeinrichtungen** (DNQP 2012) für die Arbeit mit Expertenstandards vor.

> Referenzeinrichtungen weisen nach, dass sie über Erfahrungen mit der erfolgreichen und nachhaltigen Implementierung eines oder mehrerer Expertenstandards verfügen und erklären sich bereit, sich an einem fachlichen Austausch zum Thema Standardimplementierung zu beteiligen.

Referenzeinrichtungen geben damit im Sinne des Netzwerkgedankens anderen Einrichtungen die Möglichkeit, entweder durch direkten Kontakt oder durch Berichte und Veröffentlichungen von ihren Erfahrungen zu profitieren. Zudem stehen sie dem DNQP als Ansprechpartner für spezifische Fragen zur Verfügung und werden zukünftig durch systematische Datensammlungen zur Implementierung und verstetigten Standardanwendung wichtige Hinweise auf Strategien zur Reduktion von Risiken und zur Qualitätsverbesserung pflegerischer Leistungen liefern können.

Zudem zeugt eine stetig wachsende Zahl von Beiträgen in Fachzeitschriften oder Monographien von einem stetig wachsenden Wissensstand zur Expertenstandardanwendung, so z. B. zum Einsatz von Expertenstandards in der ambulanten Pflege (Ralic 2013) oder zum interdisziplinären Schmerzmanagement auf Basis des Expertenstandards (Besendorfer 2009).

Die Ergebnisse aus acht erfolgreich abgeschlossenen Implementierungsprojekten und der darauffolgenden Anwendung der Expertenstandards in unterschiedlichsten Bereichen pflegerischer Versorgung sind vielfältig und können an dieser Stelle nur schlaglichtartig beleuchtet werden, eine tiefergehende Betrachtung findet sich in den jeweiligen Implementierungsberichten und bei Moers et al. (2014). Diese Ergebnisse, basierend auf Daten aus 183 Projektverlaufsdokumentationen und über 5000 Auditprotokollen, verdeutlichen, dass Expertenstandards unter bestimmten Rahmenbedingungen dem Anspruch, den pflegerischen Beitrag der Pflege zur gesundheitlichen Versorgung von Patienten und Bewohnern zu zentralen Qualitätsrisiken evidenzbasiert aufzuzeigen, gerecht werden und einen positiven Einfluss auf das Outcome pflegerischen Handelns haben.

Betrachtet man die Auditergebnisse der Implementierungsprojekte unabhängig von Expertenstandardthemen und ausschließlich vom Pflegeprozess ausgehend, zeigt sich, dass systematische Einschätzungen von Pflegeproblemen oder -risiken sicher gelingen und als **handlungsleitende Faktoren** für darauf folgende Maßnahmenplanungen gelten können. Interventionen werden anlassgemäß und zielgruppenspezifisch geplant und durchgeführt. Immer spielt hierbei ein hohes Erfahrungswissen der Pflegefachkräfte eine große Rolle. Auch Patienten, Bewohner und Angehörige bestätigen in den Auditverfahren die Effekte pflegerischer Maßnahmen auf ihre Selbstpflegefähigkeiten oder auf die Vorbeugung von pflegerelevanten Problemen, wie z. B. Stürzen. Dies gilt auch für pflegerische Beratung, Anleitung, Schulung oder Informationsweitergabe, auch wenn diese Maßnahmen sich noch nicht umfänglich im pflegerischen Alltagshandeln verankert haben. Gleiches gilt für die Evaluation als letzten Schritt im Pflegeprozess, dem, so verdeutlichen viele Auditergebnisse, noch zu wenig Aufmerksamkeit geschenkt wird.

Von entscheidender Bedeutung für eine erfolgreiche Implementierung und verstetigte Anwendung von Expertenstandards sind bestimmte **strukturelle Rahmenbedingungen**, die sich in den Projekten der modellhaften Implementierung als beeinflussende Faktoren herauskristallisiert haben. Hervorzuheben sind hierbei die Rolle des Managements, der Stand der Pflegeentwicklung und die besondere Rolle der Pflegeexperten als Projektbeauftragte.

Die ausschließliche Übernahme von Verantwortung durch das Pflegemanagement einer Einrichtung für die Einführung von Expertenstandards hat sich insgesamt für eine erfolgreiche Umsetzung als nicht ausreichend gezeigt. Vielmehr erscheint notwendig, dass die Akzeptanz der Projekte unterstützt und gezielt befördert wird, insbesondere durch die Bereitstellung von bedarfsgerechten zeitlichen und personellen Ressourcen.

> Von großer Bedeutung ist der Einsatz der eigenen Autorität und der Kommunikationsmöglichkeiten auf höchster Leitungsebene.

Dies kommt vor allem bei der Entwicklung interprofessioneller Kooperationen zum Tragen, wenn es darum geht, Verfahrensregeln zu autorisieren und Pflegefachkräften in spezifischen Versorgungsprozessen entsprechende Kompetenzen zuzubilligen.

Nicht zuletzt kommt der dauerhaften Unterstützung der Arbeitsgruppen und Pflegeteams hohe Bedeutung zu, indem ihnen Wertschätzung zu Teil wird und dezentrale, partizipative Methoden der Qualitätsentwicklung befördert werden. Aufgabe

31.1 · DNQP-Expertenstandards

des Pflegemanagements ist es auch, dem Projekt »Expertenstandardeinführung« entsprechende Relevanz zu verleihen und die beteiligten Abteilungen oder Stationen vor parallelen, möglicherweise ressourcenbindenden Parallelprojekten zu schützen.

Der Stand der Pflegeentwicklung selbst wird als wichtiges Indiz für die erfolgreiche Anwendung von Expertenstandards gewertet. Die Formulierung von Expertenstandardkriterien geht von einem Vorhandensein verantwortlicher Pflegefachkräfte für die Umsetzung eines Expertenstandards aus und damit von der Anwendung eines patientenorientierten Pflegeorganisationssystems.

Im Rahmen der Expertenstandardeinführung sind die **Projektverantwortlichen** oder auch **Projektbeauftragten** Dreh- und Angelpunkt. Sie übernehmen eine in der qualitätsmethodischen Literatur viel diskutierte Aufgabe im Rahmen des Theorie-Praxis-Transfers, die der »facilitation«, also der Ermöglichung oder Erleichterung (Kitson et al. 1998; Rycroft-Malone 2010). Im Rahmen der Projekte zur modellhaften Implementierung haben durchweg erfahrene Pflegeexperten diese Aufgaben übernommen, die in größeren Einrichtungen entweder Stabstellen der Pflegedirektion inne hatten oder Pflegeentwicklungsabteilungen angehörten. Aber auch Qualitätsbeauftragte kleinerer Einrichtungen oder Pflegeexperten ohne organisatorische Anbindungen an die Leitungsebene waren in der Lage, diese komplexe Aufgabe auszufüllen, sofern sie sich der umfassenden Unterstützung der Managementebene einerseits und der Pflegeteams andererseits sicher sein konnten (Moers et al. 2014).

Auf die Projektbeauftragten kommen **Steuerungs- und Vermittlungsaufgaben** im mono- und interdisziplinären Kontext zu und damit sind sie das Bindeglied zwischen Pflegefachkräften, Pflegeleitungen und Angehörigen anderer Berufsgruppen, die am Implementierungsprozess beteiligt sind. Sie übernehmen die Moderation der Arbeitsgruppen und haben somit großen Anteil an der Anpassung und Konkretisierung der Expertenstandardkriterien und benötigen damit sowohl qualitätsmethodische als auch pflegepraxisbezogene Expertise. Sie planen, organisieren und übernehmen selbst Fortbildungen und haben für die Pflegefachkräfte eine Mentorenfunktion. Sie führen die Erst- und gegebenenfalls die Folgeaudits durch und bewerten die Ergebnisse.

Zur Verstetigung der Expertenstandardanwendung haben viele Einrichtungen gute Erfahrungen damit gemacht, die Verantwortung für die Implementierung und die Begleitung der weiteren Anwendung der Expertenstandards in gleiche Hände zu geben und eine Form des »Beauftragtenwesens« zu entwickeln. Den Pflegefachkräften dienen dann die ehemaligen Projektverantwortlichen als feste Ansprechpartner für Fragen der Anwendung der einzelnen Expertenstandards über das Implementierungsprojekt hinaus und die Steuerung der dauerhaften Umsetzung z. B. durch Folgeaudits und spezifische Fortbildungsangebote ist gesichert.

Spezifische Erfahrungen der Expertenstandardimplementierungen

Die Entscheidung, welcher Expertenstandard bei Implementierungsvorhaben vorrangig behandelt werden sollte, hängt von unterschiedlichen Faktoren ab. Hier spielen natürlich die Zielgruppe und ihre Problemlagen eine entscheidende Rolle. Hinzu kommen bereits vorhandene qualitätsmethodische Erfahrungen mit vergleichbaren Projekten und die zugrundeliegende Motivation für das Vorhaben, das vornehmlich in der Verbesserung der Pflegequalität und nachrangig in externen Faktoren, wie anstehenden Qualitätsprüfungen oder Zertifizierungen, liegen sollte.

Aus Sicht des klinischen Risikomanagements spielen die Expertenstandards zur Dekubitus- und Sturzprophylaxe eine entscheidende Rolle. Die folgenden Einblicke in die Inhalte und die Erfahrungen mit der Umsetzung der Expertenstandards zeigen, dass sich diese beiden zudem gut für erste Implementierungsvorhaben eignen. Darüber hinaus sind die zwei Expertenstandards zum Schmerzmanagement in der Pflege sowie der Expertenstandard Entlassungsmanagement in der Pflege als Instrumente anzusehen, die in Krankenhäusern vorrangig zum Einsatz kommen.

Dekubitusprophylaxe

Der Expertenstandard Dekubitusprophylaxe in der Pflege (DNQP 2010) war der erste in der Serie aller bislang entwickelten Expertenstandards. Seine erste Auflage erschien in der abschließenden Fassung im Jahre 2002, eine zweite Auflage mit aktualisierter Literaturstudie 2004 und die erste vollständige

Aktualisierung im Jahre 2010. Dekubitusprophylaxe hat eine hohe Relevanz und gilt als wichtiger Indikator für die Beschreibung von Pflegequalität. Maßnahmen der Dekubitusprophylaxe sind im Pflegehandeln weitgehend etabliert. Ziel des Expertenstandards ist die Verhinderung von Dekubitus bei jedem Patienten oder Bewohner, der eine Dekubitusgefährdung aufweist. Alle individuell zu planenden und durchzuführenden Interventionen basieren auf einer systematischen Einschätzung der Dekubitusgefährdung und werden der gesundheitlichen Situation der Patienten und Bewohner oder pflegerisch und medizinisch notwendigen Prioritätensetzungen angepasst. Implementierungserfahrungen sprechen dafür, dass sich dieser Expertenstandard auch in Einrichtungen leicht einführen lässt, in denen keine oder geringe Erfahrungen mit pflegequalitätsmethodischen Projekten vorliegen. Gleichzeitig liefern die messbaren Outcomes wichtige Indizien für die Pflegequalitätsentwicklung und das klinische Risikomanagement.

Entlassungsmanagement

Dieser Expertenstandard ist der einzige, der nicht für alle Einrichtungsarten Gültigkeit erlangt hat, sondern ausschließlich die Entlassung von Patienten aus dem Krankenhaus thematisiert, um dem Risiko von Versorgungsbrüchen durch eine gezielte Vorbereitung von Patienten und Angehörigen sowie durch einen besseren Informationsaustausch zwischen allen am Entlassungsprozess beteiligten Professionen entgegenzuwirken. Ziel ist, dass das Entlassungsmanagement bei jedem Patienten mit einem erhöhten Risiko für poststationäre Versorgungsprobleme und einem dadurch andauernden Pflege- und Unterstützungsbedarf eine kontinuierliche, bedarfsgerechte Versorgung sicherstellt. Pflegefachkräften kommt hierbei aufgrund ihrer Nähe zu Patienten und Angehörigen eine entscheidende Koordinierungsfunktion im Rahmen der multidisziplinären Zusammenarbeit zu, in der alle am Entlassungsprozess beteiligten Berufsgruppen ihren spezifischen Anteil wahrnehmen. Der Expertenstandard (DNQP 2009) erschien nach erfolgreicher modellhafter Implementierung erstmals im Jahre 2004 und liegt seit 2009 in einer aktualisierten Fassung vor (▶ Abschn. 31.2).

Schmerzmanagement

Der erste Expertenstandard zum Schmerzmanagement in der Pflege erschien inklusive dem Bericht seiner Implementierung im Jahre 2005 und thematisierte das Schmerzmanagement bei akuten und bei tumorbedingten chronischen Schmerzen. Im Zuge seiner Aktualisierung (DNQP 2011) traf die Expertenarbeitsgruppe vor dem Hintergrund der Evidenzlage und der fachlichen Entwicklung die Entscheidung, eine thematische Trennung vorzunehmen. Die im Jahre 2011 erschienene Aktualisierung des Expertenstandards thematisierte nunmehr ausschließlich das pflegerische Schmerzmanagement bei akuten Schmerzen, während jeglicher chronischer Schmerz Thema eines neu entwickelten Expertenstandards wurde. Beide Expertenstandards beschreiben den Beitrag der Pflege in der interprofessionell abgestimmten Schmerzbehandlung. Die Ziele des Schmerzmanagements bei **akuten Schmerzen** liegen in Vorbeugung, Reduktion und Beseitigung von Schmerzen, um schmerzbedingte Folgen wie physische oder psychische Beeinträchtigungen, Verzögerungen von Genesungsverläufen oder Schmerzchronifizierungen zu verhindern.

Der Expertenstandard Schmerzmanagement in der Pflege bei **chronischen Schmerzen** (DNQP 2015b) liegt seit Anfang 2015 vor. Das Schmerzmanagement bei chronischen Schmerzen trägt zur Schmerzlinderung und der Aufrechterhaltung oder dem Erlangen einer stabilen und akzeptablen Schmerzsituation bei und nimmt damit Einfluss auf die Lebensqualität und Funktionalität der betroffenen Patienten und Bewohner. Die Einschätzung der Schmerzsituation zielt auf die Identifikation stabiler oder instabiler Schmerzsituationen ab und ist Voraussetzung für die Einleitung spezifischer Maßnahmen, die entweder eine stabile Schmerzsituation erhalten oder Stabilität herstellen.

Beide Expertenstandards erfordern bei Implementierung tragfähige multiprofessionelle Schmerzmanagementstrukturen und Verfahrensregelungen, die die Zuständigkeiten der einzelnen Berufsgruppen für einzelne, ineinander greifende Maßnahmen regeln. Sind diese Strukturen geschaffen und vertrauensvoll etabliert, kann die Qualität des klinikinternen Schmerzmanagements nachhaltig gesichert werden.

Sturzprophylaxe

Stürze stellen insbesondere für ältere und kranke Menschen ein hohes Risiko dar. Der 2006 veröffentlichte und 2013 aktualisierte Expertenstandard Sturzprophylaxe in der Pflege (DNQP 2013) stellt die Zielsetzung auf, dass jeder Patient oder Bewohner mit einem erhöhten Sturzrisiko eine Sturzprophylaxe erhält, die Stürze weitgehend verhindert und Sturzfolgen minimiert. Im Mittelpunkt steht dabei die Planung und Durchführung individueller, dem systematisch erfassten Sturzrisiko angemessener Maßnahmenbündel, bestehend aus mobilitäts- und umgebungsbezogenen Interventionen. Die empfohlenen Interventionsmöglichkeiten tragen dabei einerseits dem multifaktoriellen Charakter der Sturzgefahr und andererseits den verschiedenen Settings, in denen die Patienten oder Bewohner versorgt werden, Rechnung.

Für Krankenhäuser hat sich gezeigt, dass insbesondere individuelle mobilitätsfördernde Maßnahmen vor dem Hintergrund geringer Verweildauern nur geplant und begonnen werden können. Zur Sicherung der Versorgungskontinuität erhält das Entlassungsmanagement und die Weitergabe von erhobenen Risikofaktoren und begonnenen Maßnahmen hohe Bedeutung. Im Sinne der Patientensicherheit in den Kliniken liegt auf der Ebene der Maßnahmen ein Augenmerk auf der Gestaltung einer sturzrisikoarmen Umgebung und dem Angebot individueller mobilitätsfördernder und Sturzfolgen minimierender Maßnahmen. Der Expertenstandard legt fest, dass sowohl Sturzdokumentationen als auch eine systematische Aufbereitung aller Sturzerfassungen erfolgen, sodass insbesondere dieses Outcome wichtige Daten für das Risikomanagement liefert.

Förderung der Harnkontinenz, chronische Wunden, Ernährungsmanagement

Die Expertenstandards Förderung der Harnkontinenz (DNQP 2014), Pflege von Menschen mit chronischen Wunden (DNQP 2008) und Ernährungsmanagement (DNQP 2010) greifen ebenfalls Themen auf, die große Qualitätsrisiken in der pflegerischen Versorgung darstellen. Ihr Einsatz in Krankenhäusern hat wiederum gezeigt, dass - mehr noch als beim Expertenstandard Sturzprophylaxe – das Augenmerk auf der Risikoerfassung, der Information und Beratung der Patienten und Überleitung von Einschätzungsergebnissen oder begonnenen Pflegemaßnahmen an weiterversorgende Einrichtungen im Sinne der **Sicherung der Versorgungskontinuität** liegen muss. Eine einrichtungsweite Implementierung dieser Expertenstandards war in bisherigen Implementierungsprojekten von weniger Erfolg gekennzeichnet, sodass eher eine ressourcenschonende und nachhaltigkeitsorientierte Einführung in Klinikbereichen empfohlen werden kann, in denen das entsprechende Patientenklientel vermehrt anzutreffen ist. So wurden z. B. gute Erfahrungen mit der Einführung des Expertenstandards Pflege von Menschen mit chronischen Wunden in gefäßchirurgischen Abteilungen gemacht. Der Expertenstandard Ernährungsmanagement konnte erfolgreicher in Abteilungen mit einem engen Ernährungsbezug wie z. B. Diabetologie oder Gastroenterologie eingeführt werden und, wenn in der Einrichtung bereits ein multidisziplinäres Ernährungsteam etabliert war. Der Expertenstandard zur Kontinenzförderung eignet sich vor allem für Abteilungen, in denen vermehrt ältere Menschen behandelt werden. Allerdings, so die Erfahrung aus Implementierungsprojekten, lassen geringe Verweildauern Erfolge selten sichtbar werden. Von Vorteil hat sich der Einsatz **klinikübergreifender Kontinenzberatung** durch Pflegeexpertinnen erwiesen. Inwieweit Outcomes dieser Standards hilfreiche Hinweise für ein klinisches Risikomanagement liefern können, sollte im Einzelfall entschieden werden.

Erhaltung und Förderung der Mobilität in der Pflege

Auch wenn, wie bereits einleitend dargestellt, der Geltungsbereich dieses Expertenstandards vorrangig im Bereich des SGB X verankert ist, kann jedoch davon ausgegangen werden, dass seine Empfehlungen auch im Qualitätsmanagement der Krankenhäuser genutzt werden, um Maßnahmen zur Erhaltung und Förderung der Mobilität der Patienten zu ergreifen. Die Zielrichtung des Standards besteht darin, jedem pflegebedürftigen Menschen eine Unterstützung zukommen zu lassen, die zur Erhaltung und/oder Förderung seiner Mobilität beiträgt. Dieses Ziel soll durch eine regelmäßige Einschätzung der Mobilität, differenzierte

Informations- und Edukationsangebote, eine mobilitätsfördernde Umgebungsgestaltung sowie das Angebot gezielter Maßnahmen erreicht werden. Somit kann dieser Expertenstandard im Sinne des Risikomanagements eine enge Verknüpfung mit dem Expertenstandard Sturzprophylaxe erreichen. Erkenntnisse über seine Anwendung liegen derzeit nicht vor, die Implementierung des Expertenstandards steht noch aus.

Förderung der physiologischen Geburt
Auch der 2013 entwickelte und 2014 modellhaft implementierte Expertinnenstandard für das Hebammenwesen zur Förderung der physiologischen Geburt (DNQP u. Verbund Hebammenforschung 2014) stellt eine Besonderheit dar, da er der erste Standard ist, der sich nicht auf die Berufsgruppe der Pflege bezieht. Die Förderung der physiologischen Geburt ist ein wichtiges Thema der Alltagspraxis von Hebammen. Vor diesem Hintergrund verfolgt der Standard das Ziel, dass jede schwangere Frau eine bedarfs- und bedürfnisgerechte Unterstützung zur Förderung einer physiologischen Geburt durch eine Hebamme erhält. Die Förderung der physiologischen Geburt soll durch eine frühzeitige Beratung und Information der schwangeren Frau sowie eine kontinuierliche Hebammenbetreuung während der Geburt erreicht werden.

31.1.4 Fazit

Expertenstandards in der Pflege sind monodisziplinär entwickelte, evidenzbasierte Instrumente der pflegerischen Qualitätsentwicklung, die den Beitrag der Pflege zur Versorgung von Patienten mit spezifischen Gesundheitsrisiken oder -problemen definieren. Ihre Einführung und Anwendung ist Aufgabe des Pflegequalitätsmanagements, berührt allerdings zwangsläufig alle an der Versorgung beteiligten Berufsgruppen und erfordert eine tragfähige interdisziplinäre Zusammenarbeit im Sinne einer bedarfsgerechten Patientenversorgung. Alle Expertenstandards können in Teilbereichen wichtige Unterstützung für das klinische Risikomanagement bieten, sofern eine regelmäßige systematische Evaluation ihrer Umsetzung erfolgt. Letztendlich tragen sie dazu bei, die gesundheitliche Versorgung der Patienten nach aktuellen wissenschaftlichen Erkenntnissen zu gewährleisten und stellen eine wichtige Ergänzung zu ärztlichen Leitlinien oder Leitlinien anderer Berufsgruppen zu einer ähnlichen Thematik dar.

31.2 Schnittstellenmanagement aus pflegerischer Sicht

Andreas Büscher und Heiko Stehling

31.2.1 Einführung

Wie alle Versorgungsbereiche im Krankenhaus weist auch die pflegerische Versorgung eine Vielzahl von Schnittstellen auf. Schnittstellen entstehen beim Übertritt von Patienten von einer Versorgungsinstanz in eine andere oder in der interdisziplinären Zusammenarbeit. Zur ersten Gruppe gehören interne und externe Schnittstellen.

Interne Schnittstellen entstehen bei der Verlegung von Patienten innerhalb des Krankenhauses von einer Station auf eine andere, zwischen Funktions- und Fachabteilungen und bei der Übergabe zwischen Früh-, Spät- und Nachtdiensten.

Externe Schnittstellen bestehen bei der Aufnahme in das Krankenhaus zu einweisenden Ärzten sowie, sofern ein Patient bereits vor dem Krankenhausaufenthalt der Pflege bedurfte, zu Pflegeheimen oder ambulanten Pflegediensten. Nach der Krankenhausbehandlung bildet die Entlassung aus dem Krankenhaus eine wichtige Schnittstelle.

Die interdisziplinäre Zusammenarbeit impliziert Schnittstellen immer dann, wenn die Angehörigen unterschiedlicher Gesundheitsberufe arbeitsteilig und auf ihre Zuständigkeit bezogene Aufgaben übernehmen und eine Kommunikation untereinander erforderlich ist. So entstehen **kontinuierliche Schnittstellen** in der Zusammenarbeit von Medizin und Pflege, Physiotherapie und Pflege oder zwischen der Pflege und unterschiedlichen Medizinisch-Technischen Assistenten im Bereich der Diagnostik.

Schnittstellen entstehen regelmäßig dort, wo die Kontinuität in der Versorgung personell oder institutionell in andere Hände und Zuständigkeiten gelangt. Für das klinische Risikomanagement haben Schnittstellen eine hohe Bedeutung, da jeder Wechsel in der Zuständigkeit für die Versorgung eines Patienten die Gefahr des **Verlustes wichtiger Informationen** in sich birgt und somit das Auftreten individueller Risiken befördern kann.

Aus Sicht der Patienten bedeuten Schnittstellen, dass sie gesundheitliche und pflegerische Dienstleistungen von unterschiedlichen Akteuren und Instanzen in Anspruch nehmen müssen. Dies gilt insbesondere für chronisch kranke Patienten, die oftmals das Krankenhaus nicht »geheilt« verlassen, sondern bei denen die Krankenhausversorgung Teil eines mittel- und langfristig bestehenden Versorgungsbedarfs ist, der bereits vor dem Krankenhausaufenthalt bestand und in der Regel nach der Krankenhausentlassung weiter besteht, nicht selten in komplexerer Form.

> Für das klinische Risikomanagement sind Schnittstellen bedeutsam, weil der reibungslose Übergang in der Versorgung zwischen Personen und Instanzen ein entscheidender Faktor für die Eindämmung des Auftretens von Risiken ist.

Das Schnittstellenmanagement umfasst daher vor allem den Bereich der Sicherung und Weitergabe von Informationen. Es befasst sich mit der Kommunikation zwischen den Personen, Institutionen und Sektoren der Versorgung und schafft Transparenz hinsichtlich der Prozesse der Patientenversorgung. Anhand der eingangs skizzierten verschiedenen Schnittstellen soll dieser Aspekt konkretisiert werden.

31.2.2 Externe Schnittstelle: Einweisung in das Krankenhaus

Als externe Schnittstellen wurden die Einweisung in das und die Entlassung aus dem Krankenhaus genannt. In beiden Fällen handelt es sich um Fragen der sektorübergreifenden Versorgung. Für die Einweisung in das Krankenhaus hat das Ärztliche Zentrum für Qualität in der Medizin (2012) Checklisten erarbeitet, an denen sich im Rahmen des klinischen Risikomanagements orientiert werden kann. Danach gehört zu den **Aufgaben der einweisenden Ärzte**:

- Dokumentation der Indikationsstellung
- Gespräch mit Patient und ggf. Angehörigen bzw. dem gesetzlichen Betreuer
- Kontaktaufnahme mit dem Krankenhaus und Vereinbarung eines Vorstellungstermins
- Zusammenstellung der notwendigen Unterlagen zum Vorstellungstermin im Krankenhaus
- Ggf. Umstellung der Medikation vor dem Krankenhausaufenthalt
- Ggf. zweites Gespräch mit Patient, Angehörigen bzw. gesetzlichen Betreuern
- Ggf. Organisation der zusätzlich vom Krankenhaus gewünschten Leistungen vor stationärer Aufnahme
- Evtl. Abstimmung mit weiteren Leistungserbringern
- Abschließende Prüfung aller Unterlagen

Im Krankenhaus selbst werden die folgenden **Maßnahmen bei der stationären Aufnahme** empfohlen:
- Sichtung der bereits vorhandenen Dokumentation
- Überprüfung von Diagnose/Indikation
- Übernahme oder Umstellung der Medikation
- Komplettierung/Ergänzung der diagnostischen und therapeutischen Planung und Besprechung mit dem Patienten
- Komplettierung von Aufklärung und Aufklärungsdokumenten
- Einbeziehung weiterer Berufsgruppen
- Dokumentation von Anamnese, Diagnostik und Behandlungsplan

Analog zu diesen Empfehlungen lassen sich auch für den pflegerischen Teil der Krankenhausversorgung Anforderungen an die Einweisung in das Krankenhaus formulieren. So sollte bei Versorgung durch einen ambulanten Pflegedienst oder ein Pflegeheim mit der Einweisung eine komprimierte Einschätzung der Pflegesituation vermittelt werden (z. B. hinsichtlich der Fähigkeiten und Beeinträchtigungen im Bereich der Mobilität, der kognitiven und kommunikativen Fähigkeiten, psychischer Problemlagen, Fragen der Selbstversorgung und dem Umgang mit krankheitsbedingten Anforderungen und Belastungen wie der Medikamenteneinnahme).

Für die Schnittstelle zwischen Einweisern und Pflegeeinrichtungen zum Krankenhaus empfiehlt es sich, eine Verständigung über geeignete Dokumentationsverfahren zu den genannten Aspekten zu entwickeln, über die strukturell sichergestellt werden kann, dass die notwendigen Informationen tatsächlich erfasst und übermittelt werden. Ebenso empfiehlt sich die regelmäßige Kommunikation mit den einweisenden Personen und Institutionen, um sich auf gemeinsame Standards zu verständigen und Probleme an der Einweisungsschnittstelle zu besprechen.

31.2.3 Externe Schnittstelle: Entlassung aus dem Krankenhaus

Für die Entlassung aus dem Krankenhaus gilt prinzipiell gleiches wie für die Einweisung. Jedoch hat diese Schnittstelle unter der Bezeichnung des Entlassungsmanagements eine große Bedeutung zur **Sicherstellung von Versorgungskontinuität** erlangt. So ist das Entlassungsmanagement in Deutschland mittlerweile zum festen Bestandteil der Krankenhausbehandlung geworden (§ 39 SGB V). Es soll der Lösung von Problemen beim Übergang von der Krankenhausbehandlung in unterschiedliche nachstationäre Versorgungsbereiche dienen. Auch aus dem in § 11, Abs. 4 SGB V festgeschriebenen Anspruch auf ein Versorgungsmanagement zur Lösung von Problemen beim Übergang in verschiedene Leistungsbereiche ergibt sich die Notwendigkeit eines Entlassungsmanagements. Nicht zuletzt hat sich der Sachverständigenrat zur Begutachtung der Entwicklung im Gesundheitswesen (SVR) mit der Problematik der Schnittstellen in der Gesundheitsversorgung auseinandergesetzt (SVR 2012). Der SVR weist in seinen Ausführungen zum Entlassungsmanagement explizit hin auf den Expertenstandard »Entlassungsmanagement in der Pflege« des Deutschen Netzwerks für Qualitätsentwicklung in der Pflege (DNQP 2009).

Die Entwicklung des Expertenstandards geht zurück auf die Diskussionen um die Schnittstellenproblematik im Gesundheitswesen, die viel beschriebenen Drehtüreffekte bei der Krankenhausentlassung und die zunehmend erkennbaren **Versorgungsbrüche** zwischen den Versorgungssektoren, die für die Nutzer des Gesundheitswesens mit der Gefahr von Informationsverlusten zwischen den verschiedenen Akteuren oder vermeidbaren und belastenden Doppeluntersuchungen und -befragungen verbunden sein kann. Mit dem Expertenstandard wird der Versuch unternommen, für die Schnittstelle »Entlassung aus dem Krankenhaus« ein übergreifendes Qualitätsniveau zu beschreiben und Krankenhäusern einen Rahmen für den Aufbau ihres eigenen Entlassungsmanagements an die Hand zu geben.

> **Der Standard verfolgt das Ziel, für jeden Patienten mit einem erhöhten Risiko poststationärer Versorgungsprobleme und einem daraus resultierenden Pflege- und Unterstützungsbedarf ein individuelles Entlassungsmanagement zur Sicherung einer kontinuierlichen, bedarfsgerechten Versorgung durchzuführen.**

Entsprechend ist es sinnvoll, bereits bei der Aufnahme in das Krankenhaus ein Verfahren zu etablieren, um Patienten mit einem Risiko poststationärer Versorgungsprobleme zu identifizieren. Aus verschiedenen Untersuchungen lassen sich Hinweise ableiten, welche Patientengruppen ein erhöhtes Risiko aufweisen. Dazu zählen Patienten,
– die im Verlauf des letzten Jahres bereits mehrfach im Krankenhaus waren,
– mit bereits bestehender Pflegebedürftigkeit,
– mit kognitiven Beeinträchtigungen,
– mit Mobilitätseinbußen,
– mit sensorischen Defiziten,
– mit einem geringen Geburtsalter bzw. Hochaltrigkeit,
– mit krankheitsbedingten Anforderungen und Belastungen.

Ein solches Verfahren kann in der Durchführung **standardisierter Assessments** bestehen, mit denen sich die genannten Problembereiche identifizieren lassen. Ob und welche Art von Assessment zur Anwendung kommt, sollte in einer schriftlichen Verfahrensregelung für ein multidisziplinäres Entlassungsmanagement niedergelegt sein, die darü-

ber hinaus Aussagen zu den folgenden Aspekten enthalten sollte:
- Präzisierung von Aufgabenbereichen und Vorgehensweisen im multidisziplinären Entlassungsmanagement (wer ist für was wann zuständig?)
- Aussagen zu fachlich-inhaltlichen, organisatorischen, qualifikatorischen und personellen Gegebenheiten (z. B. wo ist das Entlassungsmanagement angesiedelt – zentral oder dezentral? Benötigen die zuständigen Personen eine zusätzliche Qualifikation und falls ja, wie sieht diese aus? Welche Berufsgruppen sind mit dem Entlassungsmanagement befasst – Pflegefachkräfte, Ärzte, Sozialarbeiter? Welche Abstimmungsprozesse sollten hausintern vorgenommen werden und wer ist dafür verantwortlich?)
- Organigramm einschließlich eines Ablaufplans für das Entlassungsmanagement
- Aussagen zum Vorgehen bei der Einschätzung des poststationären Versorgungsbedarfs sowie ggf. zur Nutzung von bestimmten Instrumenten
- Angaben zur Einbeziehung von Angehörigen
- Dokumentation des Entlassungsmanagements
- Empfehlungen für den Aufbau gesonderter, spezialisierter Stellen für das Entlassungsmanagement

Ähnlich wie bei der Einweisung empfiehlt sich auch bei der Entlassung aus dem Krankenhaus die regelmäßige Konsultation und Kommunikation mit nachsorgenden Personen und Einrichtungen. Dieser Aspekt dient zum einen der Sicherstellung eines funktionierenden Einweisungs- und Entlassungsprozesses, dient darüber hinaus aber auch der lokalen und regionalen Netzwerkbildung und gemeinsamen Standardentwicklung.

31.2.4 Interne Schnittstellen

Die Festlegung und Vereinbarung zu Standards der Informationsermittlung und -weitergabe gilt prinzipiell auch für die internen Schnittstellen als wichtiges Instrument. Im Gegensatz zu den externen Schnittstellen haben die Krankenhäuser dabei auch die alleinige Gestaltungsmacht und -verantwortung. Entsprechend bieten sich hausinterne Verfahrensregeln oder in anderer Form vorliegende Festschreibungen als Instrument zur Sicherstellung der Informationsübermittlung und Festlegung von Zuständigkeiten an. Damit ließen sich Informationsverluste bei der hausinternen Verlegung eines Patienten reduzieren.

Die Erfahrung mit der Einführung des Qualitätsinstruments Expertenstandard zeigt jedoch, dass es nicht allein der schriftlichen Festlegung bedarf, sondern dass es erforderlich ist, die Mitarbeiter ins Boot zu holen und an der Entwicklung von entsprechenden Verfahren zu beteiligen. Zudem trägt die Beteiligung dazu bei, dass schriftliche Verfahrensregelungen praktikabel verfasst werden.

Abhängig vom Stand der Entwicklung des klinischen Risikomanagements sollten diese Verfahrensregelungen prioritär für die Bereiche mit den höchsten Risiken entwickelt werden, z. B. zur Vermeidung von Stürzen, zur Verhinderung von Verwechslungen oder Fehlmedikationen oder zur Vermeidung des Auftretens eines Dekubitus. Sofern keine Daten dazu vorliegen, ist es die Aufgabe des internen Qualitäts- und/oder Risikomanagements, die am stärksten risikobehafteten Bereiche zu identifizieren.

Für die Schnittstelle der **interdisziplinären Versorgung innerhalb einer Einrichtung** bietet sich ebenfalls die Vereinbarung und Festschreibung geeigneter Vorgehensweisen an, z. B. für das interdisziplinäre Schmerzmanagement. Ohne entsprechende Regelungen wird das Schnittstellenmanagement mehr oder weniger der freien Aushandlung der beteiligten Akteure überlassen. Abhängig von der Art ihrer Zusammenarbeit kann es durchaus Beispiele dafür geben, dass einige Teams dazu auch gut in der Lage sind. Die Erkenntnisse zur interdisziplinären Zusammenarbeit in der Gesundheitsversorgung lassen jedoch daran zweifeln, dass diese ohne weitere flankierende Maßnahmen entsteht. Für die besonderen Anforderungen der internen Schnittstelle der Übergabe sei auf ▶ Abschn. 31.3 verwiesen.

31.3 Patientenübergaben

Andreas Büscher und Heiko Stehling

Patientenübergaben sind ein regulärer Bestandteil der Patientenversorgung und kommen täglich in allen Abteilungen mehrfach vor. Sie sind, wie bereits in ▶ Abschn. 31.2 ausgeführt, eine bedeutsame interne Schnittstelle im Krankenhaus. In diesem Kapitel werden die Funktionen von Patientenübergaben skizziert und Ansatzpunkte zur Gestaltung von Übergaben gegeben.

31.3.1 Definition und Bedeutung von Patientenübergaben

Patientenübergaben finden statt bei der Verlegung eines Patienten von einer Station zu einer anderen, bei der Verlegung auf Funktionsabteilungen und bei der Übergabe zwischen den Teams des Früh-, Spät- und Nachtdienstes. Auch im Rahmen von Frühstücks- und Mittagspausen finden Übergaben statt, wenn die Zuständigkeit eines Arztes oder einer Pflegekraft temporär auf eine Kollegin oder einen Kollegen übergeht. Eine entsprechend breite Definition von Patientenübergaben (»Handoffs«) findet sich bei Patterson und Wears (2010). Danach ist eine Übergabe »ein Prozess der Übertragung der primären Zuständigkeit und Verantwortlichkeit für die fachliche Versorgung eines Patienten von einer sich verabschiedenden zu einer übernehmenden Fachperson.« (Übersetzung A. Büscher). Für die Übertragung der Verantwortung besteht ein wichtiges Kriterium darin, dass abgebende und übernehmende Person über eine vergleichbare Qualifikation verfügen und in vergleichbarer Art und Weise für die zu übernehmende Versorgungssituation autorisiert sind.

Für das klinische Risikomanagement sind Patientenübergaben in mehrfacher Hinsicht von Bedeutung. In erster Linie kommt ihnen eine **Schlüsselrolle** zu, da in diesem wiederkehrenden und häufigen Prozess wichtige und oft auch sicherheitsrelevante Informationen weitergegeben werden. Neben der Übermittlung von Informationen sind Übergaben jedoch auch Gelegenheiten, Fragen zur individuellen Patientenversorgung zu stellen und zu klären. Nicht zuletzt können Übergaben als teambildende Maßnahmen angesehen oder als Indikator für die teaminterne Kommunikation verstanden werden.

31.3.2 Funktionen von Patientenübergaben

In einer umfassenden Übersichtsarbeit von mehr als 400 Artikeln konnten Patterson und Wears (2010) sieben zentrale Funktionen von Patientenübergaben identifizieren:
- **Informationsvermittlung:** Diese ist sicherlich die am häufigsten genannte Funktion. Es geht um die Vermittlung von Informationen zur Versorgung und Behandlung eines Patienten (oder einer Patientengruppe), den aktuellen gesundheitlichen Zustand des Patienten und um aktuelle oder zu erwartende Veränderungen. Es wird davon ausgegangen, dass Patientenübergaben mündlich, ggf. ergänzt durch schriftliches Dokumentationsmaterial, erfolgen.
- **Stereotypisierende Berichterstattung:** Übergaben werden oftmals genutzt, um in stereotypisierender Art und Weise über die Patientenversorgung zu berichten. Diese können oftmals als schneller und effizienter Weg der Informationsübermittlung dienen, da sie von ‚normalen und zu erwartenden' Versorgungsverläufen ausgehen und lediglich Abweichungen besonders hervorheben, z. B. wenn auf einer Station vielfach reguläre Eingriffe durchgeführt werden, dann kann die Situation, dass ein zu operierender Patient demenziell erkrankt ist, als etwas Besonderes angesehen werden, während bei den anderen Patienten davon ausgegangen wird, dass die beteiligten professionellen Akteure über den ‚normalen' Versorgungsverlauf informiert sind und dieser keiner gesonderten Erwähnung bedarf.
- Bei der als »**Resilience**« bezeichneten dritten Funktion steht das Hinterfragen gängiger Annahmen und Festschreibungen im Mittelpunkt. Übergaben sind immer auch Gelegenheiten, innerhalb eines Teams Fragen zur Versorgung oder zum aktuellen Zustand eines Patienten aufzuwerfen und dabei auch die Einschätzungen anderer Teammitglieder in Frage zu stellen. Die Übergabe kann der Ort sein, an dem diese Widersprüche thematisiert werden

können. Sofern unterschiedliche Einschätzungen nicht thematisiert werden, können daraus erhebliche Risiken für den Patienten entstehen, z. B. wenn es unterschiedliche Einschätzungen zur Belastbarkeit bei der postoperativen Mobilisierung gibt.
- **Verantwortlichkeit:** Die Übergabe ist der Zeitpunkt, zu dem explizit die Verantwortung für die Durchführung von Maßnahmen von einer Person auf eine andere übergeht. Dieser Aspekt wird z. B. besonders deutlich bei Übergaben in der Intensivpflege, bei der die Verantwortung für hoch komplexe Patientensituationen zwischen zwei Pflegekräften übertragen wird.
- **Soziale Interaktion:** Jede Übergabe enthält eine Interaktion auf der Sachebene, impliziert aber auch in der Art der Kommunikation immer eine Beziehungsebene, bei der es um das Eingehen auf unterschiedliche Kompetenzen, das gegenseitige Zuhören und die gemeinsame Verständigung gehen kann.
- **Gemeinsame Wahrnehmung** (»distributed cognition«): in dieser Funktion dient die Übergabe der Herstellung eines gemeinsamen Informationsstandes zur Gesamtsituation einer Abteilung (z. B. hinsichtlich geplanter Verlegungen und Aufnahmen und der entsprechenden Zuständigkeiten). In diesem Sinne dient die Übergabe dazu, allen Beteiligten einen Gesamtüberblick über anstehende Maßnahmen und Ereignisse zu verschaffen.
- **Kulturelle Normen:** Letztlich werden in einer Patientenübergabe auch die impliziten und expliziten Verhaltensnormen einer Abteilung deutlich. Die Frage wie »Dinge normalerweise ablaufen« wird vor allem im Rahmen der Einarbeitung neuer Mitarbeiter vermittelt. In den Übergaben kommt zum Ausdruck, welche Aspekte der Versorgung für besonders wichtig erachtet werden, wie viel Zeit der Vermittlung von Informationen zugesprochen wird und welche Maßnahmen als vorrangig relevant anzusehen sind.

31.3.3 Ansatzpunkte zur Gestaltung von Übergaben

Diese kurze Übersicht über die Funktionen von Übergaben verdeutlicht die Komplexität, die diesem alltäglichen Bestandteil der Krankenhausversorgung anhaftet. Vor diesem Hintergrund wird nochmals ersichtlich, warum den Patientenübergaben im Rahmen des klinischen Risikomanagements verstärkte Aufmerksamkeit zukommen sollte. Es liegen auch einige Vorschläge zur Gestaltung von Übergaben vor. Diese sind auf unterschiedlichen Abstraktionsebenen angesiedelt und werden nachfolgend skizziert.

Ein strukturierendes Unterstützungsinstrument für die Übergabe sind **Dokumentationssysteme**. Patientenübergaben stellen selten die einzige Art der Informationsvermittlung innerhalb eines Teams dar. Sie stehen immer in einem Zusammenhang zu anderen Formen der Informationssicherung und – Übermittlung, vor allem der Dokumentation. Entsprechend hat der Aufbau der Dokumentation, unabhängig davon, ob diese in elektronischer oder anderer Form erfolgt, eine strukturierende Wirkung auf die Patientenübergabe. Die Dokumentation im Krankenhaus sollte so gestaltet sein, dass alle für den interdisziplinären Versorgungsprozess notwendigen Informationen darin enthalten sind. Der Umfang der notwendigen Informationen kann je nach Fachabteilung variieren und sollte daher zwischen den unterschiedlichen Berufsgruppen in den jeweiligen Fachabteilungen mit den Verantwortlichen für das übergreifende Informations- und Dokumentationssystem abgestimmt werden.

Für die ärztliche Behandlung sind die wesentlichen Befunde der Anamnese ebenso von hoher Wichtigkeit wie die Einschätzungen einweisender Ärzte und weitere Befunde aus der Krankengeschichte. Für die Pflege steht die grundlegende Einschätzung der Pflegesituation und die darauf aufbauende Pflegeplanung im Mittelpunkt, aus der die weiteren Schritte im Rahmen des Pflegeprozesses abgeleitet werden. Für die pflegerische Einschätzung sollte eine Verständigung stattfinden, aufgrund welcher Aspekte diese Einschätzung erfolgt. Die Vorschläge zur strukturierten Informationssammlung im Rahmen des Projekts zur Entbürokratisierung der Pflegedokumentation können auch für das Krankenhaus eine gute Strukturierungshilfe sein (Beikirch et al. 2014).

Übergaben können als mündliche oder schriftliche Übergabe erfolgen. Je nach Versorgungsbereich und je nach Anlass bieten sich auch die Instrumente der interdisziplinären Fallbesprechung oder der Pflegevisite als weitere Möglichkeiten an. Grundsätzlich können Übergaben im Beisein des jeweiligen Patienten oder lediglich innerhalb des Teams erfolgen.

Die **mündliche Übergabe** ist ein gängiges Verfahren beim Wechsel der Dienstzeiten von Arbeitsschichten. Die übernehmende Schicht soll darin mündlich über den Verlauf der vorhergehenden Schicht informiert werden. Mündliche Übergaben dienen vor allem dazu, den Blick auf die Situation neuer Patienten zu legen oder auf Besonderheiten eingehen zu können. Diese können beispielsweise durch das Ergebnis der Diagnostik oder den Verlauf bestimmter Behandlungsverfahren begründet sein. Auch Auffälligkeiten bezüglich klinischer Parameter oder Symptome sollten in der Übergabe zur Sprache kommen. Weitere Besonderheiten können sich jedoch ebenso auf Aspekte beziehen, die mit der Krankheit des Patienten nur mittelbar in Verbindung stehen. Dazu können Informationen über Gespräche mit den Patienten zu seiner familiären Situation oder seiner Einschätzung zur nachstationären Versorgung gehören.

Die Übergabe innerhalb des Gesamtteams soll dazu dienen, allen Mitarbeitern einen Überblick über die Gesamtsituation ihrer Arbeitseinheit zu vermitteln. Entsprechend sollten die mündlichen Ausführungen nicht nur eine Wiederholung dessen sein, was ohnehin in der Dokumentation niedergelegt ist. Sie sollten sich auf wesentliches konzentrieren. Je komplexer Versorgungskonstellationen sind, umso eher empfiehlt sich eine detailliertere Übergabe zwischen den Zuständigen für einen Stationsbereich oder einzelne Zimmer. In diesen Fällen kann es auch durchaus angezeigt sein, die Übergabe in das Patientenzimmer oder an das Patientenbett zu verlegen.

Als besondere Form der Bearbeitung und des Austauschs von Informationen zu einzelnen Patienten bietet sich das Instrument der **interdisziplinären Fallbesprechung** an. Dazu kommen alle an der Versorgung Beteiligten zusammen und tauschen ihre Perspektive und ihren Beitrag zur individuellen Versorgung aus. Gerade die Komplexität durch verschiedene beteiligte Akteure lässt die Fallbesprechung zu einem sinnvollen Instrument in komplexen Patientensituationen werden.

Die **inhaltlichen Schwerpunkte der Patientenübergabe** richten sich vor allem aus an den fachlichen Schwerpunkten der Abteilung oder Station und haben entsprechend eine starke Ausrichtung auf die klinische Problemstellung. Darüber hinaus gibt es jedoch auch disziplinübergreifende Aspekte in der Gesundheitsversorgung. Eine Strukturierungshilfe für die Patientenübergaben bieten in diesem Zusammenhang auch Qualitätsinstrumente wie z. B. die Expertenstandards in der Pflege des DNQP (▶ Abschn. 0). Sie lenken die Aufmerksamkeit auf zentrale Qualitätsrisiken (wie z. B. die Entstehung eines Dekubitus oder die Vermeidung von Stürzen und Mobilitätsbeeinträchtigungen) und sind somit ein wichtiges Hilfsmittel bei der Beobachtung grundlegender und übergreifender Fragestellungen.

> **Praxistipp**
>
> Patientenübergaben sollten für Arbeitsbereiche einheitlich geregelt sein. Zu empfehlen ist die Entwicklung abteilungsspezifischer Standards für die Patientenübergabe, deren Grundelemente für die gesamte Einrichtung verbindlich sind und deren zusätzliche Elemente zugleich die Möglichkeit bieten, der speziellen Situation in der Fach- bzw. Funktionsabteilung gerecht zu werden.

Einen Schritt weiter gehen die Vorschläge zur Standardisierung der Kommunikation durch die Einführung gemeinsamer **Denk- und Kommunikationsmuster** (»mentale Modelle«). Diese tragen den o. g. unterschiedlichen Funktionen einer Patientenübergabe Rechnung und gehen über die Vereinheitlichung des Inhalts der Information hinaus. Auch das Aktionsbündnis Patientensicherheit (APS 2014) greift diesen Gedanken auf und sieht das Wissen um Kommunikationsprozesse und

Kommunikationsregeln als eine wichtige Kompetenz, die zur Patientensicherheit beiträgt.

Ein international diskutiertes Modell der standardisierten Kommunikation ist das **SBAR-Modell** (Patterson u. Wears 2010; APS 2014; Hohenhaus et al. 2006; ENA 2013). Der Name steht für **S**ituation, **B**ackground, **A**ssessment und **R**ecommendation. Das Prinzip besteht darin, Patientenübergaben anhand dieses Modells aufzubauen und bewusst Redundanzen zu erzeugen. Diese tragen dann zu einem Kommunikationsmuster bei, das allen Mitgliedern eines Teams bekannt ist und bei dem sie schnell feststellen, wenn ein bestimmter Teil des Musters fehlt. Fehler und Auslassungen können somit schneller entdeckt und durch Nachfragen behoben werden. Eine Patientenübergabe anhand des SBAR-Modells würde zuerst kurz etwas zur aktuellen Situation eines Patienten sagen (z. B. Frau oder Herr M. hat gerade eine Untersuchung hinter sich gebracht). Nach dieser Situationsschilderung wären **Hintergrundinformationen** erforderlich (z. B. warum die Untersuchung notwendig war).

Das **Assessment** beinhaltet eine Einschätzung zum aktuellen Befinden (z. B. dass ein Patient Schmerzen mit einem Wert von 4 auf der Visuellen Analog-Skala hat) und die **Empfehlung** dreht sich um konkrete Maßnahmen (z. B. erneute Überprüfung von Schmerzen oder Vitalzeichen, schmerzlindernde Maßnahmen o. ä.). Anhand eines solchen Modells ließen sich Patientenübergaben innerhalb eines Teams oder gar eines Hauses standardisieren und die Fehlerhäufigkeit minimieren. Da es sich jedoch um ein Verfahren handelt, dass auf Handlungs- und Verhaltensänderung setzt, wird die Einführung längerer Zeit bedürfen. Zudem setzt die Einführung voraus, dass die Kommunikationsprozesse praktisch geübt und entwickelt werden.

31.3.4 Fazit

Patientenübergaben sind ein regulärer Bestandteil der alltäglichen Arbeit im Krankenhaus. Sie haben eine zentrale Funktion in der Sicherstellung wichtiger Information und zielgerichteter Kommunikation. Sofern nicht durch Geschäftsführung und Qualitätsmanagement bereits erfolgt, sollten durch das Risikomanagement Impulse zur Gestaltung der Patientenübergaben gegeben werden, die dazu beitragen, dass die Kommunikationsprozesse innerhalb von Übergaben zu einer Verminderung von Risiken und zu mehr Sicherheit in der Patientenversorgung beitragen.

31.4 Zentrale Notaufnahme und Patienten-Triage

Alexander Euteneier

31.4.1 Einführung

In den letzten Jahren geht die Entwicklung verstärkt dahin, zentrale interdisziplinäre Notaufnahmen (ZNA) einzurichten. Parallel dazu stieg die Anzahl der als Notfall deklarierten Patienten in Deutschland im Zeitraum von 2005 bis 2012 von 33,7 % auf 41,5 %. (Bundesministeriums für Gesundheit 2014), wobei ca. 40 % dieser Patienten von Rettungsdiensten eingeliefert wurden (Bauer et al. 2014). Zudem werden von Patienten die Notaufnahmen immer häufiger als Alternative zum Facharztbesuch genutzt, hauptsächlich, weil in den Notaufnahmen die Behandlung ohne langwierige Terminvergabe i. d. R. sofort durchgeführt wird. In manchen Gegenden spielt zudem die schlechte Verfügbarkeit und Erreichbarkeit niedergelassener Ärzte eine Rolle. Das regionale Krankenhaus übernimmt deswegen immer öfter den gesamten Versorgungsauftrag.

Die Notaufnahme befindet sich im Spannungsfeld der verschiedenen Fachabteilungsinteressen und steht an der Sektorgrenze zwischen stationärer und ambulanter Versorgung. Erschwerend kommt hinzu, dass die derzeitige nicht kostendeckende Vergütung von Notfällen es den Krankenhäusern in Deutschland schwer macht, nachhaltig in die Verbesserung der Infrastruktur und Aufstockung des Personals zu investieren. Dabei fungiert die ZNA immer stärker als primäres Auffangbecken für neue Patienten. Ihre Leistungen (bzw. Angebote) sind zugleich Aushängeschild des Krankenhauses. Ein Großteil der stationären Patienten wird bereits über die Notaufnahme generiert und Krankenhauseinrichtungen erkennen zunehmend das strategische Potenzial der ZNA.

> Die zwei wichtigsten Merkmale einer ZNA sind die zeitkritische und wenig planbare Patientenversorgung, was sie grundlegend von anderen Fach- und Funktionsabteilungen unterscheidet.

Dementsprechend müssen alle Prozesse so organisiert sein, dass Zeitverluste minimiert werden und auf plötzliche Ereignisse jederzeit adäquat reagiert werden kann. Das erfordert vor allem die Vorhaltung von Reservekapazitäten und die systematische Priorisierung von Tätigkeiten in zeitkritischen Situationen.

31.4.2 Aufbau einer ZNA-Infrastruktur

Grundvoraussetzung für sicheres Arbeiten ist die Schaffung infrastruktureller Voraussetzungen, um reibungslose Prozesse zu ermöglichen. Die Notaufnahme ist heute die zentrale Anlaufstelle für viele Patienten und somit Dreh- und Angelpunkt der Krankenhausorganisation. Die ZNA initialisiert Vorgänge, filtert Patienten anhand ihrer Dringlichkeit und beteiligt sich maßgeblich an der ambulanten wie auch stationären Patientenversorgung.

Das Konzept »Der Arzt kommt zum Patient« sollte für den Aufbau der Infrastruktur richtungsweisend sein, dementsprechend müssen die Wege in der ZNA kurz und für den Patienten gut erkennbar sein. Der Aufbau einer Infrastruktur mit kurzen Wegen kann z. B. anhand einer Sankey-Analyse (▶ Kap. 34.3 Maßnahmen zur Risikoreduzierung durch Medizintechnik und IT) geplant werden. Wichtig ist die Erstellung einer Bedarfsanalyse zur Einschätzung von tageszeit- und wochenzeitabhängigen Belastungsspitzen und den anfallenden Leistungen für den ambulanten und stationären Notfallbetrieb, die zur Berechnung einer angemessenen Vorhaltung von Personal und Reservekapazitäten dient. Finden zusätzlich ambulante Patientennachkontrollen, reguläre Patientensprechstunden und Spezialambulanzen in der ZNA statt, erhöht sich die Komplexität der Abläufe deutlich und womöglich werden in diesem Kontext Personalkapazitäten sowie räumliche Kapazitäten verwendet, die der ZNA für die Notfallversorgung dann fehlen. Es gilt, all diese Leistungen in die Analyse miteinzubeziehen.

Im Idealfall steht stets ein einsatzbereiter Notfall-Operationssaal zur Verfügung. Realistische Prognosen des zu erwarteten Patientenaufkommens der nächsten Jahre und Jahrzehnte geben Planungssicherheit für den Auf- bzw. Ausbau der Infrastruktur. Die Infrastruktur sollte dabei modular konzipiert werden, um im Bedarfsfall flexibel Ausbaustufen anzukoppeln.

An zentralen Stellen der ZNA wird über Monitore die aktuelle Belegung der ZNA abgebildet. Dabei erfolgt die Kennzeichnung der Patienten gemäß ihrer Dinglichkeit, ihrem Behandlungsfortschritt und ihrer bereits bestehenden Aufenthaltsdauer. Für die Durchführung einer Triage sind dies die wichtigsten technischen Grundvoraussetzungen.

Anforderungen an eine moderne ZNA
- Vom Eingang des Krankenhauses beginnend ein Patientenleitsystem, z. B. anhand von Farbmarkierungen oder deutlich sichtbaren Schildern.
- Besetzung des Patientenempfangs mit mindestens einer examinierten Pflegekraft, die in der Patienten-Triage geschult ist.
- Videoüberwachte oder per Blickkontakt überwachte Warteräume.
- Entsprechend dem Patientenaufkommen eine angemessene Anzahl von Behandlungsräumen, die alle über ein Basis-Monitoring verfügen (Pulsoxymetrie, RR-Messung, 3-Punkt-Elektrokardiographie).
- Alle Patientenliegen (Stretcher) verfügen über mobile Bettgitter.
- Fest zugewiesener Schockraum, z. B. gemäß den Vorgaben des Trauma-Netzwerkes, der über ein ständig vorhandenes Narkose- und Beatmungsgerät verfügt. Der Raum muss geräumig sein, damit mehrere Fachdisziplinen gleichzeitig am Patienten tätig sein können. Sinnvoll sind die Montage einer prominent sichtbaren Schockraumuhr und eine Anzeigetafel zur Darstellung der wichtigsten Vitalparametern des Patienten.

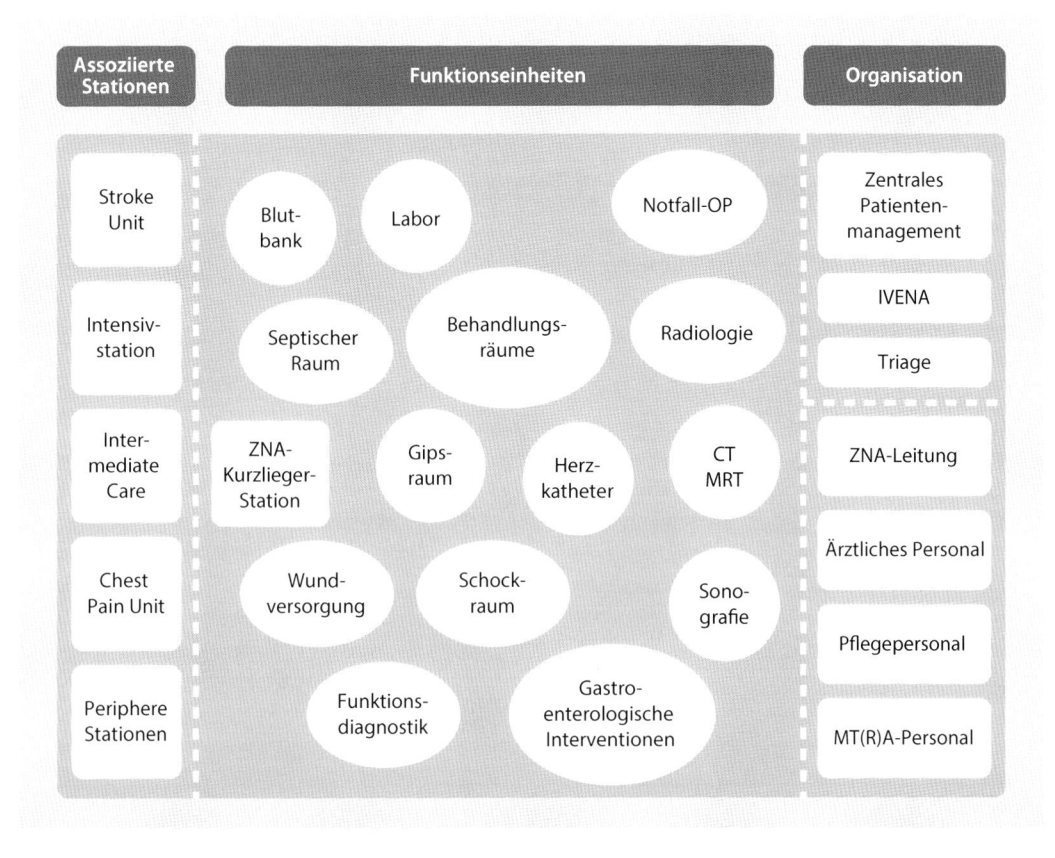

31.4 · Zentrale Notaufnahme und Patienten-Triage

Abb. 31.1 Wichtige Funktionseinheiten einer zentralen Notaufnahme, assoziierte Stationen für Notfallpatienten, Organisationseinheiten und Personal

Assoziierte Stationen	Funktionseinheiten			Organisation
Stroke Unit	Blutbank	Labor	Notfall-OP	Zentrales Patientenmanagement
Intensivstation	Septischer Raum	Behandlungsräume	Radiologie	IVENA / Triage
Intermediate Care	ZNA-Kurzlieger-Station	Gipsraum / Herzkatheter	CT MRT	ZNA-Leitung / Ärztliches Personal
Chest Pain Unit	Wundversorgung	Schockraum	Sonografie	Pflegepersonal
Periphere Stationen	Funktionsdiagnostik	Gastroenterologische Interventionen		MT(R)A-Personal

- Separater septischer Versorgungsraum für die Versorgung infizierter Wunden und ein Raum mit Schleuse zur Behandlung von Patienten mit hoch infiziösen Erkrankungen, beide ausgestattet mit einem komplett getrennten Materialbereich.
- Diagnostikräume für 12-Kanal-EKG, Ultraschalluntersuchung, Bildverstärker-Durchleuchtung sowie, je nach Patientenspektrum, weitere Spezialuntersuchungen und Maßnahmen.

Die Dokumentation im Krankenhausinformationssystem erfolgt patientennah im Behandlungsraum. Die Computer-Monitore erlauben die Befundung von Röntgenbilder. Die Räume sind baulich so gestaltet, dass eine schnelle Oberflächenreinigung möglich ist und verfügen über eine ausreichende Anzahl an Desinfektionsspendern. Die ZNA sollte zudem über einen Besprechungsraum für die Mitarbeiter verfügen, der mit technischem Equipment zur Präsentation der Patientenbefunde ausgestattet ist.

Die ZNA ist die **zentrale Schnittstelle** des Krankenhauses für Anfragen von außen, für die peripheren Stationen und Intensivstation sowie weiteren Überwachungsstationen. Sie interagiert mit den verschiedenen Funktionsabteilungen, wie Operationssaal, Herzkatheter oder der Endoskopie (Abb. 31.1). Dementsprechend erfordert es einen großen logistischen und organisatorischen Aufwand, alle Prozesse in einem gemeinsamen ZNA-Konzept aufeinander abzustimmen. Sind Prozesse und Verantwortlichkeiten transparent und verbindlich geregelt, werden sich zwangsläufig auch die Risiken, besonders was Informations- und Zeitverluste betrifft, deutlich verringern.

31.4.3 Organisation der Mitarbeiter

Die ZNA sollte über eigenes, fest zugeteiltes Personal verfügen mit einer eigenständigen ZNA-Leitung. Die **Stellenberechnung** muss die tageszeit- und wochenzeitabhängigen Belastungsspitzen mitberücksichtigen, um eine **angemessene Stellenbesetzung** zu sichern. Die Autoren Hogan und Brachmann haben Stellenberechnungsformeln aufgestellt und schlussfolgern, dass es für das Personal der ZNA eine eigene Berechnungsmöglichkeit geben muss, wobei die Berechnungen deutlich variieren und stark vom Ausbildungsgrad, von der Notaufnahme-Erfahrung sowie dem Krankheitsprofil der Patienten abhängen. Nach ihren Berechnungen senkt ein höherer Facharztanteil den Gesamtpersonalbedarf, wobei ihre Berechnung jedoch einen ernsthaft interdisziplinären Arbeitsansatz voraussetzt (Hogan u. Brachmann 2011).

> Eine ZNA sollte fachärztlich mindestens die beiden Fachdisziplinen Innere Medizin und Chirurgie kontinuierlich abdecken und 24 Stunden am Tag zur Verfügung stehen. Kann dies nicht gewährleistet werden, sollte auf die Bezeichnung »zentrale« bzw. »interdisziplinäre« Notaufnahme verzichtet werden.

Der **Notfallmediziner** ist der erstbehandelnde Arzt, führt diagnostische und initiale Therapieschritte zu typischen notfallmedizinischen Krankheitsbildern durch, wobei sich sein Handeln an den Leitlinien der Fachgesellschaften orientiert und in definierten Prozessen verbindlich festgelegt ist. Der Notfallmediziner wirkt als »**Gatekeeper**« des Krankenhauses, er lenkt die Patientenströme und übernimmt bereits einen Großteil der ambulanten und Teile der stationären Versorgung. Bedarfsweise zieht er, entsprechend der Verdachtsdiagnose, den speziellen Facharzt bereits in der ZNA hinzu, wodurch diese Konsiliartätigkeiten in verringertem Ausmaß auf den peripheren Stationen beansprucht werden und die freiwerdenden Kapazitäten anderweitig genutzt werden können.

Die Mindestqualifikation eines selbstständig tätigen Weiterbildungsassistenten ohne Vor-Ort Supervision eines Fach- bzw. Oberarztes, sollte die **Qualifikation zum Notarzt** sein, wie es diverse Rettungsdienstgesetze der Bundesländer fordern. Ärztliche Mitarbeiter jeder ZNA müssen vital gefährdende Notfälle schnell erkennen, diese selbstständig mittels geeigneter Maßnahmen erstbehandeln können, sei es durch Intubation und Beatmung, Einleiten der Reanimation, Durchführen einer Lysetherapie oder Vorbereitung einer Notsectio bei Einrichtungen mit einer Geburtshilfe. Zudem sollten sie Basiskenntnisse in der notfallmäßigen Versorgung von Kindern nachweisen.

Um ein hohes Niveau in der traumatologischen Notfallversorgung sicherzustellen, bietet es sich an, die Mitarbeiter zu **ATLS-Providern** (Advanced Trauma Life Support) auszubilden. Diese Qualifikation ist weltweit in vielen Ländern bereits Voraussetzung, um im Schockraum zu arbeiten. Des Weiteren sollten für die Beherrschung kardialer internistischer Notfälle regelmäßig **Kurse der American Heart Association** (AHA) bzw. des **European Resuscitation Council** (ERC) absolviert, sowie mindestens jährliche **Megacode-Trainings** in der Abteilung durchgeführt werden. Durch das Üben unter lokalen Bedingungen in der ZNA werden neben der fachlichen Expertise auch die Prozesse und die Interaktionen im Team überprüft und ggf. verbessert.

Die ärztlichen Mitarbeiter sollten über eine fundierte Grundausbildung in der **Ultraschalldiagnostik** verfügen. Hier bietet sich der Erwerb des Zertifikats der Deutschen Gesellschaft für Ultraschallmedizin DEGUM (Basis-, Aufbau-, Abschlusskurs) oder Adäquaten an. Eine umfassende curriculare Darstellung der Notfallmedizin bietet das Europäische Curriculum für Notfallmedizin, dieses kann als Orientierung für die Mitarbeiter und ZNA-Leitung dienen (European Society for Emergency Medicine EuSEM-Curriculum-Arbeitsgruppe 2009).

Während in den angelsächsischen Ländern der Facharzt Accident & Emergency seit Jahrzehnten etabliert ist, gibt es in den deutschsprachigen Ländern nichts Vergleichbares. Der typische Notfallmediziner besitzt die Zusatzbezeichnung »Notfallmedizin« zu seinem Facharzttitel, bleibt jedoch in den Grenzen seines Fachgebietes. Bei zunehmender Inanspruchnahme und Ausweitung des Versorgungsauftrags von Zentralen Notaufnahmen und der Berücksichtigung der durchwegs guten angelsächsischen Erfahrungen wird der Ruf nach einem eigenen **Facharzt für Notfallmedizin** immer lauter. Das Fehlen einer speziellen Fachweiterbildung **Notfallpflege** bedeutet eine zusätzliche Belastung des Pflegepersonals, da sie sich ihr Fachwissen derzeit selbst aneignen müssen.

Der Facharztstandard in der ZNA muss 24 Stunden am Tag gewährleistet werden, was in kleineren Krankenhäusern häufiger nicht der Fall ist. Dort sind, besonders im Nachtdienst, unerfahrene Ärzte der ersten Weiterbildungsjahre tätig und der Facharztstandard wird nur über den Umweg des fachärztlichen Hintergrunddienstes (z. B. maximale Anreisezeit 30 Minuten) sowie über die Nachkontrolle der radiologischen Befunde, meist in der darauffolgenden Morgenbesprechung, eingehalten. Dabei erfolgen die Qualitätssicherungsmaßnahmen in den diversen Krankenhäusern sehr unterschiedlich und zum Teil qualitativ nur unzureichend.

Prinzipiell ist der Nachweis diverser notfallmedizinischer Qualifikationen (u. a. Qualifikation zum Notarzt, ATLS-Provider, EHR/AHA-Kurse, DEGUM-Abschlusskurs), die den Mitarbeiter kompetenter in der Notfallversorgung machen im Falle von (schieds-)gerichtlichen Auseinandersetzungen von Vorteil. Dennoch besteht für die verantwortliche Leitung der ZNA und den Krankenhausträger die Gefahr, im Falle einer Behandlung durch einen Nicht-Facharzt, bei der es zu einem Patientenschaden kam, die Beweislast tragen zu müssen, dass die eingetretene Komplikation oder eventuelle Versäumnisse nicht auf der zu geringen Erfahrung des Nicht-Facharztes beruhen (Niehues u. Fenger 2013).

> **Entscheidend für die dauerhafte Sicherstellung einer hohen medizinischen Versorgungsqualität und damit einhergehend einer niedrigen Fehlerrate, ist die Vorhaltung von qualifizierten Fachpersonal, welches in der Notfallmedizin kompetent ist.**

Das Personal kann zum Teil aus den jeweiligen Fachabteilungen in die ZNA für definierte Zeiträume rotieren, wobei die Dauer mindestens 6 Monate betragen sollte. Ab der Fach- und Oberarztebene sollte das ärztliche Personal fest der ZNA zugeteilt sein und die Mitarbeiter zudem die Zusatzbezeichnung Notfallmedizin besitzen. Sie sind in Fragen der Notfallmedizin stets auf dem neuestens Stand und übernehmen auch Ausbildungsaufgaben für die anderen Mitarbeiter. Dabei werden neben der Diagnostik typischer Notfallbilder wichtige Notfallmaßnahmen und die interprofessionelle und interdisziplinäre Zusammenarbeit geübt. Die ärztliche und pflegerische Leitung der ZNA sind zudem verantwortlich für die Einweisung aller Mitarbeiter in die Medizingeräte.

Risiken einer nicht Facharztstandard gemäßen Versorgung
- Der Vordergrunddienst ist fachlich überfordert oder zeigt Entscheidungsschwächen, es fehlen Diagnosekompetenzen und notfallmedizinische Fertigkeiten, dadurch verzögert sich die eingeleitete Therapie oder es kommt zu Versäumnissen.
- Ein Berufsanfänger überschätzt seine Kompetenzen und verständigt nicht, oder nicht rechtzeitig, den Hintergrunddienst, wodurch keine Therapiesicherheit besteht.
- Der Hintergrunddienst lässt sich den Fall lediglich schildern oder der Vordergrunddienst fühlt sich psychisch unter Druck und möchte die Nachtruhe des Oberarztes nicht stören, wodurch der Hintergrunddienst indirekt seine Kontroll- und Aufsichtspflichten verletzt.
- Radiologische Befunde können nicht suffizient nachkontrolliert werden, wenn z. B. Ultraschallbefunde und BV-Röntgenbilder der Nacht nicht abgespeichert werden und nur als Ausdrucke in schlechter Qualität vorliegen.
- Computertomographien werden aufgrund fehlendem Radiologen vor Ort oder fehlender bzw. komplizierter telemedizinischer Anbindung nur sehr restriktiv durchgeführt.

- Fehlerhafte Frakturversorgung oder mangelhafte Reposition und Ruhigstellung von Frakturen aufgrund fehlender Vorrichtungen oder medizinischer Kenntnisse.
- Mangelhafte oder falsche Wundversorgung, besonders im Gesicht und über den Gelenken.
- Ungenügende Sicherstellung einer adäquaten weiterführenden ambulanten Versorgung durch die niedergelassenen Kollegen, z. B. aufgrund fehlender oder rudimentärer Arztbriefe, Versäumnis der Festlegung einer ärztlichen Wiedervorstellung, fehlender Aufklärung über mögliche Komplikationen wie z. B. Infektionen, Infarktrisiken, Schlaganfallrisiken oder Kompartmentsyndromen bei Gipsanlagen, fehlender oder insuffizienter Antikoagulation.

31.4.4 Organisation der Prozesse

Entscheidende Kennzeichen einer gut funktionierenden ZNA sind ihre zweckgerichtete Koordinierung aller Prozesse und eine effektive interdisziplinäre und interprofessionelle Zusammenarbeit aller Fachdisziplinen unter Berücksichtigung der vorhandenen personellen und materiellen Ressourcen. Dies gelingt jedoch nur unter einer **ärztlichen Leitung**, die die Gesamtverantwortung über die ZNA hat.

> Die ZNA sollte über ein eigenes Budget verfügen und eine eigene Personalverantwortung haben.

Die Leitung ist verantwortlich für die Qualität und Sicherheit der Patientenversorgung. Die Ausstattung und Struktur der ZNA wird durch die Leitung gemeinsam mit speziellen Projektteams stets den geänderten Anforderungen angepasst. Es besteht Einvernehmen darüber, welche Aufgaben **nicht** durch die ZNA übernommen werden. Die ZNA besitzt eine eigene Geschäftsordnung und ein **ZNA-Konzept (Handbuch)**, in dem alle wichtigen Prozesse verschriftlich sind. Im ZNA-Konzept werden die Standards der medizinischen Notfallprozesse, organisatorische Abläufe, Belegungs- und Verlegungsmodalitäten, interne und externe Kommunikations- und Reportingstrukturen sowie die Personalbesetzung und -entwicklung festgelegt. Des Weiteren werden dort alle Risiko-und Qualitätsmanagementmaßnahmen sowie Methoden der Qualitätssicherung beschrieben.

Bereits im präklinischen Vorfeld sollte die Steuerung der Notfälle über eine enge **Zusammenarbeit mit der Leitstelle** erfolgen. Hier hat sich das internetbasierte **IVENA-System** (interdisziplinärer Versorgungsnachweis) bewährt, welches die jeweils vorhandenen Behandlungs- und Bettenkapazitäten der Krankenhäuser der jeweiligen Region und deren speziellen Behandlungsmöglichkeiten in Echtzeit anzeigt. Alle beteiligten Krankenhäuser und die Leitstelle können im geschützten Login-Bereich ihre aktuell vorhandenen Behandlungskapazitäten eingeben und der Leitstelle damit die gezielte Zuweisung von Notfallpatienten erleichtern. Über IVENA werden im Vorfeld bereits wichtige Daten des Patienten an einen dafür verantwortlichen **Notfallaufnahmekoordinator** in der ZNA übermittelt, der die Behandlungsdringlichkeit (z. B. Notfallversorgung, stationäre Versorgung, ambulante Versorgung), Alarm- und (geschätzte) Eintreffzeit, Verdachtsdiagnose, Geschlecht und Alter sowie zusätzliche Informationen (Beatmung, Herzkatheter, Schockraum) aufnimmt (▶ www.ivena.de).

In der ZNA beginnt das **Bettenmanagement** des Krankenhauses. Die Leitung der ZNA sollte stets über die aktuellen Bettenkapazitäten der Intensiv- und Intermediate Care sowie der peripheren Stationen informiert sein. In der ZNA erfolgt flexibel und ressourcengerecht die primäre Steuerung der Patientenaufnahme und -zuteilung zu den jeweiligen Fachstationen. Dies kann bei größeren Versorgungseinrichtungen mit Unterstützung eigener **Case-Managers** erfolgen, die bereits eine Verweildauersteuerung im Sinne eines proaktiven DNQP-Entlassungsmanagements in der ZNA beginnen.

Die Aufgaben der Patientensteuerung übernimmt ein **Zentrales Patientenmanagements (ZPM)** das eng mit der ZNA zusammenarbeitet und für die Koordination der verschiedenen Interessengruppen Patient, Klinikmitarbeiter, Zuweiser sowie weiteren Patientenversorgungseinrichtungen zuständig ist. Dabei werden das Aufnahme- und Entlassungsmanagement mit dem zentralen Bettenmanagement eng abgestimmt. Systeme wie das IVENA-System können unterstützend mitwirken. Die Abteilungen der Intensivstation, Intermediate Care, Chest Pain Unit oder Stroke Unit sind ebenfalls eng mit der ZNA und dem ZPM verzahnt.

Die Einrichtung einer interdisziplinären **Kurzlieger- und Aufnahmestation** ist bei hohem Patientenaufkommen sinnvoll. Patienten werden dabei ab einem definierten Zeitpunkt, z. B. ab 18:00 Uhr oder zu Beginn der Pflegenachtschicht, in einer speziell dafür eingerichteten Überwachungsstation im ZNA-Verantwortungsbereich aufgenommen. Dies entlastet die Stationen und erhöht die Sicherheit der Patienten, falls in der Kurzliegerstation ein ausreichendes Monitoring, engmaschige Verlaufskontrollen und eine ärztliche Supervision gewährleistet werden können.

> Die nächtliche Patientenaufnahme auf die Peripheriestationen birgt hohe Risiken, da dort meistens nur eine Nachtschwester vor Ort ist, und bei mehreren bzw. gleichzeitigen Neuaufnahmen schnell überlastet ist. Zudem erfolgt dort i. d. R. kein Monitoring, was bei nur eingeschränkt diagnostizierten Patienten jedoch hilfreich und notwendig wäre.

Es ist zu empfehlen, alle Patientenvorgänge in der ZNA digital im Krankenhausinformationssystem zu erfassen und die Dokumentation anhand standardisierter Protokolle vorzunehmen. Die Entlassungsbriefe generieren sich so dynamisch aus dem automatischen Zusammenfügen der relevanten Patientendaten und entlasten somit den Mitarbeiter.

Patienten-Triage – Manchester-Triage-System

Die zielorientierte und zeitgerechte Bewältigung des teils immensen Patientenaufkommens in der ZNA ist eine der wichtigsten Aufgaben des ZNA-Teams. Ziel ist die rasche Erkennung dringlicher bzw. vital bedrohlicher Patientenzustände, um weitere Schäden vom Patienten abzuhalten. Hier hat sich eine **standardisierte Ersteinschätzung** (Triage) bewährt. Die Ersteinschätzung dient dabei neben der Beurteilung der Dringlichkeit einer zielgerechten Initiierung der weiteren Versorgung und besseren Ressourcenzuteilung und dokumentiert zugleich den Erstbefund des Patienten, wodurch retrospektiv der Verlauf besser abgeschätzt werden kann, z. B. Verschlechterung des Glasgow Coma Scale oder des Blutdrucks.

Die Manchester-Triage-System (MTS) hat sich weltweit als ein bewährtes und einfaches System etabliert und wurde 1995 erstmals in Manchester und 2004 erstmalig in Deutschland eingesetzt (Mackway-Jones et al. 2011). Alternativen oder Abwandlungen dazu sind z. B. die Australasian Triage Scale (ATS), Canadian Triage and Acuity Scale (CTAS) oder der US-amerikanische Emergency Severity Index (ESI).

Das MTS arbeitet **symptomorientiert** und verzichtet bei der Beurteilung auf die Feststellung von Diagnosen. Es werden ca. 200 generelle (z. B. Schmerz, Bewusstseinsstatus etc.) und spezielle Symptome bzw. Indikatoren (z. B. neurologische Ausfälle, Übelkeit, Erbrechen etc.) in ca. 50 verschiedene Leitsymptome, wie Kopfschmerzen, Kopfverletzung, abdominelle Beschwerden beim Erwachsenen und Kind etc., als Ablaufdiagramme zusammengefasst. Dabei erfolgt die Triage durch Ausschlussverfahren der vital bedrohlichen Symptome bis das zutreffende Symptom gefunden wurde. Hierzu sollten weniger als 5 Minuten verwendet werden.

Gemäß dem getroffenen Indikator werden **5 Zeit- bzw. Dringlichkeitskategorien** mittels Farbkodierung und Zeitfenster festgelegt, des Weiteren wird Schmerz von »stärkster Schmerz« bis »leichter Schmerz« zusätzlich kategorisiert. In Deutschland und Österreich ist folgende Stufenschema im Einsatz:
- 1 = sofort = rot = 0 Minuten
- 1 = sehr dringend = orange = 10 Minuten
- 3 = dringend = gelb = 30 Minuten
- 4 = normal = grün = 90 Minuten
- 5 = nicht dringend = blau = 120 Minuten

Der für eine Triage Verantwortliche kann nun entsprechend der zugewiesenen Kategorie die weiteren Prozesse initiieren, z. B. Auslösung des Reanimations- oder Schockraumalarms, falls dies nicht bereits im Vorfeld erfolgt ist, oder die Zuteilung zu spezifischen Ärzten und Räumlichkeiten. Das zuständige ärztliche Personal ist für die weitere zeitgerechte Versorgung verantwortlich. In definierten Abständen erfolgt eine Re-Evaluierung des Patienten, wobei diese gemäß der MTS-Einteilung erfolgt.

Die Anwendung der Manchester-Triage wird mittlerweile von vielen Software-Programmen mit Schnittstellen zum Krankenhausinformationssystem (KIS) unterstützt. Der jeweilige Status kann auf Monitoren stets aktuell den behandelnden Ärzten und Pflegekräften rückgespiegelt werden und verschafft einen schnellen Überblick zur besseren Ressourcenverteilung. Die Erfassung der Daten dient neben der juristisch erforderlichen Dokumentation auch der automatisierten Qualitätsauswertung bezüglich durchschnittlicher Behandlungsdauer und Behandlungsschwere. Es können Spitzenbelastungen und deren Zeitmuster identifiziert und mit entsprechenden abfedernden Maßnahmen, wie Personaleinteilung und Raumbelegungen, kompensiert werden.

31.4.5 Qualitätssicherung und Optimierung der Prozesse

Die Faktoren Zeit und Dringlichkeit beherrschen alle Notfälle. Dementsprechend müssen die Prozesse so organisiert sein, dass kritische Patienten schnellst möglichst identifiziert werden und deren Versorgung und Behandlung rasch und zielgerichtet erfolgt, d. h. die Aufnahme, Untersuchung, Diagnostik und Therapie ohne Zeitverluste ineinander greifen. Dementsprechend sind auch die Wege in der ZNA, z. B. zur Computertomographie, zum Herzkatheter, Blutdepot oder zur Gastroskopie kurz zu halten.

Besonders die mit hohen Risiken assoziierte Erkrankungen und Verletzungen müssen anhand standardisierter und allen Mitarbeitern bekannten und eingeübten Prozesse behandelt werden. Diese können anhand von **Behandlungsalgorithmen** und Schemata visualisiert werden.

> **Praxistipp**
>
> Jede Fachdisziplin benennt ihre 5–10 häufigsten und dringlichsten Notfälle und erstellt für die ZNA zugeschnittene Behandlungsalgorithmen, die interdisziplinär und interprofessionell geschult und evaluiert werden.

Die Prozesse müssen stets optimiert und angepasst werden, dementsprechend müssen sich **interdisziplinäre Prozessteams** mit Fachexperten aus jedem Gebiet regelmäßig, z. B. monatlich, austauschen, um die Koordination der Prozesse und primäre Verantwortlichkeiten für die verschiedenen Erkrankungen und Verletzungsentitäten bzw. deren Leitsymptome zu besprechen. Fragen wie, »welche Fachabteilung sieht zuerst einen Patienten mit Brustschmerz oder eine Patientin mit Unterleibsbeschwerden«, sollten offen besprochen werden, um Herzinfarkte oder perforierte Appendizitiden aufgrund Zuständigkeitsgerangel nicht zu übersehen.

Leitsymptomgesteuerte Diagnostik und Überweisung an die zuständige Fachdisziplin stellt eine der größten Herausforderung in der ZNA da. Konsile müssen rasch und zielgerichtet über ein elektronisches System im KIS beauftragt und durchgeführt werden. Die Durchführung der interdisziplinären Begutachtung und die diagnostische Abklärung bereits in der ZNA reduziert Diagnostikfehler, sichert die Diagnose ab und verkürzt zudem die Wege (der Arzt kommt zum Patienten).

Die Auswertungsdaten des MTS bieten sich als eine von mehreren Informationsquellen zur Beurteilung der ZNA an. Bei Teilnahme am Deutschen Reanimationsregister oder im Traumanetzwerk können die hauseigenen Daten mit einem Kollektiv verglichen bzw. gebenchmarkt werden. Weitere Informationsquellen stellt z. B. die Befragung des Rettungsdienstes (Bauer 2014) oder die Befragung von Patienten und Mitarbeiter dar. Dabei können die Einschätzung der externen Rettungsdienstkräfte mit der Selbsteinschätzung der ZNA-Mitarbeiter wertvolle Hinweise geben und Schwachstellen offenlegen.

31.5 Checklisten-Einsatz

Alexander Euteneier

31.5.1 Zweck von Checklisten

Zunehmend werden Checklisten (CL) im medizinischen Betrieb neben Standard Operating Procedures (SOPs) und Verfahrensanweisungen (VA) eingesetzt. Dabei zielen alle drei Formate auf eine Standardisierung von Prozessen, um die Patientensicherheit und Qualität der Versorgung zu verbessern. Eine Checkliste ist weit mehr als nur eine Erinnerungsliste, um sich an vorgeschriebene Abläufe zu halten, sie ist darüber hinaus ein Werkzeug, um einen Kulturwandel in der Patientensicherheit zu befördern (Wachter 2012).

Es wurde bereits viel über den Nutzen von Checklisten im Umfeld der Einführung der WHO-Checkliste (Surgical Safety Checklist) diskutiert und Anhänger wie Gegner werden nicht müde, Pro- und Kontra-Argumente auszutauschen. Dabei sollte klar sein, dass eine Checkliste nicht den Verstand und die kritische Urteilskraft des behandelnden Arztes oder der Pflegekraft ersetzen kann. Ein Blick in die Luftfahrt mit über 80 Jahren an Erfahrungen in der Verwendung von Checklisten präzisiert den Hauptzweck von Checklisten: Checklisten (fliegen keine Flugzeuge, sondern) verbessern die **Beständigkeit von Routineprozeduren** (Gawande 2009).

> Der Klinikmitarbeiter sollte sich der möglichen Einsatzbereiche und Limitationen einer Checkliste bewusst sein und sich die notwendigen Voraussetzungen zur erfolgreichen Implementierung vergegenwärtigen, um einen maximalen Nutzen aus Checklisten zu erzielen.

31.5.2 Beispiele für Checklisten

Checklisten sind in allen Branchen im Einsatz. Sie dienen z. B. Unternehmen zur Unterstützung im Projektmanagement, in der Informationstechnologie zur Erstellung von Pflichtenheften, im Rechtswesen zu Due-Diligence-Prüfungen, in der Architektur zur Koordination der Gewerke und in der Luftfahrt zur Unterstützung von Routine- und Notfallprozeduren.

In der Medizin sind u. a. die in ◘ Tab. 31.1 aufgeführten Checklisten im Einsatz.

Eine umfangreiche Aufstellung und Bewertung der Auswirkungen chirurgischer Checklisten haben die Autoren (Treadwell et al. 2014) vorgenommen. Weitere Checklisten und ihre Anwendungsgebiete finden sich im Report 211 der Agency for Healthcare Research and Quality, Chapter 13. Preoperative Checklists and Anesthesia Checklists (2013).

31.5.3 Wirtschaftliche Vorteile von Checklisten

> Checklisten dienen in Risiko- oder Überforderungssituationen als letzte Stütze, um selbst unter Stress und Zeitdruck noch ein regelkonformes Arbeiten zu ermöglichen. Sie vermitteln bei fachgemäßer Anwendung Struktur und Sicherheit.

Checklisten haben darüber hinaus ein großes Kosteneinsparpotenzial, besonders in ihrem Einsatz bei Routineanwendungen. Eine Kosten-Wirksamkeits-Analyse der WHO-Checkliste in der Chirurgie ergab unter der Grundannahme (»base case«) eines Krankenhauses mit jährlich 4.000 durchgeführten nicht-kardiologischen Operationen, einer Komplikationsrate von 3 % und einer Senkung dieser Rate um relativ 10 %, also von 3 % auf 2,7 %, dass die Checkliste zu jährlichen **Kosteneinsparungen** von 103.829 US $ oder 26,96 $/Operation führt. Für jede durch die Checkliste vermiedene Komplikation wurden Netto-Einsparungen von 8.652 $ berechnet. Um Kosteneinsparungen zu erzielen, müssten jährlich mindestens 5 schwere Komplikationen vermieden werden, also eine Senkung der Komplikationsrate auf 2,875 % (Semel et al. 2010).

Die Checkliste zum Einbringen eines ZVKs (s. oben) ergab für die ersten 18 Monaten der Keystone-Initiative für die 108 an der Studie teilnehmenden Intensivstationen im Staate Michigan, USA, Einsparungen von geschätzten 175 Million $. Des Weiteren wurden hochgerechnet mehr als 1.500 Leben durch die Reduktion katheterassoziierter Infektionen gerettet (Provonost 2006).

31.5.4 Implementierung von Checklisten

Die richtige Vorgehensweise bei der Implementierung einer Checkliste ist entscheidend für den erfolgreichen Einsatz. Jede Checklisteneinführung

● **Tab. 31.1** Verschiedene Checklisten und ihre Einsatzgebiete (Auswahl)

Einbringung eines zentralvenösen Katheters (Keystone-Projekt) (Pronovost et al. 2006)	2001 führte der Intensivmediziner Peter Pronovost eine Checkliste für das Einbringen eines zentral-venösen Katheters ein und konnte damit einen Rückgang von katheterassoziierten Infektionen im Durchschnitt von 90 % im Staate Michigan erreichen. Diese Ergebnisse wurden im Rahmen der Keystone-Initiative im New England Journal of Medicine 2006 veröffentlicht
Implementierung der Safer-Surgery-Checkliste der WHO (Haynes et al. 2009)	Weltweite Studie an 8 Kliniken (Amman, New Delhi, Seattle, Ifakra (Tansania), Toronto, London, Auckland). Nach Einführung der chirurgischen Checkliste kam es zu einer Reduktion der Komplikationsrate von insgesamt 11 % auf 7 % und der Mortalitätsrate von 1,5 % auf 0,8 %, wobei in High-income-Krankenhäusern die Komplikationsrate von 10,3 % auf 7,1 % und Mortalität von 0,9 % auf 0,6 % fiel, in Low-income-Krankenhäusern die Komplikationsrate von 11,7 % auf 6,8 % und die Mortalität von 2,1 % signifikant auf 1,0 % fiel
Checkliste zur Prävention von Eingriffsverwechslungen (► www.aps-ev.de/)	Die Stiftung Patientensicherheit (Schweiz) hat eine Checkliste zur Prävention von Eingriffsverwechslungen entwickelt, die von mehreren Patientensicherheitsorganisationen, wie dem Aktionsbündnis Patientensicherheit unterstützt wird
SURPASS checklist (► www.surpass-checklist.nl) (de Vries et al. 2010)	Die 90 Punkte umfassende Checkliste SURPASS aus den Niederlanden ist eine multidisziplinäre Checkliste für Chirurgen, Anästhesisten, Operationspfleger, Stationsärzte und Pflegekräfte. Die Checkliste begleitet den Patienten bei allen chirurgischen Schritten in den Bereichen Ambulanz, präoperative Station, Wartebereich, Operationssaal, Aufwachraum oder Intensivstation, postoperative Station und hat dabei den Fokus auf die Übergaben zwischen den einzelnen Bereichen sowie Aufnahme und Entlassung
Anästhesiegeräte-Checklisten (Sub-Committee of ASA Committee on Equipment and Facilities 2008)	Teils elektronische Checkliste in Narkosegeräten, bei Bedarf erweiterbar um eine Liste notwendiger Instrumenten- und Medikamentenchecks, z. B. umfasst die ASA-Checkliste 15 Items, 7 vor dem täglichen Einsatz sowie 8 vor jedem einzelnen Einsatz
Patientensicherheit durch Prävention medizinproduktassoziierter Risiken (► www.aps-ev.de)	Die Checkliste dient Anwendern und Betreiber dazu die wichtigsten Risiken und präventiven Maßnahmen im Rahmen der Anwendung von Medizinprodukten sich ins Gedächtnis zu rufen
Checkliste für Klinikmitarbeiter – Prävention von Stürzen (► www.aps-ev.de)	Die Checkliste dient Klinikmitarbeitern dazu ergänzend zum Sturzrisikoassessment 15 Gefahrenquellen für eine erhöhte Sturzgefahr abzuklären
Checkliste Arzneitherapiesicherheit im Krankenhaus (► www.aps-ev.de)	Die Checkliste frägt in Form von 3 Stufen die Themen Aufklärung, Verordnung, Verteilung sowie Verträglichkeits- und Therapieerfolgskontrolle ab
Jeder Tupfer zählt Vermeidung unbeabsichtigt belassener Fremdkörper im Operationsgebiet (► www.aps-ev.de)	Die Checkliste listet die wichtigsten Maßnahmen im Rahmen der prä-, intra- und postoperativen Zählkontrolle auf. Dabei wird beschrieben, wer für die Zählung verantwortlich ist, wer sie durchführt, was wann und wie gezählt werden soll, wann wer was und wie die Ergebnisse dokumentiert und welche Konsequenzen aus den Ergebnissen abzuleiten sind
Case Reporting (CARE) Guideline (Gagnier et al. 2013)	Checkliste für die Erstellung von klinischen Fallberichten mit 13 Items: Titel, Schlüsselwörter, Zusammenfassung, Einleitung, Patienteninformation, klinische Befunde, Zeitachse (»timeline«), diagnostisches Verfahren, therapeutische Intervention, Ergebnisse und Follow up, Diskussion, Patientenperspektive, informierte Einwilligung

muss mit einer begleitenden Schulung zur Handhabung und Darlegung des Zwecks einhergehen. Wird dies unterlassen, stellen sich z. B. bei der WHO-Checkliste keine positiven Effekte ein, weder bezüglich des Outcomes noch bezüglich verringerter Kosten (Reames et al. 2015).

Eine Übersichtsarbeit von 20 Originalarbeiten weist bei fachgerechter Einführung der Checkliste **Safer Surgery** positive Effekte nach. Es wurde je nach Studie eine Reduktion der perioperativen Letalität von 1,5 % auf 0,8 % bzw. von 3,7 % auf 1,4 % und eine Reduktion der Morbidität von 11 % auf 7 % bzw. 18,4 % auf 11,7 % festgestellt (Fudickar et al. 2012).

Die Autoren führen typische **Fehler bei der Umsetzung** auf:
- Kein Beschränken auf die wichtigsten Checkpoints (im Rahmen der Anpassung an die lokale Situation wird die Checkliste mit Items häufig überfrachtet)
- Isoliertes Abarbeiten der Checkliste durch einen Einzelnen ohne Einbindung des Teams
- Schnelles Abhaken der CL-Punkte ohne kollegiales interprofessionelles Besprechen der kritischen Punkte
- Kein Ernstnehmen des Briefings durch die Führungskräfte (fehlende Wertschätzung)

Weitere Fehler sind u. a.:
- Blindes Vertrauen auf die Checkliste ohne eigene kritische Würdigung der Situation
- Nachlässiges Ausfüllen aus dem Gedächtnis im nach hinein
- Sporadischer, unsystematischer Einsatz

Die Checkliste »**Safer Surgery Saves Lives**« der WHO (s. oben) wurde besonders ausgiebig evaluiert und ist heute Standard in vielen Krankenhäusern weltweit. Hierzu hat die WHO 2009 ein Implementierungsmanual für die Einführung publiziert. Dieses Manual bietet viele hilfreiche Tipps, gibt Hinweise zur Evaluation der Effektivität der Checkliste und kann bezüglich Struktur und Didaktik als Vorlage für weitere Checklistenimplementierungen verwendet werden (World Health Organization 2009).

Eine gute Checkliste sollte folgende **Charakteristika** beachten:

- Die Checkliste sollte kurz und übersichtlich sein und sich auf das Wichtigste beschränken (mentale Fixpunkte, kognitive Erinnerungsstütze in Stresssituationen).
- Das Layout muss sich der Einsatzsituation anpassen, z. B. den Umgebungsgeräuschen und Lichtverhältnissen, der Nutzergruppe und grafisch durch die richtige Wahl der Schrift und Farben gut verständlich sein.
- Die Checkliste muss hierarchiefrei in der Anwendung sein und die Kommunikation bzw. den Dialog im Team aktiv durch das Einfordern klarer Rückmeldungen unterstützen.
- Die Checkliste muss von allen akzeptiert werden und verbindlich für alle gelten.
- Jede Checkliste muss ihre Vorteile durch eine entsprechen Evaluation belegen.

> **Wichtigste Faktoren einer effektiven Implementierung sind die vorbildliche Umsetzung seitens der Führungskräfte und begleitende strukturierte CL-Schulungen. Wird die Checkliste sachgemäß implementiert und eingesetzt, ist sie ein wertvolles Instrument zur Verbesserung der Zusammenarbeit im Team und Sicherheitskultur.**

31.6 Sichere Patientenidentifikation

Alexander Euteneier

Die sicherere Patientenidentifikation gehört zu den Grundvoraussetzungen einer sicheren Patientenversorgung und stellt damit eine zentrale Aufgabe des klinischen Risikomanagements dar. Verwechslungen des Patienten mögen selten vorkommen, ihre Folgen sind jedoch für alle Beteiligten schwerwiegend und unentschuldbar. Ziel der sicheren Patientenidentifizierung ist es, die richtige Therapie dem richtigen Patienten zur richtigen Zeit zukommen zu lassen. Da der Vorgang der Patientenidentifizierung ein sehr häufig vorkommender Prozess ist und besonders bei kritischen Patienten schnell und verlässlich erfolgen muss, sollte jede Organisation hierfür klare Regeln aufgestellt haben und ihre Befolgung strikt überprüfen. Es ist Aufgabe der Leitung, durch sinnvolle organisatorische

Maßnahmen und Weiterbildungen ein Umfeld zu schaffen um eine sichere Patientenidentifikation zu gewährleisten. Jedoch ist jeder Einzelne letztendlich selbst dafür verantwortlich, den Patienten sicher zu identifizieren und muss alle bestehenden Zweifel ausräumen. Diese Verantwortung kann nicht abgegeben werden.

In folgenden Bereichen besteht eine besondere **Verwechslungsgefahr:**

- Therapeutische Maßnahmen am Patienten
- Dokumentation, z. B. bei nachträglicher Dokumentation von Vitalfunktionen
- Vertauschung von Blut- und Harnproben sowie Abstrichen
- Falsche Zuordnung von radiologischen Befunden sowie weiteren Befunden
- Übergabe von pathologischen Präparaten

Standard in Krankenhäusern ist mittlerweile das Anlegen von **Patienten-ID-Armbändern.** Hierzu gibt es verschiedene Möglichkeiten und technische Varianten wie die alleinige Druckschrift des Kerndatensatzes (Familienname, Vorname, Geburtsdatum, Fallnummer) und optional Farbcodes, Barcodes oder **R**adio-**F**requency **Id**entification (RFID)-Verfahren. Bei Neugeborenen sollten stets 2 Patienten-ID-Bändchen angelegt werden mit den zusätzlichen Angaben des Vor- und Nachnamens der Mutter.

Probleme bereiten **unbekannte, bewusstseinsgetrübte oder intubierte Patienten** in der Notaufnahme und im Operationssaal. Hier sollte stets eine eindeutige Fallnummer mit Zusatz »Name unbekannt« oder adäquatem auf dem Armband des Patienten notiert werden. Besondere Achtsamkeit gebührt **fremdsprachigen oder dementen Patienten** sowie **Kindern,** da hier eine Ansprache und verlässliche Gegenkontrolle schwer möglich ist. Allgemein verbindliche Regelungen für das gesamte Haus sollten hierzu ausgearbeitet werden.

Weitere Probleme entstehen bei der Durchmischung von ambulanten und stationären Patienten in einer gemeinsamen Abteilung. Ambulante Patienten tragen i. d. R. keine Patienten-ID-Armbändchen. Hierfür müssen angepasst an die organisatorischen Abläufe gesonderte Regelungen getroffen werden.

Das Anlegen des Armbands an den richtigen Patienten ist die wichtigste Aufgabe. Liegt dieses am falschen Patienten an, werden zwangsläufig Verwechslungen die Folge sein. Deshalb sollte hier eine besonders genaue Kontrolle und Feststellung der Patientenidentifikation erfolgen.

Einige wichtige Spezifikationen für das Patientenarmband sind zu beachten:

- Farbe: weiß als Grundfarbe, zusätzliche Farben um spezielle Hinweise zu geben, z. B. unbekannter Patient
- Größe: Für alle Patienten passende Größen
- Hoher Tragekomfort erhöht die Compliance
- Nutzerfreundlichkeit bezüglich Reinigung, Wasserresistenz, Sicherheit vor Verlust
- Ausreichend Platz für einen gut lesbaren Kerndatensatz
- Optional: Kombination mit neuer Technologie: Barcodes, RFID, Foto

Verwechslungen oder Verluste von **pathologischen Präparaten** können schwerwiegende Folgen haben. Bei Verlust des Präparats kann eine definitive Diagnose nicht mehr gestellt werden, z. B. zur Differenzierung zwischen bösartigen und gutartigen Tumoren und erfordert womöglich einen operativen Zweiteingriff. Bei Vertauschung besteht die unmittelbare Gefahr einer Falschdiagnose und folglich einer falschen Therapie.

> Pathologiepräparate sollten stets mit einem in Druckschrift oder elektronisch ausgefüllten Begleitschein und Patienten-Barcode gekennzeichnet sein, der Aufkleber am Seitenrand des Gefäßes befestigt werden und der Aussteller klar zu identifizieren sein.

Der verschließbare Transportbehälter mit den pathologischen Präparaten befindet sich an einem sicheren Ort im Operationsbereich ebenso wie das Präparate-Ausgangsbuch. Die Eintragungen im Ausgangsbuch werden in gleicher Weise durchgeführt. Die Entgegennahme bzw. Übergabe der Proben für den Transport wird stets quittiert. Der Transporteur ist bekannt und kann sich ausweisen.

Besonders verhält es sich mit Maßnahmen zur Verhinderung der Verwechslung von **Blutproben.** Die Kreuzblutprobe ist eine überaus kritische

Untersuchung, da Verwechslungen der Proben zu Transfusionszwischenfällen mit Todesfolge führen können. Dementsprechend sind diesbezügliche Blutentnahmen ärztliche Handlungen und dürfen nur unter enger ärztlicher Aufsicht an geschultes Pflegepersonal delegiert werden. Besonders in der Notaufnahme bei gleichzeitiger Versorgung mehrerer Schwerverletzter besteht ein hohes Risiko für die Vertauschung von Blutproben.

Da die Entnahme von Blutproben eine sehr häufige Prozedur ist, sollte diese in allen patientenversorgenden Organisationen mittels unmissverständlicher Standards (SOPs) geregelt, im Transfusionshandbuch dokumentiert und als Dienstvorschrift kommuniziert werden. Ihre Einhaltung sollte engmaschig kontrolliert werden.

Bei **Röntgenbildern** und **Ultraschallaufzeichnungen** besteht neben der Möglichkeit einer Patientenverwechslung auch die Gefahr einer falschen Seitenangabe, die im Rahmen einer Fehlerkette ebenfalls zu schwerwiegenden Konsequenzen in der weiterführenden Therapie führen kann.

Das sicherste Vorgehen bleibt trotz aller organisatorischen und technischen Vorsichtsmaßnahmen eine stets **achtsame Grundhaltung** des einzelnen Mitarbeiters gegenüber der Möglichkeit von Patienten- und Probenverwechslungen.

> **Maßnahmen achtsamen Verhaltens**
> - Geduldige direkte Patientenansprache
> - Aktive wiederholte Identifizierung bzw. Kontrolle bei Unsicherheit
> - Eindeutige Kennzeichnung von Proben und radiologischen Bildmaterial
> - Kontrollfragen zur Identitätsüberprüfung an die Betreuer, Dolmetscher und Angehörige
> - Rückfragen beim Labor und Blutdepot in Fällen bestehender Zweifel
> - Durchführung von Plausibilitäts-Checks
> - Bei Zweifeln: Wiederholung der Diagnostik bzw. Probenentnahme und sofortige Meldung einer möglichen Verwechslung sowie Einleitung von Korrekturmaßnahmen fehlerhafter Abläufe

31.7 Aufklärung und Dokumentation

Alexander Euteneier

31.7.1 Aufklärung

Die individuelle Patientenaufklärung ist ein Schlüsselelement der ärztlichen Behandlung. Die Aufklärungspflicht begründet sich auf den Artikel 2 des Grundgesetzes, Abs. 2 »Jeder hat das Recht auf Leben und körperliche Unversehrtheit«, sowie auf das Strafrecht § 223 StGB, wonach »…jeder ärztliche Eingriff in den Körper eines Patienten eine Körperverletzung darstellt«. § 823 des BGB verpflichtet jeden zu Schadensersatz, der einen anderen Menschen verletzt.

Es werden grundsätzlich 2 Arten der Aufklärung unterschieden: Risikoaufklärung und Sicherungsaufklärung.

Risikoaufklärung

Bei der Risikoaufklärung, auch Eingriffs- oder Selbstbestimmungsaufklärung, wird im Rahmen der Einwilligungseinholung, der ärztliche Eingriff in einer, dem Patienten verständlichen Sprache erklärt. Im Rahmen dieser Aufklärung muss auf **mögliche Risiken** und **Behandlungsalternativen** hingewiesen werden. Der Patient muss die Risiken und die Tragweite des Eingriffes verstehen, um seine Entscheidung treffen zu können. Unterbleibt eine Aufklärung oder ist sie nur unzureichend, ist die Einwilligung nicht wirksam und es »gilt der ärztliche Eingriff als rechtswidrige Körperverletzung mit der möglichen Konsequenz, dass der Arzt für alle durch den – auch lege artis durchgeführten – Eingriff verursachten Schäden und Folgekosten haftet« (Bundesärztekammer, Kassenärztliche Bundesvereinigung et al. 2009).

Sicherungsaufklärung

Bei der Sicherungsaufklärung, auch therapeutische Aufklärung, werden dem Patienten Hinweise und Empfehlungen gegeben, wie er sich verhalten soll, um den **Behandlungserfolg** nicht zu gefährden. Dabei umfassen diese »die Pflicht, den Patienten zu einer seinem Gesundheitszustand entsprechenden Lebensweise zu veranlassen, ihn über mögliche Folgen der Behandlung zu unterrichten und ihn aufzufordern, sie zu beobachten und rechtzeitig mitzuteilen, ihn oder seine gesetzlichen Vertreter über die Gefahren von Schutzimpfungen und die Notwendigkeit der Einhaltung von Hygienemaßnahmen zu unterrichten, für die richtige Einnahme der verordneten Medikamente zu sorgen, Wirkungsweise, Dosierung und Nebenwirkungen einer Pharmakotherapie zu erläutern oder dem Patienten durch Information über sein Leiden die Dringlichkeit einer gebotenen Behandlung klar zu machen und seine Einwilligung zu erhalten. Die Verletzung der Pflicht zur Sicherungsaufklärung ist, im Gegensatz zur unterlassenen Risikoaufklärung, ein Behandlungsfehler« (Bundesärztekammer, Kassenärztliche Bundesvereinigung et al. 2009).

Führt ein anderer Arzt die Aufklärung durch als derjenige, der den Eingriff vornimmt, so hat sich letzterer persönlich davon zu überzeugen, dass die erfolgte Aufklärung fachgerecht und wirksam war. Der den Eingriff durchführende Arzt muss in jedem Fall belegen können, dass eine ordnungsgemäße und wirksame Aufklärung stattgefunden hat. Dies gelingt nur durch den schriftlichen Nachweis, mit Unterschrift des Patienten.

Dokumentation der Aufklärung

Zur Dokumentation der Aufklärung für operative Eingriffen sowie therapeutische Maßnahmen ist es zu empfehlen, jeweils die aktuellen Aufklärungsbögen der medizinischen Fachverlage zu verwenden. Die Bögen werden handschriftlich mit den wesentlichen Gesprächsinhalten ergänzt. Ergänzungen sind z. B. besondere patientenspezifische Risiken, eigene Zeichnungen zur Veranschaulichung, das besondere Eingehen auf Fragen oder Bedenken des Patienten, sowie die Uhrzeit (Anfang und Ende) des Gesprächs. Nur die alleinige Unterschrift des Patienten auf einem Aufklärungsbogen belegt nicht ausreichend den individuellen Charakter der Aufklärung und ist somit nicht wirksam.

Die **Aushändigung einer Kopie** der Aufklärung, die in Deutschland seit Februar 2013 aufgrund des Patientenrechtegesetzes verpflichtend ist, sollte auf dem Originalbogen durch den Patienten quittiert werden. Die Rechtsprechung fordert auch eine Aufklärung bei medikamentösen Therapien und sollte insbesondere bei Medikamententherapien, die besonders schwerwiegende Nebenwirkungen haben könnten, schriftlich erfolgen.

Ist der Patient **nicht bei Bewusstsein** und **vital bedroht**, erfolgt der Notfalleingriff oder die Maßnahme ohne Aufklärung. Dabei wird von einer mutmaßlichen Einwilligung des Patienten ausgegangen, die ein verständiger Patient gegeben hätte. Die Aufklärung sollte jedoch im weiteren Verlauf der Behandlung sobald als möglich, nachgeholt werden. Verzichtet der Patient auf die Durchführung einer Aufklärung oder auf die Aushändigung einer Aufklärungskopie, ist dies, am besten unter Angabe eines Zeugens, ebenfalls zu dokumentieren. Es empfiehlt sich jedoch für die Praxis stets darauf hinzuwirken, dass der Patient aufgeklärt bzw. eine Kopie der Aufklärung erhält. Dieses Verfahren erspart Missverständnisse und lässt den Vorwurf einer fehlenden oder mangelhaften Aufklärung erst gar nicht aufkommen. Ist der Patient nicht kooperativ, sollte die Verweigerung durch einen Zeugen bestätigt werden.

Besonderheiten der Aufklärung

Die Aufklärung **Minderjähriger** hängt nicht vom Eintritt der Volljährigkeit ab, sondern vielmehr von der vom Arzt festgestellten Einsichts- und Entscheidungsfähigkeit, die bereits vor Erreichen der Volljährigkeit gegeben sein kann. Bei Bedenken bezüglich der Einwilligungsfähigkeit eines minderjährigen Patienten sollten stets die Eltern mit aufgeklärt werden. Je größer und risikoreicher der Eingriff, umso eher sollten die Eltern in die Aufklärung miteinbezogen werden. Kindern unter 14 Jahren wird grundsätzlich keine, auch keine eingeschränkte, Geschäftsfähigkeit und somit auch keine Einwilligungsfähigkeit attestiert. Hier ist grundsätzlich immer die Einwilligung der Eltern einzuholen und schriftlich zu dokumentieren. Haben beide Elternteile das Sorgerecht, ist grundsätzlich von beiden die Einwilligung einzuholen, wobei sich die Eltern gegenseitig zur Vertretung eine Ermächtigung ausstellen können.

Bei **fremdsprachigen Patienten** muss sichergestellt werden, dass sie die Inhalte des Aufklärungsgesprächs verstanden haben. Zur Übersetzung werden professionelle Dolmetscher bestellt oder sprachkundige Mitarbeiter der eigenen Einrichtung hinzugezogen. Diese sollten zuvor eine Kurzeinweisung über die wichtigsten Übersetzungsregeln erhalten haben. So muss z. B. sichergestellt werden, dass die Aufklärungsinhalte objektiv und wortgetreu übersetzt werden und keine Weglassungen oder Hinzufügungen, z. B. aufgrund kultureller oder religiöser Gründe, erfolgen. Die dolmetschende Person wird mit vollem Namen und Unterschrift auf dem Aufklärungsbogen vermerkt. Ein Dolmetschen durch Familienangehörige oder Bekannte sollte grundsätzlich unterbleiben und nur in begründeten Ausnahmefälle zum Zuge kommen.

Konsequenzen für das klinische Risikomanagement

Verletzungen der Aufklärungspflichten werden zunehmend zum Anlass für Regressforderungen genommen. Die Aufklärung ist eine der häufigsten Pflichtprozeduren und sollte aufgrund dessen in jeder Einrichtung einem klaren Standard folgen, der sicherstellt, dass eine ordnungsgemäße Aufklärung stattgefunden hat.

Hierzu sollten entsprechende Voraussetzungen vorliegen:

- Alle Ärzte wurden bezüglich Regeln und Pflichten der Aufklärung geschult, Konsequenzen mangelhafter Aufklärungen wurden genannt.
- Aufklärungsgespräche erfolgen stets durch einen fachkundigen Arzt, der über die zur Durchführung des Eingriffs oder der Maßnahme notwendige Ausbildung verfügt. In der Regel sind dies Ärzte, die die Maßnahme bereits öfters assistiert oder selbstständig durchgeführt haben.
- Als Dokument für die Aufklärung sollten kommerziell vorgefertigte Aufklärungsbögen der Fachverlage verwendet werden, wobei es sich zur Sicherstellung der Aktualität anbietet, diese als online-Lizenz zu erwerben und bei Bedarf auszudrucken. Ihr weiterer Vorteil besteht darin, Aufklärungsbögen in allen gängigen Fremdsprachen zur Verfügung zu haben. Multimediale Hilfen bei der Aufklärung sind eine Option und können auf Wunsch hinzugezogen werden. Es muss allerdings beachtet werden, dass der Patient dabei nicht überfordert wird, den auch Inhalt verstehen kann und nicht verunsichert wird.
- Die Aufklärung erfolgt ohne Zeitnot in einer ruhigen, die Privatsphäre respektierenden Umgebung.
- Auf eine telefonische Aufklärung sollte aus Prinzip verzichtet werden.

31.7.2 Dokumentation

Dokumentationspflicht

Das Patientenrechtegesetz vom 26.02.2013 hat die ärztliche Dokumentationspflicht mittels § 630f BGB konkretisiert. Die ärztliche Dokumentation dient der Therapiesicherung und der Rechenschaftslegung gegenüber den Patienten und den Kostenträgern. Darüber hinaus ergibt sich die Pflicht zur Dokumentation aus dem mit dem Patienten geschlossenen Behandlungsvertrag für alle an der Behandlung beteiligten Mitarbeiter gemäß ihrer Dienstverpflichtung. § 630g BGB räumt des Weiteren dem Patienten das Recht ein, Einsicht in die Behandlungsaufzeichnungen zu nehmen.

Die Aufzeichnungen und Vermerke müssen in **unmittelbarem zeitlichem Zusammenhang** mit der Behandlung erfolgen. Sie können in Papierform oder mittels digitaler Medien erfolgen. **Berichtigungen** und **Änderungen** von Eintragungen in der Patientenakte sind nur zulässig, wenn neben dem ursprünglichen Inhalt erkennbar bleibt, wann sie vorgenommen worden sind. Dies ist auch für elektronisch geführte Patientenakten sicherzustellen (§ 630f Abs. 1 BGB).

Der Behandelnde ist verpflichtet, in der Patientenakte sämtliche, aus fachlicher Sicht für die derzeitige und künftige Behandlung **wesentlichen Maßnahmen und deren Ergebnisse** aufzuzeichnen, insbesondere die Anamnese, Diagnosen, Untersuchungen, Untersuchungsergebnisse, Befunde, Therapien und ihre Wirkungen, Eingriffe und ihre Wirkungen, Einwilligungen und Aufklärungen. Arztbriefe sind in die Patientenakte aufzunehmen (§ 630f Abs. 2 BGB).

Hierzu zählt in selbiger Art und Weise auch die pflegerische Dokumentation, u. a. die Pflegeanamnese, geplante und durchgeführte pflegerische Maßnahmen, die pflegerische Krankenbeobachtung, der Pflegebericht sowie spezielle Beobachtungs- oder Verlaufsbögen. Bei Verlegung eines pflegebedürftigen Patienten wird vielerorts bereits ein standardisierter **Pflegeüberleitungsbogen** zur zusammenfassenden Dokumentation und Empfehlung weiterer Maßnahmen verwendet. Dieser zählt ebenfalls zur Patientendokumentation.

Die Dokumentation belegt auch die **Notwendigkeit einer Krankenhausbehandlung** aus sozialrechtlicher bzw. abrechnungstechnischer Sicht. Finden sich große Mängel, kann dies zur Folge haben, dass die Behandlung des Patienten nicht oder nicht vollständig gegenüber dem Versicherungsträger abgerechnet werden kann.

Alle Anordnungen, Maßnahmen und Notizen müssen mit einem lesbaren Handzeichen bzw. der Unterschrift quittiert werden. Ebenso sollten stets das Datum und die Uhrzeit mitangegeben werden. Kommt es zu akuten Komplikationen können bereits Minutenangaben eine zentrale Rolle spielen.

Patientenentscheidungen wie z. B. die Ablehnung von Maßnahmen oder die Entlassung gegen ärztlichen Rat müssen dokumentiert werden und sollten zur Sicherheit auch bezeugt werden. Sind mögliche schwerwiegende Konsequenzen zu erwarten, müssen diese in aller Offenheit schonungslos angesprochen und dies dokumentiert werden. Ein Unterlassen könnte zum Vorwurf einer versäumten Sicherungsaufklärung führen. Alkoholisierte oder durch andere Gründe in ihrem Bewusstsein getrübte Patienten sind nicht mehr geschäftsfähig. Sie können sich nicht entgegen ärztlichen Rates selbst entlassen. Kommt es hier zu Konfliktsituationen, ist die Polizei und gegebenenfalls die Staatsanwaltschaft hinzuzuholen. Vor einer Entlassung sind alle notwendigen diagnostischen Maßnahmen durchzuführen, um eine vital bedrohliche Situation, z. B. eine Hirnblutung, auszuschließen.

Risiken der mangelhaften Dokumentation

Dokumentationsmängel sind per se keine Behandlungsfehler und begründen für sich genommen keine Haftung. Dokumentationsmängel können ausschließlich beweisrechtliche Konsequenzen entfalten (§ 630h Abs. 3 BGB). Bei Geltendmachung von Schadensersatzansprüchen können Dokumentationsmängel jedoch zu Beweiserleichterungen bis hin zur Beweislastumkehr zugunsten des Patienten führen. Wenn der nicht dokumentierte Befund auf andere Weise ermittelt werden kann, z. B. der intraoperative Röntgenbefund durch ein postoperatives Röntgenbild, besteht ausnahmsweise keine Beweiserleichterung. Jedoch muss grundsätzlich davon ausgegangen werden, dass die Nichtdokumentation einer aufzeichnungspflichtigen Maßnahme ihr Unterbleiben indiziert (Neu 2013).

Besonders die Eintragungen der Patientenvisite sind in der Praxis vielfach nur rudimentär und für manche Tage gar nicht vorhanden. Kommt es dann im Behandlungsverlauf zu Komplikationen und es fehlen über Tage Notizen zum Patientenstatus, wird es aus gutachterlicher Sicht schnell zum Vorwurf eines **Behandlungsfehlers** kommen. Zwangsläufig stellen sich dann Fragen nach einer unterlassenen Befunderhebung. Aufgrund dessen sollten tägliche Einträge in die Patientenakte erfolgen, auch wenn diese einen Normalbefund beschreiben. Gemäß § 630h BGB »liegt ein grober Behandlungsfehler vor wenn dieser grundsätzlich geeignet ist, eine Verletzung des Lebens, des Körpers oder der Gesundheit der tatsächlich eingetretenen Art herbeizuführen, und es vermutet wird, dass der Behandlungsfehler für diese Verletzung ursächlich war. Dies gilt auch dann, wenn es der Behandelnde unterlassen hat, einen medizinisch gebotenen Befund rechtzeitig zu erheben oder zu sichern, soweit der Befund mit hinreichender Wahrscheinlichkeit ein Ergebnis erbracht hätte, das Anlass zu weiteren Maßnahmen gegeben hätte, und wenn das Unterlassen solcher Maßnahmen grob fehlerhaft gewesen wäre«.

Es ist ebenfalls zu empfehlen, wenn aufgrund ärztlicher Entscheidungen bewusst Untersuchungen oder therapeutische Maßnahmen nicht durchgeführt werden, die hierfür vorliegenden Gründe zu dokumentierten.

Dauer und Art der Aufbewahrung, Archivierung

Laut § 630f BGB Abs. 3 hat der Behandelnde die Patientenakte für die Dauer von **10 Jahren** nach Abschluss der Behandlung aufzubewahren, soweit nicht nach anderen Vorschriften andere Aufbewahrungsfristen bestehen. Ausnahmen für längere Aufbewahrungsfristen sind z. B. Aufzeichnungen über eine Röntgenbehandlung gemäß § 28 Abs. 3

Satz 1 RöV, die über 30 Jahre aufzubewahren sind. Röntgenbilder und die Aufzeichnungen nach Abs. 1 Satz 2 über Röntgenuntersuchungen sind 10 Jahre lang nach der letzten Untersuchung aufzubewahren. Röntgenbilder und die Aufzeichnungen von Röntgenuntersuchungen einer Person, die das 18. Lebensjahr noch nicht vollendet hat, sind bis zur Vollendung des 28. Lebensjahres dieser Person aufzubewahren. Weitere Ausnahmen sind Aufzeichnungen über die Anwendung von Blutprodukten nach § 14 Abs. 3 Transfusionsgesetz (30 Jahre) und die Behandlung mit radioaktiven Stoffen und ionisierende Strahlen (30 Jahre).

> **Praxistipp**
>
> Da die Arzthaftungsfristen und mögliche Schadensersatzansprüche im zivilrechtlichen Bereich erst nach 30 Jahren endgültig verjähren (§ 199 Abs. 2 BGB), sollten wichtige Patientenunterlagen 30 Jahre aufbewahrt werden. Hierzu zählt auf jeden Fall die Aufbewahrung der vollständigen Dokumentation bei Geburten (Partogramm). Besondere Vorsorge ist für die Archivierung der CTG-Streifen zu leisten, die häufig auf Thermopapier bereits nach 2–5 Jahren vergilben. Hier sollten standardisierte Prozesse für das dauerhafte Archivieren der CTG-Streifen vorhanden sein, z. B. Einscannen der CTG-Streifen als Datei oder der gesamten Patientenakte auf Microfiche (Mikrofilm).

Jede Einrichtung sollte konkrete hausinterne Vorgehensweisen für eine sachgerechte Archivierung und spätere datenschutzgerechte Entsorgung festlegen. Es empfiehlt sich, alle Patientenakten durch spezialisierte Unternehmen digitalisieren zu lassen. Dabei muss weiterhin ein zeitnaher Zugriff auf alle Inhalte der Patientenakte sichergestellt werden.

Die Kassenärztliche Vereinigung Bremen KVHB hat im Internet zur schnellen Orientierung unter ▶ www.kvhb.de/aufbewahrungsfristen eine übersichtliche Aufstellung der Aufbewahrungsfristen in Deutschland zusammengestellt.

31.8 Reduzierung chirurgischer Fehler

Alexander Euteneier

31.8.1 Einführung

Weltweit werden jährlich ca. 234 Millionen chirurgische Eingriffe durchgeführt (Weiser et al. 2008).

Die Chirurgie und alle weiteren schneidenden Disziplinen agieren von Natur aus im hochrisikobehafteten Bereich. Chirurgie ist immer eine Verletzung der Integrität des Menschen. Dementsprechend müssen Indikation und Methode gerechtfertigt sein und ein belegbares Einverständnis des Patienten oder seines Fürsprechers vorliegen.

31.8.2 Typische Komplikationen

Typische allgemeine chirurgische Komplikationen sind:
- Infektion
- Blutung
- Thrombosen und Embolien
- Kardiovaskuläre und pulmonale Komplikationen
- Funktionsverlust oder Funktionseinschränkung
- Schmerzen

Im Rahmen der Harvard Medical Practice Study II von Leape und Kollegen (1991) wurden medikamentenassoziierte Komplikationen als häufigste und chirurgisch bedingte **Wundinfektionen** als zweithäufigste Kategorie unerwünschter Ereignisse festgestellt. Deshalb haben Maßnahmen der Infektionskontrolle einen herausragenden Stellenwert auch im klinischen Risikomanagement.

Jeder Patient sollte hinsichtlich dieser allgemeinen Risiken aufgeklärt werden und Arzt sowie Pflegekraft sollten anhand gezielter Maßnahmen das Eintreten der Komplikationen verhindern oder bei Auftreten von Komplikationen ihre Auswirkungen durch schnelle und gezielte Gegenmaßnahmen eingrenzen. Dabei sind präventive Maßnahmen wie ein schonendes Operieren, die Einhaltung hoher Hygienestandards, die Thromboseprophylaxe und eine postoperative Physiotherapie sowie eine suffiziente Schmerztherapie gebotene ärztliche/pflegerische Sorgfaltspflicht.

Typische schwerwiegende, speziell chirurgische unerwünschte Ereignisse aufgrund von Fehlern oder Regelverstöße sind:
— Operieren der falschen Seite oder des falschen Patienten
— Unbeabsichtigtes Belassen von Fremdkörpern
— Hautverbrennungen bei Hochfrequenzchirurgie und defekten Neutralelektroden
— Lagerungsschäden

31.8.3 Allgemeine Maßnahmen zur Reduktion chirurgischer Fehler

Die Berücksichtigung der Human Factors als Fehlerquelle spielt eine wichtige Rolle in der Vermeidung chirurgischer Fehler. Das Zusammenarbeiten im Team ist heute neben der individuellen chirurgischen Leistung eine der wichtigsten Faktoren, sicher und zielgerecht zu arbeiten.

Operationsorganisation
Heutige Operationsabteilungen mit 30 und mehr Operationssälen sind ohne ein gut funktionierendes Operationsmanagement und einem hauptamtlichen **OP-Manager** nicht mehr zu führen. Größere Operationsabteilungen haben hierfür ein eigenes Geschäftsfeld **Operationsmanagement** mit einer Steuerungsgruppe bestehend aus der Geschäftsleitung, OP-Manager, OP-Koordinatoren und OP-Pflege-Bereichsleitung. Die Steuerungsgruppe trifft strategische Entscheidungen die auch das klinische Risikomanagement mit betreffen.

> Der OP-Manager ist für die strategische Ausrichtung der OP-Abteilung zuständig, überwacht alle Abläufe (Logistik und Organisation) und überprüft die Einhaltung der Regeln. Er ist zudem für die kontinuierliche Optimierung der Prozesse und für die Patientensicherheit verantwortlich.

In einem **OP-Statut** sind Geschäftsordnung und die wichtigsten Routine- und Notfallprozesse sowie Verantwortlichkeiten der einzelnen Akteure verschriftlicht. Der Operationsmanager arbeitet eng mit den OP-Koordinatoren, dem Risikomanager, dem QMB, den Hygienefachkräften und der Geschäftsleitung zusammen. In Kooperation werden alle operationsrelevanten Kennzahlen wie Leistungsvolumina, Case Mix, Abweichungen der Ist- und Soll-Vorgaben erfasst und Analysen bzw. Reports für die Geschäftsleitung generiert. Er ist verantwortlich für das Reporting aller dokumentierten Leistungsprozesse, die heutzutage datenbankbasiert zur Verfügung stehen sollten. Der OP-Manager ist Kommunikator und Schlichter bei Interessenüberschneidungen oder Konfliktfällen. Die operativen Aufgaben der täglichen OP-Planung und Abstimmung der Abläufe übernehmen der OP-Koordinator und seine Stellvertreter. Sie haben die letzte Entscheidungsbefugnis zur Priorisierung von Notfällen.

Das Operationsprogramm, welches am Nachmittag des Vortages bereits verabschiedet ist, wird auf Durchführbarkeit kontrolliert. Ein **digitaler OP-Plan** mit differenzierten Rechte- und Rollenverteilungen ist heute Standard. Papiergebundene OP-Pläne sind aufgrund einer Vielzahl von Unzulänglichkeiten abzuschaffen. Ein Benchmarking der eigenen Leistungswerte hilft dabei eine Standortbestimmung durchzuführen. Das Benchmarking dient vornehmlich der Qualitätssicherung und sollte nicht dazu missbraucht werden, ein rein auf Schnelligkeit und Durchsatz optimierendes Werkzeug zu sein. Vielmehr dient es der Verbesserung der Rahmenfaktoren wie Verteilung und Auslastung der OP-Kapazitäten, Wechselzeiten, Vorgänge bei der Einschleusung und Ausschleusung, Dokumentation etc.

Der eigentliche chirurgische Eingriff sollte nicht unter Zeitdruck durchgeführt werden. Werden regelhaft verlängerte Operationszeiten festgestellt, sollten die Ursachen hierfür erforscht werden. Der Krankenhaus Zweckverband Rheinland e.V. bietet hier z. B. einen Vergleichspool mit ca. 1,2 Mio. Operationsdatensätzen der Jahre 2012 und 2013 (Krankenhaus Zweckverband Rheinland e.V. 2014),

31.8 · Reduzierung chirurgischer Fehler

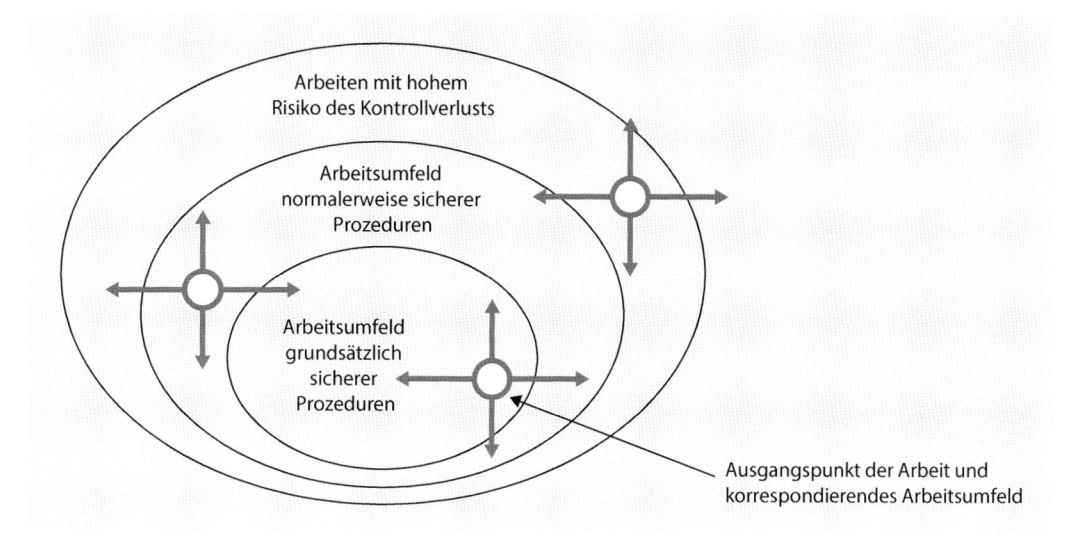

Abb. 31.2 Sicherheitskorridore des sicheren Arbeitsumfeldes. (Adaptiert nach Hudson et al. 1998)

alternativ dazu bietet z. B. kommerzielle Firmen wie digmed aus Hamburg (digmed Datenmanagement im Gesundheitswesen) seit 2008 ein OP-Benchmarking an. Besondere Beachtung sollte auch dem logistischen Management und Medizinproduktemanagement zuteil werden. Einkauf, Sortiment, Lagerung, Sterilisation und Nachverfolgbarkeit von Medizinprodukten sollten in einem geschlossen Prozessregelkreis überwacht werden. Hierzu können z. B. Barcode-gestützte Softwareprogramme maßgeblich die Abläufe unterstützen.

OP-Management umfasst auch, Vorsorge zu treffen für die Beherrschung von Notfällen. Notfall-OP-Säle die ständig zur Verfügung stehen, Ablaufverfahren, die in definierten Zeiträumen weitere OP-Kapazitäten schaffen, können im Vorfeld für Klarheit und Sicherheit sorgen. Ein proaktives Transfusions- und Blutungsmanagement kann Vorsorge leisten, rechtzeitig ausreichend Blutkonserven und Blutprodukte zur Verfügung zu stellen, sei es durch eine enge Anbindung an die eigene oder eine nahe gelegene große Blutbank oder durch Kooperationsvereinbarungen mit Nachbarkrankenhäusern, die z. B. im Rahmen einer Massenblutung oder eines Massenanfalls an Patienten unterstützend mithelfen können.

Optimale Gestaltung des Arbeitsumfeldes

Die Erfahrung zeigt, dass das Ergebnis medizinischer Prozeduren, sowie im Besonderen chirurgisch-operative Eingriffe, maßgeblich von einer gründlichen Vorbereitung und Vorfeldplanung abhängen. Bereits in der Vorbereitung angelegte Fehler und Risiken können im weiteren Verlauf schnell zu nicht mehr beherrschbaren Komplikationen führen. Es ist deshalb wichtig und gehört zur Verantwortung des Operateurs, soweit es irgendwie möglich ist, in einem sicheren (kontrollierten) Arbeitsumfeld mit der OP zu beginnen. Dies bietet einen Sicherheitskorridor und damit Zeit für eventuell notwendige korrigierende Maßnahmen, falls sich Komplikationen während des Eingriffes einstellen (Abb. 31.2). Werden der Planung und Organisation des operativen Eingriffes nicht die notwendige Aufmerksamkeit geschenkt, beginnt der Operateur den Eingriff bereits auf unsicherem Terrain. Dadurch können schon kleinere Abweichungen bzw. unerwartete Ereignisse schwere Komplikationen bewirken und Schadenseffekte auslösen, die nur schwer zu kontrollieren sind.

Teamarbeit

Das Gelingen einer Operation kann nur in Teamarbeit mit allen Beteiligten erfolgen. Mazzocco und Kollegen (2009) untersuchten mögliche Korrelationen zwischen dem gezeigten Teamverhalten von Chirurgen und dem Patientenoutcome »Komplikation und Mortalität«. Dabei erfassten sie anhand eines Behavioural-marker-risk-Index mit den Dimensionen »briefing, »information sharing«, »inquiry«, »assertion«, »vigilance and awareness«, und »contingency management« die Teaminteraktionen. Sie stellten fest, dass ca. 25 % der Teams während der Operationsphase nie oder selten Informationen miteinander austauschten. Wurde selten oder nie ein gutes Teamverhalten gezeigt, stieg das Risiko einer Komplikation oder des Versterbens um ca. das 5-fache (Odds ratio 4,82, 95 % CI) an, im Vergleich zu Teams, die dies immer oder häufig praktizierten.

Kommunikation

Die Kommunikation untereinander erfolgt in wertschätzender, respektvoller und verständlicher Weise. Sie ist zielgerichtet, unterstützt die Prozesse und schafft Rückversicherung. Typische Elemente der Kommunikation sind »briefings«, »debriefing«, »shared decision making«, Feedback einholen.

Achtsamkeit

Keine Vorschrift oder Regel kann die Grundeinstellung eines achtsamen Umgangs in Bezug der Vermeidung von Patientenrisiken ersetzen. Grundsätzlich sollten alle im Team der Sicherheit des Patienten höchste Aufmerksamkeit schenken. Darunter fallen besonders Aspekte der Hygiene und ein sorgfältiges Arbeiten am Patienten. Des Weiteren sollten Störungen im Operationssaal weitestgehend unterlassen werden. Eine Studie von Antoniadis et al. (2014) belegte, dass in einer Stunde durchschnittlich ca. 10 Unterbrechungen hauptsächlich aufgrund Ein- oder Austretens von Personal, Piepsern- oder Telefonanrufen auftraten. Weitere Störquellen waren Geräteprobleme oder umgebungsbedingte Unterbrechungen, die als besonders störend empfunden wurden.

Fort- und Weiterbildung chirurgischer Fertigkeiten und interprofessionellem Umgang

Häufig wird dieser Aufgabe wenig Beachtung geschenkt, doch ist die Aus- und Weiterbildung im OP ein wesentlicher Bestandteil um Mitarbeitern unter kontrollierten Bedingungen Wissen und Fertigkeiten beizubringen, die ihr eigenes Handeln in der Zukunft sicherer machen. Hier bietet sich das 4-stufiges Lernverfahren nach Walker und Peyton (1998) an (▶ Kap. 30.6 Organisationales Lernen), um den Trainee schrittweise auf die selbstständige eigenverantwortliche Durchführung chirurgischer Eingriffe hinzuführen. Eine qualifizierte Bewertung, z. B. durch direkte Beobachtungen der chirurgischen Praxis (DOBS, Mini-CEX) oder einem 360°-Feedback kann hilfreich bei der Selbsteinschätzung sein (▶ Kap. 33 Analyse- und Reportingwerkzeuge).

Qualitätssicherung

In diesen Kontext gehören die Erfassung der Durchdringung und Befolgung von Vorschriften und Regeln, die Durchführung von M&M-Konferenzen um mögliche Schwachstellen der Versorgung zu identifizieren ebenso, wie Ursachenanalysen zu eingetretenen Patientenschäden. So konnten die Autoren Vonlanthen und Clavien (2012) in einer Studie im Lancet belegen, dass der Routine-Einsatz einer Sicherheitscheckliste, die Anwendung klinischer Pfade, die Kompetenz des Operateurs Komplikationen zu erkennen und zu behandeln, sowie das Abhalten von M&M-Konferenzen die postoperative Sterblichkeit reduziert.

31.8.4 Spezielle Maßnahmen zur Reduktion chirurgischer Fehler

Vermeidung der falschen Operationsseite

Im Rahmen der Aufklärung erfolgt auf dem Protokoll eine eindeutige Festlegung der Operationsseite oder des Zugangsweges. Die **Seitenangabe**, die im Aufklärungsbogen vermerkt wird, ist primär Basis der Intervention. Jedoch ist der Arzt weiterhin dafür verantwortlich, alle Informationen und Befunde miteinander abzugleichen, um die Korrektheit der Seite oder Stelle zu verifizieren.

Die **Markierung** der zu operierenden Seite mit einem Kreuz oder Pfeil und Handzeichen bzw. am Stamm durch Anzeichnen des Operationsschnitts erfolgt durch den Operateur oder dessen Assistenten am Operationsvorabend oder rechtzeitig am Operationstag vor medikamentöser Sedierung des Patienten mit einem nicht abwaschbaren Marker. Die Art der Markierung ist für alle am Haus tätigen Operateure inklusive möglicher Belegärzte verbindlich. Bei mehreren Eingriffsorten werden alle Orte dementsprechend markiert.

Zur **Absicherung** erfolgt eine Checklisten-gestützte Kontrolle bei Einschleusung und Prüfung der vorhandenen Seitenmarkierung und ein erneutes Nachfragen beim Patienten durch den Pfleger. Durch den Operateur erfolgt eine Gegenprobe der Patientenunterlagen, Markierung, radiologischer Bilder und der Pathologiebefunde. Während der Time-out-Phase vor Inzision erfolgt noch einmal im Team die Rückmeldung zum richtigen Patienten und der korrekten Operationsstelle.

Alle Maßnahmen werden protokolliert. Bei Patienten, die eine Markierung ablehnen, oder bei denen die Stelle aufgrund der Lage nicht markiert werden kann (z. B. Mukosa, Zähne, Frühgeborene), werden alternative Maßnahmen, z. B. durch einen eindeutigen Zusatz im Aufklärungsprotokoll, dokumentiert. Weitere Informationen finden sich z. B. auf dem Portal des Aktionsbündnis Patientensicherheit unter ▶ www.aps-ev.de oder auf den Webseiten der Joint Commission unter ▶ www.jointcommission.org.

Vermeidung von Fremdkörpern im Patienten

Beispiel

Ein Dialysepatient stellte sich mit einem seit über einem Jahr ständig geröteten linken Ellenbogen vor. Am Unterarm konnte ein gut pulsierender intakter veno-arterieller Shunt getastet werden. In der Röntgenbildgebung war im Bereich des Ellenbogens ein dezenter Markerstreifen einer Kompresse erkennbar, die in einem weiteren Schritt chirurgisch entfernt wurde. Die Kompresse wurde vermutlich aufgrund von Blutungskomplikationen bei Shunt-Einbau temporär dort eingelegt, jedoch im weiteren Verlauf vergessen und war Ursache der rezidivierenden Reizzustände am Ellenbogen.

Zahlen sprechen von ca. 1 auf 5.500 Operationen unbeabsichtigt belassener Fremdkörper (Cima et al. 2008) wobei laut Gawande et al. (2003) davon ca. 2/3 Tupfer und Kompressen und ca. 1/3 chirurgische Instrumente sind. Dabei erhöht sich das Risiko unbeabsichtigt belassener Fremdkörper um das
- 9-fache bei Notfalloperationen
- 4-fache bei unerwarteten Änderungen der Operationsvorgehensweise

◘ Tab. 31.2 gibt einen Überblick über die **Risikofaktoren** für unbeabsichtigt belassener Fremdkörper im Patienten.

Die erhöhten Risiken sind laut Gawande Folge der Desorganisation mit Verlust der Kontrolle zur Nachverfolgung von Kompressen und Instrumenten.

Das Aktionsbündnis Patientensicherheit gibt zusammen mit den deutschen chirurgischen Fachgesellschaften, der Krankenhausgesellschaft und dem Pflegerat in seiner Handlungsempfehlung von 2008 folgende Empfehlungen (APS 2008).

Schriftliche Festlegung von Standards zur Zählkontrolle und Klärung,
- wer für die Zählung verantwortlich ist,
- wer sie durchführt,
- was gezählt werden soll,
- wann und wie gezählt werden soll,
- wann, wer, was und wie die Ergebnisse dokumentiert werden,
- welche Konsequenzen aus den Ergebnissen abzuleiten sind.

Besonders wichtig ist die Festlegung von **Sondermaßnahmen** bei besonders risikobehafteten Situationen wie Notfalloperationen, Änderungen des Operationsprozedere und bei stark übergewichtigen Patienten. So sollten z. B. ab einem gewissen Verbrauch an Tupfern oder Bauchtüchern ein zusätzlicher Operationsspringer/-helfer hinzugeholt werden, der die Zählung und das Managen der Gegenstände unterstützt. Auch das Verschwinden/Fehlen einer chirurgischen Nadel kann eine sehr

◻ Tab. 31.2 Risikofaktoren für unbeabsichtigt belassener Fremdkörper im Patienten nach Gawande (Gawande et al. 2003)

Faktor	Risikofaktor (95 % CI)	P-Wert
Notfalloperation	8,8 (2,4–31,9)	<0,001
Unerwartete Änderung der Operation	4,1 (1,4–12,4)	<0,01
>als 1 chirurgisches Team involviert	3,4 (0,8–14,1)	0,10
Wechsel der OP-Pflegekraft während des Eingriffs	1,9 (0,7–5,4)	0,24
Body-Mass-Index (pro 1 Einheit)	1,1 (1,0–1,2)	0,01
Geschätzter Blutverlust (pro 100 ml)	1,0 (1,0–1,0)	0,19
Anzahl durchgeführter Zählkontrollen	0,6 (0,03–13,9)	0,76
Weiblicher Patient	0,4 (0,1–1,3)	0,13

langwierige Suche nach sich ziehen, bleibt aber unerlässlich.

Zählungen erfolgen nach dem 4-Augen-Prinzip von Instrumentierdienst und Springer präoperativ beim Aufbau und Auspacken, intraoperativ spätestens vor Wundverschluss und postoperativ vor Entsorgung der Materialien. Intraoperativ können Zwischenzählungen erfolgen, besonders dann wenn ein hoher Verbrauch stattfindet. Alle Zählkontrollen werden schriftlich erfasst und dem Operationsprotokoll hinzugefügt.

Bei Diskrepanzen der Zählung müssen klare Vorgehensweisen vorliegen wie im weiteren vorzugehen ist. Die Handlungsempfehlungen des APS (2008) machen folgende Vorschläge:
— Stopp der Prozedur,
— der Operateur entscheidet über das weitere Vorgehen,
— in der Regel systematische Revision des Wundgebietes,
— eine Dokumentation hat zu erfolgen,

wobei bei weiterbestehenden Diskrepanzen mit Hilfe von Röntgenuntersuchungen oder visueller Nachkontrolle alles versucht werden sollte um Klärung zu schaffen. Die Maßnahmen werden dementsprechend im Operationsprotokoll dokumentiert, ebenso wie bewusst zurückgelassene Fremdkörper.

Ein prinzipielles Problem der Zählung wird offensichtlich, da laut Gawande et al. (2003) in ca. 50 % der Fälle trotz mehrfacher und als korrekt befundenen Zählungen ein Tupfer im Körper verblieben ist. Technische Lösungen wie RFID-bestückte Tupfer, Kompressen oder Bauchtücher mögen hier in Zukunft Abhilfe schaffen.

Vermeidung von Verbrennungen durch Hochfrequenzchirurgie

Heutige moderne Hochfrequenzgeräte sind mit einen Alarmsystem ausstattet, welches einen Einsatz ohne fachgerecht angelegter Neutralelektrode nicht mehr zulässt. Jedoch können bei älteren oder defekten Modellen besonders bei feuchtem Desinfizieren (Abwaschen) des Patienten oder im Verlauf der Operation Feuchtigkeitsreservoirs entstehen, die eine fehlerhafte Ableitung des Stroms erleichtern in dessen Folge es zu Hautverbrennungen kommen kann. Abhilfe schaffen die Anschaffung moderner mit entsprechender Sicherheitstechnik ausgestatteter Geräte und die jeweilige Prüfung vor ihrem Einsatz. Patienten mit anhaftenden Metallgegenständen müssen diese vor dem Eingriff entfernen. Die Neutralelektrode muss fachgerecht angebracht werden. Dabei muss ihre effektive Größe mit berücksichtigt werden, die Lage nahe am Operationsfeld sein, ihre Leitfähigkeit gesichert und ein Patientenkontakt mit anderweitig elektrisch leitfähigen Gegenständen durch eine fachgerechte Unterlagerung verhindert werden.

Optimierung des postoperativen Managements

Die Mortalitätsrate der ca. 5–10 % hochrisikobehafteten chirurgischen Eingriffe liegt überdurchschnittlich hoch bei ca. 80 % aller chirurgischen Todesfälle. Ursachen sind laut Autoren des NCEPOD-Reports (Findlay et al. 2011)

- eine mangelhafte Überwachung und ein schlechtes Flüssigkeitsmanagement,
- niedrige Inanspruchnahme der Intensivstation bzw. Durchführung hochrisikobehafteter Eingriffe ohne anschließende Intensivüberwachung,
- verzögerte Behandlung der Komplikationen.

Mögliche Strategien der Reduzierung chirurgischer und anästhesiologischer Risiken sind:

- Optimieren des OP-Managements mit Vermeidung von Operationen im Dienst
- Schaffen von OP-Kapazitäten für Notfälle und ungeplante Eingriffe
- Entwicklung von Standards für ungeplante Notfalloperationen
- Ausreichende Voruntersuchung des Patienten ggf. durch weiterführende apparative Abklärung anästhesiologischer bzw. kardialer Risikofaktoren (Herz-Kreislauf-System, ZNS)
- Standardisierung häufiger und besonders risikobehafteter Operationseingriffe
- Ausgewogenes perioperatives Flüssigkeitsmanagement
- Vermeidung der Patientenauskühlung durch standardisierte Wärmemaßnahmen
- Arterielle Blutdruckmessung, ZVK-Anlage, invasives Kreislauf-Monitoring, ggf. Überwachung des Herzminutenvolumens
- Großzügige Übernahme von Patienten auf Intensivstation oder Intermediate Care

Die **postoperative Aufnahme auf Intensivstation** wurde in einer umfassenden europaweiten Studie als einer der wichtigsten Faktoren zur Senkung der Mortalität erachtet. Die Autoren Pearse und Kollegen (2012) stellten europaweit deutliche Unterschiede der Mortalität fest, wobei ca. 75 % der Verstorbenen nie auf eine Intensivstation verlegt wurden. Wie wichtig die Intensivstation für die postoperative Versorgung von Hochrisikopatienten ist, unterstreicht die Tatsache, dass Herzchirurgie-Patienten, die alle routinemäßig auf Intensivstation verlegt werden, lediglich eine Mortalitätsrate von 2 % aufweisen. Die Autoren schlussfolgern, dass die Verfügbarkeit einer ausreichenden Intensivbettenkapazität kritisch für das Überleben von chirurgischen Patienten ist.

Die Autoren des Reports »The Higher Risk General Surgical Report 2011« schlagen vor, ab einem **Mortalitätsrisiko** von mehr als 10 %, Patienten postoperativ auf die Intensivstation zu verlegen. Zudem sollten alle Patienten mit einem Risiko >5 % bzw. Patienten, die sich intraoperativ verschlechtern diagnostische Maßnahmen innerhalb der letzten 30 Minuten der Operation durchlaufen, um ihren Status und die Indikation einer Verlegung auf die Intensivstation besser abschätzen zu können (The Royal College of Surgeons of England und Department of Health 2011).

Die **diagnostischen Maßnahmen** umfassen:

- Definition eines Hochrisikopatienten bei einer Mortalitätswahrscheinlichkeit >5 %
- Bestimmung der arteriellen Blutgase und Laktat, Säure-Basen-Status, PaO_2/FiO_2-Verhältnis
- Flüssigkeitscheck und Festlegung des weiteren Flüssigkeitsregimes
- Antagonisierung der Muskelrelaxanzien mit Überprüfung durch einen Nervenstimulator
- Kontrolle der Körperkerntemperatur und Einleitung korrigierender Maßnahmen je nach Bedarf

31.9 Reduzierung von Diagnosefehlern

Alexander Euteneier

31.9.1 Diagnosestellung und Diagnosefehler

Ärzte werden zunehmend mit dem Vorwurf konfrontiert, einen Diagnosefehler verschuldet zu haben und werden dafür in Regress genommen. Unter

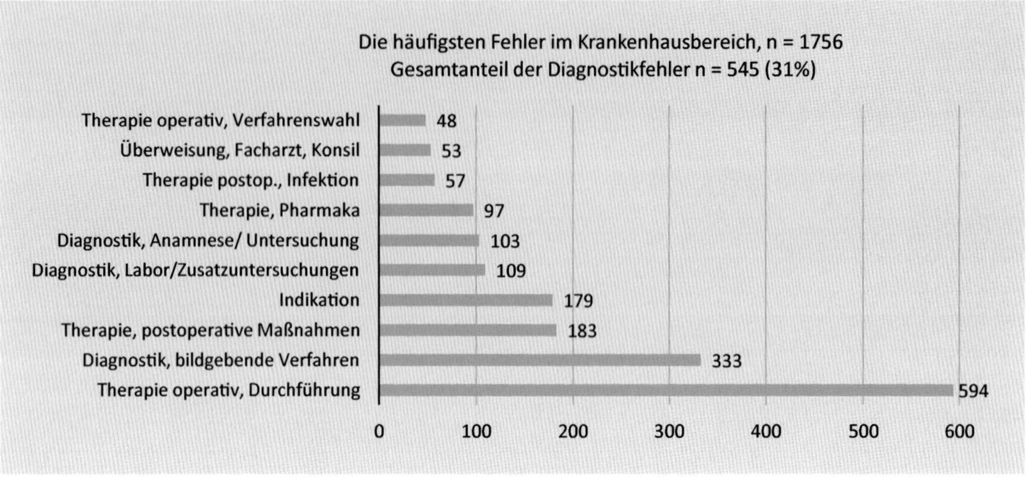

Die häufigsten Fehler im Krankenhausbereich, n = 1756
Gesamtanteil der Diagnostikfehler n = 545 (31%)

Fehlerart	Anzahl
Therapie operativ, Verfahrenswahl	48
Überweisung, Facharzt, Konsil	53
Therapie postop., Infektion	57
Therapie, Pharmaka	97
Diagnostik, Anamnese/Untersuchung	103
Diagnostik, Labor/Zusatzuntersuchungen	109
Indikation	179
Therapie, postoperative Maßnahmen	183
Diagnostik, bildgebende Verfahren	333
Therapie operativ, Durchführung	594

Abb. 31.3 Die häufigsten Fehler im Krankenhausbereich. Statistische Erhebung der Gutachterkommissionen und Schlichtungsstellen in Deutschland für das Statistikjahr 2013

den 10 häufigsten Fehlerarten stehen an zweithäufigster Stelle der Diagnostikfehler bei bildgebenden Verfahren, an fünfthäufigster Stelle der Diagnostikfehler bei Labor und Zusatzuntersuchungen und an sechsthäufigster Stelle die Anamnese und körperliche Untersuchung (◘ Abb. 31.3). Etwa 30 % aller Behandlungsfehler fallen unter Kategorie Diagnosefehler (Bundesärztekammer 2013).

Auch hier gilt, dass die meisten Diagnosefehler aufgrund schlechter organisatorischer Rahmenbedingungen zustande gekommen sind. Dabei ist die Ermessensgrenze zwischen »noch vertretbarem« Diagnoseirrtum und »für den gewissenhaften Arzt nicht mehr vertretbaren« Diagnosefehler durchaus unscharf.

> **Unzutreffende Diagnosen können vorkommen, sollten jedoch nach dem Erkennen weiterführende diagnostische Maßnahmen auslösen.**

Der Arzt übernimmt in seiner originären Funktion als Verantwortlicher für den Patienten die Erstellung und Sicherung der Diagnose. Dazu gehört auch die Integration eines Zeitpunktes, an dem die Diagnose noch einmal kritisch hinterfragt wird (Ely et al. 2011). Damit anerkennt der Untersucher eine stets vorhandene diagnostische Restunsicherheit und die Notwendigkeit im Verlauf der Behandlung durch Re-Evaluationen die Diagnose weiter abzusichern oder ggf. zu verwerfen. Hilfreich ist es hierbei systematisch anhand einer »mentalen« Checkliste vorzugehen.

Diagnostische Checkliste

- Eigene Erstellung einer kompletten Anamnese
- Durchführung einer fokussierten und zielgerichteten körperlichen Untersuchung
- Erstellung einer ersten Hypothese und Erstellung von Differenzialdiagnosen
- Durchführung bzw. Anordnung von Zusatzuntersuchungen, je nach Anlass
- Beauftragung ärztlicher Konsile aus anderen Fachgebieten, je nach Anlass
- Überprüfung zweifelhafter Fremdbefunde, Auswertung der eigenen und der Fremdbefunde
- **Diagnostischer »Time-out«**
  - Habe ich alles erfasst?
  - Habe ich die inhärenten Fehler eines heuristischen Bias berücksichtigt?

- Wurde meine Beurteilung durch andere Bias beeinflusst?
- Muss ich die Diagnose jetzt stellen oder kann ich abwarten?
- Was ist das »Worst-case«-Szenario?
- Aufstellen einer Arbeitsdiagnose und eines Behandlungsplans, dabei je nach Verlauf Überprüfung und Korrektur der Diagnose
- Sicherung einer Nachkontrolle
- Dokumentation der diagnostischen Schritte
- Nichtabwarten der Ergebnisse erhobener Zusatzbefunde
- Fehlende Dokumentation oder Verlust bestehender Befunde
- Mangelnde Beachtung auswärtiger und älterer Befunde
- Mangelnde Verlaufsbeobachtung und fehlende Korrektur der Diagnose
- Nichtberücksichtigung zufällig gefundener behandlungsbedürftiger Befunde
- Beharren auf die eigene Einzelmeinung und Beibehaltung einer einmal getroffenen Diagnose

Werden diese Diagnosemaßnahmen nachweislich eingehalten und liegt dennoch eine falsche Diagnose vor, wird lediglich von einem **Diagnoseirrtum** ausgegangen. Fehlen jedoch Teilschritte dieses differenzialdiagnostischen Vorgehens und kam es zu einem **Diagnosefehler**, kommt es zur Beweislastumkehr und führt bei nachgewiesener Kausalität zur Haftung des Arztes für den aufgetretenen Patientenschaden.

31.9.2 Typische Diagnosefehler

Das Erkennen der eigenen **kognitiven Fehlermöglichkeiten** ist wesentlicher Bestandteil guten ärztlichen Handelns. In diesem Sinne erinnert der Ausspruch »Irren ist menschlich« an die eigenen Grenzen und schärft die Achtsamkeit bezüglich des eigenen Urteilens und möglicher Fehlurteile.

Typische kognitive Fehlerquellen sind Verfügbarkeitsheuristik, Ankerheuristik, Framing-Effekte, Blinder Gehorsam, selektive Wahrnehmung und Tendenz zur Kausalattribution (▶ Kap. 22 Elemente des klinischen Risikomanagements). Auch das Einnehmen gefährlicher Grundhaltungen, wie fehlende Reflexions- und Kritikfähigkeit, Selbstüberschätzung, Impulsivität, Resignation oder das Gefühl der Unverletzbarkeit erhöhen das Risiko für Fehler und Regelverstöße.

Des Weiteren treten auch **gruppendynamische Effekte** auf, die zu Fehlbeurteilungen führen können durch ein, menschlich nachvollziehbares, Streben nach Konsens in der Gruppe.

Typische Diagnosefehler **begünstigende Faktoren** sind:

Organisatorisch bedingte Fehler betreffen überwiegend die mangelhafte bzw. fehlende Sicherstellung einer Supervision und Kontrolle durch die Vorgesetzten. Auch können hohe organisatorische Hürden für das Hinzuziehen von Konsiliardiensten ein risikoaffines Verhalten des primär versorgenden Arztes fördern und zur verspäteten oder unterlassenen Konsildurchführung und Diagnosesicherung führen. So kann z. B. das Fehlen eines augenärztlichen Konsiliardienstes dazu führen, dass Erkrankungen und Verletzungen des Auges zu spät oder überhaupt nicht erkannt werden, was im Extremfall zur Erblindung des betroffenen Auges führen kann. Des Weiteren können ein Silodenken der Fachabteilungen oder abrechnungstechnische Faktoren eine differenzialdiagnostische Abklärung erschweren bzw. verzögern.

31.9.3 Maßnahmen zur Reduktion diagnostischer Fehler

Selbstmanagement

Die ärztliche Profession erfordert die Fähigkeit des Erkennens der eigenen Grenzen und eine kritische Reflexion des eigenen Handelns. Wichtig ist es, seine Entscheidungen stets auf Basis medizinischer Evidenz und den aktuellen Leitlinien zu begründen. Gelingt dies nicht, sollten zumindest angemessene und belegbare Versuche zur Diagnosesicherung unternommen worden sein, erst in begründeten Fällen kann auch ohne sicherer Diagnose eine probatorische Behandlung erfolgen.

> **Praxistipp**
>
> Patienten sollten stets einer umfassenden ärztlichen Anamnese mit Einschluss einer Medikamenten-, Familien-, Fremd- und Sozialanamnese sowie einer systematischen körperlichen Untersuchung mit Ausschluss vital bedrohlicher Krankheiten und Verletzung unterzogen werden. Hilfreich ist das Vorgehen im Sinne eines Diagnose-Ausschlussverfahren, beginnend von vital bedrohlichen zu weniger bedrohlichen Differenzialdiagnosen. Eine insuffiziente Anamnese, z. B. aufgrund von Zeitmangel, führt vermehrt zu Diagnosefehlern und Diagnoseverzögerungen.

Organisation

Viele Entscheidungen müssen unter Zeitnot getroffen werden und sind dementsprechend mit einer erhöhten Fehleranfälligkeit verbunden. Besonders kritisch ist die unreflektierte Übernahme fremder Befunde, die womöglich nur mündlich übermittelt wurden und somit nicht nachvollziehbar sind.

Die Organisation muss eine kritische Kultur des Hinterfragens zulassen und fördern. Die Kommunikation muss dabei hierarchiefrei erfolgen. Die Einhaltung von Kommunikationsregeln zur Reduzierung von Übertragungsfehlern gilt es, fest in der Betriebskultur zu verankern und durch Schulungsmaßnahmen zu üben. Allen voran sind es die Führungskräfte, die dieses Verhalten vorleben.

Aufgabe des klinischen Risikomanagement ist es, die organisatorischen Rahmenfaktoren so zu gestalten, dass eine hochwertige medizinische Patientenversorgung »**state oft the art**« stattfinden kann.

Organisatorische Maßnahmen zur Reduzierung von Diagnosefehlern

- Schaffen eines Arbeitsumfeldes mit ausreichenden Kapazitäten an Personal und einer bedarfsgerechten Infrastruktur
- Etablierung einer lernenden Organisation mit ausreichenden Ressourcen für Trainings, sowie Fort- und Weiterbildungen der Mitarbeiter
- Striktes Einfordern schriftlicher Befunde und eigene Re-Evaluation der Fremdbefunde, damit Absichern der Nachvollziehbarkeit der Befunderhebung
- Durchführung eines **diagnostischen »Time-outs«** – kritische Reflexion der eigenen Arbeitsdiagnose als fester Bestandteil des ärztlichen Handelns
- Schaffen niedriger Hürden innerhalb der Organisation für die Durchführung zeitnaher Konsile, deren Befunde stets schriftlich und leserlich (elektronisch) vorliegen
- Bei ersten Anzeichen der Entwicklung von Komplikationen oder einem Therapieversagen rasches Hinzuziehen weiterer erfahrener Kollegen
- Rechtzeitige Verlegung von Patienten, die keiner adäquaten Diagnoseerhebung und zielgerichteten Behandlung zugeführt werden können, in eine übergeordnete Versorgungseinrichtung
- Vorbeugende stationäre Aufnahme bei diagnostischer Unsicherheit und potenziell vitaler Bedrohung, Durchführung von »Worst-case«-Szenarioanalysen, z. B. Alkoholintoxikation versus zerebrale Blutung, Rückenschmerz versus Herzinfarkt, Meteorismus versus Appendizitis etc.
- Jeder Diagnose folgt, gemäß festgestellter Dringlichkeit und gesichertem Handlungsbedarf, eine angemessene Maßnahme
- Etablieren eines hohen digitalen Dokumentationsgrades mit der Möglichkeit eines sofortigen Zugriffs auf alle relevanten Patientenbefunde und Dokumente
- Einrichten von fest etablierten Kontrollmaßnahmen, Gegenkontrollen (Cross-Monitoring) bzw. redundanten Sicherungssystemen, z. B. Kontrolle der radiologischen Befunde in der Morgenbesprechung durch einen Radiologen und den Chef- und Oberärzten, detaillierte Vorstellung der Patienten in der Besprechung des OP-Plans am Vortag und Erläuterung der Operationsindikation anhand vorliegender Befunde durch den Operator, interdisziplinäre onkologische Fallkonferenzen,

Qualitätskontrollen der Arztbriefe und OP-Protokolle durch die Vorgesetzten über elektronische Vidierungslisten, Teamkollegen die während der Arbeit sofortiges Feedback geben und sich gegenseitig dabei unterstützen, die Aufmerksamkeit für die Aufgaben aufrecht zu erhalten (»mutual performance monitoring«)

31.10 Sicheres Kommunizieren

Alexander Euteneier

31.10.1 Einführung

Wie bereits im ▶ Kap. 9 »Das Team – Kooperation und Kommunikation« erläutert, ist der Vorgang der Kommunikation stets ein komplexer multidimensionaler Vorgang. »Wir können nicht **nicht** kommunizieren« (Watzlawick et al. 2011).

> Der Empfänger der Botschaft bestimmt die Bedeutung der Botschaft (Schulz von Thun 2011). Dementsprechend ist es notwendig, sich stets rückzuversichern, ob die Botschaft auch in dem Sinne verstanden wurde, wie sie gemeint war.

Beispiel
Am 27. März 1977 kam es zur Kollision zweier Boeing´s 747 auf der Startbahn des Teneriffa Airport Los Rodeos mit 583 Toten. Dieses Unglück ist bis dato der größte Unfall in der zivilen Luftfahrtgeschichte. Zwei Faktoren in der Fehlerkette, in dessen Verlauf es zum Zusammenstoß der beiden Flugzeuge kam, waren der vom Piloten der KLM-Maschine empfundene Zeitdruck und die im Rauschen der Funkverbindung fehlverstandene Startfreigabe des Towers für die KLM-Maschine, die daraufhin auf die Startbahn rollte und startete und im dichten Nebel mit der noch auf der Startbahn befindlichen PanAm-Maschine kollidierte. Diese Katastrophe führte zu gravierenden Änderungen in der Funkkommunikation, mit nunmehr weitestgehend standardisierten und unmissverständlichen Funksprüchen, in diesem konkreten Fall »cleared for take off« als Starterlaubnis versus »ready for departure« als Signal, abflugbereit zu sein.

31.10.2 Techniken und Regeln

Analog zur Luftfahrt haben sich in den letzten Jahren im medizinischen Umfeld einige Kommunikationsregeln bewährt und als sicherheitsfördernd erwiesen. Diese sollten daher im Arbeitsalltag praktiziert und eingehalten werden. Besonders in stressigen, zeitkritischen oder konfliktbehafteten Situationen sind diese hilfreich, um die Kommunikation zu verbessern und Missverständnisse möglichst zu reduzieren. Idealerweise sollten diese Techniken durch ihre regelmäßige Anwendung in der Praxis nach einiger Zeit in unbewusste Kompetenzen (Automatismen) übergehen. Dazu gehören folgenden Techniken (World Health Organization 2011):

- Check-back«-Regel
- »Call-out«-Technik
- »Two-challenge«-Regel
- »CUS«-Technik, deutsch BUS-Technik
- »DESC«-Regel
- »ISBAR«-Technik
- »I-pass-the-baton«-Patientenübergaberegel

Check back – aktives Rückversichern
Um sicher zu stellen, ob die Information auch richtig beim Empfänger angekommen ist, wird die Botschaft des Senders bei der »Check-back«-Technik wiederholt (rückgefragt). In der Luftfahrt wird diese Technik standardmäßig im Funkverkehr eingesetzt. Erst durch die Bestätigung des Empfängers kann sich der Sender auch wirklich sicher sein, dass die Information beim Empfänger auch richtig angekommen ist. Was in der Luftfahrt das Rauschen in der Übertragung ist, kann im Team die unklare Sprache, leise Ansage, laute Umgebungsgeräusche, eine hektische Umgebung oder die Ablenkung des Empfängers sein. Besonders bei Anordnungen, die hohe Sicherheitsrelevanz haben, z. B. die Gabe von Opiaten oder das Durchführen kritischer operativer Maßnahmen ist ein Rückfragen besonders wichtig. Diese Rückfrage kann z. B. so ablaufen:

- Sender: Geben Sie 0,2 mg Fentanyl!
- Empfänger: 0,2 mg Fentanyl geben?
- Sender: Ja, das ist korrekt!
- Empfänger: Okay, ich gebe 0,2 mg Fentanyl.

Diese Vorgehensweise erfordert vom Empfänger die Botschaft zu wiederholen und vom Sender eine Bestätigung der Wiederholung zu erhalten.

Call out – das Ausrufen

Die »Call-out«-Technik ist eine Strategie, um kritische und wichtige Informationen in einer Notfallsituation an alle Teammitglieder gleichzeitig weiter zu geben. Diese Technik unterstützt die Teammitglieder dabei, die nächsten Schritte zu antizipieren und die Verantwortung an jemand direkt zu übergeben, der für die Ausführung der Aufgabe zuständig ist.
- Sender (Schockraumleiter): Der Patient hat einen Spannungspneumothorax!
- Empfänger (Assistenzarzt): Ich habe verstanden, Patient mit Spannungspneumothorax. Er braucht sofort eine Thoraxdrainage! Ich werde diese Thoraxdrainage jetzt legen.

Two-challenge-Regel – zweistufige Aufforderungsregel

Die »Two-challenge«-Regel kommt ursprünglich aus der Luftfahrt. Sie fordert alle Teammitglieder auf, **unsichere Handlungen** – egal von wem sie getätigt werden – direkt und sofort infrage zu stellen und die eigene Wahrnehmung bezüglich der Situation zu äußern, wenn das Gefühl besteht, dass der Patient dadurch gefährdet werden könnte. Dieses Hinterfragen muss mindestens **zweimal** geschehen, um sicherzustellen, dass die Botschaft auch angekommen ist. Dabei werden Bedenken und Sorgen dem verantwortlichen Arzt oder der Pflegekraft in Form einer Frage mitgeteilt. Dies erfolgt in einem ruhigen und sachlichen Ton. Erfolgt keine adäquate Reaktion, wird erneut, diesmal mit Nachdruck in Form einer Aufforderung auf ein Sicherheitsproblem hingewiesen. Ist auch dieser Versuch nicht zielbringend, sollten alternative Maßnahmen wie das Hinzuziehen des Vorgesetzten erfolgen.

CUS-Technik – Ausdruck von Besorgnis

Die CUS-Technik (deutsch BUS-Technik) bietet eine weitere einfache Möglichkeit, seine Besorgnis um den Patienten in einer Situation kundzutun. Dabei wird die eigene Sorge in den Mittelpunkt der Äußerung gestellt und ein Vorwurf vermieden. Ähnlich wie die »Two-challenge«-Regel soll damit die eigene Wahrnehmung bezüglich eines möglichen Sicherheitsproblems in einer abgestuften Weise erfolgen. Sie dient zudem der Fürsprache und Aufforderung zur gegenseitigen Unterstützung.
- Sender: Ich bin **b**esorgt.
- Mir ist dabei **u**nwohl.
- Dies ist ein **S**icherheitsthema!

DESC-Regel – zum Lösen von Konflikten

Die DESC-Regel (»describe – express – suggest – consequences«) bietet eine systematische Herangehensweise, um Konfliktsituationen zu analysieren und zu lösen. Dabei wird primär gefordert, die spezifische Situation oder das zu beanstandende Verhalten zu beschreiben und mit Fakten zu belegen (»**d**escribe«). Aus der Ich-Perspektive werden anschließend die eigene Bewertung der Situation und mögliche Bedenken erläutert (»**e**xpress«). Im dritten Schritt erfolgen Vorschläge für eine alternative Vorgehensweise und das Einholen einer Zustimmung (»**s**uggest«). Abschließend erfolgt eine Bewertung der Konsequenzen bezüglich der beabsichtigten Ziele (»**c**onsequences«).
- Sender: Auf der heutigen Visite hatte sich Kollege X beim Verbandswechsel von Patient Y vor dem Entfernen der Verbände die Hände nicht desinfiziert.
- Ich möchte darauf hinweisen, dass hier eine hohe Gefahr der Infektionsübertragung besteht, da Kollege X zuvor den infizierten Verband von Patient Z gewechselt hat.
- Ich möchte vorschlagen, dass wir zuerst alle sauberen Verbände zu zweit wechseln und dann erst die Patienten mit den infizierten Wunden. Dabei muss immer beim Wechsel des Patienten eine Desinfektion der Hände stattfinden.
- Wir brauchen dann im Durchschnitt ca. 20 Minuten länger für die Verbandswechsel. Ist das für jeden okay? Wir würden damit weniger Wundinfektionen haben und die Kosten für Antibiotika reduzieren können.

ISBAR-Technik – strukturierter Statusbericht

Die ISBAR-Technik (»introduction – situation – background – assessment – recommendation«) wird überwiegend in zeitkritischen Situationen angewandt um einen strukturierten Statusbericht vorzutragen und geeignete Maßnahmen vorzuschlagen.

Primär erfolgt eine Vorstellung der eigenen Person und dann der Person, um die es sich handelt. Im Anschluss erfolgt ein kurzer Lagebericht, der sich auf die relevanten Informationen begrenzt, z. B. dem **Hauptanlass** für die Meldung:
- Patient hat sich im Vergleich zu vor 2 Stunden verschlechtert und ist nur noch vermindert ansprechbar. Er reagiert auf Ansprache nur verlangsamt.

Es folgen wichtige Hintergrundinformationen um dem Gegenüber die Möglichkeit zu geben diese aktuellen Informationen in einen Gesamtkontext zu setzen, z. B.:
- Der Patient erhielt vor 6 Stunden einen Herzkatheter, wo ein 70 % Verschluss des rechten Herzkranzgefäßes festgestellt und überstentet wurde.

In der kurzen **Bewertung** der Situation können subjektive Einschätzung gegeben werden, z. B.:
- Es handelt sich hierbei wohl um eine postinterventionelle Herzrhythmusstörung.

Als Abschluss werden mögliche **Empfehlungen** des weiteren Vorgehens gemacht, z. B.:
- Ich mache jetzt ein EKG und möchte den Patienten schnellstmöglich auf Intensivstation verlegen, bitte kommen Sie schnell und vergewissern Sie sich selbst.

I-pass-the-baton – Patientenübergaberegel

Übersetzt lautet die Regel »Ich übergebe den Staffelstab«. Dabei symbolisiert die Übergabe des Staffelstabes die Übergabe der Verantwortung an den weiterbetreuenden Mitarbeiter oder das Team. Diese kann jedoch nur erfolgreich durchgeführt werden, wenn der nachbehandelnde Kollege alle relevanten Informationen erhält. Die Übergaberegel dient dazu, alle notwendigen Informationen bei einer Patientenübergabe in einer angemessen Zeit strukturiert zu übermitteln.

Die Regel umfasst 10 Teilschritte (◘ Tab. 31.3): I PASS the BATON.

31.10.3 Richtig Feedback geben und nehmen

Wenn wir den Umgang mit anderen und uns selbst verbessern möchten, sind wir auf deren offenes und konstruktives Feedback angewiesen. Gutes und wertschätzendes Feedback bedeutet, dem Gegenüber Aufmerksamkeit auf mehreren Arten - über mehrere »Kanäle« - zu zeigen, insbesondere durch zugewandte Körperhaltung, direkten Blickkontakt und eine deutliche, klar verständliche Stimme.

> **Feedbackregeln**
> - **Feedback geben – »Wertschätzung zeigen«**
>   - Formulieren Sie Ihr Feedback auf konkretes Verhalten bezogen, nicht auf die gesamte Person.
>   - Nutzen Sie Ich-Botschaften (»Ich fühle mich übergangen« statt »Du bist rücksichtslos!«).
>   - Ihre Grundhaltung: »Als Mensch bist Du okay, das Verhalten gefällt mir nicht«.
>   - Beschreiben Sie die Auswirkungen des Verhaltens auf Ihr eigenes Verhalten und auf die eigenen Gefühle!
>   - Geben Sie Ihr Feedback in beschreibender Form, nicht bewertend.
> - **Feedback nehmen – »Danke sagen«**
>   - Hören Sie genau zu wenn Sie Feedback erhalten.
>   - Unterbrechen Sie nicht, es sei denn Sie haben Verständnisfragen.
>   - Verzichten Sie auf Rechtfertigungen.
>   - Bedanken Sie sich für das Feedback und überdenken Sie es kritisch.
>   - Sehen Sie das Feedback als Geschenk und nehmen Sie das mit, was Sie für sich annehmen können.
>   - Sagen Sie Stopp, wenn es für Sie genug ist oder das Feedback nicht wertschätzend vorgebracht wird.

Tab. 31.3 I PASS the BATON – 10 Teilschritte einer Patientenübergabe (World Health Organization 2011)

I	Introduction – Einführung	Vorstellung der eigenen Person, Rolle und Aufgabe
P	Patient	Vorstellung des Patienten und seine Diagnose
A	Assessment – Bewertung	Derzeitige Hauptbeschwerden, Vitalparameter, Symptome
S	Situation	Kurze Schilderung des Krankheitsverlauf und Auffälligkeiten
S	Safety Concerns – Sicherheitsbedenken	Mögliche Komplikationen, kritische Werte, Allergien, bestehende Sicherheitsrisiken für den Patienten
the		
B	Background – Hintergrundinformationen	Komorbiditäten, Vorerkrankungen, derzeitige Medikation, Familiensituation
A	Actions – Aktionen	Welche Maßnahmen wurden durchgeführt, welche stehen noch an, Erklärung deren Zweck
T	Timing – Zeitkritische Maßnahmen	Beurteilung der Dringlichkeit und Priorisierung weiterer Maßnahmen
O	Ownership – Verantwortlichkeit	Festlegung wer im weiteren Verlauf verantwortlich ist und wer Ansprechpartner patientenseitig ist
N	Next – Nächste Schritte	Welche Schritte folgen als nächstes? Welche Änderungen werden erwartet? Was ist der weitere Plan? Gibt es Alternativpläne?

31.11 Reanimation und innerklinische Notfallsituationen

Jan-Thorsten Gräsner

31.11.1 Einführung

Innerklinische Notfallsituationen und Reanimationen stellen trotz der besseren Rahmenbedingungen im Vergleich zur präklinischen Situation weiterhin eine Ausnahmesituation für das Klinikpersonal dar. Überträgt man Zahlen aus England des Jahres 2014 auf das deutsche Krankenhaussystem, so sind bis zu 30.000 Reanimationen pro Jahr in deutschen Krankenhäusern zu erwarten (Nolan et al. 2014). Genaue Zahlen liegen aktuell für Deutschland nicht vor. Angaben aus dem Deutschen Reanimationsregister weisen darüber hinaus eine große Bandbreite bei der Inzidenz von Herz-Kreislauf-Stillständen in Abhängigkeit von Klinikgröße und Art der Fachabteilungen auf (Grasner et al. 2014). Innerklinische Notfallsituationen vor der Schwelle zum Herz-Kreislauf-Stillstand sind vermutlich noch zahlreicher, wobei auch hier bisher für Deutschland belastbare Zahlen fehlen. Unter der Annahme, dass ein Großteil von Herz-Kreislauf-Stillständen innerklinisch vermieden werden kann, ist die Implementierung von standardisierten Versorgungsabläufen in diesem Themenbereich besonders wichtig. Durch Verbesserung der innerklinischen Reanimationsabläufe und einem raschen Erkennen innerklinischer Notfallsituationen können Patientenschäden deutlich reduziert bzw. vermieden werden; somit ist auch das klinische Risikomanagement betroffen.

31.11.2 Vermeiden von innerklinischen Herz-Kreislauf-Stillständen

Innerklinische Notfallsituationen und Herz-Kreislauf-Stillstände sind selten plötzlich und unvorhersehbar. In vielen Fällen haben Patienten, die innerklinisch einen Herz-Kreislauf-Stillstand erleiden, im Vorfeld langsam fortschreitende Veränderungen des Atem-, Kreislauf- und Nervensystem. Bis zu 80 % der Patienten haben solche Vorboten, die häufig entweder nicht erkannt oder falsch beurteilt und unzureichend behandelt werden.

In einem Kollektiv von 56 innerklinisch verstorbenen Patienten wurden bei 54 % der Patienten knapp 4 Stunden vor einem Kreislaufstillstand **abnorme Vitalparameter** dokumentiert (Goldhill u. McNarry 2004). Auf diese Veränderungen wurde jedoch nicht zeitgerecht reagiert. Bei 7 dieser 56 Patienten (13 %) wurde innerhalb der letzten 24 Stunden vor dem Herz-Kreislauf-Stillstand keine Messung der Vitalparameter durchgeführt (Nurmi et al. 2005). In der ACADEMICA-Studie konnten bei mehr als 60 % der Patienten, die innerklinisch einen Herz-Kreislauf-Stillstand erlitten, messbare Veränderungen der Vitalfunktionen im Vorfeld des Ereignisses retrospektiv herausgearbeitet werden. Besonders eine hoch pathologische Abweichung der Herzfrequenz, des Blutdrucks oder der Atemfrequenz sowie eine Verschlechterung der Bewusstseinslage sind signifikant mit dem Eintritt eines Herz-Kreislauf-Stillstandes assoziiert (Kause et al. 2004).

Vor diesem Hintergrund wird in den aktuellen ERC-Leitlinien auf die Bedeutung der **Prävention** eines Herz-Kreislauf-Stillstandes intensiv eingegangen. Hierbei wird ein besonderer Wert auf die Einführung von **Frühwarnsystemen** (»track and trigger systems«) mit klaren und spezifischen Regeln gelegt (Deakin et al. 2010). Basierend auf vorab definierten und geschulten Kriterien werden die zu erhebenden Parameter und die Häufigkeit bzw. die Zeitpunkte der Erhebung in die tägliche Praxis umgesetzt.

Nach den aktuellen ERC-Leitlinien zur kardiopulmonalen Reanimation aus 2010 müssen zur Früherkennung von Notfallsituationen Anordnungen zur Häufigkeit und Art der Überwachung der Vitalfunktionen in der Krankenakte getroffen werden. Das Pflegepersonal muss darauf trainiert sein, bei Problemen oder alarmierenden Änderungen der Vitalfunktionen eine Expertenhilfe anzufordern.

> **Der Herz-Kreislauf-Stillstand ist innerklinisch häufig vermeidbar.**

Tab. 31.4 Indikationskriterien für die Alarmierung eines »medical emergency teams«. (Nach Hillman 2001)

Akute Veränderung	Physiologie
Atemwege	Gefährdet
Atmung	Alle Atemstillstände Atemfrequenz <5 oder >36
Kreislauf	Alle Kreislaufstillstände Herzfrequenz <40 oder >140 Systolischer Blutdruck <90 mmHg
Neurologie	Plötzliche Änderung der Bewusstseinslage (Abweichung auf der Glasgow-Coma-Skala >2 Punkte) Wiederholte oder anhaltende Krampfanfälle
Andere	Jeder Patient, bei dem man ein »schlechtes Gefühl« hat und bei dem die obigen Kriterien nicht erfüllt sind

31.11.3 Medical emergency teams und Reanimationsteams

Professionelle Notfallteams (»medical emergency team«, MET) oder Reanimationsteams sind eine Grundvoraussetzung für eine effektive Behandlung von Notfallsituationen außerhalb von Intensivstationen. Das Notfallteam hat die Aufgabe bereits bei Verschlechterungen oder kritischen Veränderungen des Patientenzustands auf der peripheren Station einzugreifen und den Patienten entweder dort zu stabilisieren oder einer Intensivstation zuzuführen (Berwick et al. 2006). Das Notfallteam kommt also nicht nur als Reanimationsteam, sondern auch als erweitertes (intensivmedizinisches) Kompetenzteam zum Einsatz.

Anhand einfach abgrenzbarer Vitalparameter und deren Veränderungen ergeben sich die Indikationskriterien für die Alarmierung eines MET (Tab. 31.4). Hierbei wird zusätzlich zu den messbaren Veränderungen auch die subjektive Einschätzung des Pflegepersonals als wesentliches Alarmierungskriterium mitberücksichtigt.

In einer Langzeitstudie über 4 Jahre konnte gezeigt werden, dass die Inzidenz von plötzlichen und unerwarteten Herz-Kreislauf-Stillständen von 4,06 Patienten pro 1.000 Patientenaufnahmen vor Studienbeginn, auf 2,45/1.000 während der Implementierung und Schulung der MET-Systeme, und schließlich auf 1,9/1.000 am Ende der Studie reduziert werden konnte (Jones et al. 2005). Die »needed number to treat« (NNT) beträgt gemäß dieser Untersuchung 17, d. h. es kann mit der Verhinderung eines plötzlichen Herztods pro 17 MET-Alarmierungen gerechnet werden.

Eine Übertragung dieser Daten auf eine deutsche Universitätsklinik mit 40.000 Aufnahmen/Jahr würde eine Reduktion der unerwarteten Herz-Kreislauf-Stillstände von 115 auf nur noch 40 Fälle pro Jahr bedeuten. In Deutschland wurde von Seiten des Deutschen Reanimationsregisters ein eigenständiger Datensatz zur Notfallteamversorgung implementiert, der als Grundlage für ein lokales und nationales Qualitätsmanagement dient. Im Sommer 2015 werden auf einem nationalen Expertenmeeting, analog den Bad Boller Reanimationsgesprächen für die präklinischen Reanimationen, für innerklinische Notfallsituationen und Reanimationen konsentierte Empfehlungen für Deutschland erarbeitet und nachfolgend publiziert.

> Professionelle Notfallteams können zu einer deutlichen Reduktion der Letalität bei unerwarteter Verschlechterungen der Vitalfunktionen beitragen.

31.11.4 Ausbildung des Krankenhauspersonals

Gemäß den aktuellen ERC-Leitlinien zur kardiopulmonalen Reanimation aus 2010 sollen Krankenhäuser ihrem Personal eine umfassende und qualifizierte Ausbildung für das Vorgehen bei Krankheitsverschlechterung des Patienten zusichern, für eine angemessene und regelmäßige Überwachung der Vitalfunktionen sorgen sowie Früherkennungssysteme einführen und ein Notfallalarmierungssystem etablieren.

Siebig et al. (2009) veröffentlichten die Ergebnisse einer Umfrage zu Reanimationsteams in deutschsprachigen Krankenhäusern. Diese Untersuchung hatte bei 440 angeschriebenen Krankenhäusern immerhin eine Rücklaufquote der Fragebögen von 38 %. Erschreckenderweise gaben 33 % (55/111) der befragten Abteilungen an, ihre Reanimationsteams keinerlei Trainingseinheiten zu unterziehen.

Für den prähospitalen Bereich liegen die Ergebnisse einer Untersuchung anhand der Auswertung von 82.000 bodengebundenen Notarzteinsätzen in Baden-Württemberg und 47.000 Notarzteinsätzen der ADAC-Luftrettung vor, die zeigt, dass im bodengebunden und im luftgestützten Notarztsystem der Notarzt alle 1,6 bzw. 1,3 Monate mit einer Reanimationssituation konfrontiert wird (Gries et al. 2006). Vergleichende Untersuchungen für den innerklinischen Bereich existieren bislang nicht, könnten aber Aufschluss über die tatsächliche Konfrontation einzelner Ärzte mit diesen hochkritischen Situationen liefern. Die aktuell publizierten ERC-Leitlinien zur kardiopulmonalen Reanimation aus 2010 konstatieren einen deutlichen Bedarf an Trainingsmöglichkeiten für Studenten und junge Ärzte in der Akutmedizin (Deakin et al. 2010).

Die Anforderung an das Personal des MET ist nicht geregelt. Lässt sich bei reinen Reanimationsteams die Qualifizierung durch die einheitliche Schulung, z. B. durch den Besuch von Reanimationskursen gemäß internationalen Leitlinien gut erreichen, sind an die ärztliche Besetzung des MET andere Anforderungen zu stellen. Neben intensivtherapeutischen Maßnahmen sind Entscheidungen über eine Verlegung oder den Verbleib auf einer peripheren Normalstation zu treffen. Deshalb ist eine hohe Qualifikation anzustreben. **Facharztstandard oder -status** sowie ausreichende Erfahrung in der Intensivmedizin sind unabdingbar. Eine Teamzusammenstellung aus Fachärzten verschiedener Fachdisziplinen (z. B. Anästhesie und Innere Medizin) erreicht hierbei vermutlich den höchsten Wirkungsgrad. Der Anästhesist eignet sich besonders durch seine notfallmedizinische Kernkompetenz als fester Partner im MET.

Für das **Pflegepersonal** ist ebenfalls eine intensivmedizinische Weiterbildung zu fordern. Darüber hinaus sind vorab die Entscheidungsstruktur und die Verantwortlichkeiten klar zu definieren (Wnent et al. 2013).

Die Basis der Notfallausbildung aller im Krankenhaus tätigen Ärzte sollte ein zertifizierter Kurs, wie beispielsweise der **Immediate-Life-Support (ILS)-Kurs** des Deutschen Rates für Wiederbelebung (German Resuscitation Council), sein. Im ILS-Kurs werden in 8 Stunden Kenntnisse und Fertigkeiten vermittelt, die in der Anfangsphase bei kritisch Kranken und reanimationspflichtigen Patienten benötigt werden. Zudem sollten auch alle ärztlichen Mitarbeiter jährlich an einer Fortbildung zu den erweiterten lebensrettenden Maßnahmen teilnehmen. Darüber hinaus sind Kenntnisse zur Bewältigung der am häufigsten auftretenden Notfälle und den am bedrohlichsten verlaufenden Notfällen notwendig. Nur so können die Ärzte auf den Stationen kritische Situationen erkennen und die richtigen Maßnahmen einleiten.

Mitarbeiter, zu deren Aufgaben die Durchführung erweiterter Maßnahmen der Wiederbelebung gehören (wie z. B. Pflegekräfte und Ärzte auf Intensiv- und Überwachungsstationen, im Notfallteam oder in der Anästhesie), sollten regelmäßig einen zertifizierten **Advanced-Life-Support (ALS)-Kurs** des European Resuscitation Council (ERC) besuchen. Falls das Notfallteam auch für Kindernotfälle zuständig ist, sollten die Mitglieder des Teams zusätzlich einen zertifizierten Kurs zu lebensrettenden Maßnahmen bei Kindern (**European Pediatric Life Support**) erfolgreich absolviert haben.

Neben den strukturierten Kursen des ERC werden Kurse zu lebensbedrohlichen Situationen von den Landesärztekammern, den Notarztarbeitsgemeinschaften und anderen Organisationen angeboten. Letztendlich können in vielen Bereichen des Krankenhauses die Mitarbeiter auch durch eigene ausgebildete Klinikärzte fortgebildet werden (Fritzsche et al. 2013).

> Das Personal, welches in MET oder Reanimationsteams zum Einsatz kommt, muss mindestens entsprechend internationalen Empfehlungen (z. B. ERC Kursen) geschult sein.

31.11.5 Qualitätsmanagement für innerklinische Notfallsituationen und Reanimationen

Eine Umfrage an norddeutschen Krankenhäusern hat ergeben, dass innerklinische Notfälle unzureichend dokumentiert und kaum ausgewertet werden. Daher sind Anzahl und Spektrum dieser Notfälle bisher weitgehend unbekannt. Die Arbeitsgruppe »Innerklinisches Notfallmanagement« des Arbeitskreises Notfallmedizin der Deutschen Gesellschaft für Anästhesiologie und Intensivmedizin (DGAI) hat sich die Aufgabe gestellt, diese Lücke zu schließen und ein dafür zu nutzendes **Erfassungsprotokoll** zu entwickeln. Das Protokoll für das Notfallteam sollte folgende Daten enthalten bzw. folgenden Anforderungen genügen:

- Pflichtdaten der Internationalen Leitlinien für Notfallteams
- Erstversorgungsdatensatz des Reanimationsregisters der DGAI
- Elemente des DIVI-Notarztprotokolls
- Sicherstellung der Informationsweitergabe an die weiterbehandelnde Einrichtung

Zur Dokumentation und Analyse der durchgeführten Reanimationsmaßnahmen inner- und außerhalb der Klinik wurde im Jahre 2007 das **Deutsche Reanimationsregister** durch die Deutsche Gesellschaft für Anästhesiologie und Intensivmedizin e.V. (DGAI) gegründet. Aktuell umfasst das Register mehr als 65.000 Fälle und stellt die größte Datenbank zu diesem Themenkomplex in Deutschland dar.

Mit der Erfassung von Notfallteameinsätzen im Deutschen Reanimationsregister steht darüber hinaus seit 2012 ein standardisiertes Instrument zur Erfassung und Auswertung von innerklinischen Notfallteameinsätzen zur Verfügung (Wnent et al. 2013). Hierdurch können sowohl MET-Einsätze unterhalb der Reanimationsschwelle als auch innerklinische Reanimationen systematisch erfasst und risikoadjustiert ausgewertet werden. Unterschiedliche Erfassungsmöglichkeiten (Protokolle, Exportmöglichkeiten aus bestehenden Systemen) liegen vor (Jantzen et al. 2013).

Die anonymisierte Datenerfassung erfolgt auf lokaler Ebene durch die am Einsatz beteiligten Kräfte direkt oder nach vorheriger Protokollierung. Hierfür stehen neben den oben genannten Protokollen des Deutschen Reanimationsregisters auch Schnittstellen zu digitalen Erfassungsprogrammen verschiedener Hersteller zur Verfügung.

Die Datenerfassung für das Deutsche Reanimationsregister erfolgt zu verschiedenen Zeitpunkten:

- Erstversorgung: Erfasst die Wiederbelebungsmaßnahmen oder Notfallteamversorgungen der METs.
- Weiterversorgung: Bildet das Ergebnis der Erstversorgung des Patienten sowie die anschließende innerklinische Diagnostik und Therapie sowie deren Ergebnis ab.
- Langzeitverlauf: Erfasst das Überleben und die Lebensumstände ein Jahr nach dem Herzkreislaufstillstand. Diese Fragen sollen durch den Hausarzt beantwortet werden.

Krankenhäuser haben mit den Instrumenten des Deutschen Reanimationsregisters die einfache Möglichkeit, sowohl die notwendige Einsatzdokumentation als auch die notwendigen Informationen für ein umfassendes Qualitätsmanagement in einem Schritt umzusetzen. Das Deutsche Reanimationsregister bietet durch die online verfügbaren Auswertungsfunktionen neben einer Analyse der lokalen Situation darüber hinaus durch anonymisierte Benchmarkauswertungen einen nationalen Vergleich.

> Mit dem Deutschen Reanimationsregister steht ein standardisiertes Instrument zur Erfassung und risikoadjustierten Auswertung von Reanimationsmaßnahmen und Notfallteameinsätzen zur Verfügung.

31.12 Koordiniertes Schockraummanagement

Christoph Wölfl

31.12.1 Einführung

Die klinische Erstbehandlung eines polytraumatisierten Patienten ist eine »kritische« Situation. Kritische Situationen in Hochsicherheitsarbeitsumfeldern wie dem Cockpit, dem Schaltraum eines Atomkraftwerks aber auch einem Schockraum sind anfällig für Fehler. Gerade hier ist ein stringentes Fehlermanagement zu betreiben. Infrastruktur, Ausbildung, Kommunikation, Human-Factor-Training und interne wie externe Qualitätssicherung sind unabdingbar. Kliniken sämtlicher Versorgungsstufen, die an der Behandlung dieses sensiblen Patientenguts teilnehmen, müssen für ihre Mitarbeiter und in diesem Sinne für ihre Patienten ein optimiertes Umfeld schaffen.

In der Rettungskette der »Schwerverletztenversorgung« befinden sich die Akteure um den Patienten an einem Hochsicherheitsarbeitsplatz. Über 100 Personen sind an der Versorgung eines schwerverletzten Patienten beteiligt. Diese haben eine unterschiedliche technische Kompetenz, unterschiedliche Verfahrenskompetenzen und vor allem unterschiedliche »soft skills« und damit interpersonelle und interprofessionelle Kompetenzen.

Die Folge ist, dass trotz guter Medizin und guten Ablaufkenntnissen, in diesem Umfeld eine für den Patienten ggf. letale oder schädigende Situation entsteht und für die Handelnden eine frustrierende und erschreckende Erfahrung zurückbleibt.

Medizinische Fachgesellschaften haben dies früh erkannt. So hat die Deutsche Gesellschaft für Unfallchirurgie bereits sehr früh begonnen, Patientensicherheit in der Medizin stark zu fördern. Offener Umgang mit Fehlern, CIRS (Critical-Incident-Reporting-System), Fehlermanagement und die Schulung strukturierter Verfahrenskompetenz, wie z. B. seit 12 Jahren mit dem ATLS-Kursformat (Advanced Trauma Life Support), sind wichtige Bausteine einer Fehlerreduktion. Auch existieren diverse Formate der Teamschulung.

31.12.2 Advanced-Trauma-Life-Support-Konzept

Infrastruktur »be prepared«

Beispiel
Es ereignet sich ein schwerer Verkehrsunfall. Vor Ort müssen drei schwerverletzte Patienten behandelt werden. Zur Zuweisung in die umliegenden Kliniken versucht die Leitstelle, zwei Kliniken telefonisch zu erreichen. In Klinik A geht eine Krankenschwester an das Telefon und verweist auf die Rücksprache mit dem zuständigen Arzt, der erst angefunkt werden muss. In Klinik B läuft das Telefonat – da besetzt – beim Pförtner auf. Dieser nimmt den Pa-

tienten an, ohne in der Notaufnahme Bescheid zu sagen. Der Patient kommt dort an – intubiert und beatmet – und im Schockraum ist das Licht aus!

So und ähnlich kann sich ein Szenario entwickeln. Struktur und Umfeld müssen hier kritisch hinterfragt werden. »Man kann nur so gut sein, wie das Arbeitsumfeld, in dem man tätig ist«. Schaffen Sie eine optimale Infrastruktur!

Zur Aufnahme und Behandlung polytraumatisierter Patienten bedarf es einer klar organisierten Infrastruktur. Alle an der Behandlung beteiligten Personen müssen in einem **standardisierten Behandlungskonzept** geschult sein. Hier haben sich die Konzepte nach Prehospital Life Support = **PHTLS** (Präklinik), Advanced Trauma Life Support = **ATLS** (Schockraumärzte) sowie Advanced Trauma Care for Nurses = **ATCN** (Schockraum Pflege) bewährt.

Eine gemeinsame Traumasprache sowie eine einheitliche Behandlungsstrategie vom Unfallort bis in die Klinik sind essenziell für die Behandlung der Patienten sowie die Arbeitszufriedenheit und das Sicherheitsmanagement. Die Teilnahme an den Traumanetzwerken der DGU sowie am Schwerstverletzungsartenverfahren (SAV) der Deutschen Gesetzlichen Unfallversicherer DGUV hat diese Schulungskonzepte zur Grundlage. Es ist eine »Soll«-Empfehlung aus der aktuellen interdisziplinären S3-Leitlinie zur Behandlung Schwerverletzter (▶ www.awmf.org).

Neben der personellen Struktur ist die apparative und logistische Vorbereitung maßgeblich. Für die Klinik beginnt dies mit einem direkt anwählbaren **Dienstarzt**, der über ein Traumahandy rund um die Uhr erreichbar sein muss. Die Anmeldung erfolgt über die Leitstelle oder über ein Arzt-zu-Arzt-Gespräch vom Unfallort. In seiner Funktion kann der Dienstarzt dann entsprechende Schockraumteams alarmieren.

Beispiel
Muss der Dienstarzt nun alle Mitarbeiter persönlich anrufen? Gibt es einen automatisierten Alarm, so kommen oft Rückrufe der einzelnen »Player«, um sich zu erkundigen, was den anliegen würde. Am Beispiel der BG Klinik Ludwigshafen lässt sich eine optimale Lösung darstellen. Alle Mitarbeiter, die alarmiert werden, müssen in den Schockraum kommen. Erst dort findet entsprechend dem WHO-Team-Time-out eine Vorstellung und ein Briefing statt.

Das Anfordern aller Akteure in den Schockraum mag für den Einzelnen unter Umständen unangenehm sein, da er seine laufende Arbeit unterbrechen muss, das Versammeln im Schockraum hat jedoch den Vorteil, gemeinsam eine Lagebesprechung zum Meldebild durchzuführen, die über eine Einzelkommunikation sich nicht durchführen lässt. Das gesamte Schockraumteam verfügt so über die gleichen Informationsstand (»shared information model«) und jeder im Team kann zum Meldebild sofort Feedback geben.

> **Klare innerklinische Kommunikationsstrukturen sind essenziell!**

Es besteht jederzeit die Möglichkeit je nach Meldebild eine **Deeskalation der Alarmierung** durchzuführen. Dies bedeutet, dass bei weniger ernsten Ereignissen zügig das Team reduziert werden kann.

Der Schockraum nimmt eine besondere Stellung in der Versorgung schwerverletzter Patienten ein. Er ist das Bindeglied zwischen dem präklinischen Team und dem Klinikteam.

Voraussetzung einer sachgerechten Behandlung Schwerverletzter ist ein adäquat ausgestatteter Schockraum (▶ Abschn. 31.4, Aufbau einer ZNA-Infrastruktur). Das Team platziert sich im Schockraum an fest zugewiesenen Positionen, die bei Bedarf am Boden farblich markiert werden können. Das Anästhesie-Team steht stets am Kopfende des Patienten, während das unfallchirurgische Team seitlich steht und eine Umlagerung des Patienten von der Trage auf das Notfallbett problemlos stattfinden kann. Meist unterstützen der Notarzt und das Rettungsdienstpersonal oder das Pflegepersonal von der anderen Seite das Umlagern. Der Traumaleader übernimmt die Rolle des Supervisors und greift i. d. R. nicht direkt in das Geschehen ein. Seine Position im Schockraum ist variabel.

Der Schockraum muss immer aufgerüstet und vorgewärmt sein (◘ Abb. 31.4).

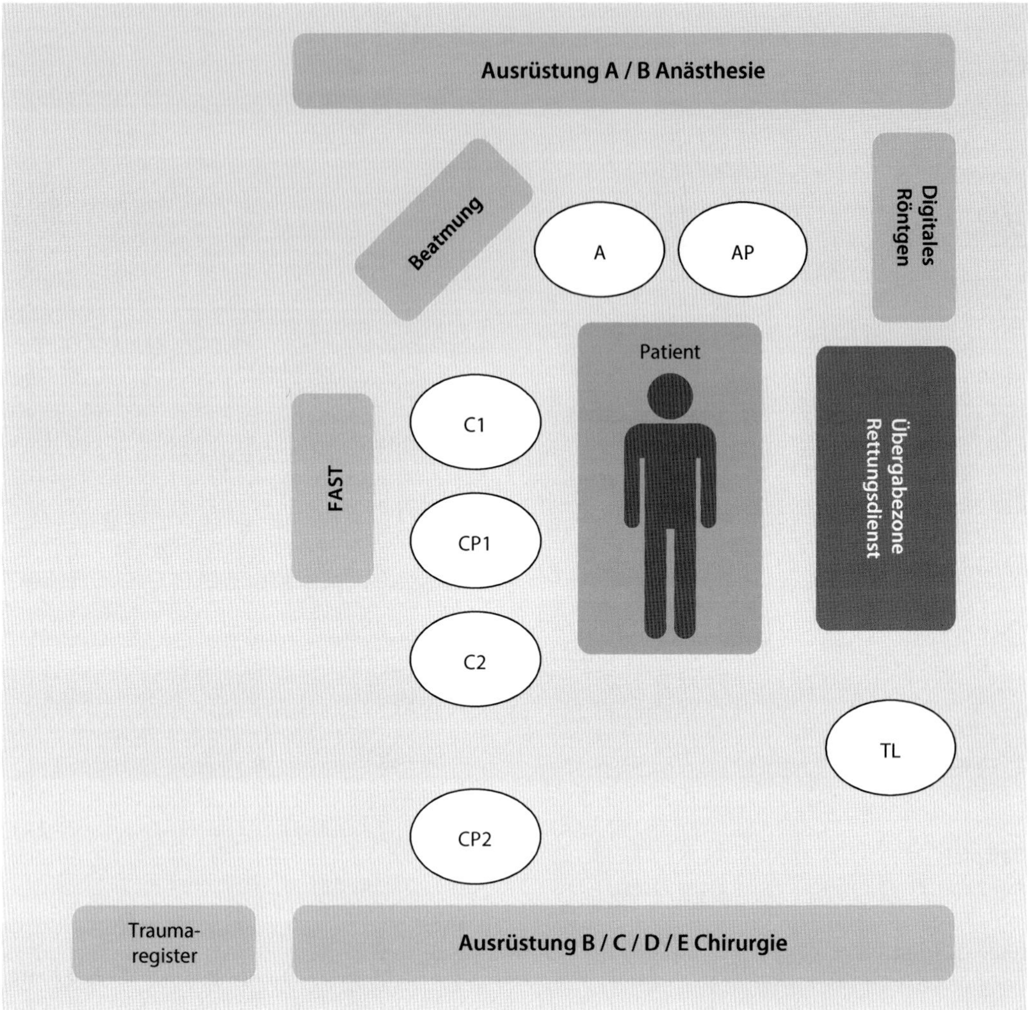

Abb. 31.4 Aufgerüsteter Schockraumplatz Nummer I im Schockraum der BG Klinik Ludwigshafen (schematische Darstellung)

Feste Besetzungen der **Schockraumteams** müssen geregelt sein. Die Basisstruktur sollte folgende Mitglieder einschließen:
- Traumaleader
  - Oberarzt spezielle Unfallchirurgie (TL)
- Traumateam
  - Facharzt Orthopädie und Unfallchirurgie (C1)
  - Assistenzarzt Orthopädie und Unfallchirurgie (C2)
  - OA Anästhesie (A)
  - FA Anästhesie (A)
  - 2× Fachpflege Anästhesie (AP)
  - 2× Fachpflege Chirurgie (CP)

Alle weiteren Fachdisziplinen wie Viszeralchirurgie, Neurochirurgie etc. werden bei Bedarf nach der ersten Schockraumphase (»primary survey«) hinzugezogen.

Vorbereitung, Ausstattung, Ausbildung und qualitätssichernde Maßnahmen, wie vom Weißbuch Schwerverletzenversorgung der DGU und der S3-Leitlinie vorgeschrieben und empfohlen,

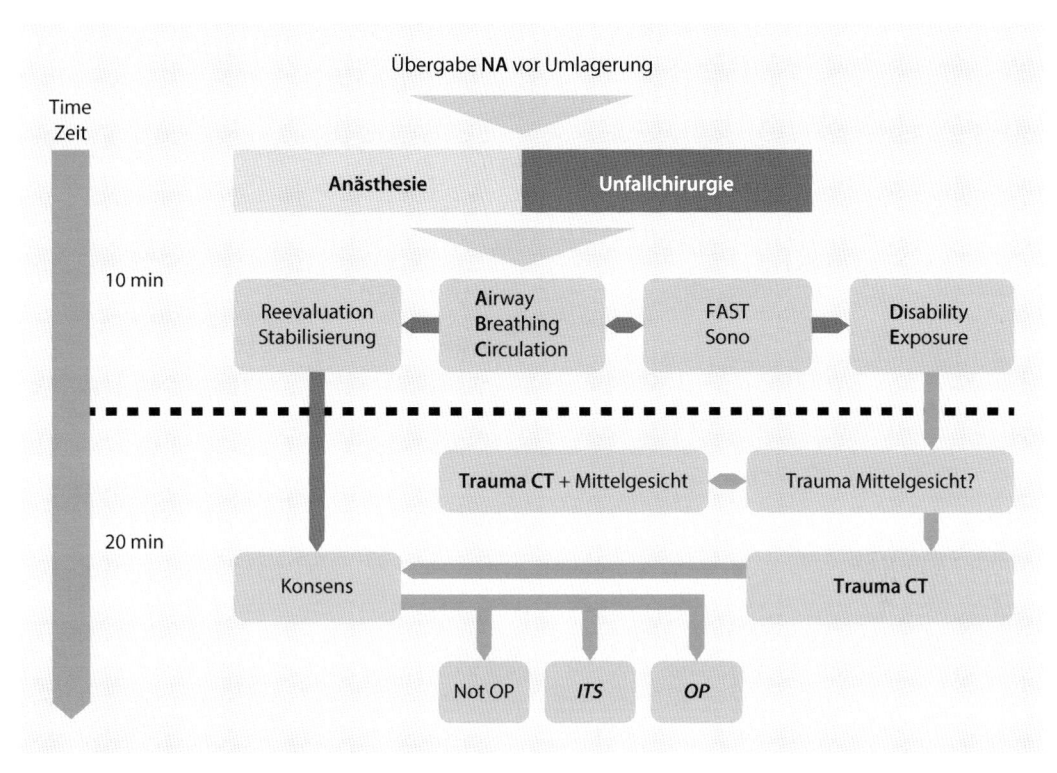

Abb. 31.5 Ablaufschema BG Klinik Ludwigshafen ATLS + MSCT

müssen von einem **Schockraumverantwortlichen** regelmäßig überprüft und zusammen mit einem Schockraum-Qualitätszirkel optimiert werden. Grundlage ist eine auf die jeweilige Klinik zugeschnittene interdisziplinäre **Schockraumleitlinie**.

Beispiel
Nach Alarmierung findet sich das Team im Schockraum ein. Da es nicht gewährleistet ist, dass sich alle kennen – täglich andere Teams, z. T. neue Mitarbeiter – erfolgt analog zur WHO-Checkliste im Operationssaal ein »Time-out«. Alle Teammitglieder stellen sich und ihre Funktion vor. Es erfolgt ein Briefing durch den Traumaleader. Hierdurch wird das Team erstmals auf einen gemeinsamen Wissenstand gesetzt.

Primary survey (Abb. 31.5)
Mit Erreichen des Patienten im Schockraum sollte eine Uhr gestartet werden. Die Uhr ist so eingestellt, dass nach 12 Minuten ein Warnton ertönt.

Zunächst muss eine standardisierte Übergabe des Patienten vom präklinischen Team an das Schockraumteam erfolgen. Hierzu wird der Patienten zunächst noch auf der Patiententrage des Rettungsdienstes belassen, um Unruhe durch das Umlagern zu vermeiden.

Der Traumaleader notiert dabei wichtige Informationen auf einem Whiteboard oder einer Checkliste, um diese für alle im Schockraum einsehbar zu machen und zu dokumentieren. Die Dokumentation kann je nach Ressourcen auch durch einen Dokumentationsassistenten erfolgen.

Die Übergabe muss sich mit den jeweiligen Parametern an das **ABCDE-Schema** des ATLS-Formats (s. unten) halten und evtl. durchgeführten Maßnahmen müssen dargestellt werden. Nach der Übergabe durch das Rettungsdienstpersonal wiederholt der behandelnde Chirurg die Angaben zur Bestätigung. Dies gibt dem Rettungsdienstpersonal die Möglichkeit von Korrekturen und erlaubt

Nachfragen. Anschließend erfolgt die Umlagerung auf die Schockraumliege.

Diese ersten Minuten im Schockraum verlaufen stets nach einem festen Algorithmus, der allen Mitgliedern im Schockraum vertraut sein muss.

Die standardisierten Abläufe sind auf Schautafeln im Schockraum installiert (Abb. 31.5).

Es beginnt der »**primary survey**« wie folgt:
- **A** = Airway and C-spine protection: Atemwege und HWS
- **B** = Breathing and ventilation: Ventilation, Atemtätigkeit, Oxygenierung
- **C** = Circulation and stop the bleeding: Zirkulation, Blutungskontrolle, Perfusion
- **D** = Disabilty: zentrale und periphäre Neurologie
- **E** = Environment, exposure: Patient entkleiden, Wärmeerhalt, Frakturen

Im »primary survey« wird der Patient **stabilisiert**. Akut lebensbedrohliche Verletzungen werden identifiziert und parallel therapiert Dies geschieht im Team. Der Traumaleader supervidiert die Behandlung und organisiert die weitere Versorgung.

Dabei erfolgt seitens der Unfallchirurgen (gelegentlich auch durch den Radiologen) die Durchführung einer zielgerichteten kurzen Ultraschalluntersuchung, auch FAST = **F**ocused **A**ssessment **S**onografy in **T**rauma genannt. Diese. Das Ultraschallgerät wird rechts vom Patienten aufgestellt.

Um die Vitalparameter für alle Mitarbeiter zu visualisieren, wird der Überwachungsmonitor des Patienten mit einem zentralen Großbildschirm verbunden.

Die wichtigsten Punkte des »primary survey« sind:
- Treat first what kills first – Immer erst die akut lebensbedrohliche Situation beheben«
- Do no further harm – keinen weiteren Schaden zufügen«
- Time is of the essence – Zeitmanagement ist maßgeblich«

In der seltenen Situation, dass man zunächst alleine am Patienten ist, erfolgt der »primary survey« zusammen mit einer Pflegekraft.

Im Schockraumteam erfolgt eine den Fachdisziplinen zugeordnete Aufteilung des »primary survey«. Der Traumaleader erfragt die Ergebnisse aktiv und kommuniziert diese im Team.

Ist bei einem der Schritte eine invasive Maßnahme erforderlich, muss im Anschluss daran umgehend eine klinische Re-Evaluation der Maßnahme auf ihren Erfolg hin durchgeführt werden. Am Ende der ersten Schockraumphase erfolgt ebenfalls eine Re-Evaluation. Ist der Patient dann zunächst stabil, wird zur zweiten Schockraumphase übergegangen.

Für die erste Schockraumphase stehen sog. »**adjuncts**« zur Diagnosefindung zur Verfügung. »Adjuncts« sind z. B. Pulsoxymetrie, Kapnometrie, Puls- und Blutdruckmonitoring, Röntgendiagnostik inkl. Multislice-CT (MSCT) etc. Jedoch dient die erste Schockraumphase der Stabilisierung und Wiederbelebung des Patienten. Somit sind diese Diagnostika sprichwörtlich als »adjuncts« anzusehen.

Secondary survey

Ist der Patient vorübergehend stabilisiert, kann der »secondary survey« durchgeführt werden. Hier werden eine ausführliche **Anamnese** und der Unfallmechanismus erhoben und im Hinblick auf den Zustand des Patienten bewertet sowie eine Planung **weiterführender Diagnostik** besprochen bzw. eine Verlegung in ein anderes Zentrum in Betracht gezogen.

Maßgeblicher Inhalt des »secondary survey«ist eine **Untersuchung** von Kopf bis Fuß mit dem Ziel, alle anatomischen Verletzungen zu detektieren. Weiterhin erfolgt eine regelmäßige Re-Evaluation, um schnell eine sich möglicherweise einstellende Verschlechterung zu erkennen. Soweit noch nicht geschehen, werden nun Laboruntersuchungen, weiterführende Röntgendiagnostik oder gar interventionelle radiologische Maßnahmen durchgeführt. Wichtig ist auch die Überprüfung des **Tetanusschutzes**. Letztendlich muss zu diesem Zeitpunkt festgelegt werden, welcher **Therapie** der Patient zugeführt wird oder ob er gar einer Verlegung bedarf.

Eine interne Umfrage unter Mitarbeitern, die im Schockraum tätig sind, ergab folgende **Störfaktoren**:
- Es ist viel zu laut.
- Es sind zu viele Personen im Schockraum.

- Manchmal wissen wir gar nicht was genau los ist, der Patient rauscht an einem vorbei.
- Was hat der Patient genau und warum wird wie entschieden.
- Als Pflegekräfte haben wir den Eindruck, das letztlich nur die Ärzte wissen, wie es weiter geht – das frustriert.
- Wer ist wer, plötzlich sind neue Mitarbeiter dabei, die keiner kennt.

Diese Aussagen zur Umgebung, Anzahl der Personen und zur Kommunikation repräsentieren klassische Verstärker eines möglichen **Handlungsabbruchs** innerhalb eines Teams. Unter einem Handlungsabbruch ist zu verstehen, dass einzelne Mitglieder eines Teams aufgrund z. B. Stress oder Angst in ihrer rationalen Handlung blockiert sind. Häufig wird dann die Sachebene verlassen und eine emotional getriggerte unsinnige Handlungsabfolge entsteht. Die Kommunikation bricht ab, eine zielgerichtete Handlung im Team ist nicht mehr möglich. Typische **Human-Factor-Problematiken** wirken hier als Verstärker von Handlungsabbrüchen.

Auswertungen aus dem **Cockpit Human Factor Research Project** von Beinaheunfällen in der Luftfahrt von anonymen Meldungen von 2.100 Piloten bzw. ca. 3,2 Millionen Datensätzen belegen, dass operationelle Probleme isoliert lediglich in 1,2 % der Fälle auftreten, in Kombination mit technischen Problemen in 4,1 % der Fälle, jedoch in der Dreier-Kombination von operationellen Fehlern, menschlichen Fehlern und sozialen Interaktionsproblemen signifikant in 37,8 % Ursache für kritische Vorfälle waren.

Die oben genannten Störfaktoren können zu verschiedenen Fehlern führen:

Der sog. **Attraktions-Bias** (»salient bias«) führt dazu, das handelnden Personen sich mit dem hervorstechendsten Problem beschäftigen und zwar dahingehend, dass eine Erklärung für dieses Problem gesucht wird anstelle an der Lösung des Problems zu arbeiten.

> Bei der Schockraumversorgung muss der Traumaleader dafür sorgen, dass ein gemeinsamer Handlungsstrang etabliert wird, sollten die Teammitglieder hier divergierend handeln.

Die **Verfügbarkeitsheuristik** (»availiability heuristic«) verleitet dazu, auf bekannte etablierte Methoden zurückzugreifen und diese häufiger anzuwenden, anstelle auf andere zu wechseln. Diese folgt dem Prinzip »falsch, aber wirksam« (»strong but wrong«).

Beispiel
Nach Übernahme des Patienten vom Rettungsdienst arbeiten alle Teammitglieder im Schockraum am Patienten. Plötzlich kommt die Frage nach dem Blutdruck des Patienten. Antwort: »Wir haben noch keine invasive Blutdruckmessung!« (Die arterielle Blutdruckmessung ist das technisch beste und stärkste Diagnostikum.) Alle warten also auf das Einbringen eines arteriellen Blutkatheters, anstatt mit einer Manschette zu messen oder den zentralen Puls an der Halsschlagader zu palpieren. Der Patient war zu diesem Zeitpunkt bereits reanimationspflichtig und hatte keinen ausreichenden Blutdruck!

Der **Bestätigungs-Bias** (»confirmation bias«). Dieser führt dazu, dass sich Daten- und Lösungssuche auf die Bestätigung bisheriger Annahmen konzentriert. Nur die ständige Re-Evaluation durch die ABCDE-Struktur des ATLS-Systems lässt neue Erkenntnisse auffällig werden. Verschlechtert sich der Patient, dann muss der aktuelle Weg verlassen und neue Fakten für einen neuerlichen Lösungsversuch abgefragt werden.

Der **Aufmerksamkeitszuordnungs-Bias** (»attention allocation bias«) tritt bei hoher emotionaler Belastung (Stress) auf und führt dazu, dass die Reihenfolge strukturierter Arbeitsabläufe (priorization) verworfen und der Bedrohung geopfert werden. Panikreaktionen sind die Folge. Das Team verlässt die Sachebene und reagiert emotional. Es können sich Streitgespräche entwickeln, irrationale Maßnahmen durchgeführt werden oder ein Kommunikationsabbruch stattfinden. Auch hier hilft die ABCDE-Struktur, die Sachebene einzuhalten und auch in kritischen Situationen einen Handlungsstrang aufrecht zu halten.

Der **Tunneleffekt** (»tunneling of attention«) bewirkt im kognitiven Bereich die Fokussierung auf das Problem unter Stress und verhindert die Beachtung alternativer Varianten. Es kann passieren, dass einzelne Teammitglieder wiederum eigen motivierte Handlungsstränge etablieren, die im Team divergieren. »Jeder macht was er am besten kann«. Der Teamleder muss hier mit der ABCDE-Struktur eingreifen, um alle auf einen Weg zurückzuführen.

Aufgabenlimitierung (»task shedding«) liegt vor, wenn durch hohe Belastung ganze Handlungsketten ausgelassen werden – Auslassen diverser Checklisten oder Elemente der standardisierten Versorgung oder Ersetzen dieser durch triviale und nebensächliche Aktionen.

Beispiel
Der Notarzt kommt mit dem Patienten in den Schockraum: »Um Gottes willen, es ist furchtbar, der Motorblock des Autos war auf dem Patienten – ihm geht es ganz schlecht, helft uns bitte….! Der Patient ist verschmutzt und blutet aus oberflächlichen Schürfwunden. Alle hetzen, wollen das Beste, aber rennen unkontrolliert herum. Wollen alles gleichzeitig machen. Ohne einen ersten »primary survey« trifft ein Teammitglied oder gar der Traumaleader die Entscheidung, den Patienten sofort in den Operationssaal zu bringen. Alles sei sehr schlimm, es müsse jetzt schnell gehen!
Hier ist es essenziell, noch einmal von vorne zu beginnen und alle Parameter des Patienten zu kontrollieren, bevor eine falsche Entscheidung getroffen wird. Letztlich stellte man fest, dass der Patient kaum verletzt war und außer einer Sprunggelenksfraktur nichts hatte. Die Belastung des Teams durch die »emotionale« Übergabe hat alle ihre Standards vergessen lassen. Auch hier ist die vorgegebene (ATLS)-Struktur die einzige Rettung in der Situation.

31.12.3 Trauma-room-time-out-Checkliste als Sicherheitstool im Schockraum

Nach dem »primary survey«, aber spätestens nach 12 Minuten, wird durch die **Schockraumuhr** ein Alarmton ausgelöst. Es erfolgt ein erster »trauma room time out« (TRTO; ◘ Abb. 31.6). Der Traumaleader kontrolliert den aktuellen Stand nach dem **ABCDE-Schema** und entscheidet mit dem Team, ob der Patient:

- weiterer akuter Maßnahmen bedarf, ggf. einer sofortige Notoperation,
- stabil genug ist, um ein Multislice-Computertomographie (MSCT) zu erhalten,
- in den Operationssaal oder auf die Intensivstation gebracht werden kann.

Der zweite TRTO erfolgt nach dem MSCT oder bei Übergabe im Operationssaal bzw. auf der Intensivstation.

Durch den TRTO wird gewährleistet, dass alle an der Versorgung beteiligten Mitarbeiter immer auf dem gleichen Wissenstand sind. Zusätzliche Fakultäten werden nach Bedarf durch den Traumaleader verständigt, er kommuniziert mit dem Operationsmanager das weitere Vorgehen und den Bedarf im Operationssaal. Er übergibt den Patienten mit seinem Schockraumteam an das Operationsteam.

31.12.4 Impact von ATLS

Bis zum heutigen Tag gibt es keine Evidenz (Level A = Soll-Empfehlung) über den Impact von ATLS auf das Outcome von Traumapatienten. Es bestehen jedoch wesentliche positive Einflüsse auf die handelnden Personen. So können wir die Frage »does it help« noch nicht abschließend mit empirischen Nachweisen beantworten, sehr wohl jedoch die Frage »does it work«! Die gefühlte Sicherheit der Akteure hat sich in Vorher-Nachher-Umfragen deutlich verbessert. Die Mitarbeiter fühlen sich besser vorbereitet und auf die Situation eingestellt. Es bestehen nicht mehr die Ängste, dem Schwerstverletzten nicht gerecht zu werden.

31.13 Alarmierung

Alexander Euteneier

31.13.1 Problemstellung

Ohne ein funktionierendes klinisches Monitoring- und Alarmierungssystem würden viele Patienten zu Schaden kommen. Besonders die Patienten in

31.13 · Alarmierung

Team Time Out – Schockraum

Zeitpunkt:
1. Im Schockraum nach 10 Min. ab Übernahme des Patienten vom Rettungsdienst
2. Im CT vor dem Umlagern und Verlassen des CT.

Initiator:
Der Trauma-Leader (meist OA UCHI oder 1. Dienst UCHI) initiiert die Team-Time-Outs und wird hierbei durch alle Beteiligten unterstützt.

Kurze Zusammenfassung der aktuellen Situation (1 Minute)

Airway/C-Spine-Protection
Breathing/Ventilation

Circulation/Stop the bleeding
Disability/Neurologie

Relevante Diagnosen

Noch erforderliche Maßnahmen
– Intubation/Fiberoptik/Koniotomie
– Thoraxdrainage, Thorakotomie, Laparotomie
– Weitere Gefäß-Zugänge etablieren
– Sonographie, MSCT, Röntgen
– Bestellung und Beschaffung von Blutprodukten

– Notfall-OP
– Intensivstation
– Verlegung
– Einbindung weiterer Fachdisziplinen
– Sind alle anderen Beteiligten informiert?
 (OP-Pflege/Blutbank/Radiologie/Intensivstation/
 andere Fachdisziplinen)

Abb. 31.6 »Trauma room time out« (TRTO) Ludwigshafen

Operationssälen und Aufwachräumen, auf den Intensiv- und Intermediate-Care-Stationen, der Neonatologie, Geburtshilfe sowie in der Notfallambulanz benötigen eine engmaschige Überwachung ihrer Vitalfunktionen. Dazu zählen unter anderem: Herzfrequenz, Herzströme, Puls, Blutdruck (invasiv, nicht-invasiv), Körpertemperatur, Atemfrequenz, Atemhubvolumen, Sauerstoffsättigung im Blut, Hirndruck, Herzminutenvolumen u. v. m. Die Erfassung erfolgt anhand einer Vielzahl komplizierter technischer Apparate. Liegen die gemessenen physiologischen Werte außerhalb einer eingestellten Ober- oder Untergrenzen, werden Alarmsignale abgesetzt. Diese sind sowohl akustischer als auch visueller bzw. textueller Art. Erfolgt darauf keine schnelle Reaktion, kann es zu lebensbedrohlichen Zuständen bis hin zum Tod des Patienten kommen.

Eine US-Studie in 5 Intensivstationen mit insgesamt 77 Betten an der University of California San Francisco erfasste im Zeitraum von 31 Tagen rund 2,5 Millionen Alarme, davon 380.000 akustische Alarme. Bezogen auf ein Intensivbett waren dies 187 akustische Alarme pro Tag (Drew et al. 2014). Ein normales Arbeiten ist unter solchen Umstände schwer vorstellbar. Die Autoren der Studie kommen zu der Schlussfolgerung, dass die »exzessive Anzahl der physiologischen Überwachungsalarme aus einem komplexes Zusammenspiel unpassender Einstellungen, Patientenbedingungen und Algorithmusmängel resultieren«.

Eine **übermäßige Alarmierungslast** mit häufigen falsch-positiven Fehlalarmen oder irrelevanten Alarmen führt auf Dauer zu einer **Herabsetzung der Aufmerksamkeitsschwelle** und zur **Alarmmüdigkeit** (»alarm fatigue«), was wiederum dazu

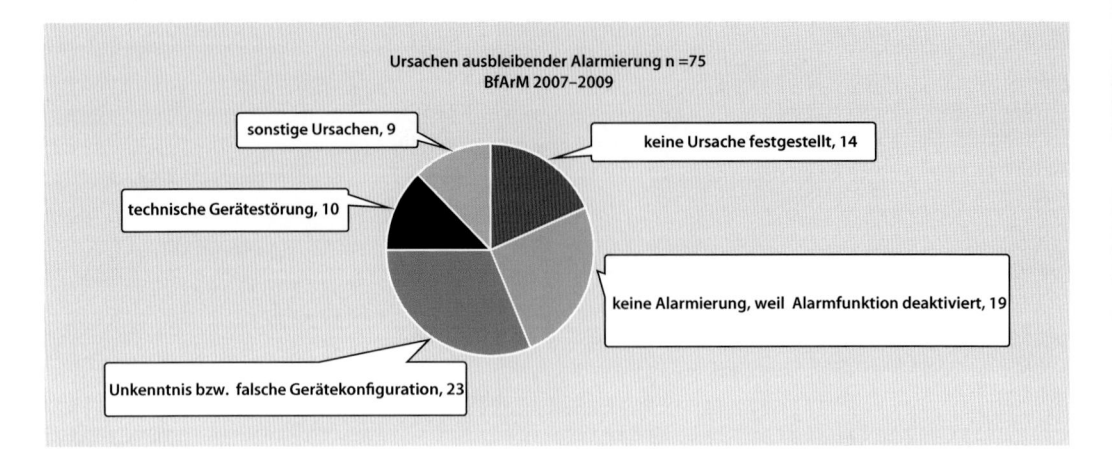

Abb. 31.7 Ursachen kritischer Situationen mit ausbleibender Alarmierung (DGBMT-Fachausschuss Methodik der Patientenüberwachung 2010, Quelle BfArM)

führt, dass auf Alarme nicht mehr reagiert wird, z. B. Warntöne leise gestellt bzw. ignoriert werden. Das US-amerikanische Emergency Care Research Institute führt die »alarm fatigue« an erster Stelle der Gefährdungen im Bereich der Gesundheitstechnik im Jahr 2014 an (Keller 2012). In einer weiteren US-Studie betrugen die Antwortzeiten auf Gerätealarme bis zu 40 Minuten (Reslan 2007, zitiert aus DGBMT-Fachausschuss Methodik der Patientenüberwachung 2010).

Das Bundesinstitut für Arzneimittel und Medizinprodukte (BfArM) registrierte in den Jahren 2007–2009 insgesamt 75 Fälle an kritischen Situationen mit **ausbleibender Alarmierung**, dabei kam es zu 18 Todesfällen und 6 verzögerten Reanimationen, die in 2 Fällen zu Hirnschädigungen führten (DGBMT-Fachausschuss Methodik der Patientenüberwachung 2010), ▶ www.dgbmt.de. Die Ursachen der 75 Fälle sind in ◘ Abb. 31.7 aufgeführt.

Insgesamt ist die überwiegende Mehrzahl der Fälle auf **Fehlbedienungen** zurückzuführen. Mögliche Gründe für Fehlbedienungen (DGBMT-Fachausschuss Methodik der Patientenüberwachung 2010):

— Konfiguration des Alarmsystems durch den Anwender mit dem Ziel einer Reduktion der (Fehl)Alarmhäufigkeit
— Unklarheit über Geräteverhalten bzw. unzureichendes Training der Anwender
— Unklarheit über Gerätekonfiguration bzw. keine systematische, der individuellen Abteilungssituation angepasste und dokumentierte Konfiguration der Monitoranlagen
— Hohe Komplexität der Systeme
— Unterschiedliches Geräteverhalten selbst innerhalb der Produktlinie eines Herstellers

Neben der Häufigkeit der Fehlalarme stellt auch die **Lautstärke** der Monitorsignale ein Problem dar, welche einen Großteil des Lärms auf einer Intensivstation ausmachen. Dies kann bei den Mitarbeitern zu einer psychischen Mehrbelastung führen und wirkt sich womöglich auch negativ auf die Rekonvaleszenz der Patienten aus.

31.13.2 Risikomanagement-Maßnahmen

Die Joint Commission hat für 2014 die »Verbesserung der Sicherheit von klinischen Alarmsystemen« als ein nationales Patientensicherheitsziel angekündigt. Ab 2016 werden in den USA zusätzliche weitere verbindliche Regulierungen in Kraft treten (Joint Commission 2013).

Um Fehlern in der Alarmierung und der Alarmmüdigkeit vorzubeugen, muss dieses Thema von der verantwortlichen Führung als wichtig und relevant für die Patientensicherheit erkannt werden.

Die Joint Commission schlägt vor, sich dem Thema Alarmierung in der Organisation wie folgt zu widmen:
- Identifizieren und Managen der wichtigsten Alarmierungen
- Einholen der Meinungen von den klinischen Mitarbeitern
- Darstellen der Risiken, wenn auf Alarme nicht reagiert wird oder diese fehlerhaft arbeiten
- Abwägen, ob spezifische Alarme notwendig sind oder diese nur unnötige Alarme bzw. Alarmmüdigkeit hervorrufen
- Feststellen des Risikopotenzials für den Patienten auf Basis der Vorgeschichte an Vorfällen
- Festlegen von Best-Practice-Beispielen und Leitlinien

Daraus sollen Strategien und Verfahrensweisen entwickelt werden,
- wie Alarme gemäß der Klinik des Patienten einzustellen sind,
- wie festgelegt wird, welche Alarme ausgeschaltet oder geändert werden können,
- wer in der Organisation die Befugnisse hat, die Alarmparameter festzulegen, zu verändern oder auszuschalten,
- wie die Überwachung erfolgt und wie auf die Alarme reagiert wird, und
- wie die Überprüfung der individuellen Alarmsignale hinsichtlich der akkuraten Einstellung, des ordnungsgemäßen Betriebs und ihrer Feststellbarkeit erfolgt.

Derzeit besteht bezüglich einer Vereinheitlichung von Alarmsignale noch Nachholbedarf. Beim Einkauf von Monitoren sollte dieser Aspekt mitberücksichtigt werden, z. B. Geräte nur eines Herstellers und derselben Marke zu beschaffen.

Um die akustische Alarmgeräuschbelastung zu reduzieren, werden derzeit **vibrotaktile Alarmsysteme**, z. B. als Armmanschetten, evaluiert oder Alarmmanagementsysteme, bei denen der Alarm an eine **zentrale Stelle** geleitet wird, wo durch speziell geschulte Pflegekräfte die Situation bewertet und weitere Maßnahmen veranlasst werden. Alternative Ansätze zur Fehlalarmreduzierung bestehen in der Modifikation der Alarmalgorithmen bzw. der Alarmbestätigungszeiten und Verzögerungszeiten und der Einführung so genannter **intelligenter Alarmsysteme**. Intelligente Alarmsysteme führen eine Alarmvalidierung durch, z. B. indem sie einen Asystolie-Alarm mit dem Blutdruck vergleichen (DGBMT-Fachausschuss Methodik der Patientenüberwachung 2010).

> **Praxistipp**
>
> Es empfiehlt sich, im Rahmen der Geräteeinweisungen nicht nur die allgemeinen Eigenschaften des Gerätes und deren korrekte Bedienung, sondern insbesondere auch die Verfahren bezüglich der Alarmindikationen und deren Einstellungen zu besprechen.

Ziel sollte es sein, akustische Alarmsignale auf tatsächlich alarmrelevante Notfallsituationen einzuschränken. Hier könnten durch umfassende und regelmäßig wiederholte Schulungsmaßnahmen zumindest die Hauptursache »Fehlbedienung« reduziert werden.

31.13.3 Alarmierungssysteme

Alarmierung, Alarmkette und reaktive Maßnahmen auf einen Notfallalarm, z. B. auf peripheren Stationen und Funktionsabteilungen, erfolgen in den Krankenhäusern noch sehr unterschiedlich. Einige Krankenhäuser verwenden ein zur Telefonie paralleles Notfallpager-System, andere Einrichtungen ein DECT-System (Digital Enhanced Cordless Telecommunications) oder nutzen ein WLAN-Handynetz.

Die Einrichtung und der Betrieb eines Alarmierungssystems sollten dabei folgende Prinzipien berücksichtigen:
- **Festlegung einer Alarmierungsstrategie**
    - Welche Alarme gibt es bereits in der Einrichtung?
    - Welche Alarme werden benötigt?
    - Wie, durch was oder durch welche Umstände werden sie ausgelöst?
    - Welche Technik wird eingesetzt?
    - Werden spezifische Notfallteams vorgehalten?

- Wie erfolgen die Schulungen und Einweisungen?
- Wie erfolgt die Qualitätssicherung?
- **Festlegung der Informations- und Entscheidungswege**
    - Wer (welche Rolle, Funktion) wird in welchem Zeitraum von wem verständigt? Die Abläufe sollten weitestgehend automatisiert werden.
    - Welche Meldungen werden abgesetzt?
    - Welche Informationen beinhaltet das Meldebild?
- **Festlegung und stetige Aktualisierung der Alarmierungsliste**
    - Welche Personen werden in der regulären Arbeitszeit und welche in der Dienstzeit verständigt?
    - Welche Personen rücken nach bei Nichterreichung der Zielperson?
- **Festlegung der spezifischen Maßnahmen für die einzelnen Notfälle**
    - Um ein praxistaugliches Anforderungsprofil für die einzelnen Alarmierungen zu den verschiedenen Notfällen zu erstellen, bietet es sich dringend an, die spezifischen Alarmsituationen am konkreten Beispiel durchzuspielen. Dies kann im Rahmen einer theoretischen Gedankenübung bis hin zu komplexen Simulationsübungen erfolgen.

Bei Verwendung **mobiler Telefone** kann es bei nicht vollständig ausgebautem Funknetz vorkommen, dass aufgrund von **Funkschatten** eine Weiterleitung des Alarms an das Mitarbeitertelefon verhindert wird. Die Betreiber der Anlage und die Geschäftsleitung haben hier strikte Vorsorge zu leisten, dass dies nicht der Fall ist.

Des Weiteren ist die Implementierung eines **Quittierungssystems** dringend zu empfehlen. Bleibt eine Quittierung innerhalb eines definierten Zeitraumes von z. B. von 30 Sekunden aus, sollte eine automatische Weiterleitung der Alarmierung an den nächsten Mitarbeiter stattfinden.

WLAN-Systeme bzw. **Netzwerke** müssen Alarmierungen priorisiert behandeln. Bei simultaner Übertragung z. B. von umfangreichen Bilddateien kann es vorkommen, dass Alarme nur verzögert weitergeleitet werden. Aufgrund dessen müssen entsprechende **Quality-of-Service-Konzepte** der Netzwerke sowie Vorsorgemaßnahmen zur Vermeidung von Netzüberlastungen bestehen.

> **Praxistipp**
>
> Die Funktion der Alarmkette für die wichtigsten Alarmierungen, wie Reanimation-, Notsectio-, und Schockraumalarme, sollte täglich getestet und protokolliert werden. Eine Alarmweiterleitung über Dritte, z. B. die Pforte, ist nicht mehr zeitgemäß, birgt viele menschliche Fehlerquellen und sollte unterlassen werden. Die Notrufnummern sollten markant und gut einprägsam an allen relevanten Stellen im Gebäude sichtbar sein.

31.14 Optimierung des Medikamentenmanagements

Hanna M. Seidling, Marion Stützle und Walter E. Haefeli

31.14.1 Einführung

Als multidisziplinärer, komplexer Prozess stellt das Medikamentenmanagement besondere Anforderungen an eine wirksame Qualitätssicherung. So sind z. B. allein im Einflussbereich des Krankenhauses mindestens 13 Themenkreise qualitätsrelevant und bestimmen schlussendlich Erfolg und Misserfolg. Eine Reihe von Maßnahmen zur Verbesserung des Medikamentenmanagements haben zum Ziel, die **13-R-Regel** zu unterstützen und die Arzneimitteltherapiesicherheit zu erhöhen.

Prinzipiell handelt es sich bei all diesen Maßnahmen um **komplexe Interventionen**, die individuell auf das spezifische Setting adaptiert werden müssen (Shekelle et al. 2011). Für den Erfolg einer Maßnahme sind daher Individualisierung, Implementierung und kontinuierliche Analyse entscheidender als die bloße Entscheidung für die Maßnahme. Folglich sollte der Auswahl einer Maßnahme eine Prozessanalyse der Gegebenheiten vor Ort vorausgehen, die den lokalen Interventionsbedarf und potenziellen Nutzen der Maßnahme abschätzen lässt (Bertsche et al. 2008; Lohmann et al. 2014) und auch hilft, für die erfolgreiche Umsetzung relevante Kontextfaktoren zu identifizieren.

Der Vielseitigkeit der Prozessabläufe und den variablen Implementierungen spezifischer Maßnahmen ist es geschuldet, dass der Erfolg einzelner Maßnahmen settingspezifisch ist und die Implementierung eines identischen Werkzeugs in unterschiedlichen Institutionen zu unterschiedlichen Resultaten führen kann (Metzger et al. 2010). Außerdem ist die Vielfalt der Kontextfaktoren auch ein Hauptgrund dafür, dass systematische Literaturanalysen zum heutigen Zeitpunkt selten evidenzbasierte Empfehlungen zur Auswahl von Maßnahmen treffen können.

Neben dem potenziellen Nutzen einer Maßnahme sollten auch Implementierungsaufwand und -kosten sowie mögliche unerwünschte Effekte bei einer fehlerhaften Implementierung berücksichtigt werden, wenn eine Empfehlung zur Auswahl ausgesprochen wird (AHRQ 2013, Tabelle 1). In Deutschland hat das Aktionsbündnis Patientensicherheit (APS) e.V. eine Empfehlungsliste zur Arzneimitteltherapiesicherheit im Krankenhaus entwickelt, die auf der Homepage des APS abrufbar ist (▶ www.aktionsbuendnis-patientensicherheit.de). Auch hier steht jedoch die Aufforderung im Vordergrund, sich mit der individuellen Situation am Haus auseinanderzusetzen und aus einer Reihe von möglichen Maßnahmen solche auszuwählen und dann anzupassen, die am besten geeignet sind (Seidling et al. 2013).

Maßnahmen zur Verbesserung des Medikamentenmanagements können einerseits darauf abzielen, Prozessabläufe zu optimieren und Fehlerpotenzial allgemein zu vermeiden, wie z. B. die Einführung einer elektronischen Patientenakte, oder aber sie greifen gezielt in einen Teilaspekt des Medikamentenmanagements ein um dort eine ganz spezifische Fragestellung zu optimieren, z. B. Check- und Dokumentationslisten zur Rekonstitution von Infusionslösungen auf Station um sicherzustellen, dass das richtige Lösungsmittel verwendet wird. Selbst in diesem fokussierten Fall bleiben die Auswirkungen selten alleine auf den ursprünglichen Prozessschritt begrenzt – z. B. kann die zuvor erwähnte Checkliste einen Einfluss darauf haben, wann die Infusion in Abhängigkeit des Verabreichungszeitpunktes rekonstituiert wird, und so auch die Prozessabläufe der Verabreichung beeinflussen. Auch bei der Evaluation einer spezifischen Maßnahme sollte daher immer der Gesamtprozess im Auge behalten werden.

Prinzipiell kann zwischen Maßnahmen entschieden werden, die das **Produkt optimieren**, und durch eine geeignete Auswahl Fehlerquellen von vornherein eliminieren – solchen, die den **Prozess optimieren**, indem Abläufe sicherer gestaltet werden und solchen, die beim Personal ansetzen und durch Schulungen insbesondere solche Fehler zu vermeiden suchen, die durch Wissenslücken entstehen.

Maßnahmen zur Prozessoptimierung können auch die Einführung gänzlich neuer Arbeitsabläufen ggf. unter Herausarbeiten neuer Verantwortlichkeiten bedingen. So können z. B. klinische Pharmazeuten stärker in den Medikationsprozess integriert werden und damit ein besonderes Augenmerk auf die Arzneimitteltherapie haben. In den letzten Jahrzehnten wurde zusätzlich oftmals die Einführung **elektronischer Systeme** diskutiert, die auch Schritt für Schritt implementiert werden können, bis letztlich das Medikamentenmanagement in einem Closed-loop-Prozess abläuft, das heißt, ohne Medienbrüche bei der Übertragung von Informationen. Der Fortschritt der Implementierung elektronischer Systeme in einem Krankenhaus kann z. B. in Kategorien der Healthcare Information and Management Systems Society (HIMSS) (▶ www.himssanalytics.org) abgebildet und so vergleichbar bewertet werden.

Im Folgenden werden entlang der 13-R-Regel exemplarisch häufig diskutierte Maßnahmen zur Verbesserung des Medikamentenmanagements hervorgehoben.

31.14.2 Die richtige Distribution

Zu den Maßnahmen, die die richtige Abgabe von Arzneimitteln unterstützen, zählen zum einen strukturelle Verbesserungen der Arbeitsbedingungen, d. h. die Vermeidung von Unterbrechungen oder die Verbesserung der Lichtverhältnisse. Zusätzlich können Doppelchecks eingeführt werden,

z. B. in Form von **Barcode-Scans** der gerichteten Arzneimittel. Da Abgabefehler jedoch insgesamt sehr selten sind, muss z. B. ein Barcode-Scan flächendeckend und bei jedem Arzneimittel eingesetzt werden, um Fehler zu vermeiden (Poon et al. 2006).

Unit-Dose-Systeme können Verwechslungen von Arzneimitteln oder Dosierungen von 2,4 % auf 0,5 % bzw. 1,9 % auf 0,01 % verringern (Cousein et al. 2014). Häufig ist auf den Einzelblistern dieser Systeme neben dem Namen des Patienten auch noch ein identifizierender Barcode vermerkt, so dass zusätzlich zur verbalen Nachfrage nach der Identität des Patienten auch Patientenarmbänder mit Barcode zum Einsatz kommen und Patientenverwechslungen weiter minimiert werden können.

Die Implementierung von Unit-Dose-Systemen erfordert eine umfassende Umstrukturierung des gesamten Medikationsprozesses und stellt zudem auch eine größere finanzielle Investition dar. Als kleinere Maßnahme, die auch individuell auf einzelnen Stationen implementiert werden kann, werden daher oftmals **halbautomatisierte Dispensierschränke** favorisiert. Solche Schränke können die Zufriedenheit des Personals erhöhen (Rochais et al. 2014) und auch die Lagerungsbedingungen optimieren; ihr Nutzen im Rahmen der Arzneimitteltherapiesicherheit ist noch umstritten und hängt – einmal mehr – von der individuellen Umsetzung und Integration in den Prozessablauf ab (Paparella et al. 2006).

31.14.3 Die richtige Lagerung

Wenn Arzneimittel auf Station gelagert werden, so sollte der Vorrat in einer Art und Weise sortiert sein, die der Dokumentation der Arzneimittel in der Patientenakte entspricht. Erfolgt die Verordnung substanzspezifisch, sollte der Vorrat alphabetisch entsprechend der Wirkstoffe sortiert sein, bei einer präparatbezogenen Verordnung ist hingegen eine präparatbezogene Sortierung intuitiver. Je nach Sortierung muss jedoch berücksichtigt werden, dass ähnlich aussehende Packungen insbesondere in hektischen Situationen oder schlechter Sicht leicht verwechselt werden können (»look alike«). Daher muss individuell geprüft werden, ob einzelne Arzneimittel – je nach Nutzung – vielleicht sogar getrennt aufbewahrt werden sollten oder zumindest die Beschriftung eindeutig erfolgt. Auch hier gibt es Maßnahmen, wie z. B. Tall-Man-Lettering (Filik et al. 2006).

Die Lagerung von Arzneimitteln auf Station kann durch die Implementierung von halbautomatischen Dispensierschränken verbessert werden (Chapuis et al. 2010), gleichzeitig können solche Schränke die Zeit verringern, die die Pflegekräfte für die Dokumentation der Lagerhaltung aufbringen müssen (Tsao et al. 2014).

31.14.4 Der richtige Patient

Zur Vermeidung von Patientenverwechslungen gibt es auch im Bereich der Arzneimitteltherapie klare Anweisungen zur Patientenansprache und zur aktiven Erfragung des Namens. Letzteres ist auf Stationen mit langen Liegezeiten und wenn Pflegekraft und Patient einander wohl bekannt sind, weniger bedeutungsvoll als wenn Ad-hoc-Therapien bei unbekannten Patienten durchgeführt werden sollen.

Prinzipiell können Patientenverwechslungen bei der Verordnung, bei der Abgabe oder bei der Verabreichung auftreten; eine effektive Fehlervermeidung beinhaltet üblicherweise einen zweiten Check, entweder durch ein **Vier-Augen-Prinzip** oder aber durch Automatisierung unter Verwendung von **Barcodes** (optische Erkennung) oder **RFID** (»radio-frequency identification«, elektromagnetische Identifizierung) zur Kennzeichnung von Arzneimittel und Patient.

Tatsächlich reduzierte die Einführung von Barcode-Armbändern und das regelhafte Scannen von Arzneimittel und Patient vor der Verabreichung potenzielle unerwünschte Arzneimittelwirkungen von 3,1 % auf 1,6 % (Poon et al. 2010). Die Implementierung von Barcodesystemen erfordert eine technische Infrastruktur und bringt umfangreiche Prozessänderungen mit sich; bei der Umstellung muss folglich kritisch geprüft werden, ob das System funktional ist und die üblichen Prozesse der Arzneimittelapplikation unterstützt (Wideman et al. 2005). Andernfalls erschwert die Barcode-Technologie den Arbeitsalltag und verleitet zu Workarounds anstatt tatsächlich die Arzneimitteltherapiesicherheit zu unterstützen (Koppel et al. 2008).

31.14.5 Die richtige Verordnung

Wie alle Medikationsfehler können auch Verordnungsfehler in Flüchtigkeitsfehler und wissensbasierte Fehler aufgeteilt werden. Neben spezifischen Maßnahmen zur Fehlervermeidung gilt allgemein, dass wissensbasierte Fehler reduziert werden können, indem die Personen, die Arzneimittel verordnen, gut ausgebildet und für potenzielle Verordnungsfehler sensibilisiert werden. Flüchtigkeitsfehler hingegen können durch eine Verbesserung der Arbeitsbedingungen, z. B. durch Reduktion der Arbeitslast und der Unterbrechungen reduziert werden. Darüber hinaus kann die Erstellung einer korrekten Verordnung durch **Inprozesskontrollen** unterstützt werden.

Diese Kontrolle kann sowohl durch ein Vier-Augen-Prinzip, z. B. durch einen zweiten Arzt oder klinischen Pharmazeuten, über ein **elektronisches Entscheidungsunterstützungssystem** (CDSS) oder über beides erfolgen. Ein CDSS setzt die Einführung einer elektronischen Verordnungsoberfläche (»**computerized physician order entry**«, CPOE) voraus. Dabei hilft eine elektronische Verordnung allein bereits, Anordnungen lesbar und transparent zu gestalten. Wenn sie zusätzlich mit einer elektronischen Kurve zur Dokumentation der Verabreichung verknüpft ist, können Übertragungsfehler eliminiert werden (Poon et al. 2010). Zur Vermeidung von Wissensfehlern muss die CPOE mit Entscheidungsunterstützung ausgestattet sein (Ballentine et al. 2003). Dazu zählt sowohl das Angebot von bereits hinterlegten Therapieschemata, die dann ausgewählt und ggf. individuell angepasst werden können, als auch die Implementierung von Warnhinweisen, die bei bestimmten – möglicherweise fehlerhaften – Verordnungen eine Warnmeldung ausgeben. So können z. B. Doppelverordnungen, Wechselwirkungen und Inkompatibilitäten vermieden sowie Standarddosierungen, -zeitpunkte und -verabreichungswege berücksichtigt werden.

Der Nutzen von solchen elektronischen Entscheidungsunterstützungssystemen hängt zum einen von der Qualität des dargestellten Inhalts (zutreffend und handlungsorientiert), zum anderen von der Art der Darstellung ab. Dabei werden Warnmeldungen eher berücksichtigt, wenn sie priorisiert sind und ggf. eine Reaktion des Anwenders einfordern. Auf der anderen Seite lähmen interruptive Warnungen zu klinisch irrelevanten Risikosituationen den Arbeitsablauf und führen zu einem Phänomen, dass sich »**alert fatigue**« nennt: Die Flut der irrelevanten Warnungen (»overalerting«) führt letztlich auch zu einem Nichtbeachten relevanter Warnungen (van der Sijs et al. 2006). Aus diesem Grund ist es wichtig, dass solchen Wissensbasen Kontextfaktoren zur Verfügung stehen und diese von den hinterlegten Algorithmen auch adäquat verarbeitet werden können (Bates et al. 2013; Seidling et al. 2014).

Der wirkliche Nutzen von elektronischer Verordnung und Entscheidungsunterstützung kann mit den derzeit vorliegenden Studien schwer quantifiziert und fast nicht objektiviert werden. Die Literatur berichtet relative Reduktionen von Medikationsfehlern von 13–99 % (Ammenwerth et al. 2008). Analog zur Barcode-Technologie ist auch bei der Einführung der elektronischen Verordnung die Implementierungsphase mit einer Anpassung auf die Gegebenheiten vor Ort entscheidend. Allerdings gibt es bei elektronischen Verordnungssystemen eine Vielzahl unterschiedlicher Anbieter mit unterschiedlichen Funktionalitäten und hinterlegter Entscheidungsunterstützung, so dass die Übertragbarkeit von Studienergebnissen nicht nur vom Setting, sondern insbesondere auch vom implementierten System abhängt.

Auch wenn die Einführung von elektronischer Verordnung häufig der Ausgangspunkt und die Voraussetzung für die Implementierung weiterer Maßnahmen zur Verbesserung der Arzneimitteltherapiesicherheit ist, muss der Auswahl eines geeigneten Systems und der Anpassung auf die Situation vor Ort besondere Bedeutung beigemessen werden. So gibt es z. B. in England einen Implementierungsplan für elektronische Verordnungssysteme im stationären Sektor, der den einzelnen Häusern ein Toolkit an die Hand gibt (NHS Prescribing Toolkit), sozusagen eine Art Handbuch, in der die einzelnen Prozessschritte mit den dann notwendigen Aufgaben und Herausforderungen. Interessanterweise führte die Einführung einer CPOE zu einer Defragmentierung des Arbeitsablaufs der Ärzte und zu weniger Unterbrechungen durch Anrufe, jedoch zu keiner wesentlichen Verlängerung der

Verordnungszeit (Hanauer et al. 2013). Dies zeigt, dass komplexe Interventionen wesentliche Folgen außerhalb der eigentlichen Zielsetzung des Werkzeuges haben können, und unterstreicht wiederum, wie wichtig für die Einschätzung des Nutzens und Risikos einer Maßnahme die Erhebung von Folgen im näheren Umfeld der Maßnahmen sein kann.

31.14.6 Die richtige Verabreichung

Auch bei der Arzneimittelverabreichung können prinzipiell durch eine Verbesserung der Ausbildung und eine Optimierung der Arbeitsbedingungen – einschließlich der Bereitstellung eines geeigneten Raumes zur Vorbereitung der Arzneimittelapplikation – Fehler reduziert werden. Wie bei der Verordnung können auch hier **Inprozesskontrollen** zur Fehlerreduktion eingeführt werden. Allerdings findet die Verabreichung – im Gegensatz zur Verordnung – direkt am Patienten statt, so dass es nur schwer möglich ist, im Moment der Verabreichung ein elektronisches System zwischenzuschalten. Elektronische Systeme dienen hier vor allem der Information vor der Verabreichung, indem sie inkompatible Lösungen kennzeichnen oder Hinweise zur Nahrungsaufnahme anzeigen und so den Entscheidungsprozess unterstützen. Außerdem können sie nach der Verabreichung die Dokumentation erleichtern.

Die Überprüfung des Verabreichungsprozesses selbst braucht meistens klinische Beobachtung und erfolgt daher oftmals durch die Einführung eines **Vier-Augen-Prinzips**, d. h. die unabhängige Überprüfung einer Handlung in dem Moment, in dem sie ausgeführt wird (z. B. beim Anhängen von Blutprodukten), oder aber auch zeitversetzt (z. B. beim Kontrollieren von vorab gerichteten Arzneimitteln).

> Das Vier-Augen-Prinzip ist eine wirksame, jedoch extrem personalintensive Maßnahme, so dass der Einsatz geprüft und ggf. auf spezifische Verabreichungen angepasst werden kann. Außerdem muss die Qualifikation des zweiten Augenpaares mindestens ebenbürtig sein, um die gewünschte Monitoringfunktion auszuüben.

Bei intravenösen Verabreichungen können »**smart pumps**« eingesetzt werden, d. h. elektronisch gesteuerte Medizinprodukte, welche die Verabreichung steuern und die – ähnlich einem elektronischen Verordnungssystem – mit einer Entscheidungsunterstützung ausgestattet sind, die es erlaubt, z. B. maximale Laufraten festzulegen.

31.14.7 Fazit

Bislang gibt es wenig Evidenz zu »Best-practice«-Strategien zur Optimierung des Medikamentenmanagements und ihrer Übertragbarkeit auf unterschiedliche Settings, insbesondere wenn man mehrere Implementierungsfaktoren wie Kosten, Nutzen und potenzielle Risiken berücksichtigt. Oftmals liegt ein Expertenkonsens zur Auswahl von Methoden vor; detaillierte Implementierungshinweise mit sinnvollen Inprozesskontrollen und langfristig zu messenden Outcomeparametern gibt es praktisch nie. Wichtigster erster Schritt vor der Auswahl und Implementierung einer Maßnahme bleibt daher ein Risikoassessment, z. B. anhand des **ISMP Self Assessment Tools** (▶ www.ismp.org), der Begebenheiten vor Ort, um zu verstehen, was das spezifische Haus von anderen Institutionen unterscheidet und wo Optimierungspotenzial besteht.

31.15 Maßnahmen zur Hygieneoptimierung

Petra Gastmeier

31.15.1 Aufgaben der Krankenhausleitung

Von großer Bedeutung für das Hygienemanagement ist, dass die Krankenhausleitung vermittelt, dass ihr dieses Thema ein wichtiges Anliegen ist.

Folgende Aufgaben hat die Krankenhausleitung in diesem Kontext:
- Infektionspräventionsziele (auch als Ziele der Krankenhausleitung) definieren und deren Erfüllungsgrad regelmäßig kontrollieren: z. B. Reduktion der Blutstrominfektionsraten inner-

halb von 2 Jahren um XY %, Verbesserung der Compliance zur Händehygiene um YZ %
- Sichtbare Unterstützung der Krankenhaushygiene auf diesem Gebiet (Präventionsklima): z. B. Unterstützung des Hygieneteams bei der Etablierung von krankenhausinternen Benchmarking-Systemen (z. B. Vergleich der Händedesinfektionsmittelverbräuche zwischen den Stationen/Abteilungen), Benchmarking-Systeme zu Infektionsparametern für den Vergleich der Stationen/Abteilungen berücksichtigen
- Bei Stationsbegehungen der Krankenhausleitung auf Aspekte der Infektionsprävention achten (Infektionsraten, Raten der multiresistenten Erreger, Compliance bei der Händedesinfektion
- Vorbildrolle der Abteilungsleiter fordern

In einem umfangreichen Review hat Griffiths untersucht, welchen Einfluss **Organisation** und **Management** auf die Situation der Infektionsprävention haben (Griffiths et al. 2009). Folgende Faktoren hat er identifiziert:
- Schwache oder negative klinische Leitung auf Stationsebene
- Schwache oder negative klinische Leitung auf Krankenhausebene
- Fehlen von klaren Regeln des klinischen Managements und der Verantwortlichkeit
- Große Spannbreite der Kontrolle zwischen den klinischen Leitern
- Unklare Rollen und Verantwortlichkeiten für die Hygiene
- Fehlen von klaren Leitlinien und Unterstützung bei der Fortbildung
- Fehlen eines Hygieneteams, das auch als positive Unterstützung auf Stationsebene wahrgenommen wird
- Hohe Personalwechselrate
- Hoher Anteil von Leihpersonal
- Geringe Motivation der Mitarbeiter
- Hoher Patientendurchsatz
- Das Arbeitspensum ist nicht mit der Anzahl der Mitarbeiter in Übereinstimmung zu bringen
- Hohe Bettenauslastung

Es fällt auf, dass neben Faktoren, die auf die Arbeit der **Hygieneteams** zurückzuführen sind, auch viele andere Faktoren, die durch die Krankenhausleitung beeinflusst werden können und müssen, wichtige Effekte haben können. Beispielsweise konnte anhand der Daten des **Krankenhaus-Infektions-Surveillance-Systems** (KISS) sowohl für Intensivstationen und für neonatologische Intensivstationen gezeigt werden, dass eine zu geringe Beschäftigung von Pflegepersonal zu höheren Infektionsraten führt (Schwab et al. 2012; Leistner et al. 2013).

Aber selbstverständlich ist nicht nur die Krankenhausleitung entscheidend für das Präventionsklima in einem Krankenhaus, sondern auch die ärztlichen und pflegerischen Stations-bzw. Abteilungsleitungen haben eine wichtige Funktion (◘ Tab. 31.5)

Saint et al. (2010) haben untersucht, was einen erfolgreichen Leiter in Bezug auf die Infektionsprävention charakterisiert. ◘ Tab. 31.6 zeigt die Ergebnisse ihrer Untersuchung.

31.15.2 Motivation für Veränderungen schaffen

Häufig wird vom Stations- bzw. Abteilungspersonal nicht wahrgenommen, dass ein Infektionsproblem existiert. Deshalb ist es wichtig, die Prozessqualität und Ergebnisqualität zu erfassen, mit geeigneten Referenzdaten zu vergleichen und der Station ein entsprechendes Feedback zu geben.

Prozessqualität

Am besten etabliert in diesem Zusammenhang ist die Erfassung der Qualität der Händehygiene in deutschen Krankenhäusern. Angeboten für den Vergleich mit anderen Krankenhäusern werden standardisierte Methoden zur Messung der Compliance bei der Händehygiene und zum alkoholischen Händedesinfektionsmittelverbrauch pro Patiententag. Grundlage für die Bestimmung der Compliance bei der Händehygiene sind die **WHO-Indikationen zur Händehygiene**. Danach muss eine hygienische Händedesinfektion bei folgenden Gelegenheiten durchgeführt werden:
- Vor Patientenkontakt
- Vor aseptischen Tätigkeiten

Tab. 31.5 Verantwortlichkeiten im Hinblick auf die Infektionsprävention im Krankenhaus

Krankenhausleitung	Absicherung eines effektiven Programms zur Vermeidung von nosokomialen Infektionen und der Übertragung von multiresistenten Erregern Beschäftigung von ausreichend Fachpersonal zur Umsetzung des Präventionsprogramms und anderer Abteilungen, die in diesem Zusammenhang relevant sind (z. B. Reinigungspersonal) Beschäftigung von medizinischem Personal, das ausreichend trainiert ist; um ihre Aufgaben durchzuführen
Abteilungs- und Stationsleitungen	Beschäftigung von Personal, dass die Verantwortung für die Tätigkeiten übernehmen kann Entwicklung von geeigneten Trainings- und Fortbildungsprogrammen zur Infektionsprävention für das medizinische Personal, Patienten und Angehörige
Leitung der Krankenhaushygiene	Implementierung eines aktiven Programms zur Erkennung von Krankenhausinfektionen, ihre Analyse, das regelmäßige Feedback an diejenigen, die die Ergebnisse umsetzen müssen (z. B. Stationspersonal, Krankenhausleitung)
Mitarbeiter der Krankenhaushygiene, des Labors und der Informatik	Absicherung, dass Systeme etabliert sind, die das Präventionsprogramm unterstützen

Tab. 31.6 Merkmale von erfolgreichen Leitern in Bezug auf die Infektionsprävention (Saint et al. 2010)

Erfolgreiche Leiter…	Das bedeutet …
Kultivieren ein Klima von klinischer Exzellenz Arbeiten lösungsorientiert Inspirieren das Personal Denken strategisch und agieren gleichzeitig lokal	Entwickeln eine Vision, gute Darstellung der Organisationskultur Überwinden von Barrieren, kein Klagen, direkte Auseinandersetzung mit »resistentem« Personal oder Strukturen Motivation, Kraft gebend, um das Präventionsziel zu erreichen Vorausschauende, interdisziplinäre Zusammenarbeit, das Präventionsziel nicht aus den Augen lassen

- Nach Kontakt mit Sekreten/Exkreten
- Nach Patientenkontakt
- Nach Kontakt mit der Patientenumgebung

Die Beobachtung der Compliance bei der Händehygiene muss durch entsprechend geschultes Personal erfolgen, bleibt aber trotzdem in gewissem Maße subjektiv und ist zeitaufwändig. Allerdings ist es die beste Methode, um zu identifizieren, bei welchen Indikationen die Händehygiene nicht ausreichend durchgeführt wird. Leider ist die **Compliance** bei der Händehygiene in fast allen deutschen Krankenhäusern nicht ausreichend (Complianceraten zwischen 30 % und 70 %). Vergleichsdaten sind auf der Webseite der Aktion saubere Hände zu finden (▶ www.aktion-sauberehaende.de).

Wesentlicher weniger aufwändig und subjektiv ist die Messung des Verbrauchs von alkoholischem Händedesinfektionsmittel in ml pro Patiententag. ◘ Abb. 31.8 zeigt die Verteilung des Händedesinfektionsmittelverbrauchs in deutschen Intensivstationen im Jahre 2012. Es wird deutlich, dass es große Unterschiede zwischen den Intensivstationen gibt.

◘ Tab. 31.7 präsentiert die Verbrauchsdaten von alkoholischem Händedesinfektionsmittel stratifiziert nach der Art der Intensivstation. Jeweils aktuelle analoge Vergleichsdaten, auch für Normalstationen, sind auf den Webseiten des Nationalen Referenzzentrums für die Surveillance von nosokomialen Infektionen zu finden (▶ www.nrz-hygiene.de/surveillance/kiss/hand-kiss/).

31.15 · Maßnahmen zur Hygieneoptimierung

Stratifizierung: Intensivstationen / Alle

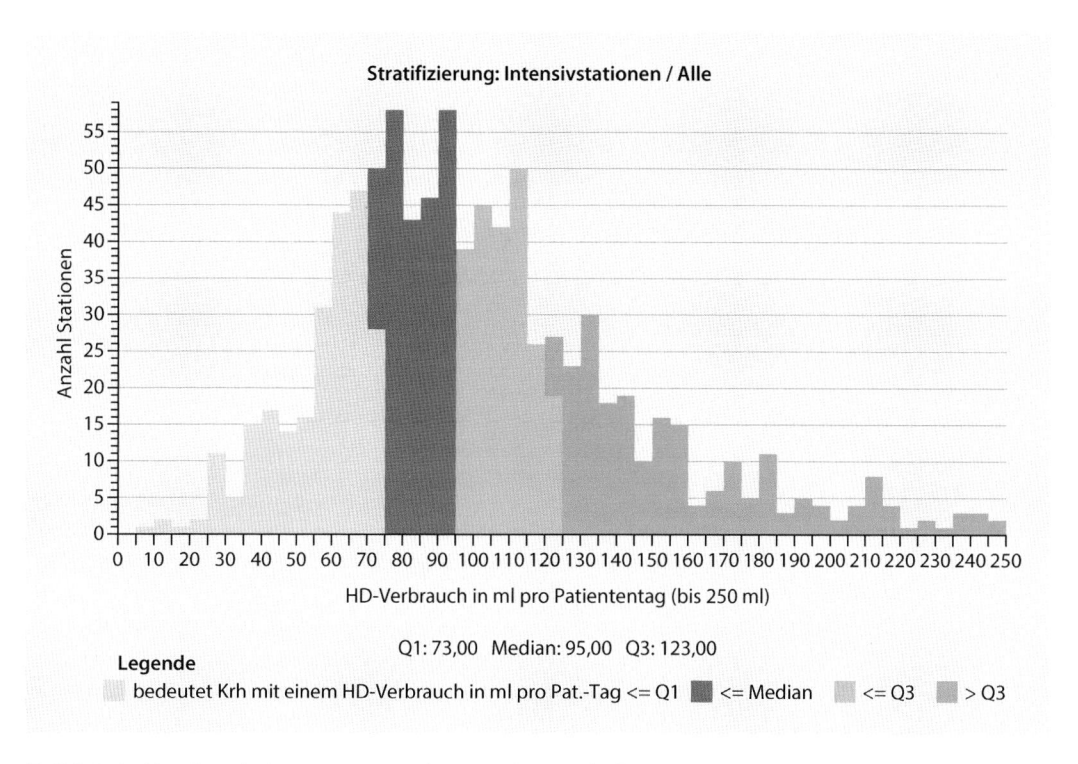

HD-Verbrauch in ml pro Patiententag (bis 250 ml)

Q1: 73,00   Median: 95,00   Q3: 123,00

Legende
bedeutet Krh mit einem HD-Verbrauch in ml pro Pat.-Tag <= Q1   <= Median   <= Q3   > Q3

Abb. 31.8 Verteilung der Intensivstationen, die an HAND-KISS teilnehmen, nach alkoholischem Händedesinfektionsmittelverbrauch in ml im Jahr 2012; die mit >Q3 gekennzeichneten Intensivstationen gehören zu den 25 % höchsten Verbrauchern

Tab. 31.7 Verteilung des Händedesinfektionsmittelverbrauchs auf deutschen Intensivstationen 2013 (ml/Patiententag)

Art der Intensivstation	Anzahl Krankenhäuser	Anzahl Intensivstationen	10. Perzentile	Median	90. Perzentile
Internistisch	121	136	59	97	159
Interdisziplinär	459	522	56	93	145
Chirurgisch	86	115	66	116	176
Pädiatrisch	42	44	69	138	247
Neonatologisch	98	103	58	113	230
Insgesamt	581	995	57	98	167

Durch den regelmäßigen Vergleich mit diesen Referenzdaten, entsprechendes Feedback und Einleitung von zusätzlichen Interventionen konnte in den letzten 6 Jahren in den Stationen, die an diesem System teilnehmen, im Durchschnitt ein Anstieg des alkoholischen Händedesinfektionsmittel-Verbrauchs um über 60 % erreicht werden.

> Die Händehygiene ist auch die Präventionsmaßnahme, deren Umsetzung durch die Patienten am besten verfolgt werden kann. Bisher sprechen Patienten das medizinische Personal selten an, wenn sie Defizite beobachten, aber eine große Aufmerksamkeit für das Thema existiert zweifellos, wie man beispielsweise Beschwerdebriefen häufig entnehmen kann.

Selbstverständlich sollten auch andere relevante Tätigkeiten im Rahmen von Hygiene-Audits intermittierend beobachtet werden, z. B. das Legen von Gefäßkathetern, der Umgang mit Infusionen und Injektionen, die Aufbereitung von Endoskopen etc.

Besonders wichtig in diesem Zusammenhang ist der Fokus auf die Indikationsstellung von **medizinischen »devices«** wie Harnwegkatheter, Gefäßkatheter etc. Sie sind eine Eintrittsschiene für Infektionserreger in den Körper des Patienten. Deshalb sollte nicht nur beim Legen der Katheter überprüft werden, ob sie wirklich nötig sind, sondern es sollte auch im weiteren Verlauf jeden weiteren Tag überprüft werden, ob ihre Anwesenheit noch erforderlich ist. KISS bietet auch zur device-Anwendung entsprechende Orientierungsdaten aus vergleichbaren Stationen an. In der Pflege wird im Rahmen der Umsetzung des DNQP-Expertenstandards »Förderung der Harnkontinenz« diese Problematik adressiert. Ziel der pflegerischen Maßnahmen ist es, so kurz wie nur notwendig, den Harnwegskatheter zu verwenden, falls möglich den Patienten aktiv einzubinden und Alternativen bzw. Hilfsmaßnahmen frühzeitig zu berücksichtigen (▶ Abschn. 31.1).

Ergebnisqualität (Infektionsraten)

In ▶ Kap. 17 »Aufgaben des Hygienemanagements« wurde bereits dargelegt, dass das Infektionsschutzgesetz in Bezug auf bestimmte Infektionsarten in Risikobereichen eine Surveillance der nosokomialen Infektionen fordert.

Durch kontinuierliche Surveillance nosokomialer Infektionen in der eigenen Einrichtung erhält man einen Überblick über die Entwicklung in einer Abteilung oder einer Patientengruppe im zeitlichen Verlauf. Dabei können aber generelle Infektionsprobleme unerkannt bleiben, wenn sich im Laufe der Jahre auf einer Station oder Abteilung ein allgemein hohes Infektionsniveau herausgebildet hat, und alle Beteiligten sich daran »gewöhnt« haben. Deshalb ist es wichtig, sich an geeigneten **Vergleichsdaten** zu orientieren.

In Deutschland wurde deshalb seit 1997 durch das **National Referenzzentrum für die Surveillance von nosokomialen Infektionen** etabliert. Es liefert für verschiedene Infektionen und Risikogruppen Referenzdaten (**Krankenhaus-Infektions-Surveillance-System**, KISS). Die Methoden von KISS und die jeweils aktuellen Referenzdaten für die verschiedenen Risikogruppen sind im Internet zu finden (▶ www.nrz-hygiene.de).

Vergleiche mit Referenzdaten sind nur möglich, wenn sich alle beteiligten Einrichtungen auf einheitliche Definitionen einigen und einheitliche Surveillance-Protokolle anwenden. Deshalb ist es wichtig, dass die Mitarbeiter eines Krankenhauses, die mit der Surveillance von nosokomialen Infektionen betraut sind, eine Einführung erhalten, wie die Definitionen anzuwenden sind und welche methodischen Aspekte zu beachten sind. KISS bietet eine Web-basierte Dateneingabe an. Gleichzeitig haben die Teilnehmer die Möglichkeit, zu jedem beliebigen Zeitpunkt und über jeden beliebigen Zeitraum Analysen zu ihren eigenen Surveillance-Daten zu generieren. Nationale Referenzdaten werden einmal jährlich berechnet und auf der Webseite des NRZ publiziert. ◘ Tab. 31.8 zeigt eine Übersicht über die wichtigsten Surveillance-Module.

Unter Surveillance-Experten existiert international große Übereinstimmung, dass eine krankenhausweite Erfassung aller nosokomialen Infektionen weder sinnvoll noch kosteneffektiv ist. Deshalb sollte eine Konzentration auf diejenigen Bereiche im Krankenhaus erfolgen, in denen besonders viele Risikopatienten für nosokomiale Infektionen behandelt werden (z. B. Intensivpatienten, neonatologische Intensivpatienten, hämatologisch-onkologische Patienten, transplantierte Patienten). Außerdem sollten insbesondere die nosokomialen Infektionen erfasst werden, die einerseits häufig genug auftreten, so dass sinnvolle Infektionsraten berechnet werden können, und/oder die andererseits auch eine hohe Relevanz im Hinblick auf Morbidität, Letalität und Kosten haben, so dass die Surveillance eine hohe Chance hat, kosteneffektiv zu erfolgen (z. B. Sepsis, Pneumonie, postoperative Wundinfektionen). Deshalb ist es auch sinnvoll, dass auf Krankenhausebene ein Überblick über die relativ seltenen, aber häufig letal verlaufenden, umweltbedingten nosokomialen Infektionen wie Legionellose und Aspergillose existieren sollte und dass wichtige Erreger mit Resistenzen und Multiresistenzen kontinuierlich aufgezeichnet werden sollten.

Entscheidend ist selbstverständlich auch, dass bei der Surveillance die wichtigsten **Risikofaktoren**

Tab. 31.8 Übersicht über Endpunkte sowie Stratifizierung und Standardisierung in verschiedenen KISS-Modulen

KISS-Modul	Endpunkte der Surveillance	Methoden zur Verbesserung der Vergleichbarkeit
ITS-KISS	Primäre Sepsis Pneumonie, Bronchitis Harnweginfektion Meningitis/Ventrikulitis	Bezugnahme auf jeweils 1000 »device«-Tage (z. B. ZVK, Beatmung, Harnwegkatheter, Ventrikeldrainagen) Stratifizierung nach Art der Intensivstation (z. B. interdisziplinäre, innere, chirurgische, neurochirurgische, pädiatrische)
Stations-KISS	Primäre Sepsis Harnweginfektion Atemwegsinfektionen	Bezugnahme auf jeweils 1000 »device«-Tage (z. B. ZVK, Harnwegkatheter) Stratifizierung nach Art der Klinik (z. B. innere, chirurgische, neurologische)
NEO-KISS (für Frühgeborene mit einem Geburtsgewicht <1500 g, seit 2000)	Primäre Sepsis Pneumonie (NEC)	Stratifizierung nach Geburtsgewichtsklassen (<500 g, 500–999 g, 1000–1499 g) Bezugnahme auf jeweils 1000 »Device«-Tage (z. B. ZVK, periphere Gefäßkatheter, Tubus)
OP-KISS (für den stationären Bereich)	Postoperative Wundinfektionen Postoperative Pneumonien	Stratifiziert nach Indikatoroperationen (z. B. Hüftendoprothese, Kolonoperation) und nach Anzahl der Risikofaktoren nach dem NNIS-Index (0–3) Standardisierte Wundinfektionsraten
MRSA-KISS	MRSA-Fälle (mitgebracht und nosokomial)	Bezugnahme auf Patiententage Stratifiziert nach dem Umfang der Screening-Untersuchungen
CDAD-KISS	CDAD-Fälle (mitgebracht und nosokomial)	Bezugnahme auf Patiententage
HAND-KISS	Alkoholischer Händedesinfektionsmittelverbrauch	Bezugnahme auf Patiententage Stratifiziert nach Intensivstationen/Nicht-Intensivstationen und Fachrichtungen

der jeweiligen Patientengruppen berücksichtigt werden und die Infektionsraten danach adjustiert werden. Bei den neonatologischen Intensivstationen ist der wichtigste Risikofaktor beispielsweise das Geburtsgewicht der Patienten. Dementsprechend wird eine standardisierte Infektionskennzahl berechnet, die der Quotient ist aus der tatsächlich beobachteten Anzahl von nosokomialen Infektionen und den nach den Geburtsgewichten der Frühgeborenen zu erwartenden Infektionen ist. ◘ Abb. 31.9 zeigt die Verteilung der neonatologischen Intensivstationen nach dieser Kennzahl (SIR). Wenn eine Station eine SIR hat, die inklusive Konfidenzintervall über 1 liegt, so hat die Station eine signifikant höhere Infektionsrate im Vergleich mit den anderen Stationen.

Für alle Surveillance-Komponenten konnte im Laufe der Jahre gezeigt werden, dass die kontinuierliche Auseinandersetzung mit den eigenen nosokomialen Infektionsraten in Verbindung mit dem Vergleich von Referenzdaten zu einem signifikanten Rückgang der Infektionsraten führt. Im Mittel konnten Reduktionseffekte zwischen 20 % und 30 % nachgewiesen werden. Selbstverständlich hängt die Größe des Effektes auch von der Ausgangsinfektionsrate ab. Stationen oder Abteilungen mit einer guten Ausgangsrate haben geringere Präventionseffekte (Zuschneid et al. 2003, 2007; Brandt et al. 2006).

31.15.3 Horizontale und vertikale Infektionspräventionsansätze

Man unterscheidet bei der Infektionsprävention zwischen horizontalen und vertikalen Herangehensweisen. Der **vertikale Ansatz** konzentriert

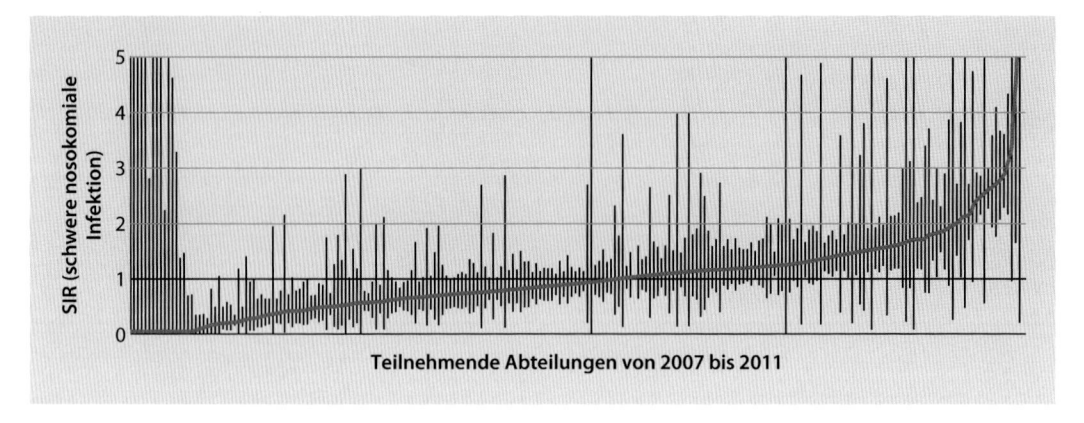

Abb. 31.9 Standardisierte Infektionskennzahl (SIR) mit 95 % Konfidenzintervallen für schwere Infektionen (Sepsis und Pneumonie) für die teilnehmenden neonatologischen Stationen bei NEO-KISS 2007–2011 (Leistner 2013); SIR=1 bedeutet, dass genau so viele Infektionen aufgetreten sind, wie nach der Risikostruktur der Patienten zu erwarten war, SIR<1 bedeutet, es sind weniger aufgetreten, SIR>1 bedeutet, dass, mehr aufgetreten sind. Wenn das gesamte Konfidenzintervall über 1 liegt, hat die Station signifikant mehr schwere Infektionen

Tab. 31.9 Beispiele für vertikale und horizontale Ansätze zur Infektionsprävention. (Nach Wenzel u. Edmond (2010)

Vertikale Infektionspräventionsmaßnahmen	Horizontale Infektionspräventionsmaßnahmen
Screeninguntersuchungen zur Identifikation von spezifischen Erregern Isolierungsmaßnahmen bei Patienten, die mit diesen Erregern kolonisiert oder infiziert sind Dekolonisationsmaßnahmen in Bezug auf diese spezifischen Erreger	Standmaßnahmen, vor allem Händehygiene Anwendung von Handschuhen bei Kontakt mit Sekreten, Exkreten Generelle Dekolonisationsmaßnahmen (z. B. Waschen mit Antiseptika wie Chlorhexidin) Antibiotic stewardship Reinigung/Desinfektion der Patientenumgebung

sich auf einen bestimmten Erreger und versucht, die Kolonisation, Infektion und Transmission dieser spezifischen Erreger zu verhindern. Klassisches Beispiel hierfür sind die Präventionsmaßnahmen in Bezug auf **Methicillin-resistente Staphylococcus aureus** (MRSA): Es wird versucht, durch Screeninguntersuchungen Carrier zu identifizieren, durch Isolierung der betroffenen Patienten ihre Transmission zu verhindern und durch Dekolonisationsmaßnahmen die Erreger abzutöten.

Horizontale Präventionsmaßnahmen fokussieren auf viele Erregerarten und versuchen durch Standardmaßnahmen (unabhängig von der einzelnen Erregerart) Infektionsrisiken zu reduzieren. Beispiele hierfür sind Maßnahmen zur Minimierung der Anwendung von invasiven Maßnahmen, Verbesserung der Händehygiene, Optimierung der Reinigung und Desinfektion sowie Etablierung von »**antibiotic stewardship**« (Tab. 31.9).

Die zuverlässige Implementierung der notwendigen Strategien ist entscheidend für die Prävention von Krankenhausinfektionen. Dabei gibt es keinen Goldstandard, der für alle Krankenhäuser und alle Umstände geeignet ist. Die lokalen Umstände müssen berücksichtigt und in der Regel Kombinationen aus beiden Strategien unter Berücksichtigung ihrer Kosten-Nutzen-Effektivität implementiert werden.

Über die gesetzlich vorgeschriebenen Meldepflichten hinaus, ist es sinnvoll, das zuständige **Gesundheitsamt** regelmäßig über die krankenhaushygienische Situation und geplante oder eingeleitete Maßnahmen zu informieren. Beispielsweise kann man dazu Vertreter des Gesundheitsamtes einmal im Jahr zur Hygienekommissionssitzung einladen.

31.16 Krisenbewältigung und Umgang mit der Presse

Jan Steffen Jürgensen

31.16.1 Einführung

Jede Krise erfordert eine Bewältigungsstrategie und Reaktion. Der Begriff des Krisenmanagements wurde zunächst primär im politischen Kontext für die prioritäre Führungsaufgaben der Krisenbewältigung geprägt, wird heute im weiteren Sinne aber auch für alle Maßnahmen der Krisenvermeidung in Unternehmen und Einrichtungen benutzt (Krystek 2014).

Abhängig vom Stadium der Manifestation der Krise werden Maßnahmen des antizipativen und präventiven Krisenmanagements von Maßnahmen des reaktiv-repulsiven Krisenmanagements unterschieden (▶ Kap. 25.2 Organisation des Krisenmanagements). **Antizipatives Krisenmanagement** bezieht sich als aktiver Ansatz auf Risiken und potenzielle Unternehmungskrisen, deren zukünftiges Eintreten unsicher ist. Die Realisierungswahrscheinlichkeit der Krise soll idealerweise durch gedankliche Vorwegnahme von Szenarien mit konsekutiver Einleitung von Gegenmaßnahmen minimiert bzw. deren Auswirkungen beschränkt werden.

Präventives Krisenmanagement als weiterer aktiver Ansatz bezieht sich auf latente (Unternehmens-)Krisen und deren frühe Detektion durch Frühwarnsysteme.

Abzugrenzen von den aktiven Formen des Krisenmanagements sind grundsätzlich die reaktiven Ansätze des **repulsiven Krisenmanagements**, das dem Zurückdrängen akuter, voraussichtlich noch beherrschbarer Krisen dient.

31.16.2 Krise und Medieninteresse

Krisen können interne oder externe Ursachen haben und sind in der Regel unerwartete Situationen. Die Abweichung von Plänen und gewünschten Ordnungen stellt etwas Außergewöhnliches, oft Überraschendes dar (Reilly 2008). Krisen verletzen Erwartungen und gehen mit potenziell hohem Reputationsschaden und Existenzbedrohung ganzer Institutionen einher. Durch den resultierenden Handlungsdruck gilt neben dem Unerwarteten und Bedrohlichen auch Zeitdruck oftmals als Charakteristikum von Krisen (Milburn et al. 1983; Hermann 1972).

All diese Kennzeichen bedingen einen Nachrichtenwert und Interesse von Öffentlichkeit und Stakeholdern an Medienberichten über die Krise und ihre weitere Entwicklung. Auch die skandalisierbare Frage persönlicher Schuld stimuliert hohes öffentliches Interesse (Kepplinger 2005; Steinke 2014). Krisenmanagement ist insofern sehr eng mit erfolgreicher Krisenkommunikation verbunden. Im Folgenden werden einige weitgehend akzeptierte Prinzipien guten Krisenmanagements und effektiver Krisenkommunikation erläutert, die sich teils wechselseitig bedingen und fördern.

31.16.3 Prinzipien effektiver Krisenkommunikation

Frühzeitigkeit der Krisenperzeption

Reaktives Krisenmanagement setzt voraus, dass die Krise als solche überhaupt wahrgenommen und akzeptiert wird (Rindfleisch 2011). Die Frühzeitigkeit der Identifikation und Akzeptanz von Krisen hat entscheidenden Einfluss auf den Erfolg des Krisenmanagements (Penrose 2000). Verzögerte Wahrnehmung von Krisen reduziert den ohnehin geringen zeitlichen Handlungsspielraum für Krisenmanagement weiter.

Aufgrund der herausragenden Bedeutung der frühzeitigen Identifikation von existenzbedrohlichen Krisen sind beispielsweise im Aktiengesetz entsprechend transparente Kontroll- und Früherkennungssysteme gefordert (§ 91 (2)): Der Vorstand hat geeignete Maßnahmen zu treffen, insbesondere ein Überwachungssystem einzurichten, damit den Fortbestand der Gesellschaft gefährdende Entwicklungen früh erkannt werden (Schreyögg u. Ostermann 2013).

Als Hindernis für eine frühzeitige Wahrnehmung und Kommunikation von Hinweisen auf Krisen werden oftmals **organisatorische Barrieren** und **Abteilungsgrenzen** gesehen. Die divisionale

Aufbauorganisation mit unterschiedlichen Perspektiven und Zielkriterien kann einen offenen und zügigen Informationsfluss und eine gesamthafte Sicht auf unterschiedliche, frühe Hinweise ganz erheblich erschweren. Dabei sind Krisen oftmals das Ergebnis der Kumulation vieler kleiner Abweichungen und Anomalien, die in Teilbereichen von Unternehmen und Einrichtungen aufgrund von fehlendem Problembewusstsein, Ignoranz, selektiver oder verzerrter Wahrnehmung und Selbstschutz einzelner Akteure negiert oder zumindest nicht in der Zusammenschau gewertet wurden (Roux-Dufort 2009). Das Konzept der **Krisenanfälligkeit** (»crisis proneness«) beschreibt diese unerkannte Addition mehrerer kleinerer Abweichungen zu einer großen Krise (Mitroff et al. 1989).

Ein **offener Informationsfluss** – aufwärts, abwärts, horizontal – ist für die frühzeitige Wahrnehmung von Warnhinweisen und Abweichungen als Vorboten der Krise hilfreich. Eine Kultur der kritischen Selbstreflexion im Unternehmen und die Möglichkeit der sanktionsfreien Anzeige von Abweichungen, Fehlern und Problemen sind dafür wichtige förderliche Faktoren (vgl. CIRS; Euteneier 2014).

Vorbereitung, Training und Strukturen

So wie diese aufbauorganisatorischen und kulturellen Faktoren eine schnelle und umfassende Information beeinflussen können, gibt es eine Reihe von Strukturen und Vorbereitungen, die im Krisenfall sehr hilfreich sind (▶ Kap. 25.2 Organisation des Krisenmanagements).

Oft wird die Nutzung eines **Krisenhandbuchs** als Orientierungshilfe empfohlen, das regelmäßig aktualisiert werden sollte und wichtige Regelungen und Festlegungen vor dem Eintreten etwaiger Krisen trifft, einschließlich dazugehöriger Melde- und Notfallketten.

In wenigen Branchen ist ein standardisiertes Krisenmanagement- und Kommunikationskonzept verbindlich vorgeschrieben. Zu den wenigen Ausnahmen gehören die Luftfahrt oder auch die chemische Industrie, der durch die Störfall-Verordnung nicht nur Maßnahmen zur Verhütung und zur Begrenzung der Auswirkungen möglicher Störfälle, sondern eben auch die Erstellung von Sicherheitsberichten, Alarm- und Gefahrenabwehrplänen und die Information der Öffentlichkeit auferlegt werden. Im Gesundheitswesen beschränken sich wesentliche Regelungen wie die des Infektionsschutzgesetzes eher auf Meldepflichten und haben in weitreichenderen Punkten lediglich empfehlenden Charakter (Exner et al. 2002).

Für die Wahrnehmung und Meldung von Problemen und unvorhergesehenen kritischen Ereignissen sollten jedoch unabhängig von gesetzlichen Vorgaben einrichtungsintern klare Kriterien und Wege etabliert sein, die festlegen, wer wann auf welchem Wege wen informiert und unter welchen Umständen die unmittelbare Beteiligung zentraler Funktionen (z. B. Pressesprecher, Geschäftsführer bzw. Vorstände) erfolgt. Auch für die Reaktion auf ein erkanntes krisenhaftes Ereignis sind definierte, oft schneeballsystemartig **organisierte Informationskaskaden** mit notwendigen Details und Rufnummern für eine schlagkräftige Krisenkommunikation hilfreich. Ein klassisches Beispiel für derartige Meldeketten sind Alarmierungspläne im Katastrophenschutz.

In einem Krisenhandbuch sollten auch die Mitglieder eines **Krisenstabs** nach Funktionen bereits benannt sein und unterstützende Services (Telefonzentrale, Logistik, Wach- und Pförtnerdienste) berücksichtigt werden. Kernmitglieder eines Krisenstabes sind typischerweise Pressesprecher und Mitglieder der Geschäftsführung bzw. des Vorstands, die anlassbezogen um Experten und Verantwortliche aus dem spezifischen Krisenbereich (z. B. Hygiene, Rechtsabteilung, Ärzte, Pflege, Technik) ergänzt werden (▶ Kap. 25.2 Organisation des Krisenmanagements). Die Festlegung der jeweiligen Verantwortlichkeiten, vor allem die der Gesamtkoordination, Kommunikation und Informationsbeschaffung, muss im Vorfeld klar sein (Puttentat 2009). Weitere Ressourcen wie die Verfügbarkeit geeigneter Räume und Kommunikationsmittel sollten dauerhaft gesichert sein.

Eine wichtige Form der Vorbereitung der operativen Krisenbewältigung ist die gedankliche **Vorwegnahme von Worst-case-Szenarien** und das Simulieren und Training notwendiger Abläufe. Für den Part der Krisenkommunikation kann dies Medientraining für ausgewählte, möglichst auch telegene Personen aus dem Bereich der Unternehmenskommunikation und der Geschäftsführung umfassen.

Beispiel: Ebola-Epidemie

Nach Ausbruch der Ebola-Epidemie in Afrika in 2014 wurde mit hoher internationaler Aufmerksamkeit die weitere Ausbreitung verfolgt und sowohl mit der Behandlung von infizierten Helfern aus Industrienationen als auch mit der Einreise Infizierter gerechnet. Die Charité verfügt über nahezu die Hälfte der Behandlungskapazitäten deutscher Sonderisolierstationen und ist daher prädestiniert für die Aufnahme von Erkrankten oder Verdachtsfällen. Nach Ausbruch der Epidemie wurde insofern frühzeitig ein Expertenteam aus Infektiologen und technischen Experten gegründet, freiwillige Fachkräfte intensiv beispielsweise in der Handhabung der Schutzanzüge trainiert, Fragen und Antworten auf absehbare Nachfragen der Medien zusammengestellt, Pressevertretern der Bereich der Sonderisolierstation vorgestellt und Schritte für den Ernstfall eng mit Behörden und politischen Entscheidungsträgern vorbesprochen.

Nach der Behandlung von Ebola-Erkrankten in Hamburg, Frankfurt und einem Todesfall in Leipzig wurde das Training weiter intensiviert und schließlich geordnet ein asiatischer humanitärer Helfer nach begründetem Verdacht auf eine Infektion aus Afrika eingeflogen und isoliert behandelt. Unmittelbar nach Aufnahme wurde zu einer gut besuchten Pressekonferenz eingeladen und proaktiv die verfügbaren Informationen aufbereitet, aber auch um Verständnis für die Wahrung der Vertraulichkeit zu einigen Details wie z. B. der näheren Identität des Helfers gebeten. In vorangekündigten Intervallen wurde regelmäßig und verlässlich über die weitere Entwicklung, insbesondere die diagnostischen Tests während der Inkubationsphase berichtet. Im Ergebnis wurde der Patient nach der Inkubationsphase ohne Krankheitssymptome entlassen. Die Medienberichterstattung war durchgehend positiv und die Bereitschaft des Personals, freiwillig nach entsprechendem Training aktiv an der Behandlung mitzuwirken, sehr hoch.

Auch wenn die Antizipation der Ereignisse in diesem Fall nicht besonders schwierig erscheint, war doch die frühzeitige Einberufung eines Krisenteams, die proaktive Kommunikation, das Training und die verlässliche Informationspolitik Grundlage für eine positive Berichterstattung frei von Spekulationen, Ängsten und Skandalisierungen.

Konsistente, widerspruchsfreie »one voice policy«

Die oben beschriebene Definition der Meldeketten und Zuständigkeiten sowie die Einsetzung eines Krisenstabs mit kommunikativen Verantwortlichkeiten sind eine gute Basis, um verheerende Widersprüche und eine wirre Außendarstellung zu vermeiden, die die Krise weiter befeuern würden. Der ehemalige Sprecher der israelischen Verteidigungsstreitkräfte, General Nachman Shai, der unter anderem die Kommunikation des Golf-Krieges 1991 verantwortete, sah als wesentliche Anforderungen an Krisenkommunikation für den gesamten, oft heterogenen Empfängerkreis verständliche, direkte und klare Botschaften, vor allem aber die Integrität und Glaubwürdigkeit des Sprechers oder der Sprecherin. Jeder Widerspruch und jede Inkonsistenz unterminiert die Glaubwürdigkeit nachhaltig.

Bereits im Alltag, außerhalb der besonderen Erfordernisse einer Krisensituation, gilt als zentrale Devise der Unternehmenskommunikation die »one voice policy« bzw. »Una-voce-Maxime« (Bruhn 1992). »Corporate wording« und »corporate behaviour« im Sinne der Einhaltung klarer Sprachregelungen und Verhaltensregeln sind wichtige Ergänzungen, die Mitarbeitern Orientierung zum eigenen Beitrag bezüglich der Eindämmung der Krise bieten.

Um das Ziel der Außendarstellung und Kommunikation mit einer Stimme zu gewährleisten, sind möglichst **wenige aktive Sprecher** sinnvoll. Noch entscheidender ist, dass die **klaren Kernaussagen** konsentiert und in einem **Basisdokument** schriftlich fixiert werden. Ein solches sollte sich auf wenige, verständliche Aussagen zur Ursache der Krise, den aktuellen Stand, eingeleitete Reaktionen und nächste Schritten konzentrieren. Besondere Interessen und Informationsbedürfnisse der Adressaten sollten antizipiert und berücksichtigt werden.

Auf Basis dieser Kernaussagen lassen sich Sprachregelungen, Pressemitteilungen, Briefe an die Kunden und andere Stakeholder, Reden, Interviews und Informationen an die eigenen Mitarbeiter widerspruchsfrei erstellen. Dadurch wird Geschwindigkeit in der Reaktion gewonnen, Abstimmungsaufwand minimiert und die Gefahr inkonsistenter Äußerungen stark reduziert. Gerade die Information und Gewinnung der Mitarbeiter ist unter Aspekten des »**corporate behaviours**« und mit Blick auf sozialen Medien von höchster Bedeutung.

Wahrhaftigkeit
Eine widerspruchsfreie Kommunikation ist nicht zwangsläufig auch eine wahre, inhaltlich korrekte Kommunikation. Wichtige Voraussetzung einer wahren und wahrhaftigen Information ist hingegen die tatsächliche Kenntnis der Fakten – zumindest aber der wesentlichen Fakten.

»**Sensemaking**« beschreibt dabei die Sammlung, Plausibilisierung, Integration und Interpretation zunächst teils inkonsistenter, uneindeutiger und möglicherweise anfänglich widersprüchlicher Facetten der Krisendarstellung (Weick 2005). Dieses »sensemaking« ist eine der vordringlichen Aufgaben des Krisenstabs.

> Grundsätzlich gilt es, Spekulation und Ungewissheiten, insbesondere solche mit negativer Konnotation, zu minimieren, indem wahrheitsbasierte Kommunikation mit den relevanten Medien und Stakeholdern kein Vakuum entstehen lässt (Laumer u. Putz 2006).

In besonderen Konstellationen mit potenziell gravierenden strafrechtlichen Dimensionen steht der Faktenfindung durch zügige interne Anhörungen und Ermittlungen gelegentlich die Erwartungshaltung der Staatsanwaltschaft und Polizei gegenüber, selbst die Fakten unverfälscht und ohne vorherige, möglicherweise beeinflussende, Gespräche und Anhörungen durch das Unternehmen selbst zu ermitteln. Insofern sind zumindest ein konzertiertes Vorgehen und ein enger Austausch mit den externen Ermittlern ratsam. Eine (Selbst-)Anzeige bzw. frühzeitige Information der Staatsanwaltschaft als Commitment für eine stringente, transparente Aufarbeitung und Wahrheitsfindung kann dabei auch nach außen signalisieren, dass der Klärung höchste Bedeutung beigemessen wird und mit großer Ernsthaftigkeit jede Hilfe zur objektiven Analyse einbezogen wird.

Passend zur wahrheitsbasierten Kommunikation prägte Marc Twain den Ausspruch »When in doubt, tell the truth!«. Vertrauenswürdigkeit durch Ehrlichkeit ist ein bewährtes, wichtiges Prinzip und eine ebenso simple Maxime von stabiler Krisenkommunikation. Das schließt eine verträgliche oder punktuell nicht völlig umfassende Darlegung aller verfügbaren Fakten nicht aus. Alle getätigten Äußerungen sollten aber in jedem Fall robust und korrekt sein und eine »scheibchenweise« Preisgabe von Fakten jeweils auf Nachfrage unbedingt vermieden werden. Die fehlende Bereitschaft zur Offenlegung von Betriebsgeheimnissen, vorläufigen Ergebnissen laufender strafrechtlicher Ermittlungen und durch Datenschutz oder Persönlichkeitsrechte gedeckter personenbezogener Daten sollte im Zweifel offen begründet werden. Eine situationsangemessen verträgliche Darstellung korrekter Sachverhalte und Erläuterung besonders kritischer Facetten nur auf Nachfrage wird von einigen Autoren als vertretbar angesehen.

> Alles, was gesagt wird, sollte wahr sein, aber nicht alles, was wahr ist, muss zwingend gesagt werden. Widerlegbare Behauptungen oder Falschdarstellungen sind in jedem Fall fatal und untergraben das herausragend wichtige Vertrauen in die Glaubwürdigkeit und Integrität der Akteure und der Einrichtung, die sie repräsentieren.

Empathie und Präsenz
Ein weiteres wichtiges Kriterium guter Krisenkommunikation ist **Empathie**. Mit der öffentlichen Bekundung von Mitgefühl sowie der sensiblen und einfühlsamen Würdigung der Situation akut Betroffener haben viele Führungskräfte erstaunliche Schwierigkeiten. Helmar Kopper bezeichnete als Sprecher des Vorstands der Deutschen Bank offene Handwerkerrechnungen des flüchtigen Immobilienbetrügers Schneider in Höhe von 5 Millionen Mark, die für die Betroffenen Handwerksbetriebe durchaus bedrohlich waren, als »Peanuts«. Der Vorsitzende des Vorstands eines großen Transportunternehmens betonte am Unglücksort zunächst fehlende Auswirkungen der Katastrophe auf

das Jahresergebnis. Anthony Hayward wünschte sich als hochdotierter CEO des Öl- und Energiekonzerns BP während der verheerenden Ölkatastrophe im Golf von Mexiko 2010 durch die Plattform »Deepwater Horizon« in einer Anhörung vor dem US Kongress selbstmitleidig sein altes Leben zurück mit den Worten »There's no one who wants this thing over more than I do, I'd like my life back.« Diese Beispiele stehen stellvertretend für die häufige Unfähigkeit, sich in die Lage der Betroffenen zu versetzen und mit einem Mindestmaß an Sensibilität das Leid anzuerkennen, Bedauern auszudrücken und Verantwortung anzunehmen.

Anteilnahme spiegelt sich auch in greifbarer, physischer **Präsenz** am Ort der Krise wider. Sie demonstriert aktive Teilhabe, Engagement und Handlungsstärke. Während Ministerpräsidenten und Verkehrsminister dies beim schweren ICE-Unglück von Eschede beherzigen, begeht Ex-Präsident Bush 2005 während der Flutkatastrophe in New Orleans in Folge des Hurrikans »Katerina« einen schweren Fehler, als er sich distanziert im Hubschrauber ein Bild der Lage mit über 1.300 Toten aus der Luft machen möchte (Puttenat 2009) und sich damit den Zorn der Bevölkerung einhandelt.

> Mitgefühl, Nähe, Empathie, Transparenz und authentische Anteilnahme sind in der öffentlichen Wahrnehmung entscheidende Faktoren. Fakten sind notwendig, deren sachlich distanzierte Schilderung allein aber unzureichend (Argenti 2002).

Zur Frage der **Entschuldigung** hingegen divergieren die Expertenmeinungen. Während der Ausdruck des Bedauerns gemeinhin empfohlen wird, raten einige Autoren und Juristen von frühzeitigen Entschuldigungen ab, da diese ein Schuldeingeständnis implizieren könnten.

Beispiel: Kontaminierte Infusionslösungen
Im August 2011 verstarben zunächst zwei Frühgeborene mit schweren Grunderkrankungen und extrem niedrigen Gewicht auf der Neugeborenenintensivstation der Uniklinik Mainz. Am selben Tag wird die Keimbelastung einer so genannten Rückstellprobe einer Infusionslösung offenbar, die am Vortag im Reinraum der Klinikapotheke zubereitet und den Neugeborenen infundiert worden war. Der Ärztliche Direktor und Vorstandsvorsitzende der Uniklinik, Prof. Pfeiffer, wurde am Morgen des Folgetages, einem Sonntag, informiert, an dem unmittelbar der Krisenstab zur Faktenfindung, Eingrenzung der Ursache und Abwendung weiteren Schadens zusammenkam.

Nur eine Stunde nach der Zusammenkunft wurden Gespräche mit allen Eltern und Angehörigen der mutmaßlich ebenfalls von den Keimen der Infusionslösung betroffenen Neugeborenen der Intensivstation geführt. Es wurde seelsorgerische und psychologische Betreuung vorgehalten und eine Andacht für Angehörige und Mitarbeiter angeboten. Die Kommunikation war in hohem Maße empathisch, transparent und schloss die Möglichkeit eigener ursächlicher Fehler bis zum Beleg des Gegenteils nicht aus. Ohne Verzug wurden Mitarbeiter, Angehörige, Hersteller der Lösungen, Behörden, Staatsanwaltschaft und Polizei informiert. Eine Pressemeldung wurde versandt und eine Pressekonferenz abgehalten. Am selben Abend war die Krise Hauptmeldung der Nachrichtensendungen.

Externer Rat und Experten des Robert-Koch-Instituts wurden zu Hilfe gerufen und mit Hochdruck Analysen der Keime durchgeführt. Mit hoher Transparenz wurde der Herstellungsprozess in der Apotheke externen Gutachtern der Expertenkommission demonstriert und von diesen als lege artis bewertet. In täglichen Abständen fanden Pressekonferenzen statt und der Vorstandsvorsitzende übernahm die Information der Öffentlichkeit bevorzugt persönlich, flankiert durch ausgewählte Sprecher. Die Mitarbeiter zeigten eine hohe Bereitschaft, durch zusätzlichen Einsatz sowohl die intensivierte Betreuung der kritisch kranken Frühgeborenen zu gewährleisten, als auch die ergebnisoffene Ursachensuche konstruktiv zu unterstützen. Die kritischste Phase der Krise wurde in Würdigung der Untersuchungsergebnisse, die einen Haarriss in einer der industriell bezogenen Infusionslösungen mit nachfolgender Kontamination außerhalb der Verantwortung des Universitätsklinikums belegte, sechs Tage nach den ersten Todesfällen durch eine Pressekonferenz beendet. Auf dieser erklärte der – durchaus bemerkenswert mit dem Vorstand gemeinsam auftretende und durchgehend extrem transparent informierte – Oberstaatsanwalt, dass den Mitarbeitern des Universitätsklinikums im Lichte der Ergebnisse kein Schuldvorwurf gemacht werden könne.

Dieses Musterbeispiel an Krisenkommunikation besticht durch Geschwindigkeit, Wahrhaftigkeit und Empathie. Mutig und nicht zwingend im Einklang mit vorherrschenden Expertenmeinungen war die persönlich exponierte Übernahme von Verantwortung durch den Vorstandsvorsitzenden, der gleichzeitig auch Hygieneverantwortlicher ist. Das Eingeständnis möglicher Fehler und persönlicher Schuld, die letztlich nicht vorlag, erhöhte die Authentizität und Glaubwürdigkeit der Akteure enorm, ging aber auch mit einem rechtlichen Risiko einher. Trotz des Fehlens eines Krisenhandbuches, das auch in Folge der Krise nicht in Angriff genommen wurde, wurde enorm schnell und stringent agiert.

Schnelligkeit

Krisen sind durch Zeitdruck und oftmals sehr schnelle Entwicklungen gekennzeichnet. Aus der Verbindung von hohem öffentlichen Interesse, dem Streben der Medien nach aktuellster Berichterstattung und der Gefahr, bei fehlender Eindämmung der Krise eine zügige Eskalation und unkontrollierte Ausbreitung zu erleiden, resultiert der Zwang zu schnellem Agieren.

Vordringliche Aufgabe der Krisenkommunikation ist es dabei, das negative Momentum des Unvorhergesehenen zu minimieren und die Entwicklung positiv zu beeinflussen. Wichtige Faktoren für schnelle Reaktionsfähigkeit sind die oben und in ▶ Kap. 25 genannten strukturellen Vorbereitungen, ein hohes Maß an Antizipation und die frühe Wahrnehmung von Abweichungen.

Um die Deutungshoheit über krisenhafte Entwicklungen zu behalten, ist **aktives Verhalten** wichtig. Zur Unterbindung von Spekulationen – gerade vor dem Hintergrund noch fehlender belastbarer Informationen zum Auslöser der Krise – empfiehlt der Unternehmensberater und Publizist Prof. Klaus Kocks gar die eigene, proaktive Definition der Situation, beispielsweise durch frühzeitige Pressemitteilungen, in denen darauf hingewiesen wird, dass sich anfängliche Vermutungen zur Ursache nicht bestätigt hätten (Kocks 1998).

Aktives Handeln wird in der Regel honoriert und hilft, die Debatte zu steuern. Neben Pressemitteilungen sind alle Formen der direkten und schnellen Kontaktaufnahme mit relevanten Stakeholdern wünschenswert. Die bereits erwähnte Erstellung von Kernaussagen und Sprachregelungen als Basis der weiteren, konsistenten Kommunikation ist gerade unter Zeitdruck wichtig und hilfreich. Die juristische Vorabprüfung der Aussagen kann in größeren Einrichtungen innerhalb des Krisenstabs geleistet werden und hilft bei der Gratwanderung zwischen empathischem Ausdruck des Bedauerns und Vermeidung justiziabler Schuldeingeständnisse (Neujahr 2005). In jedem Fall sollte ein längeres Vakuum vermieden werden, dass Spekulationen Raum bietet. Als üblicherweise akzeptable Zeitspanne bis zur ersten Pressemitteilung wird lediglich **eine Stunde** angenommen.

Priorisieren

Die bisher genannten Anforderungen an gute Krisenkommunikation bergen bereits einige potenzielle Zielkonflikte. Umfassendes »sensemaking« und akkurate Sicherung der wesentlichen Fakten sind aufwändig und kosten Zeit. Gleichzeitig gilt das Gebot der proaktiven, sehr schnellen Aktion, um die Handlungs- und Deutungshoheit zu wahren. Das ist gelegentlich kaum vereinbar. Auch die Forderung nach Empathie und Bedauern kollidiert potenziell mit juristischen Empfehlungen, kein Präjudiz und vorschnelles Schuldeingeständnis zu suggerieren.

Das Abwägen von Geschwindigkeit der Information gegen die **Gründlichkeit der Recherche** ist eine der größten Herausforderungen eines Unternehmenssprechers. Eine klare Sortierung und Priorisierung der eingehenden Anfragen sollte zentral in einem Erfassungsteam der Pressestelle erfolgen, das nach Möglichkeit den Eingang und die Bearbeitung bestätigt, eventuell auch als kurze Vorabinformation auf bereits veröffentlichte Stellungnahmen verweist oder verbindlich mitteilt, bis wann mit einer Stellungnahme zu rechnen ist. Verlässlichkeit ist dabei ein entscheidender Punkt im weiteren Verhältnis zu den Medienvertretern und deren Bereitschaft, beispielsweise bis kurz vor Redaktionsschluss auf erbetene Stellungnahmen und O-Töne zu warten.

Vereinfacht können die Anfragen anhand der Dringlichkeit und Brisanz in **vier Kategorien** eingeteilt werden, von denen natürlich solche, die sowohl dringlich als auch brisant sind, vorrangig bearbeitet werden, gefolgt von den dringlichen, anschließend den brisanten und letztlich solchen, die keines der Kriterien erfüllen.

Die Beachtung der o. g. Prinzipien kann entscheidend dazu beitragen, Krisen in frühen Stadien zu beherrschen und fulminante Krisen einzudämmen und zu überwinden. Jede Krise birgt das Potenzial, systematische Schwächen aufzudecken, zu lernen und prospektiv Verbesserungen zu realisieren. Eine gründliche Analyse der begünstigenden Faktoren, Ursachen und Schwächen im Krisenmanagement und der Krisenkommunikation sollte insofern regelhafter Teil der Aufarbeitung sein.

Beispiel: Serratien-Ausbruch in der Neonatologie

In der Charité als einem der größten Perinatalzentren Deutschlands ist unter den ca. 4.000 betreuten Geburten ein nennenswerter Anteil an Risikogeburten mit teils sehr unreifen Frühgeborenen. Ende September 2012 wurde ein Kind mit schwerem, bereits pränatal diagnostiziertem Herzfehler geboren und in das benachbarte Deutsche Herzzentrum verlegt. Routinemäßig abgenommene Abstriche zeigten zunächst keinen Nachweis von bakteriellen Besiedlungen oder Infektionen. Nach Herzoperation und intensivmedizinischer Betreuung starb das Kind an den Folgen der schweren angeborenen Grundkrankheit Anfang Oktober und wurde eine Woche später nach abgelehnter Obduktion dem Wunsch der Eltern entsprechend bestattet.

Während der Behandlung im Herzzentrum kurz vor dem Tod des Kindes abgenommene Abstriche und Proben erbrachten positive Befunde mit Nachweis von Serratien in einer Blutkultur, deren Befund drei Tage nach dem Tod übermittelt werden konnte. Koinzident mit dem Befund des im Herzzentrum behandelten Kindes wurden Serratien in zwei Blutkulturen von sehr unreifen Neugeborenen, die ein minimales Geburtsgewicht von lediglich 350 g hatten, in der Charité nachgewiesen. Wenige Stunden später wurde korrekt der formal vorliegende Ausbruch an das zuständige Gesundheitsamt gemeldet und umfangreiche mikrobiologische Untersuchungen eingeleitet. Weitere Aufnahmen von Kindern auf die betreffende Station wurden zunächst reduziert und nach zwei Tagen gestoppt. Ein Ausbruchsteam wurde eingesetzt und durch externe Experten des Robert-Koch-Instituts und der zuständigen Gesundheitsämter verstärkt. Eine akribische Aufarbeitung war Basis des Abschlussberichts, der im Ergebnis die Ursache des Ausbruchs nicht eingrenzen konnte und die fachliche Aufarbeitung als korrekt und sachgerecht würdigte. Alle Kinder der Station konnten trotz prognostisch teils hochriskanter Grundkrankheiten erfolgreich behandelt und entlassen werden. Nach Beherrschung des Ausbruchs traten keine neuen Fälle von Keimbesiedlungen oder Infektionen auf.

Völlig entkoppelt von der formal ordentlichen Aufarbeitung liefen die öffentliche Berichterstattung und Wahrnehmung. Es wurde zwischenzeitlich auch in seriösen überregionalen Printmedien im Plural von verstorbenen Neugeborenen in der Charité berichtet, externe Hygieniker kommentierten ohne Kenntnis der Situation vor Ort, dass derartige Ausbrüche »nicht vom Himmel fallen« und ursächlich durch hygienisch mangelhaftes Verhalten entständen, die Staatsanwaltschaft ermittelte wegen Tötung gegen Unbekannt, der Boulevard spekulierte, wie viele Opfer die »Killerkeime« noch fordern würden und ein Sprecher der Ermittlungsbehörden rätselte öffentlich, ob die – tatsächlich dem Wunsch der Eltern entsprechend beerdigte Leiche – verschwunden sei. Eine erste Pressekonferenz wurde erst etwa sechs Wochen nach der ordnungsgemäßen Meldung des Ausbruchs abgehalten. Erst in der Spätphase der Krise wurde täglich in einem Bulletin der Status der anderen besiedelten oder infizierten Neugeborenen bis zu deren vollständiger Entlassung zusammengefasst.

Dieses Beispiel illustriert eindrucksvoll die dramatischen Folgen fehlender Antizipation sowie eines völlig unterschätzten öffentlichen Interesses und zeigt die Schwierigkeiten, durch fehlende Geschwindigkeit verlorene Kontrolle und Deutungshoheit zurückzugewinnen.

31.17 Arbeit der Gutachterkommissionen und Schlichtungsstellen

Christian Schlesiger und Alban Braun

31.17.1 Gutachterkommissionen und Schlichtungsstellen in Deutschland

Nicht bei jeder ärztlichen Behandlung kann der Arzt das Ziel erreichen, seinem Patienten zu helfen. Manchmal schädigt er ihn, obwohl er alles in seiner Macht stehende getan hat, damit der von ihm vorgenommene Heileingriff ein medizinischer Erfolg wird.

Für den Patienten ist es oft schwer nachzuvollziehen, ob das, was er nach einem ärztlichen Eingriff an gesundheitlichen Beeinträchtigungen erlebt, schicksalshaft und von ihm hinzunehmen ist, oder ob es durch ein ärztliches Fehlverhalten verursacht wurde.

Es darf als Errungenschaft bewertet werden, dass jeder Patient, der in Deutschland durch einen Arzt behandelt wurde, die Möglichkeit hat, diese Behandlung objektiv und kostenlos überprüfen zu lassen.

Mitte der 1970er Jahre entstand aufgrund zunehmender und oft öffentlichkeitswirksamer Arzthaftpflichtprozesse der Wunsch nach Möglichkeiten, medizinische Behandlungsverläufe im Interesse des Patienten – aber auch des Arztes – strukturiert und objektiv außerhalb von Gerichtsverfahren zu begutachten. Ausgehend von Bayern (1975 Gründung der bundesweit ersten »Schlichtungsstelle für Arzthaftpflichtstreitigkeiten« in München) hat sich in den nachfolgenden Jahren ein flächendeckendes Netz von Gutachterkommissionen und Schlichtungsstellen in ganz Deutschland entwickelt.

Welche der Gutachterkommissionen und Schlichtungsstellen für den hilfesuchenden Arzt und Patienten örtlich zuständig ist, richtet sich nach dem Tätigkeitsort des beschuldigten Arztes bzw. der ärztlichen Einrichtung. Die Bundesärztekammer veröffentlicht auf ihrer Homepage unter ▶ www.baek.de → Patienten → Patientensicherheit → Gutachterkommissionen und Schlichtungsstellen die bundesweit tätigen Stellen.

> **Praxistipp**
>
> Welche Gutachterkommission oder Schlichtungsstelle im Einzelfall zuständig ist, lässt sich unter ▶ www.baek.de → Patienten → Patientensicherheit → Gutachterkommissionen und Schlichtungsstellen leicht herausfinden. Hier finden sich auch die Behandlungsfehler-Statistiken, die auf Grundlage der Daten aller auf Bundesebene bearbeiteten Fälle erstellt werden.

Die Gutachterkommissionen und Schlichtungsstellen haben ein gemeinsames Ziel. Der Weg zu diesem Ziel weist viele Gemeinsamkeiten, aber auch einige Unterschiede auf, die im Folgenden besprochen werden sollen. Diese Vielfalt im Detail ist der Tatsache geschuldet, dass Träger der einzelnen Gutachterkommissionen und Schlichtungsstellen die jeweiligen Landesärztekammern sind. Damit liegt auch die Hoheit über die Verfahrensordnung bei dem zuständigen »Ärzteparlament« der einzelnen Landesärztekammern

Gemeinsamkeiten

Alle Gutachterkommissionen und Schlichtungsstellen verstehen sich als **neutrale Einrichtungen**. Das gemeinsame Ziel lässt sich folgendermaßen beschreiben: Einerseits soll der Patient, der durch eine fehlerhafte Behandlung in seiner Gesundheit geschädigt wurde, bei der Durchsetzung seiner begründeten Ansprüche gegenüber dem Arzt bzw. der ärztlichen Einrichtung unterstützt werden. Ist der Behandlungsfehlerverdacht unbegründet, soll aber auch der Arzt eine Argumentationsgrundlage gegenüber seinem Patienten oder aber auch den Gerichten erhalten, die darlegt, dass trotz eines möglicherweise tragischen Ausgangs einer medizinischen Behandlung dem Arzt rechtlich nichts vorzuwerfen ist. Die Entscheidungen von Gutachterkommissionen und Schlichtungsstellen werden von Ärzten und/oder Juristen mit der Befähigung zum Richteramt getroffen.

Um die Neutralität der Entscheidung der Gutachterkommissionen und Schlichtungsstellen sicherzustellen, enthalten die einzelnen Statute in der Regel Klauseln, die den Arzt und/oder den Juristen, der die Verantwortung für die Entscheidung trägt, vor der Einflussnahme Dritter, beispielsweise auch durch den Träger der Gutachterkommission oder Schlichtungsstelle schützt. Diese Klauseln machen deutlich, dass die entscheidungsbefugten Mitglieder nur ihrem Gewissen und ihrer fachlichen Überzeugung verantwortlich und an Weisungen nicht gebunden sind.

Beteiligte des Verfahrens sind der Patient (ggf. Erben) und der in Anspruch genommene Arzt bzw. die ärztliche Einrichtung (Behandlerseite). Bei manchen Stellen sind auch die Haftpflichtversicherer beteiligt. Alle Beteiligten können sich vertreten lassen, beispielsweise durch einen Rechtsanwalt. Die Teilnahme am Verfahren ist freiwillig. Eine Begutachtung findet also nicht statt, wenn einer der Beteiligten dem Verfahren widerspricht. Solange wegen desselben Sachverhalts ein Zivilgerichtsverfahren oder ein staatsanwaltliches Ermittlungsverfahren bzw. Strafverfahren anhängig ist, wird die Stelle nicht tätig. Die meisten Gutachterkommissionen und Schlichtungsstellen geben den Verfahrensbeteiligten die Möglichkeit, sich vor der abschließenden Entscheidung in das Verfahren einzubringen. So können sich die Beteiligten vor Beauftragung eines Gutachters zu der Person des vorgesehenen Gutachters und zu den vorgesehenen Beweisfragen äußern. Auch zu dem eingeholten Gutachten können die Beteiligten Stellung nehmen, bevor die Kommission das Verfahren mit einer Entscheidung abschließt. Den Verfahrensbeteiligten wird damit das »rechtliche Gehör« gewährt.

Diese **abschließende Entscheidung** ist eine gutachterliche Aufarbeitung der beanstandeten medizinischen Behandlung auf Grundlage der vom Arzt angefertigten Dokumentation. Ist der Sachverhalt, der beurteilt werden muss, in seinen Einzelheiten unklar, werden bei diesen Entscheidungen auch die juristischen Grundsätze zur Beweislast mit berücksichtigt. Diese Gutachterkommissionen und Schlichtungsstellen nehmen damit eine Bewertung der beanstandeten medizinischen Behandlung in einer Art und Weise vor, wie sie auch ein Zivilgericht getroffen hätte. Für die Inanspruchnahme der Gutachterkommission oder Schlichtungsstelle werden vom Arzt und Patienten keine Kosten erhoben.

Unterschiede

Einige Stellen bieten neben der Feststellung, ob eine Haftung dem Grunde nach besteht, auch einen Schlichtungsversuch an. Dies bedeutet, dass nicht nur festgestellt wird, ob ein Behandlungsfehler vorliegt, der einen Gesundheitsschaden verursacht hat (**Kausalität**), sondern darüber hinaus auch ein Vorschlag zur **Höhe der zu zahlenden Entschädigung** abgegeben wird.

Das Verfahren wird in der Regel ausschließlich **schriftlich** geführt. Hiervon gibt es Ausnahmen: Die Gutachterkommissionen im Bereich der Landesärztekammer Baden-Württemberg sehen in ihrem Statut vor, dass die Kommissionen »den Sachverhalt, soweit erforderlich, mit den Beteiligten **mündlich** erörtern« sollen. Auch die Gutachterkommission für ärztliche Behandlungsfehler bei der Ärztekammer Nordrhein sieht in ihrem Statut die Möglichkeit einer solchen mündlichen Erörterung vor. In der letztgenannten Gutachterkommission kann ein Verfahren auch ohne Zustimmung des Arztes bzw. der ärztlichen Einrichtung durchgeführt werden.

Koordination auf Bundesebene

Die einzelnen Gutachterkommissionen und Schlichtungsstellen sind rechtlich eigenständig. Die Ärztekammern Berlin, Brandenburg, Bremen, Hamburg, Mecklenburg-Vorpommern, Niedersachsen, Saarland, Sachsen-Anhalt, Schleswig-Holstein und Thüringen haben sich allerdings zu einer Arbeitsgemeinschaft zusammengeschlossen und betreiben gemeinsam eine »Schlichtungsstelle für Arzthaftpflichtfragen der norddeutschen Ärztekammern«.

Seit vielen Jahren bestehen intensive und fruchtbare Kontakte zwischen den Stellen in Deutschland. So findet jährlich die Zusammenkunft aller Gutachterkommissionen und Schlichtungsstellen in Form einer »**Ständigen Konferenz**« statt, in deren Rahmen u. a. eine jährliche Behandlungsfehler-Statistik auf Grundlage der Daten der von allen Stellen auf Bundesebene bearbeiteten Fälle erarbeitet wird. Die Bundesärztekammer veröffentlicht jedes Jahr im Rahmen einer Pressekonferenz diese Daten. Im Jahr 2014 wurden insgesamt 12.053 Anträge von Patienten verzeichnet, Details zu den Jahresstatistiken und zur Arbeit der Stellen sind auf der Homepage der Bundesärztekammer ▶ www.baek.de unter Patientensicherheit/Gutachterkommissionen und Schlichtungsstellen abzurufen.

Für den medizinischen Erfahrungsaustausch zwischen den einzelnen Gutachterkommissionen und Schlichtungsstellen sind regelmäßige »**Konsensuskonferenzen**« ins Leben gerufen worden. Diese Konferenzen sollen sicherstellen, dass die Gutachterkommissionen und Schlichtungsstellen ihre Begutachtung nach einheitlichen Kriterien vornehmen. Die dort erarbeiteten Empfehlungen sind für die einzelnen Gutachterkommissionen und Schlichtungsstellen nicht verbindlich. Sie tragen aber dazu bei, dass vergleichbare medizinische Sachverhalte auch bundesweit einheitlich beurteilt werden.

31.17.2 Schieds- bzw. Schlichtungsstellen in Österreich

Auch in Österreich sind die Schlichtungsstellen, die auch Schiedsstellen genannt werden, bei den Landesärztekammern angesiedelt. Das Verfahren ist mit den in Deutschland Üblichen vergleichbar. Die Richtlinien der Patientenschiedsstelle der Ärztekammer für Wien sehen beispielsweise ebenfalls eine Besetzung der Schiedsstelle mit Juristen und Ärzten vor (ständige Mitglieder). Die Verhandlung kann in Anwesenheit der Beteiligten (»mündliche Anhörung«) durchgeführt oder schriftlich erledigt werden. Die Kommission gibt abschließend eine Empfehlung ab (»**Streitbereinigungsvorschlag**«), entweder nur dem Grunde oder auch der Höhe nach. Ist nach Ansicht der Kommission kein Anspruch gegeben, wird keine Empfehlung abgegeben, um eine Präjudizierung zu vermeiden.

In Österreich besteht ein weiteres Instrument zur außergerichtlichen Unterstützung von Patienten, die durch eine medizinische Behandlung geschädigt wurden: die **Patienten-Entschädigungsfonds**. Patienten können durch diese verschuldensunabhängigen Fonds unter bestimmten Umständen Entschädigungen erhalten, auch wenn eine Haftung eines Arztes oder Krankenhauses nicht eindeutig gegeben ist. Finanziert werden die Entschädigungsfonds aus einer Abgabe, die grundsätzlich alle stationär in einer gemeinnützigen Krankenanstalt aufgenommenen Patienten zu leisten haben. Auch in Deutschland werden verschuldensunabhängige Härtefallfonds politisch intensiv diskutiert. Bisher wurde allerdings kein tragfähiges und konsensfähiges Modell gefunden.

31.17.3 Die schweizerische »Außergerichtliche Gutachterstelle der FMH«

Die schweizerische »Außergerichtliche Gutachterstelle der FMH (Fédération des Médecins Suisses)« dient ebenfalls der außergerichtlichen, gutachterlichen Überprüfung der Frage, ob ein niedergelassener oder ein im Krankenhaus tätiger Arzt einen Behandlungsfehler begangen hat. Die Gutachter werden, anders als in Deutschland, nicht von der Kommission bestimmt, sondern von der betreffenden medizinischen Fachgesellschaft vorgeschlagen. Neben der Vermutung eines Behandlungsfehlers werden laut Statuten der Gutachterstelle nur dann ärztliche Gutachten in Auftrag gegeben, wenn der Fehler zu einem erheblichen Gesundheitsschaden geführt hat und wenn es sich als unmöglich erwiesen hat, den Fall im direkten Kontakt mit dem Haftpflichtversicherer des betroffenen Arztes oder Krankenhauses zu regeln. Mengenmäßig sind die von der Außergerichtlichen Gutachterstelle der FMH bearbeiteten Fälle überschaubar: Im Jahr 2013 wurden insgesamt 79 Gutachten erstellt, bei denen in 30 Fällen ein oder mehrere Behandlungsfehler festgestellt wurden.

31.17.4 Nutzen und Grenzen des Verfahrens

Patientenperspektive
Es wird häufig unterschätzt, welche Hürde es für einen Patienten darstellen kann, einen von ihm vermuteten Arzthaftungsanspruch zu verfolgen. Will er sich als medizinischer Laie nicht auf eine Bewertung der von ihm als fehlerhaft angesehenen Behandlung durch seinen behandelnden Arzt oder dessen Berufshaftpflichtversicherung verlassen, hilft ihm ein Rechtsanwalt alleine nicht weiter. Er benötigt ein medizinisches Gutachten, welches

die medizinische Behandlung, die der Patient für fehlerhaft hält, bewertet. Solche Gutachten sind häufig teuer. Auch kann sich die Suche nach einem kompetenten und anerkannten Gutachter, der bereit ist, die vom Patienten als fehlerhaft angesehene Behandlung zu begutachten, als langwierig und schwierig erweisen.

Hier helfen die Gutachterkommissionen und Schlichtungsstellen in zweifacher Hinsicht: Die **Suche nach einem Gutachter** entfällt für den Patienten, und die gutachterliche Stellungnahme der Gutachterkommissionen und Schlichtungsstellen ist für ihn **kostenlos**. Das Gutachten weist noch einen anderen Vorteil auf: Aufgrund der Verpflichtung der Gutachterkommissionen und Schlichtungsstellen zur Neutralität handelt es sich bei der gutachterlichen Äußerung nicht um ein »Parteigutachten«. Damit dürfte die Akzeptanz eines durch eine unabhängige Kommission erstellten Gutachtens im Vergleich zu einem »Parteigutachten« wesentlich höher sein.

Die Gutachterkommissionen und Schlichtungsstellen stellen aus Sicht des Patienten daher ein niederschwelliges Angebot dar, welches nur verlangt, das zu definieren, was konkret begutachtet werden soll. Dies setzt kein medizinisches Fachwissen voraus und ist daher auch für einen medizinischen Laien machbar. Die Erfahrung zeigt allerdings, dass sich Antragsteller schwer tun, verschiedene »negative Aspekte« einer Behandlung (mangelnder Service, Unfreundlichkeit, persönliche Kränkungen, »unärztliches« Verhalten etc.) vom eigentlichen Behandlungsfehlervorwurf zu trennen. Die Gutachterkommissionen und Schlichtungsstellen können nur zu der Frage der haftungsrechtlichen Beurteilung eines Behandlungsverlaufs Stellung nehmen, nicht aber zu sonstigen »missglückten Interaktionen«. Dass diese unkommentiert und unberücksichtigt bleiben (müssen), hinterlässt bei den Patienten manchmal ein schales Gefühl. Oft wird von Patienten auch nicht verstanden, dass eine ärztliche Behandlung nicht nur eine Chance auf Heilung darstellt, sondern auch ein manchmal nicht unerhebliches Risiko, (durch den behandelnden Arzt) an seiner Gesundheit geschädigt zu werden. Der durch die Behandlung verursachte Gesundheitsschaden wird teilweise irrtümlich als unumstößlicher Beleg dafür angenommen, dass ein Behandlungsfehler vorliegen muss. Gerade für schwer gesundheitlich geschädigte Patienten fühlt es sich »falsch« an, wenn die Begutachtung zum Ergebnis kommt, dass der Arzt »keinen Fehler« gemacht hat und die Behandlung dem »medizinischen Standard« entsprach. In derartigen Fallkonstellationen braucht es bei den Kommissionen neben fachlicher Souveränität auch menschliches und sprachliches Fingerspitzengefühl, um die Entscheidung für den Patienten nachvollziehbar zu machen.

Perspektive der Ärzteschaft
Für die Ärzteschaft sind die Gutachterkommissionen und Schlichtungsstellen ein Tool der **Qualitätssicherung**. Neben der Einzelrückmeldung an den am Verfahren beteiligten Arzt zu seinem konkreten ärztlichen Handeln bieten die Statistiken auf Bundesebene oftmals Impulse für potentielle Gefahren und Verbesserungsmöglichkeiten im Sinne der Patientensicherheit. Dass die Ärzteschaft – auf eigene Kosten – sich selber immer wieder überprüfen lässt, ist ein Zeichen der Souveränität und Transparenz im Umgang mit Fehlern. Auch der einzelne Arzt kann mit dem Hinweis auf die Möglichkeit einer neutralen Überprüfungsmöglichkeit seiner Behandlung ein vollkommen anderes Signal senden, als mit dem leider manchmal zu hörenden »dann verklag mich doch«. Der Hinweis auf die Gutachterkommissionen und Schlichtungsstellen kann im Sinne des Arzt-Patienten-Verhältnisses eine »vertrauensbildende Maßnahme« sein und eine Deeskalation bewirken. Zudem kann der Arzt durch ein externes Gutachten entweder dazulernen oder sich in seiner Tätigkeit bestätigt sehen.

Natürlich darf man nicht unberücksichtigt lassen, dass es für den Arzt belastend ist, wenn er einen Behandlungsfehler bescheinigt bekommt, obwohl er nach seiner persönlichen Bewertung keinen Fehler gemacht hat. Dieses »Risiko« kann aber eingegangen werden. Die gutachterliche Stellungnahme der Gutachterkommissionen ist für die Verfahrensbeteiligten nicht verbindlich. Es besteht also keine Verpflichtung, die medizinischen Feststellungen einer Gutachterkommission oder Schlichtungsstelle zu übernehmen.

Teilweise besteht bei Ärzten die Besorgnis, dass die Beteiligung an einem Gutachterverfahren zwingend zu einer Erhöhung der **Versicherungsprämie**

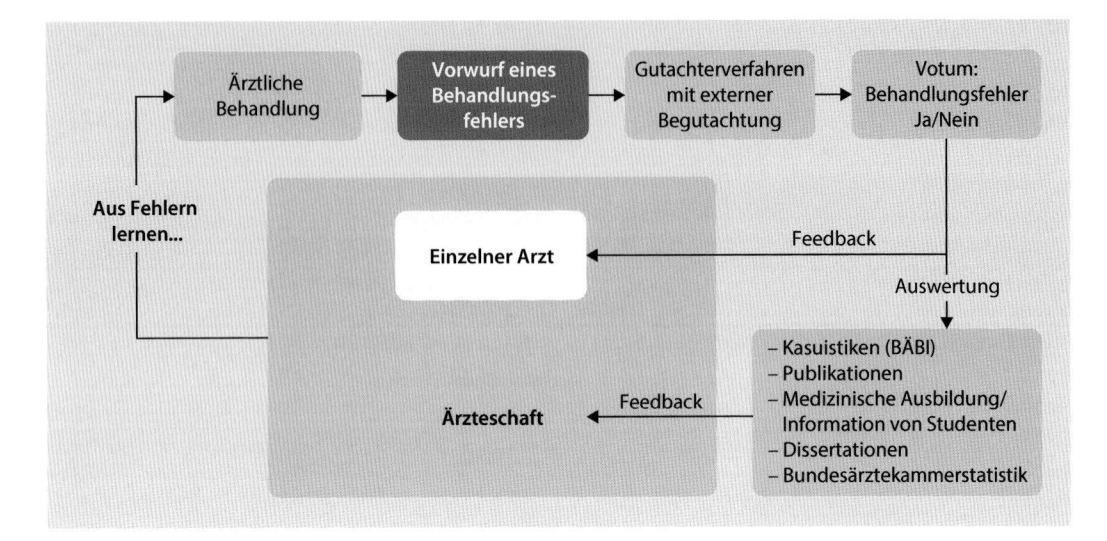

Abb. 31.10 Beitrag der Gutachterkommissionen und Schlichtungsstellen zur Qualitätssicherung und Patientensicherheit

führt. Sicher lässt sich sagen, dass diese Feststellung in dieser konkreten Formulierung falsch ist. Einen entsprechenden Automatismus gibt es nicht. Wenn ein Arzt häufiger Behandlungsfehlervorwürfen ausgesetzt wird (zu einer Meldung bei seiner Berufshaftpflichtversicherung ist dieser unabhängig von einem Gutachterverfahren aufgrund der einschlägigen Versicherungsbedingungen ohnehin verpflichtet), kann dies zu einer neuen Risikoeinschätzung durch die Berufshaftpflichtversicherung führen. Letzteres kann dann tatsächlich zumindest mittelfristig zu einer Prämienerhöhung führen.

Manchmal sind Ärzte über die Art und Weise bzw. die »Qualität« der Behandlungsfehlervorwürfe durch Patienten irritiert. Zum Teil liegt dies daran, dass der Patient als medizinischer Laie sich sehr schwer mit der Formulierung dessen tut, was er als fehlerhaft ansieht. Zum Teil sind Behandlungsfehlervorwürfe auch Ausdruck eines übersteigerten Anspruchsdenkens des Patienten an den ihn behandelnden Arzt. Die Gutachterkommissionen und Schlichtungsstellen haben in ihren Verfahrensstatuten keine oder nur sehr wenig Möglichkeiten, einen offensichtlich unbegründeten Antrag auf Einleitung eines Verfahrens abzulehnen. Hier ist es aber in der Hand des Arztes, mit Augenmaß zu entscheiden, ob ein Gutachterverfahren bei einer Gutachterkommission oder Schlichtungsstelle für ihn der richtige Weg ist. Ohne seinen Willen findet keine Begutachtung durch eine Gutachterkommission oder Schlichtungsstelle statt (Ausnahme: Nordrhein).

Die Arbeit der Gutachterkommissionen und Schlichtungsstellen kann als ein Beitrag zur Qualitätssicherung gewertet werden (◘ Abb. 31.10). Jedes Verfahren stellt ein Feedback für den einzelnen Arzt dar; Entspricht das, was er getan hat, dem von ihm zu erwartenden Standard. Auch die Ärzteschaft als Gesamtheit profitiert von den Gutachterverfahren: Auswertungen und Kasuistiken sensibilisieren die Ärzteschaft hinsichtlich bestimmter medizinischer Themen und behandlungsimmanenter Risiken. Die bayerische Gutachterstelle ist darüber hinaus bereits seit Jahren in der medizinischen Ausbildung der Medizinstudenten beteiligt (Seminare und Vorlesungen) und weist die künftigen Ärzte auf wichtige Aspekte des Arztrechts und der Patientensicherheit hin.

31.17.5 Fazit

Die Gutachterkommissionen und Schlichtungsstellen in Deutschland leisten einen bedeutenden Beitrag zur außergerichtlichen Bewältigung der zunehmenden Behandlungsfehlervorwürfe.

Patienten erhalten ein kostenloses Gutachten zur Frage, ob eine Behandlung fehlerhaft war, oder ob es sich bei den erlittenen Gesundheitsschäden um Folgen eines »schicksalhaften Verlaufs« trotz Einhaltung des medizinischen Standards handelt. Die an einem Gutachterverfahren beteiligten Ärzte erhalten entweder die Bestätigung, alles richtig gemacht zu haben, oder aber einen Hinweis darauf, was im konkreten Fall der medizinische Standard gewesen wäre.

31.18 Einbindung einer Gutachterkommission oder Schlichtungsstelle

Christian Schlesiger und Alban Braun

31.18.1 Der medizinische »Zwischenfall« – mehr als nur eine Frage der Haftung

Wenn im Rahmen einer ärztlichen Behandlung etwas »schief gelaufen« ist und es zu einer Auseinandersetzung zwischen Arzt und Patient kommt, geht es häufig nicht nur um die Frage, ob eine ärztliche Behandlung »lege artis« bzw. gemäß medizinischem Standard erfolgt ist. Auch bei einer (aus juristischer Sicht) nicht zu beanstandenden Behandlung kann der Patient mit der Behandlung unzufrieden sein. Die Gründe für diese Unzufriedenheit sind vielfältig und können in den wenigsten Fällen auf eine einzige Ursache zurückgeführt werden. Eine möglicherweise nicht optimal oder gründlich schief gelaufene Kommunikation mit dem Patienten oder seinen Angehörigen, enttäuschte Erwartungen an das, was der Arzt zu leisten im Stande oder verpflichtet ist, sind mögliche Themen. Auch kann der Arzt durch einen **Behandlungsfehlervorwurf** in seiner ärztlichen Identität getroffen sein und Schuld bzw. Schamgefühle entwickeln. Zudem steht bei einem Behandlungsfehlervorwurf eines Patienten auch immer der **Vorwurf einer Körperverletzung** im Raum, und damit der Vorwurf, eine Straftat begangen zu haben. Sicher einzuschätzen, wie die Juristen den Vorgang bewerten, fällt dem Arzt verständlicherweise schwer.

Die Verschiedenheit und Komplexität der beschriebenen Themen machen es dem Arzt oftmals schwer, das Vorwurfs-»Knäuel« zu entwirren und wieder zu einem vertrauensvollen Arzt-Patientenverhältnis zurückzufinden. Letzteres ist aber eine unverzichtbare Grundlage für jede ärztliche (Weiter-)Behandlung.

Wie können die Gutachterkommissionen und Schlichtungsstellen hier helfen?

31.18.2 »Aufgliederung« der Beschwerdeinhalte

Sicherlich kann die Einschaltung einer Gutachterkommission oder Schlichtungsstelle nicht die alleinige Lösung für alle Aspekte einer Auseinandersetzung aufgrund einer »schief gelaufenen« medizinischen Behandlung sein. Sie kann aber ein wichtiges Werkzeug bei der Lösung einer komplexen medizinischen Konfliktsituation darstellen, bei der neben anderem auch ein Behandlungsfehlervorwurf erhoben wird.

Die Gutachterkommissionen und Schlichtungsstellen sind ein Angebot an Patienten, aber auch Ärzte, die Frage nach einer möglichen zivilrechtlichen Haftung durch eine neutrale Einrichtung klären zu lassen. Durch ihre Einschaltung besteht die Chance, den Aspekt der Haftungsfrage aus dem Beschwerdekonglomerat »herauszutrennen« und damit Raum zu schaffen, sich den verbleibenden Themen der Auseinandersetzung zuwenden zu können (◘ Abb. 31.11).

Konkret ist es einem Arzt auf diese Weise z. B. möglich, in einem persönlichen Gespräch mit seinem Patienten zu sagen, dass die Frage, ob ein zivilrechtlicher Schadensersatzanspruch besteht, von dritter Seite gutachterlich geklärt wird, es ihm aber als behandelnder Arzt – unabhängig vom Ausgang des Verfahrens – sehr leid tut, dass die ärztliche Behandlung einen unerwünschten (und manchmal tragischen) Verlauf genommen hat.

Damit dieses »Heraustrennen« funktionieren kann, muss die Institution, die die Begutachtung vornimmt, von allen Seiten als objektive und **neutrale Einrichtung** akzeptiert werden. Trotz ihrer guten Akzeptanz bei Patienten und Ärzten begegnen

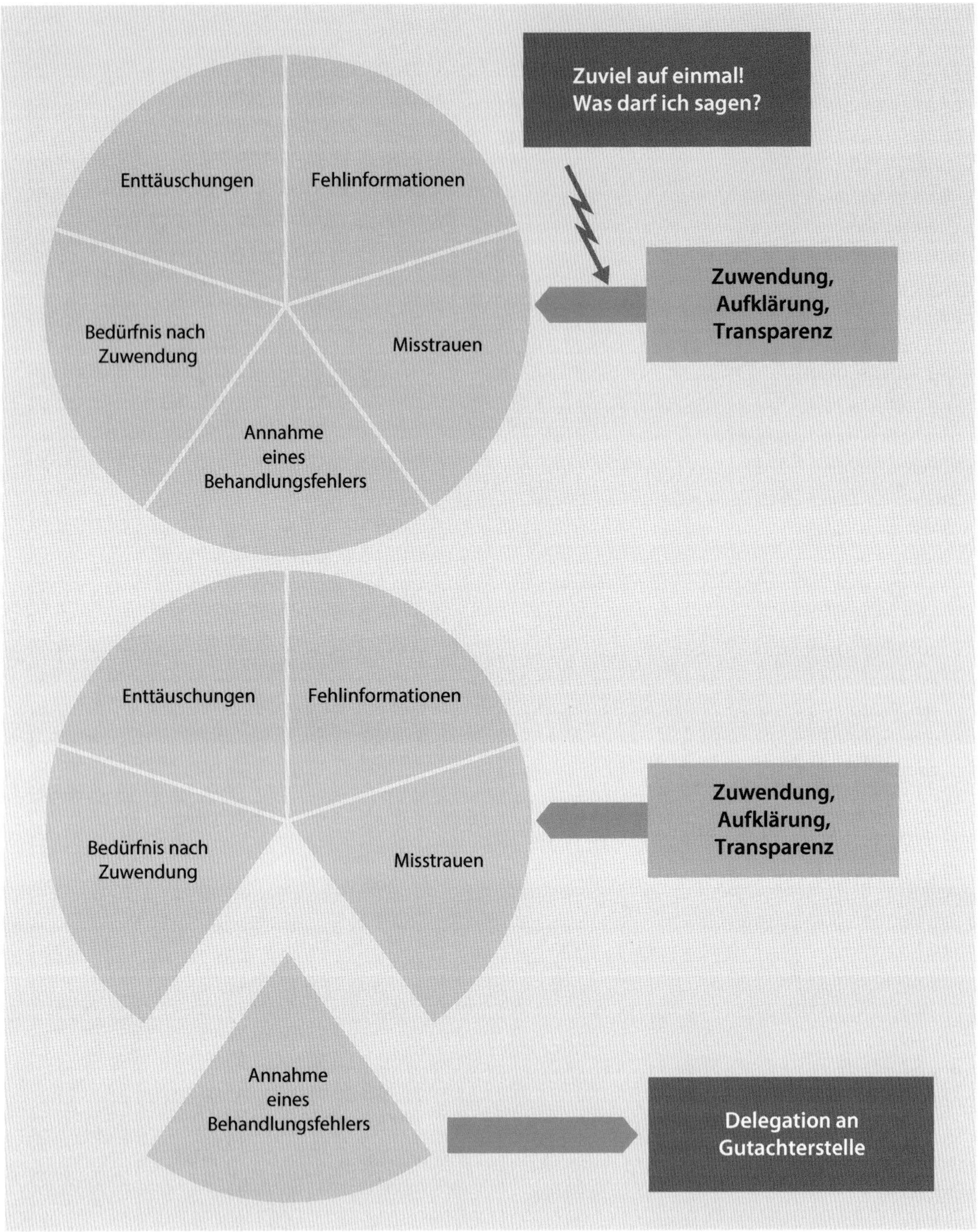

Abb. 31.11 Heraustrennen des Behandlungsfehlervorwurfs

auch Gutachterkommissionen und Schlichtungsstellen immer wieder Vorbehalten.

Von **Patientenseite** wird kritisch gesehen, dass die Gutachterkommissionen und Schlichtungsstellen von den Landesärztekammern getragen werden. Aufgrund dieser Konstruktion wird Parteilichkeit unterstellt. Übersehen wird dabei aber, dass es möglicherweise im Interesse des einzelnen

Arztes, nicht aber im Interesse der Ärzteschaft als Berufsstand sein kann, einem Patienten nach einer ärztlichen Fehlbehandlung berechtigte Schadenersatzansprüche vorzuenthalten.

Die **Ärzteschaft** hat ein ureigenes Interesse an einer qualitativ hochwertigen und dem Stand der Wissenschaft entsprechenden Behandlung ihrer Patienten. Sie hat darüber hinaus ein Interesse daran, dass Ärzten, die den zu erwartenden medizinischen Standard unterschreiten, hierzu eine Rückmeldung erhalten und dass der Patient für diesen durch einen Arzt verursachten Schaden einen finanziellen Ausgleich erhält.

Um bestehende Vorurteile (»Eine Krähe hackt der anderen kein Auge aus«) abzubauen und ein tieferes Vertrauensverhältnis zu schaffen, sind die Gutachterkommissionen und Schlichtungsstellen verschiedene Wege gegangen. Die Bayerische Gutachterstelle hat beispielsweise den persönlichen Kontakt zu den in Bayern aktiven **Patientenvertretern** gesucht und diese eingeladen, Patienten als deren Vertreter im Rahmen eines Gutachterverfahrens zu begleiten.

In der Verfahrensordnung der Schlichtungsstelle für Arzthaftpflichtfragen der norddeutschen Ärztekammern ist die Berufung eines Patientenvertreters installiert worden (§ 9 der Verfahrensordnung). Dieser wird tätig, wenn ein Patient eine Verfahrensrüge erhebt. Bei der Schlichtungsstelle der Landesärztekammer Rheinland-Pfalz gehören dem Schlichtungsausschuss neben einem Juristen mit der Befähigung zum Richteramt und zwei Ärzten auch zwei Patientenvertreter an (§ 2 der Verfahrensordnung). All diese Maßnahmen haben zu mehr Vertrauen der Patientenvertreter in die Arbeit der Gutachterkommissionen und Schlichtungsstellen geführt.

31.18.3 Beitrag der Gutachterkommission und Schlichtungsstelle zur Fehlerkultur

Die Einbindung einer Gutachterkommission oder Schlichtungsstelle ist Ausdruck einer souveränen proaktiven Fehlerkultur. Der entscheidende Schlüssel zur (Auf-)Lösung eines Konflikts im Zusammenhang mit einer ärztlichen Behandlung besteht darin, das oftmals schwer beschädigte Vertrauensverhältnis zwischen behandelndem Arzt und seinem Patienten wiederherzustellen. Ein erster wichtiger Schritt: Der Arzt muss deutlich machen, dass auch er an einer Klärung der aufgeworfenen Fragen, insbesondere der Frage, ob eine Fehlbehandlung vorliegt, interessiert ist.

Allerdings erlebt der Patient den Arzt, den er mit einem Behandlungsfehlervorwurf konfrontiert, oftmals anders. Er hat das Gefühl, dass der Arzt ihm aus dem Weg geht, es finden sich keine (zeitnahen) Gesprächsangebote, die Einsichtnahme in die Behandlungsunterlagen gestaltet sich schwierig, Aussagen bleiben vage etc.

Warum fällt Ärzten in diesen Situationen die Kommunikation oftmals so schwer? Aus Sicht des Arztes gibt es durchaus nachvollziehbare Gründe: Schuld- und Schamgefühle, Angst vor einer Beschädigung der Karriere, Angst vor der Reaktion des Patienten, seiner Angehörigen, seiner Kollegen können auftreten. Auch wenn aus menschlicher Sicht verständlich ist, dass der betroffene Arzt das Gespräch mit dem Patienten oder den Angehörigen meidet – ein solches Verhalten steht einer Lösung der Probleme im Wege.

Wird ein **Behandlungsfehlervorwurf** durch den Patienten vorgebracht, hat der Arzt die Möglichkeit, dem Patienten aktiv eine Begutachtung der Behandlung durch eine Gutachterkommission oder Schlichtungsstelle anzubieten. Der Hinweis »Selbstverständlich können wir die Behandlung durch neutrale Experten (z. B. die Gutachterstelle) beurteilen lassen…« hat zumindest das Potenzial, die Situation zu deeskalieren und als vertrauensbildende Maßnahme zu wirken. Ein solcher Hinweis auf eine Gutachterkommission oder Schlichtungsstelle kann selbst dann sinnvoll sein, wenn der behandelnde Arzt davon überzeugt ist, alles richtig gemacht zu haben. Er zeigt damit, dass er trotz des bestehenden Wissensgefälles zwischen ihm als medizinischem Experten und dem Patienten als medizinischem Laien bereit ist, seinem Patienten »auf Augenhöhe« zu begegnen und die Einschätzung des Patienten über die medizinische Behandlung ernst zu nehmen. Steht der Aspekt der Haftung nicht mehr im Fokus des Gesprächs, fällt es dem Arzt leichter, sich seinem Patienten empathisch und ohne Vorbehalte zuzuwenden.

Verfahren bei den Gutachterkommissionen und Schlichtungsstellen benötigen Zeit, in der Regel über ein Jahr. Die Gutachterkommissionen und Schlichtungsstellen bemühen sich darum, die **Bearbeitungszeit** zwischen Antrag und gutachterlicher Stellungnahme zu senken. Dies zu erreichen, ist allerdings bei den gegebenen Sach- und Personalmitteln und auch der Ausgestaltung des Verfahrens (z. B. Prinzip des rechtlichen Gehörs) eine ambitionierte Aufgabe. Gerade aus Sicht des Patienten wird diese lange Bearbeitungszeit verständlicherweise als negativ empfunden. Die Dauer des Verfahrens muss allerdings nicht zwangsläufig negativ bewertet werden. Sie gibt dem Arzt und seinem Patienten ausreichend Zeit, die weiteren Konfliktherde des Beschwerdekonglomerats (z. B. Kommunikationsfehler, Missverständnisse, emotionale Aspekte) gemeinsam ohne jeden Zeitdruck »abarbeiten« zu können.

31.18.4 Gutachterverfahren – wenn, dann richtig!

Einige Gutachterkommissionen und Schlichtungsstellen, so auch die Gutachterstelle für Arzthaftungsfragen bei der Bayerischen Landesärztekammer, sehen die Beteiligung der **Berufshaftpflichtversicherung** des beschuldigten Arztes am Verfahren vor. Unabhängig davon, wie das Verfahren der Gutachterkommissionen und Schlichtungsstellen im Einzelnen ausgestaltet ist, sollte bereits im Vorfeld die Berufshaftpflichtversicherung unverzüglich über den vom Patienten erhobenen Behandlungsfehlervorwurf informiert werden. Eine unterlassene Mitteilung an die Berufshaftpflichtversicherung kann den Versicherungsschutz gefährden. Ein im Krankenhaus beschäftigter Arzt hat darüber hinaus auch die Verwaltung und gegebenenfalls die Vorgesetzten bzw. die für die Behandlung des Patienten verantwortlichen Personen über die Behandlungsfehlervorwürfe in Kenntnis zu setzen.

> Die Entscheidung, sich an einem Begutachtungsverfahren bei einer Gutachterkommission oder Schlichtungsstelle zu beteiligen, sollte immer im Schulterschluss mit der **Berufshaftpflichtversicherung und beim angestellten Arzt mit den Vorgesetzten bzw. der Verwaltung erfolgen.**

Ist abgeklärt, dass im konkreten Fall der Weg zu einer Gutachterstelle von allen Entscheidungsträgern und der Berufshaftpflichtversicherung als Lösungsweg angesehen wird, sollte der Arzt auch durch eine **aktive Beteiligung** an dem Gutachterverfahren sein Interesse an einer Aufklärung der Vorwürfe deutlich machen. Dies bedeutet beispielsweise, dass der Arzt der Gutachterstelle die für die Beurteilung des Behandlungsfehlervorwurfs erforderlichen, Behandlungsunterlagen zeitnah zur Verfügung stellt.

Behandlungsfehlervorwürfe werden von Patienten gegenüber den Gutachterkommissionen und Schlichtungsstellen verständlicherweise oft **emotional** vorgetragen. Hierdurch sollte sich der Arzt nicht persönlich herausgefordert fühlen. Er sollte auch eventuellen »Entgleisungen« des Patienten mit einer sachlichen Schilderung bzw. Bewertung der beanstandeten ärztlichen Behandlung entgegentreten. Auch hier gilt: Gibt der Arzt eine Erklärung gegenüber einer Gutachterstelle ab, sollte er diese vorab mit seiner Berufshaftpflichtversicherung abstimmen. Sollte die Abstimmung zwischen behandelndem Arzt, ggf. seinen Vorgesetzten und der Berufshaftpflichtversicherung längere Zeit in Anspruch nehmen, ist es sinnvoll, dies gegenüber der Gutachterkommission oder Schlichtungsstelle sowie dem Patienten transparent zu machen.

> Die vollständigen Behandlungsunterlagen (in Kopie) zeitnah zur Verfügung zu stellen, wirkt vertrauensbildend. Unvollständige oder erst nach mehrfachem Nachfordern übersandte Unterlagen verstärken den Eindruck des »Mauerns« und der Intransparenz.

Aktive Beteiligung bedeutet auch, sich an der Diskussion des Behandlungsverlaufs im Rahmen des rechtlichen Gehörs aktiv zu beteiligen. Selbstverständlich bleibt es sowohl dem Patienten als auch dem Arzt unbenommen, zu einer von der Entscheidung der Gutachterstelle abweichenden Einschätzung der Behandlung zu gelangen und die von ihm gesehenen Ansprüche beispielsweise vor Gericht weiter zu verfolgen bzw. abzuwehren.

31.18.5 Behandlungsfehlervorwürfe – beteiligte Institutionen

Neben den Gerichten und den Gutachterkommissionen und Schlichtungsstellen setzen sich auch die Haftpflichtversicherer selbst und der Medizinische Dienst der Krankenversicherung (MDK) mit Behandlungsfehlervorwürfen auseinander. Mit einem gewissen Selbstbewusstsein können die Gutachterstellen sich in diesem »Konzert« von Anlaufstellen als **soziale** (keine Kosten für den Patienten) und **neutrale Stelle** positionieren. Die Haftpflichtversicherer werden von Patienten wegen deren vertraglichen Beziehungen zum beteiligten Arzt in der Regel nicht als neutral angesehen. Im Verfahren des MDK ist der Arzt nicht Verfahrensbeteiligter und nicht in den Begutachtungsprozess eingebunden. Ein Gerichtsverfahren kann sich schlicht nicht jeder leisten. Insofern können die Gutachterkommissionen und Schlichtungsstellen – bei allem, was verbesserbar ist – durchaus stolz auf ihr Angebot sein. Sie sind ein von der Ärzteschaft selbst getragenes Angebot an Patienten und Ärzte, und zugleich ein Werkzeug der Qualitätssicherung.

31.18.6 Exemplarischer Ablauf einer Begutachtung

Wird ein Arzt mit einem Behandlungsfehlervorwurf konfrontiert, kann er dem Patienten anbieten, sich an die örtlich zuständige Gutachterkommission oder Schlichtungsstelle zu wenden. Die bundesweit tätigen Stellen werden von der Bundesärztekammer auf ihrer Homepage ▶ www.baek.de unter »Patientensicherheit/Gutachterkommissionen und Schlichtungsstellen« veröffentlicht.

Die Abläufe und Aufgaben einer Gutachterkommission werden am Beispiel der Gutachterstelle für Arzthaftungsfragen bei der Bayerischen Landesärztekammer näher erläutert:

Nach der Verfahrensordnung (VO) der bayerischen Gutachterstelle können sowohl der Arzt als auch der Patient einen **Antrag auf Begutachtung** stellen. In den allermeisten Fällen wird es jedoch sinnvoll sein, wenn der Arzt, dem ein Behandlungsfehlervorwurf gemacht wird, den Patienten lediglich auf diese Option hinweist. Detaillierte Informationen über das Verfahren der bayerischen Gutachterstelle finden sich auf der Internetseite unter ▶ www.gutachterstelle-bayern.de.

Die Einleitung eines Verfahrens ist grundsätzlich durch einen formlosen schriftlichen Antrag möglich (§ 4 Abs. 2 VO). Dieser Antrag soll enthalten:

- Personalien und Adresse des Antragstellers (in der Regel Patient)
- Name und Adresse des beschuldigten Arztes/der ärztlich geleiteten Einrichtung
- Art und Zeitpunkt/Zeitraum der vermuteten Fehlbehandlung
- Angabe des durch die vermutete Fehlbehandlung verursachten Gesundheitsschadens

Für eine rasche Bearbeitung des Antrages ist es allerdings zielführender, den **Fragebogen der Gutachterstelle** (Download von der Homepage ▶ www.gutachterstelle-bayern.de) zu verwenden und diesen vollständig ausgefüllt bei der Gutachterstelle einzureichen.

Sind alle Verfahrensvoraussetzungen erfüllt, wird der beschuldigte Arzt (bzw. die ärztlich geleitete Einrichtung), dem der Patient einen Behandlungsfehlervorwurf macht, angeschrieben und über die konkreten Vorwürfe des Patienten informiert. Idealerweise legt der Arzt seiner Antwort und der (freiwilligen) Zustimmung zum Verfahren bereits die erforderlichen Behandlungsunterlagen zur gerügten Behandlung in Kopie bei. Er nennt der Gutachterstelle darüber hinaus seine Haftpflichtversicherung und die entsprechende **Schadensnummer**.

Das Verfahren bei der bayerischen Gutachterstelle sieht neben der Beteiligung des Patienten und des Arztes auch die Beteiligung der Berufshaftpflichtversicherung des Arztes vor. Auch die Berufshaftpflichtversicherung muss bereit sein, sich an einem Gutachtenverfahren zu beteiligen.

Haben alle Verfahrensbeteiligten ihre Bereitschaft zur Klärung des Behandlungsfehlervorwurfes durch die Gutachterstelle erklärt, wird in der Regel ein **Gutachten** von einem externen Sachverständigen des betroffenen Fachgebietes eingeholt (§ 4 Abs. 6 VO). Die Begutachtung erfolgt auf Grundlage der medizinischen Behandlungsunterlagen. In Ausnahmefällen wird zudem der Patient durch den externen Sachverständigen untersucht.

Ob dies für die Begutachtung erforderlich ist, entscheidet der externe Sachverständige.

Der von der Gutachterstelle formulierte Gutachtenauftrag wird vorab allen Verfahrensbeteiligten zur Verfügung gestellt. Diese haben Gelegenheit, vor der Begutachtung zum Gutachtenauftrag und zu den an den Sachverständigen gestellten Fragen Stellung zu nehmen (§ 4 Abs. 7 VO). Für Arzt, Patient und die Berufshaftpflichtversicherung besteht die Möglichkeit, sämtliche Unterlagen, die dem Sachverständigen zur Verfügung gestellt werden, einzusehen.

Auch zum Gutachten selbst können sich alle Verfahrensbeteiligten äußern, bevor die abschließende Stellungnahme durch die Gutachterstelle verfasst wird (§ 4 Abs. 7 VO). Der gesamte Begutachtungsvorgang wird als letzter Schritt durch ein medizinisches und ein juristisches Kommissionsmitglied der bayerischen Gutachterstelle einer abschließenden Prüfung unterzogen. Das Verfahren endet durch die Abgabe einer Stellungnahme mit Begründung (§ 1 Abs. 2 Satz 3 i.V.m. Satz 2 VO).

Durch diese Stellungnahme wird entweder der Arzt in seinem Handeln bestätigt (ca. 70 % der entschiedenen Fälle) oder ihm ein Hinweis geben, was in dem begutachteten Behandlungsgeschehen »medizinischer Standard« gewesen wäre.

Der Patient erhält eine Einschätzung, ob eine weitere Verfolgung der von ihm gesehenen Ansprüche gegenüber dem Arzt sinnvoll ist.

31.18.7 Fazit

Die Unzufriedenheit eines Patienten mit seinem Arzt kann verschiedene Ursachen haben. Zur Auflösung der Konfliktsituation kann es helfen, einen Teilaspekt, nämlich die Frage nach dem Vorliegen eines Behandlungsfehlers, durch eine Gutachterkommission oder Schlichtungsstelle klären zu lassen. Allein schon diese Bereitschaft des Arztes, sein ärztliches Handeln einer neutralen Prüfung zu unterziehen, wirkt vertrauensbildend und deeskalierend. Hierdurch entlastet fällt es dem Arzt leichter, sich den weiteren Konfliktfeldern zuzuwenden und das Arzt-Patienten-Verhältnis wieder auf eine tragfähige Basis zu stellen.

Literatur

Zu ▶ Kap. 31.1

Besendorfer A (2009) Interdisziplinäres Schmerzmanagement. Praxisleitfaden zum Expertenstandard »Schmerzmanagement in der Pflege«. Kohlhammer, Stuttgart

Büscher A (2013) Vorwort. In: DNQP (Hrsg.) Expertenstandard Sturzprophylaxe in der Pflege. 1. Aktualisierung 2013 einschließlich Kommentierung und Literaturstudie, S. 3–6. DNQP, Osnabrück

DNQP (Hrsg.) (2008) Expertenstandard Pflege von Menschen mit chronischen Wunden. Entwicklung – Konsentierung – Implementierung. DNQP, Osnabrück

DNQP (Hrsg.) (2009) Expertenstandard Entlassungsmanagement in der Pflege. 1. Aktualisierung 2009 einschließlich Kommentierung und Literaturstudie. DNQP, Osnabrück

DNQP (Hrsg.) (2010) Expertenstandard Ernährungsmanagement zur Sicherstellung und Förderung der oralen Ernährung in der Pflege. Entwicklung – Konsentierung – Implementierung. DNQP, Osnabrück

DNQP (Hrsg.) (2010) Expertenstandard Dekubitusprohylaxe in der Pflege. 1. Aktualisierung 2010 einschließlich Kommentierung und Literaturstudie. DNQP, Osnabrück

DNQP (Hrsg.) (2011) Expertenstandard Schmerzmanagement in der Pflege bei akuten Schmerzen. 1. Aktualisierung 2011 einschließlich Kommentierung und Literaturstudie. DNQP, Osnabrück

DNQP (2012) Referenzeinrichtungen für die Implementierung von Expertenstandards. ▶ http://www.dnqp.de/40303.html (letzter Zugriff: 07.08.2014)

DNQP (Hrsg.) (2013) Expertenstandard Sturzprophylaxe in der Pflege. 1. Aktualisierung 2013 einschließlich Kommentierung und Literaturstudie. DNQP, Osnabrück

DNQP (Hrsg.) (2014) Expertenstandard Förderung der Harnkontinenz in der Pflege. 1. Aktualisierung 2014 einschließlich Kommentierung und Literaturstudie. DNQP, Osnabrück

DNQP (Hrsg.) (2015a) Methodisches Vorgehen zur Entwicklung, Einführung und Aktualisierung von Expertenstandards in der Pflege. DNQP, Osnabrück

DNQP (Hrsg.) (2015b) Expertenstandard Schmerzmanagement in der Pflege bei chronischen Schmerzen. Entwicklung – Konsentierung – Implementierung. DNQP, Osnabrück

DNQP, Verbund Hebammenforschung (Hrsg.) (2014) Expertinnenstandard Förderung der physiologischen Geburt einschließlich Kommentierung und Literaturstudie. DNQP, Osnabrück

Heinze C, Härlein J, Huhn S, Mai M, Mühlberger H, Nitsch K, Rißmann U, van Schayck A, Simon M, Ullmann J, Schuldzinski W, Walter H, Weiß J (2013) Kommentierung der Standardkriterien. In: DNQP (Hrsg.): Expertenstandard Sturzprophylaxe in der Pflege, 1. Aktualisierung 2013 einschließlich Kommentierung und Literaturstudie, S. 24–42. DNQP, Osnabrück

Kitson A, Harvey G, McCormack B (1998) Enabling the implementation of evidence based practice: a conceptual framework. In: Quality in Health Care 7: 149–158
Moers M, Schiemann D, Stehling H (2014) Expertenstandards implementieren – Spezifika gelingender Einführungsprozesse. In: Schiemann D, Moers M, Büscher A (Hrsg.) Qualitätsentwicklung in der Pflege. Methoden und Instrumente, S. 70–101. Kohlhammer, Stuttgart
Osterbrink J, Besendorfer A, Bohlmann L, Flake G, Franke A, Himpler K, Hübner-Möhler B, Kopke K, Leuker E, Mülller-Mundt G, Nestler N, Ralic N, Thomm M (2011): Kommentierung der Standardkriterien. In: DNQP (Hrsg.) Expertenstandard Schmerzmanagement in der Pflege bei akuten Schmerzen, 1. Aktualisierung 2011 einschließlich Kommentierung und Literaturstudie, S. 26–43. DNQP, Osnabrück
Ralic N (2013) Expertenstandards in der ambulanten Pflege. Ein Handbuch für die Pflegepraxis. Kohlhammer, Stuttgart
Rycroft-Malone J (2010) Promoting Action on Research Implementation in Health Services (PARIHS). In: Rycroft-Malone J, Bucknall T (eds) Models and Frameworks for Implementing Evidence-Based Practice: Linking Evidence to Action, pp 109–135. Wiley-Blackwell, Oxford, UK
Schiemann D, Moers M (2004) Die Implementierung des Expertenstandards Dekubitusprophylaxe in der Pflege. In: DNQP (Hrsg.): Expertenstandard Dekubitusprophylaxe in der Pflege. Entwicklung, Konsentierung, Implementierung, 2. Aufl., S. 101–122. DNQP, Osnabrück
Schiemann D, Moers M, Büscher A (Hrsg.) (2014) Qualitätsentwicklung in der Pflege. Methoden und Instrumente. Kohlhammer, Stuttgart
Stehling H, Moers M (2015) Implementierung des Expertenstandards Schmerzmanagement in der Pflege bei chronischen Schmerzen. In: DNQP (Hrsg.): Expertenstandard Schmerzmanagement in der Pflege bei chronischen Schmerzen. Entwicklung – Konsentierung – Implementierung, S. 194–245. DNQP, Osnabrück

Zu ▶ Kap. 31.2

ÄZQ (Hrsg.) (2012) Checklisten für das ärztliche Schnittstellenmanagement zwischen den Versorgungssektoren. 1. Auflage, März 2012. ▶ http://www.aezq.de/mdb/edocs/pdf/info/checklisten-schnittstellenmanagement.pdf (abgerufen am: 13.10.2014)
DNQP (Hrsg.) (2009) Expertenstandard Entlassungsmanagement in der Pflege. 1. Aktualisierung 2009 einschließlich Kommentierung und Literaturstudie. DNQP, Osnabrück
SVR (2012) Wettbewerb an der Schnittstelle zwischen ambulanter und stationärer Gesundheitsversorgung. Sondergutachten 2012. Kurzfassung. SVR, Berlin

Zu ▶ Kap. 31.3

Aktionsbündnis Patientensicherheit (2014) Wege zur Patientensicherheit. Lernzielkatalog für Kompetenzen in der Patientensicherheit. Berlin, APS. ▶ http://www.aps-ev.de/fileadmin/fuerRedakteur/PDFs/AGs/EmpfehlungAG-BuT_Lernzielkatalog_Wege_2014_05_14_neu.pdf (letzter Zugriff: 16.10.2014)
Beikirch E, Breloer-Simon G, Rink F, Roes M (2014) Projekt »Praktische Anwendung des Strukturmodells – Effizienzsteigerung der Pflegedokumentation in der ambulanten und stationären Langzeitpflege«. Abschlussbericht, herausgegeben vom Bundesministerium für Gesundheit. ▶ http://www.bmg.bund.de/fileadmin/dateien/Downloads/E/Entbuerokratisierung/Abschlussbericht_und_Anlagen__fin20140415_sicher.pdf (letzter Zugriff: 02.08.2014)
Emergency Nurses Association (2013) Position Statement. Patient Handoff/Transfer. ENA, Des Plaines
Hohenhaus S, Powell S, Hohenhaus JT (2006) Enhancing Patient Safety during Hand-Offs. American Journal of Nursing 106 (8): 72A–72C
Patterson ES, Wears RL (2010) Patient Handoffs: Standardized and reliable measurement tools remain elusive. In: The Joint Commission Journal on Quality and Patient Safety 36 (2): 52–61

Zu ▶ Kap. 31.4

Bauer F, et al. (2014) Rettungsdienstbefragung als instrument zur Qualitätsverbesserung einer Notaufnahme. Das Krankenhaus 11: 1060–1064
Bundesministeriums für Gesundheit (2014) Zur Situation in den klinischen Notaufnahmen. Drucksache 18/2302
European Society for Emergency Medicine EuSEM-Curriculum-Arbeitsgruppe (2009) Europäisches Curriculum für Notfallmedizin. Die Deutsche Gesellschaft interdisziplinäre Notfallaufnahme e.V., Council and Federation National Societies der European Society for Emergency Medicine, UEMS Multidisciplinary Joint Committee on Emergency Medicine. ▶ www.dgina.de/media/veroeffent/20100321_EuSEM_de.pdf
Hogan B, Brachmann M (2011) Personalbedarfsberechnung Ärzte für das Kompetenzzentrum Zentrale Notaufnahme. Das Krankenhaus 8: 777–779
Mackway-Jones K, et al. (2011) Ersteinschätzung in der Notaufnahme. Das Manchester-Triage-System, 3. Aufl. Huber, Bern
Niehues C, Fenger H (2013) Qualifikationsanforderungen und Haftungsrisiken in der Zentralen Notaufnahme. Das Krankenhaus 8: 822–826

Zu ▶ Kap. 31.5

Agency for Healthcare Research and Quality (2013) Making Health Care Safer II: An Updated Critical Analysis of the Evidence for Patient Safety Practices. AHRQ Publication No. 13-E001-EF Evidence Report/Technology Assessment Number 211
de Vries EN, et al. (2010) Effect of a comprehensive surgical safety system on patient outcomes. N Engl J Med 363 (20): 1928–1937. ▶ www.surpass-checklist.nl/content.jsf?pageId=Structure&lang=en
Fudickar A, et al. (2012) »Surgical Safety Checklist« der Weltgesundheitsorganisation: Auswirkungen auf Komplika-

tionsrate und interdisziplinäre Kommunikation. Dtsch Ärztebl International 109 (42): 695–701

Gagnier JJ, et al. (2013) Die Case Reporting (CARE) Guideline: Entwicklung einer konsensbasierten Leitlinie für die Erstellung klinischer Fallberichte. Dtsch Arztebl International 110 (37): 603–608

Gawande A (2009) The Checklist Manifesto, How to get things right. Metropolitan Books, New York

Haynes AB, et al. (2009) A surgical safety checklist to reduce morbidity and mortality in a global population. N Engl J Med 360 (5): 491–499

Pronovost P, et al. (2006) An Intervention to Decrease Catheter-Related Bloodstream Infections in the ICU. New England Journal of Medicine 355 (26): 2725–2732

Reames BN., et al. (2015) Evaluation of the Effectiveness of a Surgical Checklist in Medicare Patients. Med Care 53 (1): 87–94

Semel ME, et al. (2010) Adopting a surgical safety checklist could save money and improve the quality of care in U.S. hospitals. Health Aff (Millwood) 29 (9): 1593–1599

Sub-Committee of ASA Committee on Equipment and Facilities (2008) Guideline for Designing Pre-Anesthesia Checkout Procedures. ▶ https://www.asahq.org/resources/clinical-information/2008-asa-recommendations-for-pre-anesthesia-checkout

Treadwell JR, et al. (2014) Surgical checklists: a systematic review of impacts and implementation. BMJ Qual Saf 23 (4): 299–318

Wachter RM (2012) Understanding Patient Safety, 2nd ed. McGraw-Hill, New York

World Health Organization (2009) Implementation Manual WHO Surgical Safety Checklist 2009 Safe Surgery Saves Lives. WHO Library Cataloguing-in-Publication Data

Zu ▶ Kap. 31.7

Bundesärztekammer et al. (2009) Fortbildungskonzept »Patientensicherheit«. Band 25

Neu J (2013) Besonderheiten der Begutachtung. Vortrag Gutachterseminar Norddeutsche Schlichtungsstelle, Berlin. ▶ www.norddeutsche-schlichtungsstelle.de

Zu ▶ Kap. 31.8

Aktionsbündis Patientensicherheit e.V. APS (2008) ▶ www.aps-ev.de/fileadmin/fuerRedakteur/PDFs/Handlungsempfehlungen/Fremdkoerper/09-11-21_BFK_Empfehlung_Endf.pdf

Antoniadis S, et al. (2014) Identification and interference of intraoperative distractions and interruptions in operating rooms. J Surg Res 188 (1): 21–29

Cima RR, et al. (2008) Incidence and characteristics of potential and actual retained foreign object events in surgical patients. J Am Coll Surg 207 (1): 80–87

digmed Datenmanagement im Gesundheitswesen (2015) Gewinnen durch Datenmanagement. Benchmarking. Hamburg

Findlay GP, et al. (2011) Knowing the Risk A review of the peri-operative care of surgical patients. NCEPOD Report

Gawande AA, et al. (2003) Risk factors for retained instruments and sponges after surgery. N Engl J Med 348 (3): 229–235

Hudson PTW, et al. (1998) Bending the Rules II – Why do people break rules or fail to follow procedures? and What can you do about it? The Violation Manual Version 1.3. Leiden University & Manchester University (Report for Shell International Exploration and production)

Krankenhaus Zweckverband Rheinland e.V. (2014) OP-Benchmarking. ▶ www.khzv-op.de

Leape LL, et al. (1991) The Nature of Adverse Events in Hospitalized Patients. New England Journal of Medicine 324 (6): 377–384

Mazzocco K, et al. (2009) Surgical team behaviors and patient outcomes. Am J Surg 197 (5): 678–685

Pearse RM, et al. (2012) Mortality after surgery in Europe: a 7 day cohort study. Lancet 380 (9847): 1059–1065

The Royal College of Surgeons of England und Department of Health (2011) The Higher Risk General Surgical Patient Towards Improved Care for a Forgotten Group. Report on the Peri-operative Care of the Higher Risk General Surgical Patient

Vonlanthen R, Clavien PA (2012) What factors affect mortality after surgery? The Lancet 380: 1034–1036)

Walker M, Peyton R (1998) Teaching in theatre. Teaching and Learning in Medical Practice, pp 171–180. Manticore, Rickmansworth

Weiser TG, et al. (2008) An estimation of the global volume of surgery: a modelling strategy based on available data. Lancet 372 (9633): 139–144

Zu ▶ Kap. 31.9

Bundesärztekammer (2013) Statistische Erhebung der Gutachterkommissionen und Schlichtungsstellen für das Statistikjahr 2013. ▶ http://www.bundesaerztekammer.de/downloads/Erhebung_StaeKo_mit_Zahlen_2013_komplett.pdf

Ely JW, et al. (2011) Checklists to reduce diagnostic errors. Acad Med 86 (3): 307–313

Zu ▶ Kap. 31.10

Schulz von Thun F (2011) Miteinander reden: Störungen und Klärungen. Psychologie der zwischenmenschlichen Kommunikation. Rowohlt, Reinbek

Watzlawick P, et al. (2011) Menschliche Kommunikation. Formen, Störungen, Paradoxien, 12. Aufl. Huber, Bern

Zu ▶ Kap. 31.11

Berwick DM, Calkins DR, McCannon CJ, Hackbarth AD (2006) The 100,000 lives campaign: setting a goal and a deadline for improving health care quality. JAMA 295 (3): 324–327

Deakin CD, Nolan JP, Soar J, Sunde K, Koster RW, Smith GB, Perkins GD (2010) European Resuscitation Council Guidelines for Resuscitation 2010 Section 4. Adult advanced life support. Resuscitation 81 (10): 1305–1352

Literatur

Fritzsche K, Jantzen T, Rüsseler M, Muller MP (2013) Notfälle im Krankenhaus – Ausbildungskonzepte für innerklinische Notfallsituationen. Anästhesiol Intensivmed Notfallmed Schmerzther 48: 414–422

Goldhill DR, McNarry AF (2004) Physiological abnormalities in early warning scores are related to mortality in adult inpatients. Br J Anaesth 92 (6): 882–884

Grasner JT, Seewald S, Bohn A, Fischer M, Messelken M, Jantzen T, Wnent J (2014) [German resuscitation registry : science and resuscitation research]. Anaesthesist 63 (6): 470–476

Gries A, Zink W, Bernhard M, Messelken M, Schlechtriemen T (2006) Realistic assessment of the physician-staffed emergency services in Germany. Anaesthesist 55 (10): 1080–1086

Jantzen T, Fischer M, Muller MP, Seewald S, Wnent J, Grasner JT (2013) [In-hospital emergency management]. Anasthesiol Intensivmed Notfallmed Schmerzther 48 (6): 414–421; quiz 422

Jones D, Bellomo R, Bates S, Warrillow S, Goldsmith D, Hart G, Opdam H, Gutteridge G (2005) Long term effect of a medical emergency team on cardiac arrests in a teaching hospital. Crit Care 9 (6): R808–815

Kause J, Smith G, Prytherch D, Parr M, Flabouris A, Hillman K (2004) A comparison of antecedents to cardiac arrests, deaths and emergency intensive care admissions in Australia and New Zealand, and the United Kingdom–the ACADEMIA study. Resuscitation 62 (3): 275–282

Nolan JP, Soar J, Smith GB, Gwinnutt C, Parrott F, Power S, Harrison DA, Nixon E, Rowan K (2014) Incidence and outcome of in-hospital cardiac arrest in the United Kingdom National Cardiac Arrest Audit. Resuscitation 85 (8): 987–992

Nurmi J, Harjola VP, Nolan J, Castren M (2005) Observations and warning signs prior to cardiac arrest. Should a medical emergency team intervene earlier? Acta Anaesthesiol Scand 49 (5): 702–706

Siebig S, et al. (2009) Cardiac arrest: composition of resuscitation teams and training techniques: results of a hospital survey in German-speaking countries. Dtsch Ärztebl Int 106 (5): 65–70

Wnent J, Grasner JT, Bohn A, Bein B, Jantzen T, Messelken M, Seewald S, Fischer M (2013) [In-hospital emergency care of patients with in-hospital cardiac arrest]. Anasthesiol Intensivmed Notfallmed Schmerzther 48 (6): 402–405

Zu ▶ Kap. 31.12

Münzberg M, Mahlke L, Bouillon B, Paffrath P, Matthes G, Wölfl C (2010) 6 Jahre Advanced Trauma Life Support (ATLS) in Deutschland – 100. Providerkurs in Hamburg. Unfallchirurg 113 (7): 561–566

Münzberg M, Paffrath T, Matthes G, Mahlke L, Swartman B, Hoffmann M, Lefering R, Wölfl CG (2013) Does ATLS trauma training fit into western countries: evaluation of the first 8 years of ATLS in Germany. Eur J Trauma Emerg Surg (published online)

Münzberg M, Mutschler M, Paffrath T, Trentsch H, Waifasade A, Walcher F, Raum M, Flohé S, Wölfl C (2015) Level of Evidence Analysis for the latest German National Guideline on the Treatment of Patients with Severe and Multiple Injuries and ATLS. World J Surg (published online)

Scholz B, Gliwitzky B, Bouillon B, Lackner CK, Hauer T, Wölfl C (2010) Mit einer Sprache sprechen - Die Bedeutung des Prehospital Trauma Life Support (PHTLS) – Konzepts für die präklinische und des Advanced Trauma Life Support (AHTLS)-Konzepts für die klinische Notfallversorgung schwerverletzter Patienten. Notfall Rettungsmed 13 (1): 58–80

Wölfl C, Bouillon B, Lackner C, Wentzensen A, Gliwitzky B, Groß B, Brockmann J, Hauer T (2008) Prehospital Trauma Live Support (PHTLS) – Ein interdisziplinäres Ausbildungskonzept für die präklinische Traumaversorgung. Unfallchirurg 111 (9): 688–694

Wölfl C, Gliwitzky B, Wentzensen A (2009) Standardisierte Primärtherapie des polytraumatisierten Patienten – Prehospital Trauma Life Support und Advanced Trauma Life Support. Unfallchirurg 112 (10): 846–853

Wölfl C, Gühring T, Moghaddam A, Gliwitzky B, Schädler T, Grützner PA, Riess F, Frank C (2012) Der PHTLS-TEAM-Kurs – ein Pilotprojekt. Strukturierte studentische Ausbildung in der präklinischen Versorgung schwerverletzter Patienten. Unfallchirurg 115 (3): 243–249

Wölfl C, Kotter J, Trupcovic T, Gruetzner PA, Muenzberg M (2014) »Trauma room time out« (TRTO) Neues Sicherheitstool zur Verbesserung der Patientensicherheit und Mitarbeiterzufriedenheit im Schockraum. Unfallchirurg 117: 83–85

Zu ▶ Kap. 31.13

DGBMT-Fachausschuss Methodik der Patientenüberwachung (2010) Alarmgebung medizintechnischer Geräte. VDE-Positionspapier Alarmgebung medizintechnischer Geräte

Drew BJ, et al. (2014) Insights into the Problem of Alarm Fatigue with Physiologic Monitor Devices: A Comprehensive Observational Study of Consecutive Intensive Care Unit Patients. PLoS One 9 (10): e110274

Joint Commission (2013) The Joint Commission Announces 2014 National Patient Safety Goal. Joint Commission Perspectives 33 (7). ▶ www.jointcommission.org/assets/1/18/JCP0713_Announce_New_NSPG.pdf

Keller JP, Jr. (2012) Clinical alarm hazards: a »top ten« health technology safety concern. J Electrocardiol 45 (6): 588–591

Reslan ZA (2007) Clinical alarm management and noise reduction in hospitals. Thesis. University of Connecticut

Zu ▶ Kap. 31.14

AHRQ (2014) Making Health Care Safer II. http: ▶ http://www.ahrq.gov/research/findings/evidence-based-reports/ptsafetyII-full.pdf. (Zuletzt aufgerufen am: 26.09.2014)

Ammenwerth E, Schnell-Inderst P, Machan C, Siebert U (2008) The effect of electronic prescribing on medication errors and adverse drug events: a systematic review. J Am Med Inform Assoc 15: 585–600

Bates DW, Baysari MT, Dugas M, Haefeli WE, Kushniruk AW, Lehmann CU, Liu J, Mantas J, Margolis A, Miyo K, Nohr C, Peleg M, de Quirós FG, Slight SP, Starmer J, Takabayashi K, Westbrook JI (2013) Discussion of »attitude of physicians towards automatic alerting in computerized physician order entry systems«. Methods Inf Med 52: 109–27

Bertsche T, Niemann D, Mayer Y, Ingram K, Hoppe-Tichy T, Haefeli WE (2008) Prioritising the prevention of medication handling errors. Pharm World Sci 30: 907–15

Chapuis C, Roustit M, Bal G, Schwebel C, Pansu P, David-Tchouda S, Foroni L, Calop J, Timsit JF, Allenet B, Bosson JL, Bedouch P (2010) Automated drug dispensing system reduces medication errors in an intensive care setting. Crit Care Med 38: 2275–81

Cousein E, Mareville J, Lerooy A, Caillau A, Labreuche J, Dambre D, Odou P, Bonte JP, Puisieux F, Decaudin B, Coupé P (2014) Effect of automated drug distribution systems on medication error rates in a short-stay geriatric unit. J Eval Clin Pract 20: 678–84

E Prescribing Toolkit des NHS (2014) Verfügbar unter: ▶ http://www.eprescribingtoolkit.com/ (Zuletzt aufgerufen am: 02.10.2014)

Filik R, Purdy K, Gale A, Gerrett D (2006) Labeling of medicines and patient safety: evaluating methods of reducing drug name confusion. Hum Factors 48: 39–47

Hanauer DA, Zheng K, Commiskey EL, Duck MG, Choi SW, Blayney DW (2013) Computerized prescriber order entry implementation in a physician assistant–managed hematology and oncology inpatient service: effects on workflow and task switching. J Oncol Pract 9:e103–e114

Koppel R, Wetterneck T, Telles JL, Karsh BT (2008) Workarounds to barcode medication administration systems: their occurrences, causes, and threats to patient safety. J Am Med Inform Assoc 15: 408–23

Lohmann K, Ferber J, Send AF, Haefeli WE, Seidling HM (2014) Inappropriate crushing information on ward lists: cytotoxic drugs, capsules, and modified release formulations are gravely neglected. Eur J Clin Pharmacol 70: 565–73

Paparella S (2006) Automated medication dispensing systems: not error free. J Emerg Nurs 32: 71–4

Poon EG, Cina JL, Churchill W, Patel N, Featherstone E, Rothschild JM, Keohane CA, Whittemore AD, Bates DW, Gandhi TK (2006) Medication dispensing errors and potential adverse drug events before and after implementing bar code technology in the pharmacy. Ann Intern Med 145: 426–34

Poon EG, Keohane CA, Yoon CS, Ditmore M, Bane A, Levtzion-Korach O, Moniz T, Rothschild JM, Kachalia AB, Hayes J, Churchill WW, Lipsitz S, Whittemore AD, Bates DW, Gandhi TK (2010) Effect of bar-code technology on the safety of medication administration. N Engl J Med 362: 1698–707

Rochais E, Atkinson S, Guilbeault M, Bussières JF (2014) Nursing perception of the impact of automated dispensing cabinets on patient safety and ergonomics in a teaching health care center. J Pharm Pract 27: 150–7

Seidling H, Lennsen R (2014) Empfehlung zur Arzneimitteltherapiesicherheit im Krankenhaus. Zeitschrift für Evidenz, Fortbildung und Qualität im Gesundheitswesen 108: 44–8

Seidling HM, Klein U, Schaier M, Czock D, Theile D, Pruszydlo MG, Kaltschmidt J, Mikus G, Haefeli WE (2014) What, if all alerts were specific – estimating the potential impact on drug interaction alert burden. Int J Med Inform 83: 285–91

Shekelle PG, Pronovost PJ, Wachter RM, Taylor SL, Dy SM, Foy R, Hempel S, McDonald KM, Ovretveit J, Rubenstein LV, Adams AS, Angood PB, Bates DW, Bickman L, Carayon P, Donaldson L, Duan N, Farley DO, Greenhalgh T, Haughom J, Lake ET, Lilford R, Lohr KN, Meyer GS, Miller MR, Neuhauser DV, Ryan G, Saint S, Shojania KG, Shortell SM, Stevens DP, Walshe K (2011) Advancing the science of patient safety. Ann Intern Med 154: 693–6

Tsao NW, Lo C, Babich M, Shah K, Bansback NJ (2014) Decentralized automated dispensing devices: systematic review of clinical and economic impacts in hospitals. Can J Hosp Pharm 67:138–48

van der Sijs H, Aarts J, Vulto A, Berg M (2006) Overriding of drug safety alerts in computerized physician order entry. J Am Med Inform Assoc 13:138–47

Wideman MV, Whittler ME, Anderson TM (2005) In: Henriksen K, Battles JB, Marks ES, Lewin DI (eds) Advances in Patient Safety: From Research to Implementation (Volume 3: Implementation Issues). Rockville (MD): Agency for Healthcare Research and Quality, Rockville

Zu ▶ Kap. 31.15

Brandt C, Sohr D, Behnke M, Daschner F, Rüden H, Gastmeier P (2006) Reduction of surgical site infection rates with the help of benchmark data. Infect Control Hosp Epidemiol 27:1347–51

Griffiths P, Renz A, Hughes J, Rafferty A (2009) Impact of organisation and managment factors on infection control in hospitals: a scoping review. J Hosp Infect 73:1–14

Leistner R, Piening B, Gastmeier P, Geffers C, Schwab F (2013) Nosocomial infections in very low birthweight infants in Germany: current data from the National Surveillance System NEO-KISS. Klin Padiatr 225:75–80

Leistner R, Thürnagel S, Schwab F, Piening B, Gastmeier P, Geffers C (2013) The impact of staffing on central venous catheter-associated bloodstream infections in preterm neonates – results of nation-wide cohort study in Germany. Antimicrob Resist Infect Control 4;2 (1):11

Saint S, Kowalski C, Banaszak-Holl J, Forman J, Damschroder L, Krein S (2010) The importance of leadership in preventing healthcare -associated infections: results of a multisite qualitative study. Infect Control Hosp Epidemiol 31:901–1007

Literatur

Schwab F, Meyer E, Geffers C, Gastmeier P (2012) Understaffing, overcrowding, inappropriate nurse : ventilated patient ratio and nosocomial infections: which parameter is the best reflection of deficits? J Hosp Infect 80:133–39

Wenzel R, Edmond M (2010) Infection control: the case for horizontal rather than vertical interventional programs. Int J Infect Dis 14:Suppl 4:S3–5

Zuschneid I, Schwab F, Geffers C, Behnke M, Rüden H, Gastmeier P (2007) Trends in ventilator-associated pneumonia rates within the German nosocomial infection surveillance system (KISS). Infect Control Hosp Epidemiol 28:314–18

Zuschneid I, Schwab F, Geffers C, Rüden H, Gastmeier P (2003) Reduction of central venous catheter associated bloodstream infection through surveillance. Infect Control Hosp Epidemiol 24:501–05

Zu ▶ Kap. 31.16

Argenti P (2002) Crisis communication. Lessons from 9/11. Harvard Business Review, pp 103–109

Bruhn M (1992) Integrierte Unternehmenskommunikation. Ansatzpunkte für eine strategische und operative Umsetzung integrierter Kommunikationsarbeit. Poeschel, Stuttgart

Euteneier (2014) Risikomanagement: Umgang mit Regelverstößen. Deutsches Ärzteblatt 111 (37):1504–1506

Exner M, Hornei B, Jürs U, Juras H, Kirchhof I, Mielke M (2002) Ausbruchmanagement und strukturiertes Vorgehen bei gehäuftem Auftreten nosokomialer Infektionen – Empfehlung der Kommission für Krankenhaushygiene und Infektionsprävention beim Robert Koch-Institut. Bundesgesundheitsblatt – Gesundheitsforschung – Gesundheitsschutz 45:180–186

Hermann CF (1972) International Crises: Insights from behavioral research. Free Press, New York

Kepplinger HM (2005) Die Mechanismen der Skandalisierung. Olzog, München

Kocks K (1998) PR-Krisen durch Krisen-PR? In: Klaus M, Rainer Z (Hrsg.) Das Handbuch der Unternehmenskommunikation, S. 13 ff. Luchterhand, Köln

Krystek U (2014) Gabler Wirtschaftslexikon, Stichwort: Krisenmanagement. Springer Gabler, Berlin

Laumer R., Pütz J (2006) Krise und Kommunikation. Daedalus, Münster

Milburn TW, Schuler RS, Watman, KH (1983) Organizational crisis. Part I: Definition and conceptualization. Human Relations 36 (12): 1141–1160

Mitroff I, Pauchant TC, Finney M, Pearson C (1989) Do (some) organizations cause their own crises? Culture profiles of crisis prone versus crisis prepared organizations. Industrial Crisis Quarterly 3: 269–283

Neujahr E (2005) PR in schwierigen Zeiten: SOS-Krise: souverän – orientiert – sicher. Meidenbauer, München

Penrose JM (2000) The role of perception in crisis planning. Public Relations Review 26 (2): 156

Puttenat D (2009) Praxishandbuch Krisenkommunikation. Von Ackermann bis Zumwinckel: PR-Störfälle und ihre Lektionen. Gabler, Wiesbaden

Reilly AH (2008) The role of human resource development competencies in facilitating effective crisis communication. Advances in Developing Human Resources 10 (3): 331–351

Rindfleisch H (2011) Insolvenz und Rigidität: Eine theoretische und empirische Ursachenanalyse auf Basis von Insolvenzplänen. Gabler, Wiesbaden

Roux-Dufort C (2009) The devil lies in details! How crises build up within organizations. Journal of Contingencies and Crisis Management 17 Wiesbaden (1): 5

Schreyögg G, Ostermann S (2013): Krisenwahrnehmung und Krisenbewältigung. In: Thießen A (Hrsg.) Handbuch Krisenmanagement, S. 117–139. Springer, Wiesbaden

Steinke L (2014) Kommunizieren in der Krise. Nachhaltige PR-Werkzeuge für schwierige Zeiten. Springer Gabler, Berlin

Weick KE, Sutcliffe KM, Obstfeld D (2005) Organizing and the process of sensemaking. Organization Science 16 (4): 409–422

Die aktive Patientenrolle im Risikomanagement

David Schwappach

32.1 **Einführung – 552**
32.1.1 Patienten als Informationsquelle für das Risikomanagement – 552

32.2 **Patienten als aktive Partner – 553**

32.3 **Die zentrale Rolle der Mitarbeiter – 554**

Literatur – 556

32.1 Einführung

Über lange Zeit wurden Patienten primär als »passive Objekte« in der Gesundheitsversorgung betrachtet, deren Sicherheit es zu organisieren und zu gewährleisten gilt. Seit einigen Jahren jedoch wird zunehmend anerkannt, dass Patienten auch eine aktive Rolle im Risikomanagement übernehmen können und mehrheitlich auch wollen. Für die Bevölkerung ist die Sicherheit der Gesundheitsversorgung natürlich ein zentrales Anliegen. Internationale Untersuchungen zeigen, dass ein erheblicher Anteil der Bürger davon ausgeht, bereits selber einmal einen Fehler in der Behandlung erlebt zu haben. Dieser Anteil variiert zwischen verschiedenen Ländern jedoch erheblich (◘ Abb. 32.1).

◘ Abb. 32.1 zeigt den jeweiligen Anteil der repräsentativen Bevölkerungsstichproben, der angab, in den letzten zwei Jahren einen medizinischen Fehler oder einen Medikationsfehler erlebt zu haben. Die Daten sind gewichtet nach Alter, Geschlecht, Bildung und Region. Die gestrichelte Linie gibt den Durchschnitt über alle elf teilnehmenden Länder an (Schwappach 2014).

Auch Befragungen von Krankenhauspatienten zeigen, dass viele Patienten besorgt um ihre Sicherheit sind, und davon ausgehen, bereits Fehler oder sogar unerwünschte Ereignisse erlebt zu haben. Damit stellen sie eine wichtige Informationsquelle für das Risikomanagement dar.

32.1.1 Patienten als Informationsquelle für das Risikomanagement

Patienten sind aufmerksame Beobachter der Ereignisse, Handlungen und Maßnahmen, die um sie herum und im Rahmen der Versorgung mit ihnen geschehen. Dabei fallen ihnen regelmäßig auch Abweichungen von gewohnten Abläufen und Prozessen oder auch Fehler auf. Typische Beispiele für solche Situation sind: Ein Patient wundert sich über Vorbereitung des falschen Knies zur Arthroskopie; eine Patientin ist erstaunt über zwei Blutentnahmen binnen einer Stunde; nach einer Verlegung innerhalb des gleichen Krankenhauses bemerkt ein Patient ein systematisch anderes Händedesinfektionsverhalten; eine Patientin »freut« sich darüber, dass sie heute unerwartet keine Medikamente mehr nehmen muss; eine Patientin registriert die kurze Durchlaufzeit einer Infusion. Viele dieser Situationen wären wichtige Hinweise für ein aktives Risikomanagement, zudem Analysen gezeigt haben, dass Patienten Ereignisse berichten, die in der Regel nicht durch andere Informationsquellen erfasst werden (z. B. CIRS, Aktenanalyse etc.).

In einer US-amerikanischen Studie war etwa nur die Hälfte der von Patienten identifizierten und von Klinikern validierten Ereignisse in der Patientenakte und keines war im internen Fehlermeldesystem dokumentiert (Weingart et al. 2005).

Auch die Einhaltung von sicherheitsfördernden Maßnahmen und der Ablauf von sicherheitsrelevanten Prozessen und »latente Bedingungen« können durch Patienten oft sensibel beobachtet werden (z. B. Händedesinfektion, Überprüfung der Patientenidentifikation). Bisherige Untersuchungen zeigen, dass die Berichte von Patienten zuverlässig sind (King et al. 2010). Beispielsweise konnten in der Untersuchung von Zhu et al. (2011) über 70 % der von Patienten berichteten unerwünschten Ereignisse durch ärztliche Beurteiler bestätigt werden.

Daher ist es eine sehr empfehlenswerte Maßnahme für das Risikomanagement, regelmäßig Patienten zu ihren Beobachtungen zu befragen. Dies kann entweder über standardisierte **Patientenbefragungen** erfolgen, für die bereits erprobte Fragebogen vorliegen (King et al. 2010; Schwappach et al. 2011a). Andererseits ist es auch hilfreich, weniger aufwändig und für die Praxis sehr ergiebig, regelmäßig bei **»safety walk rounds«** hospitalisierten Patienten einfache Fragen zu stellen (»Gab es heute etwas, was Sie verunsichert oder gewundert hat?« oder »Was können wir morgen besser machen?«). Durch die Befragung von Patienten können also zusätzliche Informationen gewonnen werden, die ansonsten für das klinische Risikomanagement nicht oder nur schwer verfügbar sind. Aber Patienten können nicht nur aufmerksame Beobachter sein, und damit wertvolle Eindrücke aus ihrer Perspektive berichten. Sie können auch aktive Beiträge zur Vermeidung von Fehlern und zur Abwendung von Schäden leisten.

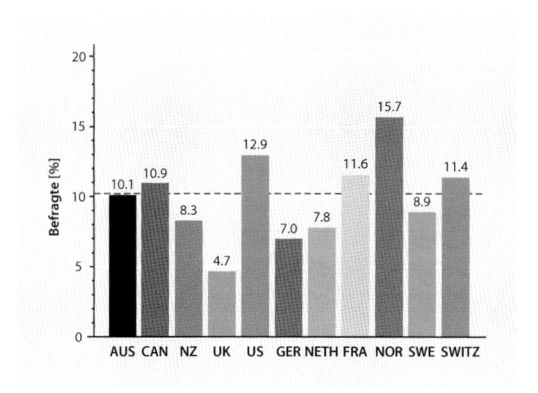

Abb. 32.1 Ergebnisse des »Commonwealth Fund's 2010 International Survey of the General Public's Views of their Health Care System's Performance in Eleven Countries«

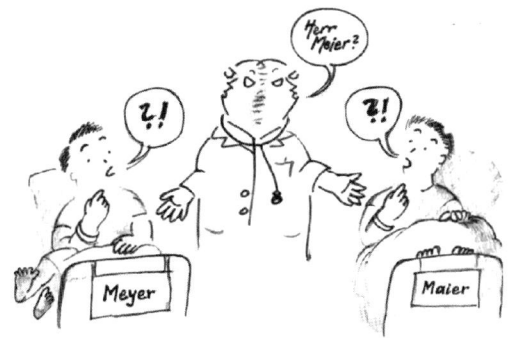

Abb. 32.2 Beispielseite aus der Broschüre »Fehler vermeiden – Helfen Sie mit!« der Stiftung für Patientensicherheit (2010)

32.2 Patienten als aktive Partner

Die Mehrheit der Patienten ist auch interessiert und bereit, sich für die eigene Sicherheit zu engagieren und erwartet dazu Informationen und Hilfestellungen durch die Leistungsanbieter. In einer Befragung von Patienten und Mitarbeitern aus drei Schweizer Krankenhäuser stimmten 95 % der Patienten und 78 % der Mitarbeiter zu, dass Krankenhäuser Patienten über Möglichkeiten zur Vermeidung von Fehlern informieren sollten (Schwappach et al. 2011b). Vor diesem Hintergrund wurden in den letzten Jahren verschiedene Broschüren, Videos und andere Materialien entwickelt, die Patienten darüber informieren, wie sie sich aktiv für die Patientensicherheit einsetzen können (z. B. die Speakup-Kampagne der Joint Commission on Accreditation of Healthcare Organizations genannt (2010) oder die Broschüre »Fehler vermeiden – Helfen Sie mit!« der Stiftung für Patientensicherheit Schweiz (2010) (◘ Abb. 32.2).

Zu den häufig empfohlenen **Maßnahmen** für Patienten gehören beispielsweise:
- Informationen geben und erfragen, z. B. in Bezug auf die Medikation
- Um die Markierung des Eingriffsortes bitten und bei der Markierung helfen
- Fragen und Unklarheiten immer äußern
- Das Kontrollieren von Medikamenten, Infusionen und Transfusionen
- Das schnelle Eingreifen und Richtigstellen bei (Namens-)verwechslungen
- Mitarbeiter auf die ausgelassene Händedesinfektion hinweisen

> Um sich an dem gemeinsamen Ziel »hohe Sicherheit« beteiligen zu können, müssen Patienten wissen, auf was sie zu achten haben und wie sie im Falle von Abweichungen oder Fehlern reagieren können. Solche Informationen müssen möglichst konkret, praxisnah und auch für Patienten mit geringer Gesundheitskompetenz verständlich formuliert sein.

Erste Erfahrungen mit solchen **Schulungsinstrumenten** und **-kampagnen** sind positiv (Schwappach 2010). Allerdings zeigt sich auch, dass es mit der einfachen Informationsübermittlung an Patienten nicht getan ist. Patienten, denen zwar Fehler oder Regelabweichungen auffallen, teilen diese Beobachtungen den Fachpersonen oft nicht oder nicht zeitnah mit. Zwar »wundern« sich diese Patienten, ziehen daraus aber keine Konsequenzen (z. B. Nachfragen).

Eine Analyse von Seitenverwechslungen in der interventionellen Anästhesie zeigte, dass in etwa der Hälfte der Fälle den Patienten während des Eingriffes auffiel, dass die falsche Körperseite behandelt wird. Keiner der Patienten äußerte diese Beobachtung jedoch gegenüber dem Behandlungsteam (Cohen et al. 2010). Dies lässt sich auf vielfältige Ursachen zurückführen: Zum einen kennen Patienten oft den Zusammenhang zwischen fehlerhaften Prozessen und negativen Folgen für sich nicht. Chemotherapiepatienten unterschätzen beispielsweise das Risiko von Arzneimittelüberdosierungen stark (Schwappach u. Wernli 2010a). Gleiches gilt für die Gefährdung durch nosokomiale Infektionen. Zweitens suchen Patienten zunächst alternative Erklärungen und gehen davon aus, dass es rationale Erklärungen für ihre sicherheitsrelevanten Beobachtungen gibt (»Der Arzt wird schon wissen, warum er das macht«). Schlussendlich wollen Patienten in der Regel alles vermeiden, was beim Behandlungsteam als Kritik oder Infragestellung der Fachkompetenz interpretiert werden könnte.

Patienten haben ein großes Interesse daran, die gute **Beziehung zu den behandelnden Personen** nicht durch kritische Nachfragen zu gefährden. Dies erklärt auch, warum viele empfohlene Maßnahmen, die seitens der Patienten initiiert werden könnten, zwar grundsätzlich von diesen auch als richtig anerkannt werden, aber in der Praxis aufgrund vielfältiger Ursachen noch selten umgesetzt werden. Gerade Maßnahmen, die das kritische Hinterfragen fachlicher Autorität beinhalten, wie beispielsweise der Hinweis auf die fehlende Händehygiene oder die Aufforderung zur korrekten Patientenidentifizierung, sind für Patienten ungewohnt und daher schwierig umzusetzen. Werden Patienten oder dessen Angehörige konkret von Fachpersonen instruiert, so steigt die Bereitschaft, auf mögliche Fehler wiederum hinzuweisen, deutlich (Davis et al. 2008). Dies kann z. B. über ein Informationsblatt erfolgen, das die Patienten direkt dazu ermuntert, die richtigen Fragen zu stellen, oder im Verbund mit dem Patientenfragebogen, der bereits bei Aufnahme dem Patienten oder Angehörigen ausgehändigt wird.

Wichtig ist allerdings, dass diese Instruktionen und Motivationen
— entsprechend der Gesundheitskompetenz erfolgen (»health literacy«) und
— sich auch im täglichen Kontakt zwischen Mitarbeiter und Patienten widerspiegeln.

Ein noch so guter Flyer wird keine Wirkung haben, wenn die Pflegefachpersonen oder Ärzte im direkten Kontakt bei kritischen Fragen oder Anmerkungen des Patienten signalisieren, dass dies nicht erwünscht ist. Denn zentral für das aktive Engagement von Patienten sind die im Spital **wahrgenommen Normen** (welches Verhalten ist erwünscht, welches nicht?) und die subjektive Überzeugung, die Empfehlungen umsetzen zu können (Kontrollüberzeugungen: Traue ich mir zu, dass empfohlene Verhalten umzusetzen?) (Luszczynska u. Gunson 2007; Schwappach u. Wernli 2010b).

> **Nur wenn Patienten die Einschätzung haben, dass ihr Engagement sozial erwünscht ist und wertgeschätzt wird, werden sie sich einbringen. Dies zeigt, dass der Einbezug der Patienten nur »mit«, nicht »gegen« die Mitarbeiter funktionieren kann.**

32.3 Die zentrale Rolle der Mitarbeiter

Aktuelle Untersuchungen zeigen, dass auch die Mitarbeiter in Gesundheitsorganisationen die Patientenbeteiligung zur Verbesserung der Patientensicherheit grundsätzlich positiv beurteilen (Schwappach et al. 2011b). Aber auch aus Perspektive der Fachpersonen sind insbesondere Verhaltensweisen akzeptiert, die der traditionellen Patientenrolle entsprechen. Hierzu gehören etwa der Austausch von Informationen, z. B. zu Allergien und eingenommenen Medikamenten. Im Gegensatz dazu ist es weniger akzeptiert, wenn Patienten sich direkt auf klinische Prozesse beziehen (◘ Tab. 32.1).

Fachpersonen, die in der Betreuung von chronisch oder schwer Erkrankten tätig sind, und solche, die bereits langjährige Erfahrung in der Patientenversorgung haben, fällt es oft leichter, das Potenzial der Patienten zu erkennen und auch kritische Fragen oder Hinweise anzunehmen. Untersuchungen zeigen auch, dass Fachpersonen das sicherheitsbezogene Verhalten von Patienten stark danach bewerten, wie diese ihre Fragen oder Hinweise vorbringen, und ob sie mit ihrem Einwand richtig liegen (Schwappach et al. 2013). Kritische Hinweise auf einen möglichen Fehler werden eher akzeptiert und positiv beurteilt, wenn diese »berechtigt« erscheinen.

Die oft geäußerte Befürchtung, dass Informationsmaterial zur Patientensicherheit die Ängste und Sorgen der Patienten verstärken würde oder das Vertrauensverhältnis zwischen Behandlungsteam und Patienten unterminiert, bestätigte sich bislang nicht – weder aus Sicht der Patienten noch aus Sicht der Mitarbeiter. Voraussetzung dafür ist eine angemessene und auf die Bedürfnisse und Kompetenzen des Patienten abgestimmte Kommunikation. Mit einfachen **Kommunikationsregeln** können Patienten in Sicherheitsmaßnahmen einbezogen werden. Ein Hauptziel dabei ist, dass Sicherheitsprobleme frühzeitig erkannt und ausgeräumt werden können. Beispiele für fördernde Kommunikationsansätze:

Kommunikation in »Regelsprache«. Patienten erkennen Sicherheitsprobleme oft, indem sie ihre Erwartung mit den Beobachtungen der Realität abgleichen. Kommt es zu Unterschieden, könnte dies auf ein Sicherheitsproblem hinweisen. Ein Patient, der eine Röntgenuntersuchung erwartet, wird sich eher melden, wenn diese versäumt wird, als ein Patient, der nicht weiß, ob und welche Maßnahmen geplant sind. Dafür ist eine möglichst genaue Erwartung wichtig (dies ist ein weiterer Grund, warum Prozessstandards hilfreich sein können – sie generieren exakte Erwartungen, wie ein Prozess ablaufen sollte). **Exakte Erwartungen** können am besten über einfache »Regelformulierungen« ausgelöst werden, die Menschen sich gut merken können. Beispiele:
- Ihre Infusion dauert 45 Minuten.
- Sie erhalten jeden Morgen zwei dieser roten Tabletten.
- Am Morgen vor der Operation kommt der Chirurg für die Markierung der Operationsstelle.

Solche Informationen können beispielsweise bei der Morgenvisite formuliert werden.

Den Patienten sprechen lassen. Der Aufenthalt im Krankenhaus ist für die meisten Patienten eine belastende Situation, ist mit vielfältigen Eindrücken verbunden und löst oft Gefühle der Passivität und Abhängigkeit aus. Dies erklärt unter anderem, warum es dazu kommen kann, dass Patienten auch einfache, aber falsche Informationen bestätigen, zum Beispiel einen falschen Vornamen im Identifi-

Tab. 32.1 Akzeptanz von Patientenverhalten zur Förderung der Sicherheit	
Gut akzeptiert	Fragen stellen, z. B. nach Medikamenten
	Informationen geben
Eher akzeptiert	Aktiv Sicherheitschecks vollziehen, z. B. Transfusionsbeutel kontrollieren
	Auf einen möglichen Fehler hinweisen, z. B. Verwechslungen
Wenig akzeptiert	Hinweise zur fehlenden Händehygiene
	Die Markierung der Operationsstelle verlangen

kationsprozess. Der beste Weg, um solche – oft tragischen – Irrtümer zu vermeiden, ist den Patienten sprechen, oder zeigen zu lassen. Beispiele:
- Ich möchte mit Ihnen gemeinsam prüfen, ob dies die Medikamente sind, die die Apotheke für Sie hergestellt hat. Bitte sagen Sie mir zuvor Ihren Namen und Ihr Geburtsdatum. **Nicht:** Sie sind Henriette Mayer, geboren am 15.2.1941?
- Es ist meine Aufgabe, Ihnen die Behandlung klar und verständlich zu erklären. Ich möchte sicherstellen, dass wir beide das Gleiche meinen. Können Sie mir in Ihren eigenen Worten sagen, auf welche drei Beschwerden Sie bei der Infusion besonders achten sollten? Was Sie machen, falls Sie Schmerzen bei der Infusion haben? **Nicht:** Haben Sie verstanden, wann Sie sich melden sollen?
- Bitte zeigen Sie mir, welches Knie schmerzt. **Nicht:** Es ist das linke Bein, oder?

Sicherheitsmaßnahmen durch Sprache begleiten. Im Krankenhaus finden bereits vielfältige Sicherheitsmaßnahmen statt, von denen Patienten aber oft nicht bekannt ist, welchem Zweck sie dienen. Ein einfacher Weg, um Gespräche zur Patientensicherheit anzustoßen, Bedenken und Zweifel »äußerbar« und Fragen »stellbar« zu machen ist es, Sicherheitsmaßnahmen durch Sprache zu begleiten. Beispiele:
- Ich kontrolliere gerade, ob alle Klemmen geöffnet sind. Eine offene Klemme sieht so aus,

sehen Sie? Alle müssen geöffnet sein, damit die Flüssigkeit richtig laufen kann.
- Sehen Sie, ich schaue hier in Ihren Behandlungsplan. Ich vergleiche die vorbereiteten Medikamente mit dem, was der Arzt verordnet hat.

Patienten instruieren und motivieren. Ein wesentlicher Punkt ist, Patienten immer wieder darauf hinzuweisen, dass ihr kritisches Feedback, willkommen und wichtig ist. Die Mitarbeiter sollten sich bewusst sein, dass sie den Patienten damit die Möglichkeit geben, Fragen zu stellen. Viele Fachpersonen sind sich nicht klar darüber, dass diese Hinweise Normen signalisieren und für Patienten ein wichtiger Hinweis sind. Pflegefachpersonen haben oft gute Erfahrungen damit, eine Art »Verabredung« mit den Patienten zu schließen oder ihnen einen »Auftrag« zu geben. Beispiele:
- Ich möchte Sie bitten, dass Sie auch darauf achten, dass wir alles richtig machen. Sie sollten sich auf jeden Fall bei mir melden, wenn Ihnen irgendetwas komisch vorkommt. Oder wenn Sie denken, das gehört jetzt aber nicht so, das kann nicht stimmen. Fragen Sie mich bitte, dann kann ich nachschauen und wir sind dann sicher.
- Es ist ganz wichtig, dass Ihre Behandlung genau nach diesem Plan läuft. Aber wissen Sie, wir sind ja auch nur Menschen, und manchmal machen wir auch Fehler. Es ist uns hier im Spital ganz wichtig, dass auch Sie aufmerksam sind. Sie müssen mir unbedingt Bescheid geben, wenn etwas falsch läuft. Können wir das vereinbaren? Einverstanden?
- Was ist Ihnen heute aufgefallen, was nicht gut gelaufen ist?
- Was können wir morgen besser machen?

Viele dieser Hinweise sind ohne den Einsatz großer Ressourcen umsetzbar. Werden sie jedoch konsequent praktiziert und trainiert, können sie für Patienten einen großen Unterschied machen.

Literatur

Cohen SP, Hayek SM, Datta S, Bajwa ZH, Larkin TM, Griffith S, Hobelmann G, Christo PJ, White R (2010) Incidence and Root Cause Analysis of Wrong-site Pain Management Procedures: A Multicenter Study. Anesthesiology 112: 711–718

Davis RE, Koutantji M, Vincent CA (2008) How willing are patients to question healthcare staff on issues related to the quality and safety of their healthcare? An exploratory study. Qual Saf Health Care 17: 90–96

Joint Commission on Accreditation of Healthcare Organizations. Speak Up Initiatives. ► http://www.jointcommission.org/PatientSafety/SpeakUp/. 2010. 22-7-2011

King A, Daniels J, Lim J, Cochrane DD, Taylor A, Ansermino JM (2010) Time to listen: a review of methods to solicit patient reports of adverse events. Qual Saf Health Care 19: 148–157

Luszczynska A Gunson KS (2007) Predictors of asking medical personnel about handwashing: The moderating role of patients' age and MRSA infection status. Patient Educ Couns 68: 79–85

Schwappach DL (2010) Engaging patients as vigilant partners in safety: a systematic review. Med Care Res Rev 67: 119–148

Schwappach DLB (2014) Risk factors for patient-reported medical errors in eleven countries. Health Expect 17: 321–331

Schwappach DLB, Frank O, Davis RE (2013) A vignette study to examine health care professionals' attitudes towards patient involvement in error prevention. J Eval Clin Pract 19: 840–848

Schwappach DLB, Frank O, Hochreutener MA (2011a) »New perspectives on well-known issues«: Patients' experiences and perceptions of safety in Swiss hospitals. Zeitschrift für Evidenz, Fortbildung und Qualität im Gesundheitswesen 105: 542–548

Schwappach DLB, Frank O, Koppenberg J, Müller B, Wasserfallen JB (2011b) Patients' and healthcare workers' perceptions of a patient safety advisory. Int J Qual Health Care 23: 713–720

Schwappach DLB Wernli M (2010a) Chemotherapy Patients' Perceptions of Drug Administration Safety. J Clin Oncol 28: 2896–2901

Schwappach DLB Wernli M (2010b) Predictors of Chemotherapy Patients' Intentions to Engage in Medical Error Prevention. Oncologist 15: 903–912

Stiftung für Patientensicherheit 2010. Fehler vermeiden – Helfen Sie mit! Ihre Sicherheit im Spital, 2. Auflage. Zürich, Stiftung für Patientensicherheit Schweiz

Weingart SN, Pagovich O, Sands DZ, Li JM, Aronson MD, Davis RB, Bates DW, Phillips RS (2005) What can hospitalized patients tell us about adverse events? Learning from patient-reported incidents. J Gen Intern Med 20: 830–836

Zhu J, Stuver SO, Epstein AM, Schneider EC, Weissman JS, Weingart SN (2011) Can We Rely on Patients' Reports of Adverse Events? Med Care 49: 948–955

Analyse- und Reportingwerkzeuge

Alexander Euteneier, Ines Chop und Maria Eberlein-Gonska

33.1 Einführung – 559

33.2 Risikolandschaften und Heatmaps – 559

33.3 Fehlermöglichkeits- und Einflussanalyse – 560

33.4 Global Trigger Tool – 563

33.5 Patientensicherheitsindikatoren – 566

33.6 Morbiditäts- und Mortalitätskonferenzen – 569
33.6.1 Einführung – 569
33.6.2 Geschichte und Formen – 569
33.6.3 Ziele und Effekte – 571
33.6.4 Grundprinzipien – 571
33.6.5 Fazit – 574

33.7 Fallbezogene Ursachenanalyse – 574
33.7.1 Einführung – 574
33.7.2 Elemente der root cause analysis – 575

33.8 Fehlerursachenanalyse anhand des London-Protokolls – 576
33.8.1 Methodik des London-Protokolls – 576
33.8.2 Anwendungsbeispiel – 580

33.9 Peer-Review-Verfahren – 582
33.9.1 Einführung – 582
33.9.2 Methode des Peer-Review – 583
33.9.3 Erfolgsfaktoren von Peer-Review-Verfahren – 583
33.9.4 Nutzen von Peer-Review-Verfahren – 585
33.9.5 Fazit – 585

33.10 Patientenakten-Review – 585

A. Euteneier (Hrsg.), *Handbuch Klinisches Risikomanagement*, Erfolgskonzepte Praxis-
& Krankenhaus-Management, DOI 10.1007/978-3-662-45150-2_33, © Springer-Verlag Berlin Heidelberg 2015

33.11	**Befragungen – 586**	
33.11.1	Patientenbefragungen in der stationären Versorgung – 587	
33.11.2	Patientenbefragungen in der ambulanten Versorgung – 588	
33.11.3	Mitarbeiterbefragungen – 588	
33.11.4	Fragebögen zur Patientensicherheit – 590	

33.12 Einzelbeurteilungen der Mitarbeiter – 592
33.12.1 Behavioural-Marker-Auditform – 592
33.12.2 NOTSS und ANTS – 593
33.12.3 Weitere individuelle Beurteilungsverfahren – 593

33.13 Risikoaudits – 594
33.13.1 Auditdefinition – 595
33.13.2 Aufgaben und Ziele – 595
33.13.3 Auditformen – 597
33.13.4 Auditphasen – 599

33.14 Szenarioanalysen – 600

33.15 Risikoadjustierte standardisierte Krankenhausmortalität – 602

33.16 Critical-Incident-Reporting-System – 603
33.16.1 Gesetzliche Auflagen in Deutschland – 603
33.16.2 Beginn von Meldesystemen – 604
33.16.3 Aufgaben und Ziele – 604
33.16.4 CIRS-Feedback und -Feedforward – 606
33.16.5 Limitationen – 606
33.16.6 Implementierung – 609
33.16.7 Ablaufprozess – 611
33.16.8 Lernen aus CIRS-Fällen – 612

33.17 Ganzheitliche Bewertung des klinischen Risikomanagements – 612

Literatur – 614

33.1 Einführung

Alexander Euteneier

Die im Folgenden dargestellten Analyse- und Reportingwerkzeuge dienen überwiegend dem Zweck, Risiken systematisch zu erfassen und eine soweit als möglich repräsentative Darstellung des Risiko-Status quo zu erstellen, darauf aufbauend zielgerichtete Veränderungsmaßnahmen vorzubereiten sowie nach Durchführung der Maßnahmen ihre Effekte zu messen und ggf. Adjustierungen einzuleiten. Dies sollte mit einem vertretbaren Einsatz an Ressourcen und einem möglichst transparenten, standardisierten und methodisch gesicherten Vorgehen erfolgen. Dabei agieren alle Beteiligten in einem dynamischen System des ständigen Wandels, deren Herausforderungen nur durch organisationales Lernen und der Bewahrung von Flexibilität begegnet werden kann.

Die **Auswirkungen der Veränderungen** können sein (Langley et al. 1999):

– Überflüssiges zu eliminieren
– Arbeitsprozesse zu verbessern
– Infrastruktur zu optimieren
– Arbeitsumgebung zu verändern
– Beziehung zwischen Patient und Gesundheitsmitarbeiter zu verstärken
– Zeit zu managen
– Systeme zu entwickeln, die Fehler vermeiden
– Fokus verstärkt auf das Endprodukt oder die Dienstleistung zu richten

Die nachfolgenden Reporting- und Analysewerkzeuge geben einen Überblick darüber, mit welchen Methoden und Verfahren man sich der komplexen Materie systematisch und zielgerichtet nähern kann. Dabei haben jede Methode und jedes Werkzeug inhärente Stärken und Schwächen, die es gilt zu kennen, um einen möglichst großen Nutzen aus ihnen zu generieren.

33.2 Risikolandschaften und Heatmaps

Die Verwendung von Risikolandschaften oder farbkodierten Heatmaps ist eine gebräuchliche Methode, um Risiken mittels der beiden Kategorien **Wahrscheinlichkeit des Auftretens** und **Höhe des Schadenspotenzials** zu quantifizieren. Analog zur FMEA-Methode (s. unten) handelt es sich dabei um ein prospektives Vorgehen, um Prozessabläufe bzw. deren Prozessteilschritte auf ihr Risikopotenzial hin zu bewerten. Die Darstellungen erfolgt in typischen Feldern, die das jeweilige Gefährdungspotenzial illustrieren, wobei die Bewertung der Gefährdungshöhe auf überwiegend subjektiver Basis erfolgt. So können in einer 3×3-Felder-, 4×4-Felder- oder 5×5-Feldertafel Einzelrisiken eines Kernprozesses, z. B. die Vorgehensweise bei einer Risikogeburt, dargestellt werden (□ Abb. 33.1). Die Teilprozesse der Risikogeburt werden identifiziert und mit möglichen Risiken korreliert. Die farbliche Kodierung, meist rot – gelb – grün, signalisiert Risikoschwellen, die vorab gemäß definierter Risikopolitik festgelegt wurden, und zu entsprechendem Handeln auffordert. Besonders risikobehaftete Prozesse werden rot hervorgehoben. Diese Darstellung kann IT-unterstützt mittels RM-Software erfolgen und erlaubt eine Priorisierung der Risiken.

Risikolandschaften und Heatmaps bieten ebenso wie FMEA-Auswertungen die Möglichkeit, sich auf bestimmte Schwachstellen zu fokussieren und Ressourcen gezielt dafür zu verwenden. Werden in der Risikodarstellung die Kosten quantifiziert, bietet diese auch eine Rechtfertigungsgrundlage für Investitionen, z. B. in Form von Mitarbeiterschulungen, Anschaffung von Medizingeräten oder der Durchführung von Infrastrukturmaßnahmen.

Die Risiken des Kernprozesses »**Sectio-Vorbereitung**« werden gemäß der Teilschritte des Prozesse hinsichtlich möglicher Gefährdungen oder drohender Fehler beschrieben und mit einer Wahrscheinlichkeit des Auftretens und ihrer Schadensauswirkung bewertet. Das Beispiel eines Auszugs aus einer Gefährdungsanalyse zur Sectio-Vorbereitungen illustriert □ Tab. 33.1.

Wie im ▶ Kap. 22.2 »Risikoassesment« bereits angemerkt, müssen diese Darstellungen mit Vorsicht interpretiert werden. So ist z. B. das aggregierte Gesamtrisiko eines Prozesses nicht zwangsläufig gleich der Summe der Einzelrisiken, sondern eher ein **Hilfskonstrukt zur Risikoabschätzung**. Die Darstellung kann mittels Rangordnung oder der farblichen Kodierung eine Sicherheit vorgaukeln, die so gar nicht vorhanden ist. Wird die subjektive Einschätzung der Risiken durch unerfahrene oder

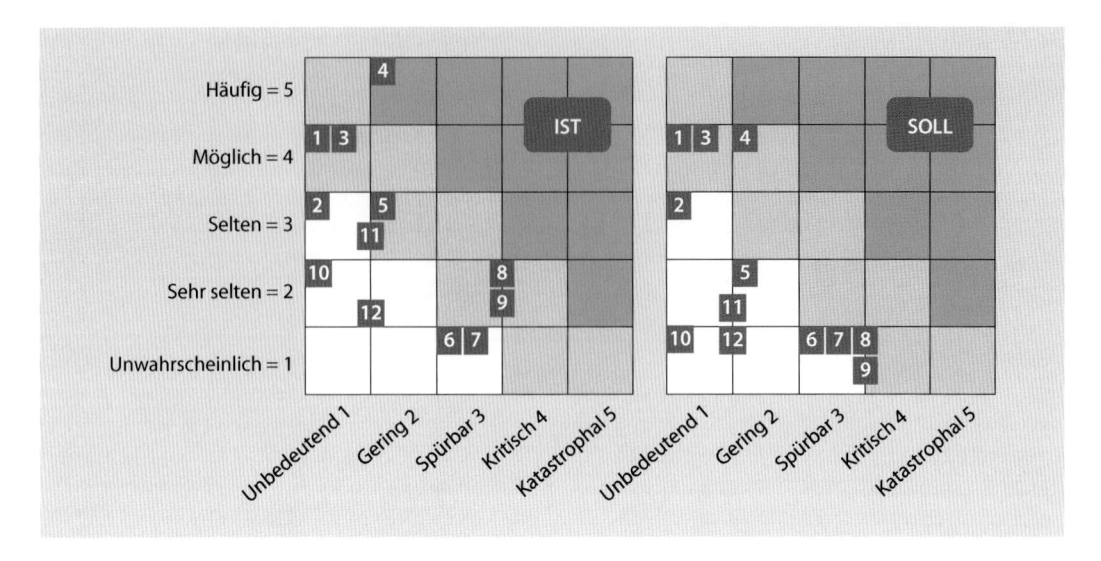

Abb. 33.1 Beispiel einer Risikolandschaft und Gefährdungsanalyse zur Sectio-Vorbereitung

bewusst risikoaffine Mitarbeiter durchgeführt oder ist die Bewertungsgrundlage unklar, können gravierende Fehleinschätzungen die Folge sein. Es bietet sich daher an, stets mindestens 2 unabhängige Schätzungen durch erfahrene und neutrale Fachexperten durchzuführen.

> Subjektive Schätzungen zur Wahrscheinlichkeit unterliegen stets einem kognitiven Bias.

In größeren Organisationen oder Klinikverbünden besteht die Möglichkeit, über zentrale Datenbanken große Datenmengen auszuwerten und Leistungsgruppen, Fach- und Funktionsabteilungen mit vorgegebenen Referenzwerten zu benchmarken. Dabei obliegt es der Unternehmensleitung und den ausführenden Risikomanagern, entsprechende Gewichtungen der Ergebnisse durchzuführen.

33.3 Fehlermöglichkeits- und Einflussanalyse

Alexander Euteneier

Die **FMEA** (»Failure Mode Effect Analysis« bzw. »Failure Mode Effect Critical Analysis« [**FMECA**]) wurde in den 1960er Jahren entwickelt, um eine systematische und prospektive Risikobewertung komplizierter technischer Produkte und Prozesse durchzuführen, wie sie aus der Luft- und Raumfahrt (NASA), dem Militär und dessen militärischen Prozeduren (»military procedures« MIL-P-1629) sowie für Produktionsprozesse in der chemischen Industrie und Automobilindustrie, bekannt sind. Mit der »Healthcare Failure Mode and Effect Analysis« (**HFMEA**) wurde eine Variante speziell für das Gesundheitswesen entwickelt (▶ www.fmea-fmeca.com).

Die FMEA ist eine Bewertungsmethode, die eine Risikobeurteilung in drei Kategorien durchführt:
- **W** = Wahrscheinlichkeit/Häufigkeit des Eintretens des Fehlers
- **A** = Auswirkung der Schadensschwere geschätzt in einer Schadenssumme
- **D** = Detektion des Fehlers

Neben der Wahrscheinlichkeit des Auftretens (**W**) und der Auswirkung (**A**) wird eine Schätzung abgegeben, wie hoch das Potenzial der Detektion (**D**) eines potenziellen Fehlers bzw. wie leicht/schwer seine Kontrollmöglichkeit ist. Alle drei Werteskalen liegen zwischen 1 und 10, die Werte werden miteinander multipliziert und als **Risikoprioritätenzahl RPZ** (»risk priority number«, RPN)

33.3 · Fehlermöglichkeits- und Einflussanalyse

Tab. 33.1 Darstellung des Kernprozesses Sectio-Vorbereitung mit Auflistung assoziierter Risiken der einzelnen Teilschritte mit Bezug zur Risikolandschaft der ○ Abb. 33.1

Nr.	Komponente/Prozessschritt	Funktionen, Tätigkeiten	Identifizierter Fehler/Gefährdung	Risiko-Nr.
1	Entkleiden der Patientin	Die Hebamme entfernt die Privatkleidung der Patientin	Zeitverlust durch Umziehen der Patientin	1
2	Anziehen Operationshemd	Die Hebamme zieht der Patientin das Operationshemd über		
3	Stützstrümpfe anziehen	Die Stützstrümpfe werden der Patientin über beide Beine gezogen	Zeitverlust durch Auswahl der passenden Größe der Stützstrümpfe	2
			Zeitverlust durch fehlende technische Anziehhilfe	3
4	Rasur/Haarkürzung	Die Hebamme führt eine Haarkürzung der Mons pubis und des Schambereiches durch	Zeitverlust bis zum Operationsbeginn	4
5	Legen eines transurethralen Dauerkatheters	Die Hebamme legt einen Dauerkatheter	Zeitverlust bis zum Operationsbeginn	4
			Erhöhtes Infektionsrisiko durch mögliche Kontamination	5
6	Umbetten in ein anderes Bett	Die Kreisende muss von dem Entbindungsbett in ihr Stationsbett umgelagert werden. In diesem Bett erfolgt der Transport zum Operationssaal	Gefährdung der Patientin beim Umbetten vom Kreisbett in das Stationsbett	6
			Zeitverlust bis zum Operationsbeginn	7
7	Parallel zu den Positionen 1–6 erfolgt die Operationsaufklärung durch den Assistenzarzt der Gynäkologie	Während die beschriebenen vorbereitenden Schritte von 1–6 durch die Hebamme ausgeführt werden, führt der Assistenzarzt der Gynäkologie die Operationsaufklärung durch	Nicht verstehen von prozessualen Zusammenhängen und Risiken der Operation durch die Patientin, da andere Tätigkeiten parallel an ihr verrichtet werden	8
			Vergessen wesentlicher Aspekte der Aufklärung durch den Assistenzarzt (Gynäkologie) durch Ablenkung anderer pflegerisch parallel laufender Tätigkeiten der Hebamme	9
8	Aufklärung durch den Anästhesisten	Der diensthabende Anästhesist bespricht die geplante Narkose und holt die Einwilligung ein	Zeitverlust bis zum Operationsbeginn	10
9	Fahrt zum Operationssaal	Die Patientin wird in den Operationssaal verbracht		
10	Einschleusen in den Operationssaal	Die Patient wird im Regeldienst über das Transportband in den Operationssaal eingebracht	Zeitverlust durch längeren Transportvorgang bis zur Lagerung auf dem Operationstisch	11
11	Anbringen von Lagerungsmaterial	Am Operationstisch muss notwendiges Lagerungs- und Fixierungsmaterial angebracht werden	Zeitverlust bis Schnitt, da das Lagerungs- und Fixierungsmaterial am Tisch bei Umbettung über das Transportband montiert werden muss	12

dargestellt, wobei 1 der beste Wert und 1000 der absolute schlechteste Wert ist. Die Skala für die Detektion (D) wird auch als Effektivität der Kontrolle zur Verhinderung oder Entdeckung bezeichnet (▶ Kap. 22.2 Schadensklassen und Häufigkeiten).

Die Skalenwerte von 1–10 pro Kategorie müssen vorab durch geeignete Beschreibungen definiert werden, z. B. W=3 – geringe Wahrscheinlichkeit von unter 30 %, A=4 – Prozessbeeinträchtigung, aber korrigierbar, D=8 – der Fehler wird wahrscheinlich nicht von der Pflegekraft entdeckt, sondern nur durch Hinzuziehung eines erfahrenen Oberarztes oder Durchführung einer MRT-Angiographie erkannt.

> **Risikoprioritätenzahl RPZ = W × A × D**
> (maximal 10 × 10 × 10 = 1000, mindestens 1 × 1 × 1 = 1)

Die FMEA bietet sich insbesondere für die Risikobewertung von Prozessen an. Vorteilhaft ist es, bereits bei der Erstellung des Prozessalgorithmus, die Zusatzinformation des Prozessrisikos mittels der FMEA die Prozessbeschreibung integrieren.

Eine typische **Prozessbeschreibung** umfasst vier Prozesskategorien sowie die Definitionen von Input und Output, denen die zusätzliche Kategorie der Risikobeurteilung, z. B. nach der FMEA-Methode in Form der RPZ, hinzugefügt werden kann:
— Materielle Ressourcen (Ausrüstung, Material, Infrastruktur)
— Personelle Ressourcen (Qualifiziertes Personal)
— Vorhandenes Knowhow (Verfahrensanweisungen, Methoden, Techniken)
— Leistungsindikatoren (Kennzahlen, Messgrößen)
— Prozessrisiken, z. B. gemäß der FMEA-Methode (Risikoprioritätszahl RPZ)

Das Schildkrötenmodell zur Prozessanalyse (TÜV Süd Management Service 2013) bietet hierfür eine einfache Prozessbeschreibung an, mit der Möglichkeit, Prozessrisiken simultan mit zu erfassen. Darüber hinaus kann dieses Modell auch für Risikoaudits verwendet werden. Das Formular kann online herunter geladen werden.

Software-gestützte Programme zur Prozesssteuerung bieten Unterstützung dabei an, gesamte Prozesslandschaften abzubilden und Prozessrisiken zu aggregieren, um ein betriebswirtschaftliches Gesamtrisiko zu errechnen, z. B. das ARIS-Toolset der Software AG, entwickelt von der IDS Scheer.

Eine Herausforderung besteht darin, die Komponente D = **Detektion des Fehlers** (Risiko) zu bewerten, da im klinischen Setting nur sehr grobe Schätzungen abgegeben werden können. Wie soll z. B. eine Pflegekraft die Detektionswahrscheinlichkeit einschätzen, eine falsche Tablette in einen Medikamentendispenser einzuordnen. Schätzwerte aus nationalen oder internationalen Studien könnten theoretisch einen ersten Ansatz liefern, dabei muss jedoch davon ausgegangen werden, dass die Varianz der Schätzungen auch institutions- und abteilungsabhängig sehr hoch sein wird. In industriellen Prozessen erscheint diese Vorgehensweise wesentlich einfacher, da hier aufgrund klarer Fehlerkriterien – definiert als Abweichung vom Produktionsziel – Fehler exakt definiert und durch geeichte Messinstrumente gemessen werden können. Die **FMEA** bietet sich im industriellen Umfeld darüber hinaus gut für Vergleiche von **Ist und Soll** bzw. zur Überprüfung der **Wirksamkeit von Interventionen** an. Je nach kritischer Höhe der RPZ können zusätzliche redundante Systeme als Schutzbarrieren installiert werden, um so z. B. den Ausfall einzelner Prozessschritte zu kompensieren und den Prozess insgesamt ausfallsicherer zu machen.

> **Redundante Systeme im klinischen Umfeld sind selten.** Aufgrund knapper Ressourcen und zum Teil geringem Problembewusstsein werden sekundäre und tertiäre Sicherheitsmechanismen, z. B. in Form einer stets vorhandenen ärztlichen und pflegerischen Supervision, dem routinemäßigen Einholen einer Zweitmeinung oder redundanter technischer Infrastruktur, selten implementiert.

Ein Beispiel gelungener Redundanzsysteme sind z. B. onkologische Fallbesprechungen, in der die Einholung verschiedene Meinungen und Perspektiven zu einer gemeinsamen Fragestellung erfolgt und somit ein Korrektiv im Sinne eines »**shared decision process**« etabliert wird.

Im klinischen Umfeld dient die FMEA-Methode ebenso wie die Risikolandschaftsmethode eher einer groben Quantifizierung und Rangbildung und unterliegt starken methodischen Limitationen. Ein mögliches Einsatzgebiet im klinischen Umfeld sind hochrisikobehaftete Bereiche, in denen viele standardisierte Prozesse bereits etabliert sind und in hoher Frequenz durchgeführt werden.

Mögliche **Einsatzbereiche** sind u. a.:
- Neonatologie
- Herzchirurgie
- Gefäßchirurgie (zentraler und zerebraler Gefäße)
- Geburtshilfe
- Schockraum
- Intensivstation

Als weitere Einsatzgebiete bieten sich Unterstützungsprozesse an wie z. B.:
- Informationstechnologie in Anlehnung an die ISO 41000
- Medizintechnik
- Medikamentenmanagement
- OP-Logistik

Ein Beispiel einer gelungen FMEA-Anwendung zeigen Bonnabry et al. (2005) in einer Untersuchung, in der verschiedene Risiken der pädiatrischen parenteralen Ernährung nach alter und neuer Methode durch ein multidisziplinäres Team verglichen wurden. Dabei wurde der Prozess in
- Verschreibung,
- Übermittlung zur Apotheke,
- Überprüfung durch die Apotheke,
- Beschriftung der Etikette,
- Zusammenstellung und
- Qualitätskontrolle.

zergliedert. Nach Einführung verschiedener Prozessoptimierungen (Verschreibungs-Software, zentrale Speicherung auf einen Server, automatische Etikettierung, teilautomatisierte Zusammenstellung) konnte der Summenwert der kritischen Indizes (Summe der RPZ) der 18 kritischen Fehlermöglichkeiten um 59 % reduziert werden. Zudem konnte die Anzahl der kritischen Indizes selbst um das 7-fache reduziert werden. Die Autoren geben an, nach Prozessmodifizierung eine Reduktion der Risiken quantifizierbar nachgewiesen und den besonders kritischen Teilschritt der Etikettierung im neuen Prozess durch zusätzliche risikoreduzierende Maßnahmen sicherer gemacht zu haben.

Ein hilfreicher Nebeneffekt der FMEA-Methode besteht darin, alle Teilprozesse eines klinischen Pfads oder Behandlungsalgorithmus einer Analyse zu unterziehen und so kumulative Prozessrisiken einschätzen zu lernen sowie Vergleiche von vorher und nachher durchzuführen. Ebenso wie bei den Methoden der Risikolandschaft und den Heatmaps gibt es keine Bewertungsmöglichkeit der **interdependenten Fehlerfortpflanzungseffekte**.

33.4 Global Trigger Tool

Alexander Euteneier

Das Global Trigger Tool (GTT) ist eine Weiterentwicklung des IHI-Trigger Tool (Institute for Healthcare Improvement, Cambridge, MA, USA) aus dem Jahre 1999, welches initial für die Erfassung von unerwünschten Arzneimittelreaktionen entwickelt wurde.

Es wird in den angelsächsischen Ländern im Gegensatz zum deutschsprachigen Raum bereits häufiger als retrospektive Screening-Methode eingesetzt, um sich einen Eindruck über den Status quo der Patientensicherheit zu verschaffen. Dabei wird die Gesamtanzahl an **Trigger** und **Schäden pro Patientenaufenthalt** dokumentiert und als Leitwert das Verhältnis »gefundene Patientenschäden pro 1000 Behandlungstage« verwendet.

Der GTT-Wert kann auf drei verschiedene Weisen errechnet werden. Dementsprechend sollte stets die mathematische Einheit dem GTT angefügt werden, um den Berechnungsmodus nachvollziehen zu können:
- GTT-Wert = Patientenschäden pro Patiententag × 1000
- GTT-Wert = Patientenschäden pro 100 Aufnahmen
- GTT-Wert = Anteil der Patienten mit einem Schaden/Anteil aufgenommener Patienten

Studien wie die von Levinson (2010), Inspector General des US Department of Health and Human

Services, haben Patientenschäden pro Aufnahme von ca. 1:8 und Classen et al. (2011) sogar von bis zu 1:3 ergeben. Classen und Kollegen fanden, dass freiwillige Meldemethoden und Patientensicherheitsindikatoren 90 % der unerwünschten Ereignisse im Vergleich zum GTT übersahen.

Das GTT erfasst definierte Trigger, die im Rahmen der Patientenbehandlung durch die retrospektive Patientenaktensichtung von 2 unabhängigen Reviewer (Pflegekraft/Pharmakologe) sowie einem Supervisor (Arzt) festgestellt wurden. Trigger sind Hinweisgeber für mögliche Patientenschäden, z. B. eine erhöhte Blutgerinnungszeit (INR), ein Hämatokritabfall oder die Dekubitusneuentwicklung während des stationären Aufenthalts. Als zweiten Schlüsselparameter wird nach einem tatsächlich eingetretenen Patientenschaden gesucht.

Das Manual des Global Trigger Tools des Institute for Healthcare Improvement (Griffin u. Resar 2012) wurde aus dem Englischen in ein deutsches Manual übersetzt. Eine Downloadmöglichkeit findet sich auf der Website der Fachhochschule Flensburg/University of Applied Sciences unter ▶ http://patient.fh-flensburg.de/ (Bothe u. von Hielmcrone 2009).

Die **Anwendung des GTT** ist wie folgt:
In einem definierten Zeitraum von z. B. einem Monat werden mindestens 20 komplette Patientenakten, z. B. je 10 Akten alle 2 Wochen, von zwei unabhängigen Reviewer auf Trigger und aufgetretene Schäden während des gesamten Patientenaufenthalt im Krankenhaus gesichtet. Die Auswahl erfolgt stichprobenartig, wofür z. B. ein für medizinische Studien verwendetes Randomizer-Programm verwendet werden kann (▶ www.randomizer.org/form.htm; ▶ www.randomizer.at/).

Im Anschluss an die Sichtung werden die Ergebnisse mit einem Supervisor besprochen und ggf. Unklarheiten diskutiert. Die mindestens über 24 Stunden im Krankenhaus stationär verbliebenen Patienten müssen ≥18 Jahre und mindestens 30 Tagen vorher entlassen worden sein, um das Kriterium »Wiederaufnahme innerhalb 30 Tage« überprüfen zu können.

Die IHI-Trigger sind 6 Kategorien zugeordnet:
- Generelle Behandlung (G)
- Medikation (M)
- Chirurgisch (K)
- Intensivbehandlung (I)
- Perinatale Behandlung (P)
- Notaufnahme (A)

Alle festgestellten tatsächlichen Schäden werden gemäß der Einteilung für Patientenschäden nach dem **NCC-MERP-Index** (National Coordination Counsel for Medication Error Reporting and Prevention Index, NCC-MERP 2001; download unter ▶ www.nccmerp.org) eingeteilt, welche die Kategorien E bis I erfüllen. Diese sind im Einzelnen:
- **E:** Temporärer Patientenschaden, der eine Intervention erfordert.
- **F:** Temporärer Patientenschaden, der einen Krankenhausaufenthalt oder eine Verlängerung des Krankenhausaufenthaltes erfordert
- **G:** Permanenter Patientenschaden
- **H:** Patientenschaden, der eine lebenserhaltende Intervention notwendig macht.
- **I:** Patientenschaden, der zum Tod des Patienten beigetragen hat.

Die Sichtung der Patientenakte sollte maximal 20 Minuten in Anspruch nehmen, eine längere Sichtungszeit bringt laut IHI kaum weitere Vorteile. Damit wird ein zeitlicher Aufwand für die Sichtung der 20 Akten von ca. 1 Tag pro Reviewer einkalkuliert. Von besonderer Relevanz sind dabei die festgestellten Diagnosen samt Komplikationen, die Medikation, Laborergebnisse, Operationsdokumentation inklusive der Anästhesiedokumentation sowie die Trigger und dokumentierten Patientenschäden. Es werden die Pflegedokumentation und die ärztliche Dokumentation gesichtet. Im Anschluss werden die Ergebnisse mit dem Supervisor besprochen.

Zur Dokumentation der Sichtung gibt es ein Formular des IHI. Finden sich zu einem Schaden mehrere Trigger, wird der hauptverantwortliche Trigger, den der Untersucher ausgemacht hat, angegeben (◘ Tab. 33.2).

Eine regelmäßige **manuelle Erfassung** des GTT-Indikators erfordert die Bereitstellung personeller Ressourcen und entsprechender Schulungen. Zudem hängt die Güte der Methode von der Vollständigkeit der Patientendokumentation und der Erfahrung der Reviewer ab. Die Nutzung als Tool im Rahmen von größeren Veränderungsmaßnahmen, z. B. auf einer Intensivstation oder in der Ge-

Tab. 33.2 Beschreibung mehrerer Trigger (Auszug). (Nach Hielmcrone 2009)

Trigger-Kategorie	Einzelne Trigger (Auszug)
Generelle Behandlung (G)	**Insgesamt 15 Trigger:** Auslösen Herzalarm, Reanimation, starke Verschlechterung des Patienten Bluttransfusion Hämatokritabfall plötzlich um ≥ als 25 % Akute Dialyse Positive Blutkulturen Sonstiges: Einschätzung eines eigenen Triggers aufgrund eines festgestellten Patientenschaden
Medikation (M)	**Insgesamt 12 Trigger:** Clostridium difficile in der Stuhlprobe Partielle Thromboplastinzeit >100 Sekunden International Normalized Ratio (INR) >4 Anstieg Harnstoff/Kreatinin 2-fach über Normalwert Gabe von Vitamin K bei Gerinnungsstörungen Gabe von Naloxon als Antidot von Opiaten Plötzlicher Stop der Medikation
Chirurgisch (K)	**Insgesamt 16 Trigger:** Erneute Operation Änderung des Eingriffs Intubation/Re-Intubation/BiPAP/CPAP im Aufwachraum Anlegen eines Arterienkatheters oder eines Zentralen Venenkatheters während der Operation Intraoperative Änderung der Form der Anästhesie Tod während oder direkt nach der Operation
Intensivbehandlung (I)	**Insgesamt 4 Trigger:** Pneumonie Wiederaufnahme auf Intensivstation Intubation/Re-Intubation
Perinatale Behandlung (P)	**Insgesamt 6 Trigger:** Apgar-Score <7 nach 5 Minuten oder Nabelschnur pH <7,05 und/oder BE (Base Excess) >10 Verlegung von Mutter oder Kind auf ein höheres Behandlungsniveau Dammverletzung 3. oder 4. Grades
Notaufnahme (A)	**Insgesamt 2 Trigger:** Wiederaufnahme in die Notaufnahme innerhalb von 48 Stunden Aufenthalt in der Notaufnahme >6 Stunden

burtshilfe, kann im Rahmen von Projekten durchaus sinnvoll erscheinen. Die bis dato aufwändige manuelle Sichtung der Patientenakten könnte in Zukunft durch automatisierte Verfahren beschleunigt und damit Ressourcen eingespart werden.

Kaiser Permanente, einer der größten Krankenhausverbünde in den USA, mit derzeit ca. 14.000 Ärzten bzw. 165.000 Angestellten in ca. 430 Niederlassungen, stellte 2010 auf der AHRQ Annual Conference eine **automatisierte Erfassung** von Triggern vor, wobei das IHI Global Trigger Tool als Vorbild Pate stand. Das »**Automated Adverse Event Monitoring Program (AAEMP)**« ermöglicht die Erfassung und Meldung von Triggern in Echtzeit über eine gesamte Krankenhauspopulation und gestattete so ein rasches Reagieren sowie Verhindern oder Abschwächen von Patientenschäden. Vorteile des Tools bestehen darin, Bereiche mit Verbesserungspotenzial zu identifizieren und die Effekte von Verbesserungsmaßnahmen zu messen (Snow 2010) (▶ http://archive.ahrq.gov).

Durch eine vollständige oder teilweise Automatisierung kann der manuelle Aufwand deutlich reduziert und die Wirksamkeit des Kontrollsystems erhöht werden, wobei einige IT-Voraussetzungen erfüllt sein müssen. Das bestehende IT-System muss entsprechende Suchalgorithmen ermöglichen, was eine Vernetzung bestehender Systeme wie z. B. der Mikrobiologie, biochemisches Labor, Operationsprogramm mit einer elektronischen Patientenakte, z. B. auf der Intensivstation, voraussetzt.

Der klare Vorteil einer automatisierten Erfassung von Triggern besteht darin, eine systematische, sensitive und spezifische Methode für alle stationären Patienten mit sich abzeichnenden Patientenschäden oder bereits bestehenden Schäden zur Verfügung zu haben, welches im Idealfall in Echtzeit Warnmeldungen gibt. Es kann bei fachgerechter Anwendung hilfreiche Hinweise auf fehlerhafte Vorgänge in spezifischen Bereichen geben, denen im Anschluss weitergehende **Peer-Reviews** und **Ursachenanalysen** (RCA) folgen müssen. Der Einsatz eines Global Trigger Tools eignet sich zudem gut zur Erfassung der Effektivität von Maßnahmen im Rahmen des Risikocontrollings. Automatisierte Kontrollen in hochrisikobehafteten Fach- und Funktionsbereichen liefern so in Echtzeit Reports an die Risikoverantwortlichen und Risikomanager.

Dennoch muss bedacht werden, dass nicht alle Kontrollen automatisiert werden können. Vor allem sind es die Routineprozesse, die automatisiert überwacht werden sollten. Persönliche Nachkontrollen werden ebenfalls im IT-System dokumentiert und zentral verwaltet. So besteht die Möglichkeit eines schnellen Zugriffs auf risikorelevante Informationen und einer Sichtung auf bereits durchgeführter Gegenmaßnahmen. Es entsteht ein flexibles und lernendes System, dass sich durch ein schnelles Feedback kontinuierlich optimiert. Es erleichtert das Erstellen von Risikoberichten und Analysen. Werden z. B. nach Alarmmeldungen in einem definierten Zeitfenster keine Quittierungen bzw. Maßnahmen durchgeführt, kann das IT-System über definierte Eskalationswege höherrangige Verantwortliche automatisch informieren.

33.5 Patientensicherheitsindikatoren

Alexander Euteneier

Patientensicherheitsindikatoren (PSI) verwenden wie das GTT die Methode der retrospektiven Auswertung von Patientendaten mit dem Ziel risikorelevante Hinweise für die Patientensicherheit abzuleiten. Dabei nutzen die PSI vornehmlich administrative Daten der ICD-Kodierung und weniger klinische Patientendaten. Sie dienen bevorzugt dazu, Probleme auf der System- und Einrichtungsebene zu identifizieren.

Nach der Definition der AHRQ sind Patientensicherheitsindikatoren spezifische **Qualitätsindikatoren** (QI), welche die Qualität der Patientenversorgung und Pflege reflektieren mit Fokus auf die Patientensicherheit (McDonald et al. 2002).

QI der AHRQ sind z. B. Prevention Quality Indicators (PQI), Inpatient Quality Indicators (IQI), Patient Safety Indicators (PSI) und Pediatric Quality Indicators (PDI). Aus diesem Set von QI wurden spezifische Indikatoren identifiziert, die im Besonderen den Status quo der Patientensicherheit reflektieren. Dabei werden überwiegend Diagnosen iatrogen verschuldeter Schäden, z. B. Pneumothorax nach Anlage einer Thoraxdrainage, dem Zurücklassen von Fremdkörpern oder Komplikationen im postoperativen Verlauf sowie speziell auf die Geburtshilfe ausgerichtete Indikatoren verwendet.

In den USA werden PSI auf Basis der **AHRQ Quality Indicators** derzeit in 44 Staaten eingesetzt. Dabei wird auf das ICD-9-System zurückgegriffen. Im deutschsprachigen Raum findet der Einsatz von PSI im Routinebetrieb noch nicht statt. Generell betrachtet sollen Patientensicherheitsindikatoren eine quantitative Erfassung von sicherheitsrelevanten Problemen anzeigen, die in unmittelbaren Zusammenhang mit der Patientenbehandlung stehen. Sie geben aber letztendlich nur eine Prognose ab und sollen die Risikoverantwortlichen auf die Notwendigkeit von Verbesserungsmaßnahmen aufmerksam machen.

Die Agency for Healthcare Research and Quality AHRQ hat derzeit 27 Parameter identifiziert, die den Nachweis erbrachten, sensitiv (und vereinzelt auch spezifisch) Hinweise auf Sicherheitsprobleme zu geben. Der PSI vergleicht gemessene Daten mit genormten empirisch belegten Referenzwerten der nationalen Datenbank der AHRQ. Die Indikatoren werden in die beiden Kategorien Krankenhausindikatoren (Provider) und Gebietsindikatoren einteilt (Agency for Healthcare Research and Quality 2007; ▶ www.qualityindicators.ahrq.gov) (◘ Tab. 33.3). In

Tab. 33.3 AHRQ-Patientensicherheitsindikatoren

	PSI-Nr.
Krankenhausindikatoren	
Complications of Anesthesia	1
Death in Low-Mortality DRGs	2
Decubitus Ulcer	3
Failure to Rescue	4
Foreign Body Left During Procedure	5
Iatrogenic Pneumothorax	6
Selected Infections Due to Medical Care	7
Postoperative Hip Fracture	8
Postoperative Hemorrhage or Hematoma	9
Postoperative Physiologic and Metabolic Derangements	10
Postoperative Respiratory Failure	11
Postoperative Pulmonary Embolism or Deep Vein Thrombosis	12
Postoperative Sepsis	13
Postoperative Wound Dehiscence	14
Accidental Puncture or Laceration	15
Transfusion Reaction	16
Birth Trauma – Injury to Neonate	17
Obstetric Trauma – Vaginal with Instrument	18
Obstetric Trauma – Vaginal without Instrument	19
Obstetric Trauma – Cesarean Delivery	20
Gebietsbezogene Indikationen	
Foreign Body Left During Procedure	21
Iatrogenic Pneumothorax	22
Selected Infections Due to Medical Care	23
Postoperative Wound Dehiscence	24
Accidental Puncture or Laceration	25
Transfusion Reaction	26
Postoperative Hemorrhage or Hematoma	27

der Kategorie **Krankenhausindikatoren** werden potenziell vermeidbare Komplikationen im Rahmen eines Krankenhausaufenthalts erfasst. Hierbei werden nur Fälle mit einer Zweitdiagnose berücksichtigt.

Dazu wurden **7 gebietsbezogene Indikatoren** definiert, die die gesamte Inzidenz unerwünschter Ereignisse einer Region erfassen. Gebietsbezogene Indikatoren erfassen potenziell vermeidbare Komplikationen in einer definierten Region, welche entweder im Krankenhaus selbst oder ambulant aufgetreten sind und einen erneuten Krankenhausaufenthalt erforderlich machten. Hierbei werden Fälle mit einer passenden Erst- und Zweitdiagnose berücksichtigt.

Einige AHRQ-PSI entsprechen den § 137 SGBV QI, z. B. findet PSI Nr. 2 sein Äquivalent im QI Cholezystektomie QI-ID 51391, dem Verhältnis der beobachteten zur erwarteten Rate (O/E) an Todesfällen. Der PSI Nr. 3 findet sein Äquivalent im QI DNQP-Expertenprogramme, QI-ID 2118 Neue aufgetretene Dekubitalulzera Grad 4.

Die Erfassung und Meldung von Qualitätsindikatoren nach § 137a SGB V wurde in Deutschland bereits 2001 im Rahmen der verpflichtenden einrichtungsspezifischen Qualitätsberichte eingeführt. Es liegt nahe diese nun auch hinsichtlich ihrer Verwendung als Patientensicherheitsindikatoren zu prüfen.

Forschungen über geeignete Patientensicherheitsindikatoren stehen jedoch erst am Anfang. Der Ansatz bietet sich insofern an, da bereits ein immenser Aufwand für die Erfassung der QI betrieben wird und umfassende Datensätze bereits vorliegen. Die erhobenen QI sind auf das deutsche G-DRG-System ausgerichtet. Eine eindeutige Wirksamkeit bezüglich der Verbesserung der Patientensicherheit konnte den QI bisher nicht nachgewiesen werden.

Qualitätsindikatoren dienen vornehmlich zur Bewertung der Struktur und Prozessqualität und sollen indirekt Rückschlüsse über die Ergebnisqualität geben. Patientensicherheitsindikatoren (PSI) sind eine Teilmenge der QI. Der Einsatz von PSI kann das Gesamtbild zum Status quo der Patientensicherheit ergänzen. Bereits jetzt können PSI-äquivalente QI aus den Qualitätsberichten als Indikatoren verwendet werden und bei Auffälligkeiten als Auslöser für Gegenmaßnahmen dienen. Dabei ist jedoch darauf zu achten, dass die Rohdaten als Basis der einrichtungsspezifischen QI vollständig und qualitativ hochwertig vorliegen.

Ein interessanter Aspekt sind die Maßnahmen der **DNQP-Expertenprogramme**, die zum Teil QI bzw. PSI als Marker aufgreifen, und versuchen, durch Implementierung spezifischer Pflegeprogramme Komplikationen zu verhindern bzw. zu verringern, z. B. durch Reduktion der Dekubitus-Neuentstehungsrate oder durch Verringerung der Harnwegsinfektionen und Stürze (▶ Kap. 31.1 DNQP-Expertenstandards).

In einer Studie von Romano et al. (2009) wurden 2001 an einem Datensatz von 55.752 Entlassungsdaten der Veterans Health Administration **5 chirurgische PSI** hinsichtlich Sensitivität, Spezifität, positiven Vorhersagewert und positiver »likelihood« (Sensitivität/1 – Spezifität) untersucht. Dabei kamen die Autoren nur zu einer moderaten Sensitivität zwischen 19–56 % für die originalen PSI bzw. 37–63 % für alternative PSI. Der positive Vorhersagewert lag zwischen 22 % und 74 %. Die Schlussfolgerung der Autoren ergab, dass die PSI noch weitergehend auf ihre Aussagekraft hin evaluiert werden sollten, bevor sie für öffentliche Vergleiche oder als Grundlage von Vergütungsleistungen herangezogen werden.

Mögliche Einsatzgebiete im deutschsprachigen Raum könnten z. B. folgende Patientensicherheitsindikatoren (operative/konservative) sein:
- Postoperative respiratorische Insuffizienz (AHRQ)
- Postoperative TVT (AHRQ)
- Postoperative Wundinfektion (Institut für Patientensicherheit, Bonn – IfPS)
- Dekubitus (QI und AHRQ)
- Ausgewählte Infektionen (AHRQ)
- Nosokomiale Pneumonie (OECD)
- Sekundäres akutes Nierenversagen (IfPS)
- Sekundärer akuter Myokardinfarkt (Verband der Universitätsklinika Deutschlands - VUD)

Im Rahmen einer laufenden Studie des Instituts für Patientensicherheit Universität Bonn wurden 4 PSI systematisch hinsichtlich ihrer Validität überprüft:
- Zeit bis zur Antibiotikagabe bei ambulant erworbener Pneumonie
- Stabilität bei Entlassung bei ambulant erworbener Pneumonie
- ACE-Inhibitoren oder Angiotensin-Rezeptor-Blocker (ARB) bei linksventrikulärer systolischer Dysfunktion (LVSD)
- Dauer bis zur Durchführung eines Ganzkörper-CTs bei Polytraumapatienten

Dabei liefert lediglich der Zeitfaktor bis zur Gabe der Antibiotikagabe eine valide Aussage (McDermott 2014).

Die AHRQ weist selbst darauf hin PSI nicht unreflektiert zu verwenden, sondern lediglich als Hinweisgeber für mögliche Risikoproblemfelder zu verwenden. Nach Identifizierung der Auffälligkeiten sollte wie beim GTT stets ein Peer-Review bzw. eine Ursachenanalyse durchgeführt werden.

> Eine unkommentierte Verwendung der PSI kann aufgrund der methodischen Limitationen der ICD-Datenerfassung nicht empfohlen werden.

Die Aussagekraft der PSI hängt überwiegend von der **exakten ICD-Kodierung** inklusive der Erfassung von Komplikationen ab. ICD-Kodierungsprogramme sind nicht auf die Erfassung aller PSI-Diagnosen ausgerichtet, ebenso können Eingabefehler ärztlicherseits Ursache einer minderen Aussagekraft sein. Da das Behandlungsergebnis von vielen patientenspezifischen Faktoren wie Alter, vorbestehende Komorbiditäten sowie Patientenwünschen, z. B. Verzicht auf lebensverlängernden Maßnahmen etc., abhängt, müssen PSI ebenso wie QI stets risikoadaptiert, am besten fallbezogen, diskutiert werden.

Der Vorteil der PSI besteht darin, durch die Auswertung bereits vorhandener Routinedaten keinen oder nur einen geringen zusätzlichen Zeit- und Kostenaufwand zu erzeugen, eine hohe Patientenfallzahl zu erfassen und flächendeckend einsetzbar zu sein. Es besteht deshalb durchaus langfristig die Aussicht, die bereits bestehende Datenerfassungssysteme für die Meldung der Qualitätsindikatoren nach § 137 SGBV, wie sie in Deutschland seit 2001 mit mittlerweile 434 Qualitätsindikatoren aus 30 Leistungsgebieten (Stand 2015 des Aqua-Qualitätsreport 2013) üblich sind, auch für die Berechnung von PSI zu verwenden.

33.6 Morbiditäts- und Mortalitätskonferenzen

Ines Chop und Maria Eberlein-Gonska

33.6.1 Einführung

Morbiditäts- und Mortalitätskonferenzen (M&M-Konferenzen) sind ein Instrument, mit dem unerwartete bzw. fehlerhafte, seltene sowie außergewöhnliche Behandlungsverläufe im multidisziplinären Team aufgearbeitet und entsprechende Maßnahmen zur Verbesserung der Qualität und Sicherheit der Patientenversorgung abgeleitet werden können. Als zentrales Werkzeug des klinischen Risikomanagements ermöglicht es den Teilnehmenden in einem routinemäßigen Forum, eine offene, strukturierte und von Schuldzuweisungen freie Auseinandersetzung mit Nichtwissen, Unsicherheit, Komplikationen und Systemfaktoren anhand von konkreten Fällen, das der komplexen heutigen Medizin am ehesten gerecht werden kann.

Durch die direkte Auseinandersetzung der Teilnehmenden mit der Qualität des Behandlungsprozesses stellen M&M-Konferenzen ein Kernstück aller Qualitätsaktivitäten im Gesundheitswesen dar. Der Charakter von M&M-Konferenzen fördert gleichzeitig einen individuellen Lerneffekt der Teilnehmenden hinsichtlich fachlicher und sozialer Kompetenzen sowie **organisationales Lernen** im Sinne von Systemverbesserung, Fehlervermeidung und Prozessoptimierung der Gesundheitseinrichtung. Erfolgreiche M&M-Konferenzen orientieren sich an Qualitätsmerkmalen wie Führungsverantwortung, Regelmäßigkeit, »no-blame culture«, Strukturiertheit, standardisiertem Analyseinstrument, Ergebnisorientierung und Nachhaltigkeit.

33.6.2 Geschichte und Formen

M&M-Konferenzen werden seit Jahrzehnten im Gesundheitswesen eingesetzt und haben vor allem in der Chirurgie, wo sie auch als »golden hour of surgical education« (Gordon 1994) bezeichnet werden, eine bewährte Tradition. Sie reichen in den Vereinigten Staaten bis zu Beginn des 20. Jahrhunderts zurück. Zunächst wurden sie im Sinne einer Fortbildung durch offene Diskussion nach einer systematischen Durchsicht von Krankenakten auf medizinische Fehler hin etabliert. Diese ersten Vorläufer der M&M-Konferenzen legten den Fokus noch darauf, Ärzten die Verantwortung für entstandene Komplikationen bewusst zu machen. Erst später wurde ein Paradigmenwechsel vollzogen, und zwar zur zusätzlichen Analyse von Systemfaktoren, die ggf. zu den Komplikationen beitragen haben. Insbesondere der Chirurg Gordon hat sich

um einen Paradigmenwechsel in der Evolution der M&M-Konferenzen in der Chirurgie verdient gemacht (Abdulrasheed et al. 2011):
- Vom Forum der Fehlerdiskussion zum Instrument der Patientensicherheit (von der Fehlerkultur zur Sicherheitskultur)
- Von der Weiterbildung durch Fehleranalyse zu Lektionen der Patientensicherheit aus tatsächlichen Fällen im Sinne eines lebenden Curriculums
- Von der selektiven Diskussion von Einzelfällen zur Hypothese, dass Fehleranalyse die Sicherheitskultur im Sinne eines präventiven Ansatzes verbessern kann
- Von der Konzentration auf den Chirurgen selbst mit der Gefahr zur Tendenz der Selbstverteidigung und der Schuldzuweisung hin zu der Beachtung der Systemzusammenhänge und der Schulung der professionellen Kernkompetenzen

Gleichzeitig ist das M&M-Konferenzen-Konzept in den USA sehr eng in Weiterbildungsprogramme integriert. So sind seit 1983 chirurgische Ausbildungsprogramme verpflichtet, M&M-Konferenzen einzubinden (Bevis et al. 2011). Goldman et al. (2009) stellten fest, dass mittlerweile auch 90 % der internistischen Weiterbildungsprogramme M&M-Konferenzen als Bestandteil enthalten.

Auch in Deutschland haben M&M-Konferenzen eine lange und bewährte Tradition. Die Mortalitäts- oder **Obduktionskonferenz** als ursprüngliches Diskussionsforum zwischen Pathologen und Klinikern war unverzichtbarer Bestandteil der Medizin sowie der Fort- und Weiterbildung insbesondere in Zeiten ohne hochauflösende bildgebende Verfahren. Ziel dieser Konferenz war es, die Todesursache, Grunderkrankungen und relevante pathogenetische Zusammenhänge abzuklären sowie klinisch noch nicht diagnostizierte Erkrankungen und iatrogen bedingte Veränderungen aufzudecken. Unter Weiterentwicklung der vor allem histopathologischen Diagnostik hat sich der Dialog zwischen Klinikern und Pathologen zur klinisch-pathologischen Konferenz weiterentwickelt und ist auch heute noch ein unverzichtbarer Bestandteil der studentischen Ausbildung (Krenn u. Jakobs 2012).

Varianten von M&M-Konferenzen sind auch unter den Namen **Letalitätskonferenz** oder **Komplikationskonferenz** bekannt. In den vergangenen Jahren scheint dieses ureigene Instrument ärztlicher Qualitätssicherung zum Teil in »Vergessenheit« geraten bzw. zunehmend dem ökonomischen Zeitdruck zum Opfer gefallen zu sein. Heute werden M&M-Konferenzen wieder im Rahmen des klinischen Risikomanagements und auch freiwilliger Qualitätsinitiativen (z. B. Initiative Qualitätsmedizin) eingefordert, jedoch noch zögerlich und in sehr heterogenen, z. T. auch intransparenten Formaten in ca. der Hälfte der deutschen Krankenhäuser (Lauterberg et al. 2012) praktiziert.

Eine aktuellere Befragung von Chirurgen (Wilkesmann 2013) zeigt – differenziert nach Versorgungstyp des Krankenhauses – folgende Ergebnisse: M&M-Konferenzen gibt es in
- 49 % der Häuser der Grund- und Regelversorgung,
- 73,1 % der Häuser der Schwerpunktversorgung,
- 79,1 % der Häuser der Maximalversorgung,
- 88 % der Universitätsklinika,
- 60,9 % der sonstigen Häuser.

Als ein Grund für die schwierige Akzeptanz von M&M-Konferenzen wird die Gefahr des Missbrauchs angeführt, indem z. B. Autoritäten in Frage gestellt und primär Vorwürfe gegen einzelne Personen erhoben werden und eben nicht die strukturierte Fallanalyse mit dem Ziel von Systemverbesserungen im Vordergrund steht.

Den impliziten Lerneffekt von M&M-Konferenzen aufgreifend, empfiehlt z. B. der Berufsverband der Deutschen Chirurgen e.V. in seinen »Empfohlene Standards der chirurgischen Weiterbildung« die regelmäßige Durchführung von M&M-Konferenzen als Teil des Weiterbildungskonzeptes junger Chirurgen (Ansorg et al. 2012). Die beschriebene Problematik zeigt auf, dass es für die Durchführung von M&M-Konferenzen eine entsprechende klare Zielstellung mit hiervon abgeleiteten professionellen Anforderungen zur Durchführung geben muss.

33.6.3 Ziele und Effekte

M&M-Konferenzen können beschrieben werden als »regelmäßige, berufsgruppen- und disziplinenübergreifende, strukturierte Besprechung zur Aufarbeitung besonderer Krankheitsverläufe und Todesfälle mit dem Ziel, konkrete Maßnahmen zur Verbesserung der Qualität und Sicherheit der Patientenversorgung abzuleiten sowie umzusetzen.« In diesem Konferenzformat besteht die »Möglichkeit zu einer intensiven und qualifizierten Diskussion innerhalb des professionellen therapeutischen Teams, um Fehler, unsichere Handlungen und Systemfaktoren herauszuarbeiten und von ihnen zu lernen (»Sicherheitskultur«), und zwar für alle Teilnehmer« (Becker 2012).

M&M-Konferenzen bieten eine ideale Plattform, auf der in einer sachlichen, von Schuldzuweisungen freien Atmosphäre routinemäßig wichtige Informationen aus der Einrichtung (z. B. ausgewählte CIRS-Meldungen) transportiert und strukturiert aufgearbeitet werden können. Sie dienen damit der Qualitätssicherung und -verbesserung, der Fehlerfindung und -vermeidung, der Prozessoptimierung und im Endeffekt der Patientensicherheit. Sie erhöhen die Chancen der Teilnehmenden, die Fehler anderer nicht begehen zu müssen. Gelegentlich dienen sie auch der Bestätigung, dass alle Behandlungsschritte nachvollziehbar sind, der Patientenverlauf dennoch leider schicksalhaft war. Insofern sind M&M-Konferenzen ein integrales Instrument eines internen Qualitätsmanagementsystems und dies auf der Ebene des konkreten Behandlungsprozesses. Damit zielen M&M-Konferenzen eindeutig auf eine strukturierte und konsequente Verbesserung der Prozess- und vor allem der Ergebnisqualität.

Mit ihrem retrospektiven und systemverbesserungsbezogenen Ansatz grenzen sie sich strikt von **Tumorboards** und sonstigen fallbezogenen **(Morgen-)Besprechungen** ab, welche prospektiv die Weiterbehandlung des Patienten fokussieren, seine Behandlungsoptionen bzw. die Entwicklung seines individuellen Behandlungsplans.

Seitens der Unternehmensleitung unterstützt und wohlverstanden als ein Instrument des klinischen Risikomanagements, können M&M-Konferenzen konkret zur Entwicklung einer Sicherheitskultur in der Gesundheitseinrichtung und zur Förderung der interdisziplinären Zusammenarbeit beitragen. Mehr noch, die professionelle Durchführung von M&M-Konferenzen kann die Unsicherheit der Akteure im Gesundheitswesen gegenüber der Flut vorhandener und z. T. kontrovers diskutierter Qualitätssicherungsmaßnahmen dorthin führen, wo sich alle wiederfinden können – in der kontinuierlichen Verbesserung der Patientenversorgung. Weitere Ziele und Effekte von M&M-Konferenzen, die mittels einer systematischen Literaturrecherche (Bundesärztekammer 2013) ermittelt wurden, sind in ◘ Tab. 33.4 zusammengetragen.

33.6.4 Grundprinzipien

Eine systematische Literaturrecherche (Bundesärztekammer 2013) ergab eine große Variantenbreite von M&M-Konferenzen. Je nach Setting und Ziel werden unterschiedliche mehr oder weniger systematische Vorgehensweisen gewählt. Goldstandards haben sich bis dato nicht durchgesetzt. Bei der Entwicklung seines **Best-practice-Modells** für M&M-Konferenzen konstatierte Aboumatar (2007) folgende Gemeinsamkeiten für die untersuchten Tools zur Ursachenanalyse:
- Input von allen Beteiligten
- Strukturierte Vorgehensweise
- Verantwortlichkeit des Managements und Follow-up

Konkretisierend seien hier Empfehlungen – abgeleitet aus der Literaturrecherche (Bundesärztekammer 2013) für die Erstellung eines methodischen Leitfadens für M&M-Konferenzen – für die erfolgreiche Gestaltung von M&M-Konferenzen dargestellt:
- M&M-Konferenzen müssen in der **Verantwortung der Führung** einer Gesundheitseinrichtung liegen. Die Leitung unterstützt ausdrücklich die Durchführung von M&M-Konferenzen als integralem Bestandteil des internen klinischen Risikomanagements, ggf. kann dies in Zielvereinbarungen mit aufgenommen werden. Ein verantwortlicher »Koordinator« (ggf. auch eine Koordinationsgruppe) sollte für Vorbereitung, Durchführung und Begleitung des Follow-up der M&M-Konferenzen sowie Bericht an die Leitung benannt sein.

Tab. 33.4 Ziele und Effekte von M&M-Konferenzen

Individuelles Lernen	Organisationales Lernen
Lernen am Beispiel	Umwandeln von Komplikationen in Lernerfahrungen im kollegialen Kreis
Wissenstransfer und Wissenszuwachs	Transport relevanter Informationen an die Mitarbeiter
Förderung der Ärztlichen »soft skills«: – Organisation – Präsentation und Argumentation – Entscheidungsfindung – Kommunikation (Wertschätzung, Respekt)	Erhöhung der Transparenz und Verbesserung der Qualität von Entscheidungen Verbesserung der interdisziplinären und -professionellen Kommunikation und Zusammenarbeit
Lernen aus Fehlern, ohne sie selbst begehen zu müssen	Strategie, um Nichtwissen zu begegnen und das Nichterkennen von kritischen Behandlungsverläufen und Fehlern zu vermeiden
Schärfung des Bewusstseins des Arztes für die intrinsischen Risiken eigener Entscheidungen und Handlungen	Förderung des Bewusstseins der Mitarbeiterteams für die Qualität und Sicherheit der Patientenversorgung (fair und flexibel berichten und lernen)
Erlernen bzw. Einführen neuer Methoden	Einführung bzw. Umgestaltung von Methoden und Prozessen
Erkennen und Priorisierung der Weiterentwicklung von eigenen Kompetenzpotenzialen	Verbesserung der Personalentwicklung und Ressourcenallokation

— M&M-Konferenzen sollten **strukturiert**, d. h. mit genau definiertem Ziel, festgelegten Abläufen, Zuständigkeiten und Spielregeln (wertschätzende, sachliche Kommunikation, keine persönlichen Schuldzuweisungen, Lösungsorientierung, Abbruchkriterien) durchgeführt werden. Dazu wird die Festlegung einer Geschäftsordnung (z. B. umgesetzt als Standard der Initiative Qualitätsmedizin) empfohlen, die zusätzlich die Datenbasis und die Kriterien der Fallauswahl, den Einladungsmodus, die Vorbereitung, das Analyse-Tool, Vorgaben zu Protokoll, Follow-up usw. beinhaltet.

— M&M-Konferenzen sollten **regelmäßig**, z. B. einmal monatlich in einem Zeitrahmen von 1–3 Stunden zur Aufarbeitung von 1–3 Fällen in einer Abteilung stattfinden. Zusätzlich könnte z. B. einmal im Quartal eine M&M-Konferenzen auf Einrichtungsebene, bei der besonders kritische Fälle besprochen werden, die Mitarbeiter aus vielen Abteilungen betreffen, stattfinden.

— M&M-Konferenzen benötigen einen **personellen und zeitlichen Aufwand** bei Vorbereitung, Durchführung und Nachbereitung. Dafür müssen die beteiligten Mitarbeiter Zeitressourcen erhalten sowie ausreichend räumliche und apparative Ressourcen bereitgestellt werden. Bewährt haben sich standardisierte Vorlagen z. B. für die Präsentation eines Falls (Musterpräsentationsfolien), ein standardisiertes Tool für die Ursachenanalyse, ein Protokollbogen, ein Evaluationsbogen für die M&M-Konferenzen.

— Für eine M&M-Konferenzen sollte die **Leitung** klar benannt werden. Dies kann der Abteilungsleiter sein. Aber auch der Weiterbildungsbefugte(-beauftragte) oder der Qualitätsbeauftragte kann eine M&M-Konferenzen leiten.

— Die Sicherheit im Umgang mit kritischen Ereignissen und Fehlern ist in einer geschützten Umgebung nur mit hoher **Vertraulichkeit** möglich. Verstöße gegen die Vertraulichkeit im Rahmen einer M&M-Konferenzen müssen sanktioniert werden.

— Die Diskussion in einer M&M-Konferenzen muss **sachlich, respektvoll** und **wertschätzend** verlaufen. Mitarbeiter dürfen nicht herabgesetzt werden. M&M-Konferenzen dürfen keine Mea-culpa-Besprechungen sein, sondern

Tab. 33.5 Beispiel für einen Zeitplan einer M&M-Konferenzen. (Nach Deis et al. 2008)

Tagesordnungspunkt	Wer	Zeit
Einleitung, Vertraulichkeitshinweis	Leiter	5 Minuten
Bericht über den Umsetzungsstand der Maßnahmen aus früheren M&M-Konferenzen	Koordinator	10 Minuten
Fallpräsentation (chronologisch)	Behandelnder Facharzt oder ausgewählter Weiterbildungsassistent	10 Minuten
Literaturüberblick	Dito	5 Minuten
Identifikation der Kernprobleme, die zum unerwünschten Ereignis führten	Alle	25 Minuten
Festlegung einer Arbeitsgruppe, die sich mit Konsequenzen beschäftigt	Koordinator	10 Minuten
Erinnerung an die Vertraulichkeit	Leiter	5 Minuten
Evaluation der Sitzung	Leiter	5 Minuten
Summe		**75 Minuten**

müssen einen Geist der Kollegialität schaffen. Diskussionen sollen sich auf Fakten und nicht auf Personen konzentrieren. Im Einzelfall kann sich in der M&M-Konferenzen ergeben, dass Fehler eindeutig einer Person zuzuordnen sind. Sollten Defizite einer Person in der Diskussion auftauchen, muss die Leitung/Moderation die Diskussion abbrechen.

- M&M-Konferenzen sollten **moderiert** werden. Dies kann z. B. alternierend ein Oberarzt oder ein erfahrener Assistenzarzt mit Moderationskompetenz sein, denn neben der klinischen Erfahrung ist für einen guten Moderator auch eine gewisse methodische Kompetenz, z. B. bei der Anwendung von Problemlösungstechniken, wichtig.
- M&M-Konferenzen sollten mit einer systematischen, strukturierten Vorgehensweise bei der **Ursachenanalyse** alle beitragenden Faktoren (standardisiertes Analyseinstrument wie z. B. das London-Protokoll, das SBAR-Tool o. ä.) untersuchen und die Sichtweise möglichst aller am vorgestellten Fall Beteiligten miteinbeziehen. Bei der Implementierung von M&M-Konferenzen kann auch stufenweise der Teilnehmerkreis von interdisziplinär auf interprofessionell erweitert werden.
- Für die **Maßnahmen**, die sich einer M&M-Konferenzen anschließen z. B. zur Verbesserung von Prozessen, müssen Maßnahmen, Fristen und Zuständigkeiten im Protokoll festgelegt werden.
- Zu Maßnahmen nach M&M-Konferenzen sollte ein **Follow-up** erfolgen.
- In darauffolgenden Sitzungen nach einer M&M-Konferenzen sollte regelmäßig auf den Stand der Maßnahmen der letzten M&M-Konferenzen eingegangen werden.
- M&M-Konferenzen sollten regelmäßig **evaluiert** werden.

M&M-Konferenzen bedürfen eines klaren Zeitplans (◘ Tab. 33.5). Die Dauer ist dabei je nach Fallkomplexität und Analysetiefe unterschiedlich. Pro Fall sollte mindestens eine Dauer von ca. 90 Minuten eingeplant werden. Werden ausgiebige Faktorenanalysen zu den Ursachen, z. B. mit Hilfe von Ishikawa-Diagrammen erstellt, kann die Dauer einer M&M-Konferenz von 2–2,5 Stunden durchaus angebracht erscheinen.

33.6.5 Fazit

M&M-Konferenzen sind ein traditionelles und bewährtes Instrument ärztlicher Qualitätssicherung und vor allem -verbesserung. Es gibt mehrere Hinweise für die Evidenz von M&M-Konferenzen hinsichtlich der Verringerung von Todesfällen (Antonacci et al. 2009). Im Kontext der aktuellen Entwicklungen im Bereich Patientensicherheit verdienen sie eine besondere Beachtung im Sinne einer systematischen und strukturierten »Neuauflage« als zentrales Instrument des klinischen Risikomanagements. Dabei sollte eine standardisierte Methode zur Ursachenanalyse verwendet und möglichst die Sichtweise aller am Behandlungsprozess Beteiligten miteinbezogen werden. Im »Dickicht und in der Flut« der zahlreichen Instrumente zur Qualitätsverbesserung liefern M&M-Konferenzen einen eindeutigen und für alle Beteiligten gut nachvollziehbaren Beitrag zur Verbesserung des gesamten Behandlungsprozesses am Patienten und bedürfen damit einer konsequenten Unterstützung aller an der Gestaltung des Gesundheitswesens beteiligten Akteure.

33.7 Fallbezogene Ursachenanalyse

Alexander Euteneier

33.7.1 Einführung

Die fallbezogene Ursachenanalyse (»**root cause analysis**«, RCA) kommt ursprünglich aus der Industrie. Sie unterscheidet sich von der Morbiditäts- und Mortalitätskonferenz (M&M-Konferenz) und der Ursachenanalyse mittels dem **London-Protokoll** (LP) zum einen darin, dass die RCA in der Regel nur eine oder wenige Ursachen erforscht, zum anderen bezogen auf die USA, dass die RCA strikt vertraulich durchgeführt wird. Im Gegensatz dazu betont der Ansatz der M&M-Konferenzen explizit den offenen und multidisziplinären Charakter und lädt alle Mitarbeiter ein durch die gemeinsame Diskussion am Fall zu lernen.

Allen Verfahren wie RCA, M&M-Konferenzen oder Ursachenanalyse mittels dem LP ist gemeinsam, dass sie einen multidisziplinären Ansatz mit dem Ziel einer Ursachenforschung verfolgen. Die RCA wird dort eingesetzt, wo es gilt, fehlerhafte Prozesse, die zu Patientenschäden geführt haben, zu durchleuchten. Dabei werden auch Techniken wie Flow-Charts, Ishikawa-Diagramme (Fischgrätendiagramm), Mindmaps oder zeitlich-tabellarische Aufzeichnungen verwendet. Da die RCA im vertraulichen Umfeld stattfindet, sollten dort Fehler oder Verfehlungen einzelner offen zu Sprache kommen, ohne jedoch in Schuldzuweisungen zu verfallen.

Die RCA-Methode für Mediziner stammt ursprünglich vom US Department of Veterans Affairs, National Center for Patient Safety und wurde 1998 in einem ersten Handbuch vorgestellt. Seit 2000 wurden mehr als 700.000 unerwünschte Ereignisse (UE, »adverse events«) festgestellt. Die Methode wird in allen medizinischen Einrichtungen der Veteran Affairs (VA) verbindlich eingesetzt und kann im Detail im Handbuch auf der Website ▶ www.va.gov nachgelesen werden.

> Eine RCA muss laut Vorgabe der Veteran Affairs innerhalb von 45 Tagen nach Bekanntwerden eines relevanten Ereignisses fertig gestellt worden sein.

Alle RCAs der Veteran Affairs (VA) werden zentral über eine Software »WebSPOT« verwaltet und können nachverfolgt werden. Jede Einrichtung der VA muss mindestens 4 RCA pro Jahr durchführen, die Entscheidung wird durch den Manager für Patientensicherheit getroffen anhand eines **SAC-Scores** (Safety-Assessment-Score) mit 4 Schweregraden (katastrophal, schwer, moderat, gering) und 4 Häufigkeitsgraden, deren Kombination 3 Risikostufen ergeben: 3 = höchstes Risiko, 2 = mittleres Risiko, 1 = geringstes Risiko.

In einer Studie wurden anhand der RCA-Berichte eines Jahres (Januar 2010 bis Januar 2011) schwere geriatrische unerwünschte Ereignisse (UE) untersucht. Von den 325 Fällen, deren häufigsten UE zu 34,8 % Stürze, 11,7 % Verzögerungen der Diagnostik und Behandlung, 9,9 % unerwartete Todesfälle und 9 % Medikationsfehler betrafen, fanden sich als häufigste Ursache **Kommunikationsproblem** mit 43,9 % (Lee et al. 2014). Obwohl in den USA bereits seit langem RCAs durchgeführt werden und ein eingespieltes System etabliert wurde, fehlen derzeit jedoch klare Belege ihrer Effizienz. Die Autoren Wu et al. (2008) argumentieren, dass die Probleme weniger an der Methode selbst, sondern vielmehr daran liegen, wie die RCA durchgeführt wird.

Die RCA folgt einem **strikten Ablauf**. Der Fokus liegt auf der Vermeidung zukünftiger gleich oder ähnlich gelagerter Ereignisse. Dabei stehen risikobehaftete Systemfaktoren im Vordergrund der RCA. Als Maßnahmen folgen zumeist Schulungen, die die Verfahrensweisen und Regeln noch einmal verdeutlichen sollen (Department of Veterans Affairs 2011).

Häufige Fehler einer RCA sind die ungenügende Vorbereitung, die nicht von neutraler Seite durchgeführte Moderation, das Nicht-Einbinden der Führung und ein Abkippen in Schuldvorwürfe. Folgen der RCA keine konkreten Maßnahmen, wird die Methode schnell an Reiz und Wertigkeit verlieren und lediglich den Charakter einer Alibiveranstaltung haben.

Die wichtigsten Ergebnisse der RCA können in den Krankenhäusern oder KH-Verbünden durch **Warnmeldungen** (»patient safety alerts«) rasch kommuniziert werden und die Mitarbeiter somit schnell auf mögliche Fehlerquellen aufmerksam gemacht werden.

Bei Feststellung **absichtlicher Regelverstöße** wird die RCA in den VA-Kliniken nicht eingesetzt. Anstelle dessen wird in solchen Fällen eine Untersuchungskommission eingesetzt, die nicht der strikten Vertraulichkeit unterliegt. Personen, die direkt mit dem unerwünschten Ereignis involviert sind und unter Beobachtung stehen, nehmen nicht an der RCA teil. Sie können durch ein separates Interview ihre Informationen und persönliche Meinungen sowie Vorschläge vorbringen.

Wird in der Einrichtung oder im Verband eine hohe Anzahl an Fehlern erfasst, sollte nach dem **Pareto-Prinzip** bei der Auswahl der Gegenmaßnahmen vorgegangen werden, wonach sich ca. 80 % der Fehler durch 20 % der Ursachen korrigieren lassen. **Sentinel Events** erfordern stets eine sofortige RCA oder Fallursachenanalyse mittels des London-Protokolls. Besteht der Eindruck, am Fall exemplarisch lernen zu können, ist auch eine M&M-Konferenz angebracht. Bei der Feststellung eines Regelverstoßes sollte die Aufarbeitung des Vorfalles durch den Compliancemanager, Juristen und seitens der Administration begleitet werden.

33.7.2 Elemente der root cause analysis

Im Folgenden sind die wesentlichen Elemente im Ablauf der RCA zusammengestellt.

Das RCA-Modell ist streng vertraulich und geht den Fragen nach:
- Was passierte?
- Warum passierte es?
- Was werden wir machen um eine Wiederholung zu verhindern?
- Wie werden wir erfahren, ob unsere Maßnahmen die Patientensicherheit verbessert haben?

Dabei werden die Fragen solange wiederholt, bis sich Antworten auf alle Aspekte des Vorgangs finden.

Die Joint Commission hat seit 1997 verpflichtend die Verwendung der RCA zur Untersuchung von Sentinel Events wie z. B. der Seitenverwechslung bei chirurgischen Eingriffe, vorgeschrieben. Analog zum London-Protokoll werden Ursachenquellen folgende Kategorien zugeschrieben:
- Institutionell, regulatorisch
- Organisation, Management
- Arbeitsumgebung
- Teamumgebung
- Personal
- Aufgabenbezogen
- Patientenbezogen

Ein wichtiges Werkzeug ist das **Ishikawa-Diagramm**, welches den fehlerhaften Vorgang – analog zum London-Protokoll – als Endgröße festlegt und über die Gräten, die verschiedene Ursachenkategorien repräsentieren, beteiligte (verstärkende und ggf. abschwächende) Faktoren zusammenträgt

Bei der Erstellung eines **RCA-Berichts** wird die Einhaltung von 5 Regeln gefordert:
- Das RCA-Statement muss Ursache und Effekt benennen.
- Negative Beschreibungen werden nicht verwendet.

- Jeder menschliche Irrtum hat eine vorausgegangene Ursache.
- Regelverstöße sind keine Grundursachen, sondern haben vorausgegangene Ursachen.
- Das »Versagen richtig zu handeln« ist nur dann als eine Fehlerursache zu werten, wenn es Pflicht gewesen wäre, schon früher zu handeln.

33.8 Fehlerursachenanalyse anhand des London-Protokolls

Alexander Euteneier

Das London-Protokoll (LP) ist eine überaus effektive Technik, um systemische Fehleranalysen durchzuführen. Dabei wird ein Vorgehen in 7 Stufen (A–G) beschrieben. Ziel ist es, neben den unmittelbaren Fehlerursachen auch latente Ursachen im System zu erkennen und neue Erkenntnisse bzw. Lerneffekte daraus zu gewinnen.

Die Vorgehensweise gleicht in etwa derjenigen, wie Ärzte und Pflegekräfte seit jeher **Patientenvorstellungen**, z. B. in der Morgenbesprechung, durchzuführen. Lediglich der Umfang der Vorbereitung, die Fragestellung selbst, die geforderte intensive Analysearbeit und der betont interaktive Charakter unterscheiden die LP-Technik von der Patientenvorstellung. Insofern stellt das LP keine neue Methode vor, sondern führt lediglich bekannte Aspekte zu einem neuen wirksamen Analysewerkzeug zusammen.

Der Unterschied zur RCA des US Department of Veterans Affairs besteht darin, dass das LP mehr eine Methode bzw. Technik und weniger ein organisatorisch verbindliches Verfahren einer großen Gesundheitsorganisation darstellt. Während die RCA sich darauf fokussiert, die Ursache(n) des unerwünschten (Einzel-)Ereignisses zu finden, stellt die Technik des LP eher die Reflexion über das gesamte System in den Mittelpunkt. Dennoch finden sich viele Übereinstimmungen.

Der Einsatz der LP-Technik erfolgt ebenfalls wie bei der RCA zur Analyse konkreter stattgefundener fehlerhafter Vorgänge, z. B. im Rahmen von Schadensfällen.

> Die LP-Technik kann auch zur prospektiven Analyse besonders kritischer Prozesse, wie sie in der Neonatologie, Herzchirurgie, im Schockraum etc. vorliegen, eingesetzt werden. Im Rahmen einer Systembetrachtung werden alle Aspekte, die als potenzielle Risiken in Frage kommen identifiziert und bewertet. Die fehlerhaften Vorgänge werden in diesem Fall aus hypothetischen (Denk-)Szenarien abgeleitet, die verschiedene Eskalationsstufen und Verläufe haben können.

Erleichtert wird die Suche nach begleitenden fehlerfördernden Faktoren dadurch, dass das LP bereits ein Rahmensystem an Faktoren, die Einfluss auf die klinische Praxis haben, als mögliche Fehlerquellen vorgibt (s. unten). Die LP-Technik dient dazu, aus den fehlerhaften Vorgängen zu lernen und das System als Ganzes zu optimieren. Der Fokus liegt vorrangig auf dem Erkennen der **systemischen Zusammenhänge**. Mitarbeiter wie Führungskräfte werden durch die Anwendung des LPs darin trainiert, Achtsamkeit und ein Sicherheitsbewusstsein zu entwickeln. Ebenso wie bei RCAs und M&M-Konferenzen wird eine hierarchiefreie Kommunikation praktiziert. Schuldvorwürfe finden keinen Platz.

33.8.1 Methodik des London-Protokolls

Frühere Fehleranalysemodelle stammen überwiegend aus der Luftfahrt oder der Öl -und Atomindustrie und können konzeptionelle Hilfen geben. Die sehr praxisorientierte Struktur des LPs für die Anwendung in der Medizin wurde von den Autoren Adams und Vincent 2000 erstmals vorgestellt. Die Vorgehensweise wird in einem Handbuch detailliert beschrieben. Die Stiftung für Patientensicherheit in der Schweiz hat in Zusammenarbeit mit den Autoren das Vorgehen zur Analyse eines Zwischenfalls ins Deutsche übersetzt (Taylor-Adams u. Vincent 2007). Die Stiftung bietet regelmäßige Kurse zum Erlernen der Methode an (▶ www.patientensicherheit.ch).

33.8 · Fehlerursachenanalyse anhand des London-Protokolls

Ablauf

Die Technik wird in 7 Schritte (A–G) zur Untersuchung und Analyse eines Zwischenfalles gegliedert:
- Abschnitt A: Identifikation und Entscheidung zur Untersuchung
- Abschnitt B: Mitglieder des Untersuchungsteams auswählen
- Abschnitt C: Organisation und Datensammlung
- Abschnitt D: Den chronologischen Ablauf des Zwischenfalls ermitteln
- Abschnitt E: Behandlungsprobleme identifizieren
- Abschnitt F: Fehlerbegünstigende Faktoren identifizieren
- Abschnitt G: Empfehlungen ableiten und Maßnahmenplan entwickeln

Dabei dienen die Teilabschnitte A–C der Vorbereitung, die Teilabschnitte D–G der Durchführung der Fallanalyse.

Die zum Teil schwierige Entscheidung, welche Ereignisse sich überhaupt für eine Fehleranalyse eignen, sollte vorab anhand definierter Vorgaben für alle Beteiligten verbindlich festgelegt worden sein. Hier bietet sich analog zum RCA-Verfahren ein **Score** an, der ab einem definierten Schweregrad eine Analyse mit dem LP verpflichtend vorschreibt.

> **Bei allen haftpflichtrelevanten Patientenschäden sollte zwingend eine Fallanalyse durchgeführt werden.**

Soll das Potenzial der Fallanalyse vollumfänglich ausgeschöpft werden, wird der **Aufwand** mit ca. 2 bis 2,5 Stunden pro Fallanalyse und einer Vorbereitungszeit von 1–2 Tagen für ca. 3 Fälle recht umfangreich. Dementsprechend sollte die Methode sehr gezielt eingesetzt werden. Sie ersetzt keine Patientenvorstellung, z. B. im Rahmen der Morgenbesprechung, OP-Indikationsbesprechung oder Tumorkonferenz. Häufig sind es Kleinigkeiten, wie die Zusammensetzung des Untersuchungsteams, die über Erfolg oder Misserfolg entscheiden. Werden z. B. am Fall beteiligte Personenkreise komplett ausgegrenzt oder nicht im gebührenden Maße frühzeitig mit eingebunden, wird die Methode keine allgemeine Akzeptanz im Krankenhaus finden.

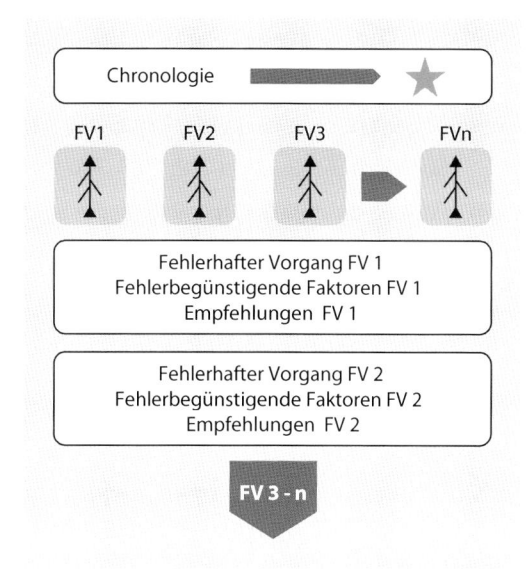

Abb. 33.2 Chronologische Darstellung des Vorganges, der zum Schaden geführt hat. Identifizierung der aufgetretenen fehlerhaften Vorgänge (FV1 bis n) und der begünstigenden Faktoren. Entwicklung von Empfehlungen im Konsens mit der multidisziplinären Gruppe und Verabschiedung von risikoreduzierenden Maßnahmen

Der **interdisziplinäre** und **berufsgruppenübergreifende** Charakter ist besonders für den systemischen Ansatz wichtig, da nur so aus allen Perspektiven die Abläufe beleuchtet werden können. Zudem ist es von Vorteil, eine Person als neutralen Moderator zu bestimmen, dessen Aufgabe primär in der Gesprächsführung und Protokollierung besteht und schlichtend bei Konflikten einzugreifen.

Zentrales Element ist die im Schritt D formulierte exakte **chronologische Zusammenstellung** des fehlerhaften Vorganges (FV), der zum Patientenschaden führte. Die chronologische Darstellung aus ärztlicher und pflegerischer Sicht sowie weiterer am Fall beteiligten Berufsgruppen (MTA, RTA, Medizintechnik etc.) hilft, den Vorgang zu strukturieren (◘ Abb. 33.2).

Werden **mehrere fehlerhafte Vorgänge** identifiziert, die in Aneinanderreihung zu einer Fehlerkette (▶ Kap. 6.3 Fehlermodelle) zu einem unerwünschten Ereignis (UE) oder sogar Sentinel Event (SE) geführt haben, werden diese einzeln benannt und mittels mehrerer Ishikawa-Diagramme dargestellt und zuerst separat analysiert. Jede

◘ **Tab. 33.6** Rahmensystem von Faktorenarten und Faktorenbeispiele. (Nach Taylor-Adams u. Vincent 2007, Übersetzung Stiftung Patientensicherheit Schweiz)

Faktorart	Einflussnehmende Faktoren
Patientenfaktoren	Zustand (Komplexität und Schweregrad) Sprache und Kommunikation Persönlichkeit und soziale Faktoren
Aufgaben- und Verfahrensfaktoren	Aufgaben- und Prozessgestaltung* sowie strukturelle Klarheit Verfügbarkeit und Verwendung von Richtlinien und Verfahrensanweisungen Verfügbarkeit und Genauigkeit von Testergebnissen Entscheidungshilfen
Individuelle Faktoren (Personal)	Kenntnisse und Fähigkeiten Kompetenz Körperliche und psychische Gesundheit
Teamfaktoren	Mündliche Kommunikation Schriftliche Kommunikation Supervision und Hilfesuche Teamstruktur (Passung/Übereinstimmung, Beständigkeit, Führung usw.)
Faktoren der Arbeitsumgebung	Personalbestand und Qualifikationsmix Arbeitsbelastung und Schichtpläne Beschaffenheit, Verfügbarkeit und Instandhaltung der technischen Ausstattung Unterstützung durch Verwaltung und Geschäftsleitung Physische Umgebung
Organisation & Managementfaktoren	Finanzielle Ressourcen und Einschränkungen Organisationsstruktur Grundsätze, Standards und Ziele Sicherheitskultur und Prioritäten
Faktoren des institutionellen Rahmens	Wirtschaftlicher und regulatorischer Kontext Gesundheitspolitik* Verbindungen mit externen Organisationen

* Ergänzung bzw. Anpassung durch die Stiftung für Patientensicherheit

»Gräte« des Ishikawa-Diagramms repräsentiert eine fehlerbegünstigende Faktorenart.

Rahmensystem von Faktorenarten

Die Autoren Adam und Vincent haben **7 Faktorenarten** mit Einfluss auf die klinische Praxis vorgeschlagen, aus denen verschiedenste Faktoren einen fehlerbegünstigenden Einfluss haben können (◘ Tab. 33.6).

Durch die klare Struktur des LP, der Vorgabe von Kategorien/Faktorenarten sowie von Beispielen typischer Faktoren wird die Methode auch für unerfahrene Mitarbeiter einfach anwendbar und bietet einen Orientierungsrahmen, um selbst komplexe Zusammenhänge zu analysieren (◘ Tab. 33.6).

Die Identifizierung der fehlerbegünstigen Faktoren stellt die größte Herausforderung dar, da sie eine **systemische Denkweise** erfordert, die mitunter dazu führen kann, auch unangenehme Fragen an die Geschäftsleitung, Verwaltung oder individuelle Personen stellen zu müssen. Die 7 Faktorenarten zwingen das Untersuchungsteam dazu, sich über jede einzelne Einflussart Gedanken zu machen.

Dabei sind die Fragen, die sich die Beteiligten stellen, ähnliche wie die in einer RCA (Taylor-Adams u. Vincent 2007):

– Wie/was/wann/wo ist es geschehen?
– Identifizieren der Behandlungsprobleme während der Behandlung!
– Warum ist es geschehen?

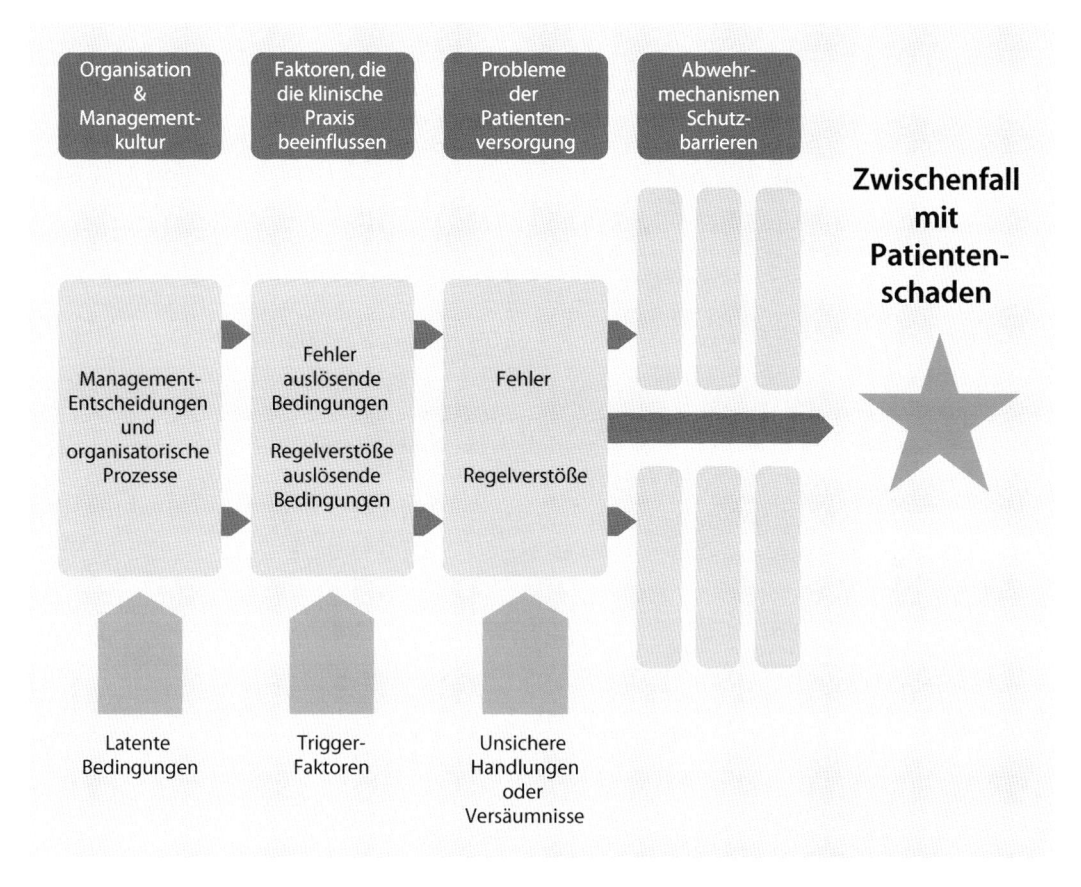

33.8 · Fehlerursachenanalyse anhand des London-Protokolls

Abb. 33.3 Modell der Patientenschädigung aus der Organisationsperspektive. (Adaptiert nach Reason 1990 und Vincent et al. 2000)

- Wie schwer sind die Folgen?
- Wie hoch ist die Wahrscheinlichkeit einer Wiederholung?
- Identifizieren aller beteiligten Kofaktoren!
- Was sind die Konsequenzen?

Um die komplexen Vorgänge der Fehler- bzw. Schadensentstehung besser verstehen zu können und so das LP effizienter anwenden zu können, ist es wichtig, die prinzipiellen Vorgänge und Einflussfaktoren zu verstehen. Hierzu bietet sich als Bezugsrahmen das von Reason, Taylor-Adams und Vincent entwickelte **Schadensentstehungsmodell** an, welches gleichzeitig auch die wichtigsten Ansatzpunkte für risikoreduzierende Maßnahmen darstellt (Abb. 33.3).

Mittels des **Ishikawa-Diagramms** können die einzelnen fehlerhaften Vorgänge visualisiert werden (Abb. 33.4). Es steht jeder Organisation frei, die Faktorenarten zu erweitern. So kann z. B. eine Universitätsklinik mit Maximalversorgungsauftrag sowie Forschungs- und Lehraufgaben weitere spezifische Faktorenartenfelder hinzufügen.

Empfehlungen und Maßnahmenplan

Im Abschnitt G werden Empfehlungen aus der Ursachenanalyse abgeleitet und ein Maßnahmenplan entwickelt. Dabei wird eine Priorisierung entsprechend der Dringlichkeit und Schwere der Sicherheitsrisiken durchgeführt. Ressourcen werden zugeteilt, Verantwortlichkeiten geklärt und ein konkreter Zeitrahmen mit Nachweisführung der Umsetzung und Evaluation der Wirksamkeit

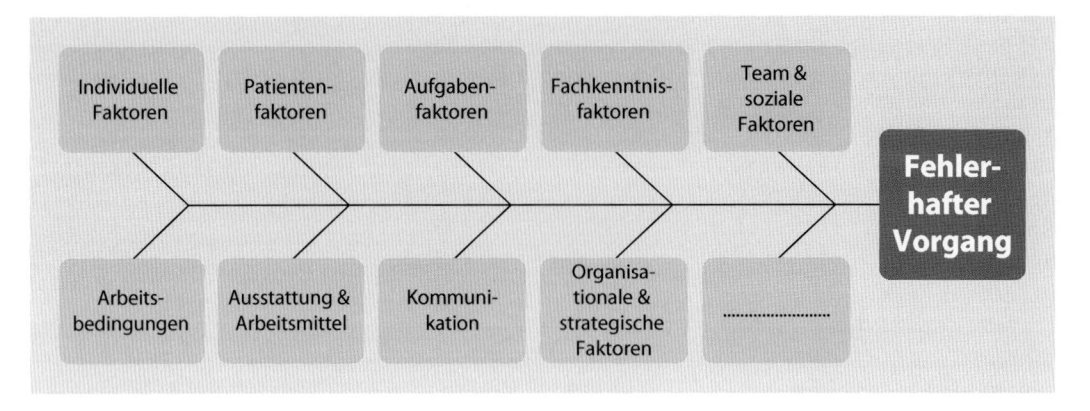

○ Abb. 33.4 Ishikawa-Diagramm mit 9 Faktorengruppen, die zu einem fehlerhaften Vorgang beitragen können

festgelegt. Wichtig ist es dabei auch, abweichende Meinungen gelten zu lassen und diese mit Wertschätzung zu behandeln.

Abschließend sollte in Ergänzung zum LP eine Bewertung des Verfahrens selbst und seiner Ergebnisse durch alle Beteiligten erfolgen. Dies gibt jedem ein Feedback zur Veranstaltung, fördert den Teamgeist und schließt alle in die Verantwortung mit ein. Die Unterlagen sollten über mindestens 10 Jahre archiviert werden, wobei es Sinn macht, die LPs nach einem festgelegten Schema digital zu archivieren und ggf. im Intranet allen zur Verfügung zu stellen.

33.8.2 Anwendungsbeispiel

Beispiel
Es handelt sich um einen 74-jährigen Patienten, der Freitag vormittags in die Klinik über den Hausarzt eingewiesen wurde. Bereits eine Woche vor Aufnahme bemerkte der Patient selbst erstmals einen Teerstuhl, am Tag der Einweisung fanden sich frische Blutbeimengungen im Stuhl. Der Aufnahmebefund ergab einen Hb-Wert von 7,5 g/dl. Die durchgeführte Gastroskopie durch den Internisten ergab präpylorisch ein großes Ulkus, welches mit Blutkoagel bedeckt war. Als relevante Vorerkrankungen erlitt der Patient vor 5 Jahren eine transitorisch ischämische Attacke mit passagerer Lähmung. Er wurde mit der Diagnose Ulkusblutung und Zustand nach einer TIA stationär zur weiteren Beobachtung auf die internistische Intensivstation aufgenommen, wo er 11 Bluttransfusionen im Laufe von 10 Stunden erhielt.

Abends klagte der Patient über starke Bauchschmerzen, war kaltschweißig und entwickelte eine ausgeprägte Schocksymptomatik. Die zweite Gastroskopie durch den internistischen Oberarzt und erstmaliges Hinzuziehung des Chirurgen ergab einen Magen voller Blut. Der Hb-Wert lag um 21:45 Uhr bei 5,7 g/dl. Aufgrund fehlender OP-Kapazitäten erfolgte nun noch am Abend eine Verlegung des Patienten in ein anderes Krankenhaus, wo durch eine Notoperation bei massiver Ulcus-ventriculi-Blutung und Magenperforation eine subtotale Gastrektomie mit Roux-Y-Rekonstruktion durchgeführt wurde. Der Patient erhielt eine Massenbluttransfusion und Blutgerinnungsfaktoren. Im Verlauf entwickelte er eine Duodenalstumpfinsuffizienz, die übernäht werden musste. Nach Extubation war das Bewusstsein stark eingeschränkt. Im CCT zeigte sich ein Infarktareal im Gebiet der Arteria cerebri media. Nach 40 Tagen Krankenhausaufenthalt wurde er in die stationäre Reha bei bleibender Hemiparese links und Schluckstörungen verlegt.

An einem Beispiel soll die Anwendung des London-Protokolls durchgespielt werden:

Abschnitt A: Identifikation und Entscheidung zur Untersuchung. Die Entscheidung zur Fallanalyse und Untersuchung der Schadensursachen liegt auf der Hand. Der Patient erlitt einen schweren vermeidbaren Schaden, der gutachterlich als grober Behandlungsfehler gewertet wurde.

Abschnitt B: Mitglieder des Untersuchungsteams auswählen. Um eine umfassende Analyse aller Facetten des Fallhergangs zu erreichen, sollten zwingend die Fachdisziplinen der Chirurgie und Inneren Medizin vertreten sein. Des Weiteren sollte auch die Anästhesie, die auf der Intensivstation federführend war, mit hinzugezogen werden. Außerdem ist zu klären, inwieweit seitens der Pflege auf der Intensivstation Faktoren dazu beigetragen haben, dass trotz der massiven Bluttransfusionen eine Verzögerung der notwendigen nochmaligen Gastroskopie stattfand. Eine durchaus wichtige Rolle spielt dabei auch der OP-Koordinator des Krankenhauses, der in diesem Fall ebenso wie die Chirurgen erst sehr spät in die Behandlung mit eingebunden wurde.

Abschnitt C und D: Organisation und Datensammlung sowie Ermittlung des chronologischen Ablaufs des Zwischenfalls. Die Fallaufbereitung sollte maximal 1–2 Arbeitstage für die Vorbereitung in Anspruch nehmen. Die Sortierung der Unterlagen und die Aufstellung des chronologischen Ablaufs können an einen erfahrenen Assistenzarzt einer der drei Fachgruppen delegiert werden.

Abschnitt E: Behandlungsprobleme identifizieren. Das Untersucherteam setzt sich ärztlicherseits aus dem internistischen und chirurgischen Oberarzt sowie dem Anästhesisten der Intensivstation zusammen. Des Weiteren vertritt die Pflegedienstleitung der Intensivstation die Pflege, der OP-Koordinator bringt seine Sichtweise mit ein. Die beiden Chefärzte der Inneren Medizin und Chirurgie sollten ebenfalls mit anwesend sein. Ihre Aufgaben bestehen darin, die aus der Fallanalyse abgeleiteten Maßnahmen umzusetzen und gegenüber der Geschäftsleitung zu vertreten. Als Moderator wurde von extern ein Risikoberater hinzugezogen, der mit der Methode des LP vertraut war.

Die Behandlungsfehler (fehlerhafte Vorgänge FV) umfassen die folgenden Punkte:
– Nicht-Erkennen einer womöglich chirurgisch relevanten Magenblutung (FV1)
– Kein frühzeitiges Einbinden der Chirurgen (FV2)
– Zeitverzögerung auf der Intensivstation, obwohl dort bereits eine Massenbluttransfusion stattfand (FV3)
– Keine vorsorgliche Reservierung von OP-Kapazitäten bei Anwesenheit eines Patienten im Haus mit massentransfusionspflichtiger Blutung (FV4)
– Unterschätzen des Risikos einer zerebralen Minderperfusionsstörung aufgrund der zerebralen Vorerkrankung, welches sich im Verlauf aufgrund der Schocksymptomatik in einer Halbseitenlähmung und Schluckstörung manifestierte (FV5)

Abschnitt F: Fehlerbegünstigende Faktoren identifizieren. In diesem Abschnitt werden nun systemische und individuelle Ursachen untersucht: Die Analysen erfolgten an 5 verschiedenen Ishikawa-Diagrammen.

– **Zu FV1:** Die Gastroskopie seitens des seit einem Jahr als Facharzt arbeitenden Internisten lieferte den Nachweis einer frischen, kurzzeitig sistierenden Magenulkusblutung. Der Internist tat primär das Richtige mit Verlegung des Patienten auf die Intensivstation, unterschätzte aber die möglichen Folgen der weiteren Blutung. Es fand keine Besprechung des Befundes mit anderen Kollegen statt, ein erfahrener Oberarzt hätte den fatalen Verlauf vermutlich antizipiert. Supervisionen bzw. Zweitbefundungen durch einen Oberarzt sind am Haus aufgrund der dünnen Personaldecke nicht üblich, auch nicht bei kritischen Befunden. Der Gastroskopiebefund wurde nicht sofort dokumentiert, sondern erst 3 Stunden später im Krankenhausinformationssystem erfasst. Zu diesem Zeitpunkt hatte der aufnehmende Anästhesist auf der Intensivstation bereits weitere Aufnahmen zu tätigen. **Maßnahmen:** Aufstellen von Indikationen, die eine sofortige Verständigung des Oberarztes erfordern, darunter fallen Hb-wirksame Blutungen des Gastrointestinaltraktes.

– **Zu FV2:** Der wohl gravierendste Fehler war das verspätete Hinzuziehen des Chirurgen. Dadurch konnte für den notwendigen Notfalleingriff die OP-Kapazität nicht mehr rechtzeitig bereitgestellt werden. Am Haus besteht aufgrund der fallbezogenen DRG-Abrechnung die Tendenz, Fälle nur ungern anderen Abteilungen abzutreten. Es gab bereits eine Reihe ähnlicher Vorkommnisse, bei denen die jeweils andere Abteilung spät oder überhaupt nicht eingebunden wurde. **Maßnahmen:** Die Konflikte bezüglich der Fallabrechnungen werden in einer Geschäftsleitungssitzung zusammen mit Chefärzten geklärt. Es wird ein Kodex für interne Verlegungen erstellt, an den sich alle verbindlich halten müssen. Es werden Ausgleichzahlungen zwischen den Abteilungen bei internen Verlegungen vereinbart.

- **Zu FV3:** Auf der Intensivstation hat eine weitere Schutzbarriere versagt. Der Anästhesist und mitbetreuende Arzt hätte bei einer solch großen Anzahl an Bluttransfusionen von sich aus den Chirurgen kontaktieren müssen. Aufgrund der hohen Arbeitsbelastung bzw. Überlastung, sowie der Zusicherung, dass sich der Internist weiter um den Fall kümmere, wurde das Blutungsproblem gravierend unterschätzt. Eine eindeutige Klärung der Verantwortlichkeiten auf der Intensivstation gab es nicht. Derzeit ist die jeweilige einweisende Abteilung weiter mit verantwortlich für den Patienten, lediglich bei beatmeten Patienten übernimmt die Anästhesie die Hauptverantwortung. **Maßnahmen:** Es wurde vereinbart, dass die Hauptverantwortung aller Patienten auf der Intensivstation alleine bei der Anästhesie liegt. Des Weiteren wurde eine zusätzliche ärztliche Kraft ab 11:00 Uhr vormittags bis Dienstende um 16:00 Uhr eingeteilt, die den Arbeitsaufwand in der Spitzenzeit abfedert. Außerdem wird eine digitale Schnittstelle der Gastroskopie mit dem Klinikinformationssystem eingerichtet, um Befunde sofort online zur Verfügung zu stellen. Es wurde vereinbart GE-Befunde stets sofort im Anschluss zu erstellen. Langfristig ist die Anschaffung einer elektronischen Patientenakte geplant, um den Dokumentationsaufwand weiter zu reduzieren.
- **Zu FV4:** Der OP-Koordinator wurde erst informiert, als die Notoperation bereits bevorstand. Es gab keine Regeln für die OP-Reservierung für Notfälle. Jede Abteilung konnte selbst entscheiden, zu welchem Zeitpunkt der Patient für eine Notoperation in das OP-Programm eingetragen wird. Eine verbindliche Verfahrensanweisung für Notoperationen gab es nicht, ebenso wenig eine Liste der Indikationen dafür. **Maßnahmen:** Es wurden klare Regeln zur Reservierung von Operationskapazitäten vereinbart. Der OP-Koordinator muss bei jeder in der Klinik auftretenden Massentransfusion bzw. bei größeren Blutungen informiert werden. Dies erfolgt über persönliche bzw. telefonische Kontaktaufnahme. Der OP-Koordinator muss die entsprechenden Ressourcen solange sicherstellen, bis das Problem gelöst und Entwarnung gegeben wurde.
- **Zu FV5:** Bei der Anamnese wurden die Vorerkrankungen erfasst, ihre Relevanz für die aktuelle Situation jedoch deutlich unterschätzt. Für das Auftreten eines Schlaganfalls bestand kein Risikobewusstsein. Die Therapie der Schocksymptomatik wurde an den Intensivmediziner delegiert, der überlastet war und sich nicht verantwortlich fühlte. Eine adäquate Schocktherapie wurde so nicht rechtzeitig eingeleitet. **Maßnahmen:** Es wurde ein Behandlungsalgorithmus für Patienten mit positiver Anamnese einer zerebralen Durchblutungsstörung entwickelt, der für alle Fachbereiche gilt. Darin wurden Grenzwerte für die Einhaltung des Hb-Wertes sowie des Blutdrucks festgelegt. Es wurde eine Schulung zum Thema hämorrhagischer Schock und seine Behandlungsmöglichkeiten abgehalten.

33.9 Peer-Review-Verfahren

Ines Chop und Maria Eberlein-Gonska

33.9.1 Einführung

Peer-Review ist ein externes, entwicklungsorientiertes Evaluationsverfahren, dessen Kernstück der »kollegiale Dialog« auf Augenhöhe ist, bei dem gemeinsam mit Fachkollegen über Lösungsansätze für die Verbesserung der Qualität und Sicherheit der Patientenversorgung reflektiert wird. Es ist ein freiwilliges Verfahren, das das Konzept des lebenslangen Lernens mit der kontinuierlichen Qualitätsverbesserung einer Organisation verbindet und zur Entwicklung einer Sicherheitskultur, der Vernetzung von Experten und dem Austausch von Best-practice-Beispielen beiträgt. Letztendlich kommen all diese Effekte der Versorgung des Patienten zugute.

33.9.2 Methode des Peer-Review

Peer-Review ist quasi die »Ur-Methode« der ärztlichen Qualitätssicherung: der freiwillige kollegiale Austausch auf Augenhöhe. In Deutschland erhielt das Peer-Review-Verfahren in den vergangenen Jahren vor allem von träger- und einrichtungsübergreifenden Projekten wie der Initiative Qualitätsmedizin (IQM) und dem Peer-Review-Verfahren in der Intensivmedizin (DIVI in Kooperation mit den Ärztekammern) deutliche Impulse.

> »Ärztliches Peer-Review ist definiert als kritische (Selbst-)Reflexion des ärztlichen Handelns im Dialog mit Fachkollegen – unter Verwendung eines strukturierten Verfahrens mit dem Ziel einer kontinuierlichen Verbesserung der Qualität und Sicherheit der Patientenversorgung.« (BÄK 2013)

Dabei sollen Verbesserungspotenziale mit Hilfe eines standardisierten **Selbst- und Fremdbewertungsverfahrens** vor allem zur Prozessqualität in einer Einrichtung identifiziert und entsprechende Qualitätsziele und Maßnahmen z. B. für die Umsetzung von Standards und Leitlinien, die Qualität der Indikationsstellung, die Kontrolle von Behandlungsverläufen bis hin zur interdisziplinären und berufsgruppenübergreifenden Kommunikation abgeleitet sowie vor allem umgesetzt werden. Als externes Evaluationsverfahren sollen Peer-Review-Verfahren die oft beklagte Lücke zwischen »check« und »act« schließen und damit einen wichtigen Beitrag zur Nachhaltigkeit innerhalb eines Qualitätsmanagementsystems leisten.

Konkret wird dabei eine Einrichtung nach erfolgter Selbstbewertung von einem interdisziplinären oder auch berufsgruppenübergreifendem Team externer Experten einen Tag lang »besucht«. Diese Peers sind Kollegen aus anderen Einrichtungen, die über eine vergleichbare fachliche Expertise, Erfahrung und Position wie die besuchten Kollegen verfügen. Nach einem strukturierten Verfahren werden die Behandlungsabläufe vor Ort (selbst-) kritisch im so genannten »**kollegialen Dialog**« gemeinsam nach einem standardisierten Bewertungsbogen (z. B. Qualitätsindikatoren für Intensivstationen der DIVI 2013) analysiert. Dabei kann es sich um eine retrospektive Analyse von Patientenakten (z. B. bei IQM) oder auch die Einsicht in die aktuelle Behandlung eines Patienten (bettseitige Begehung auf einer Intensivstation) handeln. Die besuchte Abteilung erhält vom externen Peer-Team ein strukturiertes Feedback zu ihren Stärken und Schwächen, Chancen und Risiken und gemeinsam werden konkrete, passgenaue Lösungsmöglichkeiten und Verbesserungsmaßnahmen für die Gegebenheiten vor Ort erarbeitet. Als Ergebnis des Peer-Reviews erhält die besuchte Abteilung oder Praxis einen zusammenfassenden schriftlichen Bericht des Peer-Teams (◘ Abb. 33.5).

Die entscheidende Voraussetzung für das Gelingen ist eine lösungsorientierte, vertrauensvolle, von Respekt und Wertschätzung geprägte Atmosphäre, die den offenen Informationsaustausch erst ermöglicht. Dabei haben beide Seiten – Besucher und Besuchte – die Möglichkeit, voneinander zu lernen.

33.9.3 Erfolgsfaktoren von Peer-Review-Verfahren

- Qualität des Verfahrens selbst
  - Interdisziplinäres/multiprofessionelles, unabhängiges Peer-Team
  - Strikte Vermeidung von Vorwurf und Sanktion
  - Systematische und strukturierte Bewertungsmethode (z. B. evidenzbasierte Qualitätsindikatoren von Fachgesellschaften)
  - Prinzip der Gegenseitigkeit – voneinander Lernen und Teilen von »best practice«
- Kompetenz der Peers
  - Gleichwertige professionelle Expertise, Erfahrung und Position im evaluierten Bereich
  - Methoden- und Sozialkompetenz (Qualifikation nach dem Curriculum »Ärztliches Peer Review« der Bundesärztekammer)

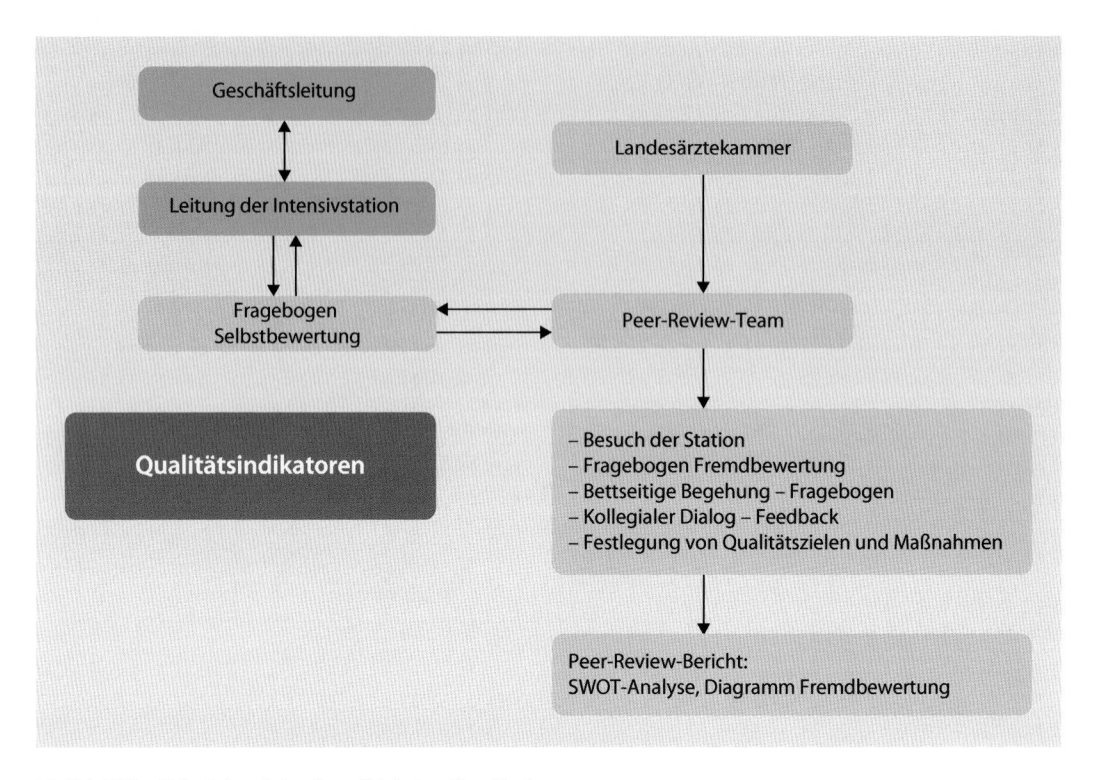

Abb. 33.5 Ablauf eines intensivmedizinischen Peer-Reviews

- **Motivation der Zielgruppe**
    - Die Evaluationen zeigen eine klare positive Resonanz des Verfahrens.
    - Die visitierten Stationen zeigen unmittelbar einen Willen zur Veränderung.
    - Veränderungen finden tatsächlich statt (Nachhaltigkeit).

Um diese Qualitätskriterien für das Verfahren zu sichern, hat die Bundesärztekammer einen methodischen »Leitfaden Ärztliches Peer Review« (BÄK 2014) herausgegeben und ein Curriculum (BÄK 2013) entwickelt, das sich auf die Qualifizierung der Peers konzentriert. In entsprechenden praxisorientierten Kursen an den Landesärztekammern werden die Peers auf ihre Rolle mittels vor allem Simulationen der einzelnen Phasen des Peer-Reviews vorbereitet. Hierbei stehen methodische und soziale Handlungskompetenzen wie lösungsorientierte Gesprächsführung, Umgang mit Kritik, Widerstand und Konflikten im Vordergrund

Im Unterschied zu anderen, z. B. summativen Zertifizierungsverfahren, handelt es sich bei Peer-Review um ein entwicklungsorientiertes, in der Praxis, d. h. dem medizinischen Behandlungsprozess, ansetzendes, bürokratiearmes und flexibles Verfahren. Es dient primär nicht der Überprüfung der Einhaltung von Qualitätsstandards, sondern vor allem dem Aufdecken von »**blinden Flecken**« durch externe Experten. Darüber hinaus ist der Aufwand zur Vorbereitung erheblich geringer (ca. bis zu einer Woche für die Selbstbewertung) als bei einer Zertifizierung und es kann unabhängig vom Entwicklungsstand der Einrichtung angefordert werden. Ziel ist es, die Handlungspraxis mittels direkter Rückkoppelung direkt und passgenau zu verbessern sowie bereits angedachte Veränderungen zu katalysieren. Dabei kann die besuchte Einrichtung auch eigene Anliegen thematisieren, für die sie sich Unterstützung durch die besuchenden Kollegen wünscht.

33.9.4 Nutzen von Peer-Review-Verfahren

Im Rahmen des Feedbacks der Peers und der besuchten Einrichtungen zum Peer-Review-Verfahren wird dieses nahezu ausschließlich als wertvolles, direkt wirkendes und selbstbestimmtes Qualitätsförderungs- und Fortbildungsinstrument bewertet. Das qualifizierte, externe Feedback zu Stärken und Verbesserungspotenzialen ist ein wertvolles Instrument für die Standortbestimmung und weitere Ausrichtung der Qualitätsentwicklung der besuchten Einrichtung.

Auswertungen aus den Evaluationen des Peer-Review-Verfahrens in der Intensivmedizin, das bei der Deutschen Interdisziplinären Vereinigung für Intensiv- und Notfallmedizin e.V. verankert und in Kooperation mit den Ärztekammer durchgeführt wird, zeigen beispielhaft, zu welchen Veränderungen ein Peer-Review nach einem Zeitraum von 6 Monaten geführt hat:

- Evaluation eines neu eingeführten Stellenplans (Ärzte und Pflege)
- Optimierung der Kommunikation im multiprofessionellen Team
- Etablierung von Berichtswesen, Kennzahlen, Indikatoren, Daten
- Erlösoptimierung durch z. B. Optimierung der Prozesse der Kodierung
- Effizienzsteigerung infolge Personalschlüsseloptimierung (Pflege, Kodierer, Arzt)
- Strukturoptimierung nach Etablierung einer Geschäftsordnung
- Optimierung im Bettenmanagement

33.9.5 Fazit

Aus den Erfahrungen der letzten 5 Jahre lassen sich folgende Effekte konstatieren: Peer-Review-Verfahren

- fördern die Sicherheitskultur und die individuelle und kollektive Lernbereitschaft,
- gewähren einen effektiven, bedarfsgerechten Wissenstransfer und eine Anwendung im Alltag,
- fördern die interdisziplinäre und -professionelle Kooperation und Kommunikation,
- fördern das Vertrauen der beteiligten Berufsgruppen/Fachdisziplinen in die Zielsetzung des Qualitätsmanagements, da der Schwerpunkt auf der Patientenversorgung liegt,
- tragen zu einer selbstbestimmten Qualitätsförderung und -entwicklung durch die ärztliche Profession bei (z. B. neue oder verbesserte Behandlungsstandards),
- tragen zur Prävention von unerwünschten Ereignissen bei,
- geben wichtige Impulse zur konkreten Umsetzung von Verbesserungsmaßnahmen (Nachhaltigkeit) und dies in Zusammenarbeit mit den verschiedenen Fachdisziplinen sowie Berufsgruppen.

33.10 Patientenakten-Review

Alexander Euteneier

Die Sichtung von Patientenakten ist die mit Abstand einfachste Methode, um sich ein erstes Bild über ein unerwünschtes Ereignis zu machen. Sie kann z. B. im Rahmen der GTT-Analyse erfolgen oder Grundlage einer RCA bzw. Fallursachenanalyse gemäß dem London-Protokoll sein. Zur Vorbereitung von M&M-Konferenzen oder onkologischen Fallbesprechungen ist ein Patientenakten-Review (PAR) ebenfalls erforderlich.

Systematisch bzw. regelmäßig eingesetzt dient das PAR vornehmlich der **Qualitätssicherung**. Des Weiteren ist es eine wichtige Methode in der klinischen Forschung und Epidemiologie und dient zu Zwecken der Aus- und Weiterbildung.

Das PAR erfasst alle gängigen Datenformate, wie Patientenakte, elektronische Datenbanken und PACS-Systeme. Das manuelle Vorgehen ist sehr arbeitsaufwändig und zeitkonsumierend. Ein Krankenhaus kann diesen Review durch die Verwaltung z. B. stichprobenhaft in definierten Zeitabständen und Klinikbereichen systematisch durchführen, um u. a. die Qualität der Dokumentation und Diagnosekodierung zu überprüfen. Dokumentationsmängel spielen bei Behandlungsfehlervorwürfen eine wichtige Rolle und können versicherungstechnisch schwere Folgen nach sich ziehen.

Bei wiederholtem Feststellen von Mängeln sollte deren Ursache genauer erforscht werden. So können wiederholt festgestellte Mängel bei der Arztbriefschreibung ein Zeichen von Personalknappheit, ein unstrukturiertes Entlassungsprozedere oder eine laxe Einstellung seitens der Mitarbeiter gegenüber Dokumentationspflichten sein. Zudem sollte in diesem Kontext auch die ggf. mangelnde Aufsicht und Kontrolle durch die Vorgesetzten mit in Betracht gezogen werden.

Das PAR überprüft die durchgeführten Maßnahmen am Patienten, deren zeitliche Abfolge sowie die korrekte Anordnung und Durchführung. Es können spezifische Dokumente, z. B. Checklisten oder Dokumentationsbefunde, reviewed werden, die die Umsetzung und Durchdringung von Methoden bewerten, sowie Aussagen, z. B. über unterlassene Maßnahmen wie diagnostische Tests oder die Benachrichtigungen von Vorgesetzten und Mitarbeitern, zulassen. Ihre Limitationen erfährt das PAR durch seine Kostenintensität und die subjektive Bewertung der Reviewer. Während schwere seltene unerwünschte Ereignisse häufig notiert werden, werden häufige Beinahe-Vorfälle selten dokumentiert (World Health Organization 2005).

Für die regelmäßige und systematische Anwendung des PAR bietet sich folgendes Vorgehen an:
- Ziele und Aufgabe des PAR festlegen
- Festlegen möglicher Maßnahmen in Abhängigkeit der Ergebnisse
- Zeitpunkte bzw. Zeitintervalle der Stichprobenerhebung festlegen
- Fach- und Funktionsbereiche festlegen
- Kriterien/Zielparameter festlegen, die im Rahmen des Reviews überprüft werden und diese in einer Checkliste auflisten
- Schulung der Reviewer anhand von Test-Reviews
- Kommunikation der Ergebnisse an alle Betroffenen

33.11 Befragungen

Alexander Euteneier

Befragungen sind überaus wichtige Informationsquellen, um statistisch belegbare Erkenntnisse über vielfältige Arbeitsabläufe und persönliche Meinungen zu erfahren. Mitarbeiterbefragungen lassen so z. B. auch Rückschlüsse auf das Betriebsklima und die Sicherheitskultur der Organisation zu. Befragungen sind seit langem ein etabliertes Verfahren in der Psychologie sowie Soziologie und ein gängiges Werkzeug in der Marktforschung. Etliche Markforschungsinstitute bieten im Gesundheitswesen hierzu ihre Dienstleistungen an. Typische **Zielgruppen** sind Patienten, Krankenhausmitarbeiter, Angehörige und Einweiser wie Haus- und Fachärzte.

Befragungen schaffen Transparenz und können Fehler in der Selbsteinschätzung korrigieren. Sie erhöhen die Achtsamkeit bezüglich der Belange und Wünsche von Patienten, sowohl für die Leistungserbringer als auch für die politisch Verantwortlichen. Ihre Ergebnisse sind wertvolle Informationen für die Organisation und dienen als Grundlage zur Festlegung der weiteren strategischen Ziele. Sie liefern Rückschlüsse zum aktuellen Status quo, z. B. in der Sicherheitskultur, und sind zugleich ein Bewertungsrahmen von Ist- zu Soll-Zuständen.

Prinzipiell können **drei Befragungsebenen** im Gesundheitssystem unterschieden werden (Lecher et al. 2002):
- **Makroebene Gesundheitssystem:** Nutzerbefragung von gesundheitspolitischen Institutionen und Einrichtungen der Patientenversorgung. Die Befragungen dienen überwiegend zur Abklärung volkswirtschaftlich relevanter Themen und zur Steuerung gesundheitspolitischer nationaler und regionaler Gesundheitsziele.
- **Mesoebene Gesundheitsmarkt:** Befragung von Leistungsempfänger und Leistungserbringer. Durch Erfassung der erzielten Leistungen anhand von Qualitätskriterien soll Leistungstransparenz erzielt und ein Vergleich mittels Benchmarking ermöglicht werden.
- **Mikroebene patientenversorgende Einrichtung:** Befragung der Patienten zur aktuell stattgefundenen Versorgung mit dem Ziel, deren Qualität sowie Sicherheit und weitere Fragestellungen zu erfassen

Befragungen sollten stets ein konkretes Anliegen bzw. eine Hypothese thematisieren. Zudem sollte das Konzept auch mögliche daraus resultierende **Maßnahmen** mit berücksichtigen. Der Ansatz sollte »vom Ende her gedacht werden«. Was will ich mit dem Ergebnis erreichen? Welche Hypothesen will ich mit welchen Fragen belegen oder widerlegen?

Befragungen sollten stets auf einem methodisch korrekten **statistischen Modell** basieren. Die Stichprobe muss ausreichend groß sein, um statistisch aussagekräftig zu werden. Störfaktoren wie soziale Erwünschtheit, fehlende Sicherstellung der Anonymität und Sanktionsfreiheit, schlechte d. h. widersprüchliche, unscharfe, nicht-relevante Frage-Items und eine unpassende Skalierung sowie ein falscher Zeitpunkt der Befragung schwächen die Aussagekraft. Patienten äußern sich während des stationären Aufenthaltes deutlich zufriedener als ihre Angehörigen. Weitere Störfaktoren sind z. B. vorab bestehende feste Einstellungen und Erwartungen oder emotional intensive Einzelerlebnisse der Patienten, die den Aufenthalt überschatten.

Folgende **Gestaltungs- und Durchführungskriterien** sollten Umfragen berücksichtigen:

- Das Konzept umfasst die Definition des Untersuchungsbereichs, der zu untersuchenden Variablen und die daraus abgeleiteten Hypothesen. Zu beachten sind dabei die 4 Gütekriterien jeder Befragung: **Objektivität** (Ergebnisse sind unabhängig vom Untersucher), **Reliabilität** (Messung durch das Instrument erfolgt genau), **Validität** (Messung erfasst das, was sie messen soll), **Ökonomie** (Messung erfolgt mit einem vertretbaren Aufwand von Zeit, Material, Handhabung).
- Neue Fragebögen sollten einem Pre-Testing unterzogen werden.
- Der Fragebogen ist klar und ansprechend zu layouten, die Schrift auch für Ältere gut lesbar und der Titel aussagekräftig.
- In einem einleitenden Statement werden Sinn und Zweck der Befragung mit wenigen einfach verständlichen Sätzen erläutert, dabei Anonymität und Sanktionsfreiheit zugesichert.
- Die Fragen werden so formuliert, dass sie einer numerischen Auswertung zugeführt und so statistisch aufbereitet werden können. Freitexte werden nachträglich klassifiziert (Operationalisierung, Kodierungsplan).
- Eine 5-stufige Skala bei geschlossenen Fragen hat sich als vorteilhaft erwiesen (z. B. stimme ich voll zu bis stimme ich überhaupt nicht zu). Gelegentlich können anstatt dessen Smileys als Skaleneinteilung verwendet werden, z. B. bei älteren Patienten oder Kindern. Die Skala sollte stets die Diskriminierungsfähigkeit der Probanden berücksichtigen. Halboffene Fragen bieten dem Probanden mehr Antwortmöglichkeiten und geben dennoch eine gewisse Struktur vor.
- Bei Mitarbeiterbefragungen sollte frühzeitig der Betriebsrat miteingebunden werden.
- Das Roll-out der Befragung sollte gut geplant sein, die Maßnahme intensiv beworben und klar kommuniziert werden.
- Ein Konzept für ein qualifiziertes Feedback der Umfrageergebnisse an ihre Teilnehmer und eine Verwertungsstrategie für das Unternehmen sind Teil der Befragung.

33.11.1 Patientenbefragungen in der stationären Versorgung

Patientenbefragungen sind im Rahmen eines gesetzlich verbindlichen patientenorientierten **Beschwerdemanagement** nach § 135a Abs. 2 Nr. 2 SGB V/§ 4 ÄQM-RL in Deutschland unverzichtbar und ein wichtiges Element des Qualitätsmanagement gemäß § 137 SGB V. Sie geben dem Patienten eine der meist wenig angebotenen Artikulationsmöglichkeiten, um Missstände oder auch Lob auszusprechen.

Patientenbefragungen können kontinuierlich im Rahmen von Lob- und Tadelbefragungen durchgeführt werden oder zu definierten Zeitpunkten, z. B. alle 1–2 Jahre über eine Briefbefragung. Die Patientenstichprobe sollte dabei ca. 10 % der jährlich registrierten stationären Patienten umfassen, der Zeitpunkt der Befragung sollte etwa 4 Wochen nach Entlassung liegen.

Weitere Möglichkeiten bestehen in der gezielten persönlichen Befragung von Fokusgruppen, z. B. Kinder, ältere Patienten oder Patienten mit speziellen Erkrankungen. Befragungen können auch zu spezifischen Fragestellungen, wie z. B. zur Patientensicherheit durchgeführt werden.

Hauptkategorien der Patientenbefragung sind die **3 Leistungsbereiche** der Patientenversorgung:
- Medizinische Leistungen
- Pflegerische Leistungen
- Hotel-/Unterbringungs-Leistungen

Patientenbefragungen in Krankenhäusern dienen zurzeit überwiegend der Erfassung der **Patientenzufriedenheit**. Deren damit korrelierenden Kategorien sind nach (Cleary u. McNeil 1988):
- Patientencharakteristik (demographische Angaben)
- Einstellung und Erwartungen
- Organisation und Finanzierung der Versorgung
- Zugänglichkeit und Kontinuität der Versorgung
- Einsatz technischer Methoden
- Interpersonelle Aspekte der Versorgung (Kommunikation, Informiertheit, Freundlichkeit und Sensibilität im Umgang)
- Behandlungsergebnis

Im deutschsprachigen Raum haben sich noch keine eigenen Formate der Patientenbefragung zum Thema **Patientensicherheit** etabliert. Die durchgängig in Krankenhäuser anzutreffenden Lob- und Tadelfragebögen weisen häufig große methodische Mängel auf. Die Stichprobe ist aufgrund der schlechten Verfügbarkeit auf den Stationen häufig zu klein und unterliegt einem Stichprobenbias. Sie bestehen des Öfteren nur aus wenigen, zuweilen offenen Fragen, zum Teil aus nur zwei leeren Feldern für Lob und Tadel. Patientensicherheitsrelevante Fragen sind nicht enthalten. Fragen werden teils suggestiv formuliert, sind vorab nicht kategorisiert worden oder haben eine inadäquate Skalierung.

33.11.2 Patientenbefragungen in der ambulanten Versorgung

Für die Befragung von Patienten im niedergelassenen Bereich bietet die Kassenärztliche Bundesvereinigung in Deutschland einen kostenlosen Fragebogen an, der im Internet zusammen mit einem einfachen Auswertetool herunter zu laden ist. Der Fragebogen »Zufriedenheit mit der ambulanten Versorgung – Qualität aus Patientenperspektive« (ZAP) wurde im Rahmen eines vom Bundesministerium für Gesundheit geförderten Projektes von einer Expertengruppe der Medizinischen Hochschule Hannover entwickelt (Download unter ▶ www.kbv.de).

33.11.3 Mitarbeiterbefragungen

Mitarbeiterbefragungen in deutschen Krankenhäusern werden hinsichtlich Thema, Frequenz und Umfang recht unterschiedlich gehandhabt. Sie erfolgen teils im Abstand mehrerer Jahren und müssen in einigen Bundesländern von extern durchgeführt werden. Hierfür stehen etablierte Unternehmen im Markt zur Verfügung.

Typische Frage-Items betreffen die allgemeine Zufriedenheit, die Arbeit des Betriebsrats, Zufriedenheit mit den Fort- und Weiterbildungsangebote, Verwirklichung beruflicher Ziele, Führungsverhalten, Belastbarkeit, Lob/Anerkennung, Stimmung der Klinik, Zusammenarbeit u. v. m. Einige Umfrageunternehmen bieten die Möglichkeit eines Benchmarking an sowie Ist- und Soll-Vergleiche und eine Gewichtung der Frage-Items gemäß ihrer Bedeutung.

Befragungen zur ärztlichen Weiterbildung

Nationale Befragungen in der Schweiz und Deutschland erheben insbesondere die Situation der ärztlichen Weiterbildung an den einzelnen Kliniken. Vorreiter war hier die Schweiz, die bereits seit 2003 systematisch und landesweit die Qualität der ärztlichen Weiterbildung erfasst. Die Eidgenössische Technische Hochschule Zürich am Lehrstuhl für Consumer Behavior entwickelte zusammen mit dem ärztlichen Berufsverband FMH und dem Schweizerischen Institut für ärztliche Weiter- und Fortbildung SIWF einen Fragenkatalog, der die aktuelle Situation der ärztlichen Weiterbildung erfasst (Siegrist et al. 2006). Anhand von aktuell 27 Fragen zum (I.) Beitrag der Weiterbildungsstätte zur Entwicklung von Fachkompetenz und weiteren 69 Fragen zu den Kategorien (II.) Vorgesetze und Arbeitsklima, (III.) Situation der Weiterbildung (IV.) Arbeitssituation mit spezifischen Unterkapiteln zur Teilzeitarbeit und Arbeitsplatzeinführung wurden die **8 Fragenkomplexe**
- Globalbeurteilung,
- Vermittlung von Fachkompetenz,
- Lernkultur,
- Führungskultur,
- Kultur zur Fehlervermeidung,
- Entscheidungskultur,

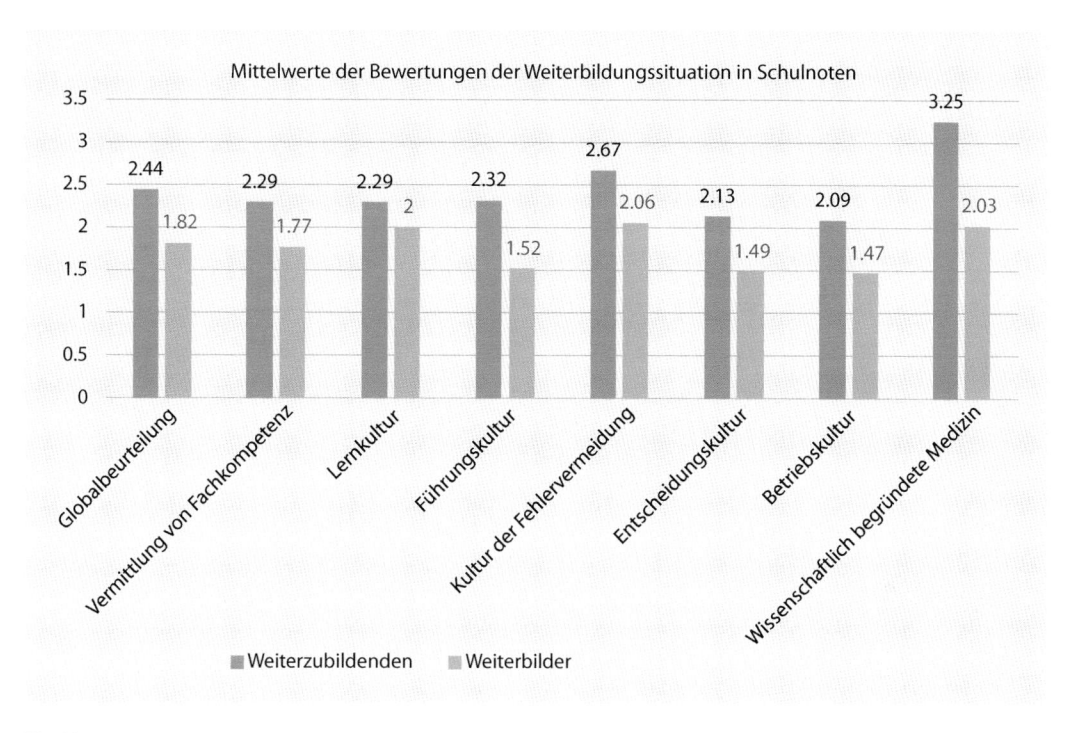

Abb. 33.6 Mittelwerte der Bewertungen der Weiterbildungssituation seitens der Weiterzubildenden und Weiterbilder zu 8 Fragenkomplexe aus dem Jahr 2011, Bewertung nach dem Schulnotensystem: 1 trifft voll und 6 trifft überhaupt nicht zu (▶ www.bundesaerztekammer.de)

- Betriebskultur und
- wissenschaftlich begründete Medizin

abgefragt. Auf dieser Grundlage wird ein umfassendes Bild des Status quo der nationalen Weiterbildung erstellt.

Seit 2009 erfolgt in Anlehnung daran in Deutschland, ebenfalls in regelmäßigen Abständen, zuletzt 2012, eine Evaluation der Weiterbildung (◘ Abb. 33.6). 2015 soll ein eigenes Befragungsformat das Schweizer Format ablösen. An der Befragung 2009 haben sich bundesweit 9.876 von 16.343 Weiterbildungsbefugten (WBB) beteiligt, dabei gaben bundesweit 18.858 von 57.564 Ärztinnen und Ärzte (WBA) ihr Votum ab (Teilnahmequote von 32,8 %). 2011 betrug die Rücklaufquote der Weiterbildungsbefugten 53,3 % und die der Weiterzubildenden 38,6 %.

Mitarbeiterbefragungen zu Stressbelastung

Exemplarisch werden zwei Fragebögen genannt, die die Stressbelastung der Mitarbeiter erfassen. Übermäßiger Stress bis hin zum Burnout sind ernstzunehmende Gefahrenquellen für Fehler und Regelverstöße. So belegen Studien, dass stressinduzierte Depressionen und Burnout im hohen Maße die Leistung beeinträchtigen (Fahrenkopf et al. 2008). Burnout ist überwiegend ein Problem der Arbeitswelt. Es ist Resultat der psychosozialen Belastung und keine Krankheit.

Instrument zur stressbezogenen Arbeitsanalyse für Klinikärzte

Der Fragebogen »Instrument zur stressbezogenen Arbeitsanalyse für Klinikärztinnen und -ärzte (ISAK-K) wurde unter der Federführung der Berufsgenossenschaft für Gesundheitsdienste und Wohlfahrtspflege (BGW) zusammen mit der Universität Hamburg entwickelt und liegt in einer 30 Frage-Item umfassenden Kurzform vor. 15 Items fragen typischen Stressverursacher im Klinikalltag ab, die weiteren 15 Items erfragen bestehende Ressourcen der ärztlichen Tätigkeit. Für alle bei der BGW versicherten Kliniken und Krankenhäusern sind der Fragebogen und das Informationsmaterial kostenlos. Die Befragung kann webbasiert durchgeführt und ausgewertet werden. Gefragt wird beispielsweise nach Zeitdruck und sozialen Stressoren sowie nach Handlungs- und Entscheidungsspielräumen und Weiterentwicklungsmöglichkeiten bei der Arbeit. Die Zielgruppe sind Klinikmitarbeiter, besonders, wenn diese mit hohem Krankenstand, hoher Fluktuationsrate oder Beschwerdehäufigkeit auffallen (▶ www.bgw-online.de).

Maslach Burnout Inventory (MBI)
Der Fragebogen wurde bereits 1981 von Maslach und Jackson entwickelt und erfasst anhand von 21 Aussagen in den 3 Kategorien
- Emotionale Erschöpfung,
- Depersonalisation und
- reduzierte persönliche Leistungsfähigkeit

arbeitsbezogene Gefühle und Gedanken und leitet daraus das Gefährdungspotenzial hinsichtlich Überlastung und Burnout ab (Maslach u. Jackson 1981). Der MBI ist bis heute das gängigste Messinstrument zur Erfassung des Burnout-Syndroms. Der MBI wurde in einer von Maslach offiziell anerkannten Version von Büssing und Perrar ins Deutsche übersetzt (1992).

33.11.4 Fragebögen zur Patientensicherheit

Fragebögen zur Patientensicherheit stammen überwiegend aus dem englischsprachigen Raum, wovon nur einige wenige ins Deutsche übersetzt wurden.

Hospital Survey on Patient Safety Culture
Der wohl weltweit am häufigsten verwendete Fragebogen zur Patientensicherheit ist der »Hospital Survey on Patient Safety Culture« (HSOPS) der Agency for Healthcare Research and Quality (AHRQ). Er wurde 2004 erstmalig eingesetzt und steht kostenlos zur Verfügung. 2014 haben 653 US-amerikanische Krankenhäuser den HSOPS eingesetzt. Insgesamt haben bis dato bereits 405.281 Teilnehmer diesen ausgefüllt. Die Ergebnisse werden in eine nationale Datenbank eingefügt und geben den einzelnen Krankenhäusern die Möglichkeit sich national zu vergleichen. Dadurch können langfristige Trendaussagen erstellt und Maßnahmen hinsichtlich ihrer Wirksamkeit überprüft werden. Die Krankenhäuser erhalten zusätzliche Informationen zu ihren Stärken und Schwächen und Verbesserungspotenziale werden identifiziert (Sorra u. Nieva 2004).

Der HSOPS-Fragebogen befragt die Mitarbeiter der Krankenhäuser zu Themen **Patientensicherheit, medizinischen Fehlern** und **Meldungen unerwünschter Ereignisse**. Er umfasst aktuell 42 Frage-Items zu 12 Kategorien:
- Communication openness
- Feedback and communication about error
- Frequency of events reported
- Handoffs and transitions
- Management support for patient safety
- Nonpunitive response to error
- Organizational learning – continuous improvement
- Overall perceptions of patient safety
- Staffing
- Supervisor/manager expectations and actions promoting safety
- Teamwork across units
- Teamwork within units

3 Abwandlungen des HSOPS wurden für den Einsatz in Arztpraxen, Pflegeheimen und Apotheken entwickelt.

Der HSOPS wurde durch die Eidgenössische Technische Hochschule (ETH) in Zürich für den deutschsprachigen Raum adaptiert. Die deutschsprachige Mitarbeiter-Version des HSOPS wurde in Zusammenarbeit mit der ETH an den Sprachgebrauch in Deutschland für eine Befragung von ärztlichen Direktoren angepasst. Das deutsche Instrument enthält 12 Dimensionen sowie ein Einzel-Item zum durchschnittlichen Grad an Patientensicherheit (Hammer et al. 2011).

Safety Attitudes Questionnaire
Der Safety Attitudes Questionnaire (SAQ) und seine Modifikationen wurde an der University of Texas von Thomas, Sexton und Helmreich (2006) entwickelt und basiert auf einem Fragebogen aus der Luftfahrt, dem Flight Management Attitudes

33.11 · Befragungen

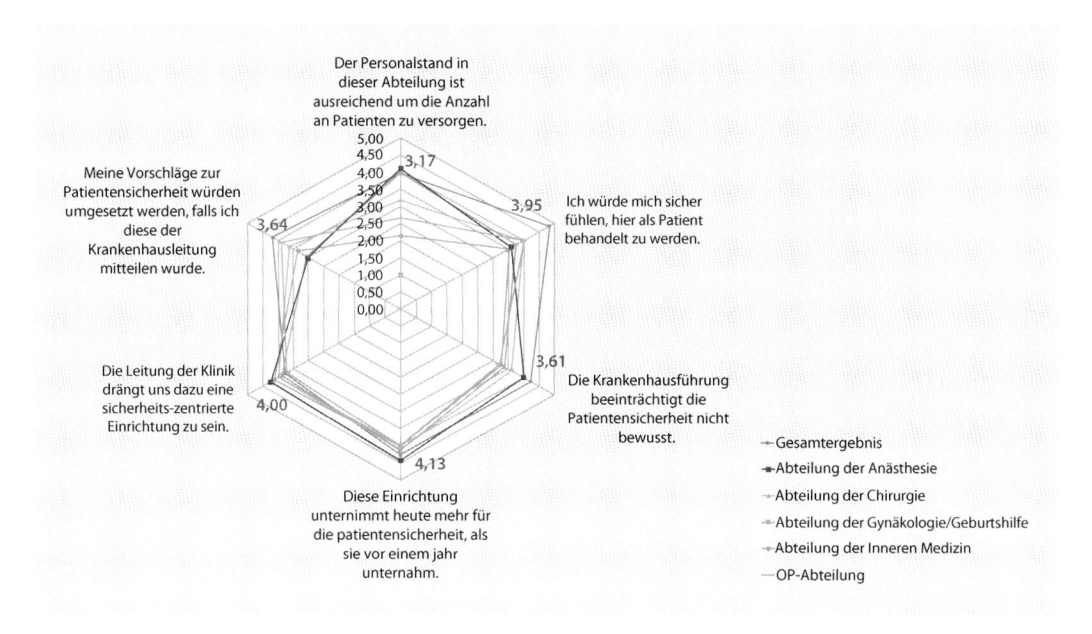

Abb. 33.7 Beispiel aus einer Mitarbeiterbefragung als Netzdiagramm an einem kommunalen Krankenhaus und Vergleich der verschiedenen Abteilungen für die Kategorie Leitung mit ihren 6 Frage-Items. (Euteneier 2013, eigene Daten)

Questionaire, von Helmreich und Kollegen (1993). Der SAQ erfasst anhand von 27 bzw. 32 Frage-Items die Verhaltenseinstellungen in Bezug zu Sicherheitsklima und Teamarbeit. Es werden 6 Faktoren abgefragt:
- Teamwork climate
- Safety climate
- Job satisfaction
- Stress recognition
- Perception of management
- Working conditions

Den Fragebogen gibt es in speziellen Versionen für das Operationspersonal (SAQ-OR), die Intensivstation (SAQ-ICU), für die ambulante Patientenversorgung (SAQ-A), Apotheke (SAQ-P) und den Kreißsaal (SAQ-L&D). Der Fragebogen kann halbautomatisch auf Papierform erfasst und ausgewertet werden (▶ https://med.uth.edu).

Der Originalfragebogen SAQ wurde vom Institut für Psychologie der Alpen-Adria-Universität Klagenfurt ins Deutsche übersetzt und am Unfallkrankenhaus in Klagenfurt evaluiert (Salem et al. 2008).

Die Wertigkeit und Sinnhaftigkeit der Durchführung von Mitarbeiterbefragungen zu Änderungen der Sicherheitskultur konnten laut Haynes (2011) anhand der Erhebung des SAQ-Safety Attitudes Questionnaire-Fragebogen nachgewiesen werden, da der positive Anstieg des Scores im SAQ mit der postoperativen Senkung der Mortalität und Morbidität korrelierte (Haynes et al. 2011).

Zur Präsentation der SAQ-Ergebnisse bietet es sich an, eine abteilungsspezifische Darstellung zu wählen und diese dem Ergebnis der gesamten Einrichtung gegenüber zustellen (◘ Abb. 33.7). Das Sicherheitsklima ist überwiegend abteilungsspezifisch geprägt und wird stark von der jeweiligen Leitung beeinflusst. Die Netzdiagrammdarstellung erleichtert es, schnell Diskrepanzen zwischen den einzelnen Abteilungen festzustellen. Wichtiger als die absoluten Werte sind dabei die relativen Werte zueinander.

Fragebogen zum Sicherheitsklima in Hausarztpraxen

Der Fragebogen zum Sicherheitsklima in Hausarztpraxen (FraSiK) wurde am Institut für Allgemeinmedizin, Johann Wolfgang Goethe-Universität,

Frankfurt am Main von Hoffmann und Kollegen (2009) entwickelt und enthält in der Endfassung von insgesamt 68 Items 36 Items des SAQ-Ambulanz-Fragebogens. Der SAQ-A wurde um die Themen Patienteneinbeziehung, Kommunikation, Aus- und Fortbildung, Umgang mit Fehlern und Umgang mit Regeln ergänzt (Hoffmann et al. 2009).

33.12 Einzelbeurteilungen der Mitarbeiter

Alexander Euteneier

Eine derzeit noch kaum genutzte Form der Risikoerfassung und Bewertung ist es, Teamverhalten- und Einzelperformance-Beurteilungen der Mitarbeiter während ihrer täglichen Arbeitsroutine durchzuführen. Während Piloten regelmäßig bezüglich ihrer Fertigkeiten neu überprüft werden und sich z. B. auf Flugzeugmuster neu einschulen lassen müssen, erfolgt für einmal fertige Fachärzte keine weitere Überprüfung ihrer neu erworbenen Fertigkeiten und praktizierten Verhaltensweisen. Dabei können Beobachtungen des »nicht technisch-operativen« Verhaltens bzw. formative Bewertungen der technisch-operativen Fertigkeiten viele Schwachstellen im Führungs- und Teamverhalten respektive in den technischen Fertigkeiten offenlegen, die wiederum Ausgangspunkt für Veränderungsmaßnahmen, sowohl individueller als auch organisationaler Art, sein können.

Viele Methoden des Risikoassessments verfolgen einen Systemansatz und betonen die organisationalen Rahmenfaktoren, die zu Fehlern und Regelverstößen führen. Jedoch sind in den meisten kritischen Situationen die Verhaltensreaktionen der beteiligten Menschen ausschlaggebend für den weiteren Verlauf.

> Es ist wichtig, dass der Einzelne ein objektives Feedback seines Handelns erfährt und so mögliche Defizite erkennen und korrigieren kann.

Eine Möglichkeit, wie die individuelle Performance eines Chirurgen objektiv bewertet werden kann, zeigt der Beitrag von Johannes Albes (▶ Kap. 30.3 Individuelle chirurgische Qualität messbar machen), welcher anhand des Surgeon-Perfomance-Index (SPI) die individuelle Leistung des Chirurgen auf Basis definierter Outcome-Kriterien in Korrelation zur Patientenmortalität und Komplikationsrate retrospektiv bewertet.

Makary und Kollegen (2006) konnten eindrücklich die offensichtlichen und wechselseitigen Fehleinschätzungen in der Teamzusammenarbeit nachweisen. Für die Luftfahrt wurde 1991 durch die Universtiy of Texas die **LOSA-Methode** (Line Operations Safety Assessments) entwickelt, dessen Ziel es ist, das Verhalten der Piloten anhand strukturierter Beobachtungskriterien während des Fluges zu beurteilen. Dabei wurden die Human Factors und besonders das Verhalten bei Bedrohungen und Irrtümern beurteilt (Threat-and-error-Management, TEM) (▶ www.faa.gov).

33.12.1 Behavioural-Marker-Auditform

In Abwandlung der LOSA-Methode haben Thomas, Sexton und Helmreich (2004) 10 **Verhaltensfaktoren** (»behavioural markers«) identifiziert, die das Teamverhalten während der Neugeborenenreanimation bewerten:
- Informationsaustausch
- Nachfragen
- Rückbestätigung einholen
- Abweichende Absichten mitteilen
- Unterrichten
- Evaluation des Vorhabens
- Arbeitslastverteilung
- Vigilanz
- Führungsverhalten

Es erfolgt eine Bewertung jeder einzelnen Kategorie anhand definierter Verhaltenskriterien auf einer Skala von 1–4. Zusätzlich wird die Frequenz des Auftretens des abgefragten Verhaltens bewertet. Als Grundlage dient der Bewertungsbogen »Behavioural-Marker-Auditform« der University of Texas (Thomas et al. 2004). Die Beobachtungen des Verhaltens anhand des standardisierten Bewertungsbogens erfassen die Performance im spezifischen Arbeitskontext und beschreiben auf diese Weise komplexe und multidimensionale Kompetenzen und Fertigkeiten. Die Verhaltensbeobachtung der gelebten Praxis liefert somit zusätzliche risikorelevante Informationen, die durch andere Methoden nicht erfasst werden können. Die Ergebnisse eignen sich in idealer Weise für ein qualifiziertes Einzelfeedback und dienen der Selbstreflexion. Die Methode kann im Rahmen einer Lern- und Prüfungssituation oder auch allgemein als Feedback-Instrument eingesetzt werden, um die eigenen Leistungen zu verbessern.

33.12.2 NOTSS und ANTS

Exemplarisch sollen zwei weitere Werkzeuge für die Beobachtung und Bewertung »nicht-technischer Fertigkeiten« vorgestellt werden, die sich ebenfalls von der LOSA Methode ableiten und ihre Anwendbarkeit bereits unter Beweis gestellt haben (Yule et al. 2008)

Die Beobachtungsbogen für **Non-Technical Skills for Surgeons** (NOTSS) und **Anaesthetists Non-Technical Skills** (ANTS) wurden an der University of Aberdeen entwickelt. Die 12 Items des NOTSS werden anhand guter und schlechter Verhaltensbeispiele beschrieben und können in einem einseitigen Bewertungsbogen anhand einer 4-Stufen-Skala von 4 = gut, 3 = akzeptabel, 2 = grenzwertig bis 1 = schlecht (n = nicht beobachtet) bewertet und kommentiert werden. Das Bewertungssystem ist kontextspezifisch für Chirurgen respektive Anästhesisten entwickelt und evaluiert worden (▶ www.abdn.ac.uk/iprc/notss).

Dabei werden im **NOTSS** 4 Kategorien anhand von 12 Items abgefragt:
- **Situation awareness**
  - Gathering information
  - Understanding information
  - Projecting and anticipating future state
- **Decision making**
  - Considering options
  - Selecting and communicating option
  - Implementing and reviewing decisions
- **Communication and teamwork**
  - Exchanging information
  - Establishing a shared understanding
  - Co-ordinating team activities
- **Leadership**
  - Setting and maintaining standards
  - Supporting others
  - Coping with pressure

Z. B. wird in der Kategorie »situation awareness« das Item »gathering information« anhand folgender positiver Verhaltenseigenschaften umschrieben: Führt präoperative Checks der Patientennotizen inklusive der Befunde und des Operationseinverständnisses durch; versichert sich, dass alle Befunde (z. B. radiologische Bilder) beurteilt wurden und verfügbar sind; optimiert vor Beginn die Operationsbedingungen, z. B. den Operationstisch, die Operationslampen, weiteres Equipment; Identifiziert Anatomie und pathologische Befunde eindeutig; überwacht den Blutverlust; befragt den Anästhesisten nach dem aktuellen Befundstatus.

Im **ANTS** wird die Kategorie »Leadership« durch die Kategorie »Taskmanagement« ersetzt.
- Planning and preparing
- Prioritising
- Providing and maintaining standards
- Identifying and utilising resource

33.12.3 Weitere individuelle Beurteilungsverfahren

Standardisierte praktikable Beurteilungsverfahren am Arbeitsplatz wurden überwiegend in den angelsächsischen Ländern entwickelt und werden u. a. vermehrt in der studentischen Ausbildung und ärztlichen Weiterbildung auch hierzulande eingesetzt. Die Bewertungsverfahren sollen klinische und nicht-klinische Kompetenzen exakt erfassen und dabei kontextspezifisch eine hohe Aussagekraft besitzen. Das **Intercollegiate-Surgical-Curriculum-Programm** hat in Großbritannien ein chirurgisches Aus- und Weiterbildungsprogramm entwickelt, welches vom Studenten bis zum Consultant reicht und dabei verschiedene individuelle Bewertungsverfahren entwickelt, die mittlerweile weltweit zum Einsatz kommen (▶ www.iscp.ac.uk). Exemplarisch sind folgende **Bewertungsverfahren** zu nennen:
- Direkte Beobachtungen klinischer Praktiken (Mini-CEX, DOBS)
- Mündliche Präsentationen (CBD)
- 360°-Feedbacks (Multi-Source-Feedback, MSF)

Dabei erfassen die Assessments und Feedbackwerkzeuge die sichere Patientenversorgung mit und geben dem Prüfling mittels eines qualifizierten Feedbacks die Möglichkeit zur Korrektur und Optimierung seines Verhaltens.

Mini-Clinical Evaluation Exercise
Die Mini-Clinical Evaluation Exercise (**CEX**) dient mittels einer kurzen Überprüfung am Arbeitsplatz überwiegend der strukturierten Unterrichtung und dem Feedback zu einer spezifischen klinischen Aufgabe. Die Items sind Anamnese, körperliche Untersuchung, Kommunikation, klinische Urteilsfindung, professionelles Auftreten, Organisation und Effizienz sowie eine Gesamtbewertung der Patientenversorgung. Ärzte in der Weiterbildung können diese Form der Evaluation in ihrem Logbuch als arbeitsplatzbezogene Prüfung vermerken, z. B. setzt das Universitätsklinikum Düsseldorf UKD das CEX-Format zur Überprüfung ihrer Studenten ein.

Direct Observation of Procedural Skills in Surgery
Im Gegensatz zu Mini-CEX dient die Direct Observation of Procedural Skills in Surgery (**Surgical DOPS**) überwiegend zum Überprüfen klinischer Fertigkeiten und der Durchführung von Prozeduren. Fertigkeiten werden gemäß einer Skala von 1 (unter den Erwartungen) bis 6 (über den Erwartungen) bewertet. Die Kompetenzen umfassen die Items: Indikationsstellung, relevante Anatomie und Prozedurbeschreibung, Operationsaufklärung, Vorbereitung zur Prozedur, Applikation einer effektiven Analgesie (falls kein Anästhesist), Asepsis, sicheres Handhaben der Instrumente, technische Performance gemäß der Leitlinien, handelt adäquat auf unerwartete Ereignisse oder holt Unterstützung, vervollständigt die Dokumentation, gibt klare postoperative Anordnungen an Patienten und/oder Mitarbeiter, kommuniziert mit Patient und Kollegen in professioneller Manier.

360°-Feedbacks
Durch das Zusammenführen von Feedbacks seitens verschiedener Personen, i. d. R. Vorgesetzter, Mitarbeiter und Kollegen können auch sicherheitsspezifische Informationen eingeholt und mit der Selbsteinschätzung des Probanden verglichen werden (Multi-Source-Feedback, **MSF**). Dabei erfolgt durch einen in dieser Methode erfahrenen Experten ein konstruktives Feedback mit Vorschlägen zur Verbesserung der festgestellten Defizite. Das MSF wird u. a. vom Royal College of General Practitioner eingesetzt und dient zur Bewertung der klinischen Performance und dem professionalen Auftreten des Kollegen.

Fallbasierte Diskussionen
»Case-based discussions« (**CBD**) dienen überwiegend zur standardisierten Bewertung der klinischen Diagnose- und Entscheidungsfindung. Dabei wird ein aktueller Patientenfall des Auszubildenden mit dem Vorgesetzen besprochen und umfasst die Items medizinische Dokumentation, klinische Beurteilung, Untersuchung und Überweisung, Behandlung, Nachverfolgung und Behandlungsplan sowie professionelles Auftreten. Im Rahmen des Feedbacks werden die Prüflinge ermuntert, über ihre gezeigte Herangehensweise zu reflektieren.

Diese Bewertungsverfahren und standardisierten Werkzeuge können, ggf. auch in leicht modifizierter Form, zur Erfassung sicherheitsrelevanter Verhalten und Fertigkeiten der Mitarbeiter eingesetzt werden.

33.13 Risikoaudits

Alexander Euteneier

Das Audit ist eine sehr weit verbreitete Methode in medizinischen Einrichtungen um sich ein eigenes realistisches Bild vor Ort über den Status quo zu verschaffen. Es wird vornehmlich im Rahmen des Qualitätsmanagements und der Zertifizierung eingesetzt. Risikofokussierte Audits sind derzeit noch deutlich unterrepräsentiert. Dabei können besonders Risikoaudits, richtig eingesetzt, eine sehr effiziente und effektive Form der Überprüfung der tatsächlich praktizierten Sicherheitsstandards sein.

Das Audit wird in vielen Fachbereichen und Branchen eingesetzt. Qualitätsaudits können das QM-System selbst, definierte Aufgabenbereiche wie Hygiene, Umwelt oder Finanzen oder spezifische Verfahren, Produkte und Dienstleistungen überprüfen. Gelegentlich wird der Begriff »Audit« gleichbedeutend mit Peer-Review oder Fallanalyse, wie z. B. dem Sentinel-Event-Audit (SEA), verwendet. Dies sollte jedoch vermieden werden und stets eine klare begriffliche Trennung der verschiedenen Methoden erfolgen.

Audits können von interner oder externer Seite her durchgeführt werden. **Interne Audits** werden auch als First-Party-Audits bezeichnet. Dabei sind Auftraggeber und Durchführende innerhalb der Organisation dieselben, das Audit dient der Selbsterkenntnis und Selbstbewertung. **Externe Audits** können entweder als Second-Party-Audits von der eigenen Organisation beauftragt, jedoch von extern durchgeführt, oder als Third-Party-Audits durch akkreditierter Zertifizierungsunternehmen wie TÜV, Dekra, OnkoCert etc. für Zertifizierungen nach ISO, KTQ, als Organ- oder Traumazentrum oder durch staatlichen Behörden wie Gewerbeaufsicht oder Medizinischer Dienst der Krankenkassen durchgeführt werden.

In diesem Abschnitt wird das interne Risikoaudit besprochen, welches für das klinische Risikomanagement durchgeführt wird. Es werden Aufgaben und Ziele, Planung sowie Durchführung und Analyse der Auditergebnisse erläutert.

33.13.1 Auditdefinition

Die DIN EN ISO 19011:2011-12 gibt ein einfaches und allgemein gültiges Rahmenwerk zur Auditierung von Managementsystemen vor. Darin werden die Begriffe, Prinzipien, das Leiten und Lenken des Auditprogramms, die Durchführung der Audits und deren Folgemaßnahmen, die Kompetenz und Bewertungskriterien der Auditoren beschrieben. Die ISO 19011 steht dabei in engen Bezug zur ISO 9001.

Die **ISO 9001** fordert unter Punkt 8.2.2 Internes Audit, dass »die Organisation in geplanten Abständen interne Audits durchführen muss, um zu ermitteln, ob das Qualitätsmanagementsystem a) die geplanten Regelungen, die Anforderungen dieser Internationalen Norm und die von der Organisation festgelegten Anforderungen an das Qualitätsmanagementsystem erfüllt und b) wirksam verwirklicht und aufrechterhalten wird. Ein Auditprogramm muss geplant werden, wobei der Status und die Bedeutung der zu auditierenden Prozesse und Bereiche sowie die Ergebnisse früherer Audits berücksichtigt werden müssen. Die Auditkriterien, der Auditumfang, die Audithäufigkeit und die Auditmethoden müssen festgelegt werden. Die Auswahl der Auditoren und die Durchführung der Audits müssen Objektivität und Unparteilichkeit des Auditprozesses sicherstellen. Auditoren dürfen ihre eigene Tätigkeit nicht auditieren. Die Verantwortungen und Anforderungen zur Planung und Durchführung von Audits sowie zur Berichterstattung über die Ergebnisse und zur Führung von Aufzeichnungen müssen in einem dokumentierten Verfahren festgelegt sein. Die für den auditierten Bereich verantwortliche Leitung muss sicherstellen, dass Maßnahmen ohne ungerechtfertigte Verzögerung zur Beseitigung erkannter Fehler und ihrer Ursachen ergriffen werden. Folgemaßnahmen müssen die Verifizierung der ergriffenen Maßnahmen und die Berichterstattung über die Verifizierungsergebnisse enthalten«. (ISO 9001:2008, ▶ www.iso.org)

33.13.2 Aufgaben und Ziele

Die für das Qualitätsmanagement geltenden formalen Kriterien an ein Audit können ohne Abstriche auf ein Risikoaudit übertragen werden, lediglich die Fragestellungen sind andere.

Das Risikoaudit soll vornehmlich risikobehaftete Schwachstellen feststellen und nach deren Analyse praktikable Verbesserungen zur Fehler- und Schadensprävention liefern. Dabei erfolgt ein Abgleich von vorgeschriebenen und festgestellten Standards. Auch Aspekte der gewählten Risikostrategie, (neue) gesetzliche Vorgaben und Ergebnisse vorangegangener Audits fließen mit ein. Ein ethisch korrektes Verhalten, fachliche Sorgfalt und Neutralität sind wichtige Auditprinzipien.

Die festgestellten Risiken werden über verschiedene Kommunikationskanäle an die Betroffenen zurückgemeldet und Verbesserungsmaßnahmen auf Wunsch auch gemeinsam erarbeitet.

Der Auditor untersucht unter Zuhilfenahme verschiedener Informationsquellen strukturiert und systematisch definierte Fachbereiche hinsicht-

```
                    ┌─────────────────────────────────────────┐
                    │       Pool an Informationsquellen       │
                    └─────────────────────────────────────────┘
```

(Info 1) (Info 2) (Info 3) (Info 4) (Info n)   **Kriterien-katalog**

Synthese

Auditbereich als Stichprobe
Systematisches Abfragen von Kriterien
Dokumentation der Auditbefunde   **Audit Daten**

Analyse

Bewertung → Maßnahmenplan → Überprüfung in einen Re-Audit

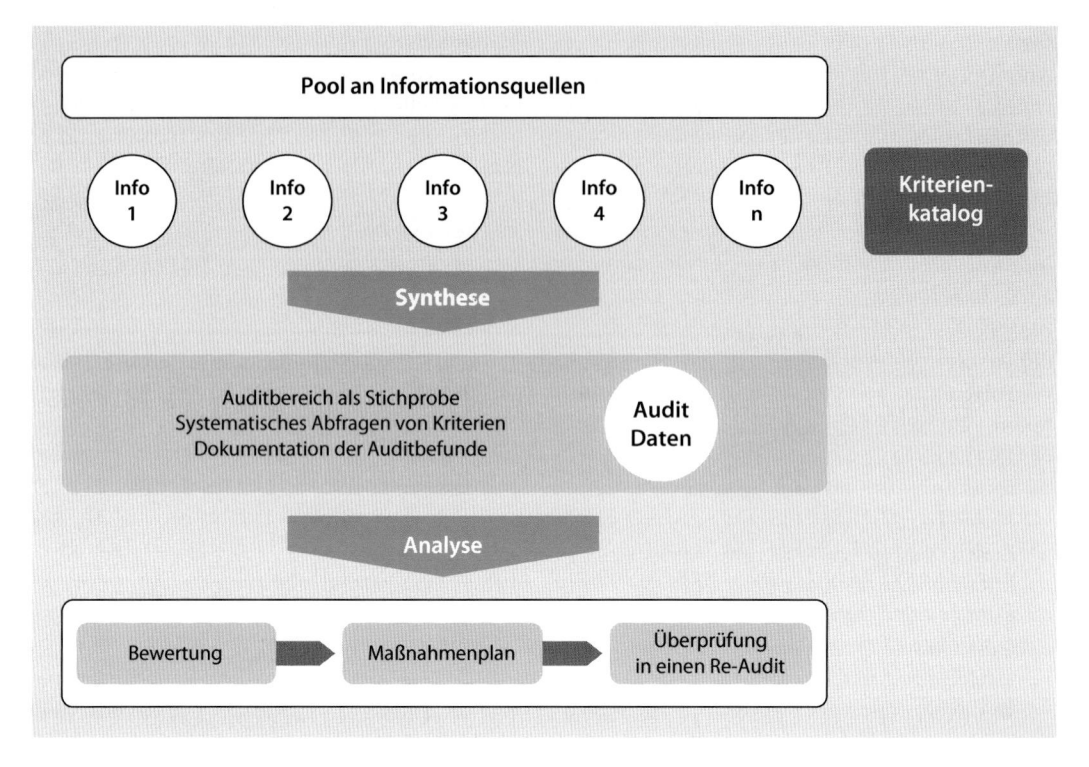

Abb. 33.8 Auditdaten und ihre Weiterverarbeitung

lich vorab festgelegter Kriterien. Dabei ist es wichtig, dass die Audits **objektivierbare Daten** liefern, die dokumentiert werden können und Grundlage für später zu treffende Maßnahmen sind. Die erhobenen Auditdaten sollten gemäß eines definierten Bewertungsmaßstabes analysiert und bewertet werden, was aufgrund der Datenvielfalt gelegentlich nur qualitativ und nicht quantitativ möglich ist (Abb. 33.8).

Typische **Informationsquellen** sind Dokumente, Prozessbeobachtungen und Proben: Darunter fallen beispielsweise die Patientendokumentation (Aufklärung, Visiten, Pflegeanamnese, Operationsprotokoll, Arztbrief, etc.), Verfahrensanweisungen, Patientenübergaben an den Schnittstellen (OP-Einschleusung, Aufwachraum – Normalstation, Notarzt – Schockraumteam etc.), Medizingeräteüberprüfungen auf Funktion und Vollständigkeit (Notfallkoffer, Defibrillator-Checks), Medizingeräteeinweisungen, Überprüfung des Notstromaggregats, Hygieneüberprüfungen und Probenentnahmen.

Häufig kann bereits während des internen Audits ein erstes **Feedback** erfolgen. So wird über den kollegialen Dialog ein gemeinsames Risikoverständnis aufgebaut, Risiken wieder ins Bewusstsein gerückt und die Achtsamkeit auf wichtige risikorelevante Aspekte gelenkt. Ein Audit gibt auch Rückversicherung, wenn alles zufriedenstellend umgesetzt wurde. Durch die stete Präsenz des internen Auditors (z. B. Risikomanager, Qualitätsmanagementbeauftragte, Hygienefachkraft) wird er zwangsläufig zum kompetenten Ansprechpartner für Fragen und Sorgen der Mitarbeiter. Der Auditor sollte den Mitarbeitern stets ein Gefühl von Offenheit vermitteln. Sanktionsfreiheit und die Zusicherung der strikten Vertraulichkeit sind Grundlage eines Risikoaudits. Nur wenn diese Vorbedingungen erfüllt sind, können auch heikle und unbequeme Themen angesprochen werden. Der Auditor wird in solchen Situationen gefordert sein, mit Feingefühl die Informationen, entsprechend anonymisiert und ohne Schuldzuweisung,

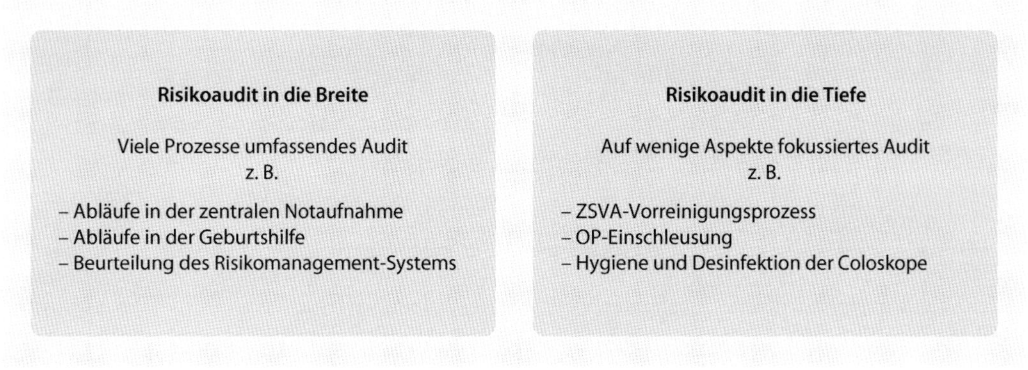

33.13 · Risikoaudits

Risikoaudit in die Breite	Risikoaudit in die Tiefe
Viele Prozesse umfassendes Audit z. B.	Auf wenige Aspekte fokussiertes Audit z. B.
– Abläufe in der zentralen Notaufnahme – Abläufe in der Geburtshilfe – Beurteilung des Risikomanagement-Systems	– ZSVA-Vorreinigungsprozess – OP-Einschleusung – Hygiene und Desinfektion der Coloskope

Abb. 33.9 Risikoaudits können in die Breite oder Tiefe gehen

zu dokumentieren. Nur so erreicht der Auditor eine aktive Unterstützung seitens der Mitarbeiter. Das Risikoaudit erfordert neben der rein fachlich kompetenten Durchführung ein Eingehen auf die Sorgen der Mitarbeiter und ein Hineinhören in die Probleme vor Ort.

Ein **Kontrollaudit** überprüft vornehmlich die vorher festgestellten Defizite und betont damit die Relevanz und Wichtigkeit des Risikoaudits als solches. Risikoaudits, die ohne Konsequenzen bleiben oder mangels Autorität keine Durchgriffsmöglichkeit besitzen, verlieren schnell an Wirksamkeit. Das Kontrollaudit ist stets auch ein wichtiger Bestandteil des Risikocontrollings.

Wie bei allen Risikoassessment-Methoden und den daraus abgeleiteten Maßnahmen steht und fällt der Erfolg des Audits mit dem **Commitment der Krankenhausleitung**. Es ist von entscheidender Bedeutung, dass die Audits von kompetenter Seite in einer strukturierten und systematischen Art und Weise durchgeführt werden und ihre Ergebnisse zu spürbaren Konsequenzen führen. Dabei müssen Audits wie bei allen anderen Methoden auch ihren Aufwand und Nutzen rechtfertigen. Durch Audits erhalten der Risiko- und/oder Qualitätsmanager bzw. QMB und somit indirekt auch die Führung einen Einblick in die Abläufe die tatsächlich vor Ort erfolgen und nicht lediglich einen idealisierten und abstrahierten Prozessalgorithmus. Das Audit ist immer auch eine Überprüfung von Ist und Soll und sollte als Chance betrachtet werden einen unverfälschten Blick auf die Organisation zu erhalten.

33.13.3 Auditformen

Risikoaudits können sich für verschiedene Fragestellungen deutlich voneinander unterscheiden und benötigen im Einzelfall die Hinzuziehung entsprechender Experten zur Beurteilung der fachlich-technischen Fragestellungen.

Risikoaudits können aufgrund ihrer methodischen Limitation und ihrem hohen Aufwand nicht allumfassend sein. Deshalb ist es wichtig sich vor dem Audit auf vorab festgelegte Fragestellungen festzulegen. Ein Audit bedeutet auch Mut zur Lücke zu haben. Prinzipiell kann das Audit sehr in die Tiefe (detailliert) gehen, um einen (Einzel-)Aspekt zu analysieren, oder stark in die Breite, und um viele Aspekte zu tangieren (Abb. 33.9), dabei kann jedoch nur das Offenkundige erkannt werden. Beides gleichzeitig zu erreichen ist in der Praxis nicht möglich. Audits können Erstaudit, Wiederholungsaudit oder Kontrollaudit sein.

Significant-event-Audit

Das Significant-event-Audit (SEA) ist eine Methode, die u. a. in Großbritannien und Neuseeland eingesetzt wird und dazu dient, »individuelle Ereignisse, die mit einem signifikant guten oder schlechten Ereignis verbunden sind, anhand einer systematischen und detaillierten Methode zu analysieren, um daraus Qualitätsverbesserungen für die Patientenversorgung abzuleiten (Pringle 2002; revised 2009).

Negative signifikante Events können z. B. Krisen, Ausbruch von Epidemien, Patientenbeschwerden, Suizide, gehäufte Stürze oder Medikamentenunregelmäßigkeiten sein. Damit werden SEAs ähnlich wie Peer-Reviews bzw. M&M-Konferenzen oder »Root-cause«-Analysen eingesetzt, um unklare Ursachen abzuklären. Überträgt man die Fragestellungen des SEA, welches i. d. R. im Rahmen eines Meetings abgehalten wird, auf das Risikoaudit-Konzept, können insbesondere die Vor-Ort-Begehung und Analyse der fehlerhaften oder vorbildlichen Prozesse, die zu dem signifikanten Event geführt haben, eine wichtige Rolle spielen. Anders als in einem sterilen Konferenzraum könnte das Auditorenteam vor Ort Sicherheitsfragestellungen spürbar intensiver aufarbeiten. So können Details auffallen, die sich einer rein abstrakten Auseinandersetzung entziehen.

4QD-Qualitätskliniken

Die 4QD-Qualitätskliniken (▶ www.qualitaetskliniken.de), ein Verbund an Kliniken, die sich anhand von nahezu 400 Qualitätsindikatoren aus den **4 Qualitätsdimensionen** medizinische Qualität, Patientensicherheit, Patientenzufriedenheit und Einweiserzufriedenheit gegenseitig benchmarken, haben eine spezifische Checkliste für ein Risikoaudit zur Patientensicherheit zusammengestellt, die in einem zweistufigen Verfahren abgearbeitet wird und an deren Ende eine Zertifizierung steht. Dabei orientiert sich das Verfahren an der DIN EN 15224. Die **Checkliste** bewertet anhand von 21 Kriterien, u. a. M&M-Konferenzen, Händedesinfektion, Sturzprävention, Dekubitusprävention etc., in einem Fragenkatalog, der mit ja oder nein beantwortet bzw. bepunktet werden kann, die Patientensicherheit der Organisation (Checkliste Patientensicherheit, Rev 12/02/13, Dekra Certification GmbH).

DIN EN 15224

Diese europäische Norm des Qualitätsmanagements für Organisationen der Gesundheitsversorgung, wie Krankenhäuser, Praxen und Reha-Einrichtungen beruht auf der ISO 9001:2008 und bietet die Möglichkeit, sich zu den Schwerpunkten Patientenversorgung und Risikomanagement zertifizieren zu lassen. Sie überträgt die allgemein formulierten QM-Ansätze in die spezifischen Anforderungen des Gesundheitswesens.

Dabei werden gemäß DIN EN 15224 zusätzlich 11 klinikspezifische Qualitätsmerkmale formuliert:
- Angemessene, richtige Versorgung
- Verfügbarkeit
- Kontinuität der Versorgung
- Wirksamkeit
- Effizienz
- Gleichheit
- Evidenz basierte/wissensbasierte Versorgung
- Auf den Patienten, einschließlich der körperlichen und geistigen Unversehrtheit ausgerichtete Versorgung
- Einbeziehung des Patienten
- Patientensicherheit
- Rechtzeitigkeit und Zugänglichkeit

National Clinical Audit Programme

Das National Clinical Audit and Patient Outcomes Programme (NCAPOP) ist ein Peer-Review-Verfahren, welches analog dem deutschen Peer-Review-Verfahren der Initiative Qualitätsmedizin (IQM) bei Auffälligkeiten in Benchmark-Vergleichen ein »Audit« vor Ort durchführt. Dabei werden diese Audits vorwiegend in England und Wales durchgeführt (▶ www.hqip.org.uk).

Weitere bedarfsspezifische Audits betreffen Teilbereiche des klinischen Risikomanagement (Auswahl):
- Zertifizierungsaudits nach ISO, KTQ oder zur Zentrumszertifizierung (z. B. Mamma-, Krebs-, Traumazentrum etc.)
- Hygiene-Audits durch Hygienefachkräfte der Kliniken
- DNQP-Audits, z. B. Expertenstandard Dekubitusprophylaxe und Entlassungsmanagement in der Pflege
- Stationsbegehungen durch den Klinikapotheker nach § 14 ApoG und § 32 ApBetrO
- Arbeitssicherheit- und Arbeitsschutz-Audit
- Brandschutzbegehungen
- Küchen-Audits nach dem HACCP-Standard (Hazard Analysis and Critical Control Points, welches der Vermeidung von Gefahren im Zusammenhang mit Lebensmitteln dient)

33.13.4 Auditphasen

Vorbereitung

Einmal pro Jahr erfolgt im Rahmen der gesamtstrategischen Planung die grobe Zusammenstellung eines **Auditjahresplans**. In diesem werden alle in der Organisation durchgeführten Audits vermerkt. Da in der Regel diverse (Re-)Zertifizierungen pro Jahr anstehen, können diese für sich genommen schon etliche Ressourcen in Anspruch nehmen.

Die Vorteile eines Auditjahresplan liegen auf der Hand. Er dient der Ressourcenzuteilung, der Auditvorbereitung und der rechtzeitigen Information der betroffenen Fach- und Funktionsabteilungen. Zudem können bei thematischen Überschneidungen von Audits bereits erhobene Daten übernommen werden. Sinnvoll ist eine **IT-Unterstützung** der Auditplanung, Durchführung und Nachverfolgung. Spezielle Softwareprogramme bieten integrierte Lösungen, z. B. das Verwalten eines Maßnahmenkatalogs mit Fristen, die ein effizientes Nachverfolgen der Audits ermöglichen.

Der Auditjahresplan kann primär auch auf Papierform oder in einem MS-Office-Programm wie Excel bzw. datenbankbasiert z. B. mit MS-Access erfolgen. Ab einem gewissen Umfang an Audits ist es jedoch ratsam sich eine **Auditmanagement-Software** zu beschaffen, die häufig bereits Bestandteil einer integrierten **Governance-Risk-Compliance-Lösung** ist. Besonders hilfreich sind kleine mobile Auditapplikationen, die während des Audits das Ausfüllen vorgefertigter und kundenspezifischer Checklisten anbietet und so den Dokumentationsaufwand verringert.

Je nach strategischer Ausrichtung oder aktueller Notwendigkeit werden Auditschwerpunkte gewählt. So kann es z. B. im Rahmen von Baumaßnahmen sinnvoll sein, intensiviert Hygiene-Audits und technische Sicherheits-Audits durchzuführen, um die erhöhten Risiken zu kontrollieren und ggf. Abhilfe zu leisten.

Die **Frequenz** der Risikoaudits sollte bedarfsgerecht festgelegt werden. Wichtig ist ihre Nachkontrolle. Pro Fach- und Funktionsabteilung sollte zumindest einmal pro Jahr ein Risikoaudits durchgeführt werden. Je kränker die Patienten und anfälliger für Risiken, z. B. in der Neonatologie und Intensivstation, umso engmaschiger sollten Risikoaudits und Überprüfungsaudits getaktet sein.

Durchführung

Das einzelne Audit sollte stets mit einigen Tagen bis Wochen vorab **angekündigt** werden. Unangekündigte Audits sollten nicht durchgeführt werden, da dies dem Grundgedanken und der Zielsetzung eines Audits widerspricht.

Während der Durchführung ist darauf zu achten, dass die Verantwortlichen der jeweiligen Fach- und Funktionsbereiche anwesend sind. Traurige Praxis ist es, dass von ärztlicher Seite her häufig keine Vertreter anwesend sind. Ein Feedback kann dann nur schriftlich erfolgen, ein wirklicher Dialog vor Ort findet so nicht statt. Die Audits sollten zielgerichtet durchgeführt werden und können je nach Tiefe und Breite pro Abteilung zwischen 3 und 4 Stunden oder 2 und 3 Tagen dauern. Wichtig ist es, den laufenden Betrieb so wenig wie möglich einzuschränken. Das Auditteam sollte, falls möglich, zu zweit auftreten, wobei der Auditor auch von einer »neutralen« Führungskraft, z. B. der Stationsleitung oder dem Oberarzt, begleitet werden kann. Gelegentlich führt dies dazu, dass besonders heikle Informationen zurückgehalten werden. Eine klare Empfehlung kann hier nicht ausgesprochen werden.

Die Auditdurchführung selbst sollte stets in einem realistischen Zeitrahmen erfolgen, dabei sollten auch Puffer für Gespräche und Rückfragen eingeplant werden. Das Überprüfen verschiedener Dokumente kann sich mit der Inspektion der Infrastruktur bzw. der Gerätschaften oder der Beobachtung klinischer Handlungsabläufe abwechseln. Das lockert das Audit auf und ermöglicht einen vor Ort Abgleich schriftlicher Vorgaben und ihrer gelebten Praxis.

Nachbereitung

Die Nachbereitung umfasst die Aufbereitung der Daten, deren Analyse und Bewertung sowie die Erstellung eines Auditberichts. Darin sollten stets Stärken und Schwächen sowie Verbesserungspotenziale angesprochen werden. Bei sich wiederholenden, regelmäßigen Audits kann dies auch stichpunktartig erfolgen. Neben einem auditspezifischen Bericht sollten zusammenfassende Bewertungen aus mehreren Audits in einen **Executive-Summary-Bericht** einfließen, der die wichtigsten Daten der Audits zusammenführt. Dieser kann z. B. quartalsweise, halbjährlich oder jährlich an die Unternehmensführung weiter geleitet werden.

Die Erarbeitung der Maßnahmen sollte, wenn möglich, gemeinsam mit dem Abteilungsverantwortlichen bzw. Risikoverantwortlichen erfolgen.

Eine Bewertung der Wirksamkeit von anschließenden Maßnahmen kann schwer fallen, wenn nicht vorab anhand messbarer Kenngrößen Zielvorgaben definiert wurden. Dementsprechend sollten Risikoaudits wie alle weiteren Maßnahmen in ein **strategisches Gesamtkonzept** des klinischen Risikomanagement integriert sein. Die kontinuierliche Überprüfung risikorelevanter Kennzahlen, z. B. nosokomiale Infektionen oder Patientenstürze, ermöglicht es, Trendaussagen zu erstelle,n die aussagekräftiger sind als Einzelergebnisse. Die Auditergebnisse werden mit weiteren Kennzahlen aus alternativen Risikoassessment-Methoden in Bezug gesetzt, woraus sich Querverweise und belastbare Aussagen zu Fehlerursachen ableiten lassen. Z. B. kann eine angespannte Personalsituation aufgrund hoher krankheitsbedingter Ausfälle die Ursache für die erhöhte Rate an nosokomialen Infektionen die Ursache sein. Der Vergleich verschiedener Kennzahlen miteinander wird durch den Einsatz spezieller RM-Softwareprogramme erleichtert.

Entsprechend der Auditergebnisse werden **Wiederholungsaudits** (geplante Re-Audits, zusätzliche Überprüfungsaudits) durchgeführt. Diese überprüfen die Ergebnisse der gemeinsam beschlossenen Maßnahmen. Werden Maßnahmen lediglich angeordnet, ohne zuvor in einem Dialog deren Sinnhaftigkeit und Notwendigkeit zu erklären, sinkt die Erfolgswahrscheinlichkeit deutlich (▶ Kap. 23 »Changemanagement – Organisation des Wandels). Gelegentlich findet sich eine geradezu unsichtbare Wand zwischen dem Qualitätsmanagementbeauftragten, der Hygienefachkraft oder dem Risikomanager einerseits und der ärztlichen Belegschaft andererseits. Die Umsetzung der Maßnahmen endet ohne der notwendigen Unterstützung seitens der ärztlichen und pflegerischen Führungskräfte in Frustration.

> **Es ist wesentlich erfolgsversprechender, vorab Aufgaben, Ziele und Regeln der (Risiko-) Audits gemeinsam festzulegen und erst dann die Audits durchzuführen.**

In größeren Kliniken und Klinikverbünden bietet es sich an, über die interne Ausbildung von **Risikoauditoren** die Last an Audits zu verteilen. Risikoauditoren können ähnlich wie Qualitäts- und Hygienebeauftragte ärztliche und pflegerische Mitarbeiter sein, die die Audits unterstützen oder selbst durchführen und lediglich die Ergebnisse an den Risikomanager weiterleiten. Dies hat den Vorteil, dass das Thema Patientensicherheit zur eigenen Sache der Mitarbeiter wird und nicht an den Risikomanager bzw. Risikoverantwortlichen delegiert wird.

> **Auditoren sollten von der Mitarbeiterschaft fachlich anerkannt sein, ein diplomatisches und sicheres Auftreten zeigen, integer und aufgeschlossen für die Bedürfnisse der Mitarbeiter sein. Der Auditor vertritt und repräsentiert die Risikopolitik der Organisation.**

33.14 Szenarioanalysen

Alexander Euteneier

Die Durchführung von Szenarioanalysen ist ein probates und in der Wirtschaft ein durchaus gängiges Mittel, um Risiken zu identifizieren, die hauptsächlich abseits von bereits erlebten Situationen liegen. Sie dienen vorwiegend dazu, **existenzbedrohende Extremereignisse** zu identifizieren und zu bewerten sowie, soweit möglich, protektive Gegenmaßnahmen zu entwickeln. Die Szenarioanalyse wurde im Jahr 1967 von Kahn und Wiener in die Wirtschaftswissenschaften eingeführt (Kahn u. Wiener 1967). In der Finanzwirtschaft sind so genannte »Best-« und »Worst-case«-Szenarios die Regel, um finanziellen Risiken abzuschätzen.

Szenarioanalysen können durch **Kreativitätsmethoden**, Delphi-Befragungen sowie mittels technischer Simulationsmethoden effektiv unterstützt werden. Sie werden auch unter dem Sammelbegriff »prospektive Gefährdungsanalysen«

(»prospektive hazard analysis«, PHA) subsumiert, wobei die Grenzen der einzelnen Methoden durchaus verschwimmen. Alle Techniken erfordern ein multidisziplinäres Team an Experten, eine strukturierte Herangehensweise und die Dokumentation der Analyse.

Im klinischen Kontext wird die Szenarioanalyse derzeit kaum eingesetzt, dabei eignet sich die Szenarioanalyse insbesondere dazu, hypothetische Situationen entlang einer Eskalationsschiene schrittweise durchzudenken und Lösungen bzw. **Sicherheitsbarrieren** auf jeder Stufe zu erarbeiten, die die Wahrscheinlichkeit der Risikomanifestation reduzieren.

Die Abfolge der Szenarioanalyse gliedert sich typischerweise in **4 Phasen**:
- Definition möglichst realistischer Rahmenbedingungen und potenzieller Einfluss-/Störfaktoren
- Festlegung der Aufgaben und Prozessziele
- Durchspielen möglicher Eskalationen an jedem Teilschritt und Extrapolation der Auswirkungen auf die Organisation
- Entwickeln von Prozessalternativen bzw. Handlungsempfehlungen zur Risikoreduktion

Beispiele möglicher **Einsatzgebiete** der Szenarioanalyse:
- Einführung neuer hochrisikobehafteter operativer und konservativer Behandlungsmethoden
- Inbetriebnahme eines baulichen Krankenhausabschnittes oder Neubaus
- Etablierung eines Krisenmanagements und Identifizierung potenzieller Krisenherde
- Gefährdungsanalysen von Epidemien/Pandemien und Katastrophen

Die »structured what if technique« (**SWIFT**) bietet als Modifikation der Szenarioanalyse eine strukturierte Herangehensweise, um Risikobewertungen durchzuführen. Sie beginnt stets mit der Frage »Was wäre wenn?« und arbeitet sich schrittweise innerhalb verschiedener Szenarien vor. Potts et al. (2014) verglichen die Stärken und Schwächen der SWIFT mit der »Healthcare Failure Mode and Effect Analysis « (**HFMEA**). Dabei zeigte sich, dass die Identifizierung gleicher Risiken durch die beiden Methoden eine Überlappung von knapp unter 50 % ergab (Potts et al. 2014). Beide prospektiven Risikoanalysemethoden haben ihre Vorzüge und Limitationen. Während sich die HFMEA überwiegend für die Erfassung und Bewertung bekannter Risiken eingeführter Prozessen anbietet, besitzt die SWIFT ihre Stärken in der explorativen offenen Herangehensweise und ergänzt dadurch andere Methoden.

Weitere Methoden, welche die Szenarioanalyse ergänzen bzw. unterstützen können, sind:
- Fehlerbaumanalyse
- »Hazard and operability studies« (HAZOP)
- »Human error assessment and reduction technique« (HEART)
- Brainstorming und Mindmaps

Die Szenarioanalyse verläuft gedanklich entlang einer fiktiven Zeitschiene. Der auslösende Trigger, die Rahmenfaktoren, die gestellte Aufgabe und vorab nicht bekannte Gefährdungen wirken nun aufeinander ein. Auf Basis dieser komplexen Wechselwirkungen und ihrer interdependenten Fehlerfortpflanzungseffekte können Szenarien verschiedener Eskalationsstufen entwickelt und bewertet werden. Entsprechend der jeweiligen Eskalations- bzw. Risikomanifestationsschwere (Szenariostärken) können Gegenmaßnahmen entworfen werden, die hinsichtlich ihres risikoreduzierenden Potenzials und ihrer Kosten-Nutzen-Effekte bewertet werden müssen (◘ Abb. 33.10).

Versicherer, wie z. B. die Munich Re als weltgrößter Rückversicherer, setzen die Szenrioanalyse in Form so genannter **Netzwerkanalysen** ein, deren Ziel es ist, verschiedenste Funktionsbereiche und externe Rahmenbedingungen wie Wetterextreme, politische Unruhen, Wirtschaftskrisen etc. mit einander zu verbinden und anhand von Simulationen diejenigen Rahmenfaktoren und Gefährdungen, z. B. nationale und internationale Krisen und Katastrophen zu identifizieren, die das Szenario eskalieren lassen könnten. Netzwerkanalysen können hunderte von Risikoereignissen (Knotenpunkte) aufzeigen und Zusammenhänge herstellen, die ansonsten nicht erkannt worden wären. Das Vorgehen trägt dem Umstand der Komplexität und dem Problem der »Entscheidung in Unsicherheit« Rechnung (► Kap. 8.2 Kausalität und Komplexität).

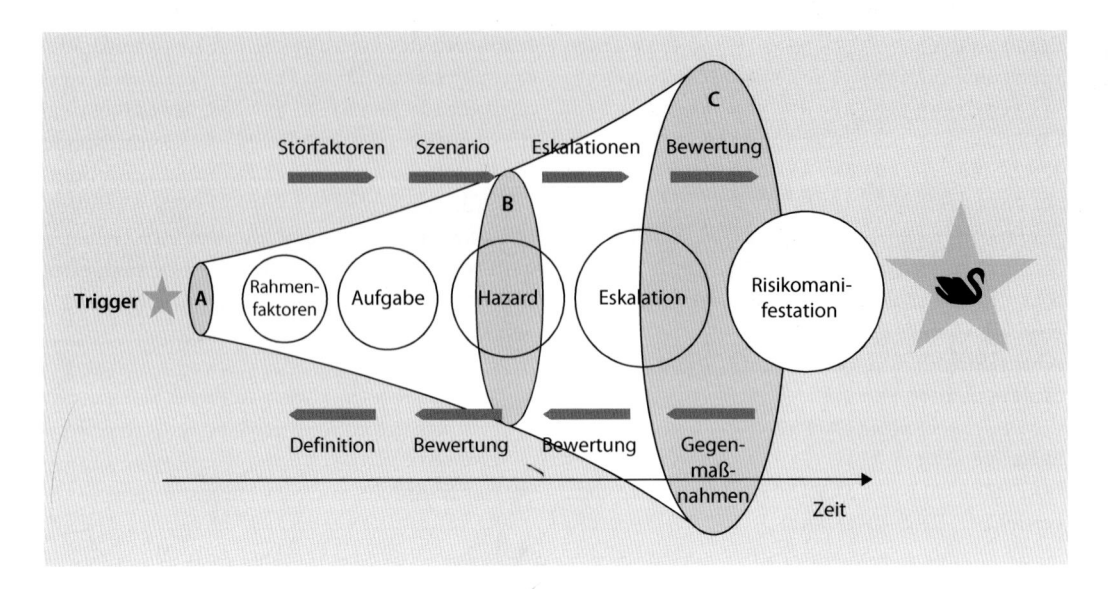

◘ Abb. 33.10 Szenariotrichter mit Ablaufschema einer Szenarioanalyse und Visualisierung der Ereignismöglichkeiten sowie Szenariostärken A, B und C

33.15 Risikoadjustierte standardisierte Krankenhausmortalität

Alexander Euteneier

Eine weitere Methode, retrospektiv eine Bewertung der Qualität und des Risikos in der Patientenversorgung durchzuführen und so Rückschlüsse für das klinische Risikomanagement zu ziehen ist die Erfassung der risikoadjustierten standardisierten Krankenhausmortalität (rsKHM).

Die Sterblichkeitsrate (Mortalität) ist die mit Abstand einfachste zu erfassende Kenngröße in der Patientenversorgung. Jegliches medizinisches und pflegerisches Handeln ist darauf ausgerichtet die Mortalität so niedrig wie nur möglich zu halten. Der Mortalität kommt somit eine exponierte Bedeutung für die Bewertung der Qualität in der Patientenversorgung und im Besonderen für die Patientensicherheit zu. Besondern in Großbritannien wird die rsKHM-Methode vermehrt zur Bewertung der Patientensicherheit herangezogen. In Deutschland wird diese Methode mittels Erhebung der Qualitätsindikatoren nach § 137a SGB V oder z. B. im Rahmen des DGU-Traumaregister-Benchmarkings eingesetzt. Das Traumaregister berechnet die **prognostische Sterblichkeit** und das Verhältnis unerwartete versus erwartete Sterblichkeit für alle im Netzwerk registrierten Krankenhäuser risikoadjustiert gemäß der Verletzungsschwere (Injury-Severity-Score, ISS).

Lilford und Pronovost (2010) kritisieren die unreflektierte Anwendung der rsKHM-Methode, da sie nur ein geringes Verhältnis von Signal (= verhinderbarer Todesfall) zu hohem Rauschen (= Todesfall aus anderer Ursache) besitzt, und die Risikoadjustierung methodische Limitationen aufweist. Wachter (2012) schließt sich dieser Meinung an und zitiert eine Studie von Shahian und Kollegen aus dem New England Journal of Medicine, die die rsKHM anhand eines identischen Datensatzes von ca. 2,5 Mio. Fällen mittels 4 verschiedener auf dem Markt etablierter Berechnungsmethoden berechneten (3 M Health Information Systems; Dr. Foster Unit at Imperial College London; Thomson Reuters; University Health System Consortium). Die Berechnungen kamen zu deutlichen Unterschieden der risikoadjustierten Mortalität. Gründe hierfür könnten in den verschiedenen statistische Methoden, der unterschiedlichen Auswahl- und Einschlusskriterien oder im grundsätzlichen Annahmefehler der hypothetischen Korrelation des rsKHM mit der Qualität in der Patientenversorgung liegen (Shahian et al. 2010).

- Die Limitationen der rsKHM sollten dem Analysten (Risikomanager) bei Einsatz der Methode bewusst sein. Die Unterschiede in der Qualität der Patientenversorgung innerhalb von Krankenhäusern sind weitaus größer als die Unterschiede zwischen den Krankenhäusern. Krankenhäuser versagen eher auf Abteilungsebene (Lilford u. Pronovost 2010).

Es stellt sich in diesem Zusammenhang die Frage, inwieweit es sinnvoll, ist Mortalitätsstatistiken öffentlich zu machen. Die Autoren Lilford und Pronovost (2010) weisen auf die damit verbundenen Nachteile hin, indem sie konstatieren: »We believe that it is not collection of mortality rates per se that is wrong, but rather the use of mortality rates as a criterion for »performance management« (that is, as the basis for sanction or reward). Instituting penalties (or withholding rewards) on the basis of hospital mortality rates is correctly perceived as unjust. Moreover, hospital mortality rates are silent about where any problem might lie. This combination of unfairness and non-specificity is a toxic mix, inducing what has been called »institutional stigma« – a feeling of helpless frustration. Human beings are strongly motivated by stigma and will take the shortest route to avoid it, even if to do so involves »gaming« the system – for example, by upgrading risk assessments. Furthermore, a focus on hospital mortality may lead to overly aggressive care, which is inhumane and drives up costs.«

Wird für ein definiertes, spezifisches Patientenkollektiv eine einheitliche Berechnungsmethode der Risikoadjustierung durchgeführt, und basiert die Risikoadjustierung auf prognostisch bewiesener medizinischer Evidenz, wie z. B. der TRISS-Score bei Schwerverletzten, oder korreliert das Outcome bei Herzoperationen nachgewiesenermaßen eng mit den Fertigkeiten des Operators, können Auffälligkeiten des rKHM im Benchmarkvergleich eine erste grobe Orientierung geben. Auffälligkeiten sollten dabei sanktionsfrei und ohne »öffentliche« Vorverurteilung behandelt werden. In einer fairen Untersuchung können die Ursachen, z. B. im Rahmen von internen Risikoassessments oder externen Peer-Reviews bzw. dem strukturierten Dialog (externe Qualitätssicherung gem. § 137a SGB V) festgestellt werden. Von einer unkommentierten bzw. unreflektierten Veröffentlichung von Mortalitätsraten sollte Abstand genommen werden.

33.16 Critical-Incident-Reporting-System

Alexander Euteneier

Aus Fehlern und Beinahefehlern anderer zu lernen ist eine wichtige Kompetenz für Mitarbeiter in Hochrisikoorganisationen, ebenso wie für die Organisation als Ganzes. In der heutigen Zeit einer globalen Vernetzung und im Großen und Ganzen einer einheitlichen medizinischen Praxis sowie gleicher Medizinprodukte und Medikamente ist es umso dringlicher und sinnvoller, sich über webbasierte Meldesysteme auszutauschen, die es ermöglichen, aus einem umfassenden, teils globalen Fundus an Risikomeldungen voneinander zu lernen.

Fehler, die nicht gemeldet oder lediglich innerhalb der eigenen Organisation behandelt werden, lösen nicht das Dilemma, dass woanders aufgrund derselben Ursache derselbe Fehler ein weiteres Mal begangen wird. So sind z. B. vertauschbare Anschlüsse für Gase wie Sauerstoff und Luft prädestiniert dazu, an vielen Orten zum selben Fehler zu führen, ebenso wie fehlerhafte Medikamentenchargen oder mangelhafte Medizinprodukte.

Falls der Vorfall nicht weitergeleitet wird, sei es an ein Critical-Incident-Reporting-System (CIRS) oder an eine externe Behörde, bleibt die »kostenlose« Lernlektion innerhalb der Organisation oder beim Anwender selbst »gefangen«. Die einmalige Chance, das Problem der Allgemeinheit mitzuteilen geht verloren, und die Gelegenheit, für alle eine gemeinsame Lösung zu entwickeln, wurde verpasst. Werden die (Beinahe-)Fehler in einer Datenbank erfasst, kann der Einzelvorfall mit ähnlichen Vorfällen verglichen werden (aggregiert), um die darunter liegende Ursache feststellen zu können (World Health Organization 2005).

33.16.1 Gesetzliche Auflagen in Deutschland

Der Gemeinsame Bundesausschuss (G-BA) in Deutschland verabschiedete am 23.1.2014 eine Ergänzung zum § 137 SGB V, wonach laut Abs. 6 »jede Einrichtung um Risiken und Fehlerquellen in der Versorgung zu erkennen und alle Einrichtungen von den Erfahrungen anderer hinsichtlich deren

Analyse und Präventionsmaßnahmen profitieren zu lassen, einrichtungsübergreifende Fehlermeldesysteme einrichtet. Mindestanforderungen für die Teilnahme an solchen einrichtungsübergreifenden, ggf. bundesweiten Fehlermeldesystemen sind z. B. die Einhaltung von Anonymität und Sanktionsfreiheit bei der Meldung durch Mitarbeiter, die Freiwilligkeit der Teilnahme, entsprechende Schulungen der Mitarbeiter, die aktive Unterstützung durch Führungskräfte und die Ableitung von Präventionsmaßnahmen« (▶ www.g-ba.de).

Damit hat der G-BA alle wesentlichen **Anforderungen an ein CIRS** formuliert:
- Anonymität und Sanktionsfreiheit
- Schulungen der Mitarbeiter hierzu
- Aktive Unterstützung durch die Führung
- Ableiten von Präventionsmaßnahmen

Durch die gesetzliche Verpflichtung, ein einrichtungsübergreifenden CIRS vorzuhalten, werden eine verstärkte Nutzung dieser Methode und ein gegenseitiges Lernen erwartet. In der Schweiz und Österreich besteht derzeit keine Verpflichtung zum Führen eines CIRS, jedoch werden im Rahmen freiwilliger Risikomanagement-Maßnahmen CIRS-Systeme bereits seit langem eingesetzt. In der Schweiz wurde 1996 für Anästhesisten das weltweit erste webbasiertes Meldeportal etabliert und 2001 unter CIRS medical (▶ www.cirsmedical.ch) allen Fachdisziplinen zur Verfügung gestellt.

33.16.2 Beginn von Meldesystemen

(Kritische) Zwischenfall-Meldesysteme oder englisch (Critical)-Incident-Reporting-Systems (CIRS) finden ihren Ursprung in der Luftfahrt. Flanagan (1954) führte die Methode »critical incident technique« auf Basis der Erfahrung aus dem 2. Weltkrieg zum ersten Mal ein, welche u. a. im heutigen **Aviation-Safety-Reporting-System** (ASRS) ihren Niederschlag fand. (▶ Kap. 30.1 Human-Resource-Management aus Sicht der Human-Factor-Forschung). Beschleunigt wurde diese Entwicklung durch die Luftfahrtkatastrophe 1974 in Teneriffa, als zwei Jumbo Jets miteinander kollidierten. In den folgenden Jahrzehnten wurden bis Ende 2013 dem ASRS über 1,1 Mio. kritische (Beinahe-)Zwischenfälle freiwillig gemeldet und vertraulich aufgearbeitet. Derzeit werden ca. 6.700 CIRS-Fälle pro Monat im ASRS erfasst (▶ http://asrs.arc.nasa.gov).

Erste Beschreibungen eines Einsatzes medizinischer CIRS reichen in die 1980er Jahre zurück. Damals haben Cooper und Kollegen (1984) insgesamt 1.089 vermeidbare kritische Vorkommnisse auf ihre Ursachen hin ausgewertet.

33.16.3 Aufgaben und Ziele

Das CIRS dient vornehmlich der proaktiven präventiven Fehlervermeidung durch Lernen aus anonymisierte Erfahrungsberichte von »**Beinahefehlern**«. Das im englischen als kritischen Zwischenfall (»critical incident«) bezeichnete Ereignis sollte im deutschen Sprachgebrauch besser als kritischer **Beinahezwischenfall** (»near misses oder close call«) beschrieben werden, was dem Vorgehen in der Luftfahrt (ASRS) entspricht, wonach lediglich Zwischenfälle an das ASRS gemeldet werden, die weder zu einem Schaden an Passagieren noch der Besatzung bzw. nur zu geringen technischen Schäden führten. Das CIRS ist primär kein Fehlermeldesystem.

> **Ist ein wesentlicher Patientenschaden mit dem Zwischenfall verbunden, sollte die Aufarbeitung nicht im Rahmen einer CIRS-Meldung erfolgen, sondern vielmehr im Rahmen einer M&M-Konferenz, root cause analysis oder Fallanalyse nach dem London-Protokoll.**

Besteht aufgrund fehlerhafter Medizinprodukte oder Medikamente ein (potenzieller) Patientenschaden für weitere Patienten, ist eine verbindliche Meldung an das Bundesinstitut für Arzneimittel und Medizinprodukte (**BfArM**) in Deutschland, an das Bundesamt für Sicherheit im Gesundheitswesen (**BASG**) in Österreich oder an die **Swissmedic** in der Schweiz gesetzlich vorgeschrieben.

Ist ein Patientenschaden eingetreten, erfolgt eine Schadensmeldung, die haftungsrechtlich bzw. versicherungstechnisch weiter bearbeitet wird. Gelegentlich werden dennoch Schadensfälle einem CIRS zur Verfügung gestellt. In diesen Fällen ist es umso wichtiger, eine Rückverfolgbarkeit zu verhin-

33.16 · Critical-Incident-Reporting-System

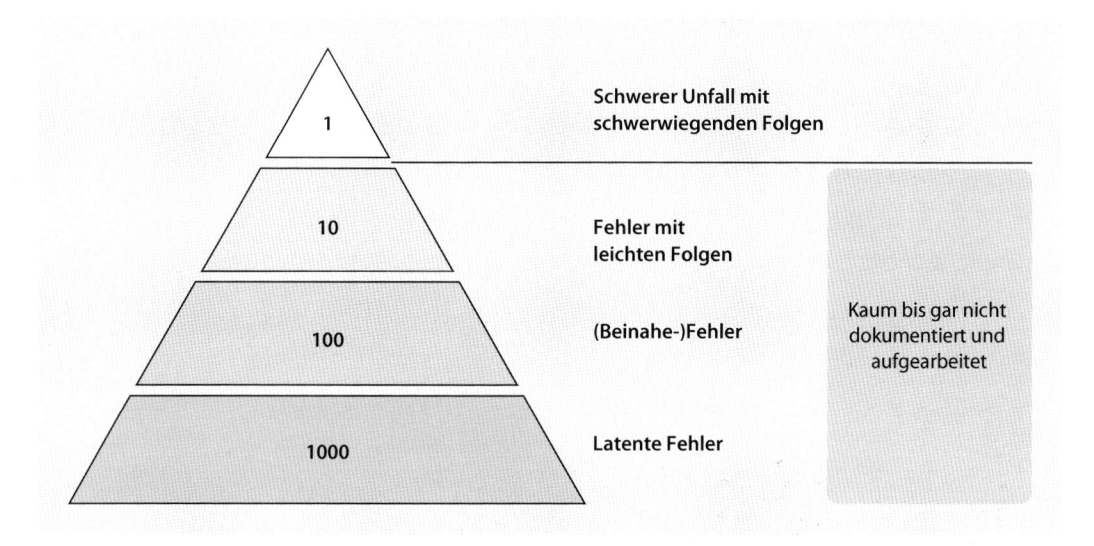

Abb. 33.11 Schematische Verteilung der Häufigkeiten von latenten Fehlern, (Beinahe-)Fehlern und leichten Fehlern im Vergleich zu Fehlern mit schwerwiegenden Folgen.

dern. Dies könnte z. B. darin bestehen, neben pseudonymisierten Angaben auch Ort, Zeit und weitere Beteiligte so zu verfremden, das eine Korrelation zum Vorfall selbst nicht mehr möglich ist.

Das **KH-CIRS-Netz-D** schlägt vor, dass »Berichte, die Schäden beschreiben, so bearbeitet werden, dass der Schaden nicht mehr erkennbar ist, aber die Kernbotschaft des Berichts für das gemeinsame Lernen erhalten bleibt (▶ www.kh-cirs.de).

Um die Vorteile eines CIRS sinnvoll auszuschöpfen, müssen entsprechende finanzielle und personelle Ressourcen zur Verfügung gestellt werden. Die CIRS-Meldungen erfordern eine korrekte **Verschlüsselung** bzw. **Verschlagwortung** in einer Datenbank, damit ähnliche Fälle aggregiert und wertvolle Hinweise, eilige Warnmeldungen und Empfehlungen effizient verteilt werden können. CIRS-Meldungen können seltene, unter Umständen sehr bedrohliche Ereignisse erfassen. Durch Vergleich mit ähnlichen Fällen aus der Datenbank kann eine Bewertung hinsichtlich einer systemischen Ursache leichter erfolgen. Häufungen bzw. Rückgänge gleichartiger Meldungen können Trends aufzeigen, die ansonsten schwer erkennbar sind (◘ Abb. 33.11). Hierzu sind jedoch große, am ehesten nationale Datenbanken notwendig, wie es in der Luftfahrt mit dem Aviation-Safety-Reporting-System (ASRS) bereits Realität ist. Der institutsübergreifende Ansatz dient vornehmlich dazu das Lernen aus fremden »Beinahefehlern« zu forcieren und vergrößert automatisch den Umfang der Falldatenbank. Es gilt gerade die Fülle an Beinahefehlern, die ihre latente Ursache im System haben, zu erfassen und abzustellen.

Dass CIRS-Systeme von Nutzen sind, zeigen die Ausführungen von Leape u. Berwick (2005), wonach aufgrund von CIRS-Meldungen signifikante Verbesserungsmaßnahmen initiiert wurden. Beispiele:

- EDV-gestützte Arzneimittelverschreibung: Reduktion der Verordnungsfehler um 81 %
- Standardisierte Insulindosierung: Reduktion der kritischen Unterzuckerung um 63 %
- Standardisierte Marcumardosierung: Reduktion der kritischen Fälle bei Antikoagulation um 60 %
- Schulungsmaßnahmen für Geburtshelfer: Reduktion unerwünschter Ereignisse bei vorzeitiger Geburt um 50 %
- Standardisierte perioperative Antibiotikaprophylaxe: Reduktion der Wundinfektionen um 93 %
- Einführung von Standards für zentrale Venenkatheter: Reduktion der Katheterinfektionen um 92 %

Den Erfolg eines Meldesystems sichern **7 essenzielle Merkmale** (Leape 2002):
- Sanktionsfreiheit, wobei die Meldenden frei von Angst vor Vergeltung gegen sich und andere sind
- Strikte Vertraulichkeit unter allen Umständen
- Unabhängiges CIRS-Team, welches über keine Bestrafungsautorität verfügt
- Auswertung durch Fachexperten, welche die klinischen Umstände verstehen und darin geübt sind, darunter liegende systemische Ursachen zu erkennen
- Zeitnahes Feedback und rasches Veröffentlichen von Warnhinweisen und Empfehlungen
- Systemorientierter Ansatz der Empfehlungen
- Reaktionsfähigkeit und Wirkfähigkeit belegen durch das Verteilen von Empfehlungen und Bereitschaft zeigen, daraus abgeleitete Empfehlungen soweit möglich zu implementieren

Ein CIRS muss in der Lage sein, aus den eingegangen Meldungen nachweislich risikoreduzierende Maßnahmen abzuleiten. Besteht aufgrund personeller Engpässen oder fachlicher Einschränkungen hierzu nicht die Möglichkeit, sollte ein geeigneter externer Partner gesucht oder die CIRS-Implementierung verschoben werden.

> Ein CIRS, welches die Mindestanforderungen nicht erfüllt, bereitet im Zweifel mehr Nachteile als Vorteile.

33.16.4 CIRS-Feedback und -Feedforward

Eine CIRS-Meldung sollte immer anonym abgesetzt werden können, jedoch die Option eines **Feedbacks** durch freiwillige Angabe des Absenders oder auf Basis eines anonymen Ticketsystems bestehen. Viele Meldende wünschen sich eine Antwort bzw. Reaktion. Jedoch sollte die Entscheidung dem Meldenden stets selbst überlassen bleiben. Das System muss nutzerfreundlich konfiguriert und niederschwellig, d. h. jederzeit und von überall erreichbar sein. Diese Eigenschaften bieten nur webbasierte Technologien. Die Verfügbarkeit des Internets sollte jedoch keine alleinige Voraussetzung sein. Auch papiergestützte Meldewege über Posteinwurf können in Krankenhäusern angeboten werden.

Jeder CIRS-Meldung folgt ein adäquates und zeitnahes Feedback. Dies kann personalisiert oder allgemein adressiert werden. Das Feedback kann z. B. sein:
- Verweis auf ähnliche Vorfälle
- Einstellen evidenzbasierter Literatur
- Wöchentlicher Newsletter
- Fallzusammenstellung oder Fall des Monats
- Hinweise auf veränderte medizinische Prozeduren bzw. Prozesse
- Warnhinweise (Alerts) bezüglich diverser Medikamente oder Medizinprodukte

Die Statuten des ASRS geben ein **Feedback innerhalb von 2–10 Arbeitstagen** vor. Durch ein Feedback wird die Motivation zur Nutzung eines CIRS deutlich gesteigert, da der Meldende Selbstwirksamkeit erfährt und sein Handeln »belohnt« wird.

Unter einem **Feedforward** versteht man in Bezug auf das CIRS eine geregelte Weitergabe der Information/Meldung an einen größeren Adressatenkreis. Da jede Original-CIRS-Meldung einer redaktionellen Bearbeitung bedarf, sollten hierfür entsprechend geschulte Mitarbeiter zur Verfügung stehen, die zeitnah die Meldungen bearbeiten (s. unten »CIRS-Redaktionsteam«).

33.16.5 Limitationen

Ein methodischer Nachteil freiwilliger Meldesystemen besteht darin, dass es stets Einzelfälle sind, deren Meldung auf dem Engagement einzelner beruht. Sie zeigen nur einen kleinen Ausschnitt der Risikolandschaft und liefern kein umfassendes Bild möglicher Risikokonstellation. Ist die Meldung anonym, können keine weitergehenden Hintergrundinformationen zum Vorfall eingeholt werden und somit eine ausführliche Ursachenanalyse auf Basis der Meldung selbst nicht erfolgen. Die Meldung kann jedoch Auslöser für weiterführende Recherchen und Analysen durch Dritte sein.

■ Abb. 33.12 veranschaulicht die prinzipielle Methodik von CIRS und GTT. Während das CIRS lediglich Einzelfälle meldet, dabei jedoch sehr spe-

33.16 · Critical-Incident-Reporting-System

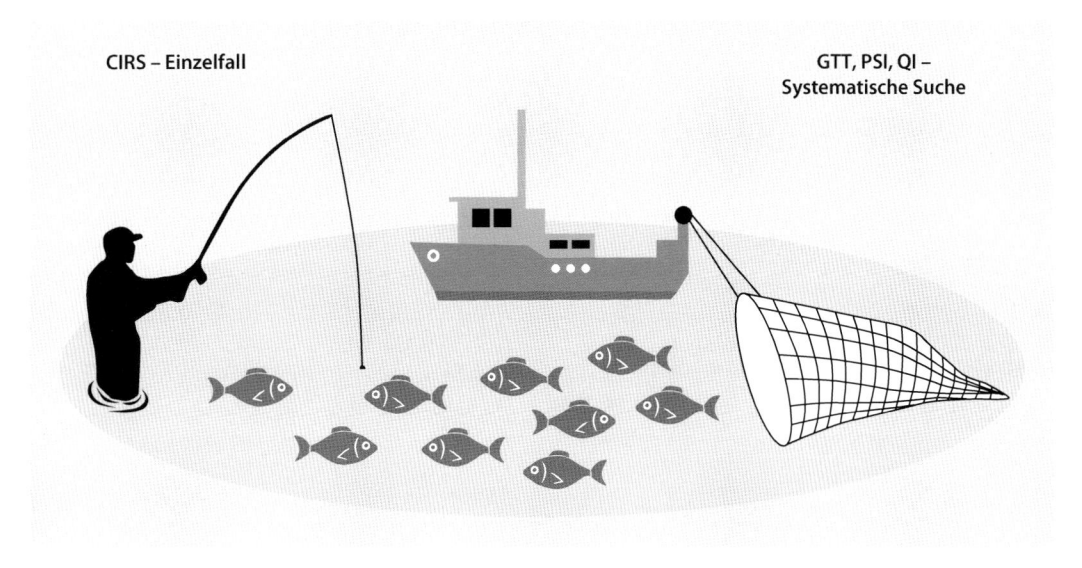

Abb. 33.12 In Analogie zur Fischfangmethode ist das CIRS eine Angel und das Global Trigger Tool (GTT) ein Fischernetz

zifische und potenziell sehr komplexe sowie hoch risikobehaftete Vorfälle erfassen kann, kann das GTT als Vertreter einer systematischen Analysemethode große Patientenkollektive »screenen« und so Auffälligkeiten erfassen. Beide Methoden haben ihre Vor- und Nachteile und sollten parallel eingesetzt werden.

> Werden über das CIRS Patientenschäden gemeldet und publiziert, könnte dies zu rechtlichen Problemen führen, deren Konsequenzen derzeit nicht überschaubar sind. Eine Immunität vor strafrechtlichen Folgen wird nicht gewährleistet, somit sollte sich der Melder dieser Situation nicht aussetzen. Patientenschäden sollten ausschließlich dem Schadensmanagement zugeführt werden.

Der Entschluss zur Meldung hängt davon ab, wie kritisch der Einzelne und Betroffene das Ereignis interpretiert und für wie notwendig er es erachtet, anderen an seiner Erfahrung teilhaben zu lassen. Besteht allgemein ein nachlässiger, permissiver Umgang mit Patientensicherheitsthemen wird ein CIRS nicht viel bewirken, d. h. wenig genutzt werden. Existiert eine Kultur des Bestrafens und Bloßstellens oder kann Anonymität, z. B. aufgrund der geringen Größe des Krankenhauses oder der Spezifität der Meldung, nicht gewährleistet werden, wird ein CIRS ebenfalls wenig genutzt werden. Hier spielen einrichtungsübergreifende CIRS ihre Stärken aus. Neben der größere Anzahl an Meldungen, einer effizienteren und kostengünstigeren Verwaltung und Bearbeitung durch überregionale CIRS-Teams und der besseren Anonymität bieten diese einen intensiveren Austausch an Erfahrungen aus CIRS-Fällen.

Kritische Stimmen weisen darauf hin, den Nutzen eines CIRS nicht zu überbewerten. Eine Untersuchung aus den Niederlanden ging 2011 der Frage nach wie »Wie groß die Übereinstimmung unerwünschter Ereignissen (UE) aus retrospektiven Patientenaktenanalysen mit UE aus verschiedenen Meldesystemen ist«. Dabei ergaben die Daten aus 14 Kliniken anhand des Reviews von 5.375 Patientenakten und 498 darin aufgefundenen unerwünschten Ereignissen lediglich eine Übereinstimmung von 3,6 % (18/498) mit Meldungen aus den 4 Reportingsystemen (Abb. 33.13). Insgesamt wurden durch die Reportingsysteme 9.432 Berichten (5.592 Incident Reports, 3.384 informelle Beschwerden, 186 formelle Beschwerden, 270 mediko-legale Beschwerden) erfasst (Christiaans-Dingelhoff et al. 2011). Auch zwischen den 4 Reportingsystemen selbst besteht eine nur geringe Übereinstimmung der festgestellten 18 UE. So findet sich lediglich eine

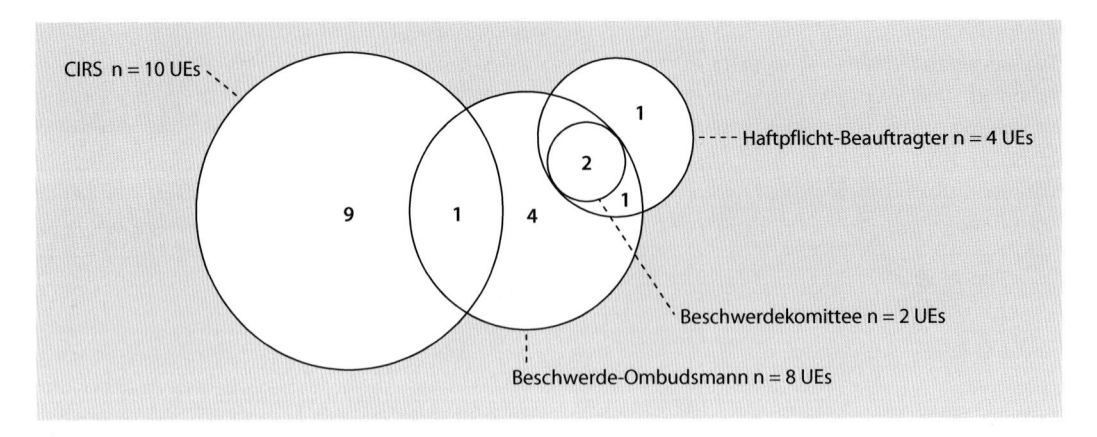

Abb. 33.13 Grad der Übereinstimmung unerwünschter Ereignisse zwischen den 4 verschiedenen Meldesystemen, n = 18 UE. (Adaptiert nach Christiaans-Dingelhoff et al. 2011)

CIRS-Meldung in den 8 erfassten Beschwerden des Ombudsmanns wieder.

Wie bereits in ▶ Kap. 22 thematisiert bestätigt sich, dass verschiedene Meldesysteme Verschiedenes erfassen und nur geringe Schnittmengen bestehen. Deshalb macht die Verwendung mehrerer Systeme im Krankenhaus zur vollständigeren Erfassung von kritischen Risiken besonders Sinn. Bei CIRS-Meldungen besteht ein deutliches »**Underreporting**« hinsichtlich unerwünschter Ereignisse. Die Autoren kommen zur Schlussfolgerung, dass die alleinige Analyse der UE aus bestehenden Meldesystemen (Mitarbeiter und Patienten) nicht ausreicht, um eine substanzielle Anzahl an UE zu erfassen.

Shojania (2008) wirft einen kritischen Blick auf das bekannte »Underreporting« von Ärzten im Vergleich zu Pflegekräften und auf die limitierten Möglichkeiten, Rückschlüsse aus Einzelmeldungen auf die Gesamtrisiken zu schließen. Des Weiteren konstatiert Shojania das häufige Vorliegen eines **diskontinuierlichen Meldeverhaltens**, welches kaum mit der wahren Situation vor Ort korreliert. Erfolgen z. B. kein rasches Feedback sowie Feedforward oder keine spürbaren Veränderungen, wird das Meldeverhalten rasch wieder abnehmen und dem Außenstehenden ein womöglich falsches Bild suggerieren.

Ein weiterer deutlicher Kritikpunkt besteht darin, dass der erforderliche **Zeitaufwand** zur Bearbeitung der CIRS-Meldung von ca. 80 Minuten pro Meldung (Bericht erstellen und Analyse) den Aufwand nicht rechtfertig, wenn diesem Aufwand keine Maßnahmen und messbaren Erfolge folgen. In 25 % der US-Krankenhäuser erfolgt keine Analyse-Weitergabe (Dissemination bzw. Feedforward) aus CIRS-Meldungen. In den übrigen 75 % besteht Unklarheit, in welcher Form und mit welcher Wirkung die Ergebnisse aus den CIRS-Meldungen weiter gegeben werden. Dabei ist es wichtiger, seltene, aber relevante Ereignisse zu erfassen, die mit alternativen Methoden nicht erfasst worden wären.

Wachter und Pronovost bestärken in einem Artikel Shojania´s Kritik, die sinngemäß darin besteht, dass Organisationen erkennen müssen, dass das CIRS keinen Selbstzweck erfüllt, sondern nachweisliche Verbesserungen bewirken muss. Wichtige Informationen dürfen im Rauschen der CIRS-Meldungen nicht verloren gehen (Wachter u. Pronovost 2009). Durch das Unterlassen eines Feedbacks sowie risikoreduzierender Verbesserungsmaßnahmen geht nicht nur das Interesse an der CIRS-Nutzung verloren, sondern die Bemühungen, Sicherheitsprobleme anzugehen, werden unterlaufen, was eine negative Auswirkung auf die Sicherheitskultur als Ganzes hat.

Ein CIRS ist nicht geeignet, um die tatsächliche Anzahl an Fehlerereignissen einer Organisation abzuschätzen. Wachter schlussfolgert, dass es keine Devise zum »Alles zu Reporten« geben darf, da dies lediglich »ein bürokratisches, datenquälendes, Enthusiasmus stehlendes, geldfressendes Monster schafft« (Wachter 2009, ▶ www.kevinmd.com).

33.16.6 Implementierung

Der Erfolg eines CIRS hängt im Wesentlichen davon ab, in welches strategische Gesamtkonzept des klinischen Risikomanagements das CIRS implementiert wird. Blinder Aktionismus oder unzureichende fachliche Kompetenzen diskreditieren die CIRS-Methode als solche. Die Akzeptanz eines CIRS reflektiert dabei häufig die an der Einrichtung vorherrschende Sicherheitskultur.

Vor Implementierung sollten die Ziele, Aufgaben und Verantwortlichkeiten für das CIRS klar festgelegt werden. Dabei sollten vorab die Erwartungen der Mitarbeiter erfragt werden, z. B. im Rahmen von Mitarbeiterumfragen und/oder Schulungen zur Patientensicherheit. Die Technologie (lokaler Server, nationaler Server, Datensicherheit) und Meldewege (Intranet, Papierformular, Telefon, Fax, persönliches Gespräch) sowie der Zugriff auf die Meldungen und Auswertungen sollten verbindlich geregelt sein. Die Taxonomie und Auswertungsalgorithmen sollten sich an vorgegebenen (Quasi-)Standards orientieren. Das Verfahren, wer welche Entscheidung über weitere Maßnahmen festlegen darf und welche Experten bei fachlichen Fragen hinzugezogen werden, sollte geklärt sein. Zudem sollte eine Strategie der effizienten Wissensverbreitung (Feedforward) und der Ableitung von Schulungsmaßnahmen etabliert werden.

Ziel ist die Verbesserung der Patientensicherheit mittels CIRS-Meldungen, d. h. schwerwiegende Fehler und Gefahren zu erkennen und weiterführende Untersuchungen und Maßnahmen einzuleiten, um latente Systemfaktoren zu beseitigen (World Health Organization 2005).

Orientiert man sich an den Produkten und Dienstleistungen des ASRS aus der Luftfahrt, so lassen sich **6 Kernaufgaben** für ein medizinisches CIRS ableiten:
- Rasche Warnhinweise zu aktuellen Sicherheitsproblemen
- Schnelles Feedback an Meldende (Quittierung falls erwünscht) und Feedforward an die Behörden
- Aufbau und Betrieb einer umfassenden Datenbank mit Recherchefunktionen
- Infobrief, z. B. monatlich, mit Zusammenfassungen der aktuellen Meldungen
- Initiierung weiterführender Maßnahmen und Schulungen
- Basis für Forschungsarbeiten zum Themenkomplex Patientensicherheit

Dem Krankenhausbetreiber stellt sich häufig die Frage, ein CIRS entweder selbst zu installieren und lokal zu betreiben oder sich einem größeren CIRS-Verbund an Kliniken anzuschließen.

> **Praxistipp**
>
> Besonders kleineren Einrichtungen ist es zu empfehlen, sich bereits bestehenden CIRS-Verbünden anzuschließen. Die anfangs erhöhten Koordinationsaufgaben werden langfristig durch ein effizienteres Arbeiten aufgrund der Arbeitsteilung und Professionalisierung sowie dem Zugriff auf einen größeren Fundus an Falldaten kompensiert.

Möglich ist auch eine Kombination aus beidem, dergestalt, dass lokale Meldungen in einem eigenen Bereich dargestellt werden sowie gleichzeitig die Möglichkeit besteht, auf überregionale CIRS-Meldungen zuzugreifen.

Das **Krankenhaus-CIRS-Netz Deutschland** (▶ www.kh-cirs.de) bietet z. B. diese Möglichkeiten und richtet sich dabei hauptsächlich an Krankenhäuser. Es wird vom Ärztlichen Zentrum für Qualität in der Medizin, dem Aktionsbündnis Patientensicherheit e.V., der Deutschen Krankenhausgesellschaft e.V. und dem Deutschen Pflegerat e.V. getragen. Es bietet zum einen Krankenhäusern mit eigenem CIRS den Zugriff auf neue überregionale Fälle für ein interprofessionelles und interdisziplinäres Lernen, zum anderen Krankenhäusern ohne CIRS die Möglichkeit, das KH-CIRS-Netz-D als externes CIRS vollumfänglich zu nutzen.

Für niedergelassene Ärzte bietet das deutsche Fehlerberichts- und Lernsystem ▶ www.jeder-fehler-zaehlt.de eine Möglichkeit, überregional CIRS-Meldungen von patientensicherheitsrelevanten Zwischenfällen aus dem stationären wie auch aus dem nicht-stationären Bereich zu sammeln, auszuwerten und zu kommentieren.

> Zu empfehlen ist die Implementierung einer lokalen CIRS-Ansicht (»push«), welche spezifisch auf die Belange der eigenen Einrichtung ausgerichtet ist, in Kombination mit einer Sicht (Nutzungsmöglichkeit) auf ein überregionales CIRS (»pull«), welches den Blick über den eigenen Organisationsbereich hinaus ermöglicht.

Die Benennung eines kompetenten **CIRS-Teams** ist ein weiterer wichtiger Faktor für dessen Gelingen. Das feste Team sollte sich aus Mitarbeitern zusammensetzen, die eine gewisse Unabhängigkeit besitzen, z. B. erfahrene Oberärzte und Stationsleitungen, Vertreter des Betriebsrats und externe Vertrauenspersonen. Je nach Notwendigkeit werden Fachexperten hinzugezogen, um gemeinsam die Meldungen zu bearbeiten. Jede eingehende Meldung muss anonymisiert werden, so dass eine Rückverfolgbarkeit (via Namen, Datum und Ort) nicht mehr möglich sind. Selbst wenn der Meldende gerne seinen Namen veröffentlicht sehen würde, sollte darauf aufgrund einer generellen CIRS-Politik hierauf verzichtet werden.

Das CIRS-Team benötigt eine von der Geschäftsleitung genehmigte **Arbeits- und Verfahrensordnung** bzw. Geschäftsordnung. Das Team führt in regelmäßigen Abständen **Schulungen** zum Gebrauch des CIRS durch. Neben der Beantwortung themenbezogener und technischer Fragen, z. B. zur Bedienung des CIRS - »usability«, können auch Vorbehalte und Ängste über die Schulungen abgebaut werden.

Es erscheint sinnvoll, in der gesamten Krankenhausorganisation gleichzeitig mit dem CIRS-Einsatz zu beginnen. Vorteilhaft ist es anhand exemplarischer externer CIRS-Fälle die Möglichkeiten und den Funktionsumfang des CIRS sowie den daraus zu erzielenden Mehrwert darzustellen.

Das CIRS lebt vom stetigen **Eingang interessanter Meldungen**, die in einer Datenbank kategorisiert und recherchierbar gemacht werden. Dabei ist eine Mindestanzahl eingegangener CIRS-Fälle diskutierbar, da bereits eine einzige Meldung ggf. große Auswirkungen auf die Sicherheit haben kann. Mehr als die Quantität der Meldungen zählt die Qualität bzgl. der Relevanz für sicherheitskritische Fragen. Ein Gradmesser der CIRS-Qualität kann die Anzahl der CIRS-Meldungen in Relation zu den veröffentlichten CIRS-Berichten und ihren Analysenergebnisse sein.

Fehlt eine allgemein verbindliche **Taxonomie**, besteht keine Möglichkeit, CIRS-Meldungen innerhalb oder zwischen verschiedenen Datenbanken/Systemen miteinander zu vergleichen. Dem Anspruch einer einheitlichen Taxonomie kann man ähnlich wie in der Luftfahrt nur durch einen europaweiten bzw. weltweiten Standard gerecht werden. Bei den heutigen CIRS sollte bereits auf Interoperabilität geachtet werden und eine Taxonomie bzw. Klassifikation gewählt werden, die sich an etablierten großen CIRS orientiert. Auch für die **Weitergabe von Informationen und Warnhinweisen** sollten klare Regeln gelten. Eine abgestufte Zeitvorgabe für die Reaktion (Feedback/Feedforward) auf CIRS-Meldungen sollte festgelegt werden, z. B. dringende Meldungen innerhalb von 2 Werktagen, normale Feedforward-Meldungen spätestens nach 10 Werktagen.

Die Einrichtung eines CIRS sollte nicht den Blick davor versperren, dass es etliche weitere Systeme zur Erfassung von fehlerhaften Vorgängen gibt, die auch genutzt werden sollten. So können z. B. Audits, Chefarztrunden, Fokusgruppen mit Angehörigen und Patienten sowie Beobachtungen und Befragungen ebenfalls wertvolle sicherheitsrelevante Informationen liefern. Verlässt sich ein Krankenhaus lediglich auf die nunmehr in Deutschland gesetzlich vorgeschriebene Implementierung eines CIRS und versäumt es, über weitere Erfassungsmethoden zusätzliche Informationen einzuholen, erhöht sich eher das Risiko für Patientenschäden.

> Das CIRS-System darf nicht für ein Mobbing missbraucht werden, was primär erfordert, dass jede Meldung durch ein CIRS-Redaktionsteam bearbeitet werden muss, bevor die Meldung veröffentlicht wird. CIRS-Meldungen, die sich diskreditierend gegen Personen oder Institutionen richten, dürfen nicht veröffentlicht werden.

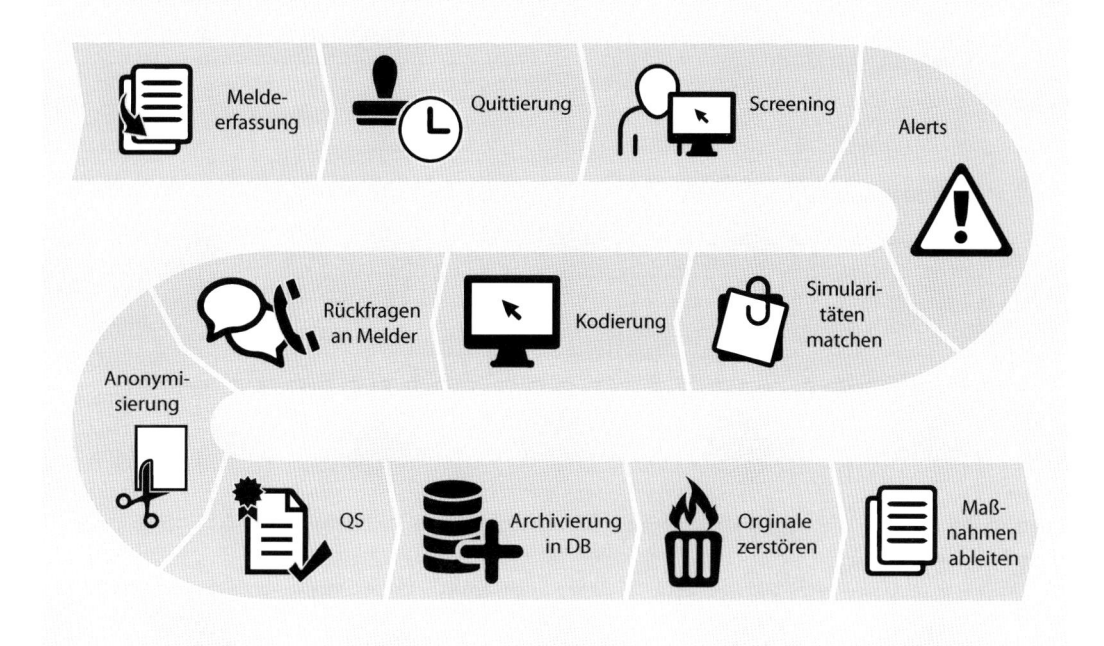

Abb. 33.14 Ablauf einer CIRS-Bearbeitung, in Anlehnung an den Workflow der ASRS-Meldung (ASRS Program Briefing June 2014, Aviation Safety Reporting System 2014, ▶ http://asrs.arc.nasa.gov)

Neben der Sicherstellung der **Anonymität** muss der **Datenschutz** für die Inhalte der Meldungen und der Website gewährleistet werden. Besteht die Möglichkeit, Eingangsmeldungen aus dem Internet abzugreifen, könnte auch der Datenschutz verletzt werden. Für die Erfassung von Meldungen müssen entsprechend sichere Verbindungen (https) zur Verfügung stehen. Die Organisation HON Health on the Net-Foundation mit Sitz in der Schweiz überprüft z. B., ob die Internet-Verbindung zum CIRS-Server sicher ist.

Die freiwillig berichteten und anonymisierten Patientendaten der CIRS-Datenbank fallen nicht unter die Zugriffsrechte für Patienten.

Eine hilfreiche Checkliste zur Einführung eines CIRS findet sich im Appendix 2, Checklist for Developing a Reporting System, der WHO mit dem Titel »Draft Guidelines for Adverse Event Reporting and Learning Systems, from Information to Action« (World Health Organization 2005).

33.16.7 Ablaufprozess

Als Orientierungsrahmen eines bereits seit Jahrzehnten etablierten CIRS-Prozesses bietet sich das erfolgreiche Aviation-Safety-Reporting-System (ASRS) an.

Der CIRS-Prozess umfasst **12 Teilschritte** (Abb. 33.14):
- Meldeerfassung über ein Webportal
- Quittierung der Meldung
- Screening der Meldung – Erstbeurteilung der Meldung
- Alert-Meldung bei kritischer Sicherheitsrelevanz
- Similaritäten matchen, Vergleich der neuen Meldung mit bestehenden Fällen
- Kodierung der CIRS-Meldung mittels standardisierter Taxonomie
- Rückfragen an den Melder
- Anonymisierung der Meldung
- Qualitätssicherung durch fachliche Bewertung der Meldung

- Archivierung in der Datenbank
- Originale zerstören – Rückverfolgbarkeit dauerhaft verhindern
- Maßnahmen ableiten

33.16.8 Lernen aus CIRS-Fällen

Das Aufarbeiten von CIRS-Fällen hat auf verschiedenen Ebenen positive Lerneffekte. Zu den rein kognitiven Effekten zählt die wissenschaftliche und auf Evidenz basierende Auseinandersetzung mit einem medizinischen oder organisatorischen Problem. Neben diesen klassischen Lerneffekten werden zusätzlich deutliche Signale gesetzt, offen über Probleme der Patientensicherheit sprechen zu können. Dabei wird eine Kultur der Transparenz und des Offenlegens von Problemen, ein Miteinander-Reden und nicht Übereinander-Reden geübt, sowie generell die Achtsamkeit für Patientensicherheit gestärkt.

> Das Lernen aus CIRS-Fällen sollte mit weiteren Analysemethoden kombiniert werden. So können CIRS-Fälle Auslöser bzw. Gegenstand einer M&M-Konferenz oder Ursachenanalyse mittels des London-Protokolls sein ebenso wie Grundlage eines Workshops zur Verbesserung von Abläufen.

Aus der Diskussion über CIRS-Fälle sollten sich kontinuierliche **Aktivitäten** ableiten (World Health Organization 2009):
- Diskussionen über relevante CIRS-Fälle in wöchentlichen klinischen Sitzungen
- Wöchentliche Reviews in Bereichen in denen Fehler bekannt wurden
- Detaillierte Fehlerdiskussion und notwendige Folgeaktionen
- Der Fokus liegt stets auf dem Lernen, es wird daraus kein Schuldvorwurf konstruiert
- Systemursachen werden benannt, um diese zu beheben
- Verteilen der Information an andere Mitarbeiter als Warnhinweise auf mögliche Fehlerquellen

33.17 Ganzheitliche Bewertung des klinischen Risikomanagements

Alexander Euteneier

Die meisten Methoden fokussieren sich auf einzelne Bereiche und Fragestellungen des klinischen Risikoassessments. Stellt sich jedoch die Frage, wo stehen wir als gesamte Organisation bezüglich unserer Sicherheitsbemühungen (virtueller Sicherheitsraum nach Reason) müssen vielfältige Informationsquellen herangezogen werden, um eine ganzheitliche Sicht auf die Organisation zu erhalten. Hierbei bietet sich der **EFQM-Ansatz** an, adaptiert auf die Themenschwerpunkte des klinischen Risikomanagements.

Das EFQM-Modell ist ein Excellence-Tool des Total-Quality-Managements. Es wurde 1988 von der European Foundation for Quality Management (EFQM) entwickelt (◘ Abb. 33.15). Es werden **9 Kategorien**, davon
- 5 Befähiger-Kategorien und
- 4 Ergebnis-Kategorien

definiert. Diese werden einzeln bewertet und anschließend für die Gesamtbewertung verschieden gewichtet. Maximal können 1000 Punkte erreicht werden. Gemäß der **RADAR-Logik**, einem Regelkreislauf aus
- Results – Ergebnisse
- Approach – Vorgehen
- Deployment – Umsetzung
- Assessment and Refinement – Bewertung und Verbesserung

werden die Befähiger-Kategorien nach **Vorgehen** (fundiert, integriert) und **Umsetzungsgrad** (Grad der Einführung, systematisch) und deren **Bewertung/Überprüfung** (Messung, Lernen, Verbesserung) bepunktet.

Die Ergebnis-Kategorien werden anhand ihrer **Ergebnisse** (Trends, Ziele, Vergleiche, Ursachen) und ihrer Bezüge auf relevante Bereiche und Aktivitäten (Umfang) hin bepunktet.

Eine Zertifizierung erfolgt nicht. Jedes Land kann einen eigenen Preis als Vorstufe zum EFQM-Excellence-Award vergeben, in Deutschland ist dies der **Ludwig-Erhardt-Preis**, in der Schweiz der

33.17 · Ganzheitliche Bewertung des klinischen Risikomanagements

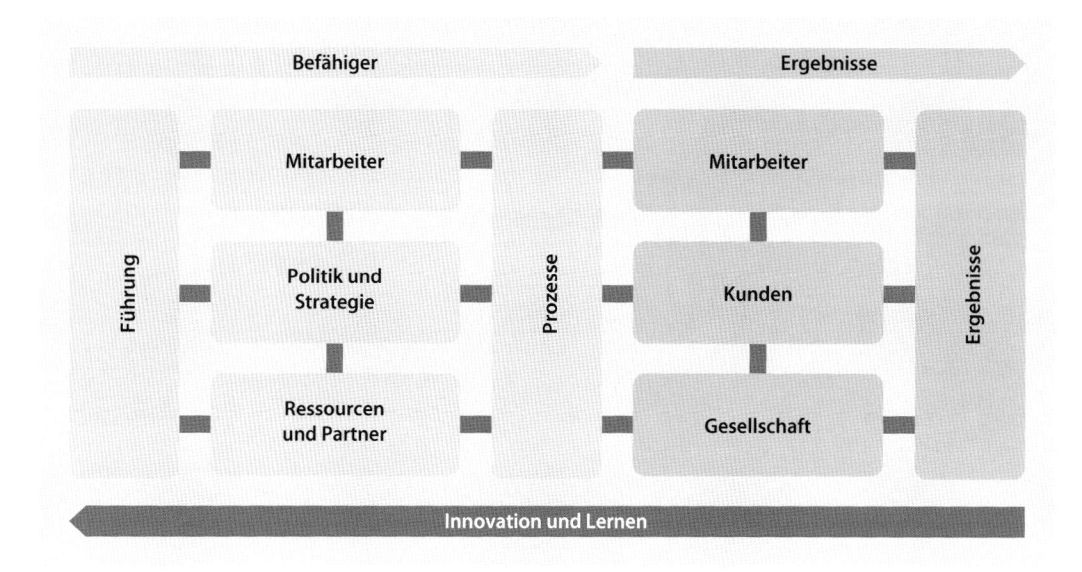

Abb. 33.15 EFQM-Modell. (Adaptiert nach ▶ www.efqm.org)

ESPRIX Swiss Award for Excellence und in Österreich der **Staatspreis Unternehmensqualität**.

Ein umfassender Kriterienkatalog für die Gesamtbeurteilung klinischer Risikomanagement-Systeme von Krankenhäuser mit den 9 Hauptkategorien und den 29 zu bewertenden Befähiger-Teilkriterien und 22 Ergebnis-Teilkriterien wurde durch die Euteneier Consulting (2013, nicht publiziert) entwickelt und vielfach in deutschen Krankenhäusern eingesetzt. Dabei liegen die Schwerpunkte auf dem klinischen Risikomanagement unter Berücksichtigung der RADAR-Logik des EFQM-Modells. Dieses Modell wird in Anlehnung an das Total-Quality-Management als **Total Risk Management Control** (**TRMC**) bezeichnet. Die Erhebung der Daten erfolgt im Rahmen einer 2-tägigen vor-Ort Begehung, wobei ca. 4–5 Fach- und Funktionsabteilungen (z. B. Geburtshilfe, Notaufnahme, OP-Abteilung, periphere Station, Herzkatheter, Intensivstation) auditiert werden, sowie eine umfassende Dokumentensichtung im Vorfeld und vor Ort erfolgt. Des Weiteren werden kollegiale Gespräche mit der Geschäftsleitung und den leitenden Führungskräfte der jeweiligen Fach- und Funktionsbereiche durchgeführt und Aspekte des klinischen Risikomanagement besprochen.

> Der umfassende risikobezogene Kriterienkatalog und das Bewertungsschema der RADAR-Logik bieten die Möglichkeit einer numerischen Bewertung des gesamten klinischen Risikomanagement-Systems mit all seinen Facetten. TRMC bietet damit eine Vergleichbarkeit zwischen verschiedenen RM-Systemen unterschiedlicher Krankenhäuser.

Die graphische Darstellung der Gesamtbewertung des klinischen Risikomanagement-Systems eines Krankenhauses (Abb. 33.16) erfolgt durch Visualisierung der 9 Hauptkategorien Führung, Strukturen, Mitarbeiter, Ressourcen, Prozesse, Patienten bezogene Ergebnisse, Mitarbeiter bezogene Ergebnisse, Risikomanagement bezogene Ergebnisse und Schlüsselergebnisse in Form eines Tortendiagramms. Dabei setzen sich die Schlüsselerlebnisse aus den Bewertungen der Begehungen der einzelnen Funktions- und Fachabteilung vor Ort zusammen und werden besonders gewichtet.

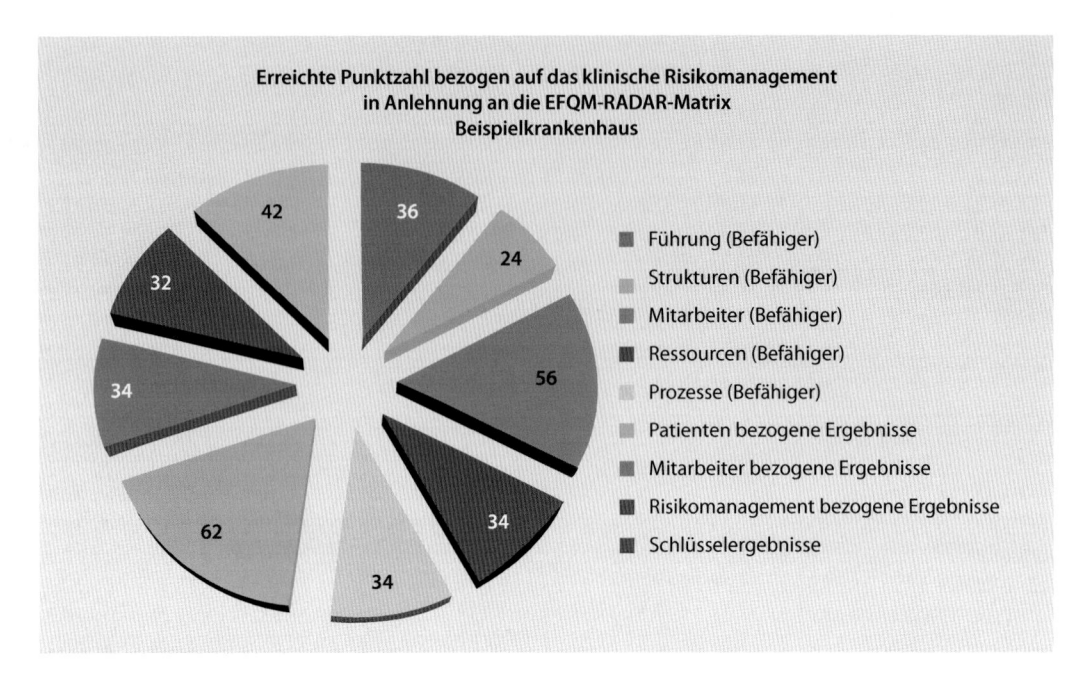

Abb. 33.16 Beispiel einer Gesamtbewertung mittels der TRMC-Methode für ein Krankenhaus der Grund- und Regelversorgung anhand der 9 Bewertungskategorien des EFQM-Modells. Die erreichte Punktzahl beträgt 354 von maximal 1000 Punkten

Literatur

Literatur zu allen Kapiteln außer 33.6 und 33.9

Agency for Healthcare Research and Quality (2007) Guide to Patient Safety Indicators. Version 3.1

Aviation Safety Reporting System (2014) ASRS Program Briefing June 2014, ▶ http://asrs.arc.nasa.gov/docs/ASRS_ProgramBriefing2013.pdf

Bonnabry P, et al. (2005) Use of a systematic risk analysis method to improve safety in the production of paediatric parenteral nutrition solutions. Qual Saf Health Care 14 (2): 93–98

Bothe J, Hielmcrone C v (2009) Aktives Messinstrument der Patientensicherheit – das IHI Global Trigger Tool. University of Applied Sciences Flensburg, Germany Interreg 4A Projekt: Stärkung der Patientensicherheit zwischen Dänemark und Deutschland, ▶ http://patient.fh-flensburg.de/fileadmin/dokumente/GTT_German_Manual.pdf

Büssing A, Perrar K (1992) Die Messung von Burnout. Untersuchung einer deutschen Fassung des Maslach Burnout Inventory (MBI-D). Diagnostica 38 (4): 328–353

Christiaans-Dingelhoff I, et al. (2011) To what extent are adverse events found in patient records reported by patients and healthcare professionals via complaints, claims and incident reports? BMC Health Serv Res 11: 49

Classen DC, et al. (2011) 'Global trigger tool' shows that adverse events in hospitals may be ten times greater than previously measured. Health Aff (Millwood) 30 (4): 581–589

Cleary PD, McNeil BJ (1988) Patient satisfaction as an indicator of quality care. Inquiry 25 (1): 25–36

Cooper PD. Jeffrey B, et al. (1984) An Analysis of Major Errors and Equipment Failures in Anesthesia Management Considerations for Prevention and Detection. The Journal of the American Society of Anesthesiologists 60 (1): 34–42

Department of Veterans Affairs (2011) VHA National Patient Safety Improvement Handbook. VHA Handbook 1050.01

Fahrenkopf AM, et al. (2008) Rates of medication errors among depressed and burnt out residents: prospective cohort study. BMJ 336 (7642): 488–491

Flanagan JC (1954) The critical incident technique. Psychol Bull 51 (4): 327–358

Griffin F, Resar R (2012) IHI Global Trigger Tool for Measuring Adverse Events (Second Edition). IHI Innovation Series white paper.: Institute for Healthcare Improvement, Cambridge. ▶ http://www.IHI.org

Hammer A, et al. (2011) Psychometric properties of the Hospital Survey on Patient Safety Culture for hospital management (HSOPS_M). BMC Health Serv Res 11: 165

Haynes AB, et al. (2011) Changes in safety attitude and relationship to decreased postoperative morbidity and mortality following implementation of a checklist-based surgical safety intervention. BMJ Qual Saf 20 (1): 102–107

Literatur

Helmreich R, et al. (1993) The Flight Management Attitudes Questionnaire (FMAQ). NASA/UT/FAA Technical Report 93-4. The University of Texas, Austin

Hoffmann B, et al. (2009) Entwicklung des Fragebogens zum Sicherheitsklima in Hausarztpraxen (FraSiK): Transkulturelle Adaptation – ein Methodenbericht. Z Evid Fortbild Qual Gesundhwes 103 (8): 521–529

Kahn H, Wiener AJ (1967) The Year 2000: A Framework for Speculation on the Next Thirty-Three Years. Macmillian, New York

Langley G, et al. (1999) The Improvement Guide: A Practical Approach to Enhancing Organizational Performance, 2nd ed. Jossey-Bass, San Francisco

Leape LL (2002) Reporting of adverse events. N Engl J Med 347 (20): 1633–1638

Leape LL, Berwick DM (2005) Five years after To Err Is Human: what have we learned? JAMA 293 (19): 2384–2390

Lecher S, et al. (2002) Patientenorientierung durch Patientenbefragungen als ein Qualitätsmerkmal der Krankenversorgung. Bundesgesundheitsblatt – Gesundheitsforschung – Gesundheitsschutz 45 (1): 3–12

Lee A, et al. (2014) Root cause analysis of serious adverse events among older patients in the Veterans Health Administration. Jt Comm J Qual Patient Saf 40 (6): 253–262

Levinson DR (2010) Adverse Events in Hospitals: National incidence among medicare beneficiaries. Office of Inspector General Washington DC, US Department of Health and Human Service, Office of the Inspector General, Nov. 2010; Report No. OEI-06-09-00090

Lilford R, Pronovost P (2010) Using hospital mortality rates to judge hospital performance: a bad idea that just won't go away. BMJ 340: c2016

Makary MA, et al. (2006) Operating room teamwork among physicians and nurses: teamwork in the eye of the beholder. J Am Coll Surg 202 (5): 746–752

Maslach C, Jackson SE (1981) The measurement of experienced burnout. Journal of occupational Behaviour 2: 99–113

McDonald KM, et al. (2002) Measures of Patient Safety Based on Hospital Administrative Data – The Patient Safety Indicators. Rockville MD

McDermott F (2014) Validierung, Anwendung und Populationsbezug von Patientensicherheitsindikatoren: Internationaler Status und Spezifizierung für das deutsche Gesundheitswesen, ▶ www.ifpsbonn.de/projekte-1/validierung-anwendung-und-populationsbezug-von-patientensicherheitsindikatoren-internationaler-status-und-spezifizierung-fuer-das-deutsche-gesundheitswesen

NCC-MERP-Index – National Coordination Counsil for Medication Error Reporting and Prevention Index (2001), ▶ www.nccmerp.org/sites/default/files/indexColor2001-06-12.pdf

Potts HW, et al. (2014) Assessing the validity of prospective hazard analysis methods: a comparison of two techniques. BMC Health Serv Res 14: 41

Pringle M (2002; revised 2009) Significant Event Management. A General Practise Guide, A process for Significant Event Management which meets the standard described in Aiming for Excellence. The Royal New Zealand College of General Practitioners

Reason J (1990) Human Error. Cambridge University Press, New York

Salem I, et al. (2008) Der Fragebogen zu Teamwork und Patientensicherheit – FTPS (Safety Attitudes Questionnaire – deutsche Version). Praxis Klinische Verhaltensmedizin und Rehabilitation 79: 70–76

Sexton JB, et al. (2006) The Safety Attitudes Questionnaire: psychometric properties, benchmarking data, and emerging research. BMC Health Serv Res 6: 44

Shahian DM, et al. (2010) Variability in the measurement of hospital-wide mortality rates. N Engl J Med 363 (26): 2530–2539

Shojania KG (2008) The frustrating case of incident-reporting systems. Qual Saf Health Care 17 (6): 400–402

Siegrist M, et al. (2006) Weiterbildung und Arbeitssituation aus Sicht der Assistenzärzte. Schweizerische Ärztezeitung 87: 379–386

Snow D (2010) Kaiser Permanente Experience with Automating the IHI Global Trigger Tool. presented at AHRQ 2010 Annual Meeting National Patient Safety, Kaiser Permanente Foundation Health Plan; ▶ http://archive.ahrq.gov/news/events/conference/2010/snow/index.html

Sorra J, Nieva V (2004) Hospital Survey on Patient Safety Culture. AHRQ Publication No. 04-0041 Contract No. 290-96-0004

Taylor-Adams S, Vincent C (2007) System Analysis of Clinical Incidents – The London Protocol (dt. Systemanalyse klinischer Zwischenfälle – Das London-Protokoll). St Mary's Hospital, London

Thomas E, et al. (2004) Translating teamwork behaviours from aviation to healthcare: development of behavioural markers for neonatal resuscitation. Qual Saf Health Care 13 (Suppl 1): i57–64

TÜV Süd Management Service (2013) Prozessanalyse mit dem Turtle-Modell. ▶ www.tuev-sued.de/prozessanalyse

Vincent C, et al. (2000) How to investigate and analyse clinical incidents: Clinical Risk Unit and Association of Litigation and Risk Management protocol. BMJ 320 (7237): 777–781

Wachter (2009) Is incident reporting effective in reducing medical errors and increasing patient safety? ▶ www.kevinmd.com/blog/2009/10/incident-reporting-effective-reducing-medical-errors-increasing-patient-safety.html

Wachter RM (2012) Understanding Patient Safety, 2nd ed.

Wachter RM, Pronovost PJ (2009) Balancing »No Blame« with Accountability in Patient Safety. New England Journal of Medicine 361 (14): 1401–1406

World Health Organization (2005) WHO Draft Guidelines for Adverse Event Reporting and Learning: From Information to Action

World Health Organization (2009) WHO Patient Safety. Curriculum Guide for Medical Schools

Wu AW, et al. (2008) Effectiveness and efficiency of root cause analysis in medicine. JAMA 299 (6): 685–687

Yule S, et al. (2008) Surgeons' non-technical skills in the operating room: reliability testing of the NOTSS behavior rating system. World J Surg 32 (4): 548–556

Zu ▶ Kap. 33.6

Abdulrasheed I, Zira DI, Eneye AM (2011) Modification of the surgical morbidity and mortality meetings as a tool to improve patient safety. Oman Med J 26 (4):290–2

Aboumatar HJ, Blackledge jr. C, Dickson C, Heitmiller E, Freischlag J, Pronovost PJ (2007) A descriptive study of morbidity and mortality conferences and their conformity to medical incident analysis models: results of the morbidity and mortality conference improvement study, phase 1. American Journal of Medical Quality 22 (4):232–8

Ansorg J, Kruger M, Vallbohmer D (2012) Sinnvolle Weiterbildungskonzepte für Chirurgen [Meaningful advanced training concepts for surgeons]. Chirurg 83 (4):360–7

Antonacci AC, Lam S, Lavarias V, Homel P, Eavey RA (2009) A report card system using error profile analysis and concurrent morbidity and mortality review: surgical outcome analysis, part II. J Surg Res 153 (1):95–104

Becker A (2012) Qualitätskriterien erfolgreicher Morbiditäts- und Mortalitätskonferenzen. In: Becker A, Glaser A, Kroll W, Schweppe P, Neuper O (Hrsg.) Klinisches Risikomanagement – Beiträge zur Patientensicherheit, S. 13–46. Neuer Wissenschaftlicher Verlag, Wien Graz

Bevis KS, Straughn Jr. JM, Kendrick JE, Walsh-Covarrubias J, Kilgore LC (2011) Morbidity and mortality conference in obstetrics and gynecology: a tool for addressing the 6 core competencies. Journal of graduate medical education 3 (1):100–3

Deis JN, Smith KM, Warren MD, Throop PG, Hickson GB, Joers BJ, et al. (2008) Transforming the Morbidity and Mortality Conference into an Instrument for System-wide Improvement. In: Henriksen K, Battles JB, Keyes MA, Grady M (eds). Advances in Patient Safety: New Directions and Alternative Approaches (Vol. 2: Culture and Redesign, pp. 1–7). Agency for Healthcare Research and Quality, Rockville

Goldman S, Demaso DR, Kemler B (2009) Psychiatry morbidity and mortality rounds: implementation and impact. Acad Psychiatry 33 (5):383–8

Gordon LA (1994) Gordon's Guide to the Surgical Morbidity and Mortality Conference. Hanley & Belfus, Philadelphia

Krenn V, Jakobs M (2012) Klinisch-Pathologische Konferenzen als Ausbildungsziel. In: Krukemeyer MG (Hrsg.) Aus- und Weiterbildung in der klinischen Medizin. Didaktik und Ausbildung, S. 143–6. Schattauer, Stuttgart

Lauterberg J; unter Mitarbeit von Blum K, Briner M, Lessing C – IfPS Bonn (2012) Abschlussbericht Befragung zum Einführungsstand von klinischem Risiko-Management (kRM) in deutschen Krankenhäusern. ▶ http://www.ifpsbonn.de/projekte-1/projekte/abschlussbericht.pdf

Wilkesmann M, Roesner B (2013) Nichtwissen. Ein vielfältig wahrgenommenes Phänomen in der Chirurgie. Passion Chirurgie 3 (3 - Artikel 02_02)

Zu ▶ Kap. 33.9

Bundesärztekammer (BÄK) (2013) Curriculum Ärztliches Peer Review, 2. Aufl. ▶ http://www.bundesaerztekammer.de/page.asp?his=1.120.1116.9069&all=true (Letzter Aufruf: 10.9.2013)

Bundesärztekammer (BÄK) (2014) Leitfaden Ärztliches Peer Review, 1. Aufl. ▶ http://www.bundesaerztekammer.de/downloads/Leitfaden_Aerztliches-Peer-Review_2014.pdf (Letzter Aufruf 19.8.2014)

DIVI QI (2013) Liste Indikatoren. ▶ http://www.divi.de/qualitaetssicherung/peer-review/qualit%C3%A4tsindikatoren.html

Infrastruktur und Technologie

Peter Langkafel, Kurt Kruber und Petra Gastmeier

34.1 **IT-Lösungen zur Verbesserung der Patientensicherheit – 619**
34.1.1 Bad health informatics can kill – 619
34.1.2 Praktische Beispiele und erfolgreiche Projekte – 619
34.1.3 Praxisbeispiel I: CIRS – 619
34.1.4 CUIRIS/PIRS/PSRS – 620
34.1.5 Praxisbeispiel II: GRC – 621
34.1.6 Rahmenbedingungen – 622
34.1.7 Schritt 1: Rahmenbedingungen und Ziele – 623
34.1.8 Schritt 2: Konkrete Umsetzung – 624
34.1.9 Schritt 3: Ergebnis – 625
34.1.10 Praxisbeispiel III: HTA-Bericht CPOE – 629
34.1.11 Fazit – 630

34.2 **Zusammenspiel von IT und Medizintechnik – 630**
34.2.1 Strategisches Ziel der Zusammenführung von IT und Medizintechnik – 630
34.2.2 Welche Trends zeichnen sich im gesamten Umfeld ab? – 633
34.2.3 Argumentenbilanz der Vor- und Nachteile – 634
34.2.4 Fallstricke – 635

34.3 **Risikoreduzierung durch Medizintechnik und IT – 635**
34.3.1 Einführung – 635
34.3.2 IT-gestützte Simulation von Infrastrukturmaßnahmen – 636
34.3.3 Risiken durch Medizintechnik und IT – 637
34.3.4 Risikomanagement nach ISO 80001 – 637
34.3.5 Best practice nach der IT Infrastructure Library – 639
34.3.6 Risiken in IT-Netzwerken – 640
34.3.7 Risiken der Kommunikationstechnik – 640
34.3.8 Risiken der Alarmierung – 641
34.3.9 Fazit – 642

34.4 Sterilgutaufbereitung – 642

34.4.1 Einführung – 642
34.4.2 Durchführung – 643
34.4.3 Qualifikation – 644

Literatur – 646

34.1 IT-Lösungen zur Verbesserung der Patientensicherheit

Peter Langkafel

> To err is human, but to really foul up requires a computer. (Daniel Irvin Rather jr.)

34.1.1 Bad health informatics can kill

Mit der Einführung von Software in der medizinischen Welt wurde und wird leider auch ein neuer Fehlertyp eingeführt. Dies gilt es nicht zu verschweigen, sondern im Gegenteil, darauf besonders zu sensibilisieren. Wie für jedes andere neue Werkzeug oder jede innovative Technologie gilt: Es kann zu Fehlern, Missbrauch oder Veränderungen kommen, die so vorher nicht existierten. Dies ist zwangsweise mit der Einführung einer jeden Innovation oder neuen Technologie verbunden: Autounfälle gibt es erst, seitdem es Autos gibt, mit dem Hammer auf den Finger schlagen ist erst seit der Erfindung des Hammers möglich …

Elske Ammenwerth, Professorin für Health-IT betreibt unter der Internet-Adresse ▶ http://iig.umit.at/efmi/badinformatics.htm eine Website mit dem Titel »Bad health informatics can kill«. Hier werden sicher nicht alle Probleme oder gar fehlgeschlagenen Projekte in der Medizin-IT umfänglich beschrieben. Allerdings lohnt der Besuch der Website, um ein Gefühl dafür zu bekommen, was »alles schief laufen kann« – wenn unbedacht mit dem teilweise hochwirksamen Instrument Software umgegangen wird. Beispiele:

- So musste ein Krankenhaus in Atlanta für 3 Tage aufgrund eines Computerproblems schließen.
- Eine Patientensicherheitsorganisation (ECRI, Emergency Care Research Institute mit rund 400 Mitarbeitern) in den USA berichtet 2012 innerhalb von 9 Wochen von 171 »health information technology-related problems«, wobei 8 davon Patienten vermeidlich geschädigt haben und 3 davon zum Tod von Patienten beigetragen haben sollen.
- Einem Patienten wurde in Santa Cruz im Jahr 2007 versehentlich der Blinddarm entnommen. »this was due to an incompatibility of the software between the two systems«, heißt es in dem Report auf der oben genannten Website.
- Ein kleines Kind musste sterben, weil die Farbkodierung der Buttons nicht nachvollziehbar war – ein grüner Button führte dazu, eine Beatmungsmaschine abzuschalten und den Rechner zu booten.

34.1.2 Praktische Beispiele und erfolgreiche Projekte

Die positiven Auswirkungen und Potenziale von Health-IT überwiegen deutlich die möglichen negativen Implikationen. Im Folgenden werden mehrere Projekte konkret vorgestellt, um anhand von realen Beispielen einen Einblick in die Möglichkeiten und Verbindungen von Informationstechnologie, Risikomanagement und Qualitätsmanagement zu erhalten.

34.1.3 Praxisbeispiel I: CIRS

Für Krankenhäuser sind künftig Risikomanagement- und Fehlermeldesysteme verpflichtend vorgeschrieben. Dies beschloss der Gemeinsame Bundesausschuss (G-BA) am 23. Januar 2014 und setzte damit einen Auftrag aus dem im Februar 2013 in Kraft getretenen Patientenrechtegesetz um.

Ein Fehlermeldesystem muss demnach für alle Krankenhausmitarbeiter niederschwellig zugänglich und einfach zu bewerkstelligen sein. Die Meldungen müssen freiwillig, anonym und sanktionsfrei durch die Mitarbeiter erfolgen können. Der GBA-Beschluss vom 23.01.2014 fordert die »grundsätzlichen Anforderungen an ein einrichtungsinternes Qualitätsmanagement für nach § 108 SGB V zugelassene Krankenhäuser« um die Forderung nach einem abteilungs- und berufsgruppenübergreifenden Fehlermeldesystems zu erweitern. »Kritische Zwischenfälle nicht zu verschweigen, sondern im Hinblick auf Fehler begünstigende Faktoren zu analysieren und Verbesserungsmaßnahmen einzuleiten, ist der Dreh- und Angelpunkt von Fehler- und Risikomanagement«, kommentierte Regina Klakow-Franck, unparteiisches Mitglied des G-BA und Vorsitzende des für Qualitätssicherung zuständigen Unterausschusses, den G-BA-Beschluss. »Im Mittelpunkt steht hierbei nicht die Frage, wer, sondern was ist schuld daran, wenn Fehler passieren.« (Anonym 2014)

Das Aktionsbündnis Patientensicherheit (2014) stellt klar: »CIRS ist ein Beteiligungsprogramm – ohne das aktive Engagement der Mitarbeiterinnen und Mitarbeiter und ihre Freistellung von Sanktionen wird das CIRS im Risikomanagement nicht dauerhaft funktionieren können.«

Bei der Implementierung von Fehlermeldesystemen gilt es zwischen **Beinahe-Behandlungsfehlern** (»near misses«) und **unerwünschten Ereignissen** (UE, auch »adverse events« (AE) zu unterscheiden. Unerwünschte Ereignisse, also Ereignisse mit einem (Patienten-)Schaden, können straf- und zivilrechtliche Verfahren zur Haftungsfrage nach sich ziehen und sind daher gesondert zu betrachten.

Wichtige Funktionen von Clinical-Incident-Reporting-Systeme (CIRS) sind: CIRS sind Berichtssysteme, an die anonym kritische Ereignisse und Beinahe-Behandlungsfehler berichtet werden können. Die Meldungen sollten danach bewertet und ggf. in einem Risikomanagementprozess weiterbearbeitet werden. Bei der Anwendung von Medizinprodukten (einschließlich Software wie PACS oder ggf. Patientendatenmanagementsystem – PDMS – gilt die Medizinprodukte-Sicherheitsplanverordnung (MPSV), in der Vorkommnisse und Meldepflichten explizit geregelt sind. Diese gilt ebenso wie die Meldepflicht bei unerwünschten Arzneimittelwirkungen.

Es stehen verschiedene Webportale wie **CIRSmedical** (▶ www.CIRSmedical.de) der Bundesärztekammer und der Kassenärztlichen Bundesvereinigung, das **Krankenhaus-CIRS-Netz** (KH-CIRS-Netz, ▶ www.kh-cirs.de) des Aktionsbündnis Patientensicherheit, der Deutschen Krankenhausgesellschaft (DKG) und des deutschen Pflegerates oder **CIRS AINS** (▶ www.CIRS-AINS.de) der Deutschen Gesellschaft für Anästhesie und Intensivmedizin (DGAI) und des Berufsverbandes Deutscher Anästhesisten (BDA) zur Verfügung. Der Vorteil dieser Lösungen ist, dass man auch von den Fehlern anderer Einrichtungen/Kliniken lernen kann und ggf. eine höhere Anonymität erreicht werden kann.

Weigand und Röhrig (2014) führen hierzu aus: »Kritische Ereignisse mit IT-Beteiligung unterliegen häufig einer hohen Komplexität. Es gilt unter anderem Aspekte des Nutzungskontext, Softwareergonomie, hart kodierten (Programmierung durch Hersteller) und parametrierten (von oder für Betreiber individualisierten) Funktionalitäten, der Interoperabilität mit anderen IT-Systemen oder Geräten und der eigenen Organisationsstruktur zu beachten. Um zukünftige Schäden zu vermeiden und nicht einfach ein »Ticket zu schließen«, ist es wichtig, der Sache auf den Grund zu gehen: Es reicht nicht aus, den Auslöser für ein kritisches Ereignis zu identifizieren, man muss die Ursache(n) finden und benennen können. Dies ist häufig nur unter Einbeziehung von Anwendern und Herstellern möglich.«

34.1.4 CUIRIS/PIRS/PSRS

CIRS-Systeme fokussieren auf den klinisch handelnden Arzt. Ohne neue Wortschöpfungen überstrapazieren zu wollen sind Erweiterungen im Sinne eines CUIRIS (**Cure-Incident-Report-Systeme**) wünschenswert bzw. die Erweiterung eines CIRS auf alle behandlungsrelevanten Mitarbeiter ist sicher sinnvoll. Wenig Erfahrungen gibt es bis heute mit dem Einsatz von PIRS (**Patient-Incident-Reporting-Systemen**) oder PSRS (**Patient-Safety-Reporting-Systemen**), die den Patienten selbst in den Prozess mit einbeziehen und zum Subjekt der Krankenhausbehandlung machen. Moderne Unternehmen – auch im Bereich Medizintechnik – analysieren Anfragen, Beschwerden und Kommentare teilweise schon recht systematisch (inklusive einer Beobachtung der Meinungsbildung über soziale Medien).

»Jede Beschwerde ist eine kostenlose Beratung« – ein Leitsatz, der in den meisten Krankenhäuser Stand 2015 jedoch nicht so gelebt wird. Dabei sind dafür keine neuen IT-Systeme notwendig – moderne CRM-Lösungen (Customer-Relation-Management/Kundenbeziehungsmanagement) bieten in der Regel ein so genanntes **Ticketsystem**. Über dieses wird jede Anfrage (gleich, ob positiv, neutral oder negativ) auf seinem Weg durch die Organisation verfolgt – gegebenenfalls kann selbst

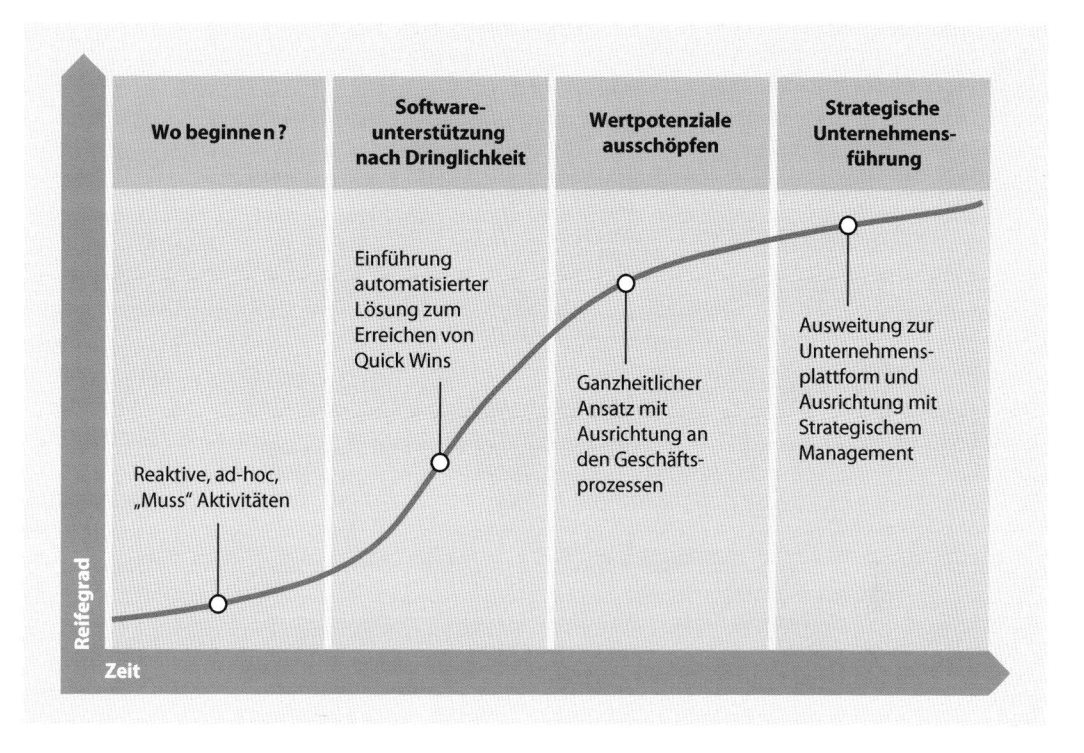

Abb. 34.1 Reifegradmodell für Governance, Risk und Compliance (SAP research)

geprüft werden, ob die Antwort zufriedenstellend war – geht allerdings auf jeden Fall nicht verloren. So kann auch statistisch überprüft werden, ob bestimmte Bereiche, Personen oder Prozesse in der Wahrnehmung von Patienten eine größere Bedeutung haben oder welche Trends möglicherweise abzulesen sind.

34.1.5 Praxisbeispiel II: GRC

Wie kann IT nun konkret helfen, das Risikomanagement zu unterstützen? Beispielhaft wird ein konkretes Kundenprojekt in einem deutschen Krankenhaus leicht modifiziert dargestellt, welches die Lösung »**Governance, Risk and Compliance**« (GRC) der SAP AG eingeführt hat.

GRC bedeutet: Führung, Risikomanagement und die Einhaltung von Regeln. Darunter versteht man auch den unternehmensweiten Umgang mit schützenswerten, sensiblen Informationen gemäß externer (Gesetze) und interner Regeln. Die englischen Begriffe werden allgemein verwendet, weil sie sich bereits nach kurzer Zeit im deutschen Sprachgebrauch etabliert haben.

GRC umfasst die Themen Corporate Governance und Unternehmenskontrolle, Risikomanagement, Kontrolltest und Problembehebung, Zugriffs- und Berechtigungssteuerung sowie für globalen Handel und Umwelt-, Gesundheits- und Arbeitsschutz.

Der Reifegrad einer Organisation kann von links nach rechts beschrieben werden (◘ Abb. 34.1): Von reaktiven »Muss«-Aktivitäten (im Englischen gern auch »muddling through« genannt) über eine automatisierte Erfassung von Teilbereichen und einem ganzheitlichen Ansatz bis hin zum Verständnis von GRC als Teil der strategischen Unternehmensführung.

Entsprechend dem Reifegrad einer Organisation können unterschiedliche IT-Werkzeuge eingesetzt werden (◘ Abb. 34.2):

- Schritt 1: Reagieren und Dokumentieren
- Schritt 2: Automatisieren
- Schritt 3: Integrieren

Reifegradmodell

Wo beginnen?
Reaktive, ad-hoc, »Muss« Aktivitäten

Software-unterstützung nach Dringlichkeit
Einführung automatisierter Lösung zum Erreichen von Quick Wins

Schritt 1: Reagieren
- Excel
- Word Doku von Kontrollen
- Email

Schritt 2: Automatisieren
- Access Control
- Risiko Management
- Process Control
- GTS Sanktionslistenprüfung

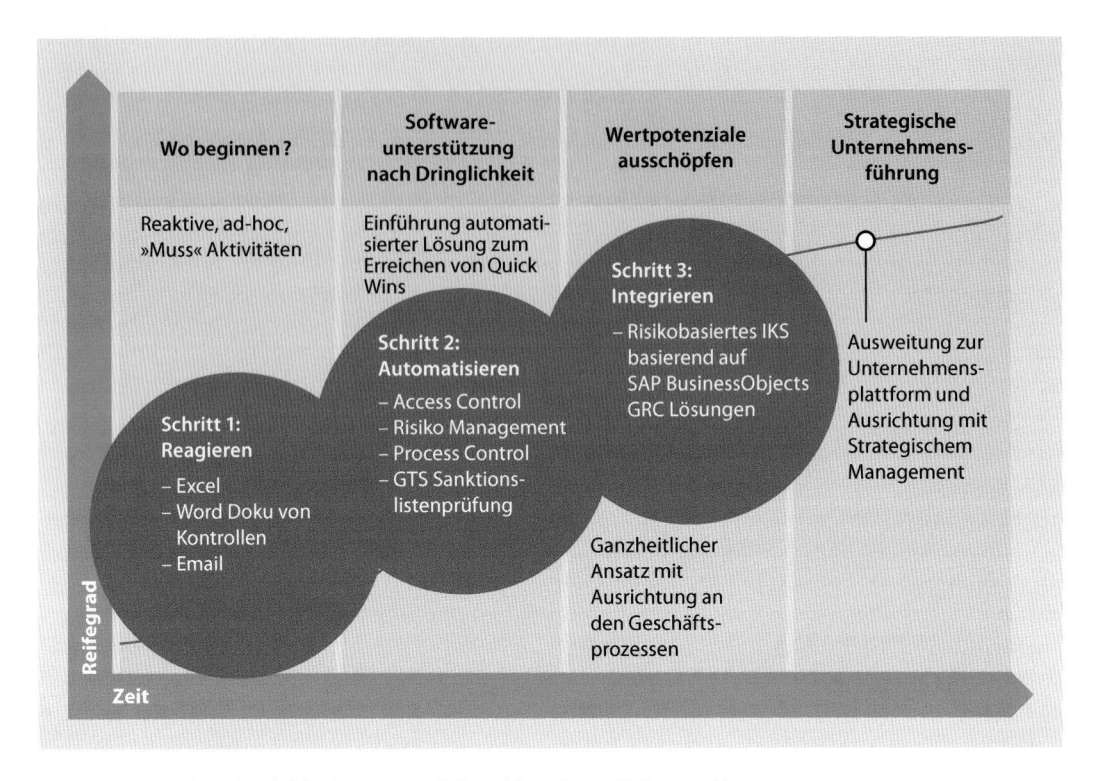

Wertpotenziale ausschöpfen

Schritt 3: Integrieren
- Risikobasiertes IKS basierend auf SAP BusinessObjects GRC Lösungen

Ganzheitlicher Ansatz mit Ausrichtung an den Geschäftsprozessen

Strategische Unternehmensführung
Ausweitung zur Unternehmensplattform und Ausrichtung mit Strategischem Management

Zeit → Reifegrad

◻ **Abb. 34.2** Reifegradmodell für Governance, Risk und Compliance (SAP research)

34.1.6 Rahmenbedingungen

Risiken verstehen heißt Unternehmenswerte sichern. Ein konsequentes Management geschäftlicher Risiken hilft, potenzielle Gefahren zu beurteilen und Schäden zu vermeiden. Auch Chancen lassen sich früher erkennen und damit zusätzliche Erträge sichern.

> Ziel ist es, integrierte Prozesse zu gestalten, die Risiken transparent machen und umsichtige, wertorientierte Entscheidungen vereinfachen.

In vielen Unternehmen ist das **Risikomanagement** noch nicht ausgereift: Programme scheitern an wenig strukturierten Abläufen, uneinheitlichen Bewertungsgrößen und schlecht koordinierten Maßnahmen. Es mangelt an standardisierten Prozessen und Unterstützung für operative Entscheidungen. Der Druck steigt jedoch: Vorstände und Wirtschaftsprüfer wollen Fortschritte sehen. Entscheidend für ein effektives Risikomanagement ist, sich auf die individuellen Werttreiber zu konzentrieren. Sie variieren von Branche zu Branche, lassen sich teilweise schwer operationalisieren und sind außerdem veränderlich. Für Energie- und Bergbauunternehmen gehören dazu etwa unter Tage liegende Öl-, Gas- und Mineralreserven. Versorgungsbetriebe müssen die Energielieferung sicherstellen. Und für eine Fluglinie zählt vor allem das Passagiererlebnis.

Kliniken befinden sich primär in einen **Qualitätswettbewerb** – zumindest das Angebotsversprechen an den Patienten muss ein qualitativ hochwertiges (= möglichst wenig risikobehaftetes) sein. Gleichzeitig ist Risikomanagement aber gerade auch unter dem Aspekt der **Ressourcenoptimierung** zu verstehen.

Wenn das Risikomanagement auf diese Werttreiber und die entsprechenden Wertschöpfungsprozesse ausgerichtet ist, werden im ganzen Unternehmen mehr Entscheidungen getroffen, die sich positiv auf das Geschäftsergebnis auswirken.

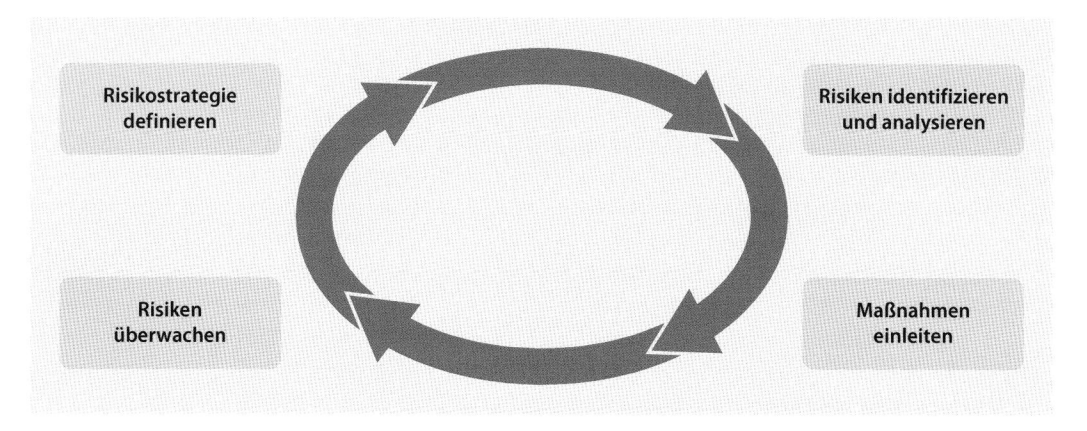

Abb. 34.3 Risikomanagement als ein kontinuierlicher und sich selbst optimierender Prozess

Die IT-Anwendung soll Entscheidern bei strategischen wie operativen Entscheidungen helfen:
- Risikomanagementsichten zu verstehen und wertorientiert zu nutzen
- Ursachen und Effekte einzelner oder mehrerer Risikofaktoren anhand von Kennzahlen zu bewerten
- Neue Risiken und Chancen früh zu erkennen und zu beurteilen

Risikopositionen lassen sich so strategisch und operativ ausbalancieren. Es wird einfacher, bereichsübergreifende Risiken zu identifizieren und in den Griff zu bekommen. Und die Wahrscheinlichkeit unerwarteter Verluste lässt sich entscheidend reduzieren.

Das Praxisbeispiel zeigt, wie dies konkret im Krankenhauskontext aussehen kann.

34.1.7 Schritt 1: Rahmenbedingungen und Ziele

Das Krankenhaus stellte sich zu Beginn folgende Kernfragen
- Worin liegen die größten Risiken in unserer Organisation?
- Welche Prozesse in unserer Organisation sind den größten Risiken ausgesetzt?
- Wird allen relevanten Risiken nachgegangen?
- Wer ist für welche Risiken verantwortlich?
- Wie gut funktioniert die Risikobewältigung?

Für das Krankenhaus war klar, dass klassische Risikomanagementsysteme oft zu kurz greifen und allein die Dokumentation bekannter Sachverhalte kein wirksames Risikomanagement darstellt. Sie verstanden, das Risikomanagement ein kontinuierlicher und sich selbst optimierender Prozess sein muss (◘ Abb. 34.3).

Klinisches Risikomanagement sollte als ein Teil des internen Kontroll- und Risikomanagementsystems gesehen werden (◘ Abb. 34.4):
- Innerhalb des klinischen RMS werden operative Risiken in Prozessen der Patientenversorgung identifiziert.
- Aus dem klinischen RM werden nur die wesentlichen Risiken in das unternehmensweite Interne Kontroll- und Risikomanagementsystem übernommen.

Ziel war es zudem, defragmentierte und z. T. redundante Betrachtungen der Risiken, Anforderungen, Maßnahmen auf Prozessebene zusammenzuführen (◘ Abb. 34.5). Daraus entwickelte sich das Konzept einer zentralen Sicht auf die Risikoprozessstruktur des Krankenhauses (◘ Abb. 34.6).

Wichtig war eine Risikoaktualisierung auf Basis vorhandener Ist-Daten wenn immer möglich, um zusätzliche dann wiederum redundante Prozesse

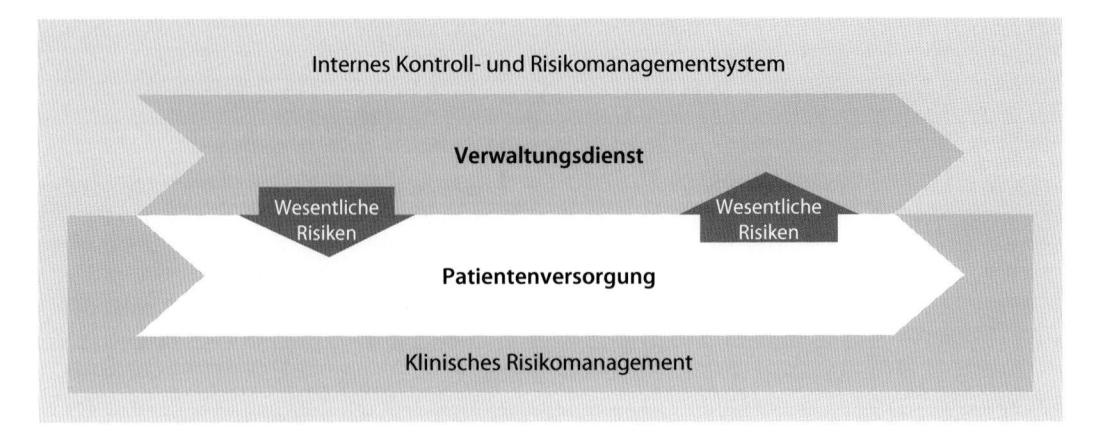

Abb. 34.4 Internes Kontroll – und Risikomanagementsystem

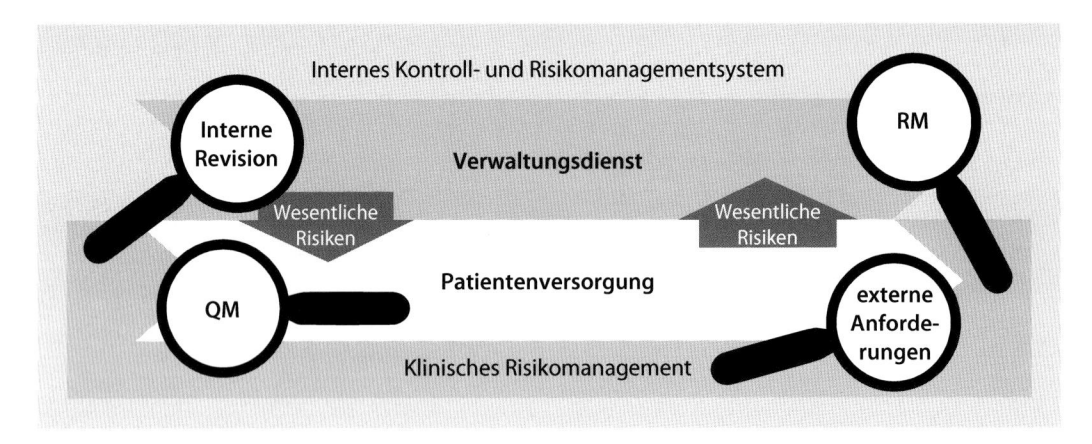

Abb. 34.5 Zusammenführung verschiedener Aufgaben in einem IT-System

zu vermeiden. Erst die Integration der Ist-Daten sollte eine wirksame Risikoüberwachung ermöglichen. Wichtig ist hierbei: Systeme, die das Thema Risikomanagement und auch Qualitätsmanagement unterstützen, sollten nicht neue Parallelwelten schaffen. Im schlimmsten Fall bedeutet das zusätzlichen Arbeitsaufwand und »Doppeleingaben« – was die Akzeptanz der Nutzer deutliche reduziert. Daher ist die Integration der Systeme zwingend – d. h. **existierende Daten** können idealerweise **auch** unter dem Aspekt des Risikomanagements ausgewertet werden.

34.1.8 Schritt 2: Konkrete Umsetzung

Im Rahmen von Workshops wurden wichtige Risiken definiert und Treiber mit ihren Auswirkungen spezifiziert. Damit wurde eine detaillierte Erfassung der Risikostruktur möglich und erfasst. Abb. 34.7 illustriert dies am Beispiel Hygiene.

Die Dokumentation und Aktualisierung der Risiken wurde auch zudem über standardisierte Formulare möglich. Diese Dokumentation dient der **Priorisierung** der Themen nach Häufigkeit, Relevanz, Beeinflussbarkeit oder anderen relevanten Parametern. Basierend auf der Risikopriorität kann eine Top-X-Risikoliste erzeugt werden (Abb. 34.8).

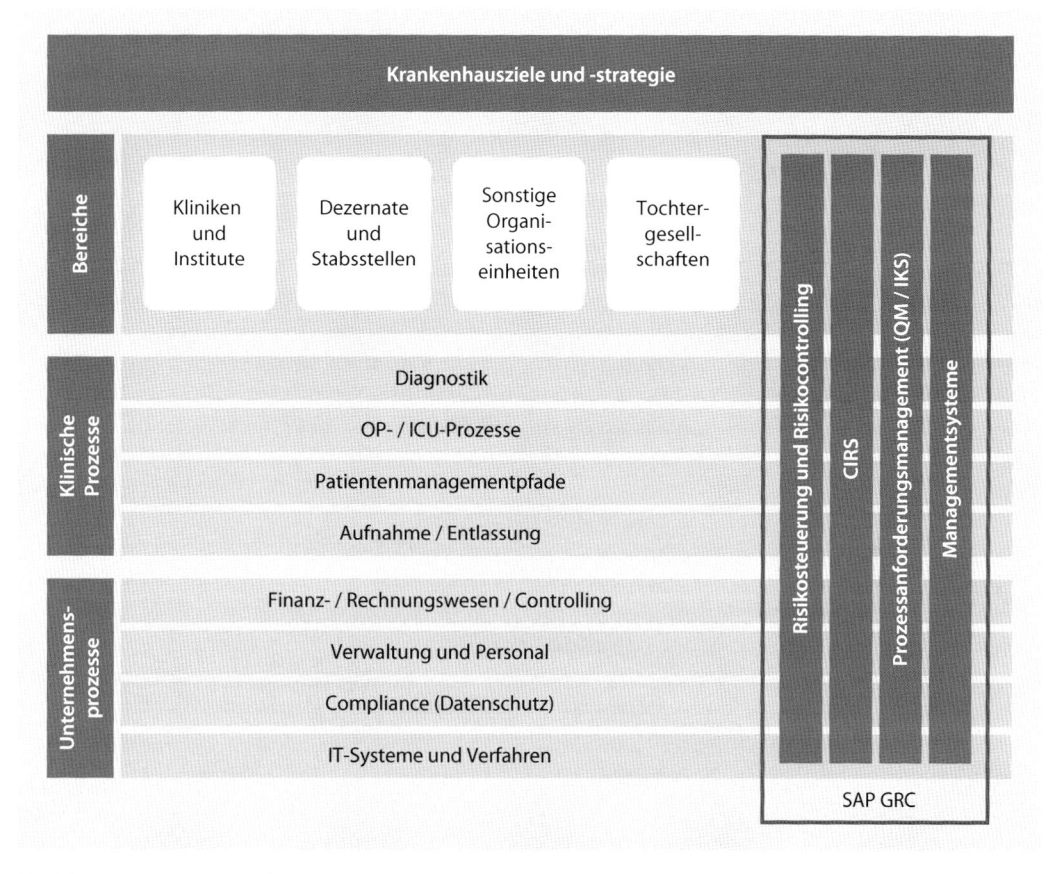

34.1 · IT-Lösungen zur Verbesserung der Patientensicherheit

Abb. 34.6 Krankenhausziele und Strategie

Risikopriorisierung
- Die Risikopriorisierung ist vor allem wichtig bei knappen Personalressourcen. Sie dient als Entscheidungshilfe, welche Risiken zuerst angegangen werden.
- Sie wird aus dem »Risikolevel« und dem »Zeitraum des erwarteten Auftretens« in Kategorien gruppiert, z. B.
  - Kurzfristig (z. B. in den nächsten 3 Monaten)
  - Mittelfristig (z. B. in den nächsten 6 Monaten)
  - Langfristig (z. B. in den nächsten 9 Monaten)
- Die Risiko-Prioritäts-Matrix ist frei definierbar.

34.1.9 Schritt 3: Ergebnis

Nach den Workshops mit den unterschiedlichen Beteiligten ergaben sich folgende Ergebnisse:
- Risikokatalog mit Referenzierungsfunktion (zentrale Risikoanpassung),
- Risikoidentifikation und -meldung im Top-down- und Bottom-up-Ansatz
- Delegationsfunktion für Vertretungsfälle
- Kollaborative Bewertungen
- Standardisierte Schnittstellen für die Integration in das bestehende Reporting für automatisierte Risikoindikatoren
- Standardisierte Schnittstellen für die Integration in das Enterprise Ressource Systems (ERP) System für permanente Kontrollüberwachung. Hierzu gehören unter anderem die Bereiche Finanzen/Controlling, Materialwirtschaft, Einkauf und möglicherweise Personalwirtschaftssystem

RISIKO-EREIGNIS

Treiber
- Mitarbeiter
- Systeme
- Extern
- Prozesse

Hygieneverstoß

Auswirkung
- Reputation
- Finanziell
- Regulatorisch
- Vermögensgegenstände
- Menschen

RISIKOMANAGEMENTSTRATEGIE

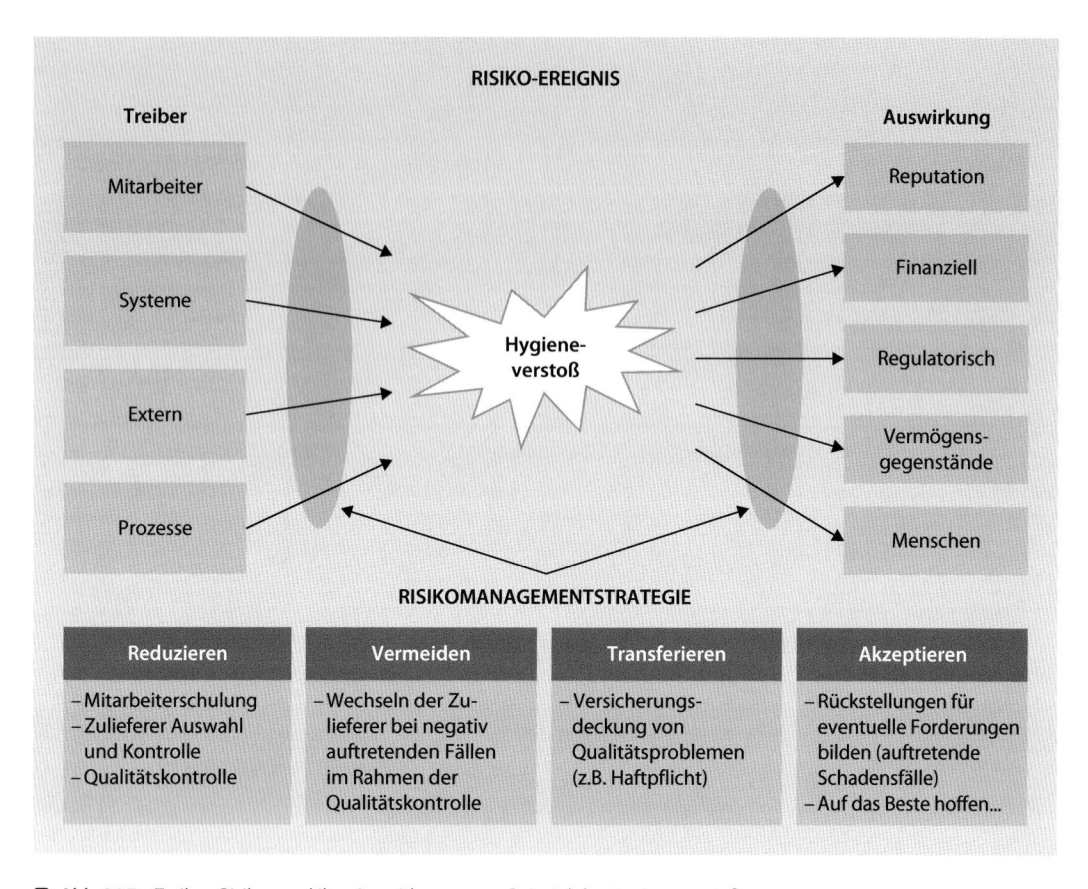

Reduzieren	Vermeiden	Transferieren	Akzeptieren
– Mitarbeiterschulung – Zulieferer Auswahl und Kontrolle – Qualitätskontrolle	– Wechseln der Zulieferer bei negativ auftretenden Fällen im Rahmen der Qualitätskontrolle	– Versicherungsdeckung von Qualitätsproblemen (z.B. Haftpflicht)	– Rückstellungen für eventuelle Forderungen bilden (auftretende Schadensfälle) – Auf das Beste hoffen…

Abb. 34.7 Treiber, Risiken und ihre Auswirkungen am Beispiel des Hygieneverstoßes

Risikopriorität von 1–9		Risikolevel		
		niedrig	mittel	hoch
Erwarteter Zeitpunkt des Ereignisses	kurzfristig	5	2	1
	mittelfristig	7	4	3
	langfristig	9	8	6

Abb. 34.8 Die Risiko-Prioritäts-Matrix

- Feingranulares Rollenkonzept
- Personalisierte Protokollierung aller Veränderungen in den Datensätzen
- Real-time Überwachung hinsichtlich der Einhaltung interner und externer Anforderungen sowie der Datensicherheitssituation

Elemente einer **GRC-Lösung** sind:
- Chancen und Risiken
- Szenarioverwaltung
- Maßnahmen und Steigerungspläne
- Vorfallsbearbeitung
- Aktivitäten
- Umfragen und Risikobewertungsberichte

Die Art und die Visualisierung der Zusammenfassungen können sicherlich variieren. Wichtig ist es, einen Grundlage für die Priorisierung zu haben. Nutzergesteuerte konfigurierbare Dashboards können hier schnell einen Überblick zu den wichtigsten einrichtungsspezifischen Risiken geben (Abb. 34.9).

34.1 · IT-Lösungen zur Verbesserung der Patientensicherheit

Heat Map

Risikopriorität von 1-9		Risikolevel		
		niedrig	mittel	hoch
Erwarteter Zeitpunkt des Ereignisses	kurzfristig	6		3
	mittelfristig	12	5	9
	langfristig	14	4	

Top Risiken

Top Risiken	Schadens-potenzial	Maßnahmen
Geburtsasphyxie	1.500.000	Notsectio-Schulung
Nicht erkannter Herzinfarkt	500.000	Triage in der ZNA
Übersehene Blutung GI-Trakt	400.000	Dienstanweisung Oberarztaufgabe
Aufklärungsmängel	100.000	Rechtsanwaltvortrag 4 x im Jahr
Patientensturz	80.000	DNQP-Expertenstandard Sturzprophylaxe

Maßnahmenplan

Offene Maßnahmen	Verantwortlicher	Fälligkeit
Risikoaudit Stationen 1 – 4	QRMB	30.06.2014
Hygieneschulung 4MRGN	HFK	15.08.2014
CIRS-Meldungen Statusreport	CIRS-Redaktionsteam	31.08.2014
Brandschutzübung Stationen 5 – 8	ASA-Team	15.12.2014
Triage-Software Implementierung	IT-Team	31.12.2014
ISO-Medikamentenkennzeichnung	STL Intensivstation	30.06.2014

Schadensentwicklung

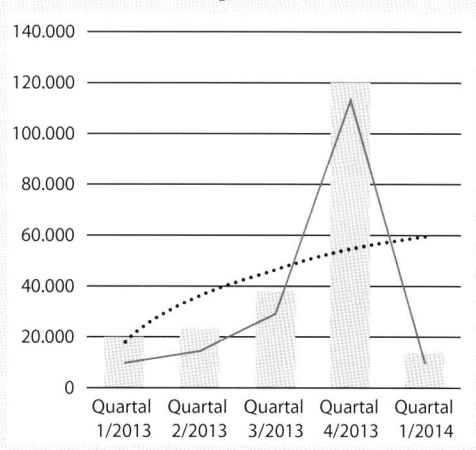

◘ **Abb. 34.9** Zusammenfassung der Risiken im Rahmen eines so genannten Dashboards

Wie bereits in ▶ Kap. 22.2 »Risikoassessment« beschrieben, müssen Kategorien bzw. Parameter wie z. B. Eintrittswahrscheinlichkeit, Schadensausmaß und Zeitraum eindeutig beschrieben und anhand klarer Kenngrößen definiert sein (◘ Abb. 34.10).

> **Steckbrief Access Control**
> Access Control unterstützt als Schlüsselkomponente für Governance, Risk und Compliance Unternehmen bei der Überwachung und Steuerung von Zugriffsrechten. Die Lösung beugt Funktionstrennungsrisiken vor, reduziert die Gefahren einer missbräuchlichen Nutzung von Informationen und trägt der Einhaltung (inter-)nationaler Vorgaben und Auflagen für das Finanz- und Risikomanagement Rechnung und unterstützt auch die datenschutzrechtlichen Anforderungen z. B. für ein Krankenhaus.
> — **Herausforderungen**
>   – Zunehmende gesetzliche Auflagen und Anforderungen an eine wirksame Zugriffs- und Berechtigungskontrolle u. a. auf Patientendaten

Eintrittswahrscheinlichkeit
- »Wahrscheinlichkeit, dass das Risiko eintritt«
- Eingegeben als Prozentsatz von 0% bis 99%
- Eingeteilt in frei definierbare Kategorien

von %	bis %	Wahrscheinlichkeits-level	Eintrittswahrscheinlichkeit
0	20	sehr selten	
21	40	unwahrscheinlich	
41	**60**	**wahrscheinlich**	
61	80	sehr wahrscheinlich	
81	99	fast sicher	

Schadensausmaß (Impact)
- Schadensausmaß kann org.spezifisch eingegeben werden
- Eingabe als »Level« oder als Wert
- Auch Möglichkeit von »best case« und »worst case« Eingaben
- Eingeteilt in frei definierbare Kategorien

Level	Schadens-kategorien	abteilungsspezi-fische Auswirkung	Schadensausmaß
1	unbedeutend	0	
2	gering	20.000 €	
3	moderat	50.000 €	
4	schwerwiegend	150.000 €	
5	**katastrophal**	> 500.000 €	

Zeitraum
- Zeitraum, in dem die risikomindernde Maßnahme durchgeführt werden muß
- Abbildung als Zeitraum (lang-, mittel-, kurzfristig)
- Eingeteilt in frei definierbare Kategorien

Zeitraum	von	bis	Zeitraum
kurzfristig	0 Monate	3 Monate	
mittelfristig	3 Monate	6 Monate	
langfristig	> 6 Monate		

Abb. 34.10 Parameter Eintrittswahrscheinlichkeit, Schadensausmaß und Zeitraum sowie ihre jeweiligen Kategorien

  - Vorbeugung und Schutz vor betrügerischen Handlungen, Identitätsmissbrauch sowie Datendiebstählen und -manipulationen
  - Hoher Aufwand für die Evaluierung, den Test und die Administration von Zugriffsregeln
  - und Berechtigungen
- **Unterstützte Geschäftsprozesse und Softwarefunktionen**
  - Regel- und gesetzeskonforme Berechtigungsvergabe
  - Automatisierung und Vereinfachung damit verbundener Genehmigungsverfahren
  - Risikoanalyse und -bereinigung mit permanenten Datenabgriffen
  - Echtzeit-Erkennung von Konflikten in der Funktionstrennung auf der Basis eines umfassenden Regelwerks, d. h. IT-technische Probleme werden früh erkannt, wenn etwa überlappende Funktionen nicht klar prozessseitig abgrenzbar sind
  - Anlage und Administration von Benutzerrollen
  - Zuverlässiges und kontrolliertes Management von Superuser-Berechtigungen – zum Beispiel in Notfallsituationen im Krankenhaus: Benötigt ein Anwender Zugriff auf kritische Berechtigungen, erzeugt die Anwendung ein temporäres Benutzerprofil in Form einer ID, mit der er einen umfangreichen, aber

kontrollierten Systemzugriff erhält. So kann er ohne weitere Genehmigungsprozedur die Problemlösung in Angriff nehmen. Dieser Vorgang wird gesondert überwacht und (im Nachgang) kontrolliert.
- Regelmäßige Überprüfung der Zugangskontrollen

- **Hauptnutzen**
  - Unternehmen können mit einem kostengünstigen Zugriffs- und Berechtigungsmanagement regulatorischen und unternehmerischen Auflagen entsprechen und Risiken eingrenzen.
  - Automatisierung von Zugriffsvergaben und Genehmigungsprozessen erfolgen auf der Basis durchgängiger Prozesse und reduziert damit spürbar den Arbeitsaufwand.
  - Überwachungslücken werden geschlossen.
  - Verstöße beim Zugriff auf Produktivsysteme können direkt erkannt und verhindert werden.
  - Risiken lassen sich auf der Basis von aktuellen Daten zeitnah identifizieren.
  - Berechtigungskonflikte hinsichtlich der Funktionstrennung werden frühzeitig sichtbar.
  - Regelkonforme Rollen lassen sich einfach definieren und pflegen.
  - Die IT-Abteilung wird entlastet.

34.1.10 Praxisbeispiel III: HTA-Bericht CPOE

Unter »computerized physician order entry« (CPOE) ist im engeren Sinne »nur« die elektronische Arzneimittelverordnung gemeint – häufig werden damit heute auch andere ärztliche Anordnungen verstanden. In der Schriftenreihe »Health Technology Assessment« (HTA) der Bundesrepublik Deutschland ist hier beispielhaft die Studie CPOE von Stürzlinger et al. (2009) zu nennen.

Gesundheitspolitischer Hintergrund. Softwaresysteme, mit deren Hilfe ein Arzt Arzneimittelverordnungen elektronisch eingibt (CPOE-Systeme) und die darüber hinaus mit Werkzeugen zur Entscheidungsunterstützung (CDS) ausgerüstet sein können, werden in Deutschland von verschiedenen Unternehmen angeboten, sowohl für Krankenhäuser als auch für Arztpraxen. Es handelt sich dabei Großteiles um eine Entwicklung der letzten 5–10 Jahre.

Wissenschaftlicher Hintergrund. CPOE-Systeme an sich gibt es seit den 1970er Jahren. Meist werden auch klinische Entscheidungshilfen (CDS-Systeme) in das CPOE-System integriert, um Fehler zu vermeiden. Ziel war es nun …in diesem HTA-Bericht die Effektivität und die Effizienz von CPOE-/CDS-Systemen zu klären sowie die damit verbundenen ethischen, sozialen und juristischen Aspekte darzustellen Es erfolgte eine systematische Literatursuche (27 internationale Literaturdatenbanken), die 791 Zusammenfassungen ergab. Nach einem zweiteiligen Selektionsprozess verblieben zwölf zu bewertende Publikationen.

Die Ergebnisse. Alle im vorliegenden Bericht eingeschlossenen Übersichtsarbeiten und Primärstudien berichten von einer **Reduktion der Medikationsfehlerrate** durch CPOE-/CDS-Systeme, wobei geringfügige Verordnungsfehler fast vollständig eliminiert werden können. Der Einfluss von CPOE-/CDS-Systemen auf die Rate von unerwünschten Arzneimittelereignissen (UAE) wird nur in zwei Primärstudien betrachtet. Die Ergebnisse hierzu sind widersprüchlich. Die Ergebnisse der ökonomischen Studien sind schwer vergleichbar, da sie verschiedene Settings, Interventionen und Zeiträume betrachten. Erschwerend kommt die teilweise mangelhafte Transparenz der Dokumentation hinzu. Alle vier eingeschlossenen Studien erfassen Kosten und Effekte aus Sicht eines Krankenhauses oder Krankenhausverbundes. Im Hinblick auf soziale Aspekte thematisiert die entsprechende Literatur die Veränderungsprozesse, die im Spannungsfeld Technik und Mensch aus der Einführung von CPOE-Systemen erwachsen. Erfahrungen aus Einrichtungen, in denen die Einführung von CPOE-Systemen mit Problemen behaftet war, haben gezeigt, dass der sozio-organisationale Einfluss zum Teil unterschätzt wurde.

Diskussion. Es zeigte sich, dass CPOE-/CDS-Systeme in der Lage sind, die Medikationsfehlerrate bei der Verordnung von Arzneimitteln zu reduzieren. Auch die Einhaltung von Richtlinien, Kommunikation, Patientenbetreuung und Zufriedenheit der Belegschaft kann positiv beeinflusst werden. Es wird jedoch auch von negativen Auswirkungen berichtet, da durch die Anwendung von CPOE-/CDS-Systemen neue Fehler generiert werden können. Dies macht eine ständige Überprüfung der Systeme bzw. ggf. die Aktualisierung der verwendeten Daten erforderlich. Hinsichtlich der Kosten-Nutzen-Relation aus Krankenhaussicht kommen die zwei qualitativ besten ökonomischen Studien zu widersprüchlichen Ergebnissen. Von einer positiven Kosten-Nutzen-Relation für einzelne Krankenhäuser kann deshalb nicht sicher ausgegangen werden, insbesondere da die Ergebnisse nicht generalisierbar sind.

Schlussfolgerung. Wird die Implementierung eines CPOE-/CDS-Systems sorgfältig geplant, durchgeführt, das System an die Bedürfnisse der Institution angepasst, fortlaufend überwacht und ggf. aktualisiert, kann die Medikationsverordnungsfehlerrate durch die Verwendung von CPOE-/CDS-Systemen deutlich gesenkt werden. Allerdings ist nicht klar, inwieweit dies eine Reduktion von UAE bewirkt. Es werden prospektive, systematische Multizentren-Evaluierungsstudien mit klarer Methodik gefordert, die eine Analyse der Benutzerfreundlichkeit und sozialer bzw. -technischer Aspekte einschließen und den Einfluss eines CPOE-/CDS-Systems auf die UAE-Rate und Mortalität untersuchen. Unabdingbar ist eine genaue Beschreibung des verwendeten Systems und des untersuchten Krankenhauses. Nach Möglichkeit haben auch eine Erhebung und transparente Dokumentation der Kosten und Kosteneffekte zu erfolgen.

34.1.11 Fazit

Informationstechnologie und Risikomanagement sind auf verschiedene Weisen verbunden: IT als Ursache für neue »iatrogene« Risiken als auch IT als Hilfe zur Risikooptimierung. Für einen verantwortungsvollen Umgang mit Informationssystemen ist es notwendig, die möglichen Risiken zu kennen und diesen idealerweise präventiv und professionell zu minimieren. Die Chancen, die sich aus der weiteren Digitalisierung der Gesundheitswirtschaft ergeben, überwiegen allerdings bei weitem die Gefahren. IT kann Prozesse steuern und überwachen und Transparenz herstellen. Die Offenheit und das Selbstverständnis, Fehler machen zu können (aber idealerweise nur einmal und dann daraus zu lernen) sollte bei allen Systembeteiligten weiter ausgebaut werden – dies schließt explizit Ärzte, Pflegende, Krankenhausmanagement und -IT sowie die Hersteller von IT mit ein.

Wünschenswert sind weitere Studien, idealerweise Metastudien in Form eines HTA-Berichtes (»Health Technology Assessment«). Doch leider ist diese Methode extrem aufwändig, und die Frage stellt sich, ob Innovationen voranschreiten können, wenn immer erst ein HTA-Bericht erstellt werden sollte oder könnte.

34.2 Zusammenspiel von IT und Medizintechnik

Kurt Kruber

Dieser Beitrag widmet sich der praktischen Fragestellung der Zusammenlegung von Medizintechnik und Informationstechnik (IT), vielfach auch schon als neuer »MIT«-Bereich bezeichnet. Aspekte wie äußere Einflüsse durch gültige Regelwerke und technische Entwicklungen werden dabei genauso betrachtet wie Chancen, Herausforderungen, Alternativen sowie die Herangehensweise bei der Umsetzung.

34.2.1 Strategisches Ziel der Zusammenführung von IT und Medizintechnik

Geht man der Frage der Sinnhaftigkeit nach, muss man zunächst bei der Ist-Situation die Rahmenbedingungen, unter denen die beiden Fachbereiche arbeiten, sowie deren aktuelle Schnitt- und Nahtstellen betrachten. Bei der Soll-Situation ist zunächst die jeweils klinikumseigene Strategie der treibende Motor zur Entscheidungsfindung. Die

34.2 · Zusammenspiel von IT und Medizintechnik

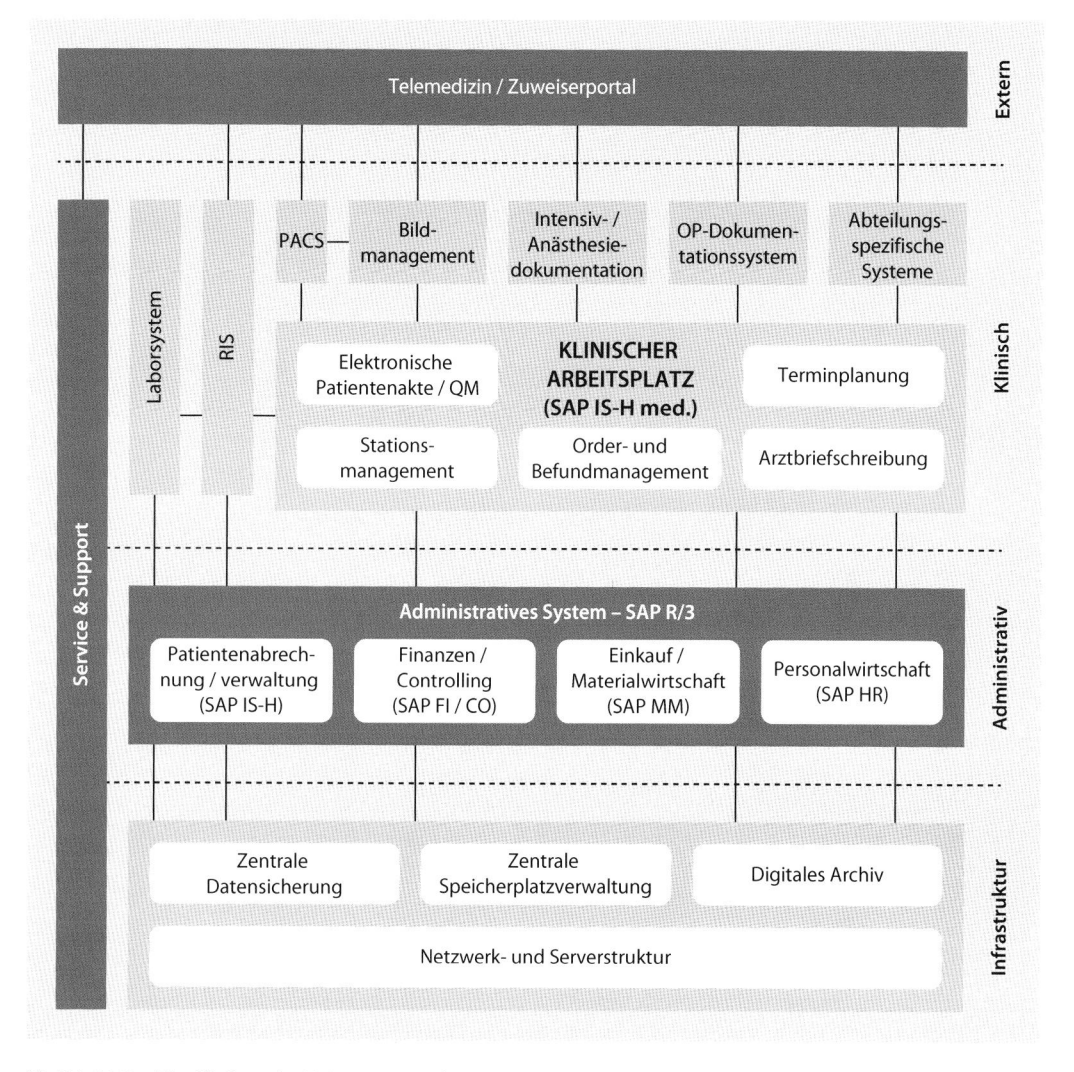

Abb. 34.11 IT im Klinikum der Universität München

Lösungswege anderer Einrichtungen sind hier sicher als interessanter Anlass für Vergleiche heranzuziehen. Beispielhaft kann man hier die Kliniken des Landkreises Göppingen, das Klinikum der Universität München sowie im nahen Ausland die Salzburger Landeskliniken als drei der ersten bei der Zusammenführung nennen.

Die IT in einem Klinikum ist mittlerweile zu einem entscheidenden Erfolgsfaktor sowohl durch die Bereitstellung von Hardware und Netzwerk als auch Anwendungssoftware geworden. Die Digitalisierung von klinischen Arbeitsprozessen im Krankenhaus erstreckt sich vom Labor über die Radiologie bis zu bildgebenden Systemen. Damit wird der komplette Bereich der Diagnose und Therapie erfasst. Abb. 34.11 veranschaulicht die IT-Struktur im Klinikum der Universität München (anhand von SAP und i.s.h.med der Cerner (vormals Siemens Health AG), das an IS-H der SAP AG angebunden ist und somit als klinisches Arbeitsplatzsystem (KAS) einen Kern des Krankenhausinformationssystems (KIS) bildet) sowie die je nach Blickrichtung externen administrativen und zentralen Infrastruktur Anwendungen.

Vor bzw. hinter diesen Systemen befinden sich **Medizingeräte** in Form radiologischer Modalitäten, vernetzter Monitoringsysteme oder Laborgeräte, zahlreicher weiterer Bild- oder nur Kennlinien erzeugender Medizingeräte wie Operationskameras, Ultraschallgeräte, EKGs, EEGs, Beatmungsgeräte, Infusionspumpen, die u. a. Vitalparameter ausgeben und damit die Patientenkurve fallbezogen digital abbilden.

Für die IT ist dabei im Wesentlichen maßgebend die **IT-Sicherheit**, die sich aus Informationsvertraulichkeit, -integrität und -verfügbarkeit zusammensetzt. Als Richtlinie existiert lediglich das Bundesdatenschutzgesetz (BDSG); spezielle Regelungen für eine Anwendung in der Medizintechnik gibt es aus dem IT-Bereich offensichtlich nicht. Moderne drahtlose Kommunikationsmöglichkeiten der IT, wie z. B. WLAN und Bluetooth, kommen bereits bei einzelnen Medizingeräten zum Einsatz. **Telemedizin** mit ihren Telekonsultations- und Telemonitoringnetzwerken (z. B. Teleradiologie Tkmed, Teleneurologie TEMPiS oder das Schlaganfallnetzwerk NEVAS) sowie **Expertensysteme** (wie z. B. Patientendatenmanagementsysteme [PDMS], Radiologie-Informations- und Bilder-Archivierungs- und Kommunikationssysteme [RIS/PACS] bedingen geradezu den Einsatz von lokalen und weltweiten Netzwerken (LAN/WAN).

Die Rahmenbedingungen der Medizintechnik werden durch das Medizinproduktegesetz (MPG) in Verbindung mit der Medizinprodukte-Betreiberverordnung (MPBetreibV) sowie den Unfallverhütungsvorschriften (UVV) und weiteren Normen und Richtlinien gesetzt. Das bedeutet, die Medizintechnik agiert in einem so genannten regulierten Bereich. Nach den europäischen Medizinprodukterichtlinien Medical Devices Directive 93/42 EWG (MDD) und deren Leitfaden »MEDDEV 2.1/6 Guidelines«, der die Einstufung und Klassifizierung von Stand-Alone Software als potenzielle Medizinprodukte beschreibt, werden beispielsweise PDMS und PACS in diesem Zusammenhang genannt. Ob es sich um ein Medizinprodukt handelt, hängt davon ab, ob einzelne Module, zusätzliche Informationen zur Diagnostik, Therapie oder Fortschreibungen/Nachfolgeuntersuchungen anbieten, so dass dies u. a. bei Beschaffungen über Ausschreibungen von Kliniken und der Betreuung durch verschiedene Abteilungen in einem Klinikum relevant ist.

Bei der Betrachtung eines zusammengelegten Bereiches »MIT« ist es ersichtlich, dass es nur noch geringe Bedeutung hat, wer sich innerhalb einer Abteilung darum kümmert. Die Schnittstelle von Aufgaben, Zuständigkeiten und Verantwortungen zwischen Medizintechnik und IT darf aktuell noch vom Klinikum selbst definiert werden. Es müssen aber meistens auch noch die Naht- und Schnittstellen untereinander festgelegt werden. So kann neben den bereits genannten Beispielen PDMS und PACS individuell festgelegt werden, wer sich seitens Medizintechnik oder IT um die digitale Bildverarbeitung und -kommunikation in der Medizin, bestimmte Bereiche des Netzwerkes, verschiedene Abteilungssysteme für medizinische Daten und die Vergabe von Internetprotokoll (IP)-Adressen zur Anbindung von Medizintechnik-Geräten an das Netz kümmert.

Die seit November 2011 gültige Norm zum Risikomanagement **DIN EN 80001** beschreibt einen strukturierten **Risikomanagementprozess** für medizinische IT-Netzwerke, mit dem Krankenhausbetreiber den störungsfreien Betrieb gewährleisten und Haftungsrisiken vermindern können. Dies erschien wichtig, da, wie oben angesprochen, immer mehr Medizinprodukte das IT-Netzwerk zur zentralen Datenspeicherung sowie zum geregelten und ungeregelten Informationsaustausch nutzen. Damit werden das klassische IT-Netzwerk sowie die losen Speichermedien (SD-Karten, USB-Sticks, CD/DVD und mobile Festplatten etc.) und seine Betreiber mit völlig neuen Anforderungen in Bezug auf Verfügbarkeit und Sicherheit konfrontiert. Zudem wächst die potenzielle Gefahr an Datenverlusten, Fehlbedienungen etc. mit steigender Anzahl und weiterer Vernetzung von Endgeräten durch PACS und PDMS.

Um nun von der Ist-Situation in einen gewünschten Soll-Zustand für Medizintechnik und IT zu gelangen, ist zunächst eine **klinikumseigene Strategie** zu bilden. ◘ Abb. 34.12 veranschaulicht die wesentlichen klassischen Fragestellungen der Strategiebildung.

Wie erwähnt, sind die Lösungswege anderer Einrichtungen hier sicher gut für Vergleiche. Als die Wesentlichen erscheinen:

34.2 · Zusammenspiel von IT und Medizintechnik

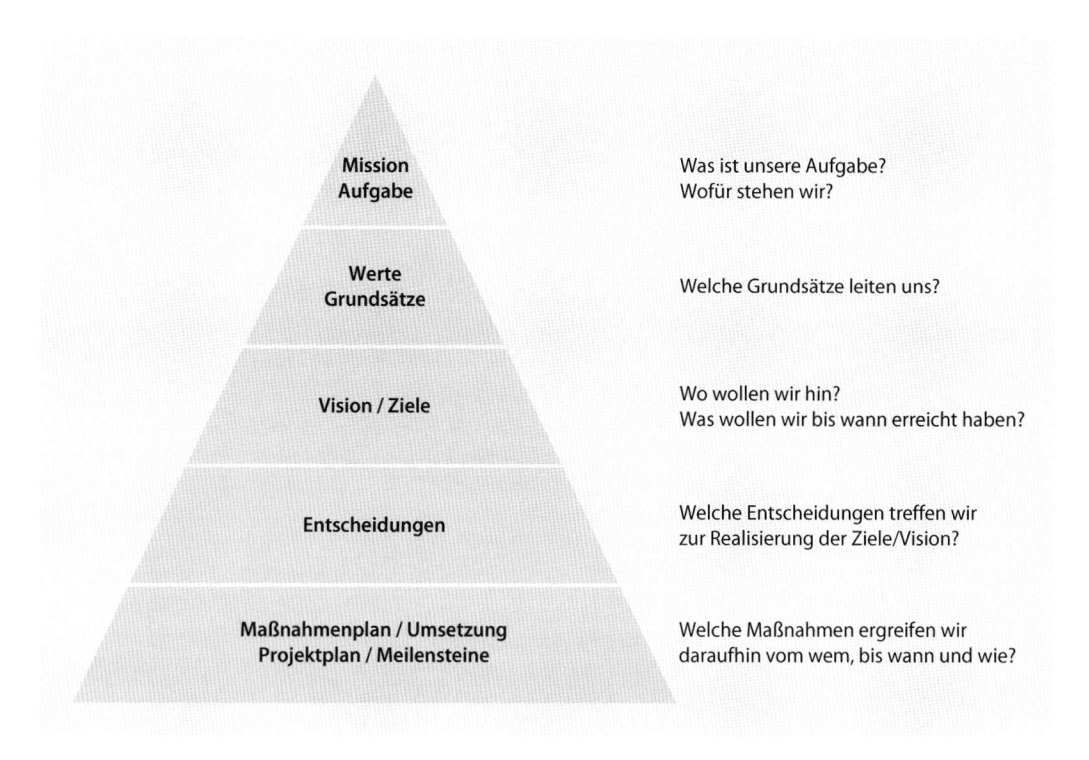

Pyramide (von oben nach unten):
- Mission / Aufgabe — Was ist unsere Aufgabe? Wofür stehen wir?
- Werte / Grundsätze — Welche Grundsätze leiten uns?
- Vision / Ziele — Wo wollen wir hin? Was wollen wir bis wann erreicht haben?
- Entscheidungen — Welche Entscheidungen treffen wir zur Realisierung der Ziele/Vision?
- Maßnahmenplan / Umsetzung Projektplan / Meilensteine — Welche Maßnahmen ergreifen wir daraufhin vom wem, bis wann und wie?

Abb. 34.12 Strategiebildung

- Wahrung von Schnittstellen – klassisch unverändert mittels interner Beauftragung
- Annäherung durch Schaffung von Nahtstellen – mittels Schnittstellenvereinbarungen
- Nutzung von Skaleneffekten – Zentralisierung
- Verbesserte Kundennähe – Dezentralisierung oder Networking
- Synergien aufgrund anderer Werte/Grundsätze – Abteilungszusammenschlüsse: z. B. Projekt-/Prozessmanagement, Telefonie, Audio-/Videotechnik, Einkauf, Betriebstechnik, Haustechnik, Elektrowerkstatt, Schließtechnik

Gerade der letzte Punkt macht deutlich, dass sicher noch definiert werden muss, was im Einzelfall unter IT verstanden wird. Am Beispiel der **Telefonie**, die heutzutage im Festnetzbereich als IP-Telefonie sowie Mobil mit Smartphones aufwartet, lässt sich das Spektrum der Fragestellungen erkennen. Smartphones dienen klassisch als Übermittler von Sprache und, nicht mehr ganz neu, bei E-Mails für medizinisch relevante Informationen bis hin zur Anbindung an Alarmsysteme und schließlich, mit verschiedensten Apps, also Applikationen in Form von Anwendungssoftware für Mobilgeräte bzw. mobile Betriebssysteme, bis hin zur Steuerung bzw. Auswertung von Medizinprodukten. Gleiches gilt für die Abgrenzung der klassischen Audio-Videotechnik, wenn man an moderne Befundungssysteme sowie Videokonferenzsysteme denkt.

Wohin geht aktuell die technische Entwicklung, an der sich Organisationsformen, besonders im Hochrisikobereich der Patientenversorgung, ausrichten müssen?

34.2.2 Welche Trends zeichnen sich im gesamten Umfeld ab?

Verschiedenste Studien zeigen im langfristigen Trend immer wieder die Bedeutung der IT für das Gesundheitswesen auf. So kündigte bereits allgemein die internationale **Delphi-Studie** 2030 aus 2009 an, dass die Digitalisierung und die steigende Durchdringung von IT und Kommunikationstechniken in privaten und beruflichen Lebensbereichen die Informationsgesellschaft in Zukunft noch umfassender formen werden. Mit Begriffen wie »mobile Geräte als Alleskönner«, »social business«, »smart home« »internet of everything« sowie »Internet der Dinge« und nicht zuletzt »big data« und »data mining« warten jährlich die großen Technologiemessen der Gesundheitsbranche auf. Und so findet auch der Branchenbericht Medizintechnologien im Jahr 2014 unverkennbare Verbindungen zwischen IT und Medizintechnik bei den Themenfeldern Telemedizin, Modellierung und Simulation, interventionellen bzw. bildgestützten Medizintechnologien. Die Autoren sind davon überzeugt, dass der Beitrag der IT hier weiter signifikant anwachsen wird.

> Um nicht lediglich Zeitgeistmoden hinterher zu laufen, ist eine schlüssige und gesamtstrategisch begründete Argumentation für die Zusammenlegung von Medizintechnik und IT wichtig.

34.2.3 Argumentenbilanz der Vor- und Nachteile

Die offensichtlichen organisatorischen und technischen **Vorteile von Fusionen** sind:
- Schaffen von Synergien und Effizienz, Vermeidung von Parallelprozessen und Redundanzen
- Personaleinsatz wird flexibler und effizienter, MIT-Teams arbeiten interprofessionell und lösungsorientiert an einer gemeinsamen Aufgabe
- Klare Benennung von Verantwortlichen und eindeutig zuzuordnende Ansprechpartner bei Problemen
- Verbesserung der technischen und semantischen Interoperabilität der verschiedenen IT-Systeme und netzwerkgesteuerten Medizingeräte
- Vereinfachtes Risikomanagement und Steuerung von Risiken (für medizinische Netzwerke und Medizingeräte, da bis auf klinische Fragestellungen alles aus einer Hand geliefert werden kann)
- Verringerte Wartezeiten und Reaktionszeiten bei Ersatzbeschaffungen und Reparaturen durch abteilungsintern optimierte Prozesse und z. B. einem Ticketsystem für alle Anfragen
- Abgestimmte und vollständige Datensätze für das Controlling durch eine gemeinsame Datenhaltung, »**single source of truth** (SSOT)«
- Einfacheres Projektmanagement bei Neubau-/Umbauvorhaben (durch interne Teambildung bzw. crossfunktionale Aufgaben in einer Abteilung)
- Schnellerer Aufbau von vernetzten Medizintechnik Geräten bzw. Systemen (durch internen Datenabgleich von verschiedenen externen Lieferanten)
- Abgestimmte Kommunikation mit Klinikern und Pflegekräften (außerhalb der MIT nur noch eine abgestimmte Antwort einer Abteilung)
- Keine einkaufseitige Trennung von Hardware, Software und Medizingeräten (durch gesamtheitliche Betrachtung schnellere Einführung von Innovationen)

Demgegenüber stehen konkrete organisatorische, technische **Herausforderungen**, die es zu bewältigen gibt:
- Risikobewusstsein aufeinander abstimmen (andere Vorstellungen/Vorgaben z. B. zur Handhabung von mobilen Geräten)
- Dokumentationsaufwand innerhalb der Abteilung abstimmen (bei Neubau-/Umbauvorhaben sowie Reparaturen)
- Datenhaltung und Datenbesitzer (Data Owner, also Verantwortliche mit Zugriffsrechten) abstimmen (zwecks gemeinsamer Datenhaltung)
- Teambildung, d. h. Bildung »ganzhirniger« Teams (Kommunikation der Führungskräfte für die crossfunktionalen Aufgaben abstimmen)
- Workflow der Informationsbeschaffung und -ablage organisieren (z. B. bei externen und internen Lieferanten oder Kunden)
- WinWin Einstellung lernen, üben und verfestigen (damit tatsächlich mit Klinikern und Pflegekräften optimiert gesprochen wird)
- Wissenstransfer von IT (HW und SW) zu MT (Geräten und Regelwerk) (durch interne Schulungen und Besprechungen)

Fusionen haben ihre natürlichen **Grenzen**, wenn
- der Nutzen von Skaleneffekten durch die strategisch vorgesehene Zentralisierung erreicht ist,
- eine verbesserter Kundennähe über Dezentralisierung oder Networking erreicht werden kann
- Synergien aufgrund anderer Werte/Grundsätze, auch innerhalb eines Klinikums oder einer Klinikkette, zu keinen weiteren Vorteilen führen können.

> Die Grenzen der Fusion bestimmt die Wirtschaftlichkeit und diese wird maßgeblich durch die entstehende Trägheit großer Einheiten und deren inhärente Reibungsverluste bestimmt.

34.2.4 Fallstricke

Kurz gefasst lassen sich die folgenden **5 Fallstricke** aufführen, die in der einen oder anderen Form zu einem Scheitern bei der Zusammenlegung von Medizintechnik und IT führen werden:
- Keine Strategie formuliert
- Werte und Grundsätze nicht geklärt
- Weg bzw. Ziel nicht vorab geklärt
- Herausforderungen nicht beachtet
- Zeitaufwand zur Vorbereitung und Umsetzung unterschätzt

Um die Chancen einer erfolgreichen Umsetzung zu bewahren sollten einige wichtige Hinweise zum **praktischen Vorgehen** beherzigt werden:
- Diskretion in der Anbahnung. Sprechen Sie nur mit ausgewählten zuverlässigen Personen und erfassen Sie in informellen Gesprächen das vorherrschende Stimmungsbild.
- Reihenfolge einhalten: 1. Strategie → 2. Werte/Grundsätze → 3. Weg/Ziel festlegen
- Rahmenbedingungen des Umfelds und im Klinikum beachten, z. B. Organisation der anderen Abteilung und welche Entscheider müssen eingebunden werden.
- Vorteile kommunizieren.

- Vertrauen schaffen auf Arbeitsebene in Augenhöhe. Halten Sie sich an Zusagen und kommunizieren Sie Abweichungen und Fehler prinzipiell frühzeitig und offen, da sonst ihre zukünftigen Absichten angezweifelt werden.

Dabei gilt der Grundsatz, dass bei organisatorischen Veränderungen immer mit einem entsprechenden Zeitvorlauf bzw. Verzögerungen bis zur Realisierung zu rechnen ist (▶ Kap. 23 Changemanagement – Organisation des Wandels). Dementsprechend sollten Zeitpuffer mit eingeplant werden. Auch mit verschiedenen Rückschlägen und diversen Widerständen sollte man rechnen, da dies bei Umstrukturierungsprozessen vielfach der Fall ist und nur Beständigkeit im Festhalten an der Vision den Erfolg sichert.

34.3 Risikoreduzierung durch Medizintechnik und IT

Kurt Kruber

34.3.1 Einführung

Es ergibt sich ein weites Feld, in dem Medizintechnik und IT über die Soft- und Hardware Einfluss auf Risiken im Klinikbetrieb nehmen. Dieses Kapitel behandelt dabei Fragen des allgemeinen Risikomanagements sowie in Bezug auf die bauliche Infrastruktur, des Weiteren spezifische Risiken der IT und Medizintechnik bis hin zur Telekommunikation, den mobilen Endgeräte und der Alarmierung.

Der Schutz einer kritischen Infrastruktur, wie die eines Klinikums, orientiert sich generell am Risikomanagementprozess, den das **Bundesamt für Bevölkerungsschutz und Katastrophenhilfe** in der zentralen Publikation (BBK 2008) in **5 Phasen** beschreibt.
- Phase 1: Vorplanung in der Einrichtung
- Phase 2: Risikoanalyse (Kritikalitätsanalyse, Risikoidentifikation)
- Phase 3: Vorbeugende Maßnahmen und Strategien (Risikominderung, Risikovermeidung, Risikoüberwälzung, Akzeptanz von Risiken (Restrisiken), Schadenserfahrungen der Sachversicherer)

- Phase 4: Krisenmanagement (Organisation des Krisenmanagements, Krisenbewältigung, Nachbereitung, Übungen)
- Phase 5: Evaluierung des Risiko- und Krisenmanagements

Sie behandelt neben besonderen Gefahren auch die Risiken medizinischer Funktionsbereiche und technischer Hintergrundfunktionen, ebenso wie die Sicherung der Informations- und Telekommunikationstechnik bis hin zu Strom- und Notstromversorgung. In dem empfehlenswerten Leitfaden finden sich anhand der **Musterklinik** zahlreiche praktische Beispiele wie PDMS-Server und Virenschutzsoftware sowie praktische Tipps zum Vorgehen.

In Phase 3 fallen die vorbeugenden Maßnahmen aus der in ▶ Kap. 15.4 zitierten Handlungsempfehlung des Aktionsbündnisses Patientensicherheit (2014). Die organisatorischen Empfehlungen an Betreiber lauten,
- klare Zuständigkeiten zu schaffen,
- ein organisiertes Meldewesen aufzubauen,
- eine systematische Beteiligung der Medizintechnik und IT in allen Gremien des Risikomanagements umzusetzen und
- den Aufbau einer Sicherheitskultur als Thema in der Geschäftsführung zu verankern.

Hierzu zählen auch die Bereitstellung von erforderlichen Ressourcen und die Sicherstellung der Umsetzung durch Auditieren der Prozesse mit Relevanz für die Patientensicherheit.

> Für die Anwender gelten die Empfehlungen, Einweisungen ernst zu nehmen, Funktionsprüfung sorgfältig durchzuführen, stets Fehler und Probleme zu melden und Risikoinformationen vom Hersteller zu verlangen, die der jeweilige Adressat auch verstehen kann.

34.3.2 IT-gestützte Simulation von Infrastrukturmaßnahmen

Um frühzeitig bzw. präventiv neben Risiken für die Patienten auch wirtschaftliche Risiken und Aufwände zu minimieren, können mögliche Entwicklungen und Veränderungen (Neubau, Umbau, Renovierung, Rück- und Abbau) durch Software-Programme mittels Simulation identifiziert und analysiert werden.

So sind z. B. innerklinische Patiententransporte Schwerstkranker vom Operationssaal zur Intensivstation mit großen Risiken und Zeitverlusten verbunden, ebenso die unbeaufsichtigten Wege des Patienten zu speziellen diagnostischen Abteilungen wie Röntgen, Endoskopie oder Herzlabors.

Unter dem Motto »Arzt zum Patient« kann das Ziel, »die Patientenwege auf ihr Minimum zu reduzieren«, mittels einer realitätsgetreuen Simulation vorab durchgespielt werden, wie das ▶ Beispiel zur Risikominimierung in Infrastrukturprojekten zeigt.

Beispiel
Für die Portalklinik sowie die Kinderklinik »Das neue Hauner« des Klinikums der Universität München wurde eine Simulation durchgeführt. Die Berechnung erfolgte aufgrund der geschätzten Leistungsdaten für die nächsten Jahre (meist in Extrapolation der vorangegangenen Jahren) unter Berücksichtigung der demographischen Entwicklung, den Daten aus IT und Medizintechnik (inklusive Auslastung und künftiger Medizintechnik) sowie den aktuellen internen Prozessen als Behandlungspfad, nebst Ablauf- bzw. Wertstromdiagramm mit Personal- und Materialströmen sowie skizzierten Kommunikationswegen als Teil der Risikominimierung (Kruber 2012).

Beginnend mit einer Prozessanalyse wurden den vorhandenen Ist-Prozessen die Soll-Prozesse gegenübergestellt und alle planungsrelevanten Daten erfasst. Die Raum- und Transportbeziehungen, sowie alle Formen der dazugehörigen Informationsübertragung und -verarbeitung konnten dabei in einer Sankey-Analyse aufbereitet werden. Das Sankey-Diagramm hebt als graphische Darstellung anhand der Pfeilbreite (proportional zur dargestellten Menge der Transporte zwischen Bereichen wie z. B. Notaufnahme und Radiologie) dabei z. B. die Wichtigkeit einer kurzen Wegstrecke bestimmter Bereiche untereinander hervor. Mittels einer Prioritätenmatrix können diese dann bei geplanten Baumaßnahmen in ein ideales Blocklayout überführt werden.

● Abb. 34.13 veranschaulicht, dass damit nicht nur Flächen im Raum- und Funktionsprogramm bedarfsgerechter verteilt, sondern auch im Rahmen der Betriebsorganisationsplanung im Betrieb Risiken, wie z. B. eine verbesserte Überwachungssituation dank kürzerer Wege, gemindert werden. Besonders deutlich trat darüber hinaus die wirtschaftliche Risikominimierung in einem optimierten Raum- und Funktionsprogramm für die Architektenvergabe zu Tage, da hier die sich ergebende Dimensionierung z. B. zu erwartende Engpässe und freie Betten oder Operationskapazitäten aufzeigte. Insbesondere durch eine statistische Absicherung mittels IT-Simulation, wie sie bereits einige Planungsbüros mittels kommerzieller oder proprietärer Software durchführen, kann somit das wirtschaftliche Risiko bei einem Klinikums-Neubau oder -Umbau deutlich gesenkt werden.

34.3.3 Risiken durch Medizintechnik und IT

Den Blick auf die wichtigsten klinischen Risikoschwerpunkte wirft das Institut für Patientensicherheit der Universität Bonn in einer Umfrage mit einer Stichprobe von über 480 deutschen Kliniken mit mehr als 50 Betten (Lautenberg 2012). In Allgemeinkrankenhäusern wird, fast unabhängig von der Bettenanzahl, im Gegensatz zu Universitätskliniken, nahezu kein Risiko (2,0–4,8 %) durch Medizintechnik und -geräte an sich gesehen. Die Größenordnung deckt sich mit der US-Studie zur Epidemiologie von unerwünschten Medizinproduktereignissen, die bis zu 8,4 % bei Krankenhausaufnahmen aufzeigt (Samore et al. 2004, zitiert vom Aktionsbündnis Patientensicherheit 2014). Die niedrigere Risikoeinschätzung der befragten Allgemeinkrankenhäuser im Vergleich zu Universitätskliniken mag dadurch erklärbar sein, dass Maximalversorger ein schwer krankes Patientengut zu versorgen haben und dabei häufig auch Hightech-Geräte einsetzen und somit dem Einsatz der selbigen auch eine besondere Bedeutung zukommen lassen.

Interessant ist sicher, dass als zentrales klinisches Risiko (41,9–69,4 %) die **Schnittstellen** zwischen Aufnahme, Entlassung, Abteilungswechsel und Übergaben gesehen wird. Diese werden heutzutage bereits maßgeblich durch IT unterstützt, dokumentiert und gesteuert. Vorreiter sind sicher die Universitätskliniken und die Häuser der Maximalversorgung. Positive Beispiele sind hier das IT-gestützte Workflow-Management, mit Aufnahme und Entlassung im klinischen Arbeitsplatzsystem und die Dokumentation in Patientendatenmanagementsystem (PDMS).

> Die IT nimmt Fragestellungen wie die der sicheren Arzneimitteltherapie oder Reduzierung von Patienten- bzw. Probenverwechslungen auf und verlagert ihre klassischen Kommunikationsrisiken in informationstechnische Prozessrisiken, z. B. in Form von softwareunterstüzen Abbildungen von Patientenpfaden.

34.3.4 Risikomanagement nach ISO 80001

Die Herangehensweise im Risikomanagementprozess wird in verschiedensten Normen und Regelwerken festgehalten. Zentral erscheint hier die DIN EN ISO 80001 (2011), die die Verbindung von Medizintechnik und IT betrachtet. Sie trägt dem Trend Rechnung, dass immer mehr Medizingeräte vernetzt sind und immer mehr Software auch als Medizinprodukt zugelassen und dann in vernetzten Systemen betrieben wird. In der Kernaussage richtet sich die Norm, neben Herstellern von Medizinprodukten und IT-Technologien, an Betreiber von IT-Netzwerken, in denen mindestens ein Medizinprodukt enthalten ist.

Das Risikomanagement nach ISO 80001 bietet nach Gärtner (2012) Vorteile durch die präventive Reduzierung von
- Gefährdungen und Risiken in und durch medizinische IT-Netzwerke,
- haftungsrechtlichen Problemen,
- wirtschaftlichen Probleme bei unkalkulierbaren Ausfällen,
- Zeit- und Kostenaufwand bei Projekten

und schafft u. a.:

Kapitel 34 · Infrastruktur und Technologie

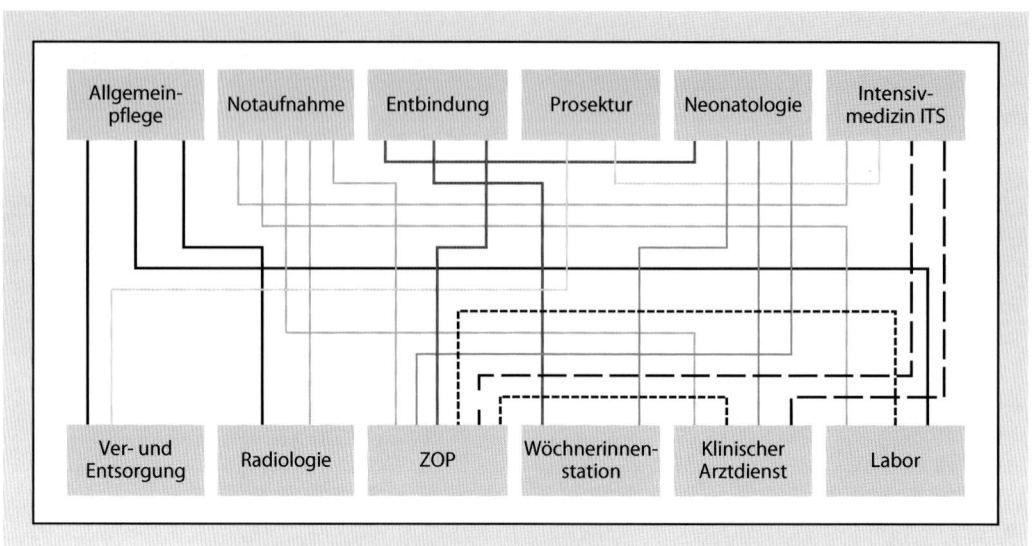

	Notaufnahme/ Überwachung	Anästhesie	Pränatal- diagnostik	Elektiv- ambulanz
Anästhesie	3			
Pränatal- diagnostik	3	1		
Elektiv- ambulanz	1	1	4	
Onkologische Ambulanz	4	3	4	3

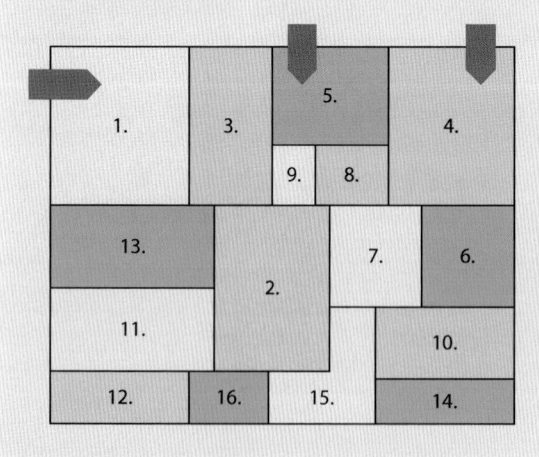

1. Notaufnahme
2. Radiologie
3. Poliklinik
4. Pränatalambulanz
5. Cafeteria & Service
6. Kardiologische Ambulanz
7. Kardiologische Funktionsdiagnostik
8. Anästhesie
9. Zentrum für Endokrinologie
10. Zentrum für Neuropädiatrie
11. Bauchzentrum
12. Zentrum für Lungenerkrankungen
13. Interdisziplinäre Tagesklinik
14. Physiotherapie
15. Ergotherapie
16. Psychosomatik

Abb. 34.13a–c Sankey-Analyse, Prioritätenmatrix und Blocklayout. (Adaptiert nach Kruber u. Eusterholz 2014)

- Transparenz in Beschaffungs- und Instandhaltungsprozessen
- Langfristig verbesserte Abstimmungsprozesse durch Optimierung der internen Kommunikation zwischen Anwender, Medizintechnik, IT und Einkauf
- Mögliche Standardisierung zur Vereinfachung des Aufwandes der Vernetzung von Medizinprodukten in das IT-Netzwerk

Daher verlangt die DIN EN ISO 80001 übergreifend die Adressierung der vier Punkte:
- Einbindung der beteiligten Anwender sowie der Medizintechnik und IT
- in die Netzwerkplanung sowie Integration der Medizintechnik
- im Rahmen einer Gefährdungsanalyse
- und deren nachfolgender stets aktueller Dokumentation.

> Gemäß der DIN ISO 80001 ist vom Betreiber eines Netzwerkes, also der IT-Abteilung eines Klinikums, im Rahmen seiner Sorgfaltspflichten ein dokumentiertes Risikomanagement über den gesamten Lebenszyklus eines medizinischen IT-Netzwerkes zu führen.

Grundvoraussetzung, um den Risikomanagementprozess durchführen zu können, sind Kenntnisse im Risikomanagement nach der **DIN EN ISO 14971**. Beispiele für die Anwendung von Risikobewertungen finden sich weiter unten und mittlerweile auch unter den entsprechenden Schlagworten im Internet.

Die Norm richtet sich explizit, ebenso wie die **DIN ISO 9001** für das Qualitätsmanagement, an die oberste Leitung und damit die Geschäftsleitung bzw. den Vorstand eines Klinikums. Sie muss den Prozess initiieren. Die Fachabteilungen Medizintechnik, IT und Einkauf sowie das medizinische Personal sind in die Folgemaßnahmen eingebunden.

Die erste Maßnahme zur Risikoreduzierung ist das Aufstellen eines regelmäßig wiederkehrenden **Prozesses der Risikobetrachtung**. Das Qualitätsmanagement nach DIN ISO 9001 (2008) fordert genau diese Verbesserung der Prozesse sowie zu deren Validierung aussagekräftige Kennzahlen und bietet sich somit als ein in Kliniken ubiquitäres Überwachungsinstrument an. Da das Risiko aus wirtschaftlichen, technischen und menschlichen Gründen in vielen Bereichen nicht vollständig reduziert werden kann, unterteilt man die aus einer ersten Risikoanalyse identifizierten und bewerteten Risiken im Rahmen der Abwägung von Chancen und Risiken als **Risikoportfolio** in vermeidbare, verminderbare, abwälzbare und selbst zu tragende Restrisiken. Ergänzend beschreibt die Norm DIN EN 80001-1 einen strukturierten Risikomanagementprozess für die speziellen medizinischen IT-Netzwerke, mit dem Krankenhausbetreiber den störungsfreien Betrieb gewährleisten und Haftungsrisiken durch verbesserte Patientensicherheit vermindern können. Im Hinblick auf den Datenschutz sind diese Anforderungen in der ISO/IEC 27001 für IT-Geräte und die Sicherheit des Netzwerkes des Klinikums auf den gesamten Datenschutz und die IT-Sicherheit ergänzt (Kaiser 2013).

34.3.5 Best practice nach der IT Infrastructure Library

Es gibt speziell für den Medizintechnik- und IT-Bereich noch keine etablierte beste Methode, um Qualität, Sicherheit und Wirtschaftlichkeit sowie die Akzeptanz der Anwender umzusetzen. Jedoch gibt es für den Bereich der IT-Services die »IT Infrastructure Library« (ITIL) in der Version 3, die derzeit als Erfolgsmethode für effizientes IT-Service-Management in Form einer Sammlung von »good-/best practices« gilt und davon ausgeht, dass IT-Services nur dauerhaft erfüllbar sind, wenn sie am Kunden ausgerichtet, gelenkt und organisiert werden (BSI 2005). Ausgehend von Risikomanagement und Planung medizinischer Netzwerken kann damit der Begriff »Infrastruktur aus ITIL« auf das Risikomanagement der gesamten Medizintechnik und IT angewendet werden. Die ITIL-Methode ist am Klinikum der Universität München zentraler Bestandteil des Risikomanagementprozesses. Als Methode zur Risikominimierung umfasst ITIL die Gesamtheit von Anwendungen, IT und MT-Systemen, Netzwerkkomponenten, bis hin zur zugehörigen Gebäude-Infrastruktur und Haustechnik (BSI 2005).

34.3.6 Risiken in IT-Netzwerken

IT-Risiken in IT-Netzwerken lassen sich qualitativ in physische, technische und organisatorische Risiken einteilen, sowie in Risiken des Verfahrens selbst, in Kosten zur Vermeidung der Risiken (Fehlerverhütungskosten) und in Eskalationsprozesse bei Notfällen. **Notfälle** sind Brand, Feuchtigkeitsschäden und Wasser, Fremdzugriff, Stromausfall, -schwankung und Überspannung, Ausfall von Netzwerkkomponenten (aktive und passive Komponenten), elektromagnetische Störungen und Hackerangriffe mittels eingeschleuster Schadsoftware bzw. (Fehl-)Verhalten der eigenen Mitarbeiter und die Nicht-Verfügbarkeit von Internet oder Telefonie.

Ausgangsbasis ist eine **IT-Systemlandkarte**, in der die IT- und Medizintechnik-Systeme des gesamten Klinikums mit ihren Komponenten gegliedert nach Geschäftsprozessen dargestellt werden. Die graphische oder tabellarische Darstellung ist letztlich von untergeordneter Bedeutung, wichtig ist, dass diese aus Sicht des Anwenders erfolgt und die Schnittstellen intern untereinander sowie nach extern erfasst. Dies beinhaltet auch die Parallelsysteme, Redundanzen sowie personellen Zuständigkeiten intern und extern. »**Service level agreements**« (SLAs) sind bei vollständig erfassten Geschäftsprozessen wichtig, wobei die gegenseitigen Verantwortlichkeiten und Anforderungen z. B. für die Verfügbarkeit des Systems aus Sicht des Anwenders und Systembetreuers festgelegt werden.

> **Praxistipp**
>
> Zur Vereinbarung der SLAs empfiehlt sich eine Kategorisierung der jeweiligen Verfügbarkeit in den gebräuchlichen Klassen (geplante und ungeplante Downtime), bezogen auf die jeweilige Ausfallzeit innerhalb des vereinbarten Zeitraums also z. B. 12 Stunden/5 Wochentage oder 24/7, aufzustellen (Tab. 34.1).

Die Harvard Research Group unterteilt Hochverfügbarkeit in ihrer **Availability Environment Classification** (AEC) in weitere 6 Klassen ein (Tab. 34.2).

Tab. 34.1 Kategorisierung der Verfügbarkeit im Rahmen von »service level agreements«

Klasse	Verfügbarkeit
Instabil	<90 %
Labil	90–99 %
Stabil	99 %
Verfügbar	99,9 %
Hochverfügbar	99,99 %
Fehlerunempfindlich	99,999 %
Fehlertolerant	99,9999 %
»Six sigma level«	99,99966 %
Fehlerresistent	99,99999 %

34.3.7 Risiken der Kommunikationstechnik

Das medizinische Netzwerk ist durch die heutige Kommunikationstechnik in der Lage, innerhalb eines Krankenhauses mit dem allgemeinen IT-Netzwerk zu kommunizieren. Darüber hinaus sind eine IT-gestützte Kommunikation mit weiteren Kliniken sowie eine telemedizinische Befundung über gesicherte Internetverbindungen von extern aus möglich. Durch die mobile Kommunikationstechnik werden Patientenüberwachung, Diagnose- und Befunderstellung ortsungebunden (Kruber 2010).

Im Zeitalter moderner Kommunikationsmittel wie Handys, Smartphones und Tablets ist die **Störbeeinflussung** aktiver medizinisch elektrischer Geräte und Systeme durch den Betrieb von Mobilfunkgeräten durch Risikoanalysen ein aktuelles Thema. Dies wird umso relevanter, wenn betriebene Funkmeldeempfänger (Pager in Personensuchanlagen, PSA) durch deren Einsatz abgelöst werden.

Beruhend auf einer noch immer gültigen Empfehlung des Bundesministeriums für Gesundheit aus dem Jahre 1995 besteht auch zum aktuellen Zeitpunkt in deutschen Krankenhäusern ein mehrheitliches Verbot bezüglich des Einsatzes von **Mobilfunkgeräten** (Sigloch 2014). Auch das Bundesministerium für Arzneimittel und Medizinprodukte trifft in seinem Positionspapier (BfArM 2008)

34.3 · Risikoreduzierung durch Medizintechnik und IT

◘ Tab. 34.2 Availability Environment Classification

HRG-Klasse	Bezeichnung	Erklärung
AEC-0	Conventional	Funktion kann unterbrochen werden, Datenintegrität ist nicht essenziell
AEC-1	Highly reliable	Funktion kann unterbrochen werden, Datenintegrität muss jedoch gewährleistet sein
AEC-2	High availability	Funktion darf nur innerhalb festgelegter Zeiten oder zur Hauptbetriebszeit minimal unterbrochen werden
AEC-3	Fault resilient	Funktion muss innerhalb festgelegter Zeiten oder während der Hauptbetriebszeit ununterbrochen aufrechterhalten werden
AEC-4	Fault tolerant	Funktion muss ununterbrochen aufrechterhalten werden, 24/7-Betrieb (24 Stunden, 7 Tage die Woche) muss gewährleistet sein
AEC-5	Disaster tolerant	Funktion muss unter allen Umständen verfügbar sein

keine abschließende Entscheidung, wie in diesem Fall vorzugehen ist. »Als limitierende Größe für den Einsatz von Mobilfunkgeräten in der Umgebung von medizinisch elektrischen Geräten und Systemen, muss ersatzweise auf die elektromagnetische Störfestigkeit dieser Geräte bzw. Systeme zurückgegriffen werden, die in der DIN EN 60601-1-2 geregelt ist« (Siegloch 2014).

Aktuelle mobile Endgeräte nutzen den Bereich GSM, UMTS und LTE und WLAN zwischen 850 MHz und 5 GHz. Der in der Norm empfohlene Schutzabstand für Frequenzen von 800 MHz bis 2,5 GHz ergibt bei 2 Watt Sende-Nennleistung einen empfohlenen Sicherheitsabstand von 3,25 m bei einer Feldstärke von 10 V/m, also scheinbar nicht tauglich in einer Klinik.

Mit den unterschiedlichen Sendeleistungen ergibt sich ein differenziertes Bild (BfArM 2008)
- Mobiltelefone GSM-Netz 900: <2 W
- Mobiltelefone GSM-Netz 1800: <1 W
- Mobiltelefone UMTS-Netz: <0,25 W
- WLAN: <1 W

Beispiel
Die am Klinikum der Universität München durchgeführte Risikobetrachtung kam zu der Erkenntnis, dass ein generelles Verbot von Mobilfunkgeräte durch ein spezifisches und vor allem kontrollierbares geändert werden konnte. »In kritischen, klinischen Bereichen, wie Operationssälen, Intensivstationen, Herzkatheterlaboren, Kreißsälen etc. muss beim Einsatz sensibler medizinisch elektrischer Geräte ein Sicherheitsabstand von ca. einem Meter eingehalten werden. Hier kann aus Sicht der Sachverständigen der gem. DIN EN 60601-1-1 definierte Abstand von 1,5 m in der so genannten Patientenumgebung zugrunde gelegt werden« (Siegloch 2014).

Eigene Risikoanalysen bieten sich z. B. an im Rahmen der Anschaffung von Voice-over-IP (VoIP)-Telefonie oder Etablierung einer drahtlosen Kommunikation über WLAN-Anbindungen (z. B. Anästhesiedokumentation, mobile Visite, Ausfüllen von Patientenaufklärungsbögen oder telemetrische Übertragung von medizinischen Messgrößen an relevante Stellen).

34.3.8 Risiken der Alarmierung

Die schnelle und verlässliche Alarmierung spielt eine essenzielle Rolle in einer Klinik. Werden Alarme nicht weiter- oder fehlgeleitet, nicht quittiert oder sind diese mit falschen Ortsinformation verbunden, kann es zu Verzögerungen kommen, die im Extremfall zum Tod des Patienten führen können. Deshalb sind hier Systeme einzusetzen, die eine besonders hohe Zuverlässigkeit aufweisen.

Das ▶ Beispiel hinsichtlich der Alarmweiterleitung soll die Komplexität verdeutlichen. Die technischen Anforderungen teilen sich abhängig vom Überwachungsziel in einfache Patientenüberwachung und Überwachung kritischer Vitalparameter auf.

Beispiel
Eine einfache Patientenüberwachung erfolgt mittels Monitoring der Funktion eines Heimbeatmungsgerätes zur Atemunterstützung, bei der, laut Überwachungsziel, ein echter oder nicht wahrgenommener Geräteausfall primär keinen wesentlichen Einfluss auf den Gesundheitszustand des Patienten hat. In diesem einfachen Fall ist ein Anschluss der Geräte an eine vorhandene Lichtrufanlage lediglich eine zusätzliche Informationsanzeige. »Eine Lichtrufanlage informiert den Anwender lediglich über den »Betriebsstatus« eines Patientenzimmers. Erscheint keine Anzeige, so kann von einem regelgerechten Betrieb ausgegangen werden. Erscheint eine grüne Anzeige, wird eine Personalanwesenheit angezeigt. Erscheint hingegen ein rotes Signal, so wird der Anwender über einen Rufstatus informiert. Dieser Status wird lediglich differenziert als diagnostischer Alarm eines Gerätes oder als Personenrufalarm dargestellt« (Siegloch 2014).

Im Fall der Überwachung kritischer Vitalparameter eines Patienten, z. B. auf der Intensivstation, gilt die **DIN EN 60601-1-8** (2008) mit den höheren Anforderungen für verteilte Alarmsysteme. Das bedeutet, dass mit der Auslösung eines Alarmes erkennbar sein muss, durch welchen Patienten bzw. durch welches Gerät dieser verursacht wurde. Außerdem müssen solche Alarme kategorisiert werden nach:

- Zuordnung des Patienten,
- Gerät bzw.
- Ort des Patienten.

Eine technische Lösung liegt beispielsweise in der **zentralen Alarmierung** über ein Netzwerk verbundener Einzelgeräte. Die Alarmierungsdaten können in diesem Fall sowohl leitungsgebunden, telemetrisch oder auf andere Art übermittelt werden (Siegloch 2014).

Sinnvoll ist es, möglichst viele Informationen des Alarmmeldebildes automatisch zu übermitteln. Die IP-Telefonie bietet z. B. die Möglichkeit die Standortinformation des jeweiligen IP-Festnetz-Telefons automatisch mitzuteilen, das Meldebild entsprechend der gewählten Nummer in eine Textmeldung (Herz-, Schock-, Notsectio-, Brandalarm etc.) zu übersetzen, des Weiteren eine Quittierung einzufordern bzw. bei Nicht-Quittierung innerhalb eines definierten Zeitfensters einen nachgelisteten Empfänger zu kontaktieren.

34.3.9 Fazit

Potenziale zur Risikoreduzierung durch Medizintechnik und IT betreffen mittlerweile alle Bereiche eines Klinikums. Dies beginnt bereits in der Planungsphase des Klinikbaus und setzt sich im laufenden Klinikbetrieb fort.

Die neuen IT-gestützten und mobilen Kommunikationsmöglichkeiten, die vielfältigen und weiter zunehmenden Nutzungsmöglichkeiten netzwerkgebundener Medizingeräten und der zunehmende Funktionsumfang einzelner Medizingeräte erhöhen die Komplexität und Anfälligkeit für Mensch-Maschinen-Bedienungsfehler. Gleichzeitig entstehen damit neue Risiken, die jedoch unter Zuhilfenahme bestehender Regelwerke und einem durchdachten Risikomanagement proaktiv angegangen werden können.

34.4 Sterilgutaufbereitung

Petra Gastmeier

34.4.1 Einführung

Nosokomiale Infektionserreger können auch über Medizinprodukte übertragen werden. Deshalb müssen Medizinprodukte gewissenhaft nach definierten Anforderungen aufbereitet werden. Unterschiedliche Infektionserreger sind in unterschiedlichem Maße widerstandfähig in Bezug auf Desinfektion und Sterilisation (◘ Tab. 34.3). Besonders leicht sind behüllte Viren abzutöten, besonders widerstandsfähig sind Prionen wie die Eiweiße, die bei Creutzfeldt-Jacob-Krankheit zu finden sind.

Viele Krankenhäuser haben zentrale **Sterilgutversorgungs-Abteilungen** (ZSVA) eingerichtet. Ihre Aufgabe ist die Reinigung, Desinfektion, Pflege, Sortierung, Sterilisation und Wiederbereitstellung von Medizinprodukten. Neben der Versorgung der Operationssäle mit Operationsinstru-

Tab. 34.3 Hierarchie der Widerstandsfähigkeit der Erreger gegenüber Desinfektion und Sterilisation; geordnet von den resistentesten (Prionen) zu den empfindlichsten (behüllte Viren). (Modifiziert nach McDonnel u. Burke 2011)

Erreger	Beispiele
Prionen	Creutzfeld-Jacob-Krankheit
Bakterielle Sporen	Bacillus, Geobacillus, Clostridium
Mykobakterien	Mycobacterium tuberculosis, M. chelonae
Kleine nicht behüllte Viren	Parvovirus, Papillioma-Virus, Norovirus
Pilzsporen	Aspergillus
Gram negative Bakterien	Pseudomonas, Escherichia
Vegetative Pilzformen	Aspergillus, Candida
Große, nicht behüllte Viren	Adenovirus, Rotavirus
Gram positive Bakterien	Staphylokokken, Enterokokken
Behüllte Viren	Herpes, Influenza, HIV, HBV

mentarium sollte die ZSVA auch die Funktionsabteilungen (z. B. Endoskopie) und Stationen eines Krankenhauses mitversorgen.

34.4.2 Durchführung

Erster Schritt vor der Aufbereitung ist die **Risikoeinstufung** der jeweiligen aufzubereitenden Gegenstände und Instrumente. Medizinprodukte werden hinsichtlich der Anforderungen an die Aufbereitung unterschieden nach den Kriterien unkritisch/semi-kritisch/kritisch. ◘ Tab. 34.4 zeigt die Kriterien für die Risikoeinstufung.

Die **Aufbereitung von Medizinprodukten** erfolgt in folgenden Schritten:
- Vorbereiten (z. B. Vorbehandeln, Sammeln, Vorreinigen und gegebenenfalls Zerlegen) der angewendeten Medizinprodukte und Transport zum Ort der Aufbereitung
- Reinigung, ggf. Zwischenspülung
- Desinfektion
- Spülung und Trocknung
- Prüfung auf Sauberkeit und Unversehrtheit (z. B. Korrosion, Materialbeschaffenheit)
- Pflege und Instandsetzung
- Funktionsprüfung
- Kennzeichnung und Verpacken
- Sterilisation
- Freigabe zur Anwendung

Die einzelnen Aufbereitungsschritte müssen auf das Medizinprodukt abgestimmt, der Erfolg der Aufbereitung muss durch Anwendung validierter Verfahren nachvollziehbar sein.

Besonders zu beachten sind die Prozesse der **Reinigung** und der **Funktionskontrolle**. Gereinigte und desinfizierte Medizinprodukte sind entsprechend ihrer Bedienungsanleitung auf Funktionstüchtigkeit zu prüfen und visuell auf Sauberkeit zu kontrollieren. Im Bedarfsfall muss noch maschinell oder manuell nachgereinigt werden.

> Durch alleinige nachfolgende Sterilisationsprozesse werden Pyrogene nicht inaktiviert und auch anhaftender Schmutz wird nicht entfernt! Deshalb ist die Reinigung essenziell.

Die **Verpackung** soll die behandelten Medizinprodukte nach der Sterilisation vor Staub und mikrobieller Kontamination schützen. Es wird prinzipiell gefordert, doppelt zu verpacken, damit selbst bei Staubkontamination die Innenverpackung geschützt ist. Die Kennzeichnung der verpackten Medizinprodukte muss so erfolgen, dass das Durchlaufen eines Sterilisationsprozesses angezeigt wird, Verwechslungen mit nicht sterilisierten Gütern ausgeschlossen sind und das Verfallsdatum ersichtlich bzw. berechenbar ist. Der Inhalt

Tab. 34.4 Risikobewertung und Einstufung von Medizinprodukten vor der Aufbereitung. (Modifiziert nach Anonym 2012)

Kategorie		Kontakt mit	Beispiele	Behandlung
Unkritisch		Intakter Haut	EKG-Elektroden	Desinfektion oder Reinigung
Semikritisch	Ohne besondere Anforderungen an die Aufbereitung	Schleimhaut	Spekula	Desinfektion
	Mit erhöhten Anforderungen		Flexibles Endoskop	Zusätzlich bestimmte Anforderungen (Anlage 8 von Anonym 2012)
Kritisch	Ohne besondere Anforderungen an die Aufbereitung	Sterilem Gewebe oder Gefäßsystem	Wundhaken	Sterilisation mit feuchter Hitze
	Mit erhöhten Anforderungen an die Aufbereitung		Trokar für die MIC-Chirurgie	Zusätzlich Nachweis einer anerkannten Ausbildung, maschinelle Reinigung/thermische Desinfektion in Reinigungs-und Desinfektionsautomaten
	Mit besonders hohen Anforderungen an die Aufbereitung		ERCP-Katheter	Zusätzlich zertifiziertes Qualitätsmanagement

der Verpackung muss erkennbar, die Zuordnung zur Chargennummer der Sterilisation gewährleistet sein.

Das entscheidende Dokument für die Sterilgutaufbereitung im Krankenhaus sind die gemeinsamen **Empfehlungen der Kommission für Krankenhaushygiene und Infektionsprävention (KRINKO)** beim Robert-Koch-Institut (RKI) und des Bundesinstitutes für Arzneimittel und Medizinprodukte (BfArM) (Anonym 2012). Diese Empfehlungen tragen Verordnungscharakter. Dort, in Anlage 5, sind auch die Anforderungen an Aufbereitungseinheiten für Medizinprodukte beschrieben (◘ Tab. 34.5).

34.4.3 Qualifikation

Die **Sachkenntnis** für die Aufbereitung von Medizinprodukten (§ 4 Absatz 3 MPBetreibV) umfasst unter anderem folgende Inhalte:
- Instrumentenkunde
- Kenntnisse in Hygiene/Mikrobiologie
- Risikobewertung und Einstufung von Medizinprodukten gemäß den KRINKO/BfArM-Empfehlungen
- Die einzelnen Arbeitsschritte der Aufbereitung
- Rechtskunde (MPG, MPBetreibV, BioStoffV)

Es wird eine ausreichende Qualifikation vermutet, sofern in einer nachgewiesenen Ausbildung in entsprechenden Medizinalfachberufen diese Inhalte in den Rahmenlehrplänen verankert sind und die Ausbildung erfolgreich abgeschlossen wurde. Wenn Inhalte im Rahmen der Ausbildung teilweise nicht bzw. nicht im aktuellen Stand vermittelt wurden, sind sie durch Besuch geeigneter Fortbildungsveranstaltungen zu ergänzen bzw. zu aktualisieren. Ohne Nachweis einer Ausbildung in entsprechenden Medizinalfachberufen ist eine fachspezifische Fortbildung, z. B. in Anlehnung an die Fachkunde-Lehrgänge gemäß den Qualifizierungsrichtlinien der Deutschen Gesellschaft für Sterilgutversorgung e. V. (DGSV) oder durch Fortbildungsangebote der Heilberufskammern oder staatlichen Institutionen erforderlich (Anonym 2012) (◘ Tab. 34.6).

34.4 · Sterilgutaufbereitung

Tab. 34.5 Übersicht über Anforderungen an Aufbereitungseinheiten für Medizinprodukte. (Modifiziert nach Anlage 5 der Anforderungen an die Aufbereitung von Medizinprodukten (Anonym 2012). Mit der Aufbereitung ist eine hohe Verantwortung verbunden. Deshalb müssen die mit der Aufbereitung betrauten Mitarbeiter für ihre Aufgabe ausreichend qualifiziert sein. Die Anlage 6 der KRINKO-/BfArM-Empfehlungen beschreibt die erforderliche Sachkenntnis für die einzelnen Arbeitsschritte der Aufbereitung (Anonym 2012)

Kategorie der Aufbereitungseinheit	A	B	C
Einstufung der aufzubereitenden Medizinprodukte	Semikritisch A, kritisch A	Semikritisch B, kritisch B	Kritisch C
Beispiele für die Anwendung der aufbereiteten Medizinprodukte	Verbandwechsel, (zahn-)ärztliche Untersuchung und Behandlung	Invasive Eingriffe/Operationen, Endoskopie	Invasive Eingriffe/Operationen unter Anwendung von Medizinprodukten der Gruppe kritisch C bzw. deren Aufbereitung für andere
Beispiele für betroffene Einrichtungen	Arztpraxen, Zahnarztpraxen	Einrichtungen für das ambulante Operieren, Zahnarztpraxen, Endoskopie, Krankenhäuser	Ausgewählte Krankenhäuser, Aufbereiter für Andere
Baulich-funktionelle Anforderungen	Eigener Bereich Zonentrennung in Unrein/rein-Lagerung (zeitliche Trennung möglich)	Eigene Aufbereitungsräume, Bereichstrennung in Unrein/rein-Lagerung	Jeweils eigene Räume für Unrein/rein-Lagerung Spezielle Anforderungen je nach notwendigem technischen Aufwand
Beispiele für die technische Ausstattung	Je nach Aufbereitungsprofil, z. B. Reinigungs- und Desinfektionsautomat und Dampf-Kleinsterilisatoren	Je nach Aufbereitungsprofil z. B.: – Reinigungs- und Desinfektionsautomat, Ultraschallbad – Siegelgerät – Geeignetes Prüfinstrumentarium – Geeigneter Sterilisator – Ggf. Wasseraufbereitungsanlage	Je nach Aufbereitungs-profil z. B.: – Reinigungs-und Desinfektionsautomat, Ultraschallbad, Siegelgerät – Geeignetes Prüfinstrumentarium – Geräte für spezielle Sterilisationsverfahren Wasseraufbereitungsanlage

Tab. 34.6 Übersicht über die Fachkundelehrgänge der DGSV (► www.dgsv-ev.de)

Fachkunde-Lehrgang	Mindestdauer	Ausbildungsziel
I	120 h	Technische Sterilisationsassistentin/Technischer Sterilisationsassistent«, d. h. für alle Mitarbeiter, die mit der Aufbereitung von Medizinprodukten vertraut sind
II	120 h	Technische Sterilisationsassistentin/Technischer Sterilisationsassistent mit erweiterter Aufgabenstellung«
III	200 h	Leiterin/Leiter einer ZSVA

Tab. 34.7 Ausbrüche mit Carbapenem-resistenten Klebsiella pneumonia im Zusammenhang mit Endoskopiemaßnahmen. (Modifiziert nach Gastmeier u. Vonberg 2014, Zweigner et al. 2014, CDC 2013)

Erstautor	Erreger	Anzahl Infektionen	Anzahl Kolonisationen	Endoskop	Erregernachweis vom Endoskop
Carbonne et al./ Naas et al., Paris 2009	KPC 2	4	9	Duodenoskop	1000 KBE/ml Identischer Stamm
Alrabaa et al., Tampa 2013	Oxa-48	7	0	Duodenoskop	Nein
Orsi et al., Rom 2013	KPC	44	-	Endoskop	2 Fall-Kontroll-Studien
Sanderson, US 2008/9	CRKP	5	46	Duodenoskop	Nein
Koo, UK 2010	NDM-1	3	9	Urologisches Endoskop	Nein
N.N. Berlin 2013	Oxa-48 K. pneumoniae	10	5	Duodenoskop	Nein
Zweigner et. al. Berlin 2013	Oxa-48 K. pneumoniae	2	3	Bronchoskop	10 000 KBE/ml
CDC, Illinois 2014	NDM-1 E. coli	–	9	Duodenoskop	Ja

CRKP Carbapenem-resistente Klebsiella pneumonia; *KPC* Klebsiella-pneumoniae-Carbapenemase; *Oxa-48* Carbapenemasevom Oxa-48-Typ; *NDM* New-Delhi-Metallo-Beta-Lactamase

Zusätzlich werden Sachkundelehrgänge angeboten, die mindestens 40 Stunden umfassen und die Sachkenntnis für die Aufbereitung von Medizinprodukten in der ärztlichen und zahnärztlichen Praxis bzw. für die Aufbereitung von flexiblen Endoskopen und deren Zubehör vermitteln.

Häufig wird unterschätzt, wie schwierig die Aufbereitung von **flexiblen Endoskopen** ist. Auch ihre Aufbereitung erfordert sehr gut qualifiziertes Personal. In den letzten Jahren wurden immer wieder Ausbrüche mit hochresistenten gramnegativen multiresistenten Erregern beschrieben, die durch Endoskope übertragen wurden. Die Erkennung solcher Ausbrüche ist oft nicht einfach, weil es Patienten von verschiedenen Stationen oder ambulante Patienten betrifft (◘ Tab. 34.7).

> **Praxistipp**
>
> Bereits vor der Anschaffung von neuen Medizinprodukten sollen die Mitarbeiter der Aufbereitung einbezogen werden, um die Durchführbarkeit der Aufbereitung und die dazu erforderlichen Mittel und Geräte für die Aufbereitung zu beurteilen.

Literatur

Zu ▶ Kap. 34.1

Aktionsbündnis Patientensicherheit (2014) Empfehlung zur Einführung von CIRS im Krankenhaus
Anonym (2014) G-BA schreibt Fehlermeldesystem im Krankenhaus vor. Deutsches Ärzteblatt, 28. Januar 2014

Literatur

Stürzinger (2009) Wirksamkeit und Effizienz elektronischer Arzneimittelverordnung mit Entscheidungsunterstützungssystemen. DIMDI: Schriftenreihe Health Technology Assessment, Bd. 86

Rather DI jr.(2014) zitiert nach: ► http://pflegeinformatik.wikispaces.com/CIRS

Weigand M, Röhrig R (2014) Fehler als Freunde betrachten. Der CIRS-Gedanke in der Krankenhaus IT, Krankenhaus IT-Journal

Zu ► Kap. 34.2

European Commission, DG Health and consumer, Directorate B, Unit B2 »Health Technology and Cosmetics«, MEDDEV 2.1/6 (2012) Guidelines on the qualification and classification of stand-alone software used in healthcare within the regulatory framework of medical devices. ► http://ec.europa.eu/health/medical-devices/files/meddev/2_1_6_ol_en.pdf (Zugriff Januar 2012)

Münchner Kreis e.V. (2009) Internationale Delphi Studie 2030. Zukunft und Zukunftsfähigkeit der informations- und Kommunikationstechnologien und Medien. ► http://www.muenchner-kreis.de/pdfs/Delphi/Zukunft_und_Zukunftsfaehigkeit_der_IKT_2009.pdf

Bundesverband Medizintechnologie – BVMed (2014) Branchenbericht Medizintechnologien 2014. ► www.bvmed.de/download/bvmed-branchenbericht-medtech und ► http://www.bvmed.de/de/technologien/trends

Zu ► Kap. 34.3

Aktionsbündnis Patientensicherheit e.V. (2014) Patientensicherheit durch Prävention medizinproduktassoziierter Risiken, Teil 1: aktive Medizinprodukte, insbesondere medizintechnische Geräte in Krankenhäusern. ► http://www.aps-ev.de/fileadmin/fuerRedakteur/PDFs/Handlungsempfehlungen/MPAR/APS_Handlungsempfehlungen_2014_WEB_lang.pdf

BBK - Bundesamt für Bevölkerungsschutz und Katastrophenhilfe (2008) Schutz Kritischer Infrastruktur: Risikomanagement im Krankenhaus, Leitfaden zur Identifikation und Reduzierung von Ausfallrisiken in Kritischen Infrastrukturen des Gesundheitswesens. ► http://www.bbk.bund.de/SharedDocs/Downloads/BBK/DE/Publikationen/Praxis_Bevoelkerungsschutz/Band_2_Praxis_BS_Risikomanagm_Krankenh_Kritis.pdf?__blob=publicationFile

BfArM - Bundesministerium für Arzneimittel und Medizinprodukte (2008) Positionspapier 9/0508 vom 6.05.2008. ► http://www.bfarm.de/SharedDocs/Risikoinformationen/Medizinprodukte/DE/mobilfunktechnik.html

BSI - Bundesamt für Sicherheit in der Informationstechnik (2005) ITIL und Informationssicherheit Möglichkeiten und Chancen des Zusammenwirkens von IT-Sicherheit und IT-Service-Management. ► https://www.bsi.bund.de/SharedDocs/Downloads/DE/BSI/Publikationen/Studien/ITIL/itil_pdf.pdf;jsessionid=9539C55EAC6CA3152B5D8CA58B69707C.2_cid286?__blob=publicationFile

DIN EN 60601-1-2:2011-07; VDE 0750-1-2:2011-07 Medizinische elektrische Geräte - Ergänzungsnorm: Elektromagnetische Störgrößen. ► http://www.beuth.de/de/norm-entwurf/din-en-60601-1-2-vde-0750-1-2-2011-07/143463348

DIN EN 60601-1-8; VDE 0750-1-8:2008-2 Medizinische elektrische Geräte - Ergänzungsnorm: Alarmsysteme. ► http://www.beuth.de/de/norm/din-en-60601-1-8-vde-0750-1-8-2014-04/194226385

DIN EN 80001-1:2011-11; VDE 0756-1:2011-11 Anwendung des Risikomanagements für IT-Netzwerke, die Medizinprodukte beinhalten. ► http://www.beuth.de/de/norm/din-en-80001-1-vde-0756-1-2011-11/145057440

DIN EN ISO 9001:2008 Qualitätsmanagementsysteme Beuth Verlag (Hrsg.) ► http://www.beuth.de/de/norm/din-en-iso-9001/110767367

DIN ISO/IEC 27001:2008-09 Informationstechnik- IT-Sicherheitsverfahren - Informationssicherheits-Managementsysteme- Anforderungen Beuth Verlag (Hrsg.) ► http://www.beuth.de/de/norm/din-iso-iec-27001/103960154

Gärtner A (2012) DIN EN 80001-1: Chancen und Potenziale für vernetzte Medizintechnik, Expertenbeitrag in E-Health-Com. ► http://www.e-health-com.eu/fileadmin/user_upload/dateien/Downloads/Gaertner_Chancen_DIN_EN_80001-1.pdf

Harvard Research Group (2001) Highly Available Servers, Market Assumptions. ► http://www.hrgresearch.com/pdf/HAS%20Forecast%20rpt%20082301%20p.pdf

Kaiser J (2013) Bei der IEC 80001-1 verwechseln wir IT Sicherheitsmanagement mit Risikomanagement. Würzburger Medizintechnik Kongress

Kruber K (2010) IT in der Medizintechnik – Prozessoptimierung durch Integration MT und IT, Tagungsband. 11. Würzburger Medizintechnik Kongress

Kruber K (2012) MIT Beitrag zur BO-Planung. fbmt - Fachverband Biomedizinische Technik e.V., Göttingen

Kruber K, Eusterholz M (2014) Sankey Analyse – Prioritätenmatrix und Blocklayout, Simulation Unity AG, Frankfurt-München mit Klinikum der Universität München AöR

Lautenberg J (2012) In: Institut für Patientensicherheit der Universität Bonn (Hrsg.) Befragung zum Einführungsstand von klinischem Risiko-Management (kRM) in deutschen Krankenhäusern. ► http://www.ifpsbonn.de/projekte-1/projekte/projekt-krankenhausbefragung-und-sicherheitskultur

Samore MH, Evans RS, Lassen A, Gould P, Lloyd J, Gardner RM, Abouzelof R, Taylor C, Woodbury DA, Willy M, Bright RA (2004) Surveillance of medical device-related hazards and adverse events in hospitalized patients. JAMA 291 (3): 325–334

Sigloch W (2014) Möglichkeiten der Alarmweiterleitung von Patientenmonitoren und Heimbeatmungsgeräten, GA 14/006. Prometec, Kirchheim, für Klinikum der Universität München AöR

Sigloch W, Albrecht K (2014) Störbeeinflussung medizinisch elektrischer Geräte durch Mobilfunk, GA 14/007, Prometec, Kirchheim, für Klinikum der Universität München AöR

Zu ▶ Kap. 34.4

Anonym (2012) Anforderungen an die Hygiene bei der Aufbereitung von Medizinprodukten. Bundesgesundheitsbl 55: 1244–310

Centers for Disease Control and Prevention (CDC) (2014) Notes from the Field: New Delhi metallo-β-lactamase-producing Escherichia coli associated with endoscopic retrograde cholangiopancreatography. MMWR Morb Mortal Wkly Rep 62: 1051

Gastmeier P, Vonberg R (2014) Klebsiella spp. in endoscopy-associated infections: we may only be seeing the tip of the iceberg. Infection 42: 15–21

McDonnel G, Burke P (2011) Disinfection in the time to reconsider Spaulding? J Hosp Infect 78: 163–70

Zweigner J, Gastmeier P, Kola A, Klefisch F, Schweizer C, Hummel M (2014) A carbapenem-resistant Klebsiella pneumoniae outbreak following bronchoscopy. Am J Infect Control (Epub)

Serviceteil

Stichwortverzeichnis – 650

A. Euteneier (Hrsg.), *Handbuch Klinisches Risikomanagement*, Erfolgskonzepte Praxis- & Krankenhaus-Management, DOI 10.1007/978-3-662-45150-2, © Springer-Verlag Berlin Heidelberg 2015

Stichwortverzeichnis

360°-Feedback 594
4QD-Qualitätsklinik 598

A

ABCDE-Schema 509, 512
Abklatschuntersuchung 198
Abkürzungsverstöße 150
Abrechnungsbetrug 214
Absicherung
- kommunale 228
- privatwirtschaftliche 228
Abwehranspruch 229
Access Control 627
Active Directory 179
Advanced Life Support 505
Advanced Trauma Life Support 418, 506
Agency for Healthcare Research and Quality 13
AHRQ Quality Indicators 566
Aktionismus 322
Aktionsbündnis Patientensicherheit 12, 26
Alarmierung 512
- ausbleibende 514
- zentrale 642
Alarmierungslast, übermäßige 513
Alarmmüdigkeit 513
Alarmsystem
- intelligentes 515
- vibrotaktiles 515
Alerts 290, 346, 575
Altenpflegegesetz 430
Altersabhängigkeitsquotient 50
Alterspyramide 50
Anaesthetists Non-Technical Skills 593
Anästhesietechnischer Assistent 14
anchoring bias 156
Angst 158
Ankerheuristik 283
Anonymität 611
ANQ-Messplan 55
antibiotic stewardship 196, 526
Antibiotikatherapie, rationale 202
ANTS 593
Applikationstechnik 190
AQUA-Institut 27
Arbeitsdruck 68
Arbeitsklima 123
Arbeitsorganisation 169

Arbeitsprobe 389
Arbeitsschutz-Audit 598
Arbeitssicherheit-Audit 598
Arbeitsteilung 221
- horizontale 221
- vertikale 221
Arbeitsverdichtung 68, 87
Arbeitszufriedenheit 102
Archivierung, Patientendaten 488
Arzneimittel
- Applikationstechnik 190
- Darreichungsform 189
- Galenik 189
- Lagerung 189, 518
Arzneimittelbeschaffung 186
Arzneimitteldistribution 188, 517
Arzneimittelschrank, halbautomatischer 188
Arzneimittelverabreichung 520
Arzneimittelverordnung 519
Arzt
- ausländischer 24, 54
- hygienebeauftragter 201
- Sprachdefizit 24
Arztberuf, Feminisierung 53
Ärztemangel 23, 54
Ärztliche Approbationsordnung 116
Ärztliche Gutachterkommission 335
Arzt-Patienten-Verhältnis 33
Arztvorbehalt 222
Assessment-Center-Verfahren 389
Atkinson 126
Attraktions-Bias 511
Audit 461
- Definition 595
- Durchführung 599
- externe 595
- Informationsquellen 596
- interne 595
- Nachbereitung 599
Auditformen 597
Audithäufigkeit 595
Auditjahresplan 599
Auditkriterien 595
Auditmanagement-Software 599
Auditmethode 595
Auditphasen 599
Auditumfang 595
AUFEM 46
Aufgabenvielfalt 362
Aufklärung 222, 485

- Dokumentation 486
- fremdsprachige Patienten 223, 486
- Minderjährige 486
Aufklärungsmanagement 223
Aufklärungspflicht 223
Aufklärungspflichtverletzung 220
Aufklärungsrüge 220
Aufmerksamkeit
- beeinträchtigte 149
- mediale 325
- Polarisation 367
- situative 143
- Verbesserung 143
Aufmerksamkeitszuordnungs-Bias 511
Austrian Inpatient Quality Indicators 41, 42
Auswirkung 276
Authentizität 118
Automated Adverse Event Monitoring Program 565
Automation 391
Autonomie 294, 362, 366
availability bias 156
Aviation-Safety-Reporting-System 604

B

Balanced Scorecards 114, 246, 346, 350
- Einsatzmöglichkeiten 351
- Vorteile 356
Balance-Modell 135
BASG 604
Beauftragtenwesen 211
Bedürfnispyramide 127
Befragung 586
Behandlungsdokumentation 220
Behandlungsfehler 68, 220
- grober 330
- Statistik 88
Behandlungsfehlervorwurf 541
Behandlungsvertrag 219
Behavioural-Marker-Auditform 592
Beinahefehler 604, 620
Beinaheschaden 84
Beinahezwischenfall 604
Benchmarking 265, 377
Beobachtungsstudie 91
Berichtswesen 331

Berufseignung 388
Berufserlaubnis, temporäre 24
Berufshaftpflichtversicherung 538, 542
Berufsordnung, ärztliche 113
Bestätigungs-Bias 511
Best-practice-Modell 571
Betriebshaftpflichtversicherung 228
Betriebskultur 61, 78
Beweislastregel 220
Bewerbungsverfahren 388
Bewertungsverfahren 593
BfArM 27, 604
Bias 276, 511
– kognitives 283
– systemisches 560
Big Data 290
Bilanzschutz 228
Bismarck-Modell 38
Blake 122
blended learning 416
blinder Fleck 584
blinder Gehorsam 283
Bluetooth 632
Bonuszahlung 364
Brustkrebs-Früherkennung 46
Bundesamt für Sicherheit im Gesundheitswesen 604
Bundesdatenschutzgesetz 632
Bundesgesundheitskommission 45
Bundesinstitut für Arzneimittel und Medizinprodukte 27, 604
Bürgerliches Gesetzbuch
– § 630 219, 220, 223, 334
– § 823 219, 230
Burnout-Syndrom 140

C

Call-out-Technik 500
CanMEDS 13, 14, 116
CDS-System 629
CE-Kennzeichnung 174
CEX 594
Changemanagement 293
– Modelle 300
Check-back-Regel 499
Checkliste 372, 386, 480
– Implementierung 481
cherry picking 396
Chi-Quadrat-Verteilung 276
CIRRNET 55
CIRS 386, 603, 604, 619
– Ablaufprozess 611
– Feedback 606

– Feedforward 606
– gesetzliche Aspekte 603
– Implementierung 609
– Taxonomie 610
CIRS AINS 620
CIRSmedical 620
CIRS-Team 610
Clinical Governance 269
closed loop communication 419
Codman 67
cognitive readiness 418
Commitment 258, 287, 304, 394, 597
Complacency 141, 391
Compliance
– Definition 208
– Forschung 215
– Lehre 215
– Ziele 209
Compliance-Beauftragter 210
Compliance-Beirat 210, 211
Compliance-Kommunikation 213
Compliance-Kultur 209
Compliancemanagementsystem 149, 208
– Konzeption 208
– Rechtspflicht 208
Compliance-Organisation 210
Compliance-Programm 213, 437
Compliance-Risiken 212, 214
Compliance-Überwachung 214
Comprehensive Unit-based Safety Program 301
Computer-Aided-Facility-Management 177
– Software 179
computerized physician order entry 629
confirmation bias 156
Controlling
– Definition 344
– operatives 346
– strategisches 346
Coombes-Schema 65
CPOE 629
Crew-Resource-Management-Ansatz 403
Crew-Resource-Management-Training 419
Critical Incident Technique 387
Critical-Incident-Reporting-System
▶ CIRS 603
CUIRIS 620
Cure-Incident-Report-System 620
Curriculum 415, 420
– Guide for Medical School 13
Curriculum:Ärztliche Führung 117

CUSP 301
CUS-Technik 500

D

Dashboard 346, 626
Datenarchivierung 167
Datenerfassung
– analytische 273
– automatisierte 290
– explorative 273
Datenerfassungsbürokratie 265
Datenqualität 265
Daten-Reporting 346
Datenschutz 166, 214, 611
Datenüberschuss 165
Deci 130
Deckung, offene 230
Deeskalation 507
Deeskalationsstrategie 447
Defensivmedizin 69, 158
Dekodierung 105
Delegation 152, 362, 409
– ärztliche Aufgaben 221
Delegationsfehler 222
Delphi-Befragung 600
Delphi-Studie 633
demographischer Wandel 21, 50
Demotivation 367
– Anzeichen 131
– Ursachen 131
Demotivatoren 131
Denunziantentum 441
Department-Bildung 111
DESC-Regel 500
Detektion 276
Deutsche Forschungsgemeinschaft 215
Deutsche Institut für medizinische Dokumentation und Information 174
Deutsche Krankenhausgesellschaft 25
Deutsches Reanimationsregister 505
Diagnosefehler
– Reduzierung 495
– typische 497
Dialog, kollegialer 582, 583
Dienstanweisung 160, 372
Digitalisierung 21, 164
DIN EN 15224 598
DIN EN 60601-1-2 641
DIN EN 60601-1-8 642
DIN EN 80001 632
DIN EN ISO 14971 639
DIN EN ISO 80001 637

DIN ISO 9001 639
DIN VDE0701-0702 179
DIN EN 1441 175
DIN EN ISO 14971 175
DIN EN ISO 80001 175
Direct Observation of Procedural Skills in Surgery 266, 594
Disease-Management-Programme 22
Diskussion, fallbasierte 594
Dispensierschrank, halbautomatisierter 518
Disziplin 79
Diversifikation 409
DNQP-Audit 598
DNQP-Expertenprogramm 568
Dokumentation 487
– administrative 169
– Antibiotikaeinsatz 204
– Arzneimitteltherapie 191
– mangelhafte 488
– medizinische 169
– Medizinprodukte 177
Dokumentationspflicht 334, 487
Dokumentationsrichtlinie 358
Dokumentationssystem 471
DOPS 266, 594
Dörner 94
Double-loop-Lernen 411
Dreizehn-R-Regel 186, 516
Drittmittelverwendung 215
Drittschadendeckung 230
Drucker 121

E

EFQM 612
EFQM-Format 377
EFQM-Modell 262, 354
Eigendynamik 94
Eigenverantwortlichkeit 221
Eigenverantwortung 153, 362
Einarbeitungskonzept 428
eLearning 416
Empathie 530
Entlassungsmanagement 464
Entschädigung 535
Entscheidungsfindung, partizpative 71
Entscheidungsfreiraum 95
Entscheidungsprozess 143
Ereignisse
– unerwünschte 68, 84, 180, 272, 273, 620
  – gerätebedingte 180
– unvermeidbare 84
– vermeidbare 84
Erfüllungsgehilfe 229

Erfüllungsschaden 229
Ergebnisqualitätsmessung 44
Ernährungsmanagement 465
Erwartungshaltung, übersteigerte 69
ESPRIX Swiss Award for Excellence 613
Europäische Patientenakademie zu Therapeutischen Innovationen 17
European Pediatric Life Support 505
EuroSCORE 396
Evaluation
– Krisenmanagement 325
– Projektergebnisse 315
Executive-Summary-Bericht 600
Expertenstandard 456
– Dekubitusprophylaxe 463
– Entlassungsmanagement 464
– Entwicklung 457
– Erhaltung und Förderung der Mobilität in der Pflege 465
– Ernährungsmanagement 465
– Förderung der Harnkontinenz 465
– Implementierung 459
– Pflege von Menschen mit chronischen Wunden 465
– Schmerzmanagement 464
– Sturzprophylaxe 465
Expertensystem 632
Exposure 231

F

Facharztqualität 220
Facharztstandard 220
Fachkompetenz 117
Failure Mode Effect Analysis 560
Failure Mode Effect Critical Analysis 560
Fallanalyse, szenariogestützte 283
Fallbesprechung, interdisziplinäre 472
Feedbackregeln 501
Feedbacksystem 364
Feedforward 606
Fehlanreiz 159
Fehler
– chirurgischer 489
– Definition 142
– heuristischer 156
– in der Ausführung 142
– in der Planung 143
Fehlerfortpflanzungseffekt 563
Fehlerkosten 350
Fehlermeldung 169

Fehlermodell 65
Fehlermöglichkeitsanalyse 560
Fehleroffenbarungspflicht 333
Fehlerursachen 68, 149
Fehlerursachenanalyse 576
Fehlsteuerungsmechanismus 159
Fitness-for-duty-Tests 140
Fleishman-Job-Analyse-System 387
Flexibilität 97
FMEA 276, 560
FMECA 560
F-O-R-D-E-C-Modell 78, 406
Foreign Corrupt Practice Act 208
Formalisierung 97
Fragebogen zum Sicherheitsklima in Hausarztpraxen 591
Fragmentation 32
Framing-Effekt 283
FraSiK 591
Freistellungsanspruch 228
Fremdbestimmung 24
Fremdbewertungsverfahren 583
Frey 122
Führungsentwicklung 112
Führungskraft:Aufgaben 114
Führungskraft:ideale 115
Führungskraft:Kompetenz 116
Führungskraft:Persönlichkeitseigenschaften 114
Führungskultur 79
Führungsstil 120
– autokratischer 161
Führungsstil:nach Frey 122
Führungsstil:nach Lewin 120
Führungsstil:situativer 121
Fusion, Krankenhäuser 32

G

Ganzheitlichkeit 363
Gauss´sche Normalverteilung 276
G-DRG-System 22
Gedächtnisprotokoll 334
Gemeinsame Bundesausschuss 25
Gemeinwohlauftrag 378
General-Management-Modell von Malik 120, 372
Generation Y, 15
Gerätepass 177
Geschäftsprozessmanagement 370
Geschäftsprozessmodell
– nach Schmelzer und Ellringmann 371
– St. Gallener 371
Gesprächsprotokoll 334

Gesundheit 2020 56
Gesundheitsfond 23
Gesundheitsreform 2013, Österreich 38
Gesundheitssystem
- deutsches 21
- Interessensvertreter 25
- Komplexität 21
- Mitarbeiter 23
- schweizerisches 49
- Wettbewerbseffekte 30
Gewissenskonflikt 151
GKV-Wettbewerbsstärkungsgesetz 22
Glasl 446
Global Trigger Tool 563
good clinical practice 215
Governance, Risk and Compliance 344, 621
Governance, Risk und Compliance 74
Governance-Pfeiler 244, 247
Governance-Risk-Compliance-Lösung 599
Governance-System 244
Greiner-Modell 300
Grundhaltung
- gefährliche 156, 275
- resignierte 102
Gruppenzwang 152
Gutachterkommission 534, 539
Gutachterverfahren 542
gute klinische Praxis 215

H

HACCP-Standard 598
Haftpflichtversicherung 13, 21, 26, 227, 233
Haftung, persönliche 229
Händehygiene 521
Handlungsfelder, dringliche 86
Handlungswissen 284
Harvard Medical Practice Design 84
Harvard Medical Practice Study 12
Hausärztemangel 53
HAZOP 601
health literacy 393
Healthcare Failure Mode and Effect Analysis 560, 601
Health-IT 164
Health-literacy-Strategie 285
HEART 601
Heatmap 559
Heilbehandlungskosten 235
Herzberg 128

Herzberg-Modell 361
Herz-Kreislauf-Stillstand, innerklinischer 502
HFACS 137
HFMEA 560, 601
Hierarchie
- angemessene 392
Hierarchie:flache 112
Hierarchie:steile 111
High-Level-Personal 390
High-Reliability-Organisation 64
High-Tech-Medizin 21
Hochfrequenzchirurgie, Verbrennung 494
Hochrisikoorganisation 97, 257, 320, 415
- Eigenschaften 63
Hoppe 110
Hospital Survey on Patient Safety Culture 590
Hudson 157
Human Factor 133
Human Factors Analysis and Classification System 137
Human Factors Engineering 134
Human-Factor-Forschung 296, 386
Humanismus 111
Human-Reliability-Assessment 135
Human-Reliability-Forschung 135
Human-Resource-Management 386
Hygiene-Audit 598
Hygienebeauftragter 201
Hygienefachkraft 200
Hygienefachpersonal 198
Hygienemanagement 195
Hygieneoptimierung 520
Hygieneplan 201
Hygieneteam 521

I

ICD-Kodierung 569
IDW PS 980 208
Illusion der Kontrolle 156
Immediate-Life-Support 505
Improvisation 95
Impulsivität 156
Incentives 365
Infektion, nosokomiale 196, 524
Infektionsprävention 202, 525
Infektionsschutzgesetz 197
Infektionssurveillance 201
Informatik, medizinische 164
Informationstechnologie 163
- evidenzbasierte 170
Informationsungleichgewicht 17

Informationsvermittlung 470
Initiative Qualitätsmedizin 583
Innovation 298
Insolvenzrisiko 228
Institut für das Entgeltsystem im Krankenhaus 32
Institut für Patientensicherheit 26
Institut für Qualität und Wirtschaftlichkeit im Gesundheitswesen 27
Institut für Qualitätssicherung und Transparenz im Gesundheitswesen 27, 88
Instrument zur stressbezogenen Arbeitsanalyse für Klinikärztinnen und -ärzte 589
Interaktion, soziale 471
Intercollegiate-Surgical-Curriculum-Programm 593
Internationale Patienten-Sicherheits-Klassifikation 61
Interne Revision 212
Interoperabilität 170
Intransparenz 154, 161
Intuition 94, 95
Investitionsstau 28
IOM-Report 7
I-pass-the-baton 501
IPSC 61
IQTIG 88
ISAK-K 589
ISBAR-Technik 501
Ishikawa-Diagramm 575, 579
ISO 19011 262
ISO 31000 262, 270, 394
ISO 80001 262, 637
ISO 9000 261, 262
ISO 9001 262, 375, 595
ISO 9004 262
ISO 19600 208
ISO 31000 289
ISO/IEC 27001 639
ISO/IEC-Guide 261
IT Infrastructure Library 639
IT-Netzwerk 640
IT-Risiken 635
IT-Sicherheit 167
IT-Systemlandkarte 640
IVENA-System 478

J

Jahresplanung 114
Job-Enlargement 362
Job-Enrichment 131, 363
Job-Rotation 362, 438
Joint Commission 13

K

Kalkulationsfehler 165
Kausalattribution 283
Kennzahl 315
KH-CIRS-Netz-D 605
KISS ▶ Krankenhaus-Infektions-Surveillance-System 90
Kodierung 105
Kollaboration 104
Kommission für Krankenhaushygiene und Infektionsprävention 644
Kommunikatinstechnik 499
Kommunikation 287, 403
– institutionalisierte 351
– nonverbale 105
– sichere 406, 499
Kommunikationsdefizit 72, 391
Kommunikationsmodelle 104
Kommunikationsmuster 472
Kommunikationsprobleme 351, 574
Kommunikationsregeln 357, 499
Kommunikationsstruktur 357
Kommunikationstechnik 406
– Risiken 640
Kommunikationstraining 390
Kompetenz 258, 362
Kompetenz:konzeptionelle 117
Kompetenzmodell 115
Kompetenzprofil 428
Kompetenzpyramide 116
Kompetenzverlust 294
Komplexität 96
Komplikation 68
Komplikationskonferenz 570
Komplikationsmanagement 4
Konflikt
– formalisierter 446
– informaler 446
Konfliktfähigkeit 104
Konfliktformen 445
Konfliktlösungsgespräch 447
Konfliktlösungspotenzial 445
Konfliktlösungsstrategie 447
Konfliktmanagement 447
Konfliktursachen 445
Konfliktverhalten 445
Konsumentensouveränität 16
Kontrollaudit 597
Kontrolle, kognizierte 294
Kontrollillusion 263
Kontrollvorgabe 249
Kooperation 32
Kooperation für Transparenz und Qualität im Krankenhaus 376

Kooperationsfähigkeit 100
Kooperationsmodelle 100
Körperverletzung 219
Korruption 214
Kostendämpfung 31
Kotter-Modell 300
Krankenanstaltenplan 38
Krankenhaus
– Finanzierung 28
– Fusion 32
– hohe Auslastung 28
– Qualität 29
Krankenhausbudgetierung 295
Krankenhaus-CIRS-Netz Deutschland 609, 620
Krankenhauseinweisung 75, 467
Krankenhausentlassung 468
Krankenhausfinanzierung, duale 28
Krankenhausfinanzierungsgesetz 28
Krankenhaushaftpflichtversicherer 26
Krankenhaushygieniker 198
Krankenhausindikatoren 567
Krankenhaus-Infektions-Surveilance-System 203
Krankenhaus-Infektions-Surveillance-System 90, 521, 524
Krankenhausmortalität, risikoadjustierte standardisierte 602
Krankenpflegegesetz 430
Krankenversicherung
– gesetzliche 25
– private 25
Kreativitätsmethode 600
Krise
– Negation 321
– öffentliche Wahrnehmung 320
– Ursachen 320
Krisenanfälligkeit 528
Krisenbewältigung 325, 527
– Fehler 321
Krisenhandbuch 323, 528
Krisenkommunikation 527
Krisenkompetenz 324
Krisenkonzept 322
Krisenmanagement 319
– antizipatives 527
– Evaluation 325
– Organisation 321
– Planung 322
– präventives 527
– Priorisieren 532
– repulsives 527
Krisenperzeption 527
Krisenstab 332, 528

Krisenübung 324
Kritikfähigkeit, fehlende 156
Küchen-Audit 598
Kunstfehlerprozess 218

L

Laissez-faire-Einstellung 153, 156
Landeshygiene-Verordnungen 197
Langzeitpflege 52
Lean Management 120
Lehman 154
Leistungsbereitschaft 123
Leistungsfähigkeit, Limitationen 137
Leitbild 245
Leitlinien 372
Lenkungsgruppe 374
Lernen
– individuelles 572
– mit Simulationen 418
– narratives 412
– organisationales 94, 410, 569, 572
Lernmethoden 412
Lernmethodenkompetenz 413
Lernpyramide 415
Letalitätskonferenz 570
Lewin 120
Linienorganisation 111
Logistikkonzept 188
London-Protokoll 275, 336, 573, 574, 576
Long-tail-Geschäft 237
Look-alike-Fehler 189
Look-alike-Präparate 186
LOSA-Methode 592
Loyalitätskonflikt 111
Ludwig-Erhardt-Preis 612

M

Malik 121
Malware 165
Management by Delegation 120
Management, postoperatives 495
Managementmodelle 119
Manchester-Triage-System 479
Mandantensteuerung 179
Maslach Burnout Inventory 590
Maslow 127
Matching-Strategie 246
Matrixorganisation 359
MBI 590
medical emergency team 503
Medien 336

Medieninteresse 527
Medikamentenmanagement 185, 516
Medikationsmanagement 186
Medikationsprozess 186
Medizingeräte
– Anwender 176
– Management 177
– messtechnische Kontrolle 178
– sicherheitstechnische Kontrolle 178
Medizinisches Versorgungszentrum 22
Medizinprodukte 174
– aktive 175
– Aufbereitung 643, 644
– CE-Kennzeichnung 174
– Einweisung 176
– Verantwortlicher 177
Medizinprodukte-Betreiberverordnung 174, 632
– § 11 176
– § 13 180
– § 5 175, 176
– § 6 176
– § 7 176, 177
– § 8 176
– § 9 177
Medizinproduktebuch 176, 177
Medizinproduktegesetz 174, 632
– § 10 175
Medizinprodukte-Sicherheitsplanverordnung 180, 620
Medizinsimulator 389
Medizintechnik 173
– Aufgaben 176
Megacode-Training 418
Meisterschaft 362, 366
Meister-Schüler-Prinzip 412, 414
Meldeverhalten, diskontinuierliches 608
Mensch-Maschinen-Interaktion 140
Mentoring-Programm 429
Methodenkompetenz 117
Mini-Clinical Evaluation Exercise 594
Mission 245
misvention 150
Mitarbeiterauswahl 388
Mitarbeiterbefragung 588
Mitarbeiterbeurteilung 592
Mitarbeitereinarbeitung 427
Mitarbeitererwartung 14
Mitarbeitermotivation 361
Mitarbeiter-Outcome 76
Mitarbeiterschaden 275

Mitarbeitertraining 390
Mobilfunkgeräte 640
Morbiditäts- und Mortalitätskonferenz 569
– Geschichte 569
– Grundprinzipien 571
– Ziele 571
Morbiditätslast 87
Morgenbesprechung 571
Mortalität 602
– prognostische 602
– unerwartete 602
Motivation 125, 412
– extrinsische 130
– finanzielle 364
– intrinsische 130
Motivationstheorien 126
Motivatoren 129
Mouton 122
MPSV 620
MSF 594
multiresistente Erreger 196
Multi-Source-Feedback 594

N

Nachhaltigkeit 377, 378
Name-Blame-Shame-Kultur 365
National Clinical Audit Programm 598
National Quality Forum 13
NCC-MERP-Einteilung 277, 564
Netzwerkanalyse 601
Neun-R-Regel 186
Nicht-Ereignis, dynamisches 257
Nicht-Vorhersagbarkeit 94
Nichtwissen 95
no pay for errors 21
Non-Compliance 156
Non-Technical Skills for Surgeons 593
Norm, kulturelle 471
Notfallsituation, innerklinische 502
NOTSS 593

O

Obduktionskonferenz 570
Objective Structured Clinical Examination 418
offene Gesellschaft 445
Ökonomisierung der Medizin 111
Ombudsmann 444
on the action control 112
online analytical processing 346

ONR 49000 262
ONR 49002 276
Operationsmanagement 490
Operationsorganisation 490
Operationsseite, falsche 492
Operationstechnischer Assistent 14
Opfer, zweites 152, 434
Opferschutz 228
Organisation
– divisionale 359
– kollektives Wissen 297
– resiliente 287
Organisationsentwicklung 284, 387
Organisationshaftung 13, 148
Organisationsmängel 220
Organisationsverschulden 223, 224, 229

P

PACS 620
painpoints 300
Pareto-Prinzip 575
Partizipation 294
Patient
– Erwartung 17
– Integrität 4
– Mitverantwortung 71
– Rolle 15
Patient Blood Management 46
patient reported outcomes 16
Patient Safety Curriculum Guide Multiprofessional Edition 13
Patientenakten-Review 585
Patientenaufklärung 222, 485
Patientenbefragung 46, 552
– ambulante Versorgung 588
– stationäre Versorgung 587
Patientendatenmanagementsystem 620
Patienten-ID-Armband 484
Patientenidentifikation 483
Patientenkarte, elektronische 33
Patientenleitpfad 358
Patientenmanagement, zentrales 478
Patientenmotivation 556
Patienten-Outcome 76, 88
Patientenrechtegesetz 219, 308
Patientenschaden 275, 330
– NCC-MERP-Einteilung 277
Patientenselektion 32
Patientensicherheit 60, 73, 588
– Curriculum 421
– Indikatoren 73

- interventionelle Studien 91
- Messmethoden 83

Patientensicherheitsindikatoren 566
Patientensicherheitsstrategie 45
Patienten-Triage 479
Patientenübergabe 469, 501
- mündliche 472
Patientenversorgung 22
- integrierte 22
- Qualität 29
- sektorale 22
Patientenvertreter 541
Patientenverwechslung 189, 484
Patientenzufriedenheit 588
Patient-Incident-Reporting-System 620
Patient-Safety-Reporting-System 620
pay for performance 21
Payr 12
PDCA-Zyklus 263, 311
Peer-Review 566, 582
Peer-Review-Verfahren 41, 42
- Intensivmedizin 583
Personalauswahl 388
Personalmangel 54
Personalvorhaltekosten 32
Personenschaden 229, 233
- schwerer 26
Persönlichkeitsentwicklung 429
Personmodell 134, 142
PESTEL 246
Pflege
- Ausbildung 430
- Fortbildung 433
- Weiterbildung 432
Pflegekosten 234
Pflegenotstand 23
Pflegepersonal, hygienebeauftragtes 201
Pick-List-Problem 169
Pilotierung 374
Pilotprojekt 314
Pilotprozess 374
PIRS 620
Planung 350
Plausibilitätsprüfung 439
Positiv-Negativ-Fokussierung 299
PRÄOP 46
primary survey 509
Primun nil nocere 284
Prinzipienmodell nach Frey 122
Priorisierung 21, 624
Programmierfehler 164
Programmspezifikation 164
PROHYG 46
Projekt, Roll-out 311

Projektabschlussbericht 309
Projektauftrag 308
Projektbeauftragter 463
Projektcontrolling 311
Projektergebnis, Evaluation 315
Projektmanagement 308, 371
Projektmanagement-Office 284, 302, 375
Projektstatusbericht 309
Projektteam 303
Projektverantwortlicher 463
Pronovost 137, 148
Prozess
- Definition 370
- Evaluation 375
- Zertifizierung 375
Prozessarten 371
Prozessbeschreibung 562
Prozessdesign 370
Prozessebenen 373
Prozesskonformität 372
Prozesskoordinator 374
Prozesslandschaft 372
Prozessmanagement 369
- Bausteine 370
Prozessmodelle 371
Prozessnetzwerk 372
Prozessteam 374
Pseudonymisierung 46
PSRS 620

Q

QDok 41
Qualifikation und Klassifikation von Standalone-Software 175
Qualifikationsgrenze 221
Qualität, chirurgische 395
Qualitätsberichterstattung 41, 45
Qualitätsindikatoren 41, 568
Qualitätsmanagement 263
Qualitätsmanagementsystem 386
- Anforderungen 46
Qualitätssicherung 25, 585
- chirurgische 492
- externe 27, 88
quality of life 21
quality of life years 33
Quick-Alerts 55

R

radio-frequency identification 518
Ramanujan 154
Rationalisierung 21, 96
Rationierung 21
Raumbuch 179

Realitätsmodell 94
Reanimation 502
Reanimationsteam 503
Reason 12, 149, 257, 287
Rechtsschutzfunktion, passive 229
Reflexionsfähigkeit, fehlende 156
Reflexivität 413
Regel
- eminenzbasierte 148
- evidenzbasierte 148
- geheime 160
- mediko-legale 152
Regelcompliance 156
Regeldesign 160
Regelsprache 555
Regelverstöße 143, 147
- absichtliche 575
- Ahndung 155
- Detektion 153
- Einteilung 150
- in der Medizin 150
- individuelle Ursachen 155
- moralischer Aspekt 151
- organisationale Urschen 159
- situative 150
- Unterschied zu Fehlern 149
- Ursachen 154
Regelvorgaben 152
Regelwerk 160, 372
Regressanspruch 148
Remonstration 222
Reporting-Matrix 358
Reportingstruktur 357
Resignation 156
Resilienz 4, 63, 287, 470
Respekt 403
Ressourcen
- Analyse 246
- Fehlallokation 33
- Optimierung 622
RFID 518
Risiko
- beherrschbares 6
- Duldung 284
- forensisches 218
- idiosynkratisches 6
- Kategorisierung 273
- Klassifizierung 273
- Kommunikation 287
- Reporting 287
- Taxonomie 274
Risikoabwägung 77
Risikoanalyse 140, 212, 278
Risikoassessment 257
- Fehlerquellen 268
- nach der ISO 31000 271
- prozessfokussiertes 264
- Werkzeuge 272

Risikoaudit 261, 594
Risikoauditoren 600
Risikoaufklärung 485
Risikobegrenzung 230
Risikobeirat 211
Risikobereiche 86
Risikobericht 346
Risikobewältigung 284
Risikobewertung 77, 280
Risikobuchhaltung 282
Risiko-Chart 274
Risikocontrolling 289, 343
Risikoeindämmung 285
Risikogruppe 230
Risikoidentifizierung 271
Risikoinventar 283
Risiko-Inventur 212
Risikolandschaft 559
Risikomanagement 295
– ergebnisorientiertes 267
– Interaktionsraum 5
– Mitarbeiterrolle 554
– operatives 251
– Patientenrolle 551
– strategisches 251
– Werkzeuge 349
Risikomanagementprojekt 307
Risikomanagementprozess 632
Risikomanagementsoftware 341
Risikomanagementstrategie 243
Risikomanager 393
– Ausbildung 394
Risikomaßnahmenmanagement 271
Risikoneigung 249
Risikopolitik 248, 287
Risikoportfolio 639
Risikopotenzial 88
Risikopriorisierung 625
Risikoprioritätenzahl 276, 560
Risikoprozessstruktur 623
Risikoselektion 23, 158, 285
Risikoverhalten 77
Risikoverlagerung 284
Roemer´s Law 32
Rollenberechtigung 170
Rollenmodell, ärztliches 116
Rollenvorbild 112
root cause analysis 574
Routineprozeduren 97
Rücklagenbildung 285
Ryan 130

S

Sachschaden 337
SAC-Score 574
Safer-Surgery-Checkliste 148, 483
Safer-Surgery-Saves-Lives-Checkliste 483
Safe-Surgery-Saves-Lives-Checkliste 13
Safety Attitudes Questionnaire 590
safety walk round 552
Safety-Assessment-Score 574
SBAR-Modell 473
SBAR-Tool 573
Schaden
– finanzieller 275
– immaterieller 276
Schadensabwicklung 237
Schadensausgleich, kommunaler 228
Schadensentstehungsmodell 579
Schadensersatzanspruch 535
Schadensfallanalyse 341
Schadensgeschehen 233
Schadenshistorie 232
Schadensinflation 235
Schadensklasse 275
Schadensmanagement 329
– Koordinator 331
– Umgang mit den Medien 336
– Werkzeuge 332
Schadensmanagementkonzept 337
Schadensszenario 282
Schadprogramme 165
Schätzung 276
Scheinsicherheit 96
Schlafdeprivation 138
Schlechtleistung 229
Schlichtungsstelle 335, 534, 539
Schmerzensgeld 235
Schnittstelle
– externe 466, 467
– interne 466, 469
– kontinuierliche 466
Schnittstellenmanagement 466
Schnittstellenproblematik 68
Schockraumleitlinie 509
Schockraummanagement 506
Schockraumteam 508
Schockraumuhr 512
Schockraumverantwortlicher 509
Schulz von Thun 107
Scorecards 246
Screening 232
second victim 434
secondary survey 510
SEIPS-Modell 136
Selbstbehalt 233
Selbstbestimmung 71, 129
Selbstbestimmungsrecht 223
Selbstbewertungsverfahren 583
Selbstkompetenz 117
Selbstmanagement 119
Selbstorganisation 115
Selbstüberschätzung 156
Selbstversicherung 228
Selbstvorwurf 152
Selbstwahrnehmung 119
Selektivvertrag 22
sensemaking 530
Sentinel Event 26, 67, 282, 575
service level agreement 640
Shannon 7
Shannon-Weaver-Modell 105
shared decision making 16, 71, 419
shared decision process 562
shared situation awareness 392, 419
SHELL-Modell 135
Sicherheitsbarriere 601
Sicherheitskompetenz 117
Sicherheitskultur 60, 98, 297
– Verbesserung 287
Sicherheitsraum 61, 394
Sicherung der Versorgungskontinuität 465
Sicherungsaufklärung 485
Sicherungsmaßnahmen, organisatorische 438
Significant-event-Audit 597
simparteam 423
Simulationstraining 418
– im Kreißsaal 422
single source of truth 634
Single-loop-Lernen 411
Sinnerfüllung 362
Sinnhaftigkeit 366
Situationsbewusstsein 403
Situations-Monitoring-Prozess 406
skills lab 413
SMART-Regel 375
Software-Fehler 164
Sorgfaltspflicht 220
Sorgfaltspflichtverletzung 223
Sorgfaltspflichtverstoß 229
Sound-alike-Fehler 189
Sound-alike-Präparate 186
Sozialgesetzbuch
– XI 456
Sozialkompetenz 104, 117
Spezialisierung 97
Spitex 53
Sprachdefizit 24
St. Galler Managementmodell 120, 371
Staatspreis Unternehmensqualität 613
Stakeholder, interne 309

Standard Operating Procedures 96, 160, 372, 409
Standardisierung 96
Stationsvorrat 188
Sterblichkeit 88
Sterblichkeit ▶ Mortalität 602
Sterilgutaufbereitung 642
Steuerungswerkzeuge 350
Stiftung Patientensicherheit Schweiz 12, 55
Strafgesetzbuch
– § 222 219
– § 229 219
– § 28 222
– V 395
Strafprozess 330
Strafverfahren 219
Strahlenhaftpflichtversicherung 230
Strategiekarte 247
Stressbelastung 589
structured what if technique 601
STS-Score 396
Sturzprophylaxe 465
Subkultur 377
Surgeon-Performance-Index 397
Surgical DOPS 594
Surveillance-System 202
Sutcliffe 112
SWIFT 601
Swiss DRG-Pauschalen 51
Swiss DRG-System 52
Swissmedic 604
SWOT-Analyse 246, 309
System of Health Accounts 39
System, komplexes adaptives 94
Systemfehler 78
Systemmodell 134, 142
Systemtheorien 94
Szenarioanalyse 332, 600

T

Tarifierungskonzept 26
TARMED 52
Taylor 120
Team
– erfolgreiches 401
– flexibles 100
– instabiles 445
– interdisziplinäres 408
– stabiles 100
Teamarbeit 143, 400
Teambildung 119
– Notfall 422
Teamdynamik 119
Teamentwicklung 100, 404

Teamfähigkeit 100
Team-Phasenmodell von Tuckman 100
Teamprozesse, Optimierung 399
TeamSTEPPS 13, 301, 404
Teamtraining 403
Teilautonomie 95
Telemedizin 166, 632
Threat-and-error-Management 141
threats 142
Ticketsystem 179, 180, 620
tone from the top 437
Total Risk Management Control 613
T-O-T-E-Einheiten 138
Transparenz 7, 16
Trauma-room-time-out-Checkliste 512
TRISS-Score 603
TRMC 613
Tuckman 100
Tumorboard 571
Tunneleffekt 511
Two-challenge-Regel 500

U

Überforderung 157
Übergabe 191
Übernahmeverschulden 222
Überorganisation 350
Überregulierung 152
Überversorgung 32
Überwachungsmaßnahmen, prozessintegrierte 438
Überwachungsverhalten 141
UK Bribery Act 208
Umweltanalyse, externe 246
Underreporting 608
Unfallverhütungsvorschriften 174, 632
Unit-Dose-System 188, 518
unrewarding compliance 150
Unternehmenssteuerung, systemtheoretische 94
Unternehmensstrategie 114
Unternehmensziele, geheime 298
Unterorganisation 350
Unterversorgung 32
Update 170
Upgrade 170
Ursachenanalyse 566, 573
– fallbezogene 574
Usability-Testing 140
User-Interface 165

V

Valenz-Instrumentalitäts-Erwartungs-Theorie 126
Veränderungsbereitschaft 294
Veränderungsfähigkeit 294
Veränderungsprozess 297
– praktische Tipps 304
– Widerstand 295
Verantwortlichkeit 65, 67, 471
– Festlegung 331
– klare 402, 408
– unklare 322
Verantwortung, Delegation 152
Verantwortungsdiffusion 21, 295
Verdienstausfall 235
Verfahrensanweisung 160, 372, 409
Verfahrensregel 409
Verfügbarkeit-Bias 283
Verhaltensfaktoren 592
Verhaltensgitter 122
Verhaltenskodex 100
– WHO 54
Verhaltensvorhersage-Modell 158
Verhütungskosten 350
Verschurr 157
Versicherungsprämie 537
Versicherungssumme 232
Versicherungsvertragsgesetz 228
Verstöße 143
Vertrauensgrundsatz 221
Vertrauenskultur 8
Vertraulichkeit 166, 572
Vier-Augen-Prinzip 190, 518, 520
Vier-Seiten-Modell nach Schulz von Thun 107
Vision 244
Vroom 126
Vulnerables-System-Syndrom 149

W

Wachsamkeit 258
Wahrhaftigkeit 530
Wahrnehmung
– gemeinsame 471
– selektive 283
Wahrscheinlichkeit 276
Wahrscheinlichkeitsbandbreite 264
Wandel
– kontinuierlicher 299
– Management 302
– organisatorischer 299, 303
Wandel, kultureller 80
Warnmeldung 169, 575

Watzlawick 106
Weick 112
Weißbuch 160
Weisungsfreiheit, ärztliche 113
Weiterbildung
– ärztliche 417
– in der Pflege 432
Wertschätzung 111, 403
Whistleblower 153, 439
Wiederholungsaudit 600
Wissen, implizites 412
Wissensmanagement 412
WLAN 632
World Alliance for Patient Safety 13
WZW-Regel 53

Y

YCFF 137
Yorkshire Contributory Factors Framework 137

Z

ZAP 588
Zehnfach-Fehler 190
Zeitdruck 69
Zentrale Notaufnahme 473
Zentralisierung 97
Zertifizierungsaudit 598
Zieloptimierungsverstöße 150
Zielvereinbarung 352
Zielvereinbarungsgespräch 115
Zivilrecht 330
Zivilverfahren 219
Zufriedenheit mit der ambulanten Versorgung – Qualität aus Patientenperspektive 588
Zusammenarbeit, interdisziplinäre 22, 407
Zuverlässigkeit 257
Zuwendungsverbot 215
Zwei-Faktoren-Theorie 128
Zwischenfall 68
Zwischenfallmanagement, juristisches 224